中文翻译版

斯都廷
并存疾病麻醉学

Stoelting's Anesthesia and Co-Existing Disease

原书第 6 版

原　著　Roberta L.Hines

　　　　Katherine E. Marschall

主　译　于泳浩　喻文立

副主译　刘金柱　单世民　王清平　翁亦齐

科学出版社

北京

图字：01-2016-9599

内 容 提 要

本书由美国各大医院的麻醉学专家联合编著，为世界各国麻醉医师必备经典著作之一。详尽讲解了典型并存疾病的病理生理改变和术前、术中、术后麻醉管理，涵盖了国际各大医学会推荐的最新临床指南，并总结了麻醉处理推荐方案及如何避免潜在的并发症。全书共有28章，按照并存疾病涉及的系统或器官分别进行介绍，包括缺血性心脏病、瓣膜性心脏病、先天性心脏病、心脏传导和心律异常、高血压和肺动脉高压、心力衰竭和心肌病、心包疾病和心脏创伤、血管疾病、呼吸系统疾病、影响脑的疾病、脊髓疾病、自主神经系统和外周神经系统疾病、肝和胆道疾病、胃肠疾病、先天性代谢紊乱、营养性疾病：肥胖和营养不良、肾疾病、水、电解质及酸碱平衡紊乱、内分泌疾病、血液系统疾病、皮肤和肌肉骨骼疾病、感染性疾病、癌症、免疫系统功能障碍相关疾病、精神疾病/药物滥用/药物过量、妊娠相关疾病、儿科疾病和老年疾病，并对新的药物和手术治疗方式进行了介绍。本书内容实用，图表丰富，是各级医院麻醉科医师的理想参考书。

图书在版编目（CIP）数据

斯都廷并存疾病麻醉学：原书第6版／（美）罗伯塔·L.海因斯（Roberta L.Hines）等主编；于泳浩，喻文立等译.—北京：科学出版社，2017.1
书名原文：Stoelting's Anesthesia and Co-Existing Disease
ISBN 978-7-03-051444-8

Ⅰ.①斯… Ⅱ.①罗… ②于… ③喻… Ⅲ.①麻醉学 Ⅳ.① R614

中国版本图书馆 CIP 数据核字（2017）第 003528 号

责任编辑：郭 颖／责任校对：何艳萍 张小霞
责任印制：徐晓晨／封面设计：龙 岩

ELSEVIER
Elsevier (Singapore) Pte Ltd.
3 Killiney Road , #08-01 Winsland House I
Singapore 239519; Tel: (65) 6349-0200; Fax: (65) 6733-1817

Stoelting's Anesthesia and Co-existing Disease, 6/E
Copyright© 2012 by Saunders, an imprint of Elsevier Inc.
ISBN-13: 978-1-4557-0082-0

科 学 出 版 社 出版
北京东黄城根北街 16 号
邮政编码：100717
http://www.sciencep.com

北京虎彩文化传播有限公司 印刷
科学出版社发行 各地新华书店经销
*
2017 年 1 月第 一 版 开本：889×1194 1/16
2019 年 3 月第三次印刷 印张：40
字数：1295 000
定价：168.00 元
（如有印装质量问题，我社负责调换）

译者名单

主　译　于泳浩　喻文立

副主译　刘金柱　单世民　王清平　翁亦齐

译　者（以姓氏笔画为序）

于建健　王　刚　王　涛　王　鹏　王永旺　王艳平

王清平　石屹崴　田　婧　刘伟华　刘金柱　闫雨苗

孙云菲　孙瑞强　李依泽　李津源　杨永妍　张文静

张媛媛　张露梅　苑　方　翁亦齐　章艳君　彭玉娜

焦　洋　强　喆　樊　莹　穆　蕊

校　者（以姓氏笔画为序）

于泳浩　王清平　刘金柱　余剑波　单世民　韩建阁

喻文立

原著前言

《斯都廷并存疾病麻醉学》第 1 版于 1983 年出版，目标是"简明阐述与围术期患者治疗相关的疾病状态的病理生理及其医疗管理"。结果是，本书第 1 版及以后的第 3 版一直是非常实用的参考书和综述指南，并成为每位麻醉医师个人藏书中必不可少的一本著作。

《斯都廷并存疾病麻醉学》第 5 版在这本书的历史上是一个转折点。Robert K. Stoelting 博士和 Stephen F. Dierdorf 博士已经把编写本书的"接力棒"传递给我们。我们欣喜地看到 2008 年第 5 版出版后麻醉同道的反响。

新的医学信息的持续涌现使得编写这部经典著作的新一版成为必需。在第 6 版中，我们将主要并存疾病的病理生理及治疗进行了必要的更新，总结了对指导麻醉实践中医疗管理方面的重要指南和推荐，囊括了更多的图表和治疗规范，参考文献纳入了未来几年可能会改变麻醉实践的医学前沿新的医疗和外科技术。

我们希望读者能体会到"围绕患者围术期管理"这一特点在本书中得到传承。

Roberta L. Hines, MD

Katherine E. Marschall, MD

译者前言

　　麻醉学是临床医学中发展最快的学科之一，麻醉医师作为"围术期医师"，已经开始参与和指导手术室以外的医疗工作，从术前评估门诊、术后重症监护病房到疼痛门诊，甚至包括导管室和内科介入等多元化的医疗实践。麻醉医师的知识领域如果仅仅限于"临床麻醉"，已不能满足现代医学的需要，正是在这种麻醉学的高速发展的态势下，我们应人民军医出版社的委托，翻译了由罗伯特·海因斯斯（Roberta L.Hines）和凯瑟琳·马歇尔（Katherine E.Marschall）主编的《斯都廷并存疾病麻醉学》第6版（*Stoelting's Anesthesia and Co-Existing Disease*,6th Edition）。

　　《斯都廷并存疾病麻醉学》第1版于1983年出版，由美国各大医院多名麻醉学专家编著，目前已经成为欧美及世界其他国家麻醉医师使用最多的经典著作之一。我们翻译版本为最新出版的第6版，本书是一本临床上非常实用的麻醉参考书，内容主要包括临床常见疾病的病理生理及针对该疾病的麻醉期间管理，书中还主要介绍了合并特殊疾病时的麻醉处理，它是初学麻醉或麻醉专科医师必须掌握的现代麻醉最基本的知识。子曰："知者不惑。"我们只有充分了解疾病的基本特点，才能成为一名"知者"，在麻醉处理时做到不疑不惑，这也是我们编译此书的初衷。

　　参加本书翻译人员主要是以天津麻醉界中青年医师为主，审校人员均是具有高级职称和编译经验丰富的麻醉专家。尽管工作十分繁忙，但所有人员都尽心尽力，利用业余时间，经过共同努力，终于完成书稿的翻译工作。

　　在翻译和校对过程中，我们尽力保持原版书的特点，努力做到"信、达、雅"。但由于水平有限，有些段落难免语言生涩，因此希望国内前辈和同道们不吝赐教，以鼓励再版时改进，同时也希望得到各位麻醉同仁的关心、爱护、谅解和支持。

译　者

目　录

第1章

缺血性心脏病

在美国，血管疾病和缺血性心脏病的发病率随年龄增长而大幅上升（图1-1）。每年，美国大约有30%的手术患者合并缺血性心脏病。心绞痛、急性心肌梗死和猝死常常是这种疾病的最初表现，心律失常可能是这些患者中心脏猝死的重要原因。男性和年龄的增长是冠状动脉粥样硬化两个最重要的危险因素（表1-1）。额外的风险因素包括高胆固醇血症、高血压、吸烟、糖尿病、肥胖、久坐的生活方式及缺血性心脏病的早产儿发育的家族史。心理因素，如A型性格和应激也同时相关。缺血性心脏病患者可以患有慢性稳定型心绞痛或急性冠状动脉综合征。后者包括ST段抬高心肌梗死（ST elevation myocardial infarction，STEMI）和不稳定型心绞痛/非ST段抬高心肌梗死(unstable angina/non-ST elevation myocardial infarction，UA/NSTEMI)。

一、稳定性心肌缺血（心绞痛）

冠状动脉循环通常提供了足够的血流量以满足广泛的不同工作量的心肌细胞氧需求。冠状动脉血流量（氧供）和心肌耗氧量（氧耗）之间的不平衡会促成缺血，常常表现为心绞痛。稳定型心绞痛一般发生于冠状动脉某阶段的部分闭塞或严重的慢性冠状动脉狭窄（＞70%）的基础上。当心肌氧供与氧需之间最终失衡，可能会导致充血性心力衰竭、心电不稳定性伴心律失常及心肌梗死（myocardial infarction，MI）。心绞痛反映了缺血期间腺苷和缓激肽在心内的释放。这些物质刺激心脏的疼痛和机械敏感受体，受体的传入神经元与上级的胸5交感神经节和其他的躯体神经纤维在脊髓中会聚，并最终刺激丘脑和皮质引起典型的心绞痛。这些物质也减慢房室结传导，减少心肌收缩，从而改善心肌氧供和氧需之间的平衡。动脉粥样硬化是能诱发心绞痛的冠状动脉血流量受损的最常见原因。

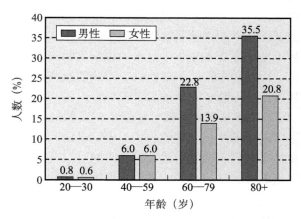

图1-1　美国不同年龄和性别组冠心病的发病情况（2005—2008）

（数据摘自the National Center for Health Statistics and National Heart, Lung, and Blood Institute.）

表1-1　缺血性心脏病发病的危险因素

男性
高龄
高胆固醇血症
高血压
吸烟
糖尿病
肥胖
久坐的生活方式
遗传因素/家族病史

（一）诊断

心绞痛通常描述为胸骨后胸部不适、疼痛、压力或沉重感。胸部不适常常辐射到颈部、左肩、左手臂，或偶尔到下颌和下背部或双臂。心绞痛也可被误视为类似于消化不良的上腹不适。有些患者将心绞痛形容为气短，误以为胸部紧缩感是呼吸困难。心绞痛气短通常需要采取深呼吸，而不是急促呼吸。心绞痛通常持续几分钟，多是渐强/渐弱性。心肌缺血很少引起只持续几秒钟一阵剧痛和（或）持续几个小时的隐痛。体力消耗大、情绪紧张、寒冷的天气可能诱发心绞痛；休息和（或）硝酸甘油可缓解。慢性稳定型心绞痛是指胸部疼痛或不适超过2个月或更长的时间且并不改变频率或严重程度。相比之下不稳定型心绞痛是指心绞痛在休息时新发的疼痛，或先前的心肌标志物水平不升高的稳定型心绞痛其严重程度或频率增加。深呼吸、咳嗽、体位改变引起剧烈的胸骨后疼痛加剧提示心包炎。非心脏性胸痛有很多原因（表1-2）。胸壁运动往往加剧了非心脏胸部疼痛和增加了所涉及的区域，通常是肋软骨交界处。食管痉挛可产生严重的胸骨后压力可能会与心绞痛混淆，并可能会在应用硝酸甘油后缓解。

1.**心电图**　心肌缺血时，标准12导心电图（ECG）显示ST段压低（心内膜下缺血的特征）与心绞痛的胸痛时间相吻合。这可能伴随着短暂的、对称的T波倒置。既往心肌缺血的慢性长期T波倒置患者在心肌缺血发生时可能显示T波回到正常的垂直位置（ST段"假正常化"），50%的患者中可观察到这种心电图改变。变异型心绞痛是由于冠状动脉痉挛引发，而不是闭塞冠状动脉疾病造成的心绞痛，可通过心绞痛发作过程中ST段抬高来诊断。

运动心电图试验可用于监测心肌缺血的迹象，并证实胸痛与心肌缺血间关系。这项试验同样可提供有关运动耐量的信息。一个新出现的二尖瓣关闭不全杂音或运动时血压下降的表现可增加此试验的诊断价值。因为患者无法运动或是存在干扰运动心电图解释的情况（起搏节律、左心室肥大、洋地黄应用、预激综合征）时，运动试验并不总是可行的。运动应激试验禁忌证包括严重的主动脉瓣狭窄、严重高血压、急性心肌炎、不受控制的心力衰竭和感染性心内膜炎。

运动期间或在运动后4min内至少有1mm水平或向下斜ST段压低运动心电图提示较大可能存在心肌缺血，ST段压低程度越大，重大冠状动脉疾病的可能性越大。当在运动试验早期出现ST段异常伴有心绞痛，并在运动结束后持续数分钟，提示很可能存在重要冠状动脉血管病变。运动心电图相比缺血性心脏病的影像学检查准确性欠佳，但有更好的成本效益。阴性的运动试验测试结果不能排除冠状动脉疾病的存在，但它可提示发生三支或左主干冠状动脉疾病的可能性极低。运动心电图检测缺血性心脏病的敏感性和特异性低于心脏核医学技术（表1-3）。

2.**心脏核医学技术**　核素负荷成像对于评估冠状动脉灌注十分有效，相对于运动试验对于缺血性心脏疾病检测灵敏度更高。它可以确定负荷引起的冠状动脉血管的血流量受限的区域，也可以估计左心室收缩的大小和功能。可通过单光子发射计算机断层扫描技术（SPECT）检测到心肌处的示踪剂（如铊、锝等），严重的冠状动脉阻塞性病变导致血流量减少继而减少示踪剂灌注。有运动灌注成像的同步心电图试验优于单纯的运

表1-2　急性胸痛的常见病因

系统	疾病
心脏	心绞痛
	静息或不稳定型心绞痛
	急性心肌梗死
	心包炎
血管	主动脉夹层
	肺栓塞
	肺动脉高压
肺	胸膜炎和（或）肺炎
	气管支气管炎
	自发性气胸
胃肠	食管反流
	消化性溃疡
	胆囊疾病
	胰腺炎
肌肉骨骼	肋软骨炎
	颈椎间盘疾病
	创伤或扭伤
传染病	带状疱疹
心理疾病	恐慌症

动心电图（表1-3）。运动负荷增加了正常血流和由于冠状动脉末梢阻塞引起低灌注的区域之间示踪剂活动强度的差别。影像分两个阶段进行：首先在运动负荷终止后立即检测缺血区域，之后4h检测可逆性缺血。持续的示踪剂缺乏局域提示陈旧心肌梗死，该灌注异常的区域大小在冠状动脉疾病检测中具有最重要的意义。

许多心血管事件高危患者由于外周血管或者骨骼肌肉疾病、运动失调、由于肺部疾病或既往卒中史而致的呼吸困难，无法进行运动试验。当动态心电图检查无法实现或出现很难解释的ST段改变时，建议进行无创性影像学检查。应用注射阿托品、多巴酚丁胺、或制订人工心脏起搏产生快速心率来创建心脏负荷。另外可以利用冠状动脉血管舒张药，例如环磷腺苷或双嘧达莫来产生心脏负荷。这些药物扩张正常的冠状动脉但对于粥样硬化动脉直径没有改变或作用很小。这些干预措施致心脏负荷增加后，可通过放射性核素示踪扫描评估心肌灌注。

3.超声心动　无论是药物还是运动导致的心脏负荷增加，都可以立即用超声心动来分析室壁运动。室壁运动异常多为相对位点的心肌缺血而引起的，因此可定位阻塞性冠状动脉病变位置。相反，动态心电图检查只可提示存在缺血性心脏疾病但不能可靠地预测冠状动脉阻塞性病变的位置。超声心动可以形象的描述在基线条件和心脏负荷下全室壁运动情况，也可评价瓣膜功能。成像不良所带来的局限已被新的对比辅助技术所改善，从而提高了负荷超声的准确性。

4.心脏负荷磁共振成像　药物负荷心脏磁共振成像优于其他诊断方法，现已在一些医学中心应用于临床，尤其可以用于其他方法不能有效使用时。

5.电子束计算机断层扫描　动脉粥样硬化血管可发生钙沉积。电子束CT可检测冠状动脉钙化。虽然电子束CT灵敏度高，但不是一个特异性检测，而且有很多假阳性结果，不建议作为常规使用。

6.冠状动脉造影术　冠状动脉造影提供了有关冠状动脉血管最有效的信息。它的适应证包括从心脏性猝死生还的已知或可能发生心绞痛的患者、应用最大化治疗后仍持续心绞痛的患者、考虑进行冠状动脉血管成形术的患者，以及由于职业原因需要明确冠状动脉疾病诊断的个人（如飞行员）。冠状动脉造影同时也可以明确非冠状动脉粥样硬化疾病，如冠状动脉痉挛、川崎病、辐射诱发的血管病变、原发性冠状动脉夹层的诊断。25%的稳定型心绞痛患者可能存在严重的冠状动脉单支、双支或三支病变，5%～10%会存在左主干动脉疾病，15%会存在无血流受限的阻塞。

影响冠心病患者预后最重要的因素是粥样硬化病变的解剖范围、左心功能状态（射血分数）和冠状动脉斑块的稳定性。冠状动脉左主干病变是最危险的解剖病变，提示单纯药物治疗预后效果较差。左冠状动脉主干狭窄＞50%，每年病死率为15%。

遗憾的是，冠状动脉造影无法预测哪里的斑块最有可能破裂而导致发生急性冠状动脉综合征。易损斑块，也就是最有可能破裂并形成闭塞性血栓，具有薄纤维帽和含有大量巨噬细胞巨大的脂质核心。无论冠状动脉狭窄程度如何，易损斑块的存在即提示心肌梗死的风险较高。的确，急性心肌梗死常是由冠状动脉狭窄＜50%斑块破裂而引起的。目前，还没有令人满意的可以分析斑块的稳定型的检测手段。

表1-3　应激试验的敏感性和特异性[1]

方法	敏感性	特异性[2]
运动心电图	0.68	0.77
负荷断层显像（SPECT）	0.88	0.72
腺苷负荷断层显像（SPECT）	0.90	0.82
运动超声心电图	0.85	0.81
多巴酚丁胺超声心动图	0.81	0.79

（数据来自Gibbons RJ, Abrams J, Chatterjee K, et al. ACC/AHA 2002 guideline update for the management of patients with chronic stable angina: a report of the American College of Cardiology/American Heart Association Task Force on Practice Guidelines. Circulation, 2003, 107: 149–158.）（委员会更新了1999版慢性心绞痛患者管理指南）

SPECT.单光子发射计算机断层显像

(1)未对转诊偏倚进行修正；(2)个体试验合成的加权平均数

（二）治疗

缺血性心脏病的综合治疗包括5个方面：①识别并治疗有可能导致或加重心肌缺血的疾病；②降低冠状动脉疾病的危险因素；③生活方式；④心绞痛的药物治疗；⑤体外循环下或经皮

介入治疗（放置或不放置冠状动脉内支架）的血管成型术。慢性陈旧性心绞痛患者的治疗目标是达到完全或几乎消除心绞痛的胸痛症状及在最小不良反应下恢复日常活动。

1. 相关疾病的治疗　任何增加氧耗和降低携氧能力的因素均有可能激发原先稳定的心绞痛，或者加重已经存在的心绞痛。这些因素包括发热、感染、贫血、心动过速、甲状腺功能亢进、心力衰竭、滥用可卡因。积极治疗这些因素对稳定型心绞痛的管理至关重要。

2. 减少风险因素和改善生活方式　戒烟、通过低脂低胆固醇膳食维持理想的体重、定期有氧锻炼及治疗高血压可减缓动脉粥样硬化的进展。通过饮食或他汀类等药物降低低密度脂蛋白（LDL）水平能够大幅减低心脏事件相关的死亡风险。当低密度脂蛋白胆固醇水平超过130mg/dl（3.38mmol/L）时，药物治疗是适当的。治疗的目标是降低低密度脂蛋白到100mg/dl（2.6mmol/L）以下。低密度脂蛋白进一步降低 [< 70mg/dl（1.8mmol/L）] 可能对缺血性心脏病患者有益，这可以通过饮食和他汀类药物治疗相结合来实现。高血压由于可直接导致血管损伤、左心室肥厚、心肌耗氧量增加，可增加冠状动脉事件的风险。将血压从高血压水平降至正常水平可降低心肌梗死、充血性心力衰竭及脑血管意外的风险。在改变生活方式的同时，β受体阻滞药和钙离子通道阻滞药对于合并心绞痛的高血压患者十分有效。如果左心功能不全合并高血压，建议使用血管紧张素转化酶抑制药（ACEI）或血管紧张素受体阻滞药（ARB）。

3. 心肌缺血的药物治疗　抗血小板药、硝酸盐类、β受体阻滞药、钙通道阻滞药、ACEI类均用于心绞痛发作的治疗。

临床广泛使用的治疗缺血性心肌病的抗血小板药物主要有3类：阿司匹林、噻吩并吡啶类（氯吡格雷和普拉格雷）、血小板糖蛋白Ⅱb/Ⅲa受体拮抗药（依替巴肽、替罗非班、阿昔单抗），另一类磷酸二酯酶抑制药（双嘧达莫）较少使用。一类短时效、可逆转的新药（坎格雷洛和替卡格雷）目前仍在发展中。

阿司匹林抑制环氧合酶-1（COX-1）的活性，进而抑制在血小板聚集中起重要作用的血栓素A_2的活性。这种环氧合酶-1的抑制是不可逆的，

往往持续整个血小板的生存周期（7d左右），且低剂量的阿司匹林即可引发。低剂量阿司匹林疗法（75～325mg/d）降低稳定型或不稳定型心绞痛患者心脏事件的风险，建议用于所有缺血性心脏病患者。氯吡格雷抑制二磷腺苷（ADP）受体P2 Y_{12}且通过抑制激活的血小板释放ADP来抑制血小板的聚集（图1-2）。氯吡格雷导致的二磷腺苷受体抑制同样是不可逆的且持续整个血小板生命周期。停药7d 80%血小板可恢复正常聚集功能。氯吡格雷是一种经肝代谢后产生活性化合物的前体药物。由于体内酶的遗传性差异，氯吡格雷代谢出的有活性的产物存在个体差异。据估测，10%～20%患者使用阿司匹林或氯吡格雷后呈低反应性（耐药）或高反应性（敏感）。甚至有些药物，如质子泵抑制药，可影响氯吡格雷代谢为活性复合物过程中的酶，从而降低药物疗效。氯吡格雷可用于阿司匹林禁忌或不能耐受的患者。普拉格雷同样抑制二磷腺苷（ADP）受体P2 Y_{12}且不可逆。但普拉格雷的药动学更可预计。它吸收迅速，起效快，相比氯吡格雷具有较小的个体差异，且药效更强，出血风险也更高。血小板糖蛋白Ⅱb/Ⅲa受体拮抗药（阿昔单抗、依替巴肽、替罗非班）抑制血小板附着、激活及聚集。冠状动脉内支架置入术后短期应用抗血小板药物是非常有效的。

硝酸酯类可降低心绞痛发作的频率、持续时间及严重程度，同时增加ST段压低所需的运动量。联合使用β受体阻滞药和钙通道阻滞药其抗心绞痛的效果更好。硝酸酯类扩张冠状动脉及侧支血管，从而改善冠脉血流量。同时降低外周血管阻力，继而降低左室后负荷和心肌氧耗。其静脉扩张效应减少了静脉回心血量、降低左心室前负荷、减少心肌氧耗。硝酸酯类还具有抗凝作用。硝酸酯类禁用于肥厚性梗阻型心肌病及严重的主动脉狭窄患者，在使用西地那非（伟哥）、他达拉非（希爱力）、伐地那非（艾力达）24h内不能应用，因其联合使用可能导致严重低血压。舌下含服硝酸甘油片剂或喷雾剂可以迅速缓解心绞痛。最常见不良反应是头痛，低血容量患者应用硝酸酯类药物后可能出现低血压。对于长期治疗，长效硝酸盐制剂（异山梨醇、硝酸甘油软膏或贴剂）同样有效。硝酸酯类的疗效随着药物耐受而削弱，为避免产生耐受，建议每天间隔

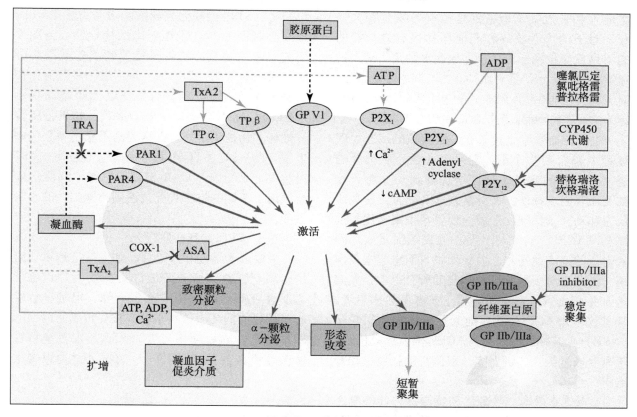

图1-2 血小板聚集机制及抗血小板治疗阻断位点

↑.升高；↓.降低；ADP.二磷腺苷；ASA.乙酰水杨酸；ATP.三磷腺苷；cAMP.环磷酸腺苷；COX-1.环加氧酶-1；CYP450.细胞色素P450；GP.糖蛋白；GPVI.糖蛋白VI；P2X 1.嘌呤能受体；PAR.蛋白酶激活受体；TP.血栓素受体；TRA.凝血酶受体激动药；TxA 2.血栓素A 2（摘自 Cannon CP, Braunwald E. Unstable angina and non-ST elevation myocardial infarction//Bonow RO, Mann DL, Zipes DP, et al. eds.Braunwald's Heart Disease. Philadelphia, PA: Saunders, 2012.)

8～12h使用。

β受体阻滞药是心绞痛患者主要治疗药物，具有抗局部缺血、抗高血压、抗心律失常的特性。长期应用β受体阻滞药可降低陈旧心肌梗死患者死亡和心肌再梗死的风险，据推测是通过降低心肌耗氧来实现的。甚至对于合并认为是β受体阻滞药禁忌证的患者（充血性心力衰竭、肺部疾病、高龄），也能够从中获益。β₁受体阻滞药（阿替洛尔、美托洛尔、醋丁洛尔、比索洛尔）引起的心率减慢及心肌收缩力下降在活动时比静息时更明显，其结果是降低心肌耗氧，降低劳累时缺血事件发生。心率减慢同样也延长了心脏舒张期和冠状动脉灌注时间。β₂受体阻滞药（普萘洛尔、纳多洛尔）可增加气道高反应性患者支气管痉挛的风险。忽略β₁和β₂受体之间的差异，所有的β受体阻断药似乎对于心绞痛有相等的治疗效果。治疗的不良反应最常见的是疲劳感和失

眠，可能加重心力衰竭。对于严重的心动过缓、病态窦房结综合征、严重反应性气道疾病、二至三度房室传导阻滞及不可控的充血性心力衰竭禁忌使用β受体阻滞药。糖尿病不是β受体阻滞药的禁忌证，虽然这些药物可能会掩盖低血糖的迹象。长期使用β受体阻滞药后突然停药可能会加重慢性稳定型心绞痛患者的心脏缺血症状。

长效钙通道阻滞药在缓解心绞痛方面可媲美β受体阻滞药。但短效钙通道阻滞药，例如维拉帕米和地尔硫䓬则不然。钙通道阻滞药是对于降低冠状动脉痉挛引起的心绞痛（普林兹迈托心绞痛或变异性心绞痛）的频率和严重程度唯一有效的药物。它们并不像β受体阻滞药能有效降低心肌再梗死的发生率。钙通道阻滞药通过降低血管平滑肌张力、扩张冠状动脉、降低心肌收缩和氧耗、减低动脉血压来达到治疗效果。许多钙通道阻滞药，如氨氯地平、尼卡地平、伊拉地平、非

洛地平和长效硝苯地平都是强有力的血管扩张药，对于治疗心绞痛和高血压都很有效。常见的不良反应包括低血压、外周性水肿及头痛。钙通道阻滞药对于严重充血性心力衰竭患者是禁忌。对于同时使用β受体阻滞药的患者需要谨慎应用，因为这两类药物都显著抑制心率和心肌收缩。

过量的血管紧张素Ⅱ在心脏疾病的病理生理过程中起着重要作用。它可以导致心肌肥厚的进展、心肌间质纤维化、增加冠状动脉血管收缩及血管内皮损伤。血管紧张素Ⅱ同时促进炎症反应和动脉粥样硬化形成。血管紧张素转化酶抑制药（ACEI）不仅对治疗心力衰竭很重要，而且对于治疗高血压和心血管保护方面也起重要作用。因此，对于冠状动脉病变的所有患者，尤其是合并高血压、左室功能不全或者糖尿病患者，都建议应用ACEI药物。血管紧张素受体阻滞药（ARB）具有相同的收益。ACEI药物禁忌证包括不耐受或过敏、高钾血症、双侧肾动脉狭窄和肾衰竭。

4.血运重建术　当最佳药物治疗未能控制心绞痛时，可通过冠状动脉旁路移植术或经皮冠状动脉介入来实现血运重建。血运重建也适用于特殊的解剖病变（左主干狭窄＞50%或心外膜冠状动脉狭窄≥70%）。血运重建也用于明显的左心室收缩功能受损（射血分数＜40%）。左心室运动减弱或左心室无运动提示预后不良。陈旧性心肌梗死导致的广泛心肌纤维化患者使用血运重建不能明显改善。尽管如此，一些缺血性心脏病患者也可缓慢的改善心肌功能（冬眠心肌），表明血运重建术后心肌收缩性得到改善。对于那些稳定型心绞痛、单支或两支血管阻塞的患者，放置或不放置支架的经皮介入治疗或行冠状动脉旁路移植术均可用于血运重建。对于严重左主干病变、三支血管阻塞、合并二到三支血管阻塞的糖尿病患者，冠状动脉旁路移植术为首选。冠脉旁路移植术死亡率为1.5%～2%。

二、急性冠状动脉综合征

急性冠状动脉综合征表现为血液高凝状态。粥样斑块破裂触发随后生成凝血酶的凝血连锁反应，继而由于血栓造成部分或全部的冠状动脉阻塞。心肌氧供需失衡导致缺血性胸痛。表现为缺血性胸痛的患者可通过12导联心电图的结果进行归类。ST段抬高为表现的患者考虑患有ST段抬高心肌梗死。ST段压低或无特异性心电图改变的患者可通过心脏特异性肌钙蛋白或心肌型肌酸激酶同工酶（CKMB）水平进一步归类。在这种情况下，心肌特异性标志物水平增高提示非ST段抬高心肌梗死（NSTEMI）。如果心肌特异性标志物是正常的，则认为是不稳定型心绞痛表现（图1-3）。STEMI和不稳定型心绞痛/非ST段抬高心肌梗死（UA/NSTEMI）有不同的治疗及预后。不同的临床状况会遇到不同类型的心肌梗死。

（一）ST段抬高心肌梗死

主要因为早期介入治疗，如血管成形术、溶栓、阿司匹林、肝素及他汀类药物治疗，急性心肌梗死而致的病死率稳步下降。但是，急性心肌梗死的病死率仍然很高。接受再灌注治疗的STEMI患者的短期病死率为6.5%。来自全科社区医疗机构的数字为15%～20%（这类患者未

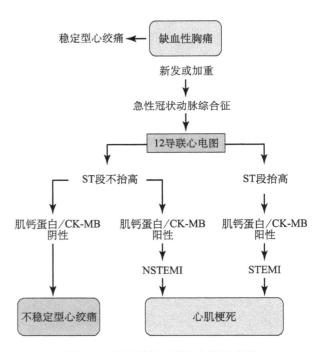

图1-3　急性冠状动脉综合征的术语

CK-MB.肌酸激酶心肌同工酶；NSTEMI.非ST段抬高心肌梗死；STEMI.ST段抬高心肌梗死

（摘自 Alpert JS, Thygesen K, Antman E, et al. Myocardial infarction redefined—a consensus document of the Joint European Society of Cardiology/American College of Cardiology Committee for the redefinition of myocardial infarction. J Am Coll Cardiol, 2000,36:959-969.）

接受再灌注治疗）。高龄一直是影响 STEMI 患者早期病死率的主要决定因素。冠状动脉造影显示几乎所有 STEMI 来源于血栓性冠状动脉闭塞。

急性心肌梗死的长期预后主要取决于左心功能不全的严重程度、有无残余缺血及程度、潜在的恶性室性心律失常。在出院后的第一年，大多数死亡发生在头 3 个月。心室功能在急性心肌梗死后几周内可显著提高，尤其是在早期实现再灌注的患者。因此，心肌梗死后 2 ～ 3 个月测量心室功能相比急性梗死期测量心室功能可更准确的预测长期预后。

1. 病理生理学　动脉粥样硬化正逐渐被视为一种炎症性疾病。动脉粥样硬化斑块中炎症细胞的存在提示斑块破裂事件中炎症是十分重要的。当然，血清炎症标志物，例如 C 反应蛋白及纤维蛋白原在高风险冠状动脉疾病中是增高的。

当冠状动脉血流量突然减少时出现 ST 段抬高心肌梗死。这种血流量减少是当粥样斑块裂开、破裂或溃疡时急性血栓形成而引起的，这将利于血栓形成。典型的易损斑块具有丰富的脂质核心和薄纤维帽，最容易发生破裂。在破裂斑块的位点形成单层血小板，各种化学介质例如胶原、二磷腺苷、肾上腺素及 5- 羟色胺刺激血小板聚集。强效的血管收缩药血栓素 A_2 释放，进一步危及冠状动脉血流量。血小板上的糖蛋白 II b/ III a 受体被激活，增强血小板与其他血小板和黏附蛋白的互动能力，引起血栓的发展和维持血栓稳定。凝血的进一步激活导致纤维蛋白沉积使血栓加强。这使得血凝块更加耐溶栓。说起来很矛盾，破裂导致急性冠状动脉闭塞的斑块很少能达到引起显著冠状动脉栓塞的大小。对比之下，产生心绞痛限制了血流量的斑块，会促进侧支循环发展，破裂的可能性却很低。急性冠状动脉痉挛和冠状动脉栓塞很少引起 ST 段抬高性心肌梗死。

2. 诊断　随着近来心肌梗死检测技术的发展，已修订出急性、进展、近期心肌梗死的诊断标准（表 1-4）。诊断急性心肌梗死需要心肌坏死生化标志物的血浆水平有典型性的升高和（或）降低并联合以下至少 1 项：①缺血症状；②心电图上出现病理性 Q 波；③提示缺血的心电图改变（ST 段抬高或压低）；④存活心肌减少的影像学依据或节段性室壁运动异常。

表1-4　修订后的心肌梗死定义

急性、进展、近期心肌梗死的标准

以下任何一个标准都可诊断急性、进展、近期心肌梗死

1. 至少有以下一项心肌坏死生化标志物典型性升高和（或）降低

(1) 缺血症状

(2) 心电图（ECG）上出现病理性 Q 波

(3) 提示缺血的心电图改变（ST 段抬高或压低）

(4) 存活心肌减少的影像学依据或节段性室壁运动异常

2. 急性心肌梗死的病理学结果

康复中或痊愈的心肌梗死的标准

以下任何一个标准都可诊断康复中或痊愈的心肌梗死

1. 连续心电图上出现新发的病理性 Q 波。患者有或无近期症状的描述。心肌坏死生化标志物水平可能已经正常，这取决于梗死发生到现在已过去的时间长短

2. 康复中或痊愈的心肌梗死的病理学结果

（摘自 Thygesen K, Alpert JS, White HD, et al. Universal definition of myocardial infarction. Circulation, 2007, 116:2634-2653.）

在急性心肌梗死发生前 30d，几乎 2/3 患者都描述有新发心绞痛或心绞痛的方式改变。疼痛比以前更严重或者休息后不缓解。其他引起严重胸痛的潜在原因（肺栓塞、主动脉壁夹层、自发性气胸、心包炎、胆囊炎）也应该考虑（表 1-2）。在大约 1/4 患者，尤其是老年和合并糖尿病患者，在心肌梗死时没有疼痛或只有轻度疼痛。

患者通常会出现焦虑、苍白及出汗。通常存在窦性心动过速。可能存在低血压引起的左或右心功能不全或心脏心律失常。存在啰音意味着由于左心功能不全而出现了充血性心力衰竭。心脏杂音出现可能表明缺血性二尖瓣关闭不全。

(1) 实验室检查：肌钙蛋白是一种心肌特异性的蛋白质，是急性心肌梗死的生化指标。在心肌损伤早期就会出现肌钙蛋白循环浓度的增加。心肌肌钙蛋白水平（肌钙蛋白 T 或 I）在心肌损伤后 3h 内升高，并持续 7 ～ 10d（表 1-5）。肌钙蛋白水平升高和心电图可强烈提示心绞痛患者出现不良心血管事件。对于确诊心肌损伤，肌钙蛋白比 CKMB 更具特异性。对于心肌梗死，现在被接受的观点建议测定心肌标志物较正常值升高

表1-5　评价ST段抬高心肌梗死患者的标志物

标志物	初始升高时间	达峰值平均时间[(1)]	恢复正常时间
临床中最常用到的			
CK-MB[(2)]	3～12h	24h	48～72h
肌钙蛋白I[(3)]	3～12h	24h	5～10d
肌钙蛋白T	3～12h	12h至2d	5～14d
临床中较少用到的			
肌红蛋白	1～4h	6～7h	24h
CK-MB组织亚型	2～6h	18h	未知
CK-MM组织亚型	1～6h	12h	38h

[修改自 Antman EM, Anbe DT, Armstrong PW, et al. ACC/AHA guidelines for the management of patients with ST-elevation myocardial infarction. A report of the American College of Cardiology/American Heart Association Task Force on Practice Guidelines (Committee to Revise the 1999 Guidelines for the Management of Patients with Acute Myocardial Infarction). Circulation, 2004,110:e82-e292.]

(1) 非再灌注患者；(2) 每6～8小时取样可提高敏感性；(3) 临床上有多种检测方法；医生必须熟悉其供职机构的临界值

的水平来评估心肌梗死的严重程度（图1-4）。

（2）影像检查：对于急性心肌梗死具有典型心电图表现的患者不需要超声心动图来确定。然而，超声心动对于合并左束支传导阻滞、异常心电图或怀疑主动脉夹层而不能确诊心肌梗死的患者十分有效。大多数急性心肌梗死患者都会出现超声心动图下局部室壁运动异常。由于心肌灌注显影需要时间，以及无法区分新发和陈旧心肌梗死，所以放射性核素成像无法用于急性心肌梗死的早期诊断。

3.治疗　早期治疗急性心肌梗死可降低发病率和病死率。对于所有怀疑急性心肌梗死患者第一步处理包括血流动力学稳定性评价，12导联心电图及吸氧。静脉注射吗啡和（或）舌下含服硝酸甘油可使疼痛缓解，从而减少儿茶酚胺释放和心肌氧耗。应用阿司匹林（或给那些不耐受阿司匹林的患者服用氯吡格雷）进一步减少血栓形成。普拉格雷可替代氯吡格雷使用。如果要进行紧急的外科手术，可使用血小板Ⅱb/Ⅲa抑制药。β受体阻滞药可减轻缺血性胸痛、梗死面积和威胁生命的心律失常，适用于无心力衰竭、无低心排或无心源性休克等血流动力学稳定的患者。心脏传导阻滞的患者不使用β受体阻滞药。

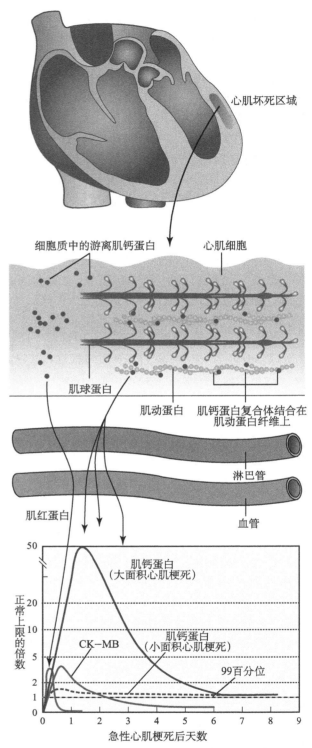

图1-4　典型的急性心肌梗死（AMI）后心脏肌钙蛋白和CK-MB水平升高的速度和程度

心肌有微梗死时肌钙蛋白水平升高，CK-MB不升高

（摘自 Antman EM. ST-segment myocardial infarction: pathology, pathophysiology, and clinical features// Bonow RO, Mann DL, Zipes DP, et al. Braunwald's Heart Disease. Philadelphia, PA: Saunders, 2012:Figure 54-14.）

ST 段抬高心肌梗死的首要目标是尽早重新建立被堵塞的冠状动脉血流。这可通过再灌注治疗及放置或不放置支架的冠状动脉成形术来实现。进行再灌注治疗的时机严重影响急性心肌梗死患者的预后。

（1）再灌注治疗：以链激酶、组织纤维蛋白溶解酶原激活药、瑞替普酶或替奈普酶进行溶栓治疗需要在到达医院 30～60min、发生症状 12h 内进行。溶栓治疗可以恢复阻塞冠状动脉正常的顺行血流。如果延误治疗，溶栓疗法溶解血栓将会变得更加困难。溶栓治疗的最严重的并发症是颅内出血，对于高龄（年龄＞75 岁）及合并未控制的高血压患者发生此并发症可能性会更高。胃肠道出血或近期手术的患者，出现并发症的风险也会增加。

（2）经皮冠状动脉介入治疗（percutaneous coronary intervention, PCI）：如果条件允许，经皮冠状动脉介入治疗相比溶栓治疗对于恢复阻塞冠状动脉的血流更可取。理想的血管成形术需要在症状发作 12h 内和到达医院 90min 内实施。对于溶栓禁忌证、严重心力衰竭和（或）肺水肿的患者是一种选择。大约 5% 行 PCI 急性心肌梗死患者由于血管成形失败或者由于冠状动脉解剖阻碍 PCI，需要进行急诊心脏手术。在急诊 PCI 期间联合应用冠状动脉内支架和抗血小板药物（阿司匹林、氯吡格雷或普拉格雷、血小板糖蛋白 Ⅱb/Ⅲa 抑制药）可提供最大的恢复正常顺行冠状动脉血流的机会，降低了对于之后再血管化手术的需要。

（3）冠状动脉旁路移植（coronary artery bypass graft, CABG）手术：虽然 CABG 可以恢复阻塞冠状动脉的血流，但还是溶栓治疗和冠状动脉成形能更及时实现再灌注。急诊 CABG 手术多用于造影显示冠状动脉解剖不适合进行经皮冠状动脉介入治疗、血管成形术失败和出现梗死相关的室间隔破裂穿孔或二尖瓣反流的患者。ST 段抬高患者出现心源性休克、左束支传导阻滞或者急性心肌梗死后 36h 内再发心肌梗死时，同样可进行早期再血管化手术。急性心肌梗死患者 CABG 术后第 3～7 天病死率显著增加。

（4）辅助药物治疗：溶栓治疗后 48h 常规静脉应用肝素来减少血栓再生。不同于抗凝血酶，使用普通肝素的缺点是其与血浆蛋白结合所导致的剂量效应变异性。而低分子肝素具有更加可预知的药理学效应、较长的血浆半衰期及更方便的使用方法（皮下），不需要监测部分促凝血酶时间。因此，低分子肝素可以很好地替代普通肝素。直接凝血酶抑制药，如比伐卢定可用于有肝素诱发的血小板减少症病史的患者。

应用 β 受体阻滞药可明显降低早期（院内）和长期病死率，减少心肌再梗死概率。早期应用 β 受体阻滞药可通过降低心率、血压和心肌收缩来减少梗死面积。在没有特殊的禁忌证的情况下，建议所有急性心肌梗死的患者尽早静脉持续应用 β 受体阻滞药。

所有前壁心肌梗死、左心心力衰竭、射血分数＜40% 或者合并糖尿病的患者应该应用 ACEI，当不耐受 ACEI 时应用血管紧张素 Ⅱ 受体阻滞药，如缬沙坦。

在没有室性心律失常的情况下，不建议预防性应用利多卡因或其他抗心律失常药。钙通道阻滞药不应常规应用，而应该用于那些应用了阿司匹林、β 受体阻滞药、硝酸盐治疗和静脉肝素治疗后仍有心肌缺血的患者。合并糖尿病的心肌梗死时血糖控制被认为是规范治疗的一部分。不推荐常规应用镁制剂，但适用于扭转型室性心动过速患者。他汀类药物具有较强的免疫调节作用，应在心肌梗死后尽早开始应用，尤其是对于那些长期接受他汀类药物治疗的患者。

（二）不稳定型心绞痛／非 ST 段抬高心肌梗死

不稳定型心绞痛／非 ST 段抬高心肌梗死是由于心肌氧供减少而引起的。典型的 5 个病理生理过程可能参与其发展：①冠状动脉粥样硬化斑块的破溃或侵蚀而导致血栓形成；②由于血管收缩产生血流动力学改变；③由于冠状动脉粥样硬化斑块的增大、血管内支架置入后再狭窄或冠状动脉旁路的狭窄导致冠状动脉管腔狭窄进一步恶化；④炎症（血管炎）；⑤由于败血症、发热、心动过速、贫血增加氧需求而导致心肌缺血，大多数相关动脉狭窄都＜50%。血小板和凝块碎片进入冠状动脉微血管系统引起栓塞导致微循环缺血和梗死，并引起心脏生物标志物升高而没有 ST 段抬高。

1. 诊断　不稳定型心绞痛（UA）／非 ST 段抬

高心肌梗死（NSTEMI）有3条主要表现：休息时心绞痛（通常持续<20min）、慢性心绞痛的日益频繁且更易发作及新发严重、长时间或剧烈的心绞痛；不稳定型心绞痛/非ST段抬高心肌梗死也可表现为血流动力学不稳定或充血性心力衰竭；充血性心力衰竭的体征（奔马律、颈内静脉扩张、肺部啰音、周围水肿）或缺血引起的乳头肌功能障碍而导致的急性二尖瓣反流可能会很明显。50%的不稳定型心绞痛/非ST段抬高心肌梗死的患者有明显的心电图异常，包括一过性ST段抬高、ST段压低及T波倒置。在两个或两个以上相连的导联ST段显著压低和（或）较深对称的T波倒置，尤其在胸痛的基础上，高度符合心肌缺血和不稳定型心绞痛/非ST段抬高心肌梗死的诊断。心脏生物标志物水平的升高可明确诊断心肌梗死。大概2/3过去被归为不稳定型心绞痛的患者，现在通过高敏感性心肌酶测定可找到心肌坏死的证据，并应确诊为非ST段抬高心肌梗死。

2. 治疗　　UA/ NSTEMI的治疗是针对降低心肌耗氧量及通过抑制血小板激活和聚集从而抑制血栓形成。应卧床休息、吸氧、镇痛及应用β受体阻滞药治疗。也可应用钙通道阻滞药。硝酸甘油舌下含服或静脉注射可改善心肌供氧。强烈建议使用阿司匹林或氯吡格雷及48h静脉注射肝素或低分子肝素来进一步减少血栓形成。在一定临床情况下，Ⅱb/Ⅲa糖蛋白可作为其他抗血小板药物的替代药或附加药应用。溶栓治疗能增加患者病死率，并不主张用于UA/ NSTEMI的患者。合并高龄（年龄>65岁）、心脏生物标志物阳性、啰音、低血压、心动过速、左心室功能降低（低射血分数<40%）可增加病死率。高风险因素包括老年、胸痛时间延长（>20min）、心力衰竭、血流动力学不稳定、合并室性心律失常、6个月内曾行PCI和既往冠状动脉旁路移植术、肌钙蛋白升高、在低活动量时发作心绞痛。这类患者考虑进行早期有创检查，包括冠状动脉造影，如果需要的话，可行PCI或CABG血运重建。合并轻度肾功能不全（肌酐清除率>30ml/min）的患者也能通过早期的有创治疗得到改善。低风险患者可通过药物治疗，晚些时候再进行应激试验。在应激试验时表现严重缺血的患者考虑进行冠状动脉造影检查。

三、急性心肌梗死的并发症

（一）心律失常
心律失常，尤其是室性心律失常，是在急性心肌梗死早期造成死亡的常见原因。

心室颤动发生在3%～5%的急性心肌梗死患者，通常在事件发生后的前4h内发生。当心室颤动发生时200～300J能量的快速除颤是十分必要的。如果电除颤可及时完成，没有必要预防应用利多卡因。胺碘酮被认为是控制危及生命的室性心律失常最有效的抗心律失常药物，尤其对于心肌梗死后的患者。β受体阻滞药可降低早期发生心室颤动。低钾血症是一种心室颤动的危险因素。当患者合并低血压和（或）充血性心力衰竭发生时，心室颤动往往是致命的。

急性心肌梗死后室性心动过速十分常见。短时间非持续性的室性心动过速不会造成患者持续性室性心动过速或者心室颤动。持续性或血流动力学明显改变的室性心动过速必须通过迅速的电复律进行治疗。无症状性室性心动过速可以静脉注射胺碘酮或利多卡因治疗。对于反复发作室性心动过速或心室颤动的患者，即使完成适当的血运重建，ICD（implantation of a cardioverter-defibrillator）置入可能也是需要的。

心房颤动是急性心肌梗死后最常见的房性节律障碍。它发生在约20%的患者中。诱发因素包括缺氧、酸中毒、心力衰竭、心包炎和窦房结缺血。心房颤动可能是由于心肌缺血或左心功能障碍诱发的急性增加的左心房压力而造成的。接受溶栓治疗的患者心房颤动的发病率降低。当心房颤动显著影响血流动力学，电复律是必要的。如果可很好耐受心房颤动，可用β受体阻滞药或钙离子通道阻滞药治疗来控制心室率。

窦性心动过缓是急性心肌梗死后常见的心律失常，尤其是对于下壁心肌梗死的患者。这可能反映了副交感神经系统兴奋增加或窦房结和房室结的急性缺血。当心动过缓危及血流动力学稳定时，阿托品和（或）临时心脏起搏器治疗是必要的。二度或三度房室传导阻滞出现在大约20%的下壁心肌梗死患者。完全性房室传导阻滞需要临时心脏起搏器来治疗。

（二）心包炎
急性心包炎是一种常见并发症，常发生于心

肌梗死后 1 ～ 4d，发生率是 10% ～ 15%，并可能导致胸部疼痛，可与持续或复发性心绞痛混淆。相比心肌缺血的疼痛，心包炎的疼痛类似于胸膜炎，在吸气或躺下时加重，可在改变体位后缓解。可闻及心包摩擦音，但常是暂时的且与体位有关。心电图可见 ST 段和 T 波的改变。在没有显著心包积液的情况下，心包炎治疗的目的是减轻胸痛。初步建议应用阿司匹林或吲哚美辛。糖皮质激素可显著缓解症状，但通常情况下应用于难治性病例，并建议在急性心肌梗死 4 周后再使用。德雷斯勒综合征（心肌梗死后综合征）是急性心包炎进展数周至数月后的延迟形式，考虑为免疫介导的。

（三）二尖瓣反流

二尖瓣反流是由于乳头肌和（或）乳头肌附着部位的心室肌的缺血损伤有关。严重的二尖瓣反流很罕见，通常是由于部分或完全乳头肌断裂而引起。下壁心肌梗死发生严重二尖瓣反流要比前壁心肌梗死的概率高 10 倍。严重急性二尖瓣关闭不全通常会导致肺水肿，心源性休克。完全的乳头肌断裂往往导致 24h 内死亡。必须及时进行手术。治疗需要降低左心室后负荷，例如静脉注射硝普钠和主动脉内气囊反搏泵（intra-aortic balloon pump，IABP），可以减少反流量，增加前向血流和心输出，直至完成手术。

（四）室间隔破裂穿孔

前壁心肌梗死后发生室间隔穿孔可能性较后壁心肌梗死更大。室间隔穿孔典型的全收缩期杂音很难和严重的二尖瓣反流区别开来，确诊依靠超声心动图。一旦明确室间隔穿孔，应实施主动脉内气囊反搏术。当心室缺损影响血流动力学时，必须行急诊外科修复术。梗死后室间隔缺损外科修补术的病死率大约是 20%。对于血流动力学稳定的室间隔穿孔，等待 1 周后再手术获益更大。未经治疗的梗死后室间隔穿孔患者的病死率大约为 90%。

（五）充血性心力衰竭和心源性休克

急性心肌梗死通常合并不同程度的左心室功能不全。可通过第三心音或者下降的 PaO_2 来证实。心源性休克属于一种严重的心力衰竭，此时的心排血量不能维持足够的脑、肾等重要器官的灌注，在胸痛缓解、过度的副交感神经系统的活动减轻、低血容量得到纠正及心律失常治疗后仍有低血压和少尿。收缩压降低，可能同时合并肺水肿和动脉低氧血症。心源性休克常提示左心室心肌坏死超过 40%。急性心肌梗死后出现心源性休克，患者的病死率超过 50%。

心源性休克治疗的一个重要方面是诊断和迅速治疗潜在可逆的机械性并发症，例如左心室游离壁破裂、室间隔穿孔或乳头肌断裂；心脏压塞；急性、严重的二尖瓣关闭不全。超声心动图对诊断和评估这些并发症非常有用。治疗心源性休克依赖于血压和外周灌注。可应用去甲肾上腺素、后叶加压素、多巴胺或多巴酚丁胺试图改善血压和心排血量。在一个适当的血压基础上，硝酸甘油可用于降低左心室前负荷和后负荷。合并肺水肿时，可应用吗啡、利尿药甚至机械通气进行治疗。通过溶栓治疗，PCI 或外科血运重建术恢复梗死周围区域的部分冠状动脉血流可能是需要的。循环辅助装置可帮助维持存活心肌及支持心脏输出直至可进行血运重建术。左心室辅助装置相比主动脉球囊反搏可增加更多的心排血量，但主动脉球囊反搏应用更加广泛。主动脉球囊反搏根据心电图的节律，仅在收缩前放气，在扩张期间膨胀。在舒张期膨胀的球囊可增加舒张压，因此增加冠状动脉血流和心肌的氧供。在收缩期前放气的球囊可增加左心室射血，降低左心室后负荷。静脉输注强心药联合血管扩张药可作为主动脉球囊机械反搏的药物替代。

（六）心脏破裂

心脏破裂常导致急性心脏压塞，多发生于心肌梗死后 1 周内，带来血流动力学崩溃、猝死。极少比例的患者能有时间进行急救和急诊手术。

（七）右心室梗死

右心室梗死发生在大约 1/3 的急性左心室下壁心肌梗死的患者。独立的右心室心肌梗死十分罕见。由于肌肉体积及收缩期和舒张期冠状动脉都可向右心室心肌供氧，所以右心室相比左心室具有较好的氧供 / 氧耗比例。下壁心肌梗死的患者出现三联征，包括低血压、颈静脉怒张及肺野清晰，是特征性的右心室心肌梗死表现，常出现库斯毛耳征（吸气时颈静脉怒张），超声心动图检查时还可见到右心室扩张、右心室协同障碍、室间隔运动异常。

鉴别右心室心肌梗死十分重要，因为左心衰

竭的药物治疗可能会加重右心室心力衰竭。尤其对于血管扩张药和利尿药是绝对禁忌。右心衰竭的初始治疗应包括补液。如仍持续出现低血压，可应用正性肌力药物，或同时应用主动脉内气囊反搏术。心源性休克虽然罕见，但是右心室心肌梗死最严重的并发症。随着时间推移，右心室功能通常会改善，表明右心室顿抑心肌的逆转。大约1/3的右心室心肌梗死的患者会出现心房颤动。传导阻滞可能会出现在多达50%的患者中。心房颤动和传导阻滞会加重血流动力学障碍。认识到缺血，顺应性差的右心室在保持心室充盈方面房室同步的价值，三度房室传导阻滞应及时用临时房室顺序起搏治疗。

（八）脑卒中

多达1/3的左心室前壁和心尖部梗死患者会导致血栓形成。在这些患者中，出现全身性栓塞的风险及缺血性脑卒中的可能大大增加。超声心动图可用来检测左心室血栓形成。左心室血栓存在时，立即应用肝素抗凝治疗，继之在6个月内持续应用华法林抗凝治疗。

溶栓治疗会引起0.3%～1%的患者出现出血性卒中。通常在治疗后第一个24h内出现卒中，病死率很高。

四、经皮冠状动脉介入治疗的围术期意义

经皮冠状动脉成形术（percutaneous coronary angioplagty，PTCA）是作为一种替代CABG而引进的一种治疗手段，可以机械性的打开狭窄的冠状动脉。其对患者虽然有效，但血管成形位点的再狭窄率在15%～60%。金属裸支架的引入即为避免血管成形后冠状动脉发生突然闭塞。然而，即使使用金属裸支架，也有10%～30%的患者由于新生内膜的增生而发生冠状动脉再狭窄。外层涂有药物的支架（药物洗脱支架）随即出现，以降低新生内膜增生和随后发生的狭窄。当今，至少有3种可供使用的高分子药物涂层支架：① Cypher 西罗莫司洗脱支架；② Taxus 紫杉醇洗脱支架；③ Endeavor 佐他莫司洗脱支架。这些支架上的药物可以预防细胞分裂，这样可减少新生内膜的增生。由于双重抗血小板治疗，与PCI支架置入相关的两个主要问题是血栓形成和出血风险的增加。

（一）经皮冠状动脉介入治疗和血栓形成

通过血管造影术机械性地打开血管会造成血管损伤，尤其是对内皮的破坏，这会使该区域有血栓形成的倾向。球囊成形术后，血管的再内皮化需要2～3周。在金属裸支架置入后，血管再内皮化可持续12周，而置入药物洗脱支架，内皮化甚至在1年后也未完全完成。所以，血管成形术后的血栓形成及支架置入是主要关注的问题。

支架的血栓形成由其发生和PCI之间的时间间隔分类：急性（24h内）、亚急性（2～30d）、晚期（30d至1年）、极晚期（1年后）。早期支架血栓形成多为机械性起源，由于冠状动脉夹层或支架不完全膨胀。与之相比，晚期支架血栓形成具代表性的原因有支架位置不正、再内皮化异常或超敏反应。血小板在支架血栓形成的病理生理学上起重要作用，临床上要给予此类患者抗血小板药物，直到其处于血栓形成的低风险阶段。血小板可以由多种触发因素激活，且各通路之间有重要的交叉和关联。因此，需要多途径阻滞以完成临床上有效的血小板抑制。

停止血小板治疗会增加支架血栓形成的风险。双重抗血小板治疗（阿司匹林联合氯吡格雷）较单用阿司匹林对支架血栓形成有更好的预防作用。氯吡格雷停药是支架血栓形成最重要的独立预测因子，停药后事件发生率至少增加14倍。使用了药物洗脱支架的患者在PCI术后1个月内停药，其在接下来的11个月中发生致命后果的可能性增长为10倍。对于双重抗血小板治疗，现在的推荐有：无支架的球囊成形术至少需要2周，金属裸支架置入后至少需要6周，药物洗脱支架置入后至少需要1年。

其他因素也可预先获知患者支架血栓形成的可能，而这些在围术期阶段尤为重要。具有支架血栓形成风险的患者包括那些急性冠状动脉综合征、低射血分数、糖尿病、肾功能损害、高龄、预先短距离放射治疗和癌症患者。冠状动脉解剖因素（支架长度、多个支架置入、分叉病变）可能同样预示患者支架血栓形成的可能。由于围术期阶段患者处于血栓前状态，择期手术和急诊手术都会增加支架血栓形成风险。

（二）手术和支架血栓形成风险

1.手术和金属裸支架　PCI后4周内进行非

心血管手术，发生主要心血管不良事件（死亡、MI 及支架血栓形成或需要再次血管重建）的概率是 10.5%。如在 PCI 后 31 ～ 90d 进行手术则降低为 3.8%，90d 后进行概率为 2.8%。置入金属裸支架后 6 周内行手术，发生死亡、MI 及支架血栓形成或紧急血管重建的概率增长到 5% ～ 30%。

2. 手术和药物洗脱支架　对于非外科患者，置入药物洗脱支架后发生晚期支架血栓形成的风险要高于置入金属裸支架。这主要归因于药物洗脱支架的内皮化进程延迟。药物洗脱支架置入后 1 年内，双重抗血小板治疗中断和行非心脏手术，发生主要心血管不良事件的概率会很高。

急诊手术患者不良事件发生的风险增高。置入金属裸支架的患者，行急诊手术发生不良事件的概率是择期手术的 3 倍。置入药物洗脱支架的患者，数据显示，不良事件发生率增长 3.5 倍。

（三）抗血小板药物的出血风险

服用抗血小板药的患者可预见发生出血的概率较高，这也是围术期阶段主要关心的问题。使用抗血小板药的患者自发出血风险增加。已知持续血小板治疗单因素增加了出血风险 1.5 倍，但严重不良事件未增加。服用氯吡格雷行非心脏手术的患者，其出血风险还未广泛研究。阿司匹林的基础上加用氯吡格雷，出血的相对风险增加 50%。迄今为止，还没有除颅内手术以外的关于死亡率增加的报道。

（四）围术期出血与支架血栓形成

抗血小板治疗中断引起冠状动脉、脑血管及外周血管事件显著升高。而围术期患者出血风险与血栓形成风险相当。很多情况下，冠状动脉血栓形成风险高，后果是灾难性的；另一方面，尽管出血风险增加但可管理，不促成极大的发病率和病死率。在上述情况下可慎重进行持续抗血小板治疗。然而，一些个体易有出血倾向或要行出血易导致严重后果的手术。包括神经外科手术、脊髓减压术、主动脉瘤手术、前列腺切除术及其他。这种情况下出血的风险要超过血栓形成所带来的风险，所以，抗血小板药物要在术前停用（氯吡格雷至少在术前 5 ～ 7d 停用）且要在术后可以时尽快恢复服药。有些来手术的患者接受抗血小板治疗作为心血管事件的二级预防。这些患者为置入支架，因此出血风险超过心血管事件风险。高风险手术抗血小板药物应暂停。

（五）支架术后患者的管理

处理冠状动脉支架术后患者需要考虑五方面：① PCI 后手术时机，也可称为 PCI- 手术间隔时间；②双重抗血小板治疗的持续；③围术期监测策略；④麻醉技术；⑤可立即获得一名心脏病专家。

1. PCI- 手术间隔时间　支架血栓形成的风险在支架置入后的第 1 个月较高，而后随 PCI 距手术的时间间隔的延长而逐渐降低。支架置入后到手术，等的时间越长越好。使用金属裸支架的患者，行择期手术推荐至少等待 6 周（90d 更好）。置入药物洗脱支架，要进行择期手术则推荐至少等 1 年（表 1-6）。

2. 双重抗血小板治疗的持续　双重抗血小板治疗，置入金属裸支架患者至少应持续 6 周，药物洗脱支架需持续至少 1 年。如需停止双重抗血小板治疗，至少应维持单纯阿司匹林治疗。择期手术前只在有绝对明确的提示时才需停药。尽管金属裸支架术后持续少于 6 周，药物洗脱支架术后持续少于 1 年被认为是支架血栓形成的高发时期，但支架血栓形成可以发生在任何时间。术中和术后监测要依据手术风险、患者总体情况及 PCI- 手术间隔时间。处于高发时期的患者应密切监测，尤其在抗血小板治疗由于手术而中断的情况下。在出血患者，给予血小板可抵消抗血小板药物的作用，但输注血小板的有效性则依赖氯吡格雷末次给药的时机。血小板输注可在氯吡格雷停药后 4h 尽快给予，但在氯吡格雷末次给药 24h 后最为有效。

3. 围术期监测策略　医生应对心血管事件保持高度关注并集中精力监测心肌缺血和梗死。术中持续 ECG 监测和 ST 段分析有助于对心肌缺血的监测。支架术后患者发生心绞痛，应迅速进行评估排除急性心肌梗死可能，并寻求紧急心脏病学评估。

4. 麻醉技术　接受双重抗血小板治疗的患者

表 1-6　冠状动脉重建术后行择期手术的推荐间隔时间

术式	行择期手术的间隔时间
未置入金属裸支架的血管成形术	2 ～ 4 周
置入金属裸支架	至少 6 周；最好 12 周
冠状动脉旁路移植术	至少 6 周；最好 12 周
置入药物洗脱支架	至少 12 个月

选用神经阻滞麻醉技术仍存在争议。但美国局部麻醉协会和欧洲麻醉医师协会在这个问题上都采纳更为保守的观点。应用双重抗血小板治疗的患者不鼓励使用神经阻滞麻醉。发生椎管血肿的风险并不只发生在导管置入的时候，也可发生在撤导管时。硬膜外导管的置管和撤管的推荐时机及抗血小板药物的管理见表1-7。

5.立即请一名心脏病专家　尽管许多围术期心肌梗死患者发病安静，但支架术后患者发生的任何心绞痛，都应进行评估以排除急性心肌梗死可能，并寻求紧急心脏病学评估。理想状态下应行心脏介入干预。一旦考虑或诊断急性心肌梗死或急性支架血栓形成，则强烈推荐在90min内分诊到介入心脏科。如再灌注受到拖延，病死率则大幅提高。流动的外科设备、内镜室和其他原地无法获得这些资源的非医院基本手术区，都应与介入心脏病专家建立关系与联系，以便需要时可以快速转运患者。

五、围术期心肌梗死

围术期心肌损伤的发生率是术前身体状况、具体的手术过程、外科医生的专业水平、诊断心肌梗死的标准及医疗机构整个的医疗护理的过程这些因素累积而导致的。对于没有缺血性心脏病而由于心脏原因出现围术期死亡的风险要＜1%。在接受择期高风险血管手术患者的围术期心肌梗死发病率是在5%～15%。对于急症手术这个风险还会更高。急症髋部手术围术期心肌梗死发生率为5%～7%，但择期的髋部或膝关节手术围术期心肌梗死发生率仅有3%。围术期心肌梗死与20%的死亡率有关。

（一）病理生理学

术后早期发生的缺血与围术期心肌梗死相

关。现在的研究报道围术期心肌梗死最常见于术后24～48h。多为非ST段抬高型梗死，可通过心电图改变和（或）心肌损伤标志物的释放来诊断。这类心肌梗死多先出现通常为静息时的心动过速和ST压低。冠状动脉疾病越严重的患者风险越高。这些观察支持了围术期心肌损伤是由于在心肌氧供受损的情况下，由于心肌耗氧增加（血压和心率上升）而引起的这一假说。

术后缺血发生在术后早期，并且与围术期心肌梗死相关。另一种假说认为，围术期心肌梗死由于易损斑块破裂后迅速进展的血栓形成过程而引起的。这一假说是基于术后解剖研究及存在非关键性狭窄的栓塞造影证据。在斑块破裂的位点上血管内皮的损伤触发血小板聚集，释放介质。血小板的聚集和其他炎性或非炎性介质的激活促使血栓形成，同时导致血栓远端血管的动态收缩。物理性和动态性的血管狭窄的联合作用导致了缺血甚至梗死的发生。在术后，由于血液黏度、儿茶酚胺浓度、皮质醇水平、内源性的组织纤溶酶原激活物的浓度及纤溶酶原激活物抑制因子水平的改变而产生了一种血栓前状态。内分泌应激反应造成的心律和血压的变化可增加斑块裂开和内皮损伤的倾向。这些因素可促成粥样硬化动脉内血栓形成继而导致ST段抬高心肌梗死的发生。因此，两种不同的病理生理机制都可能引起围术期心肌梗死。一个可能与急性冠状动脉血栓形成有关，另一个可能是心肌氧供受损基础上心肌氧耗增加的结果。这两个过程不是互相排斥的，但是对一个特定患者来说，其中一个病理过程是占主导地位的（图1-5）。

（二）诊断

在围术期，缺血的发作通常并不合并胸痛。另外，许多术后的心电图不具备诊断意义。非特异的心电图改变、新发的心律失常、非心脏相关的血流动力学不稳定可进一步掩盖了围术期急性冠状动脉综合征的临床表现。因此，围术期心肌梗死的诊断非常困难。急性心肌梗死的诊断，通常需要至少有以下3个因素中存在2个：①缺血性胸痛；②心电图动态改变；③心脏生物标志物水平增加和减少。

在围术期阶段，肌钙蛋白水平迅速增加应考虑围术期出现心肌梗死。肌钙蛋白增加是心肌损伤的标志，而且心肌缺血时间与心脏特异性肌钙

表1-7　神经穿刺或移除导管前后抗血小板治疗的推荐停药和恢复时间

药物	穿刺／放置或移除导管前时间	穿刺／放置或移除导管后时间
氯吡格雷	7 d	移除导管后
噻氯匹定	10d	移除导管后
普拉格雷	7～10d	移除导管后6h
替格瑞洛	5d	移除导管后6h

数据来自欧洲麻醉学会推荐

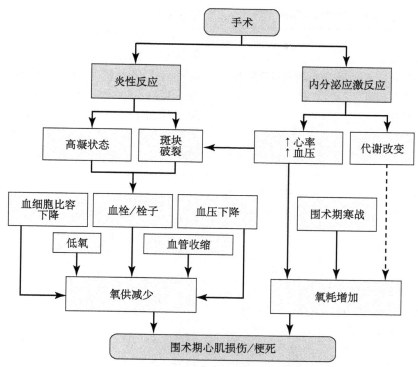

图1-5 引起围术期心肌梗死的因素
↑.升高

蛋白增加之间有良好的相关性。同时肌钙蛋白水平升高与短期和长期发病率及病死率之间也有显著的相关性。这种相关性存在于心源性猝死、心肌梗死、心肌缺血、充血性心力衰竭、心律失常及脑卒中等疾病。即使是相对轻微的心血管并发症，例如未控制的高血压、心悸、疲劳、气短也与心肌特异性肌钙蛋白水平升高相关。术后肌钙蛋白增加，即使缺乏明确的心血管症状和体征，也是需要高度关注并转至心脏科进一步评估和治疗的重要表现。

六、已知或怀疑有缺血性心脏病患者的术前评估

（一）病史

术前病史采集是为了了解缺血性心脏病的严重程度、进展情况及功能受限的程度。需要关注对于特定患者具备的重大、中等及较小的临床危险因素（表1-8）。心肌缺血、左心功能不全及心律失常是缺血性心脏病重要的症状和体征。在静息时，心绞痛和呼吸困难等症状可能不明显，要注意评估患者身体在活动（例如走路或上楼梯）时的各种反应，这十分重要。在没有严重的肺部疾病情况下的运动耐力受限可以充分说明心脏储备降低。如果患者可以爬2层或3层楼梯而不出现症状，可说明心脏储备充足。发作心绞痛后出现呼吸困难说明存在因心肌缺血而引起的急性左心功能不全。一些患者心肌缺血时并不表现出胸痛及不适症状。这种无痛性心肌缺血的心率和血压比运动诱发的心肌缺血时明显降低。据估计，近75%有缺血性心脏病症状的患者缺血性发作并不合并有心绞痛，10%～15%的急性心肌梗死是无症状性。在术前发现早期充血性心力衰竭十分重要，由于麻醉、手术、补液及术后疼痛而引起的应激增加都会加重充血性心力衰竭。

心肌梗死病史是一个重要的信息。急性心肌梗死后进行择期手术通常会推迟一段时间（至少30d）。大量成年人患者的回顾性研究表明，围术期发生心肌梗死的概率受与上次发作心肌梗死时间间隔长短的影响。急性（1～7d）和近期心肌梗死（8～30d）、不稳定心绞痛引起围术期心肌缺血、心肌梗死及心源性病死的风险大大增加。

确定患者是否曾进行PCI和支架置入或者冠状动脉旁路移植术十分重要的。支架置入（药物

表1-8 围术期心血管疾病风险增加的临床因素

重度

不稳定冠状动脉综合征

通过临床症状或无创检查证实的重大缺血风险的急性或近期发作的心肌梗死

不稳定或严重的心绞痛

失代偿性心力衰竭

严重的心律失常

高度房室传导阻滞

在心脏疾病基础上存在的有症状的室性心律失常

无法控制室率的室上性心律失常

严重的心脏瓣膜病

中度

轻度心绞痛

陈旧心肌梗死病史或心电图中Q波出现

代偿性或既往的心力衰竭

糖尿病（尤其是胰岛素依赖型）

肾功能不全

轻度

高龄（年龄＞70岁）

心电图异常（左心室肥厚、左束支传导阻滞、ST-T异常）

非窦性节律

功能储备差

脑卒中史

未控制的系统性高血压

（摘自 Fleisher LA, Beckman JA, Brown KA, et al. ACC/AHA 2006 guideline update on perioperative cardiovascular evaluation for noncardiac surgery: focused update on perioperative beta-blocker therapy: a report of the American College of Cardiology/American Heart Association Task Force on Practice Guidelines. Circulation, 2006,113:2662-2674, with permission. ECG. Electrocardiogram; MI. myocardial infarction.）

洗脱或裸金属支架）常规需要术后的抗血小板治疗来预防急性冠状动脉血栓形成及保持血管的长期通畅。PCI置入裸金属支架后6周，药物洗脱支架置入12个月后再谨慎的行择期非心脏手术。在冠状动脉腔内成形术后，择期非心脏手术常需要推迟6周（表1-6）。

主动脉瓣狭窄患者发生围术期心脏病变的发病率和病死率风险增加了2～3倍，其在非心脏术后发生心脏失代偿的风险最高。二尖瓣疾病则较少发生围术期并发症风险。若有人工瓣膜应该特别重视，因为人工瓣膜置换后患者要求围术期

应预防发生心内膜炎及调整抗凝药物治疗方案。

病史采集也能了解到并存的非心脏疾病的相关信息。例如，患有缺血性心脏病的患者可能同时存在外周血管疾病。晕厥的病史可反映脑血管疾病、癫痫病或者心律失常。咳嗽往往是起源于肺而不是心脏。虽然缺血性心脏病患者更常主诉端坐或阵发性夜间呼吸困难，但是要区分肺源性和心源性呼吸困难仍是十分棘手的。慢性阻塞性肺疾病的患者多有长期的吸烟史。糖尿病往往合并缺血性心脏病存在。肾功能不全（肌酐＞2.0mg/dl）增加了围术期心脏事件的风险。

缺血性心脏病的药物治疗目的是减少心肌耗氧需求、改善冠状动脉血流量、稳定斑块、防止血栓形成及重塑受损的心肌。为了实现这些目标，需要应用β受体阻滞药、硝酸酯类、钙通道阻滞药、他汀类药物、抗血小板药物和ACE抑制药。建议有效的β受体阻滞药治疗应达到静息状态下心率50～60/min。常规的身体活动通常会增加10%～20%的心率。没有证据表明β受体阻滞药增加了挥发性麻醉药负性肌力作用。β受体阻滞药治疗应在围术期持续使用。阿托品或格隆溴铵可用于治疗围术期β受体阻滞药引起的过度心动过缓。去甲肾上腺素是β受体阻断药的特异性药物拮抗药。术后期间不慎撤除β受体阻滞药治疗，可导致和出现反跳性高血压和心动过速。

对长期接受ACE抑制药治疗的患者进行全身麻醉时，可观察到显著的低血压。许多涉及大量体液或血液流失的手术患者需要在术前24h停止服用ACE抑制药。ACEI引起的低血压多对液体或拟交感神经药物治疗反应敏感。如果用这些方法难以纠正低血压，则需要使用加压素或其类似物进行治疗。

抗血小板药物是急性冠状动脉综合征的药物治疗和长期缺血性心脏疾病处理必不可少的组成部分。使用双重抗血小板治疗时不能进行椎管内麻醉，并且增加围术期出血的危险，在临床紧急情况下需要输注血小板。

（二）体格检查

缺血性心脏病患者的体格检查往往正常。不过，必须要注意左右心室功能不全的体征。颈动脉杂音可提示脑血管疾病。直立性低血压可反应抗高血压药引起的自主神经系统活动减弱。颈静脉扩张及周围水肿是右心衰竭的迹象。胸部听

诊如有第三心音奔马律或啰音可提示左心功能不全。

（三）术前专科检查

术前心脏专科检查包括运动心电图、超声心动图、核素心室造影、铊显像、高速计算机断层扫描、磁共振成像和正电子发射断层扫描。这些检查可指导危重患者围术期治疗。

1.运动心电图　术前评估中需要关注的是刺激使心率增加的测试，因为围术期心肌耗氧增加和心肌缺血的发生常与心动过速相关。术前应激试验和（或）患者的运动耐量可提示围术期心肌缺血的风险。冠状动脉疾病相对稳定或运动耐力在可接受范围内的患者通常不进行术前运动应激试验。

2.超声心动图　术前经胸或经食管超声心动图可有效诊断左心室功能不全，评估心脏瓣膜疾病。静态超声心动图并不能为日常临床和心电图提供的用来预测不良结果的资料提供更多的有效信息。注射双嘧达莫、多巴酚丁胺或阿托品（药物负荷试验）后进行超声心动图室壁运动分析是评估缺血性心脏病的一项重要技术，尤其对于没有心肌梗死病史的患者。多巴酚丁胺负荷超声心动图与心肌灌注显像结果相媲美，并可提供有关瓣膜功能的信息。

3.铊显像　体力活动受限（例如跛行或关节病），可降低患者的运动能力。这限制了运动负荷试验的使用。双嘧达莫-铊检测模拟运动时冠状动脉的扩张，与压力超声心动图一样，它对运动能力受限的患者很有效。核扫描缺如或"冷点"是心肌缺血或梗死区域的标志。铊显像限于对与基于临床因素难以评估围术期心脏并发症风险及运动受限的患者进行检查，其成本效益最高。

4.放射性核素心室显像　放射性核素心室显像可定量左右心室收缩和舒张功能。造影所显示的射血分数不能用于准确地预测围术期心肌缺血事件风险的发生，但射血分数＜50%预示术后充血性心力衰竭风险的增加。

5.CT和MRI　高速CT能可视化冠状动脉钙化。静脉注射造影剂可提高图像的清晰度。磁共振成像可提供更清晰的图像，可以描绘出冠状动脉近端部分的循环。然而，CT和MRI相比其他心脏检查方法，价格昂贵、可移动性差。

6.正电子发射断层扫描　正电子发射断层扫描是一项非常复杂的技术，可显示局部心肌血流和代谢。它可以用于确定冠状动脉疾病范围和心肌存活程度。

七、已知或怀疑有缺血性心脏病患者进行非心脏手术的麻醉管理

合并缺血性心脏病或相关危险因素的患者术前处理主要面向以下目标：①确定缺血性心脏病的程度和既往的任何干预（CABG，PCI）；②确定疾病的严重程度和稳定性；③回顾药物治疗，注意能增加手术出血风险或导致特定麻醉技术禁忌的任何药物。前两个目标对危险分层十分重要。

（一）危险分层策略

稳定患者行择期非心脏手术，Lee在修正心脏危险指数中描述了6种主要心脏并发症的独立预测因子（表1-9）。包括高风险手术、缺血性心

表1-9　择期重大非心脏手术患者的心脏风险因素

1. 高风险手术
腹主动脉瘤
周围血管手术
开胸术
重大腹部手术
2. 缺血性心脏病
心肌梗死病史
运动试验阳性病史
心绞痛的主诉
应用硝酸酯类药物治疗
心电图Q波
3. 充血性心力衰竭
充血性心力衰竭病史
肺水肿病史
阵发性夜间呼吸困难病史
体格检查出现啰音或S_3奔马律
X线胸片显示肺血管再分配
4. 脑血管病
卒中史
短暂性脑缺血发作史
5. 胰岛素依赖型糖尿病
6. 术前血清肌酐浓度＞2mg/dl

（摘自Lee TH, Marcantonio ER, Mangione CM, et al. Derivation and prospective validation of a simple index for prediction of cardiac risk of major noncardiac surgery. Circulation, 1999,100:1043-1049, with permission.）

脏病、充血性心力衰竭、脑血管疾病、术前胰岛素依赖型糖尿病和术前血清肌酐＞176.8μmol/L（2.0mg/dl）。危险因素越多则围术期心脏并发症的发生率越高，如心脏死亡、心搏骤停/心室颤动、完全心脏传导阻滞、急性心肌梗死和肺水肿（图1-6）。这些危险因素已被纳入美国心脏病学院/美国心脏协会（ACC/AHA）围术期非心脏手术的心血管评价指南。指南的主要主题是仅为了降低手术风险而进行术前干预几乎没有必要。干预有指征或无指征与是否需要手术无关。只有在可能影响围术期管理时才应当进行术前检查。虽然没有前瞻性的随机对照研究证实这些指南的有效性，但它们依旧提供了被临床医师广泛采纳的范例。

ACC/AHA指南为确定术前心脏评估的需要提供了一个多步骤规则系统。第一步是评估手术的紧迫性。紧急手术要优先于其他检查的需要（图1-7）。ACC/AHA指南接下来的步骤根据临床风险因素、功能储备、特定的手术风险来整合危险分层。通过病史、体格检查及心电图得到的临床危险因素分为3类：①主要临床危险因素（不稳定冠状动脉综合征、失代偿性心力衰竭、显著心律失常及严重瓣膜病）可能需要推迟择期手术和心脏评估。对于紧急和急症手术需要加强术前治疗。②中等临床危险因素（稳定型心绞痛、陈

旧心肌梗死或病理性Q波、代偿性或既往心力衰竭、胰岛素依赖型糖尿病、肾功能不全）是围术期心脏并发症增加的标志。③轻度临床危险因素（高血压、左束支传导阻滞、非特异性ST-T波改变、脑卒中病史）是冠状动脉疾病的确认标志，未证明可独立增加围术期心脏风险。

功能储备或运动耐力可以用工作的代谢当量（MET）来表示。70kg，40岁的男子在休息时的氧消耗量（VO_2）为3.5ml/（kg·min）或1 MET。功能储备较差的患者围术期心脏风险增加。这些患者都无法满足4 MET的日常活动需求。这些人可以做一些比如烘烤、缓慢跳舞、打高尔夫球，或以3.2～4.8km/h（2～3mph）速度慢走步之类的活动，但做更剧烈活动时会出现胸痛或严重气短。可参与＞4 MET需要的活动表示功能储备能力较好。

非心脏外科手术的风险分级分为高、中、低3级。高风险手术包括急诊大手术、主动脉等大血管手术、周围血管手术及大量体液转移和（或）失血的长时间手术。据报道，这些操作出现心脏风险＞5%。中级风险手术包括主动脉腔内手术、颈动脉内膜切除术、头颈部手术、腹腔和胸腔手术、矫形手术及前列腺手术。据报道，这类操作可能会有＜5%心脏风险。低风险手术，例如内镜手术、表皮手术、白内障手术、乳

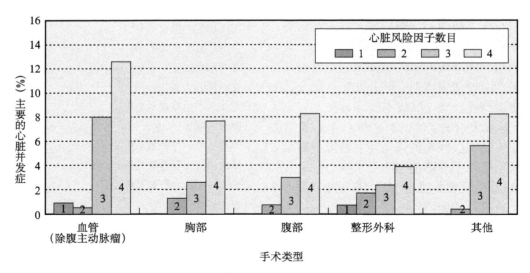

图1-6　柱形图代表不同手术的类型具备不同的新修订心脏风险指数分级时患者主要心脏并发症发生概率。根据定义腹主动脉瘤，胸、腹部手术患者不包括在 I 级中，因为这些手术都是高风险手术。在所有子集中，有统计上显著的趋势，风险等级较高则风险越大

（摘自Lee TH, Marcantonio ER, Mangione CM, et al. Derivation and prospective validation of a simple index for prediction of cardiac risk of major noncardiac surgery. Circulation, 1999,100:1043-1049.）

房手术和门诊手术存在不到1%的围术期心脏事件的风险。

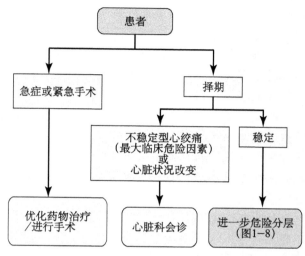

图1-7　缺血性心脏病患者术前评估流程
　　鉴别需要紧急或急症手术的患者及需要药物治疗进行手术的患者。对于择期手术患者，存在重大临床危险因素或心脏状态改变的患者可提示进行进一步术前评估

　　根据最新ACC/AHA指南，部分患者应当考虑进一步的术前心脏评估。具有主要临床危险因素的患者在择期手术前需要心脏会诊、完善检查和术前制订优化的治疗方案。如果患者曾行血运重建术（CABG或PCI）并且临床状态无变化，那么可以进行手术（图1-8）。计划行择期高风险手术和运动耐量低，合并3个以上中级临床危险因素的患者建议进一步心脏评估（图1-9）。患者计划行中风险手术、运动耐受力低、3个以上中级临床危险因素，或者功能能力低合并1～2个临床危险因素，则考虑进行进一步评估是否会影响围术期管理。计划行择期低风险手术或合并轻度临床危险因素，可以进行手术而不需要进一步评估。许多需要进一步术前评估的患者可能不建议进行运动负荷试验，但可选择进行药物负荷试验。核医学显像可以更好地检测有风险的心肌。

　　对于应激试验高度阳性的患者提示有严重心肌风险，最适合进行术前冠状动脉造影。冠状动

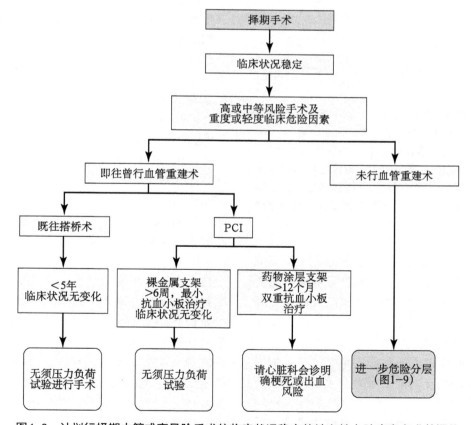

图1-8　计划行择期中等或高风险手术的临床状况稳定的缺血性心脏病患者术前评估
　　了解既往冠状动脉介入情况和心脏状况稳定性。对于曾进行冠状动脉支架置入的患者，要确定支架置入的日期和位置、类型及目前抗血小板药物治疗的状况。进行抗血小板治疗的患者需要请心脏科和外科会诊

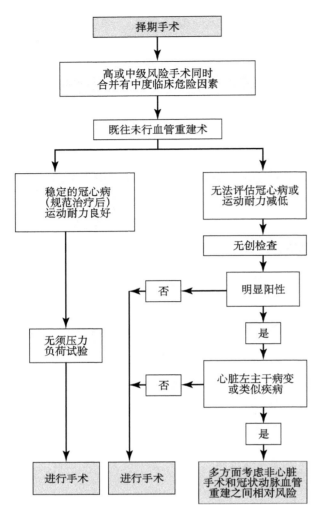

图1-9　拟行中到高风险手术患者具有中度临床危险因素和较差运动耐力（或无法确定运动耐力），考虑进行无创应激试验来确定心肌是否有风险。如果明确心肌处于危险中，考虑进行冠状动脉造影。有1～2个临床危险因素的患者，影响到患者治疗时应考虑无创应激试验；否则继续手术治疗

脉造影的目的在于找出重要的冠状动脉疾病位置，如左主干或是多支冠状动脉严重病变。需要根据患者临床状况、治疗的总体风险及现有资源来综合考虑进一步治疗方案。

（二）危险分层后管理

危险分层的根本原因是确定患者风险增加程度以便于进行药物及其他围术期介入治疗，从而减少风险并降低围术期心脏事件严重性。择期非心脏手术之前有3种治疗方案可供选择：①手术实现心肌血运重建；②由PCI实现血运重建；③优化药物治疗。

在非手术的情况下，治疗策略，如置入或不置入支架的PCI及CABG术、药物治疗等证明对于改善长期病死率和发病率是有效的。因此，需接受非心脏手术的严重缺血性心脏病患者有可能进行1项或者更多上述治疗。优化药物治疗可改善围术期的预后。冠状动脉介入治疗应该遵循患者心脏情况及由于血管重建术后恢复而推迟手术所带来的潜在后果而决定。

1.冠状动脉旁路移植术　如非心脏手术的医疗机构风险大于联合心导管检查、冠状动脉血运重建和已报道的非心脏手术的风险，术前行冠状动脉旁路移植术是有益的。术前冠状动脉血运重建的适应证与非手术患者相同。

2.经皮冠状动脉介入治疗　择期非心脏手术术前行PCI可改善围术期预后。然而，目前PCI常需要进行支架置入且进行双联抗血小板治疗，这成为准备进行择期非心脏手术患者必须考虑的特有问题。术前行经皮冠状动脉介入治疗对于稳定型缺血性心脏病患者没有价值。

3.药物治疗　制订一项危险分层指标的意义在于对于高风险个体可以进行诊断和治疗以降低他们围术期心脏并发症的风险。鉴于目前PCI技术的严格限制及对进行CABG术和PCI术意义不大，使得稳定型冠心病患者术前很少有需要进行冠状动脉血管重建术。大多数稳定型冠心病和（或）具有冠心病风险因素患者，甚至那些需接受急诊手术的严重缺血性心脏病患者可进行药物治疗。

一些药物已经被用于减少围术期心肌损伤。这些药物对于非外科情况下冠状动脉缺血的治疗有明确的疗效。硝酸酯类药物对于围术期活动性缺血有明确的作用，但预防性应用对减少围术期心脏事件发病率和病死率未显示出显著的效果。

研究表明，术前应用β受体阻滞药可有效减少接受血管手术的高危患者围术期心脏发病率和病死率。但是，最新研究并未证明围术期急性大剂量β受体阻滞药治疗可减少非心脏手术患者的整体病死率，仅指出应用β受体阻滞药可产生较好的围术期心脏预后。然而，有研究提出，β受体阻滞药可导致高病死率和脑卒中率。目前对于围术期应用β受体阻滞药唯一的I类推荐（应被执行）是：已使用β受体阻滞药的患者仍继续使用。对于有多危险因素或术前检查发现有可逆性缺血并需进行血管手术的患者，围术期应用β受

体阻滞药是有益的。尽管欧洲指南和AHA指南有些许不同，但是两者在围术期β受体阻滞药的预防性使用上观点一致，即应在择期手术前至少1周使用，并且不推荐对高风险人群进行急性大剂量β受体阻滞药治疗（表1-10）。有关β受体阻滞药选择和目标心率的问题尚未解决。为减少剂量和保证持续作用，围术期使用长效β受体阻滞药（例如阿替洛尔或者比索洛尔）效果较好。

血管疾病患者无论是否接受非心脏手术均应将他汀类药物作为二级预防用药。临床试验已证明围术期使用他汀类的有效作用。欧洲指南建议高危手术应在术前1～4周开始治疗。围术期停止使用他汀类药物可导致不良的反弹作用，因此在围术期应持续使用。

$α_2$受体激动药可作用于神经中枢，具有镇痛、镇静及阻断交感神经的作用。对于不能耐受β受体阻滞药的患者，可以考虑围术期应用$α_2$受体激动药。

控制高血糖可改善心脏手术患者和重症监护病房患者的预后。近来关于胰岛素的非代谢作用及高血糖危害性的研究使得使用胰岛素积极控制高血糖应谨慎对待，对于有心肌损伤高风险的患者尤为重要。围术期应将血糖水平控制在9.99mmol/L（180mg/dl）以下。由于多种病理生理机制可以触发围术期心肌梗死，所以应用多种药物联合治疗（β受体阻滞药或$α_2$受体激动药、他汀类药物和胰岛素），相对于单一药物治疗更有效（图1-10）。

可以通过心理和药物的手段减少患者围术期焦虑情绪。如果麻醉医生在术前访视时可以向患者详细解释其相关问题和顾虑，患者可能以更放松的状态进入手术室。药物诱导镇静和抗焦虑目的是在不引起严重循环或呼吸抑制的情况下达到最大程度的镇静和（或）遗忘作用。

（三）术中管理

缺血性心脏病患者在麻醉诱导和麻醉维持期间的基本挑战包括：①通过优化心肌供氧和减少心肌耗氧来预防心肌缺血；②监测缺血的发生；③当发生缺血及时给予治疗。持续性心动过速、收缩期高血压、交感神经系统的刺激、动脉低氧血症或低血压等术中事件的发生可对缺血性心脏病患者产生不利影响（表1-11）。对于血管手术患者，围术期心肌损伤与心率密切相关。快速心率可增加心肌需氧量，舒张期缩短导致供应冠状动脉的血流减少，因此氧供也减少。由于血压增高而导致氧耗增加在某种程度上被冠状动脉灌注的增加所抵消。必须避免过度换气，因为低碳酸血症可能导致冠状动脉血管收缩。维持心肌氧供氧耗之间平衡较之特定麻醉技术或者麻醉及肌松药物的选择更加重要。虽然异氟烷可降低冠状动脉血管阻力，诱发冠状动脉窃血综合征，但没有任何证据表明，这种药物会增加术中心肌缺血的发生率。

避免心率和血压的持续和过度波动是十分重要的。通常建议心率和血压维持在与清醒时的正常值相差20%之内。然而，许多术中心肌缺血事件的发生并不伴随血流动力学改变。这些心肌缺血事件可能是由于区域性心肌灌注或氧供不足而造成的。麻醉医师不太可能预防此类缺血事件的发生。

1.麻醉诱导 对于缺血性心脏病患者的麻醉诱导可给予静脉诱导药物。氯胺酮不是一个合适的选择，因为它可同时增加心率和血压，从而相应的增加心肌耗氧。可以应用氯琥珀胆碱或非去

表1-10 围术期β受体阻滞药应用的推荐用法

	已接受β受体阻滞药治疗	重大临床危险因素或术前压力负荷试验阳性	多种中度临床危险因素	单一中度临床危险因素
血管手术	++	+	+	±
高或中级风险手术	++	+	±	±
低风险手术	*	*	*	*

（摘自 Fleisher LA, Beckman JA, Brown KA, et al. 2009 ACCF/AHA focused update on perioperative beta blockade incorporated into the ACC/AHA 2007 Guidelines on Perioperative Cardiovascular Evaluation and Care for Noncardiac Surgery: a report of the American College of Cardiology Foundation/American Heart Association Task Force on Practice Guidelines. Circulation , 2009,120(21):e169-e276.）

++.I类建议—β受难阻滞药应使用；+.Ⅱa类建议—β受体阻滞药可以使用；±.ⅡB类的建议，β阻受滞药可能使用；*没有足够的数据可用

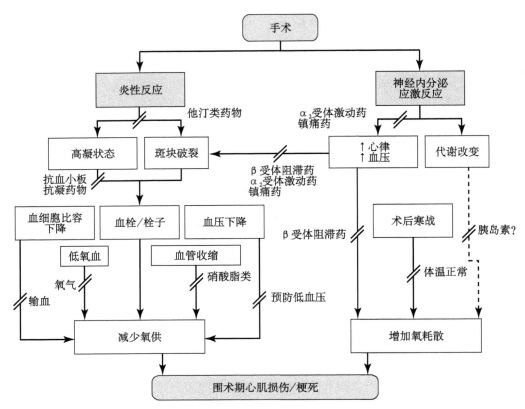

图1-10　调节触发围术期心肌损伤机制的干预措施

↑.升高；↓.降低

极化肌松药以便于进行气管插管。

　　心肌缺血可伴随由于直接喉镜和气管插管导

表1-11　影响心肌氧供氧耗之间平衡的术中事件

氧供减少

　　冠状动脉血流量减少

　　心动过速

　　舒张压降低

　　低碳酸血症（冠状动脉血管收缩）

　　冠状动脉痉挛

　　氧含量减少

　　贫血

　　动脉低氧血症

　　氧合血红蛋白解离曲线左移

耗氧增加

　　交感神经系统刺激

　　心动过速

　　高血压

　　心肌收缩力增加

　　后负荷增加

　　前负荷增加

致的交感神经刺激而出现。短期直接喉镜检查（≤15s)有助于最小化气管插管期循环波动的幅度和时间。如果喉镜检查时间不可能很短，或者已经存在高血压，可考虑应用药物减小交感神经反应。经喉气管利多卡因表面麻醉、静脉注射利多卡因、艾司洛尔、芬太尼及右美托咪啶对于钝化气管插管引起的心率增加作用十分有效。

　　2.麻醉维持　对于左心室功能正常的患者，强烈的刺激例如喉镜检查或手术疼痛刺激，可能产生心动过速和高血压。应用挥发性麻醉药控制性抑制心肌可有助于此类患者将交感神经的活性降至最低程度。总之，挥发性麻醉药物通过其降低心肌氧耗和心肌预处理作用，对于缺血性心脏病患者耐受心血管事件发挥有利作用。但也可能由于药物诱导降低血压和冠状动脉灌注压而产生不利影响。AHA指南表明，对于血流动力学稳定的心肌缺血风险患者行非心脏手术，在全身麻醉维持期间使用挥发性麻醉药是有益的。

　　自从20世纪90年代开始，有冠状动脉病史的患者使用氧化亚氮就已经遭到质疑，因为来自动物和人类的研究表明，氧化亚氮可以使肺动脉血管阻力增加、心肌舒张功能障碍及随后出现心肌缺血。一个正在进行的大型多中心研究能够更好地阐述氧化亚氮的不良影响。

左心室功能受损严重的患者可能无法耐受麻醉诱导产生的心肌抑制。阿片类药物可作为首选麻醉药物应用于此类患者。由于单纯阿片类药物不能保证完全遗忘，所以需加用氧化亚氮、苯二氮䓬类或低剂量挥发性麻醉药物。但合用氧化亚氮或挥发性麻醉药物又可能合并有心肌抑制。

缺血性心脏病患者可接受区域麻醉。然而，必须控制硬膜外或脊髓麻醉而引起的血压下降。血压下降超过阻滞前20%的低血压必须及时治疗。区域麻醉的潜在益处包括良好的疼痛控制、某些患者中可降低深静脉血栓形成发生率及术后持续阻滞镇痛。然而，围术期心脏发病率和病死率在全麻和区域麻醉没有明显的差别。

术中使用β受体阻滞药治疗的血流动力学目标还未明确，必须要考虑与麻醉药物潜在的相互作用而导致心肌抑制和血管扩张。术中心率最好维持在 < 80/min。

对于缺血性心脏病患者选择应用非去极化肌松药应考虑这些药物对于心肌氧供和氧耗平衡的影响。对心率和血压没有或者影响甚微的肌松药（维库溴铵、罗库溴铵、阿曲库铵）对于缺血性心脏病患者是较好的选择。阿曲库铵造成的组胺释放和血压下降是不利的。缺血性心脏病患者给予泮库溴铵可出现心肌缺血，这大概与其适当增加心率和血压的作用有关。然而，泮库溴铵所造成的循环波动可抵消部分麻醉药物的变力性和变时性作用。

通过胆碱酯酶抑制药/抗胆碱能药联合应用可安全地完成缺血性心脏病患者神经肌肉阻滞逆转。格隆溴铵相比阿托品具有较少的变时性作用，更适于此类患者。

3.监测　围术期监测受手术过程的复杂程度和缺血性心脏病的严重程度的影响。缺血性心脏病患者选择监护措施时很重要的目标是可以早期监测到心肌缺血的发生。大多数心肌缺血出现在没有血流动力学改变时，所以当常规使用昂贵复杂的监测心肌缺血的监护仪时需要谨慎。

对于监测围术期心肌缺血最简单有效的办法是心电图。心肌缺血的诊断重点在于ST段特征性改变，例如抬高或压低超过至少1mm及T波倒置。然而其他因素，例如电解质改变也可产生以上变化。ST段压低的程度与心肌缺血的严重程度相关。由于视觉检测ST段的变化是不可靠的，计算机化的ST段分析已被纳入到心电图监护仪之中。按照惯例，监测两导联Ⅱ和V_5已经成为常规，但目前看来，监测3个导联（Ⅱ，V_4和V_5或V_3，V_4和V_5）可增加监测缺血的能力。心电图检测心肌缺血导联和冠状动脉病变的解剖分布之间是相关联的（表1-12）。例如，V_5导联（在第5肋间腋前）反映左前降支供应的左心室部分心肌缺血（图1-11）。Ⅱ导联更可能监测到出现在右冠状动脉分布区域的心肌缺血。Ⅱ导联同时对于分析心律失常的出现十分有效。

除了心肌缺血，其他事件也可导致ST段异常，包括心律失常、心脏传导阻滞、洋地黄治疗、电解质异常及低体温。然而，对于已知或可疑冠状动脉疾病患者，假定术中ST段改变提示心肌缺血是合理的。高危患者术中ST段改变的发生和持续时间与围术期心肌梗死和严重心脏意外的出现概率增加有关。有趣的是，在术中心肌缺血总的发病率要低于术前和术后。

术中心肌缺血可表现为由于左心室顺应性和收缩能力的改变而引起的肺动脉楔压急性增高。如果心肌缺血累及心肌全层或牵扯到乳头肌，肺动脉楔压波形中可出现V波。肺动脉楔压增加的非缺血性原因包括心室后负荷急性增加、肺静脉顺应性降低或非缺血性二尖瓣反流。如果左心室心肌只有小部分区域出现缺血，总的左心室顺应性和肺动脉楔压将维持不变，所以肺动脉导管对于心肌缺血是相对不敏感的。另外，肺动脉楔压只是间歇性测量，肺动脉舒张压比肺动脉楔压在监测左心室顺应性改变方面的敏感性还要低。肺动脉导管对于指导心肌功能不全的治疗是十分有效的。它可以用来指导补液、测量心排血量、计算全身血管阻力，从而评估血管加压药物、血管

表1-12　心肌缺血区域与心电图导联之间的关系

心电图导联	缺血冠状动脉	可能牵涉的心肌区域
Ⅱ，Ⅲ，aVF	右冠状动脉	右心房、右心室、窦房结、左心室下部、房室结
Ⅰ，aVL	回旋支	左心室侧壁
$V_3 \sim V_5$	左前降支	左心室前外侧壁

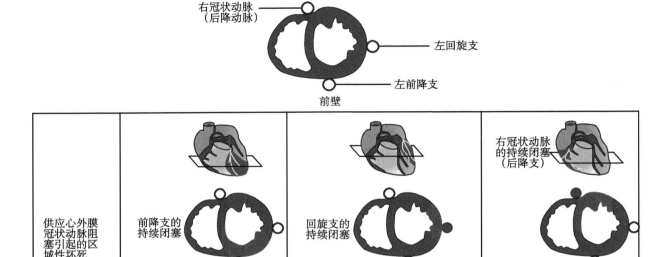

图1-11　冠状动脉闭塞的部位和坏死区域的关系

（摘自 Antman EM. ST-segment myocardial infarction:pathology, pathophysiology, and clinical features. In: Bonow RO, Mann DL, Zipes DP, et al, eds. Braunwald's Heart Disease. Philadelphia, PA:Saunders, 2012:Figure 54-4.）

扩张药或者强心疗法的成效。

放置肺动脉导管的适应证取决于可能获取的信息。放置肺动脉导管没有证实与改善心脏预后相关。不过对于特定患者，肺动脉导管的价值和安全性是被广泛接受的。中心静脉压和肺动脉楔压与射血分数＞50%的缺血性心脏病患者是相关的。但是，如果射血分数＜50%，则不存在可预测的相关性。

新发局部心室壁运动异常是被广泛接受的术中心肌梗死的诊断标准。这些区域室壁运动异常的出现要早于心电图改变。然而，节段室壁运动异常也可出现在心肌缺血以外的其他事件中。经食管超声心动图应用有一定的限制性，包括其成本、需要广泛的培训及麻醉诱导后才能将其插入，所以心肌缺血可能发生在没有进行监测的关键时期。

4.心肌缺血的术中管理　当心电图存在1mm ST段改变时，需要进行心肌缺血治疗。心率及血压的改变需要及时、积极地药物治疗。心率的持续增加可通过静脉注射β受体阻滞药（如艾司洛尔）治疗。当心肌缺血合并正常或适度上升的血压时，硝酸甘油是适当的选择。在这种情况下，硝酸甘油导致的冠状动脉血管舒张和前负荷降低更利于改善心内膜下血流，而硝酸甘油引起的后负荷降低不能将体循环血压降至可引起冠状动脉灌注压受损的程度。正常或者高血压同时伴随持续性心率增快可以使用β受体阻滞药，如艾司洛尔控制。

低血压可通过拟交感神经药的治疗以恢复冠状动脉灌注压。除了血管收缩药之外，补液也可有助于恢复血压。无论何种治疗，及时恢复血压是十分必要的，以维持由于冠状动脉粥样硬化狭窄而引起的压力依赖性灌注血流。在血流动力学不稳定的情况下，必要时可通过强心药或主动脉内气囊泵来进行循环支持。同样，术后早期进行心脏导管检查也是必要的。

（四）术后管理

虽然对于术前评估和危险分级管理的研究和改进已经取得重大进展，但还没有制订术后能够具体实施的改善预后的循证策略。

术后管理与术中管理的目标是一致的：防止心肌缺血、监测心肌损伤、治疗心肌缺血/梗死。任何导致持续和严重的血流动力学波动的情况都会加重心脏应激。术中体温过低容易造成苏醒时寒战，导致突然和急剧的心肌耗氧增加。疼痛、低氧血症、高碳酸血症、败血症及出血也会引起心肌氧需求增加。缺血性心脏病患者氧供/氧耗失衡会导致心肌缺血、梗死甚至死亡。虽然大多数不良心脏事件发生在术后48h内，但延迟性心脏事件（在前30d内）也可发生于继发应激之后。围术期始终接受β受体阻断药治疗是当务之急。

术后预防低血容量和低血压是必要的，充足的血容量及充足的血红蛋白浓度也同样需要维持。氧含量和氧输送与血液中的血红蛋白浓度显著相关。缺血性心脏病患者可耐受的贫血程度仍未确定。

另一方面，脱机和拔管的时机也需要仔细斟酌。只要患者符合拔管的标准，应尽量早期拔管。然而，缺血性心脏病患者可在麻醉苏醒和（或）脱机时心率、血压增高而出现缺血，必须积极控制这些血流动力学改变。β受体阻滞药或联合应用α和β受体阻滞药（例如拉贝洛尔）治疗可能十分有效。

连续心电监护监测术后心肌缺血十分有效，这种缺血多为无症状性的。术后心肌缺血预示着不良住院和长期心血管事件，需要仔细识别、评估及积极治疗，最好咨询心脏病学家。

八、心脏移植

心脏移植最常用于扩张性心肌病或缺血性心脏病引起的终末期心脏衰竭患者。术前射血分数多低于20%。不可逆转的肺动脉高压是心脏移植的禁忌证，且大多医学中心认为年龄＞65岁的患者不能进行移植。

（一）麻醉管理

患者可能在强心药、血管扩张药或机械循环支持下进行心脏移植。大多数心脏移植患者都未处于禁食状态，应该视为饱腹。麻醉诱导前需要稳定的血流动力学状态。由于依托咪酯对于血流动力学影响很小，可选择作为诱导药物。常选择阿片类药物进行麻醉维持。挥发性麻醉药可引起不利的心肌抑制和外周血管扩张作用。由于通常存在严重的肺动脉高压，所以很少使用氧化亚氮。另外，由于手术期间开放大血管，同样需

要关注气栓的可能。通常选择不引起组胺释放的非去极化肌松药。泮库溴铵可适度增加心率和血压，对于有些患者是有利的。许多心脏移植患者由于慢性心力衰竭引起肝充血而导致凝血障碍。

手术技术包括心肺分流术，主动脉、肺动脉及左右心房吻合。免疫抑制药通常在围术期即需应用。利用严格的无菌技术放置血管内导管。当心脏切除时，必须将中心静脉和肺动脉导管撤回到上腔静脉，然后再将导管重新放置于移植心脏。这些导管常通过左颈内静脉放置在中心循环之中，以便术后期间通过右颈内静脉进行心脏活检。经食管超声心动图通常可用来监测心脏功能。

停止体外循环后，需要暂时性应用强心药物维持心肌收缩力和心率。需降低肺动脉阻力，包括应用肺动脉扩张药，例如异丙肾上腺素、前列腺素、一氧化氮或磷酸二酯酶抑制药。去神经移植的心脏首先出现大约110/min的固有心率，反映出缺乏迷走神经张力。心脏每搏输出量与根据弗-斯（Frank-Starling）机制而增加的后负荷相对应。这类患者对低血容量耐受较差。移植的心脏受儿茶酚胺的直接作用，但间接机制作用的药物（如麻黄碱）则没有那么强烈的作用。对儿茶酚胺反应迟钝时，可能需要加压素治疗严重的低血压。应用抗胆碱药物或抗胆碱酯酶不会改变心率，大约1/4患者在移植后出现心动过缓，需要置入永久起搏器。

（二）术后并发症

心脏移植患者在移植后可能需要使用β肾上腺能受体激动药3～4d。心脏移植术后早期并发症多与脓毒症和排异反应有关。最常见的早期死亡原因是免疫抑制疗法导致的条件致病菌感染。经静脉右心室心内膜心肌活检可提供移植排斥反应临床症状的早期预警。充血性心力衰竭和心律失常的发生是排斥的晚期迹象。环孢素治疗可合并药物性高血压，并常耐受抗高血压治疗。肾毒性是环孢素和他克莫司治疗的另一种并发症。长期使用皮质类固醇可导致骨质疏松和葡萄糖耐受不良。

心脏移植的晚期并发症包括同种异体移植物冠状动脉疾病的发生和癌症发生率的增加。随着时间推移，心脏移植受者可发生弥漫性闭塞性冠状动脉病，是患者长期生存的主要限制因素。这

类动脉病限于异体移植物动脉，5年后表现在大约1/2的移植患者中。这种冠状动脉疾病的加速出现很可能反映出血管内皮细胞的慢性排异反应。这个过程不仅出现在心脏移植，还出现在其他器官异体移植（肾慢性排斥反应、肺部支气管炎闭塞、肝胆管消失综合征）。这种闭塞性冠状动脉疾病的后遗症包括心肌缺血、左心室功能不全、心律失常和突然死亡。造影确认的合并有冠状动脉疾病的移植患者预后较差。

任何涉及长期免疫抑制医疗方案都与癌症发生率增加有关，尤其是淋巴癌和皮肤癌。心脏移植死亡患者中有很大一部分是因为恶性肿瘤。大多数移植后淋巴组织增生疾病与EB病毒感染有关。

（三）心脏移植受者的麻醉注意事项

由于移植后去神经化的心脏血流动力学功能、免疫抑制治疗的不良反应、感染的风险、复杂的药物疗法导致潜在的药物相互作用、可能出现的移植物排斥等因素，都使得心脏移植患者的麻醉具有极大挑战性。

同种异体移植物排斥导致了心脏功能的不断恶化。需要在术前关注排异反应的存在和程度。由于感染是此类患者主要的发病和病死原因，需要在术前就引起关注。有创监测需要严格的无菌操作技术。肝、肾功能正常时，则没有任何麻醉药物使用的禁忌证。

移植的心脏没有交感神经、副交感神经或感觉神经支配，迷走神经张力的缺失导致它相比正常静息心率要高些。心脏移植后，心电图可见两个P波。如果进行了心房的袖式切除与移植心脏吻合，则可完整保留受体自身的窦房结。因为自身P波不能跨过缝合线，所以对心脏的变时活性没有影响。颈动脉窦按摩及堵鼻鼓气法对心率没有影响。直接喉镜检查和气管插管不会引起交感神经相应的反应，失神经支配心脏对于浅麻醉或强烈疼痛的心率反应减弱。低血容量或低血压无法对移植的心脏立即引起心率增加反应，而是通过Frank-Starling机制出现每搏心排血量增加。增加心排血量需要依赖于静脉血回流，直至数分钟后在循环中出现的儿茶酚胺作用下引起心率增加。由于移植心脏有完整的α和β肾上腺素受体，最终会回应循环中儿茶酚胺的作用。

心脏移植患者可能会出现心律失常，可能反映了迷走神经支配的缺失和（或）循环儿茶酚胺水平的增加。静息时，心率反映了迷走神经缺失的供体心脏窦房结的固有心律。心脏移植后常见一度房室传导阻滞（PR间期增加）。有些患者可能需要心脏起搏器来治疗心动过缓性心律失常。手术移植技术通过在上下腔静脉水平而不是在心房间水平吻合以维持右心房解剖完整性，保存窦房结及三尖瓣功能。去传入神经缺失致使心脏移植患者在心肌缺血时不会出现心绞痛的症状。

1.药物反应　由于缺乏正常吸收和代谢儿茶酚胺所需的完整交感神经，移植心脏对儿茶酚胺反应是不同的。α和β肾上腺素受体的密度在移植的心脏中不变，而直接拟交感神经药物的反应是完整的。肾上腺素、异丙肾上腺素和多巴酚丁胺在正常和失神经支配的心脏中具有相似效用。间接类拟交感神经药物（例如麻黄碱）在移植心脏效果会减弱。

在去神经化的移植心脏，迷走神经阻滞药（例如阿托品）不会增加心率。泮库溴铵不会引起心率增加，而新斯的明和其他抗胆碱酯酶药物也不会减慢心率。

2.手术前评估　心脏移植可能出现正在进行的排斥反应，例如心功能不全、冠状动脉粥样硬化加速或者心律失常。所有术前药物治疗必须继续应用，必须确认心脏起搏器正常工作。环孢素引起的高血压可通过钙通道阻滞药或血管紧张素转化酶抑制药进行治疗。环孢素肾毒性可能会表现肌酐浓度增加。应避免主要通过肾清除机制排出的麻醉药物。因为心脏移植患者依赖于前负荷，所以适度的水化很重要，应当在术前予以确认。

3.麻醉管理　经验表明，心脏移植患者进行非心脏手术所需的麻醉和监护要求与其他进行相同手术的患者相似。因为前负荷依赖性及心脏失神经支配无法通过心率的变化来应付血容量的突然变化，所以必须保持血容量。如果计划手术会引起大量体液转移，则需要考虑进行有创血流动力学监测。经食管超声心动图是此类患者替代有创血流动力学检查的有效手段。通常选择全身麻醉，因为椎管内或硬膜外麻醉可能会引起对低血压的反应削弱。麻醉管理包括避免过度的血管扩张及前负荷急性下降。虽然挥发性麻醉药物会引起心肌抑制，但没有严重心力衰竭的心脏移植患者可较好的耐受。尽管有报道称环孢素引起神经肌肉阻滞增强，但未出现此类患者与非移植患者需要不同的肌松药剂量。由于此类患者感染可能性会增加，必须仔细注意采用适当的无菌技术。

九、要点

- 当在运动期间或运动后4min内至少有1mm水平或向下斜ST段压低，运动心电图提示存在心肌缺血的可能性较大。ST段压低程度越大，患严重冠状动脉疾病的可能性越大。当在运动试验早期出现ST段异常伴有心绞痛，并在运动结束后持续数分钟，提示很可能存在严重冠状动脉病变。

- 当动态心电图检查无法实现或ST段变化很难解释时，建议进行无创性影像学检查。应用阿托品、注射多巴酚丁胺或制定人工心脏起搏产生快速心率来创建心脏负荷。这些干预措施所致心脏负荷增加后，可通过超声心动图评估心肌功能或者放射性核素示踪扫描评估心肌灌注。

- β受体阻滞药是心绞痛患者主要治疗药物。长期应用β受体阻滞药可降低陈旧心肌梗死患者死亡和心肌再梗死的风险，据推测是通过降低心肌耗氧来实现的。甚至对于合并认为是β受体阻滞药禁忌证的患者（充血性心力衰竭、肺部疾病、高龄），也能够从中获益。

- 急性冠状动脉综合征患者可通过12导联心电图进行归类。ST段抬高表现的患者考虑患有ST段抬高心肌梗死。ST段压低或无特异性心电图改变的患者可通过心脏特异性肌钙蛋白或CKMB水平进一步归类。在这种情况下，心肌特异性标志物增高提示非ST抬高性心肌梗死。如果心肌特异性标志物是正常的，则认为是不稳定型心绞痛表现。

- 当冠状动脉血流量突然减少时可出现ST段抬高心肌梗死。这种血流量减少是由粥样斑块裂开、破裂或溃疡时急性血栓形成而引起的，这将促发血栓形成。典型的易损斑块具有丰富的脂质核心和薄纤维帽，最容易发生破裂。破裂的斑块很少能达到引起显著冠状动脉栓塞的大小。相反，产生心绞痛及引起侧支循环血流限制的斑块，破裂的可能性却很低。

- 治疗ST段抬高心肌梗死的首要目标是尽早重建被堵塞的冠状动脉血流。这可通过再灌注治疗及置入或不置入支架的冠状动脉成形术来实现。溶栓治疗会引起0.3% ～ 1%的患者出现出血性卒中。

- 急性心肌梗死之后应用β受体阻滞药可明显降低早期（院内）和长期病死率，减少心肌再梗死概率。早期应用β受体阻滞药可通过降低心率、血压和心肌收缩力来减少梗死面积。在没有具体禁忌证的情况下，建议所有急性心肌梗死的患者尽早静脉持续应用β受体阻滞药。

- 不稳定型心绞痛/非ST段抬高心肌梗死是由于心肌氧供减少而引起的。冠状动脉粥样硬化斑块的破溃或侵蚀而导致血栓形成、炎症及血管收缩。血小板和凝块碎片进入冠状动脉微脉管系统引起栓塞导致微循环缺血和梗死，并引起心脏损伤标志物升高。

- 多达1/3的患者会出现由于血栓形成而导致的左室前壁和（或）心尖部梗死。超声心动图可用来检测左心室血栓形成。左心室血栓存在时，立即应用肝素抗凝治疗，继之在6个月内持续应用华法林抗凝治疗。

- 许多术后心肌梗死是为非ST段抬高性心肌梗死，可通过心电图改变和（或）心肌损伤标志物的释放来诊断。两种不同的病理生理机制都可能引起围术期心肌梗死。一个可能与急性冠状动脉血栓形成有关，另一个可能是心肌氧供受损的基础上心肌氧耗增加的结果。

- 急性（1 ～ 7d）和近期心肌梗死（8 ～ 30d）及不稳定心绞痛引起围术期心肌缺血、心肌梗死及心源性死亡的风险大大增加。

- 冠状动脉支架置入（药物洗脱或裸金属支架）常规需要术后的抗血小板治疗来预防急性冠状动脉血栓形成及保持长期的血管通畅。PCI置入裸金属支架后6周，药物洗脱支架置入12个月后再谨慎的行择期非心脏手术，以便支架的完全内皮化和持续抗血小板治疗的完成。

- 心电图是监测围术期心肌缺血最简单有效的方法。心肌缺血的诊断重点在于ST段特征性改变，例如压低或抬高超过至少1mm。ST段压低的程度与心肌缺血的严重程度相关。T波倒置同样提示心肌缺血。除了心肌缺血，其他事件也可导致ST段异常，包括心律失常、心脏传导阻滞、洋地黄治疗、电解质异常及低体温。

- 移植的心脏没有交感神经、副交感神经或感觉神经支配，迷走神经张力的缺失导致它相比正常静息心率要快些。颈动脉窦按摩及堵鼻鼓气法对心率没有影响。直接喉镜检查和气管插管不会引起交感神经反应，失神经支配心脏对于浅麻醉或强烈疼痛的心率反应减弱。低血容量或低血压无法立即引起移植心脏的心率增加反应，而是通过Frank-Starling机制出现每搏心排血量增加。增加心排血量需要依赖于静脉血回流，直至数分钟后在循环中出现的儿茶酚胺作用下引起心率增加。由于移植心脏有完整的α和β肾上腺素受体，最终会回应循环中儿茶酚胺的作用。

- 同种异体移植物冠状动脉疾病的发生是心脏移植的晚期并发症之一。弥漫性闭塞性冠状动脉病随着时间推移会累及心脏移植受者，是患者长期生存的主要限制因素。这类动脉病限于异体移植物动脉，5年后表现在大约1/2的移植患者中。这种冠状动脉疾病的加速出现很可能反映出血管内皮细胞的慢性排斥反应过程。

（于建健　张露梅　译　王清平　校）

参 考 文 献

[1] Anderson JL, Adams CD, Antman EM, et al. 2011 ACCF/AHA focused update incorporated into the ACC/AHA 2007 Guidelines for the Management of Patients with Unstable Angina/Non–ST-Elevation Myocardial Infarction: a report of the American College of Cardiology Foundation/American Heart Association Task Force on Practice Guidelines Circulation, 2011,123(18):e426-e579.

[2] Antman EM. ST-segment myocardial infarction: pathology, pathophysiology, and clinical features// Bonow RO, Mann DL, Zipes DP, et al. Braunwald's Heart Disease. Philadelphia, PA: Saunders, 2012.

[3] Barash P, Akhtar S. Coronary stents: factors contributing to perioperative major adverse cardiovascular events. Br J Anaesth, 2010,105(suppl 1):i3-i15.

[4] Cannon CP, Braunwald E. Unstable angina and non–ST elevation myocardial infarction// Bonow RO, Mann DL, Zipes DP, et al. Braunwald's Heart Disease. Philadelphia, PA: Saunders, 2012.

[5] Fleisher LA, Beckman JA, Brown KA, et al. 2009 ACCF/AHA focused update on perioperative beta blockade incorporated into the ACC/AHA 2007 Guidelines on Perioperative Cardiovascular Evaluation and Care for Noncardiac Surgery: a report of the American College of Cardiology Foundation/American Heart Association Task Force on Practice Guidelines. Circulation, 2009,120(21):e169-e276.

[6] Gibbons RJ, Abrams J, Chatterjee K, et al. ACC/AHA 2002 guideline update for the management of patients with chronic stable angina—summary article: a report of the American College of Cardiology/American Heart Association Task Force on Practice Guidelines (Committee on the Management of Patients with Chronic Stable Angina). J Am Coll Cardiol, 2003,41:159-168.

[7] Kushner FG, Hand M, Smith Jr. SC, et al. 2009 focused updates: ACC/AHA guidelines for the management of patients with ST-elevation myocardial infarction (updating the 2004 guideline and 2007 focused update) and ACC/AHA/SCAI guidelines on percutaneous coronary intervention (updating the 2005 guideline and 2007 focused update): a report of the American College of Cardiology Foundation/American Heart Association Task Force on Practice Guidelines. Circulation, 2009,120(22):2271-2306.

[8] Opie L, Poole-Wilson P. Beta-blocking agents// Opie L, Gersh BJ, eds. Drugs for the Heart. Philadelphia, PA: Saunders, 2009.

[9] Poldermans D, Bax JJ, Boersma E, et al. Guidelines for pre-operative cardiac risk assessment and perioperative cardiac management in non-cardiac surgery: the Task Force for Preoperative Cardiac Risk Assessment and Perioperative Cardiac Management in Non-cardiac Surgery of the European Society of Cardiology (ESC) and endorsed by the European Society of Anaesthesiology (ESA). Eur Heart J, 2009,30(22):2769-2812.

[10] Thygesen K, Alpert JS, White HD, et al. Universal definition of myocardial infarction. Circulation, 2007,116:2634-2653.

第2章

瓣膜性心脏病

目前，瓣膜性心脏病在美国的患病率在2.5%左右，预计随着人口的老龄化患病比例会显著增加，这种形式的心脏病仍然是围术期发病率和病死率高的的重要原因之一。近25年来，人们对瓣膜性心脏病自然病程的认识有了很大的进步，在改善瓣膜性心脏病患者心功能方面也有了很大的提高。各种无创性监测心室功能手段的发展、各种高级的人工瓣膜的出现、瓣膜修复技术的改进及选择适当时机行外科干预指南的出台等都大大改善了这类患者的预后。

瓣膜性心脏病增加了左/右心室血流动力学负担，最初由于心血管系统的代偿可以耐受超负荷，但血流动力学超负荷最终导致心肌失代偿、充血性心力衰竭(congestive heart failure，CHF)，甚至猝死。围术期对瓣膜性心脏病患者的处理需要理解瓣膜的功能障碍所伴随的血流动力学变化。瓣膜性心脏病所导致压力超负荷（二尖瓣狭窄、主动脉瓣狭窄）或者容量超负荷（二尖瓣关闭不全、主动脉瓣关闭不全）是对左心房或左心室造成的最常见的损害。药物可能引起的心律、心率、前负荷、后负荷、心肌收缩力、全身血压、全身血管阻力及肺血管阻力的改变，与相应的瓣膜病的病理生理相关，是围术期麻醉管理的基础。

一、术前评估

对瓣膜性心脏病患者的术前评价包括评估：①心脏疾病的严重程度；②心肌收缩力的受损程度；③存在的相关器官系统疾病。对维持心排血量的代偿机制，如增加交感神经活性及心脏肥厚等要有所认识，还应了解目前的药物治疗，这些都是很重要的。同时还要考虑是否需要增加交感神经系统活性及心肌代偿性肥厚来保证心排血量，了解目前的药物治疗也是很重要的。如果存在人工心脏瓣膜，在术前评估时需予特殊重视，特别是计划行非心脏手术时。

（一）病史和体格检查

为评估瓣膜性心脏病患者的心脏储备和心功能分级，需要根据纽约心脏病学会制定的标准询问患者的运动耐受情况（表2-1）。当心肌收缩力受损时，患者主诉呼吸困难、端坐呼吸、易疲劳。此时交感神经系统活性代偿性增加，患者可能表现为焦虑、出汗、静止时心动过速。慢性瓣膜性心脏病患者常伴有充血性心力衰竭，查体时会发现肺底部啰音、颈静脉扩张及第三心音，通常择期手术会被推迟，直到CHF被控制，心肌收缩力得以改善。

瓣膜性心脏病常出现杂音，杂音反映出血液以湍流的形式通过瓣膜。心脏杂音的性质、位置、强度及传导方向为确定受损瓣膜的位置和程度提供了线索。在收缩期，主动脉瓣和肺动脉瓣打开，二尖瓣及三尖瓣关闭。因此，收缩期出现的心脏杂音是由于主动脉瓣、肺动脉瓣狭窄或二尖瓣、三尖瓣关闭不全所致。在舒张期，主动脉瓣和肺动脉瓣关闭，二尖瓣及三尖瓣开放，因

表2-1　纽约心脏病协会心脏病患者心功能分级

分级	描述
Ⅰ级	无症状
Ⅱ级	一般活动可出现症状，休息时无症状
Ⅲ级	轻微活动可出现症状，休息时无症状
Ⅳ级	休息时也可出现症状

此，舒张期出现的心脏杂音是由于二尖瓣或三尖瓣狭窄或主动脉瓣或肺动脉瓣关闭不全引起。

各种类型的瓣膜性心脏病均可以出现心律失常。最常见的是心房颤动，尤其是在二尖瓣病变伴左心房扩大者，心房颤动可能是阵发性的或慢性的。

即便没有冠状动脉疾病，瓣膜性心脏病患者也可能发生心绞痛。它通常反映了由于心肌肥厚所导致的心肌耗氧量的增加，这种增厚心肌的氧需求量甚至可能超过正常冠状动脉供氧能力。瓣膜性心脏病和缺血性心脏病经常共存，50岁以上的主动脉瓣狭窄患者中50%患有缺血性心脏病。存在冠心病的二尖瓣或主动脉瓣病变的患者长期预后会更差，由于缺血性心脏病而导致二尖瓣反流的患者病死率更高。

（二）药物治疗

目前治疗瓣膜性心脏病的药物包括控制心率的β受体阻滞药、钙通道阻滞药和洋地黄类药物；控制血压和后负荷的血管紧张素转化酶抑制药及血管扩张药；以及控制心力衰竭的利尿药、强心和血管升压药。抗心律失常治疗也是必要的。某些心脏病，如主动脉瓣及二尖瓣狭窄，需要一个较慢的心率以延长舒张期时间并提高左心室充盈及冠状动脉血流量。反流性瓣膜病，如主动脉瓣和二尖瓣关闭不全要求降低后负荷、稍微增快心率以缩短反流时间。对于心房颤动的患者，在气管插管期间或手术刺激时，需要控制心室对交感神经系统活性的反应性，以避免心动过速导致的充盈时间明显缩短及每搏排血量的明显下降。

（三）实验室检查

瓣膜性心脏病患者的心电图（ECG）常有特征性改变。P波增宽和双峰型P波（二尖瓣型P波）通常见于二尖瓣狭窄引起左心房扩大的病人。左、右心室肥厚在心电图上可表现为电轴左偏或右偏和高电压。其他常见的心电图表现还包括心律失常、传导异常、活动性心肌缺血或陈旧性心肌梗死等。

胸部X线检查可以评估心脏与大血管的大小和形态及肺血管的纹理。在前后位胸片上，如果心脏最大横径与胸廓的横径之比＞0.5，可诊为心脏肥大。沿心左缘可以看到异常的肺动脉段、左心房和左心室；沿心右缘可以看到增大的右心房和右心室。左心房扩大可导致左主支气管抬

高。还可能辨别出瓣膜钙化。周边肺野血管纹理稀疏是肺动脉高压存在的征象。

心脏彩色多普勒超声检查是一项重要的评估瓣膜性心脏病的无创性手段（表2-2）。它在评估心脏杂音的意义方面很有价值，如怀疑由主动脉瓣狭窄所造成的收缩期喷射样杂音，以及探测是否存在二尖瓣狭窄。它可以测定心脏结构和功能、心室肥大、心腔大小、瓣膜面积、跨瓣压及瓣膜反流程度。

心导管检查可提供如下信息，包括是否存在瓣膜狭窄和（或）关闭不全、冠状动脉疾病、心内分流及严重程度，并且它可以帮助解决临床实际与超声心动图检查之间存在差异的问题。心导管检查时测定的跨瓣压力差能够提示瓣膜性心脏疾病的严重程度。当跨瓣压力差在二尖瓣为10mmHg，在三尖瓣为50mmHg时，相应的瓣膜被认定为重度狭窄。然而，当主动脉瓣狭窄伴充血性心力衰竭时，跨瓣压力差可能较小，因为此时左心室肌肉功能不全无法产生大的压差。二尖瓣狭窄或二尖瓣关闭不全的患者，肺动脉压和右心室充盈压的测定可能提供肺动脉高压和右心衰竭的证据。

（四）人工心脏瓣膜的现状

人工心脏瓣膜包括机械瓣和生物瓣。制造机械瓣的主要材料有金属或碳合金，并根据其结构命名，如笼球瓣、侧倾碟瓣、双叶瓣。生物瓣可以用异种异体组织，如猪或牛的组织安装在金属支架上，或亦可为同种组织上，这些组织主要来源于人类的主动脉瓣。

生物瓣和机械瓣在耐用性、血栓发生和血流动力学特性等方面有所不同。机械阀非常耐用，使用年限20～30年，而生物瓣的使用年限10～15年。机械瓣血栓的发生率较高，需要长期抗凝治疗。由于生物瓣血栓发生的概率较低，

表2-2 超声心动图在心脏瓣膜病中的应用

确定心脏杂音的意义
鉴别与体格检查相关的血流动力学异常
确定跨瓣压差
确定瓣口面积
确定左心室射血分数
诊断瓣膜反流
评估人工瓣膜功能

所以不需要长期抗凝治疗。机械瓣适合年轻的患者，这些患者的寿命超过10～15年，或为患有如心房颤动等疾病需要长期抗凝治疗的患者；老年患者和那些不能耐受长期抗凝治疗的患者首选生物瓣。

1.人工心脏瓣膜功能的评估　人工瓣膜喀喇音的强度和性质改变、新的杂音出现或现有杂音性质的改变都提示人工心脏瓣膜功能障碍。经胸壁超声心动图可用于评估缝合的生物瓣环的稳固性和瓣叶的运动，但机械瓣难以用此法评估，因为有金属产生回声的干扰。经食管超声心动图可提供更高分辨率的图像，特别是对人工二尖瓣。磁共振成像可用于疑有瓣膜关闭不全或瓣周漏而在超声心动检查中没有获得足够证据的患者。心导管检查可以测量跨瓣压差和有效的生物瓣瓣口面积。

2.人工心脏瓣膜的并发症　人工心脏瓣膜可引起明显的并发症，术前评估时对此应有充分的考虑（表2-3）。由于有血栓栓塞的风险，置入机械瓣的患者需要长期抗凝治疗。在许多拥有正常功能机械瓣的患者中，发现血清乳酸脱氢酶浓度升高，血清结合珠蛋白浓度降低，网织红细胞增多，这是亚临床血管内溶血的证据。应用人工瓣膜的患者中色素性胆结石的发病率上升，推测为轻度血管内溶血所致。严重溶血性贫血罕见，它的存在通常表明瓣膜功能不全或心内膜炎。抗生素预防是必要的，以降低心内膜炎发生的风险。

3.人工心脏瓣膜患者的抗凝治疗　患者在手术前可能需要中断抗凝治疗。但是，抗凝治疗的暂时中断可能使血液出现反弹性高凝状态，而且手术也会导致趋血栓阻塞性效应，这都增加了机械瓣膜或心房颤动患者动、静脉血栓栓塞的风险，这种风险为5%～8%。人工心脏瓣膜的患者若拟行手术较小且预计失血量较少，可继续抗

凝治疗。然而，当择期行大手术时，华法林通常要在术前3～5d停用。停用华法林后可用静脉注射普通肝素或皮下注射低分子量肝素代替，可以用到术前1d或手术当天。当术后出血的危险性减弱，肝素可以重新使用，并且可以一直使用，直到口服药物达到有效的抗凝效果为止。如有可能，应避免在动脉或静脉血栓栓塞急性发作后的第1个月内接受择期手术。

人工心脏瓣膜产妇的抗凝治疗相当重要，因为在妊娠期间产妇动脉栓塞的发病率大大增加。然而，在第一孕期使用华法林可以导致胎儿缺陷和胎儿死亡。因此，妊娠期间要用皮下注射标准或低分子量肝素来代替华法林的使用直至分娩。低剂量的阿司匹林对母亲和孩子是安全的，可配合肝素使用。

（五）细菌性心内膜炎的预防

美国心脏协会在过去半个世纪已经制定了预防感染性心内膜炎的建议。预防感染性心内膜炎的最新指南（2007）与之前的建议有根本的区别，并大大地减少了应用抗生素预防感染性心内膜炎的适应证。这些最新指南是基于这个医学问题的最佳证据制定的。

目前的科学数据表明，患上感染性心内膜炎更有可能是因为在日常活动中频繁的接触细菌，而非来自于牙齿、胃肠道、泌尿道获得的程序相关性菌血症。例如，在降低心内膜炎风险方面，用一些日常的行为（咀嚼、刷牙、牙线、牙签等的使用）维持良好的口腔健康和口腔卫生要比预防性应用抗生素重要得多。高危患者使用抗生素预防心内膜炎成功的案例非常少。同时还有证据表明，发生抗生素相关不良事件的风险要超过应用抗生素预防心内膜炎的全部益处，而且常规预防性使用抗生素助长了抗药性微生物的出现。

专家认为，感染性心内膜炎的预防不应针对那些具有获得心内膜炎高危因素的个人，而更应关注那些如果发展为心内膜炎即很有可能出现不良后果的群体。似乎只有很小一部分有心脏病的患者可能患上最严重类型的心内膜炎及其并发症。这些高危因素见表2-4。新的指南只注重有这些情况的患者感染性心内膜炎的预防。其中关于使用哪种抗生素预防感染性心内膜炎的内容与以往的指南相同。

总之，美国心脏协会制定的最新的预防感染

表2-3　人工心脏瓣膜的并发症

瓣膜血栓形成
系统性栓塞
瓣膜结构损坏
溶血
瓣周漏
心内膜炎

表2-4　接受口腔科治疗的患者需要实施预防性治疗以防止感染性心内膜炎引发不良临床事件的心脏情况

1. 人工心脏瓣膜置换或采用人工材料进行心脏瓣膜修复的患者
2. 有感染性心内膜炎病史者
3. 先天性心脏病患者

　　未接受手术治疗的发绀型先天性心脏病患者

　　应用人工材料或装置通过外科手术或介入疗法治愈的先天性心脏缺损患者术后6个月内[1]

　　经修补后在原部位或邻近人工补片或装置附近有残余缺损者（避免内皮化）

4. 接受心脏移植治疗后由于瓣膜结构异常出现瓣膜反流的患者

　　（摘自 Wilson W, Taubert KA, Gewitz M, et al. Prevention of infective endocarditis: Guidelines from the American Heart Association. Circulation, 2007,116:1736-1754, with permission.）

　　除了以上列出的情况外，不再推荐其他任何形式的先天性心脏病给予抗生素预防

　　(1) 预防性使用抗生素是合理的，因为人工材料内皮化发生在术后6个月

性心内膜炎的指南主要变化有：①推荐使用抗生素预防感染性心内膜炎仅适用于少数病例；②涉及牙龈组织或牙根尖周部位的操作或口腔黏膜穿孔术推荐预防性使用抗生素；③建议侵入性手术（即那些涉及切口或活检）包括呼吸道、感染皮肤，皮肤或肌肉骨骼组织预防性使用抗生素；④胃肠道或生殖泌尿系统的手术不推荐预防性使用抗生素。

二、二尖瓣狭窄

　　最常见的原因是风湿性心脏病，风湿热的发生率发达国家非常低，而发展中国家较为常见，二尖瓣狭窄多发生于女性。瓣叶及瓣膜下结构弥漫性增厚、交界融合及瓣环和瓣叶钙化是二尖瓣狭窄的典型表现。病程较长，许多患者发作初次风湿热之后20～30年才出现症状。随着病程延长，二尖瓣狭窄的病人可能发展为充血性心力衰竭、肺动脉高压和右心衰竭。

　　二尖瓣狭窄的罕见原因有类癌综合征、左心房黏液瘤、严重的二尖瓣环钙化、心内膜炎、三房心、类风湿关节炎、系统性红斑狼疮、先天性二尖瓣狭窄及二尖瓣修复术后导致的医源性二尖瓣狭窄。二尖瓣狭窄患者典型的临床表现是劳力性呼吸困难、端坐呼吸及夜间阵发性呼吸困难，这是左心房压升高的结果。左心室收缩功能通常是正常的。风湿性心脏病表现为单纯二尖瓣狭窄的患者占风湿性心脏病患者的40%左右。如果二尖瓣狭窄伴有主动脉瓣或二尖瓣反流，往往提示左心室功能不全。

（一）病理生理

　　二尖瓣瓣口面积正常值为 $4\sim6cm^2$。二尖瓣狭窄的特点是左心室在舒张充盈期发生机械性梗阻，这继发于二尖瓣瓣口面积的逐渐减少。瓣膜梗阻使得左心房的容量和压力升高。轻度的二尖瓣狭窄，左心房压力升高可以使左心室在静息状态下维持正常的充盈量和每搏量。然而，当发生应激性心动过速或心房颤动使心房失去有效收缩时，每搏量会降低。当二尖瓣瓣口面积 < 1.5 cm^2 时，患者症状明显。左心房压升高会导致肺静脉压力升高，其结果是液体渗出到肺间质，肺顺应性降低，呼吸做功增加，导致劳力性呼吸困难。显性肺水肿可能是由于肺静脉压力超过了血浆蛋白的胶体渗透压。如果左心房压力的升高是渐进的，则肺部淋巴引流会增加，毛细血管基底膜增厚，这使患者能够耐受升高的肺静脉压力而无肺水肿的发生。肺血管的长期变化会引起肺动脉高压，并可能最终导致右心衰竭，而左心室功能通常不变。肺水肿通常发生在心房颤动、败血症、疼痛和妊娠等情况。

（二）诊断

　　超声心动图可用来评估二尖瓣解剖结构的变化包括瓣叶增厚、钙化的程度，活动度的变化，以及瓣下机构的受累程度。可以通过测量二尖瓣瓣口面积和跨瓣压差来评估二尖瓣狭窄的严重程度。超声心动图还可以测量心腔大小、肺动脉高压、左右心室功能、其他的瓣膜疾病、左心耳血栓的存在与否。

　　二尖瓣狭窄的患者出现症状时，此时二尖瓣瓣口的面积至少减少50%。当二尖瓣瓣口面积 < 1 cm^2，左心房平均压在25mmHg以上才能保持足够的左心室充盈量和静息心排血量。如果左心房压力长期超过25mmHg可能发生肺动脉高压。当二尖瓣跨瓣压差 > 10mmHg（正常 < 5 mmHg），很可能存在严重的二尖瓣狭窄。当二尖瓣重度狭窄时，任何额外的压力，如发热或败血症都可能造成肺水肿。

临床上，识别二尖瓣狭窄是通过特有的舒张早期开瓣音和在心尖部或腋下听到舒张期隆隆样杂音。通过可移动而又狭窄的瓣膜开口产生振动导致开瓣音的出现。当瓣膜钙化、瓣叶活动度大大降低时可无开瓣音。左心房扩大通常在胸部 X 线检查时可观察到，可见左心缘变直，左主支气管抬高。胸片还可以观察到左心房扩大时导致的双重阴影、二尖瓣钙化、肺水肿或肺血管充血。心电图显示 P 波增宽且呈双峰形，提示左心房增大。重度二尖瓣狭窄的患者中 1/3 合并心房颤动。

扩大的左心房血液淤滞使二尖瓣狭窄的患者发生血栓的风险增高。患者的活动能力下降也易导致静脉血栓形成。

（三）治疗

轻度二尖瓣狭窄，利尿药可降低左心房压力，缓解症状。出现心房颤动时，可单独或联合应用地高辛、β 受体阻滞药、钙离子通道阻滞药控制心率。心率的控制至关重要，因为心动过速阻碍左心室充盈，增加左心房压。二尖瓣狭窄和心房颤动的患者需要抗凝治疗，因为这类病人每年栓塞卒中的风险为 7%～15%。应用华法林以使国际标准化比值（INR）2.5～3.0。症状恶化或肺动脉高压形成需行二尖瓣狭窄矫正术。

通过经皮穿刺二尖瓣球囊分离术，二尖瓣狭窄有时可以得到纠正。当存在瓣膜重度钙化或畸形时，需行外科分离术、修复术或瓣膜置换术。若伴有重度三尖瓣关闭不全（肺动脉高压所致），可在行二尖瓣手术时同时行三尖瓣成形术或瓣环成形术。

（四）麻醉管理

对二尖瓣狭窄患者施行非心脏手术的麻醉处理包括预防和治疗能够降低心排血量或产生肺水肿的不良事件（表 2-5）。心房颤动伴快速心室率显著降低心排血量，并且能够产生肺水肿。治疗包括心脏电复律或静脉注射 β 受体阻滞药、钙离子通道阻滞药或地高辛。围术期输液量过多、头

表 2-5　对二尖瓣狭窄患者手术影响较大的术中事件

窦性心动过速或心房颤动伴快速心室率

中心血容量明显增加，包括输液过多或头低足高位

药物引起的全身血管阻力降低

低氧血症和高碳酸血症，可能加剧肺动脉高压和引发右

　心衰竭

低足高位或者通过子宫收缩产生自体输血导致中心血容量增加会造成充血性心力衰竭。重度二尖瓣狭窄的患者，不能耐受全身血管阻力的突然下降，因为低血压时心率反射性提高，这本身就降低心排血量。如有必要，全身血压和全身血管阻力可以用去氧肾上腺素等血管活性药物维持，也可以考虑使用血管加压素，因为它对肺动脉压影响较小。

肺动脉高压和右心衰竭可能由许多因素导致，包括高碳酸血症、低氧血症、肺气肿、肺水增加。右心功能不全可能需要强心药和肺血管扩张药物的支持。

1.**术前用药**　可用于减轻焦虑及与之相关的心动过速，但必须明白，二尖瓣狭窄患者与正常患者比较更容易出现由这些药物导致的呼吸抑制。术前不推荐服用抗胆碱能药物，因为患者对其所导致的心动过速耐受性较差。

控制心率的药物应持续到手术当天，术前应该监测由利尿药引起的低钾血症并予治疗，直立性低血压可能是利尿药引起的低血容量的证据。接受小手术者抗凝治疗可继续，但预计失血量较多的大手术要停止抗凝治疗。

如果患者没有接受抗凝治疗，可行神经轴索麻醉。其他区域麻醉如外周神经阻滞也可安全使用。如有需要，应遵循美国局部麻醉与疼痛医学协会（ASRA）制订的关于对接受抗凝或溶栓治疗患者行区域麻醉的循证指南（第 3 版）。施行神经轴索麻醉需有避免低血压的措施，维持足够的前负荷并避免心动过速。与蛛网膜下腔麻醉相比，硬膜外麻醉能更好地控制交感神经阻滞平面和血压降低程度。

2.**麻醉诱导**　可使用多种静脉麻醉药行麻醉诱导，氯胺酮除外，因为它可以导致心率增快。气管插管和要求肌松的手术需要肌松药，要使用对心血管系统无影响的药物，如有些药物引起组胺释放导致心动过速和低血压，避免应用。有必要应用短效 β 受体阻滞药来处理诱导时出现的室性心动过速，可以用复律治疗新发心房颤动以稳定血流动力学。

3.**麻醉维持**　麻醉维持的最佳方式是使用对心率、心肌收缩力、全身血管阻力和肺血管阻力影响最小的药物。通常，氧化亚氮/麻醉性镇痛药麻醉或者应用低浓度吸入性麻醉药的平衡麻醉

可以达到这个目标。如果已经存在肺动脉高压，氧化亚氮可以引起一些肺血管收缩，增加肺血管阻力。

应该缓慢拮抗非去极化肌松药的药理作用，以帮助改善混合物中抗胆碱药物所致的心动过速。浅麻醉和手术刺激可导致交感神经系统兴奋而发生心动过速、外周和肺动脉高压。如果存在严重肺动脉高压，有必要使用肺血管扩张药。术中液体量必须逐步增加，因为这些患者很容易发生容量超负荷而进展为肺水肿。

4. 术中监护　有创监测的使用取决于手术过程的复杂性和二尖瓣狭窄所造成的生理损伤程度。对无肺淤血证据的无症状二尖瓣狭窄患者的监测与无瓣膜性心脏病患者的监护相同。相反，经食管超声心动图对于有症状的二尖瓣狭窄患者接受大手术是有价值的，尤其预计失血量较大的手术。还应考虑对动脉压、肺动脉压、左心房压（肺动脉楔压）的连续监测。这些监护有助于判断患者的心脏功能、血容量、通气和氧合状况。显然，严重肺动脉高压患者楔入肺动脉导管时发生肺动脉破裂的风险较高，所以肺动脉闭塞压的测量应尽量少做且需非常小心。

5. 术后管理　二尖瓣狭窄的患者肺水肿、右心衰竭的风险一直持续到术后，所以对心血管系统的监护也要持续到术后。疼痛和通气不足所带来的呼吸性酸中毒和低氧血症会造成心率加快和肺血管阻力增高。肺顺应性的降低和呼吸做功的增加可能需要一段时期的机械通气，尤其行胸部或腹部大手术之后。术后应用阿片类药物减轻疼痛对择期手术病人是非常有益的。一旦围术期出血的风险降低时抗凝治疗应尽快重新开始。

三、二尖瓣关闭不全

由于风湿热所致的二尖瓣关闭不全通常与二尖瓣狭窄并存。单纯二尖瓣关闭不全可能与缺血性心脏病有关，也可能是乳头肌功能不全、二尖瓣环扩张或腱索断裂的结果。二尖瓣关闭不全的其他原因包括感染性心内膜炎、二尖瓣脱垂、创伤、先天性病变（如心内膜垫缺损）、左心室肥厚、心肌病、黏液样变性、系统性红斑狼疮、类风湿关节炎、强直性脊椎炎、类癌综合征。

（一）病理生理学

二尖瓣关闭不全的基本血流动力学紊乱使左心室前向血流减少，心搏量和心排血量下降。每搏量的一部分通过功能不全的二尖瓣反流到左心房导致左心房容量超负荷和肺淤血。反流量超过 0.6 的患者被认为患有重度二尖瓣关闭不全。左心室搏出量反流入左心房的比例取决于：①二尖瓣瓣口的大小；②心率，决定心室射血时间；③二尖瓣跨瓣压力差，这个压差与左心室顺应性及左心室射血到主动脉时的阻抗相关。对于二尖瓣关闭不全的患者使用药物增加或减少全身血管阻力对反流量有较大影响。

单纯二尖瓣关闭不全的患者对左心房收缩满足左心室充盈的依赖要小于二尖瓣关闭不全合并二尖瓣或主动脉瓣狭窄的患者。由风湿热引起的二尖瓣关闭不全的患者常见的表现是左心房显著扩大和心房颤动。由于二尖瓣关闭不全导致心肌缺血不太常见，因为增加的左心室壁张力随着心搏量迅速进入主动脉和反流回左心房很快就消除了。随着二尖瓣关闭不全的进展，超负荷的容量将左心室转化成一个容积更大、顺应性更强的心腔，以能够提供更大的左心室搏出量。心室肥厚通过胶原编织的溶解、细胞外基质重塑、心肌纤维重排和新肌节增加完成。心室肥厚和左心房顺应性增加使得心脏能够适应反流量而不至于导致左心房压极度升高。这使患者能够维持正常的心排血量，避免肺淤血并多年无症状。当二尖瓣狭窄与关闭不全并存时，容量超负荷与压力超负荷同时存在导致左心房压明显升高，这些患者出现心房颤动、肺水肿、肺动脉高压的时间比单纯二尖瓣关闭不全的患者要早。

急性二尖瓣关闭不全的患者，由于左心房或左心室没有足够的时间来发挥代偿作用，所以可出现肺水肿或者心源性休克。

（二）诊断

临床上二尖瓣关闭不全表现为心尖区全收缩期杂音，向腋下传导。查体时还可以发现心脏扩大。重度二尖瓣关闭不全可在心电图和胸部X线检查发现左心房和左心室肥厚。超声心动图能够明确关闭不全是否存在、严重程度及病因，还可以测量和评估左心房大小和压力、左心室壁的厚度、心腔大小、心功能和肺动脉压力，此外，还能发现左心耳是否有血栓形成。有许多方法来评估二尖瓣关闭不全的严重程度，包括彩色血流和脉冲多普勒检查，它能够计算二尖瓣关闭不全的反流量、反流分数及反流束的面积。肺动脉闭塞压波形上V波的存在反映二尖瓣反流，这个V波大小与二尖瓣关闭不全的程度密切相关。

如果不能确定二尖瓣关闭不全的严重程度或计划行二尖瓣手术，还有必要做心导管检查和冠状动脉造影检查。

（三）治疗

不像狭窄性心脏瓣膜病变，反流性心脏瓣膜病变往往在不知不觉中进展，在临床症状出现之前已经发生左心室损伤和左心室重构。要避免心肌出现严重或不可逆转的功能障碍必须早期行手术治疗。如果在射血分数<60%前或左心室收缩期末内径>45mm（正常<40mm）前施行手术，生存期可能会延长。那些射血分数<30%或左心室收缩末期内径>55mm患者即使接受了二尖瓣手术症状也不会有所改善。有症状的患者即使射血分数是正常的也应接受二尖瓣手术。相对于二尖瓣置换术首选二尖瓣修复术，因为它恢复了瓣膜的能力，保留了二尖瓣结构中有功能的部分，避免了假体的置入。二尖瓣附属结构对维持左心室的功能非常重要，瓣膜下结构的缺失导致左心室收缩几何的变形，影响左心室射血。有些患者的瓣膜及其附属结构都无法保留，只能做瓣膜置换，术后左心室射血分数下降。

虽然血管扩张药对急性二尖瓣关闭不全的治疗有效，但对于无症状的慢性二尖瓣关闭不全的患者长期使用这些药物并无明显的疗效。对于有症状的患者，血管紧张素转化酶抑制药或β受体阻断药（特别是卡维地洛）和双心室起搏都被证明减轻功能性二尖瓣关闭不全，改善症状，提高运动耐受性。

（四）麻醉管理

二尖瓣关闭不全患者非心脏手术时的麻醉管理包括预防和治疗心排血量的进一步减低（表2-6），其目标是提高左心室前向搏出量，降低反流分数。建议维持一个比正常稍快的心率。心动

表2-6　二尖瓣关闭不全患者的麻醉要点

预防心动过缓
防止全身血管阻力增大
尽量减少药物引起的心肌抑制
应用肺动脉导管（V波的大小）和（或）超声心动图监
　测反流量的大小

过缓可能导致左心室容量严重超负荷。全身血管阻力增大也会引起左心室失代偿。使用血管扩张药物，如硝普钠降低后负荷或使用强心药物可改善左心室功能。对于大多数患者，适度增加心率和适度降低全身血管阻力可维持甚至提高心排血量。由区域麻醉引起的全身血管阻力降低对某些患者可能有益。患者通常能够很好耐受术前给予镇静药物和抗胆碱能药物。

1. **麻醉诱导**　麻醉诱导可以用静脉诱导药物来完成。为防止全身血管阻力增加或心率降低应该调整用药剂量，因为这些血流动力学变化都将导致心排血量减少，肌肉松弛药的选择应遵循同样的原则。泮库溴铵使心率略有增加，这将有助于左心室前向搏出量的维持。

2. **麻醉维持**　吸入麻醉药可以减轻由手术刺激带来的全身血压和全身血管阻力增加。由于异氟醚、地氟醚和七氟醚能够增加心率、降低全身血管阻力，加上极小的负性肌力作用，使它们都能用于麻醉维持。当心肌功能受到严重损害时，阿片类药物对心肌抑制程度极其微弱使其能够用于维持麻醉。然而，强效镇痛药可以导致显著的心动过缓，这对严重二尖瓣关闭不全的患者是非常有害的。机械通气应加以调整以维持接近正常的酸碱度及呼吸参数。通气模式必须为静脉回流提供足够的时间。这些患者要维持适当的血管内液量以维持左心室容量及心排血量。神经轴索麻醉会导致后负荷降低，减少反流量。其他区域麻醉对这类患者也是安全的。接受抗凝治疗的患者行区域麻醉时应遵循ASRA指南。

3. **监测**　无症状的二尖瓣关闭不全患者接受小手术麻醉时不需要有创性监测。然而，当存在严重的二尖瓣关闭不全时，有创监测有助于评估心排血量是否足够及麻醉药和血管扩张药物对血流动力学的影响，还能够用于静脉补液。二尖瓣关闭不全在肺动脉闭塞压力波形上形成V波，V波振幅的变化有助于评估二尖瓣关闭不全的程度。然而，对于慢性二尖瓣关闭不全的患者，肺动脉闭塞压可能不能很好地反映左心室舒张末容积。急性二尖瓣关闭不全，左心房顺应性差，肺动脉闭塞压与左心房压和左心室舒张末期压力有良好的相关性。行大手术时，经食管超声心动图是另一个有用的技术，用于监测二尖瓣和左心室功能。

四、二尖瓣脱垂

二尖瓣脱垂（mitral valve prolapse，MVP）是指二尖瓣的1个或2个瓣叶在心脏收缩期脱入左心房同时伴或不伴有二尖瓣关闭不全，听诊可闻及收缩中期喀喇音和收缩晚期杂音。MVP是瓣膜性心脏病最常见的形式，涉及1%～2.5%的美国人口，更常见于年轻女性。MVP亦可见于马方综合征、风湿性心脏炎、心肌炎、甲状腺毒症及全身性红斑狼疮。虽然MVP通常无临床症状，但也可能出现严重并发症，如脑栓塞、感染性心内膜炎、需要手术治疗的严重二尖瓣关闭不全、心律失常甚至猝死。二尖瓣形态异常的二尖瓣脱垂患者似乎更容易出现这些严重的并发症。

（一）诊断

超声心动图检查可以明确诊断二尖瓣脱垂，二尖瓣瓣环上瓣叶脱垂2mm或以上即可诊断。MVP可伴或不伴瓣叶增厚及关闭不全。瓣叶变长和增厚是MVP患者主要的（解剖学上）表现。这种病变主要发生在有结缔组织疾病或老年男性患者。瓣叶轻度弯曲及有正常形态的患者是一种正常变异（功能性）的MVP形式，他们出现不良事件的概率与普通人无异。

MVP的患者可能感到焦虑、体位性症状、心悸、呼吸困难、疲乏和非典型胸痛。心律失常包括室上性和室性心律失常都可能发生，β受体阻滞药疗效较好。心脏传导异常的情况并不少见。

（二）麻醉管理

对施行非心脏手术的MVP患者的麻醉管理与之前二尖瓣关闭不全患者遵循相同的原则（表2-9）。麻醉管理主要受二尖瓣关闭不全程度的影响。有趣的是，MVP的程度会受到左心室大小的影响，与二尖瓣瓣膜病相比更具有可变性。一个较大的心室比较小的心室脱垂（和反流）的程度要轻。因此，一个心动周期里影响左心室充盈或排空量的事件可以影响二尖瓣反流的量。围术期增强左心室排空的情况包括：①增加交感神经活性，增加心肌收缩力；②降低全身血管阻力；③直立的姿势。低血容量降低左心室充盈，减少左心室排空、增加左心室容积的事件可降低MVP的程度。这些措施包括高血压/血管收缩、药物引起的心肌抑制、容量复苏。

1.术前评估　如果没有症状，收缩期喀喇音和杂音不必行术前心脏会诊。

术前评估应侧重于对单纯功能性病变和有明显二尖瓣关闭不全的二尖瓣脱垂患者的区别。功能性二尖瓣脱垂最常见于＜45岁的女性。有些患者可服用β受体阻滞药来控制心律失常，这些药物应在围术期继续进行。那些有短暂的神经系统病史、窦性心律而无心房血栓的患者可每天服用阿司匹林（81～325mg/d），而心房颤动伴/不伴左心房血栓和以前发生过卒中的患者可服用华法林。虽然心电图常显示室性期前收缩、复极异常及QT间期延长，但仍然没有证据表明，这些发现预示了术中不良事件或与之有关。

患有器质性二尖瓣脱垂的老年男性患者表现出轻到中度充血性心力衰竭，包括运动耐受下降、端坐呼吸、劳力性呼吸困难。这些患者可服用利尿药及血管紧张素转化酶抑制药。查体通常可发现收缩中期乃至全收缩期杂音，第三心音奔马律和肺充血征象。

2.麻醉方法的选择　大多数二尖瓣脱垂患者有正常的左心功能，能够耐受所有类型的全身麻醉和局部麻醉。吸入性麻醉药引起的心肌抑制可以弥补由于血管舒张引起的左心室容量减少和二尖瓣脱垂和（或）反流的增加。二尖瓣脱垂的患者使用局部麻醉无禁忌。应预测到全身血管阻力降低并及时补充液体量来避免左心室容量发生变化，因为这可能影响二尖瓣脱垂和二尖瓣关闭不全的程度。

3.麻醉诱导　选择静脉麻醉药物诱导时，必须避免全身血管阻力明显或长期下降。依托咪酯心肌抑制程度轻微，对心交感神经系统的活性影响较小，因此，对于存在明显血流动力学改变的二尖瓣脱垂患者它是一种比较合适的麻醉诱导药物。氯胺酮因为它能够刺激交感神经系统，提高左心室排空，可能会加重二尖瓣脱垂和二尖瓣关闭不全的程度。

4.麻醉维持　麻醉维持过程中必须最大限度地降低由术中疼痛刺激导致的交感神经系统活性增加。吸入麻醉药结合氧化亚氮和（或）阿片类药物对减轻交感神经系统活性很有用，但是它们必须逐步增加剂量，以减少全身血管阻力降低的不良反应。

存在明显血流动力学变化的二尖瓣脱垂患者可能不能耐受吸入性麻醉药的剂量依赖性心

肌抑制。然而，低浓度（约 0.5% MAC）的异氟醚、地氟醚和七氟醚可降低反流分数。重度二尖瓣关闭不全的患者，可以适当应用血管扩张药，如硝普钠或硝酸甘油以最大限度地增加左心室前向血流，降低左心室舒张末容积和左心房压。还没有资料支持哪种肌松药更适于单纯二尖瓣脱垂患者，但当选择具体药物时，应考虑药物引起的血流动力学变化，如迷走神经兴奋或组胺释放。

麻醉期间尤其是头高位或坐位手术时，可能发生意外的室性心律失常。这些情况下，可能有左心室排空增加和 MVP 加重。利多卡因和 β 受体阻断药可以治疗这些心律失常。

维持合适的体液平衡能够减弱由正压通气引起的静脉回流减少。适当的液体平衡也有助于防止二尖瓣脱垂程度的增加。如果需用升压药，α 肾上腺素受体激动药例如去氧肾上腺素是比较合适的。控制性降压等麻醉技术是不可取的，因为全身血管阻力的改变会加重二尖瓣脱垂的程度。

5. 监测　绝大多数的二尖瓣脱垂患者常规监测就足够了。只有伴有明显二尖瓣反流和左心室功能不全的患者需要动脉内导管和肺动脉导管监测或者经食管超声心动图。

五、主动脉瓣狭窄

在美国，主动脉瓣狭窄是一种常见的心脏瓣膜病变，随着美国人口老龄化其发病率逐渐上升。有两个因素与主动脉瓣狭窄的发展相关。首先是主动脉瓣叶变性和钙化及随后发生的狭窄，这是一个逐步发展的过程；第二个因素是主动脉瓣是 2 个瓣叶而不是 3 个瓣叶。有 2 个瓣叶的主动脉瓣狭窄患者发病早，一般在 30—50 岁，有 3 个瓣叶的主动脉狭窄患者发病一般在 60—80 岁。其他的原因包括风湿性心脏病和感染性心内膜炎。主动脉瓣狭窄与缺血性心脏疾病有类似的风险因素，如高血压、高胆固醇血症等。

（一）病理生理学

由于主动脉瓣口面积的减少导致左心室排血到主动脉受到阻碍，左心室要增加其收缩压力以维持正常的心排血量。正常的主动脉瓣口面积为 $2.5 \sim 3.5 cm^2$。跨瓣压高于 50mmHg 和主动脉瓣面积少于 $0.8 cm^2$ 是重度主动脉瓣狭窄的特点。主动脉瓣狭窄几乎总伴随一定程度的主动脉瓣关闭不全。

尽管不存在冠状动脉疾病，主动脉狭窄的患者也可能发生心绞痛。这是因为左心室向心性肥大导致心肌需氧量增加，而瓣膜狭窄导致后负荷增加，心肌做功也相应增加。此外，由于心室收缩时室内压增加挤压心内膜下血管导致心肌氧输送减少。

最初的研究是 1977 年由 Goldman 和他的同事完成，显示主动脉瓣狭窄患者围术期出现心脏并发症的风险增加，从那以后，许多研究证实，这些患者围术期死亡率和非致死性心肌梗死的风险增加，而不论是否存在冠状动脉疾病等危险因素。主动脉狭窄引起的围术期风险与冠状动脉疾病引起的风险之间是独立的。

主动脉瓣狭窄患者晕厥的原因是有争议的，但可反映出运动诱发的全身血管阻力下降仍然是失代偿的，因为通过狭窄的瓣膜心排血量是受限的。充血性心力衰竭可能是由于心脏收缩和（或）舒张功能障碍（图 2-1）。

（二）诊断

主动脉瓣狭窄典型的临床症状是心绞痛、晕厥及充血性心力衰竭时出现的劳力性呼吸困难。已经证实从这些症状出现到死亡的平均时间分别为 5 年、3 年和 2 年。如果不接受瓣膜置换术，约 75% 有症状的患者 3 年内会死亡。查体时，在主动脉听诊区能够听到典型的收缩期杂音。此杂音可放射到颈部类似颈动脉杂音。因为主动脉瓣狭窄患者经常伴随有颈动脉疾病，这一发现值得特别关注。由于许多主动脉瓣狭窄患者无症状，所以对于接受择期手术的老年患者听到主动脉狭窄时的收缩期杂音非常重要。胸部 X 线检查可能出现升主动脉突出，这是由于狭窄后主动脉扩张的结果。心电图可提示左心室肥大。

多普勒超声心动图检查比临床评估能够更准确地评估主动脉瓣狭窄的程度，患者可循超声心动图评估其病情的进展。超声可以发现包括主动脉瓣瓣叶是 3 个还是 2 个瓣叶、主动脉瓣增厚及钙化、瓣叶活动幅度减少、左心室肥厚、心脏收缩或舒张功能障碍，还可以测量主动脉瓣区和跨瓣压力梯度。当超声心动图无法测定主动脉瓣狭窄的严重程度时，要用到心导管检查与冠状动脉造影。

运动负荷试验是另一个评估中度至重度无症

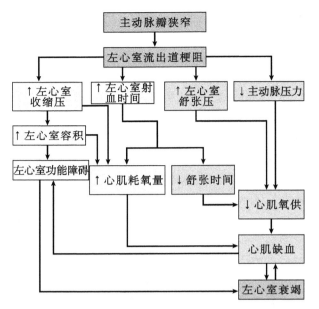

图2-1　主动脉瓣狭窄的病理生理学

　　左心室（LV）流出道梗阻导致左心室收缩压升高、左心室射血时间延长、主动脉压降低。左心室收缩压升高和容量负荷增加引起左心室容积增加，可致左心室功能障碍和衰竭。左心室收缩压升高、左心室容积增加和左心室射血时间延长会使心肌氧耗量增加。左心室射血时间延长则舒张时间（心肌灌注时间）缩短。左心室舒张压升高和主动脉舒张压降低使冠状动脉灌注压降低。舒张时间缩短和冠状动脉灌注压降低导致心肌氧供减少。心肌氧耗增加而氧供减少引起心肌缺血，导致左心室功能障碍进一步恶化。↑.升高；↓.降低

　　（摘自 Boudoulas H, Gravanis MB. Valvular heart disease// Gravanis MB, ed. Cardiovascular Disorders:Pathogenesis and Pathophysiology. St Louis, MO: Mosby, 1993:64.）

状主动脉瓣狭窄患者的方法，以确定那些对运动耐受差和（或）对运动有异常血压反应的患者。有运动诱发症状的患者可能受益于主动脉瓣膜置换术。

（三）治疗

　　对于无症状的主动脉瓣狭窄患者，持续药物治疗直到出现症状再做手术看起来是安全的。然而，这样会有猝死或症状迅速进展致猝死的风险，不过这个概率较小。如果症状出现之后3年内不行瓣膜置换术病死率接近75%。尽管大多数主动脉瓣狭窄患者是老年人，手术的风险还是可以接受的，除非有严重的合并症会加重手术风险。主动脉瓣置换术会大大减轻主动脉瓣狭窄的症状，射血分数通常也会增加。同时存在主动脉瓣狭窄和冠状动脉疾病的患者在行瓣膜置换术的

同时常可行冠状动脉重建术。

　　经皮穿刺主动脉瓣球囊分离术的适应证为患有先天性或风湿性主动脉瓣狭窄的儿童和青年患者。然而，获得性主动脉瓣狭窄的成年患者行此手术后症状只能暂时缓解。球囊分离术对那些不适于做瓣膜置换术的患者偶可缓解症状。

（四）麻醉管理

　　主动脉瓣狭窄的患者接受非心脏手术要面临围术期出现心脏并发症的高风险，手术的复杂性会导致出现并发症的风险增加。因此，术前确定主动脉瓣狭窄的严重程度非常重要。主动脉瓣狭窄患者的麻醉管理包括预防低血压和导致心排血量减少的血流动力学变化的发生（表2-7）。

　　必须维持正常的窦性节律，因为左心室要依赖心房收缩以维持最佳的左心室舒张末期容积。如果是交界性心律或心房颤动律，心房没有收缩，心搏量与血压可能会大大下降。心率很重要因为它决定心室充盈时间，进而影响每搏量和冠状动脉灌注。心率持续增加会减少左心室充盈时间和射血时间，从而降低心排血量；心率降低可引起左心室过度膨胀。低血压可使冠状动脉血流量减少导致心肌缺血，而心肌缺血又使左心功能进一步恶化和心排血量进一步降低。必须积极治疗低血压以防止心源性休克和（或）心搏骤停。主动脉瓣狭窄患者行心肺复苏是无效的，因为想通过狭窄的主动脉瓣利用心脏按压来形成足够的心搏量非常困难，几乎不可能做到。

　　1.麻醉诱导　麻醉方式上往往选择全身麻醉而非硬膜外麻醉或蛛网膜下腔麻醉，因为区域麻醉阻滞交感神经能导致严重的低血压。

　　麻醉诱导要用不会降低全身血管阻力的静脉麻醉药。如果左心室功能受损，可以用阿片类药物诱导。其他合适的选择包括苯二氮䓬类和依托咪酯，氯胺酮由于可能引起心动过速故不可取。

　　2.麻醉维持　可以用氧化亚氮联合吸入性麻醉药和阿片类药物或单独应用阿片类药物来完成，其主要目的是维持全身血管阻力和心排血

表2-7　主动脉瓣狭窄患者的麻醉要点

维持正常窦性心律
避免心动过缓或心动过速
避免低血压
改善血管内液体量以维持静脉回流和左心室充盈

量。抑制窦房结自律性的药物，可出现交界性心律，心房有效收缩时间丧失，这可能会导致心排血量显著减少。如果左心室功能受损，为谨慎起见，避免使用任何可以进一步抑制心肌收缩力的药物。全身血管阻力降低也是非常不可取的。对于有显著左心功能不全的病人推荐使用阿片类药物联合氧化亚氮或单独应用大剂量阿片类药物。要选择对血流动力学影响最小的神经肌肉阻滞药物。由于这些患者心排血量依赖前负荷，故血管内液体量应维持在正常水平。

术中应当积极治疗低血压，可以用α受体激动药，如去氧肾上腺素，它不引起心动过速，可以维持舒张期充盈时间。麻醉及手术过程中出现交界性心律或心动过缓时需要及时处理，如使用格隆溴铵、阿托品和麻黄碱。持续性心动过速可以使用β受体阻断药，如艾司洛尔。若出现室上性心动过速要及时应用电复律终止。利多卡因和除颤器应随时处于可用状态，因为这些患者倾向于发展为室性心律失常。

3. 监测　主动脉狭窄患者术中必须监测肢导心电图以监测心脏节律和发现左心室心肌缺血。手术的复杂性和主动脉瓣狭窄的严重程度决定是否使用有创动脉监测、肺动脉导管或经食管超声心动图。这些监测手段有助于确定术中低血压究竟是由血容量不足还是心力衰竭导致。若左心室肥大、顺应性降低，肺动脉闭塞压可能过高估计心室舒张末期容积。

六、主动脉瓣关闭不全

主动脉瓣关闭不全可因主动脉瓣叶病变导致瓣叶连接处功能障碍或瓣环的病变造成，引起瓣叶异常的常见原因包括感染性心内膜炎、风湿热、二叶主动脉瓣和使用减肥药。造成主动脉瓣关闭不全的瓣环异常包括先天性主动脉根部扩张、高血压引起的主动脉瓣环扩张、主动脉夹层、梅毒性主动脉炎、马方综合征、Ehlers-Danlos综合征（埃-丹二氏综合征：遗传性结缔组织疾病，可有夹层动脉瘤、主动脉缩窄和松弛二尖瓣等）、类风湿关节炎、强直性脊椎炎及银屑病关节炎。急性主动脉瓣关闭不全多见于心内膜炎或主动脉夹层。

（一）病理生理学

主动脉瓣关闭不全的基本血流动力学改变是因左心室射出的血流量有一部分在舒张期从主动脉反流回左心室而使心排血量减少，结果是左心室压力和容量均超负荷。反流量的大小取决于：①反流时间，这由心率决定；②跨主动脉瓣压力差，这取决于全身血管阻力。心动过速及外周血管扩张能减少主动脉反流量。主动脉关闭不全时全部射血量被射入主动脉。由于脉压与每搏量和主动脉弹性成正比，每搏量增加使得收缩压增高，又进一步使后负荷增加。左心室代偿性肥厚和扩大以容纳增加的容量负荷。由于左心室肥厚心肌耗氧量增加，主动脉舒张压降低导致冠状动脉的血流量减少，所以在没有冠状动脉病变的情况下也可能发生心绞痛。

左心室通常可以耐受慢性的容量超负荷。但是，如果发生左心衰竭，左心室舒张末期容积显著增加，可能发生肺水肿。有助于判断主动脉瓣关闭不全患者左心功能的指标是超声心动图测定的收缩末期容积和射血分数，在患者左心功能受损之前两者可维持正常。事实上，当射血分数下降到＜55%和左心室收缩末期容积增大到＞55ml之前建议手术治疗。

相对于慢性主动脉瓣关闭不全患者，急性主动脉瓣关闭不全的患者没有代偿时间来适应严重的容量超负荷，这通常导致冠状动脉缺血，左心室功能迅速恶化及心力衰竭（图2-2）。

（二）诊断

主动脉瓣关闭不全的临床特征是沿胸骨左缘听到舒张期杂音，还有一些高动力循环状态的指征，如脉压增大、舒张压降低和水冲脉。除了典型的主动脉瓣关闭不全杂音，还有可能出现一个低调舒张期隆隆样杂音（Austin-Flint杂音），是由于反流束引起二尖瓣的振动。如果存在二尖瓣关闭不全，主动脉瓣反流的症状可能不会表现出来直到发生左心功能不全。这个阶段的患者是左心衰竭（呼吸困难，端坐呼吸，易疲劳）和冠状动脉缺血的表现。慢性主动脉瓣关闭不全者，可以从胸部X线及心电图中看到左心室扩大和左心室肥厚的征象。超声心动图可以确诊主动脉瓣的任何解剖异常包括瓣叶穿孔和脱垂，也可以识别主动脉根部及主动脉瓣环的任何异常，也可以测量左心室的大小、容积和射血分数，多普勒检查可用于识别主动脉瓣关闭不全的存在及其严重程度。有许多方法来量化主动脉瓣关闭不全。这

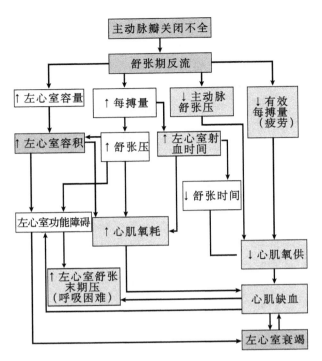

图2-2　主动脉瓣关闭不全的病理生理学

主动脉瓣反流导致左心室容量增加、每搏量增加、主动脉压升高及有效每搏量减少。左心室容量增加导致左心室容积变大，可致左心功能障碍和衰竭。每搏量增加使舒张压升高、左心室射血时间延长。左心室舒张压升高导致舒张时间缩短。舒张时间（心肌灌注时间）缩短、主动脉舒张压降低及有效每搏量减少导致心肌氧供减少。心肌氧耗增加而氧供减少引起心肌缺血，导致左心室功能障碍进一步恶化。↑.升高；↓.降低；LVEDP.左心室舒张末压

（摘自Boudoulas H, Gravanis MB: Valvular heart disease// Gravanis MB, ed. Cardiovascular Disorders: Pathogenesis and Pathophysiology. St Louis, MO: Mosby, 1993:64.）

些措施包括计算反流束宽度占整个左心室流出道宽度的比例、压力半衰期及降主动脉舒张期反向血流。如果超声心动图检查不能有效评估，心导管及心脏磁共振成像可用于主动脉瓣关闭不全的分级。

（三）治疗

在发生永久性的左心功能不全之前建议主动脉瓣有病变者行外科瓣膜置换术，即使患者无症状。单纯主动脉瓣置换手术的死亡率约4%。如果同时行主动脉根部置换或冠状动脉旁路移植术，或是同时存在严重合并症，死亡率会更高。左心室大小和功能正常的无症状患者的年死亡率低于0.2%。

与此相反，有症状的患者的年病死率超过

10%。急性主动脉瓣关闭不全必须立即手术干预，因为急性容量超负荷会导致心力衰竭。除了人工主动脉瓣膜置换术外还可以选择的手术方案有肺动脉瓣移植术（Ross手术）和主动脉瓣膜重建术。

主动脉瓣关闭不全药物治疗的目的是降低高血压和心室壁压力及改善左心室功能。静脉输注血管扩张药，如硝普钠和正性肌力药，如多巴酚丁胺可以提高远期左心室搏出量和减少反流量。长期硝苯地平或肼屈嗪治疗是有益的，并且可以推迟左心室功能良好的无症状患者的手术。

（四）麻醉管理

主动脉瓣关闭不全患者行非心脏手术麻醉管理的目的是保证足够的左心室前向血流（表2-8）。心率必须维持在80/min以上，因为心动过缓通过增加舒张期时间和反流量，导致急性左心室容量超负荷。全身血管阻力突然增加也可致左心衰竭。主动脉瓣关闭不全的代偿是有限的，麻醉诱导的心肌抑制极易打破这种平衡。如果发生左心衰竭，可用血管扩张药降低后负荷，正性肌力药增强左心室收缩能力。总之，麻醉期间应该达到的比较合理的血流动力学目标是维持一个适度的稍快的心率和维持全身血管阻力的适度降低。主动脉瓣关闭不全的患者通常选择全身麻醉。

1. 麻醉诱导　存在主动脉瓣关闭不全的麻醉诱导可联合应用吸入麻醉药和静脉诱导药物。理想的诱导药物应该不会降低心率或增加全身血管阻力。

2. 麻醉维持　在有严重的左心功能不全的情况下，通常推荐联合应用氧化亚氮和一种吸入麻醉药和（或）阿片类药物用于维持麻醉。由于吸入性麻醉药，诸如异氟醚、地氟醚和七氟醚能够增加心率，降低全身血管阻力，心肌抑制程度轻微，使这些药物成为主动脉瓣关闭不全患者不错的选择。严重左心功能不全的患者，可以选择大剂量阿片类药物。大剂量的镇痛药合并氧化亚氮或苯二氮䓬类药物使用会导致心动过缓和心肌抑

表2-8　主动脉瓣反流患者的麻醉要点

避免心动过缓

避免全身血管阻力增加

减轻心肌抑制

制，导致心动过缓和心肌抑制增加了麻醉风险。肌松药的选择要遵循对血压和心率影响最小或无影响的原则，不过与泮库溴铵相关的心率适度增加对主动脉瓣关闭不全的患者可能有帮助。

机械通气的设定必须维持正常的氧合和二氧化碳的消除，并有足够的静脉回流时间。血管内液体量应维持在正常水平，以提供足够的心脏前负荷。心动过缓和交界性心律需要及时静脉注射阿托品治疗。

3.监测　无症状的主动脉瓣关闭不全的患者接受手术时不需要有创监测，标准监护对于心律失常或心肌缺血应该就足够了。在有严重的主动脉瓣关闭不全的情况下，应用肺动脉导管或经食管超声心动图监测有助于发现心肌抑制、指导静脉输液、评估机体对扩血管药物的反应。

七、三尖瓣关闭不全

三尖瓣关闭不全通常是功能性的，继发于右心室扩大或肺动脉高压导致的三尖瓣环扩张。其他原因包括感染性心内膜炎（通常与静脉注射毒品和未消毒注射有关）、类癌综合征、风湿性心脏病、三尖瓣脱垂、三尖瓣下移畸形。三尖瓣瓣膜疾病往往与二尖瓣或主动脉瓣病变有关。轻度三尖瓣关闭不全可见于任何年龄，在训练有素的运动员中也很常见。

（一）病理生理学

三尖瓣关闭不全对血流动力学的基本影响是右心房容量负荷过重。右心房和下腔静脉的高顺应性使得右心房压力升高极少，即使是存在大量反流时也是如此。即使是三尖瓣被手术切除，可耐受性仍很良好。三尖瓣反流的症状包括颈静脉扩张、肝大、腹水、周边性水肿。功能性三尖瓣关闭不全在于针对造成损伤的原因，即改善肺功能、减轻左心衰竭或降低肺动脉高压。对单纯性三尖瓣膜疾病极少实施手术，但在有其他心脏手术需要时可考虑同时进行，可行三尖瓣瓣环成形术或瓣膜成形术，很少采用三尖瓣置换术。

（二）麻醉管理

三尖瓣关闭不全患者的麻醉管理包括在正常范围内维持一个较高的血容量和中心静脉压，以保证右心室充足的前负荷和左心室充盈。正压通气和扩血管药物如果显著降低静脉回流，可能是特别有害的。已知的会增加肺动脉压力的事件，如低氧血症和高碳酸血症，必须避免。

对三尖瓣关闭不全的麻醉管理，并没有推荐特定的麻醉药物组合或技术。可以使肺血管扩张、维持静脉回流的药物是最合适的。氧化亚氮可以引起轻微的肺动脉血管收缩，并可增加三尖瓣反流的程度，所以应避免使用。术中监测应包括右心房压力的测量，以指导静脉补液和观察三尖瓣反流量在麻醉药物影响下的变化。必须考虑在右心房高压力作用下，通过未闭的卵圆孔从右心至左心分流的可能性。严防空气进入静脉输液系统可减少全身性空气栓塞的风险。

八、三尖瓣狭窄

三尖瓣狭窄在成年人中罕见。成年人三尖瓣狭窄最常见的原因是风湿性心脏病，一般同时存在三尖瓣关闭不全和二尖瓣或主动脉瓣病变。类癌综合征与心内膜心肌纤维化是三尖瓣狭窄更为罕见的原因。三尖瓣狭窄使右心房压力增加，并增加了右心房和右心室之间的压力梯度。右心房的直径增加，但右心室的直径由伴随的三尖瓣关闭不全引起的容量超负荷的程度决定。超声心动图和彩色多普勒血流成像有助于评估狭窄的严重程度。

九、肺动脉瓣关闭不全

肺动脉瓣关闭不全由肺动脉瓣环扩张导致的肺动脉高压引起。其他原因包括结缔组织病、类癌综合征、感染性心内膜炎、风湿性心脏病。肺动脉瓣关闭不全很少有症状。

十、肺动脉瓣狭窄

肺动脉瓣狭窄通常是先天性的（可以是一个复杂的先天性心脏病病变的一部分或是一个独立的先天性缺陷），常在儿童期被发现和治疗。肺动脉瓣狭窄还可以继发于风湿热、类癌综合征、感染性心内膜炎或以前的手术及其他干预措施。严重的梗阻可引起晕厥、心绞痛、右心室肥厚、右心室衰竭。瓣膜切开术可缓解梗阻。超声心动图对于评估病情及术中管理是必不可少的。

十一、瓣膜性心脏病治疗的新进展

严重的主动脉瓣狭窄的患者可以通过主动脉瓣置换术存活。这种手术可以通过经典的体外循环下开胸方式完成。但是那些由于年龄或其他同时存在的原因使得手术存在很大的风险，甚至手术不能治愈的患者仍可给予药物治疗或者接受主动脉瓣球囊成形术。这种治疗可能可以短期内缓解症状，但是并不能改变严重主动脉瓣狭窄患者的自然病程。于是便需要对这类患者予以一些其他可供选择的治疗方法。过去10年间，针对瓣膜性疾病一些无需体外循环和开胸的治疗措施得到发展。

经导管主动脉瓣膜置入术（transcatheter avrtic valve implantation，TAVI）便是一种方法。它可以通过经皮股动脉（逆向且微创）或者经皮穿刺左心室顶部（前向且伤害大）实施手术（图2-3）。Leon和他的同事写了一篇关于这个手术的文章，并且在结尾参考文献部分有一个手术视频的链接。经何种途径实施手术需要参考髂动脉的尺寸、主动脉或髂动脉是否有病变、左心室顶端病理改变、心包疾病，并且要了解左胸、纵隔病史及胸透史。经股动脉手术可在全身麻醉下实

施，而经左心室顶部手术全麻是必需的。经食管超声心动图在手术开始可以评价主动脉瓣病变特征、瓣环大小及左心室功能，并且可以发现是否存在二尖瓣反流及主动脉粥样斑块。瓣膜置入后，经食管超声心动图常用来评估假体的位置是否合适、主动脉反流的程度，甚至有时能监测到瓣周漏、主动脉壁夹层、二尖瓣反流、左心室功能障碍或者新的室壁运动异常。更进一步的研究旨在发展创伤性更小的具有脑保护功能的技术，从而降低神经病学方面的并发症，这在现阶段发生率相当高。

与药物治疗或球囊瓣膜成形术相比，经导管主动脉瓣膜置入术可以降低由于各种原因而发病患者30d和1年的病死率；极大程度地缓解了患者的心脏病症状，降低了因心脏病因素而反复住院治疗的次数。经导管主动脉瓣膜置入术主要的并发症包括卒中、认知障碍、主动脉壁夹层、出血、股动脉或髂动脉损伤及瓣周漏。

经皮球囊瓣膜成形术用于纠正二尖瓣狭窄已经有相当长的一段时间了，但是对于二尖瓣反流的患者，如果有临床症状或者有左心室功能障碍的表现建议在体外循环开胸直视下行二尖瓣（瓣环）修补或二尖瓣置换术，药物治疗仅可以缓解症状，并不能影响疾病的发展。目前，能够实现经皮二尖瓣修补的医疗技术正在临床试验中。

经导管肺动脉瓣膜置入术可以用于有肺功能不全和右心室流出道梗阻的患者，手术成功可以降低右心室流出道梗阻的程度，减轻右心室的压力和（或）容量负荷，从整体上改善右心室功能、双心室功能，提高功能性容量。全麻下实施此手术，对血流动力学影响轻微，经食管超声心动图对于该手术也有益处。

对于瓣膜性心脏病患者而言，这些新的治疗手段与传统的方法孰优孰劣，还需要更多的随机临床试验。要根据患者寿命和生存质量来评价它们的远期效果。

十二、要点

• 瓣膜性心脏病所导致压力超负荷（二尖瓣狭窄、主动脉瓣狭窄）或者容量负荷（二尖瓣关闭不全、主动脉瓣关闭不全）是对左心房或左心室造成的最常见的损害。

• 即便没有冠状动脉疾病，瓣膜性心脏病

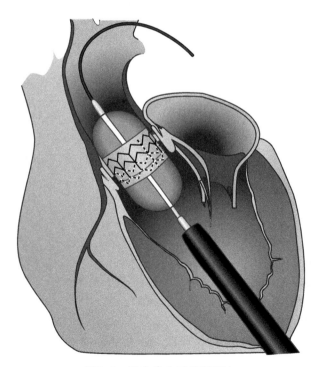

图2-3　经心尖主动脉瓣置入

假体在自体主动脉瓣瓣环水平正在扩张，经皮的鞘状插入物用荷包缝合固定

（摘自 Walther T, Falk V, Borger MA, et al. Minimally invasive transapical beating heart aortic valve implantation—proof of concept. Eur J Cardiothorac Surg, 2007, 31:9-15.）

患者也可能发生心绞痛。它通常反映由于心肌肥厚所导致心肌耗氧量的增加。增厚心肌的氧需求量甚至可能超过正常冠状动脉所能提供的氧气量。

- 某些心脏病，如主动脉瓣及二尖瓣狭窄，需要一个较慢的心率延长舒张期时间以提高左心室充盈及冠状动脉血流量。反流性瓣膜病，如主动脉瓣和二尖瓣关闭不全要求降低后负荷、心率稍快以缩短反流时间。

- 生物瓣和机械瓣在耐用性、血栓发生和血流动力学特性等方面有所不同。机械阀非常耐用，使用年限 20～30 年，而生物瓣的使用年限 10～15 年。机械瓣血栓的发生率较高，需要长期抗凝治疗。由于生物瓣血栓发生的概率较低，所以不需要长期抗凝治疗。

- 美国心脏学会于 2007 年制定的预防感染性心内膜炎的最新指南与之前的指南有根本的区别，新指南指出更应关注那些如果发展为心内膜炎即很有可能出现不良后果的群体。

- 对二尖瓣狭窄患者施行非心脏手术的麻醉处理包括预防和治疗能够降低心排血量或产生肺水肿的不良事件。心房颤动伴快速心室率显著降低心排血量，并且能够产生肺水肿。治疗包括心脏电复律或静脉注射 β 受体阻滞药、钙离子通道阻滞药或地高辛。围术期输液量过多、头低足高位或者通过子宫收缩产生自体输血导致中心血容量增加会造成充血性心力衰竭。重度二尖瓣狭窄的患者，不能耐受全身血管阻力的突然下降，因为低血压时心率反射性提高，这本身就降低心排血量。

- 二尖瓣关闭不全的基本血流动力学紊乱使左心室前向血流减少、心搏量和心排血量下降。每搏量的一部分通过功能不全的二尖瓣反流到左心房导致左心房容量超负荷和肺淤血。反流量超过 0.6 的患者被认为患有重度二尖瓣关闭不全。对于二尖瓣关闭不全的患者使用药物增加或减少全身血管阻力对反流量有重大影响。

- 二尖瓣脱垂（MVP）是指二尖瓣的 1 个或 2 个瓣叶在心脏收缩期脱入左心房同时伴或不伴有二尖瓣关闭不全，听诊可闻及收缩中期喀喇音和收缩晚期杂音。MVP 是瓣膜性心脏病最常见的形式，涉及 1%～2.5% 的美国人口，通常是良性。

- 主动脉瓣狭窄患者的麻醉管理包括预防低血压和预防减少心排血量的血流动力学变化的发生。必须维持正常的窦性节律因为左心室要依赖心房收缩以维持最佳的左心室舒张末期容积。心房没有收缩，心搏量与血压可能会大大下降。心率很重要，因为它决定心室充盈时间，进而影响每搏量和冠状动脉灌注。心率持续增加会减少左心室充盈时间和射血时间，从而降低心排血量。低血压可使冠状动脉血流量减少导致心肌缺血，而心肌缺血又使左心功能进一步恶化和心排血量进一步降低。必须积极治疗低血压以防止心源性休克和（或）心搏骤停。

- 主动脉瓣关闭不全的基本血流动力学改变是因左心室射出的血流量有一部分在舒张期从主动脉反流回左心室而使心排血量减少，结果是左心室压力和容量均超负荷。反流量的大小取决于：①反流时间，这由心率决定；②跨主动脉瓣压力差，这取决于全身血管阻力。心动过速及外周血管扩张能减少主动脉反流量。

（张文静　译　刘金柱　校）

参 考 文 献

[1] Billings FT, Kodali SK, Shanewise JS. Transcatheter aortic valve implantation: anesthetic considerations. Anesth Analg, 2009,108:1453-1462.

[2] Bonow RO, Carabello BA, Kanu C, et al. ACC/AHA 2006 guidelines for the management of patients with valvular heart disease: a report of the American College of Cardiology/American Heart Association Task Force on Practice Guidelines (writing committee to revise the 1998 guidelines for the management of patients with valvular heart disease): developed in collaboration with the Society of Cardiovascular Anesthesiologists: endorsed by the Society for Cardiovascular Angiography and Interventions and the Society of Thoracic Surgeons. Circulation, 2006,114:e84-e231.

[3] Feldman T, Foster E, Glower DG, et al. Percutaneous repair or surgery for mitral regurgitation. N Engl J Med, 2011,364:1395-1406.

[4] Kertai MD, Bountioukos M, Boersma E, et al. Aortic

stenosis: an underestimated risk factor for perioperative complications in patients undergoing noncardiac surgery. Am J Med, 2004,116:8-13.

[5] Leon MB, Smith CR, Mack M, et al. Transcatheter aortic-valve implantation for aortic stenosis in patients who cannot undergo surgery. N Engl J Med, 2010,363:1597-1607:A link to an animation of the transcatheter aortic valve implantation (TAVI) procedure is available on the New England Journal of Medicine web page containing this article http://www.nejm.org/doi/full/10.1056/NEJMoa1008232.

[6] McElhinney DB, Hellenbrand WE, Zahn EM, et al. Short- and medium-term outcomes after transcatheter pulmonary valve placement in the expanded multicenter US Melody valve trial. Circulation, 2010,122:507-516.

[7] Perrino AC, Reeves ST. A Practical Approach to Transesophageal Echocardiography. Philadelphia, PA: Lippincott Williams & Wilkins, 2007.

[8] Walther T, Volkman F, Borger MA, et al. Minimally-invasive transapical heart aortic valve implantation—proof of concept. Eur J Cardiothorac Surg, 2007,31:9-15.

[9] Wilson W, Taubert KA, Gewitz M, et al. Prevention of infective endocarditis: guidelines from the American Heart Association. Circulation, 2007,116:1736-1754.

[10] Wong MCG, Clark DJ, Horrigan HE, et al. Advances in percutaneous treatment of adult valvular heart disease. Intern Med J, 2009,39:465-474.

先天性心脏病

1000个存活新生儿中有7～10人发生心脏和心血管系统的先天性畸形（0.7%～1.0%）。先天性心脏病（简称"先心病"）是先天性疾病中最常见的类型，大约占所有先天性疾病的30%。随着风湿性心脏病的减少，先天性心脏病成为心脏疾病的首要原因，其中10%～15%的受累患儿合并骨骼、泌尿生殖或胃肠道系统的先天畸形。超过80%的先天性心脏病由9类先天性心脏损害组成，剩余部分由更多类型的少见和复杂损害组成（表3-1）。据估计，在美国有超过100万的成年人患有外科矫正或未矫正的先天性心脏病。随着心脏外科手术成功率的增加，更多患有复杂心脏缺损的患者可以生存至成年并可接受非心脏手术和心导管介入术。

经胸廓或经食管超声心动图有利于先天性心脏病的早期确诊，可进行术中和术后评估，评价并研究患者的心室功能对麻醉药物的反应。胎儿心脏超声检查可用于先天性心脏缺损的出生前诊断，并可提供随后的围生期处理。影像学检查，例如心脏磁共振成像和三维超声心动图，增加了对复杂心脏畸形的了解，并可使血流和血管结构显影。心导管检查和选择性心血管造影是用于诊断先天性心脏病的最具权威的诊断手段。分子生物学的进展为先天性心脏病的遗传基础提供了新的理解。大约10%的先天性心血管损害与染色体异常相关。这些损害的2/3发生于21-三体；其余1/3发现于染色体组型异常的患者，如13-三体和18-三体，以及特纳综合征患者。推测其余90%先天性心血管损害起源是多因素的且是多个基因相互作用的结果，可有或无外界因素（风疹、酗酒、锂、母体糖尿病）影响。一个应用广泛的缩略语CATCH-22（心脏缺陷、异常面容、胸腺发育不良、腭裂、低钙血症）用于描述与22号染色体缺陷相关的先天性心脏病综合征。先天性心脏病患者的后代的先天性心脏病发生率增加提示单个基因缺损在单纯先天性疾病的发生中起作用。

婴儿和儿童的先天性心脏病症状和体征常包括呼吸困难、生长发育缓慢和心脏杂音（表3-2）。实际上出生后第1周大约50%的患儿就可被诊断，其余的5岁之前可明确诊断。如果怀疑患有先天性心脏病，超声心动图是首选检查。一些并发症可能伴随先天性心脏病（表3-3）。例如，感染性心内膜炎是一种大多数先天性心脏异常的伴发风险，预防性抗生素的应用指南已有所发展（见后）。心律失常通常不是先天性心脏疾病的显著特征。

表3-1　先天性心脏病的分类和发生率

疾病	发生率（%）
非发绀型缺损	
室间隔缺损	35
房间隔缺损	9
动脉导管未闭	8
肺动脉狭窄	8
主动脉狭窄	6
主动脉缩窄	6
房室间隔缺损	3
发绀型缺损	
法洛四联症	5
大动脉转位	4

一、非发绀型先天性心脏病

非发绀型先天性心脏病的心内分流特征为左向右（表3-4）。这一分流不论其位置如何，最终导致肺血流增加从而引起肺动脉高压、右心室肥大和充血性心力衰竭。矫正畸形的年龄越小肺血

表3-2　先天性心脏病的症状和体征

婴儿
　呼吸急促
　体重增长障碍
　心率＞200/min
　心脏杂音
　充血性心力衰竭
　发绀
儿童
　呼吸困难
　生长发育缓慢
　运动耐力下降
　心脏杂音
　充血性心力衰竭
　发绀
　杵状指
　蹲位
　高血压

表3-3　先天性心脏疾病伴随的常见问题

感染性心内膜炎
心律失常
完全性心脏传导阻滞
高血压（体循环或肺循环）
红细胞增多症
血栓栓塞
凝血病
脑脓肿
血浆尿酸浓度增加
猝死

表3-4　导致左向右心内分流或同等效应的先天性心脏病

继发孔房间隔缺损
原发孔房间隔缺损（心内膜垫缺损）
室间隔缺损
主动脉肺动脉穿通

管阻力正常的可能性越大。年长患者如果肺血管阻力是体循环阻力的1/3或更低，肺血管疾病的进展通过矫形手术可能被阻止，在一些病例中甚至可以得到轻度改善。分流的位置和大小决定是否出现临床症状及其严重程度。

（一）房间隔缺损

房间隔缺损（atrial septal defect, ASD）占成年人先天性心脏病的1/3，女性发病率是男性的2～3倍。解剖学上ASD表现为以下形式：卵圆窝区域的继发孔（通常位于接近房间隔中心的部位，从单一的开口到网状的隔膜），原发孔（以心房间隔巨大开口为特征的心内膜垫缺损），或位于房间隔上部的静脉窦（图3-1）。继发孔ASD占所有ASD的75%。冠状窦ASD伴永存左侧上腔静脉，发生率低。每种类型的缺损都可伴发其他心脏畸形，包括二尖瓣脱垂（继发孔）和由于二尖瓣前叶裂缝引起的二尖瓣反流（原发孔）。大多数ASD的发生是自发性基因突变的结果。

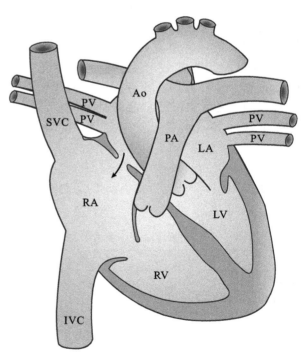

图3-1　继发孔房间隔缺损位于房间隔中央

血液顺压力梯度由左心房（LA）进入右心房（RA）。左向右分流的结果引起肺动脉（PA）血流的增加。体循环血管阻力的下降或肺血管阻力的增加降低了缺损两侧的压力梯度，导致分流量减少

Ao.主动脉；IVC.下腔静脉；LV.左心室；PV.肺静脉；RV.右心室；SVC.上腔静脉

不论解剖位置如何,ASD的生理学后果相同,反映了血液从一个心房向另一个心房分流;分流的方向和强度取决于缺损的大小和心室的相对顺应性。小缺损(直径<0.5cm)分流小,对血流动力学无影响。当ASD的直径达到2cm,左心房血液分流入右心房(右心室顺应性高于左心室),导致肺动脉血流增加。其他方面表现良好的儿童左侧第2肋间闻及的收缩期射血杂音可能被误认为良性血流杂音。随时间推移肺血流量增加,肺动脉瓣关闭延迟,出现典型的第二心音的明显分离和固定。儿科心脏病专家通过响亮的收缩期杂音和第二心音的明显分裂评估儿童。心脏杂音通常在6~8周龄时被检测到。心电图(ECG)可表现为电轴右偏和非完全性右束支传导阻滞。至成年期若ASD仍未矫正可伴发心房颤动和室上性心动过速。X线胸片可能显示肺动脉突出和轻至中度的心脏扩大。经食管超声心动图和彩色多普勒血流超声心动图有助于检测和确定ASD位置。

1.症状和体征 因为最初无症状或体格检查无明显所见,ASD可以持续数年不被检出。右向左分流极少(肺血流和体循环血流比率<1.5)的小缺损通常不会引发症状,因此不需要被关闭。当肺血流达到体循环血流1.5倍时,应该手术关闭ASD以阻止右心室功能障碍和不可逆的肺动脉高压,可以采用经皮心导管介入技术或打开胸骨在体外循环下行外科手术。巨大ASD引起的症状包括劳力性呼吸困难、室上性心律失常、右心力衰竭、反常栓塞和反复肺感染。由于右心压力和循环容量的增加腹腔内脏会发生充血。除非合并瓣膜异常(二尖瓣脱垂或二尖瓣裂),不推荐给予ASD患者感染性心内膜炎的预防性治疗。

2.麻醉管理 心内左向右分流的ASD对麻醉管理的影响轻微。例如,只要维持体循环血流正常,尽管肺血流增加,吸入性药物的药动学没有明显改变。相反,增加的肺血流会使经静脉注入的药物稀释。然而,因为肺循环时间是短暂的,这一可能存在的稀释并不能改变这些药物的临床效果。

围术期体循环和肺循环血管阻力的任何变化对ASD患者都具有重要影响。例如,应该避免会长时间增加体循环血管阻力的药物的使用和事件的发生,因为这一变化会增加心房水平的左向右分流量,尤其在原发孔ASD合并二尖瓣反流时更应注意。使用高浓度吸氧会降低肺血管阻力并增加肺血流和左向右分流。相反,使用吸入性麻醉药可降低体循环血管阻力,或正压通气增加肺血管阻力会降低左向右的分流量。

当ASD合并瓣膜畸形时,麻醉管理时需要考虑的另一个问题是预防性应用抗生素以防止感染性心内膜炎。另外,必须谨慎以避免气体通过静脉输液管道进入循环。ASD手术修补后暂时性的室上性心律失常和房室传导阻滞很常见,可应用临时起搏器和(或)药物进行处理。

(二)室间隔缺损

室间隔缺损(ventricular septal defect, VSD)是婴儿和儿童最常见的先天性心脏畸形(图3-2),在先天性心脏病患儿的发生率为50%,20%为单发损害。在成年人中VSD是除二叶主动脉瓣外最常见的先天性心脏损害。多数VSD在患儿2岁时会自行闭合。解剖学上,大约70%

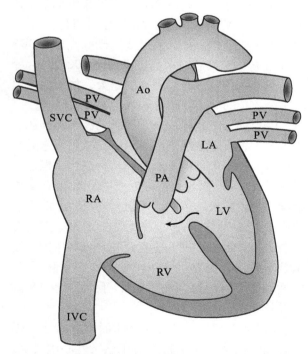

图3-2 室间隔缺损正好位于分隔右心室(RV)和肺动脉(PA)流出道的肌脊下

血流方向顺压力梯度由左心室(LV)向右心室。左向右心内分流最终导致肺血流增加超过左心室每搏量。体循环血管阻力的降低使缺损两侧的压力梯度降低并减少了分流量

Ao.主动脉;IVC.下腔静脉;LA.左心房;PV.肺静脉;RA.右心房;SVC.上腔静脉

的VSD位于室间隔膜部，20%位于间隔肌部，5%恰好位于主动脉瓣下引起主动脉反流，5%接近二尖瓣和三尖瓣连接处（房室管缺损）。

超声心动图和多普勒血流超声证实VSD的存在和位置，彩色血流图提供心内分流量和方向的信息。心导管检查和血管造影证实VSD的存在和位置，同时测量心内分流量的大小和肺血管阻力。

1.症状和体征　VSD对生理影响的严重程度取决于缺损的大小和体肺循环的相对阻力。如果缺损小，因为肺血流仅适度增加则功能障碍轻微。如果缺损大，心室收缩压力相等，体循环和肺循环的血流量大小取决于这两个循环的相对血管阻力。最初，体循环血管阻力大于肺血管阻力，心内左向右分流占优势，肺动脉、左心房和左心室容量过负荷。随时间推移，肺血管阻力增加，心内左向右分流量降低；最终，分流变为右向左并伴随着动脉低氧血症（发绀）。

中至重度的VSD于胸骨下左缘可闻及响亮的全收缩期杂音。小型VSD缺损ECG和X线胸片检查正常。VSD缺损大，ECG可见明显的左心房室增大的证据。如果发展为肺动脉高压，QRS电轴右偏，ECG显示右心房室增大。X线胸片检查显示心脏各腔室不同程度的增大，增大程度取决于分流量的大小和肺血管阻力增高的程度。

VSD的自然病程取决于缺损的大小和肺血管的阻力。患有小缺损的成年人肺动脉压正常通常无症状，也不太可能发展为肺动脉高压。但这些患者VSD即使未达到外科矫治的标准也有发生感染性心内膜炎的风险。不进行外科矫治的大型VSD最终会发展为左心力衰竭或肺动脉高压合并右心力衰竭。如果这些患者肺动脉高压的程度不是非常高，推荐手术关闭缺损。一旦肺循环/体循环血管阻力比率超过0.7，手术关闭的风险变得非常高。

2.麻醉管理　行非心脏手术时推荐给予VSD患者预防性使用抗生素以防止感染性心内膜炎。VSD的存不会显著改变吸入药和静脉药物的药动学。与患有ASD一样，不希望发生剧烈和持续的体循环血管阻力增加或肺血管阻力降低，因为这些改变会增加心内室水平的左向右分流量。因此，吸入性麻醉药（降低体循环阻力）和正压通气（增加肺血管阻力）可以很好耐受。然而，

如果冠状动脉血流增加以满足肥大心室的需求，则分布至心脏的抑制性药物将增加。可以预计，应用于正常儿童的通过增加吸药浓度以达到快速诱导的麻醉技术，当应用于VSD患儿时其中枢神经系统达到抑制前将会发生心脏的过度抑制。

VSD患者可能出现右心室漏斗形肥大。正常情况下这是一种有益的变化，因为增加了右心室射血阻力，减少了心内左向右的分流量。虽然如此，术中必须尽量减少增加右心室流出道梗阻的事件发生，如心肌收缩力增加或血容量不足，因此在VSD患者麻醉时常使用吸入性麻醉药。另外，观察了30个左向右分流的双心室患者，吸入氧浓度1.0时应用氟烷、异氟烷和七氟烷不会改变超声心动图检查下的体/肺血流比率。另外，需要迅速输入晶体液或胶体液来维持血管内容量（取决于临床具体情况）。

通常采用对心脏抑制最轻的药物完成放置肺动脉束带（减轻循环超负荷和肺动脉血流）的麻醉。如果手术时发生心动过缓或体循环低血压，必须立刻移开肺动脉束带。应用动脉内导管持续监测体循环血压是有益的。当出现充血性心力衰竭时采用呼气末正压通气可能有帮助，但当肺动脉束带在位时应中断使用。肺动脉束带术的高死亡率使人们尝试在早期阶段施行完全的外科矫治。如果心脏传导系统接近VSD，手术关闭后会发生三度房室传导阻滞。室性期前收缩反映了由于外科心室切开所导致的心室电不稳定性。然而，如果术后心室充盈压正常，发生室性心动过速的风险是低的。

（三）动脉导管未闭

出生后动脉导管（起自左锁骨下动脉远端连接降主动脉和左肺动脉）未能自行关闭称为动脉导管未闭（patent ductus arteriosus，PDA）见图3-3。胎儿时肺动脉血流通过动脉导管绕过未膨胀的肺部进入降主动脉在胎盘内氧合。足月新生儿动脉导管在出生后24～48h关闭，但早产儿动脉导管通常不能关闭。动脉导管在出生后不能自行关闭将导致主动脉血流持续进入肺动脉。肺/体循环血流比率取决于主动脉和肺动脉的压力梯度、肺/体循环血管阻力比率及动脉导管的直径和长度。通常超声心动图可显现PDA，多普勒研究证实，血流持续进入肺循环。心导管检查和血管造影可以定量分流量和肺血管阻力并使

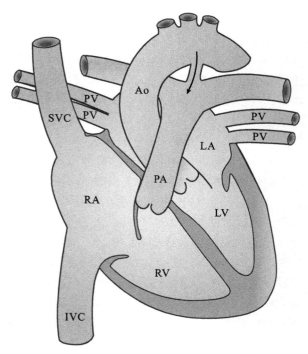

图3-3　开放的动脉导管连接主动脉（Ao）的弓部和肺动脉（PA）

血流从压力高的主动脉流入肺动脉。主-肺动脉的分流（左向右分流）最终导致肺血流增加。体循环血管阻力的下降或肺血管阻力的增加减少了通过动脉导管的分流量

IVC.下腔静脉；LA.左心房；LV.左心室；PV、RA、RV.右心室；SVC.上腔静脉

PDA 显影。

1. 症状和体征　大多数PDA患者无症状且仅有少量的左向右分流。这一心脏缺损常在常规体格检查时被发现，在左侧锁骨下区或胸骨上端左缘可闻及典型的收缩期和舒张期持续性杂音。如果左向右分流量大，ECG和X线胸片可以显示左心室肥大的证据。如果发展为肺动脉高压，右心室肥大显著。未经治疗的PDA的潜在不利影响包括心室肥大伴充血性心力衰竭、肺血管疾病包括血液分流逆转的Eisenmenger综合征、生长发育缓慢、感染性心内膜炎、导管的动脉瘤性扩张及导管的钙化。PDA的结扎手术死亡率低，也不太可能需要体外循环。未行手术关闭的大多数患者直到青春期才表现出症状，此时可能发生肺动脉高压和充血性心力衰竭。一旦发展为严重的肺动脉高压，外科手术或经皮关闭都是禁忌。

2. 治疗　据估计，70%孕周不足28周的早产儿需要药物或外科手术关闭PDA。PDA的手术

结扎可以在新生儿重症监护病房进行，其发病率和病死率低。虽然如此，手术关闭的风险是值得注意的，包括颅内出血、感染和喉返神经麻痹，尤其是孕周不足28周的婴儿。与手术关闭PDA相比，新生儿应用非选择性环氧化酶（COX-1，COX-2）抑制药抑制前列腺素的合成似乎是另一种有效的治疗选择。因此，应用的非选择性环氧化酶抑制药吲哚美辛可使外科手术需要降低60%，是治疗PDA的一线疗法。吲哚美辛的不良反应包括降低肠系膜、肾和脑的血流量，因此，单一标准的吲哚美辛治疗并不是所有早产儿的理想疗法。布洛芬是一种可以有效治疗PDA的非选择性环氧化酶抑制药，其减少器官血流量的效应低于吲哚美辛。

3. 麻醉管理　推荐给计划行非心脏手术的PDA患者预防性使用抗生素以防止感染性心内膜炎的发生。当计划经左胸切口行手术关闭后，应该为结扎PDA失败导致的大出血做好充分准备。吸入性麻醉药引起体循环血管阻力降低减少了左向右分流量，可以增加体循环血流量。同样，患者可以很好地耐受正压通气，因为肺血管阻力的改变降低了通过PDA的压力梯度。相反，应避免增加体循环血管阻力或降低肺血管阻力，因为这些改变会增加左向右分流量。

PDA结扎术后常发生显著的体循环高血压。可以通过持续输注血管舒张药（如硝普钠）来控制高血压。如果高血压持续存在，可以使用长效抗高血压药物逐渐替代硝普钠。

接受外科手术治疗的PDA患者的病死率＜1%。并发症包括喉返神经损伤（声音嘶哑）、左膈神经麻痹（左侧膈肌麻痹）或胸导管损伤（乳糜胸）。尽管很少见，未行分离的导管单纯结扎也可发生再通。

（四）主动脉肺动脉穿通

主动脉肺动脉穿通的特点是升主动脉左侧和肺主动脉右侧壁存在交通，刚好位于右肺动脉起点前面。由于主动脉肺动脉间隔膜未完全融合并且未完全分隔主动脉和肺动脉，因此产生了交通。主动脉肺动脉交通的临床和血流动力学表现与患有巨大PDA者相似。很容易通过超声心动图和心血管造影来确诊。需要在体外循环下行外科手术来治疗。麻醉管理的原则与管理PDA患者相同。

（五）主动脉狭窄

美国有2%～3%的人口存在二叶主动脉瓣，据估计这些患者中20%患有其他心血管畸形，如PDA或主动脉缩窄（见第2章）。畸形的二叶主动脉瓣在出生时并不狭窄，但随着时间推移，瓣叶增厚并钙化（15岁之前通常没有表现）导致疾病的发生。经胸超声心动图和多普勒血流分析可以准确评估主动脉狭窄的严重程度和左心室功能。心导管检查用于确定是否伴发冠状动脉疾病。

1.症状和体征　主动脉狭窄时在主动脉区域（右侧第2肋间隙）可闻及收缩期杂音并常向颈部传导。大多数主动脉狭窄的患者直到成年都无症状。然而患有严重主动脉狭窄的婴儿可以表现出充血性心力衰竭。已经发现主动脉瓣上狭窄（supravalvular aortic stenosis，SVAS）的患者可能具有特征性外貌，其脸部骨骼突出，前额圆形，上唇缩拢。先天性SVAS患者也可伴有与Williams-Beuren综合征相关的外周肺动脉狭窄，其特征为独特的人格和行为特征，顽童面容和暂时性新生儿高钙血症。通常会出现斜视、腹股沟疝、牙齿畸形和中度智力缺陷。无症状的SVAS非常少见。值得注意的是大多数在麻醉或镇静状态下猝死的先天性SVAS患者是因为发生了心肌缺血。鉴别出这些患者仍有困难，但已经证明作为心导管检查这一金标准的补充，心脏磁共振成像和超声心动图对该疾病的诊断有所帮助。先天性主动脉狭窄的典型ECG表现为左心室肥大。活动时ECG可能出现ST段压低，尤其是主动脉跨瓣压差超过50mmHg时。X线胸片显示左心室肥大伴或不伴狭窄后的主动脉扩张。无冠状动脉疾病的心绞痛反映冠状动脉血流不能满足肥大左心室增加的心肌氧需。当主动脉跨瓣压差超过50mmHg时可能发生晕厥。存在主动脉狭窄时，心肌必须产生为正常值2～3倍的心室内压，而主动脉压维持在生理范围，因此，产生心肌向心性肥大导致心肌氧需增加。而且，通过狭窄区域的高速血流易诱发感染性心内膜炎并伴发狭窄后主动脉扩张。有症状的（晕厥、心绞痛、充血性心力衰竭）主动脉狭窄的成年患者具有进行外科手术瓣膜置换的指征。

2.麻醉管理　要求注意维持与年龄相当的心率、窦性节律、前负荷、收缩力和体循环血管阻力，避免肺血管阻力的增加。避免使用抗迷走神经活性药物（阿托品）和拟交感神经活性药物（泮库溴铵），应仔细选择作为拮抗药而使用的阿托品或格隆溴铵的剂量，以避免诱发严重的心动过速。应积极治疗室上性心动过速，节律异常和低血压。

（六）肺动脉狭窄

90%肺动脉狭窄患者的右心室流出道梗阻是由于瓣膜引起的，其余为瓣上或瓣下的原因。瓣上肺动脉狭窄常与其他先天性心脏畸形（ASD，VSD，PDA，法洛四联症）共存。它是Williams综合征的常见特征，Williams综合征的特征是婴儿期高钙血症和智力低下。瓣下型肺动脉狭窄常伴发于VSD。瓣膜型肺动脉狭窄是一种典型的独立畸形，但也可伴发于VSD。严重肺动脉狭窄的特征是跨瓣压差超过80mmHg或右心室收缩压超过100mmHg。超声心动图和多普勒血流检查可以确定梗阻部位及狭窄严重程度。肺动脉狭窄的治疗方法是经皮气囊瓣膜成型术。

1.症状和体征　对于无症状的患者，肺动脉狭窄的存在可通过在左侧第2肋间隙闻及响亮的收缩期喷射性杂音而确定。心脏杂音强度和持续时间与肺动脉狭窄严重程度相匹配。可以发生劳力性呼吸困难，最终发展为右心力衰竭出现外周水肿和腹水。如果卵圆孔未闭会发生心内血流右向左分流，将导致发绀和杵状指。

2.麻醉管理　麻醉管理计划应避免增加右心室氧需求量。因此，不希望出现心率和心肌收缩力的过度增加。固定肺动脉瓣梗阻的存在使肺血管阻力变化的影响降到最低。因此，由于正压通气引起肺血管阻力的增加不大可能使右心室后负荷和氧需求量明显增加。这类患者一旦发生心搏骤停，复苏非常困难，因为外部心脏按压不能产生足够高的动力使血液通过狭窄的肺动脉瓣。因此，体循环血压下降时应迅速使用拟交感神经类药物治疗。同样，血流动力学上有重要意义的心律失常和心率增加都应被迅速纠正。

（七）主动脉缩窄

典型的主动脉缩窄包含一个不连续、光圈样的脊突出到主动脉腔内，通过与动脉导管的位置关系来描述（导管前、导管旁、导管后）。导管后缩窄延伸至左锁骨下动脉远端动脉导管附着处（动脉韧带），最常见于年轻人。缩窄直接出现于左锁骨下动脉近端（导管前）较少见；这种情况最常见于婴幼儿。主动脉缩窄常见于男性，可能与以下疾病共存：二叶主动脉瓣、PDA及二尖瓣狭窄或反流、大脑动脉环微动脉瘤和性腺发育不全（特纳综合征）。

1. 症状和体征 大多数主动脉缩窄的成年人没有症状，常规体检时测量上臂血压发现高血压同时合并股动脉搏动减弱或消失可诊断该疾病。上肢收缩压高于下肢但舒张压近似，结果造成上肢脉压差增宽是其特征。股动脉搏动减弱并延迟。体循环高血压大概反映了左心室每搏射血需要克服狭窄主动脉产生的固定阻抗。沿胸骨左缘和脊背处可闻及粗糙的收缩期喷射性杂音，在缩窄上部区域尤其明显。导管前主动脉缩窄时，在上肢和下肢测量的体循环血压无差别，因为此时可能存在通过胸内、肋间、肩胛和锁骨下动脉形成的广泛的通往身体远端的动脉侧支循环。在这种情况下，脊背处可闻及收缩期杂音，反映了侧支血流的存在。

ECG显示左心室肥厚的征象。X线胸片上，通过肋间动脉增加的侧支血流造成第3～8后肋出现对称性凹痕。因为前肋间动脉不位于肋沟内，所以前肋不见凹痕。狭窄前后动脉扩张使得缩窄表现为动脉上的切迹，产生"反E"或"3"征。超声心动图可显示缩窄部位，多普勒检查可以估计缩窄两侧的压力梯度。CT及磁共振成像和对比主动脉造影术可以提供关于缩窄的位置和长度及侧支循环程度的精确解剖信息。

未被确诊的主动脉缩窄表现出临床症状时，通常为头痛、眩晕、鼻出血和心悸。偶尔，下肢血流减少引起跛行。主动脉缩窄的妇女孕期有主动脉夹层形成的风险。主动脉缩窄的并发症包括体循环高血压、左心力衰竭、主动脉夹层、可能与慢性高血压相关的早发性心脏缺血性疾病、感染性心内膜炎和脑内微动脉瘤破裂引起的脑血管意外。已知患有主动脉缩窄的患者应该按照指南推荐给予预防性抗生素。

2. 治疗 狭窄两侧压力梯度超过30mmHg的主动脉缩窄患者需要考虑手术切除。尽管球囊扩张也是一种治疗选择，但与手术切除相比并发动脉瘤和再发缩窄的风险较高。

3. 麻醉管理 手术切除主动脉缩窄的麻醉管理必须考虑：①主动脉阻断期间身体下半部的充分灌注；②主动脉阻断期间体循环高血压倾向；③由于脊髓缺血引起的神经系统后遗症。脊髓前动脉的血流一部分来自于肋间动脉的脊支，在主动脉缩窄切除术的主动脉阻断期间可能受到影响。主动脉缩窄切除术后的截瘫是一种少见的并发症。在右桡动脉和股动脉置管连续监测狭窄上下的体循环血压，通过同时监测这些血压可以评估主动脉阻断期间侧支循环是否充足。下肢平均动脉血压应至少达到40mmHg以保证肾和脊髓的血流量充足。如果体循环血压不能维持高于这一水平，可能有必要采用部分循环转流。躯体感觉诱发电位在主动脉阻断期间有助于监测脊髓功能和其血流是否充足。尽管如此，截瘫的病例报道提示监测脊髓后部（感觉）功能的躯体感觉诱发电位正常也不能保证脊髓前部（运动）的血流充足。主动脉阻断期间收缩压的过度增高导致心脏做功不良增加将使手术矫正更加困难。这种情况下使用吸入性麻醉药有助于维持正常的体循环血压。如果体循环高血压持续存在，应考虑静脉持续输注硝普钠。体循环血压低于正常水平的不利因素进一步降低了身体下部的灌注，肾和脊髓血流量不足。

4. 术后管理 术后立即出现的并发症包括反常高血压、2叶主动脉瓣的相关后遗症（感染性心内膜炎和主动脉瓣反流）和截瘫。压力感受器的反射、肾素-血管紧张素-醛固酮系统的激活和儿茶酚胺的过度释放可能引起术后即刻的体循环高血压。不论病因如何，静脉应用硝普钠联合或不联合艾司洛尔可有效控制术后早期的体循环高血压。如果高血压持续存在则需要更加长效的抗高血压药物。如果放置了胸段硬膜外导管，局部麻醉药或可乐定可作为控制血压的有效辅助用药。据推测术后立即出现的截瘫可能反映了缩窄切除术主动脉阻断期间脊髓的缺血性损害。左侧喉返神经损伤表现为喘鸣或声嘶，左侧膈神经损伤可能需要延长气道和呼吸支持。术后可能发生腹痛，估计可能是由于胃肠道血流突然增加导致血管活动增强所致。考虑到缩窄后肠系膜动脉炎，所以不推荐早期进食。

体循环高血压持续的时间和复发及术后生存率受手术时患者年龄的影响。大多数儿童期行手术治疗的患者5年后血压正常，而40岁后行手术的患者常表现为持续体循环性高血压。

二、发绀型先天性心脏病

发绀型先天性心脏病的特点包括心内右向左分流，伴有肺血流减少和进行性动脉低氧血症（表3-5）。分流量的大小决定了动脉低氧血症的严重程度。红细胞增多症继发于慢性动脉低氧血症，存在引起血栓栓塞的风险，尤其当血细胞比容超过0.7时。继发性红细胞增多症的患者显示出凝血障碍，很可能是因为肝内维生素K依赖性凝血因子缺乏和血小板聚集功能障碍引起的。脑脓肿的发生是发绀型先天性心脏病患者一个主要的风险。脑脓肿发生时常类似于卒中。存在心内右向左分流的幸存者需要体循环和肺循环的交通。法洛四联症是这些缺陷中的典型，是"5Ts"或常见发绀型先天性心脏病（法洛四联症、大动脉转位、三尖瓣闭锁、完全性肺静脉异位引流和共同动脉干）中的一种。大多数患有发绀型先天性心脏病的患儿在没有手术干预的情况下活不到成年。所有发绀型先天性心脏病的麻醉管理原则相同。

（一）法洛四联症

法洛四联症是最常见的发绀型先天性心脏缺损，占所有先天性心脏疾病的10%，其特点为单一巨大的VSD，主动脉骑跨于左右心室，右心室流出道梗阻（瓣膜下、瓣膜、瓣膜上、肺动脉主动脉分支）和右心室肥大（图3-4）。几种畸形可以伴发于法洛四联症，包括25%的病例存在右位主动脉弓，15%存在ASD(法洛五联症)和冠状动脉异常。由于VSD的存在，左心室产生的高压连续作用于右心室，导致右心室肥大。右心室流出道阻力的增加导致心内右向左分流，其严重程度决定了分流量的大小。因为流经右心室流出道的血流阻力相对恒定，体循环血管阻力的变化（药物引起的）可能影响分流量的大小。体循环血管阻力降低增加心内右向左分流并加重动脉低氧血症，反之增加体循环血管阻力（蹲位）

表3-5　导致右向左心内分流的先天性心脏病

法洛四联症
Eisenmenger综合征
Ebstein畸形（三尖瓣畸形）
三尖瓣闭锁
卵圆孔

减少心内右向左分流，使肺动脉血流增多。

1. 诊断　超声心动图用于明确诊断，并可评估并存畸形、右心室流出道梗阻的水平及其严重程度、主肺动脉及其分支的尺寸、VSD的数量及位置。彩色多普勒成像可以使经过VSD的右向左分流显影，右心室流出道梗阻的严重程度可以由多普勒频谱测量。心导管检查进一步确定诊断并可以确定解剖和血流动力学数据，包括：右向左分流的位置和流量，右心室流出道梗阻的水平及其严重程度，右心室流出道梗阻的解剖特征，右心室流出道和主肺动脉及其分支的解剖特征，以及冠状动脉的起源和行经路径。磁共振成像也可以提供大量的信息。

2. 症状和体征　典型的患有法洛四联症的婴儿出生时为粉红色（不是青紫色），在2～6个月出现发绀。听诊最常闻及沿胸骨左缘的收缩期

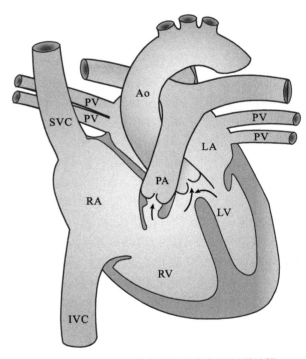

图3-4　与法洛四联症相关的心内解剖学缺损

缺损包括：①室间隔缺损；②主动脉（Ao）骑跨于肺动脉(PA)流出道；③通过狭窄的肺动脉或狭窄的肺动脉瓣的血流梗阻；④右心室肥大。肺动脉流出道梗阻造成的压力梯度有利于血流从右心室（RV）经过室间隔缺损进入左心室（LV）。心内右向左分流结合右心室每搏输出量梗阻最终导致肺血流明显减少和进行性的动脉低氧血症。任何增加肺动脉血管阻力或减少体循环血管阻力的事件使分流量增加并使动脉低氧血症恶化

IVC.下腔静脉；LA.左心房；PV.肺静脉；RA.右心房；SVC.上腔静脉

喷射性杂音，是由于血流经过狭窄的肺动脉瓣或右心室流出道引起的。与具有完整室间隔的肺动脉狭窄不同，随着肺动脉狭窄严重性的增加，法洛四联症的杂音变短变弱。在严重发绀发作时，杂音消失或变得非常柔和。有些患儿的胸骨左下缘可闻及VSD的全收缩期杂音。充血性心力衰竭很少发生，因为巨大的VSD使心室间压力和心脏负荷平衡。X线胸片显示肺血流减少的征象，右心室尖朝上且主肺动脉段凹陷形成"靴形"心。ECG的特征性改变是电轴右偏和右心室肥大。即使吸入100%氧气也表现为动脉氧饱和度降低（PaO_2通常＜50mmHg），意味着为中央型发绀。代偿性红细胞增多与动脉低氧血症的程度成比例。$PaCO_2$和动脉pH通常正常。喜蹲位是法洛四联症患儿的常见特征。据推测，蹲位时由于腹股沟区大动脉的扭折增加了体循环血管阻力，增加的体循环血管阻力使心内右向左分流量降低，由此肺血流增加，随之动脉氧合改善。

（1）严重发绀发作：严重发绀发作的特征为动脉低氧血症突然发作伴有发绀的恶化，呼吸频率和深度增加（呼吸深快），有时伴有意识丧失、惊厥、脑血管意外，甚至死亡。可以在没有明显刺激的情况下发生，但通常与哭闹、排便、进食或运动有关。其机制尚不清楚，最可能的解释是漏斗形心肌的痉挛或体循环血管阻力的降低引起肺血流突然减少。可以发生在1个月龄到12岁的任何时间，发生的最高峰是出生后2～3个月。

引起肺血流通道梗阻的原因不同，治疗严重发绀发作的方法也不同。当症状表现为动力性漏斗形梗阻（痉挛），使用β肾上腺素能拮抗药做相应治疗，如艾司洛尔或普萘洛尔。实际上，由流出道肌肉痉挛引起严重发绀反复发作的患者推荐长期口服普萘洛尔治疗。如果它是由于体循环血管阻力降低引起的，可静脉输液治疗和（或）静脉给予去氧肾上腺素。紧急情况下，婴儿可被放置于胸膝体位。显示β激动效应的拟交感神经药会加重漏斗形心肌的痉挛，因此不予选择。严重发绀反复发作意味着法洛四联症需要进行外科矫治。

严重发绀不会发生于青少年或成年人。患有法洛四联症的成年人表现为呼吸困难和运动耐量受限。他们也可以具有慢性发绀的并发症，包括红细胞增多、血液黏度增加、凝血功能异常、脑脓肿或卒中及感染性心内膜炎。

（2）脑血管意外：脑血管意外常见于患有严重法洛四联症的儿童。脑血管血栓形成或严重动脉低氧血症可用于解释脑血管意外的发生。脱水和红细胞增多促进血栓形成。这些患者的血红蛋白浓度常超过200g/L（20g/dl）。

（3）脑脓肿：突然发作的头痛、发热和嗜睡，伴随着持续性呕吐和惊厥样表现意味着脑脓肿的发生。最可能的原因是原来脑梗死的区域发生动脉种植。

（4）感染性心内膜炎：感染性心内膜炎是法洛四联症患者长期面临的危险，具有高病死率。根据标准指南，不论何时做牙科或外科手术都应给这些患者使用抗生素以防止这一严重并发症的发生。

3.治疗 对于年幼的患者，法洛四联症的治疗方法是完全外科矫治（用涤纶补片关闭VSD并放置人工移植物缓解右心室流出道梗阻）。肺动脉闭锁的婴儿接受Rastelli手术。如果不做外科手术，3岁时病死率超过50%。法洛四联症心脏缺损的外科矫治常引起肺动脉瓣闭锁不全导致肺动脉反流，但不会造成严重威胁，除非远端肺动脉发育不全，可能发生继发于血液反流的右心室容量超负荷。血小板功能障碍和低纤维蛋白原血症在这些患者中很常见，可能导致术后出血。术后常于卵圆孔位置发生心内右向左分流。如果右心室不能像左心室一样有效地运作，通过卵圆孔的分流将起到安全阀的作用。

过去，婴儿接受3种姑息性手术中的一种以增加肺血流。所有这3种姑息性手术都包括一个体动脉和肺动脉的吻合以尝试增加肺血流和改善动脉氧合。这些姑息性的手术包括Waterston手术（升主动脉和右肺动脉侧侧吻合）、Potts手术（降主动脉和左肺动脉侧侧吻合）、Blalock-Taussig手术（锁骨下动脉和肺动脉端侧吻合）。但这些手术常伴发长期的并发症，如肺动脉高压、左心室容量超负荷和肺动脉分支扭曲变形。虽然如此，如果当时患者没有达到矫治的标准，这些初步措施将被采用。有些法洛四联症患者接受球囊肺动脉瓣膜成形术以增加肺血流，使肺动脉系统和左心室得以生长发育，这样以后接受完全外科矫治手术时成功概率更高。

4.麻醉管理 法洛四联症患者的麻醉管理

需要充分理解上述事件及可以改变心内右向左分流量的药物。例如，当分流量突然增加时，常伴随肺血流减少和PaO_2下降。而且，右向左分流量可以改变吸入药和静脉药物的药动学。

以下因素可以增加右向左心内分流量：①体循环血管阻力降低；②肺血管阻力增加；③心肌收缩力增加，加重了右心室向机体射血的梗阻。从多方面来看，血液射入右心室流出道的阻力是相对固定的，因此，分流量与体循环阻力成反比。药理方面产生的降低体循环血管阻力的反应（吸入麻醉药、组胺释放、神经节阻滞药、α肾上腺素能阻滞药）增加右向左分流量并加重动脉低氧血症。术中的通气方式（如间歇正压通气或呼气末正压通气）增加肺血管阻力，引起肺血流减少。而且，开胸使得胸膜腔负压消失，增加了肺血管阻力和分流量。虽然如此，术中对肺行控制通气的益处通常可以抵消这一潜在的危害。实际上，肺正压通气和开胸后法洛四联症患者的氧合并没有发生预料中的恶化。

（1）术前准备：进入手术室前对非常小的患者维持口入或提供静脉补液以避免脱水是很重要的。肌内注射术前药物引起哭闹可以导致严重发绀的发作。使用β肾上腺素拮抗药预防严重发绀发作的患者应持续应用至麻醉诱导时。

（2）麻醉诱导：法洛四联症患者的麻醉诱导常应用氯胺酮（3～4mg/kg肌内注射或1～2mg/kg静脉注射）完成。氯胺酮注射麻醉起效后可能伴随着动脉氧合的改善，推测是由于氯胺酮诱导增加体循环血管阻力降低了心内的右向左分流量，反射性的增加了肺血流。据报道，氯胺酮可以增加肺血管阻力，这在右向左分流患者中是不期望的。然而，法洛四联症患者对氯胺酮的有效反应提示这一顾虑没有临床意义。应用肌松药有利于完成气管插管。要记住，当右向左分流存在时，由于肺对药物稀释作用减弱，静脉药物起效更加迅速。因此，给这些患者静脉注射镇静药物时应降低速度。

麻醉诱导也可应用吸入性麻醉药（如七氟烷），但必须在严密监测机体氧合的情况下完成。尽管肺血流减少使达到麻醉浓度的速度加快，但血压下降和体循环血管阻力下降的危害是显著的。实际上，应用低浓度吸入性麻醉药期间也可以发生严重发绀。氟烷是首选的吸入性麻醉药，因为它可以降低心肌收缩力并维持体循环血管阻力。

（3）麻醉维持：常使用氧化亚氮和氯胺酮。联合应用的优点是维持了体循环血管阻力。氧化亚氮也可以增加肺血管阻力，但它对体循环血管阻力的有利作用（无变化或适度增加）远远抵消了这一潜在的不利影响。应用氧化亚氮最主要的危害是伴随着吸入氧浓度的降低。理论上，增加吸入氧浓度可以降低肺血管阻力，导致肺血流增加并改善PaO_2。因此，限制吸入氧化亚氮浓度至50%是明智的。麻醉维持可以考虑应用阿片类和苯二氮䓬类，但必须调整使用剂量和速度，尽量减少血压和体循环血管阻力的下降。

考虑到潘库溴铵可以维持体循环血压和体循环血管阻力，术中可应用该药维持骨骼肌松弛。潘库溴铵引起心率增加有利于维持左心室排血量。使用非去极化神经肌肉阻滞药时通常要考虑到快速大剂量静脉注射时可诱发组胺释放的特性，这将伴随着体循环血管阻力和血压的下降。

应该控制患者的肺通气，但必须知道过度气道正压将增加血流通过肺的阻力。必须通过静脉输液维持血管内容量，因为急性低血容量会增加心内右向左分流量。考虑到预先存在红细胞增多症，除非患者血容量丧失超过20%，否则不考虑输血。因为可以导致体循环空气栓塞，细心管理避免空气通过静脉输液管路输入是非常重要的。必须应用α肾上腺素能激动药（如去氧肾上腺素）纠正由体循环血管阻力下降导致的血压下降。

5.法洛四联症手术修补后的患者特点　尽管经过手术修补的法洛四联症患者通常没有症状，但存活时间缩短，可能发生心源性猝死。室性心律失常在手术矫正后的法洛四联症患者中很常见。手术修补后的法洛四联症患者常发生心房颤动或心房扑动。右束支传导阻滞常见而三度房室传导阻滞不常见。肺动脉反流可能发生在右心室流出道手术修补后，最终导致右心室肥大和功能不全。右心室流出道修补的部位可形成动脉瘤。

（二）Eisenmenger综合征

肺血管阻力增加等于或超过体循环血管阻力，心内左向右分流逆转的患者被称为患有Eisenmenger综合征。据推测，肺血管系统暴露于增加的血流和压力，如与VSD或ASD相伴随，最终发生肺的阻塞性疾病。随着肺血管床闭塞进展，肺血管阻力增加直到等于或超过体循环血管阻力，此时心内分流逆转。大约50%未经治疗的VSD患者和大约10%未经治疗的ASD患者发生分流逆转。当发生Eisenmenger综合征时伴随这些心脏缺损的杂音消失。

1. 症状和体征 随着心内右向左分流的进展会出现发绀和运动耐量下降。心房颤动和心房扑动发作引起的心悸很常见。动脉低氧血症刺激红细胞增多，导致血液黏度增加并伴随视觉障碍、头痛、头晕和感觉异常。当肺梗死或扩张的肺动脉、微动脉及主动脉肺动脉间侧副血管破裂时，会发生咯血。凝血异常和血栓形成常伴发于动脉低氧血症和红细胞增多症。发生脑血管意外和脑脓肿的可能性增加。晕厥最可能反映心排血量不足。猝死是Eisenmenger综合征患者的一个风险。ECG显示右心室肥大。

2. 治疗 尽管静脉注射依前列醇是有益的，但目前没有可以持续降低肺血管阻力的有效疗法。有中或重度高血黏度症状的患者应行等容血液置换。患有Eisenmenger综合征的妇女禁止妊娠。可以选择性的给患有这一综合征的患者行肺移植联合心内缺损修复或联合心肺移植。当出现不可逆的肺血管阻力增加时，心内左向右分流的先天性心脏病患者禁忌行手术矫正。

3. 麻醉管理 行非心脏手术的Eisenmenger综合征患者的麻醉管理以维持体循环血管阻力在术前水平为基础，并要意识到当突然发生血管舒张时心内右向左分流很可能增加。这些患者给麻醉医师提出了挑战，因为他们的肺血管床固定，不能耐受突然的血流动力学变化。应用于全身麻醉诱导和维持的许多药物都抑制心肌功能并降低体循环血管阻力，应尽量选择对血流动力学影响小的药物，如氯胺酮或阿片类药物与依托咪酯合用。已有报道，围术期持续静脉输注去甲肾上腺素可维持体循环血管阻力。尽量减少血液丧失引起的血容量降低和防止医源性反常栓塞很重要。患者血细胞比容超过0.65时行预防性等容血液置换是有益的。由于术中出血可能与伴发于慢性动脉低氧血症和红细胞增多症的凝血功能障碍有关，因此，不推荐术前应用抗血小板药物。阿片类药物可安全用于术前和术后镇痛。

这些患者行腹腔镜操作风险增加，因为向腹腔吹入二氧化碳会增加$PaCO_2$，导致酸中毒、低血压和心律失常。维持血二氧化碳正常的努力会增加气道压力和肺血管阻力，尤其当腹腔内压力增加时。将患者置于头低位时，这些情况会进一步加重。为避免正压通气的有害作用，这些患者更应该早期拔管。

尽管硬膜外麻醉可能引起体循环血压和体循环血管阻力意外降低，但在输卵管结扎术和剖宫产术成功实施硬膜外麻醉已有报道。如果选择硬膜外麻醉，注入硬膜外腔的局部麻醉药加入肾上腺素应慎重。这个建议基于以下观察：经硬膜外腔吸收的肾上腺素产生的外周β激动效应可以增加硬膜外麻醉引起的体循环血压和体循环血管阻力下降的程度。缓慢的增加局部麻醉药的用量，联合阿片类药物硬膜外腔给药，可以避免体循环血管阻力的突然下降，并可为手术操作提供足够的镇痛。

（三）Ebstein畸形

Ebstein畸形是一种三尖瓣的畸形，后部的和中隔瓣叶形态异常或向下位移至右心室，可附着于心肌。三尖瓣前叶畸形变大为帆状并多孔。因此，右心室具有小的远端有效部分和心房化的近端部分。三尖瓣通常存在反流，但也可以有狭窄。大多数Ebstein畸形患者存在心房间交通（ASD，卵圆孔未闭），通过此处有血液的右向左分流，并可合并肺动脉瓣闭锁或VSD。Ebstein畸形发生率低，占所有先天性心脏疾病的不足1%。

1. 症状和体征 Ebstein畸形患者血流动力学紊乱的严重程度取决于三尖瓣位移程度和瓣叶功能状态。因此，Ebstein畸形的临床表现各不相同，从新生儿充血性心力衰竭到成年人的畸形被偶然发现的无症状情况。新生儿常表现为动脉导管关闭后肺血流减少所致发绀和充血性心力衰竭加重。若不接受手术干预，大多数有症状的患有Ebstein畸形的新生儿在婴儿期不能存活。患有Ebstein畸形的年长儿童可能因为一个偶然发现的杂音而被确诊；而青少年和成年人则可能出现室上性心律失常，导致充血性心力衰竭、发绀加重和偶尔的晕厥。有心房交通的Ebstein畸形患者具有反常栓塞、脑脓肿、充血性心力衰竭和猝死的风险。

发绀的严重程度取决于右向左分流量的大小。通常在胸骨下左缘可闻及三尖瓣反流引起的收缩期杂音。因为右心房压力增加，可出现被动性肝充血，导致肝大。ECG的特点为高宽的P波（类似右束支传导阻滞），并常见一度房室传导阻滞。可以发生阵发性室上性和室性快速型心律失常，多达20%的Ebstein畸形患者通过房室间附属的电传导通路而发生心室预激（Wolff-Parkinson-White综合征）。病情严重的患者（明显的右向左分流和最小化的功能性右心室）表现出显著的心脏扩大，主要是由于右心房扩大引起的。

超声心动图用来评估右心房扩张、三尖瓣变形及三尖瓣反流或狭窄的严重程度。房间分流的存在和分流量的大小由彩色多普勒成像确定。增大的右心房可以如此巨大以至于肺的尖端部分被压缩而导致限制性肺疾病。有症状的患有Ebstein畸形的婴儿，X线胸片常显示明显的右心房扩大和心脏扩大，心脏表现为球形，充满整个胸腔。

患有Ebstein畸形的产妇妊娠风险包括右心室功能恶化，由以下原因引起：血容量和心排血量增加，存在ASD时右向左分流量增加和动脉低氧血症，以及心律失常。妊娠引起的高血压可导致这些妇女发生充血性心力衰竭。

2. 治疗　Ebstein畸形的治疗基础是预防相关并发症的发生，包括预防性应用抗生素防止感染性心内膜炎，应用利尿药和地高辛治疗充血性心力衰竭。有室上性心律失常的患者应使用药物治疗或在旁路存在时采用导管消融。对患有Ebstein畸形的重症新生儿建立体循环向肺循环的动脉分流，以增加肺血流减轻发绀程度。这些病例也可以考虑行建立单心室心脏的进一步手术（Glenn分流和Fontan手术）。推荐经药物治疗仍有严重症状的老年患者施行三尖瓣置换联合关闭心房间交通。Ebstein畸形矫正手术的并发症包括：三度房室传导阻滞、室上性心律失常持续存在、瓣膜修补后残留三尖瓣反流、三尖瓣置换后人工瓣膜功能障碍。

3. 麻醉管理　Ebstein畸形患者麻醉期间的风险包括右向左心内分流量增加引起的动脉低氧血症恶化和室上性快速心律失常的发生。Ebstein畸形患者的血流动力学反应取决于三尖瓣的功能状态、ASD或未闭卵圆孔的大小、右和（或）左心室功能损害程度，以及是否存在Wolff-Parkinson-White综合征。不论Ebstein畸形的严重程度，快速型心律失常导致的猝死都是个威胁，常需要电生理评估并进行射频消融以避免折返性心律失常和围术期的不稳定性。麻醉诱导前确保除颤器和抗心律失常药物能够立即使用以便终止可能发生的心律失常。麻醉术前用药也有助于减少焦虑引起的心动过速的发生率。右心房压力增加意味着存在右心室衰竭。存在探针样卵圆孔未闭时（大约30%的患者出现），右心房压力上升超过左心房时出现经过卵圆孔的右向左分流。围术期不可解释的动脉低氧血症或反常性空气栓塞可能是由于通过原来关闭的卵圆孔发生了血液和空气的分流。麻醉计划也必须注重右心室功能的维护并避免肺血管阻力的增加，以此减少低氧血症、高碳酸血症和酸中毒。可以降低肺血管阻力的物质，如硝酸盐类和一氧化氮，对严重肺动脉高压的患者可能有益。麻醉期间静脉注射药物后药理作用延迟发生，反映了药物在扩大的心房内混合并稀释。心房内混合的血液可作为药物的储库，在随后的时间释放所应用的药物；这对血流动力学影响明显，因此，麻醉诱导时需要注意药物的剂量和耐受性。硬膜外麻醉（采用滴定法给予局部麻醉药物）已经安全应用于分娩镇痛。

（四）三尖瓣闭锁

三尖瓣闭锁的定义是形态学的三尖瓣先天性缺失或发育不全，特征是动脉低氧血症、小右心室、大左心室和肺血流明显减少。未充分氧合的血流通过ASD从右心房进入左心房与氧合血液混合，然后进入左心室，由此泵入体循环。血流通过VSD及PDA或支气管血管进入肺。该畸形依据大血管的相对位置不同来分类：I型的特征是大动脉的位置关系正常；Ⅱ型表现为右位大动脉；Ⅲ型具有非右位的大动脉转位（如右心室或左心室双出口，左旋异位的大动脉）；Ⅳ型以共同动脉干为特征。动脉异位的患者可伴肺流出道梗阻（瓣膜下的或瓣膜的），而大动脉关系正常的患者通常有VSD水平的梗阻。因此，每个类型可有一个或多个亚群：①伴有肺动脉闭锁；②伴有肺动脉狭窄或发育不全；③肺动脉正常无狭窄。

1. 症状和体征　大约1/2三尖瓣闭锁患者在

出生后第1天表现出症状，80%在出生后第1个月末表现出症状。肺动脉血流量的大小决定了临床表现的类型和出现时间。肺动脉血流减少的婴儿和儿童，体格检查发现中央性发绀、杵状指（年长儿童）、气促或喘息、脉搏正常、颈静脉搏动图出现突出的α波（如果存在心房间梗阻），无肝大和充血性心力衰竭的临床体征。胸骨左下缘可闻及VSD的全收缩期杂音或PDA的连续性杂音。在肺动脉血流增加的病例中，检查可发现气促、心动过速、股动脉搏动减弱（如果伴有主动脉狭窄）、轻度发绀、肝大、突出的α波、VSD和（或）PDA杂音及充血性心力衰竭的临床体征。另外，在这些患者中也可见喂养困难、发育停滞、多汗和呼吸道感染反复发生。X线胸片的发现取决于全肺血流，对三尖瓣闭锁并无统一的诊断标准。发绀的三尖瓣闭锁婴儿的ECG表现为右心房增大、电轴左偏和左心室肥大。电轴左偏可见于80%患有I型畸形（大血管关系正常）的患者和少于50%的Ⅱ型畸形（转位）患者。超声心动图可见具有闭锁三尖瓣的增大的右心房、左心房和左心室，多普勒血流检查可证实通过VSD和右心室流出道的梗阻，并可评估肺动脉压力。如果无创方法不能明确病变可进行心导管检查和血管造影。

2.治疗　该类患者通常在新生儿期就引起关注，治疗方法取决于肺血流多少及伴随症状。发绀的新生儿和肺血流减少且肺血流依赖导管的新生儿需要前列腺素治疗维持导管的开放，接受Blalock-Taussig分流直到成长到能接受最终手术的年龄或阶段。最初具有症状性肺充血的患者应用利尿药进行药物治疗，一旦情况稳定，进行肺动脉环束术的姑息治疗，然后接受Glenn分流这一阶段性矫正并最终接受Fontan手术。最终，有两种类型的Fontan手术被用于治疗三尖瓣闭锁。一种是经典的内部导管，右心耳绕过右心室与右肺动脉吻合，提供直接的心房肺动脉交通。另一种是心外的Fontan手术，下腔静脉改道直接引流入肺动脉。该手术也可用于治疗肺动脉闭锁。

3.麻醉管理　应用阿片类药物或吸入性麻醉药可成功完成接受Fontan手术患者的麻醉。体外循环后即刻直到术后早期阶段，维持高右心房压力（16～20mmHg）以利于肺血液流动是很重要的。酸中毒、低体温、气道峰压＞15cmH$_2$O

引起肺血管阻力增加，或对气管内插管的刺激将导致右侧心力衰竭。早期拔除气管内插管和恢复自主呼吸是可取的。常需要应用正性变力性药物（多巴胺）联合或不联合血管扩张药（硝普钠）来优化心排血量并维持低肺血管阻力。术后胸腔积液、腹水和下肢水肿很常见，但通常在几周内消退。术后维持右房压于高水平与肺动脉压相当，平均为15mmHg。

尽管缺乏具有收缩性的右心室也可长期存活，但循环系统的适应能力受到限制。单心室对负荷增加的反应能力降低，对管理此类患者接受其他手术有显著影响。因此，对于接受了Fontan手术的患者，在以后的麻醉管理中监测中心静脉压（其压力与肺动脉压力相同）有助于评估血管内液体容量并监测突发的左心室功能损害及肺血管阻力增加。监测中心静脉压的价值反映了收缩性右心室的缺失和单心室对后负荷突然增加（需要立即给予正性肌力药物）适应能力受损。Fontan修补术后存在不同寻常的解剖异常，给置入热稀释法肺动脉导管造成技术上的困难。目前没有关于应用热稀释法测量此类患者心排血量准确性的报道。必须维持气道峰压和平均压在一定范围，因为压力增加会增高肺血管阻力，明显降低二氧化碳浓度。

（五）大动脉转位

大动脉转位占所有先天性心脏病的5%，占新生儿发绀型先天性心脏病的10%。大动脉转位由动脉干螺旋失败造成，导致主动脉起源于右心室前部和肺动脉起源于左心室（图3-5）。肺循环和体循环完全分隔，因此，全身的静脉血流经右心房、右心室、主动脉和体循环；肺静脉血流经左心房、左心室、肺动脉和肺。这样循环成为并联而不是正常的串联循环。只有当两个循环间以VSD及ASD或PDA的形式存在交通时患者才可能存活。

1.症状和体征　临床症状因分型而有不同。I型婴儿，大动脉转位伴室间隔完整，通常在出生后第1周出现发绀（有时在出生后几小时），否则无症状；随时间进展，将出现呼吸急促并发展为呼吸窘迫。右心室驱动力增加，无杂音或可闻及I～Ⅱ/Ⅵ级非特异性收缩期喷射性杂音。Ⅱ型婴儿，大动脉转位伴VSD，在4～8周出现充血性心力衰竭的症状（呼吸急促、心动过速、多

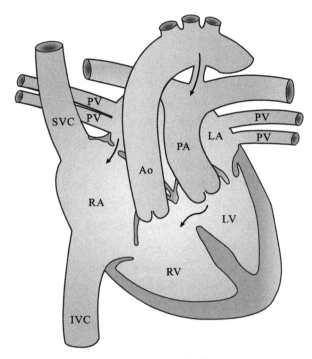

图3-5　大动脉转位

右心室（RV）和左心室（LV）不是串联连接。取而代之的是两个心室并联工作和独立循环，主动脉（Ao）起于右心室，肺动脉（PA）起于左心室。除非两个循环的血流通过房间隔缺损、室间隔缺损或动脉导管发生混合，否则不可能存活

IVC.下腔静脉；LA.左心房；PV.肺静脉；RA.右心房；SVC.上腔静脉

汗和喂养困难），发绀相对轻微。充血性心力衰竭反映了为存活而必须存在的心内左向右分流导致左心室因容量超负荷而衰竭。在胸骨左下缘可闻及Ⅲ～Ⅳ/Ⅵ级全收缩期杂音，心尖部可闻及舒张期中度血流隆隆样杂音。Ⅲ型婴儿，大动脉转位伴VSD和肺动脉狭窄。如果肺动脉狭窄严重，临床症状类似于法洛四联症的患者。中度肺动脉狭窄者，临床症状出现晚且存活时间长，轻度狭窄者表现出与Ⅱ型患者类似的充血性心力衰竭的症状。因为右心室是体循环心室，ECG可表现出电轴右偏和右心室肥大。X线胸片上心脏轮廓被典型地描述为"细茎蛋形"。超声心动图有助于诊断和评估。

2.治疗　大动脉转位的即刻处理为建立心内混合或增加混合的程度，通过注射前列腺素E_1维持动脉导管开放和（或）球囊心房间隔造口（Rashkind手术）达到此目的。氧气吸入可以降低肺血管阻力并增加肺血流。利尿药和地高辛用

于治疗充血性心力衰竭。

两种调转手术已经用于治疗完全性大动脉转位。最先应用的手术为Mustard或Senning手术，通常将房间隔切除并用折流板替代，引导体循环静脉血进入左心室和肺循环静脉血通过三尖瓣进入右心室。该手术已被"动脉调转"手术替代，术中肺动脉和升主动脉在半月瓣上水平被横断，分别与右心室和左心室重新吻合，并再植冠状动脉，这样主动脉与左心室连接，肺动脉与右心室连接。与静脉调转术相比动脉调转术具有一些优势，如心律失常的发生率通常较低，左心室而不是右心室担当体循环心室。

3.麻醉管理　存在大动脉转位时麻醉管理必须考虑到肺循环和体循环的分隔。静脉注射的药物几乎不经稀释就进入心脏和脑组织。因此，需要降低静脉注射用药的剂量和速度。相反，因为只有少量的吸入药物进入体循环，吸入药物产生麻醉效应的时间延迟。归根结底，麻醉的诱导和维持常应用氯胺酮完成，联合应用肌肉松弛药以利于气管内插管。阿片类和苯二氮䓬类药物可以补充氯胺酮用于麻醉维持。因为吸入高浓度氧气很重要，一氧化氮在这些患者中的应用受到限制。吸入性麻醉药潜在的心脏抑制效应影响该药物的使用。选择肌肉松弛药时受到希望避免组胺释放引起体循环血压变化的影响。潘库溴铵增加心率并适当升高体循环血压的作用是有益的。

必须避免围术期脱水。此类患者血细胞比容可能超过0.70，脑血管血栓形成发生率高。这一发现提示患者不应被长时间禁止饮水。术前就应开始静脉输液。术后可能发生房性心律失常和传导障碍。

（六）肺循环和体循环血液混合

引起肺循环和体循环血液混合的先天性心脏缺损很少见，表现为不同程度的发绀和动脉低氧血症，取决于肺血流量的大小。两个循环血液混合的结果是肺动脉血氧饱和度高于体循环静脉血，体循环动脉血氧饱和度低于肺静脉血。

（七）共同动脉干

共同动脉干指的是主动脉和肺动脉起源于同一个动脉干的先天性心脏缺损（图3-6）。这个单一的动脉干骑跨于两个心室上，两心室通过VSD相连。病死率高，存活年龄的中位数是5～6周。

1.症状和体征　根据肺动脉从动脉干上起源

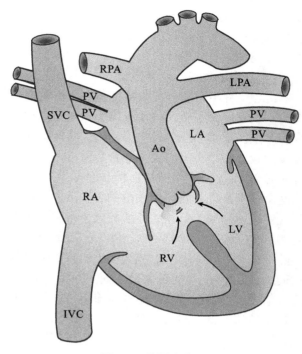

图3-6　共同动脉干

肺动脉（RPA.右肺动脉；LPA.左肺动脉）和主动脉（Ao）起自骑跨于左心室（LV）和右心室（RV）的单一动脉干。因为室间隔缺损的存在这个动脉干接受来自两个心室的血流

IVC.下腔静脉；LA.左心房；PV.肺静脉；RA.右心房；SVC.上腔静脉

位置的不同严重程度也有所不同。主肺动脉起源于动脉干（Ⅰ型），肺动脉分支在动脉干近端独立分出（Ⅱ型），肺动脉分支远离动脉干侧面分出（Ⅲ型）。共同动脉干导致非限制性的血液左向右分流和肺循环超负荷。共同动脉干的症状和体征包括发绀和动脉低氧血症、不能茁壮成长及出生后早期的充血性心力衰竭。因为心脏舒张时血液流进入肺循环外周脉搏变强。胸部听诊和ECG评估不能提供可预测的信息也没有诊断价值。X线胸片显示心脏扩大和肺野血供增加。心导管检查期间的心血管造影可以确定诊断。

2. *治疗*　共同动脉干的外科治疗包括肺血流过盛时环束左右肺动脉。另外，关闭伴随的VSD，这样仅左心室排血量进入动脉干。同时，于右心室和肺动脉间放置一个有瓣膜的涤纶导管。

3. *麻醉管理*　共同动脉干的麻醉管理受肺血流量的影响。当肺血流增加时，应用呼气末正压是有益的，可以减轻充血性心力衰竭的症状。肺血流增加时ECG可表现心肌缺血的征象。术中

发生心肌缺血且对静脉应用去氧肾上腺素或输液及呼气末正压通气无反应时，应考虑暂时环束肺动脉以增加体循环和冠状动脉血流。肺血流减少和动脉低氧血症的患者处理原则同法洛四联症。

（八）部分型肺静脉异位引流

部分肺静脉回流异常的特征是左或右肺静脉引流入右心循环而不是左心房。大约1/2病例异常肺静脉引流入上腔静脉。该畸形导致心房水平的左向右血液分流，同时右心室和右心房扩张。其余病例肺静脉引流入右心房、下腔静脉、奇静脉或冠状窦。部分肺静脉回流异常比想象中多见，常规尸检中大约0.5%存在此畸形。

该畸形症状的发生及其严重程度取决于进入右心的肺血流量。疲乏和劳力性呼吸困难是最常见的首发症状，通常出现在成年早期。如果超过50%的肺静脉血流入右心循环，很可能出现发绀和充血性心力衰竭。随着右心房的长时间扩张，可能发生右心室功能障碍和房性心律失常。

血管造影是确诊部分肺静脉回流异常最有用的技术。心导管检查通常证实心内压力正常且右心血液氧饱和度增加。可通过手术修补治疗。

（九）完全型肺静脉异位引流

全肺静脉回流异常［全肺静脉连接异常或（total anomalous pulmonary venous connection，TAPVC）］的特征是4条肺静脉的血液全部引流入体循环静脉系统。该缺损最常见的表现为心上型TAPVC（大约1/2病例属于此）是4条肺静脉引流入左无名静脉，同时伴有左侧上腔静脉。氧合血液通过ASD达左心房。1/3的患者存在PDA。肺静脉在通常的位置汇合后引流入冠状窦称为心内TAPVC。冠状静脉回流、肺静脉回流和体循环静脉回流均进入右心房。左心房通过ASD接受体循环静脉和肺静脉回流的混合血。肺静脉汇合后引流的位置低于静脉导管，进入下腔静脉并与肝门静脉系统相连称为心下TAPVC。右心房接受体循环静脉和肺静脉回流的混合血，而左心房血液由右心房通过ASD供应。

1. *症状和体征*　50%TAPVC患者1个月龄时出现充血性心力衰竭，90% 1岁时出现。肺静脉回流梗阻的患者出现严重发绀、进行性呼吸窘迫、气促、呼噜音和肋间肌收缩，血流无梗阻者早期可轻微发绀而无其他症状。可闻及提示ASD存在的杂音。ECG表现为右心房和右心室增大。X线

胸片显示心脏扩大和肺水肿。超声心动图可证实右心房和右心室增大并可评估ASD的大小及通过的血流量。心导管检查可检测肺静脉是否存在梗阻及ASD是否为限制性。最终通过心血管造影确诊。除非在体外循环下阻断主动脉进行TAPVC的外科矫正，至1岁时的病死率大约是80%。

2.麻醉管理和治疗　　TAPVC的麻醉管理包括应用气道内呼气末正压以减少过多的肺血流。有肺水肿表现的患者在心导管检查前应行气管内插管并行正压通气。正常患者可耐受的右心房内的手术操作，可能导致这些患者流向右心房的血流受阻，出现体循环血压突然下降和心动过缓。静脉输液是有害的，因为右心房压力增加可直接传入肺静脉，导致肺水肿。实际上所有类型的TAPVC，肺静脉回流的总汇合处均在左心房后面，外科手术矫正时利用了这一事实。外科医生将肺静脉的总汇合处与左心房后部相连接，形成肺静脉与左心房的正常连接。然后关闭ASD。术后，可能发生房室传导紊乱、快速型房性心律失常和窦性心动过缓。可能发生肺血管阻力增加

及心排血量减少和肺动脉高压，需要过度通气、加强镇静和吸入一氧化氮。有时术后早期可能需要体外膜肺氧合的支持。

（十）左心发育不全综合征

左心发育不全综合征的特征是左心室发育不全、二尖瓣发育不全、主动脉瓣闭锁和升主动脉发育不全。通常不伴心外先天畸形。肺静脉和体循环静脉血在单心室内完全混合，单心室与肺循环和体循环并联。体循环血流依赖于PDA。因为两个循环是以并联的模式由单心室供应，除了开放的动脉导管，婴儿的存活依赖于体循环血管阻力和肺血管阻力的平衡。出生后肺血管阻力突然降低导致以体循环血流为代价的肺血流增加（肺窃血现象）。这一现象发生时，尽管PaO_2升高，但冠状动脉血流和体循环血流不足，仍可发生代谢性酸中毒、高心排血量心力衰竭和心室纤颤（图3-7）。另一种情况是，出生后任何增加肺血管阻力的情况会严重减少肺血流以至动脉低氧血症更加严重，导致进行性代谢性酸中毒和循环衰竭。因为出生后肺血管阻力发生迅速改变，很

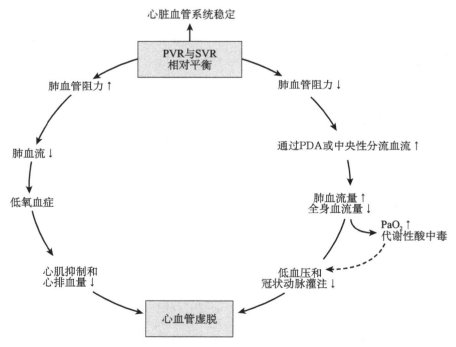

图3-7　存在左心发育不全综合征时心血管的稳定性需要肺血管阻力（PVR）和体循环血管阻力（SVR）间相对保持平衡
出生后肺血管阻力的突然下降导致肺血流相对于体循环血流过盛，发生无动脉低氧血症的循环虚脱。相反，出生后肺血管阻力的增加可以导致存在动脉低氧血症的循环虚脱

（摘自Hansen DD, Hickey PR. Anesthesia for hypoplastic left heart syndrome: Use of high-dose fentanyl in 30 neonates. Anesth Analg, 1986,65:127–173,with permission.）

难维持肺血管阻力和体循环血管阻力间必需的精细平衡。

1. 症状和体征 患有左心发育不全综合征的新生儿出生时的常见表现是心血管衰竭和休克。外周动脉搏动微弱，肱动脉和股动脉搏动无明显差别。通常有轻到中度发绀，但无差异性发绀。X线胸片显示心脏扩大和肺血多。ECG显示右心室肥大和左心室收缩力减低。如果怀疑该诊断，输注前列腺素可保持动脉导管开放并防止进一步的心血管损害、严重酸中毒和死亡。

2. 治疗 必须应用心脏正性肌力药和碳酸氢钠。最终，左心发育不全综合征需要手术治疗，从消除需要动脉导管持续性开放的姑息性手术开始。

I阶段或最初的姑息性手术包括利用近端肺动脉重建升主动脉（图3-8）。重建的主动脉和远

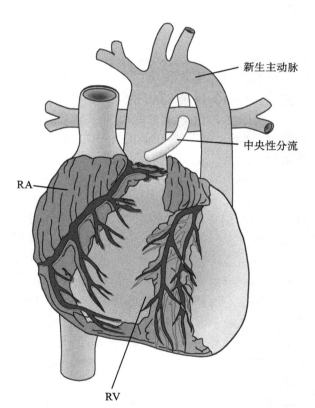

RA
RV

新生主动脉
中央性分流

图3-8 新生儿阶段左心发育不全综合征 I 阶段姑息性手术后解剖。升主动脉已经从近端肺动脉重建形成新的动脉

RA. 右心房；RV. 右心室

（摘自 Hansen DD, Hickey PR. Anesthesia for hypoplastic left heart syndrome: Use of high-dose fentanyl in 30 neonates. Anesth Analg, 1986,65:127–132,with permission.）

端肺动脉间放置体循环向肺循环的分流（Blalock-Taussig分流）向肺供血。通常，婴儿被置于体外循环下以产生全身低体温；在之后停循环的40～60min完成主动脉重建。体外循环重新开始后及复温期间放置中央性分流。姑息性手术完成后遗留与体循环和肺循环并联的单一右心室。经典的Norwood手术从右心室向左肺动脉（Sano修饰）然后向右肺动脉放置一个无瓣膜的管道。关于这些手术方式利弊的争议一直在持续。目前这些手术方式的1年生存率无明显差别。接受了I阶段姑息性手术的患儿因为肺血流的极度限制在4～6个月龄时会经历严重发绀。然后，通常通过外科手术建立一个双向的腔肺分流（Glenn），阻断最初的Blalock-Taussig分流或右心室至肺动脉的导管。在2—5岁时，已经接受了I阶段和II阶段手术治疗的左心发育不全综合征患儿，轻到中度活动后越来越疲劳和气短并伴发绀。当肺循环血管阻力下降至成人水平时，在该阶段可进行Fontan手术矫正（见"三尖瓣闭锁"部分）。Fontan手术及体循环向肺循环分流的消除，使得两个循环各自独立，并促使正常动脉氧合的发生。

3. 麻醉管理 通常，在未经矫治的左心发育不全婴儿进入手术室前放置脐动脉和静脉内导管。建立监护后，常用芬太尼（50～70μg/kg静脉注射）和泮库溴铵进行麻醉诱导。

姑息性手术前患儿因冠状动脉血流不足易发生心室纤颤。患儿心室纤颤的危险及心功能的边缘状态使吸入性麻醉药的使用受到争议。高PaO_2意味着发生以体循环血流为代价的肺血流过多。实际上，如果初始$PaO_2 > 100mmHg$，可采用增加肺血管阻力和降低肺血流的方法。例如，减少通气量会引起$PaCO_2$增加和动脉pH降低，导致肺血管阻力增加和肺血流量减少。如果PaO_2仍维持在不可接受的高水平，使用呼气末正压通气导致肺容积增加和肺血管阻力的进一步增加。在极端的病例中，可暂时阻塞一个肺动脉以降低PaO_2。

体外循环结束必要时使用多巴胺或异丙肾上腺素行变力性支持。肺血管阻力影响特殊变力性药物的选择。体外循环后最常见的问题是肺血流太少伴动脉低氧血症（$PaO_2 < 20mmHg$）。改善PaO_2的方式包括肺的过度换气以产生低$PaCO_2$

（20～25mmHg）并增加动脉pH，以及静脉输注异丙肾上腺素降低肺血管阻力。除非已经采取了降低肺血流的措施，否则体外循环后PaO_2高于50mmHg意味着体循环血流不足并可能发生进行性代谢性酸中毒。在顽固性心血管和血流动力学不稳定的情况下可能需要使用ECMO，但关于该疗法的病例选择还在持续争议中。

三、气管的机械梗阻

循环异常产生的血管环或继发于肺动脉瓣缺如的肺动脉扩张会导致气道梗阻。当小儿出现不可解释的喘鸣或其他上呼吸道梗阻征象，评估时应该考虑到存在上述缺损的可能。放置鼻胃管或食管听诊器后出现气道梗阻，鉴别诊断应该考虑到未诊断的血管环的可能性。

（一）双弓主动脉

双弓主动脉最终形成一个对气道和食管产生压力的血管环。压力产生的挤压作用可以表现为吸气性喘鸣、分泌物排出困难和吞咽困难。患有该心脏缺损的患者通常喜欢伸展颈部躺着，因为颈部的俯屈常加重气管的压缩。

对于有症状的患者治疗可选择手术切除较小的主动脉弓。手术期间如果可以安全完成气管插管而不产生支气管内插管，则插管前端应该超过气管压缩的区域。必须认识到如果气管插管位于血管压缩水平之上，放置食管听诊器或鼻胃管可以引起气道梗阻。手术切除后临床症状常迅速改善。除了血流动力学的因素，脱离机械通气时应考虑到长时间的气管压迫引起气管软化的风险，这可威胁到气管的开放性。

（二）迷走左肺动脉

当左肺动脉缺如，左肺的动脉血供源自右肺动脉并穿过气管和食管间隙时可以发生气管或支气管梗阻。因为不形成完全的环，这种解剖排列常通常被称作血管吊索。吊索可以引起右主支气管、远端气管或少见的左主支气管梗阻。

迷走左肺动脉的临床表现包括喘鸣、哮鸣和偶尔的动脉低氧血症。与真正的血管环相比，食管梗阻很少见，这一缺损导致的喘鸣常出现在呼气而不是吸气时。X线胸片显示食管和气管之间的异常分离。可以出现一侧肺的过度充气或肺不张。确定诊断的最准确方法是血管造影。

治疗方法是从迷走左肺动脉的起点进行手术分离，重新定向气管前的部分并与主肺动脉吻合。出生第1个月可以考虑在深低温非体外循环下行外科矫正治疗。理论上，持续气道正压或呼气末正压可以缓解这些病例的气道梗阻和伴随的喘鸣。

（三）肺动脉瓣缺如

肺动脉瓣缺如最终可引起肺动脉扩张导致气管和左主支气管受压。损害可单独发生或与法洛四联症并发。症状包括气道梗阻的征象和偶尔发生的动脉低氧血症及充血性心力衰竭。任何可能与动脉低氧血症或高碳酸血症并发的肺血管阻力增加都会加重气管梗阻。气管插管的同时维持4～6mmHg的持续性气道正压可以保持气管扩张，减轻气管梗阻的程度。最终的治疗是插入一个有人造肺动脉瓣的管状移植物。

四、成年人先天性心脏病患者接受非心脏手术

由于内外科诊疗水平的提高，越来越多先天性心脏病患儿可存活至成年。仅在美国患有先天性心脏病的成年患者就多于患有此类疾病的儿科患者，存活的数量估计在100万～290万。从1985—2000年，严重先天性心脏疾病的成年患者增加了85%，明显超过了儿科人群。由于外科手术和经皮手术技术的提高及对先天性心脏病多系统效应的深刻理解，患有先天性心脏病的患者存活至成年的数量增加，但在2002年先天性心脏病人群年龄中位数是40岁，而严重先天性心脏病人群年龄中位数是29岁，意味着这一人群存活率并不是正态分布。大多数这些患者的病死率和发病率归因于慢性损害，即心血管系统的原因，如慢性心功能不全。在两个大样本中，住院率为50%，是一般人群的2倍。长期的心脏并发症包括肺动脉高压、心室功能不全、节律异常和传导障碍、残余分流、瓣膜损害（反流和狭窄）、高血压和微动脉瘤。大部分这些患者需要其他的心脏手术来处理残余损害，如房室瓣膜反流、肺动脉瓣反流、流出道梗阻或心律失常。非心脏后遗症包括发育异常、中枢神经系统异常（如由于原先的血栓栓子和脑血管事件导致的癫痫症）、继发性红细胞增多症、胆石症、肾结石、听力或视力丧失及限制性和阻塞性肺疾病。关于这些患者在儿童医院还是在成年人中心可受到更好治疗

的争议一直在持续，因为手术通常由儿科心脏外科医生完成，而成年人中心对一些在成年人中常见而儿童中不常见的并存病更为精通，如动脉粥样硬化性疾病、外周血管疾病、深静脉血栓形成和肺气肿。在任一情况下，慢性心力衰竭的成年患者最好接受对成年个体先天性心脏疾病生理学及临床表现具有专业知识的临床医生的治疗。因此，在围术期对麻醉医生来说对成年人先天性心脏病的病理生理学知识的了解及应对其挑战的经验是最重要的。

麻醉管理

1. 术前评估　在成年人先天性心脏病患者中可见到以下几种情况，一些患者缺损未被矫正，一些接受了姑息性治疗（如部分或全部腔静脉肺动脉分流术），其余的接受了完全矫治。在几乎所有的病例中，先天性心脏病在成年人应被看作是伴随着多器官功能障碍的全身情况。成年人先天性心脏病患者的围术期风险实际是增加的，尤其是功能状态较差、合并肺动脉高压、充血性心力衰竭和发绀的患者。除了获得围术期的基本情况，麻醉医生还应该熟悉由超声心动图和心导管检查结果所确定的患者特殊的解剖学和生理学。成年人先天性心脏病患者最常见的损害有：①修复后圆锥动脉干畸形（法洛四联症、共同动脉干、右心室双出口）；②修复后主动脉狭窄；③心房或动脉调转手术后的大动脉转位；④Fontan手术后复杂的单心室；⑤肺动脉瓣狭窄；⑥先天的主动脉瓣狭窄；⑦修复后房室管缺损（完全性或部分性）；⑧继发孔型房缺；⑨先天矫正的大动脉转位；⑩伴随部分肺静脉异位引流的静脉窦型房缺。

每种损害都有独特的临床表现，需要精细的围术期计划。给予以前多次手术和发育迟缓（21-三体）引起焦虑的成年人先天性心脏病患者术前用药是有益的，但用药应谨慎，因为高碳酸血症和通气不足会增加肺血管阻力，对合并肺动脉高压或体-肺分流的患者有害。感染性心内膜炎也是这些患者一个重要的围术期影响因素，美国心脏病协会（The American Heart Association，AHA）的新指南将在最后一章讨论。

通常成年人先天性心脏病患者存在节律异常。例如，以前接受了心房手术（ASD关闭延迟，Mustard或Fontan手术）或心房扩张的患者，

20%～45%会发生室上性心律失常。最常观察到的快速型心律失常是起源于右心房的心房内折返性心动过速，可对药物治疗抵抗并导致血流动力学快速恶化。右心室或左心室功能明显抑制的成年人先天性心脏病患者可有室性心律失常。一些患者可能需要置入永久性起搏器或心内除颤器。

肺动脉高压是成年人先天性心脏病患者面临的又一风险因素。可由肺静脉高压引起，心室舒张末期压力增高、肺静脉心房压增高或肺静脉狭窄可引起肺静脉高压。尽管一些患者因为残余分流或肺功能较差而发生氧饱和度降低，成年人先天性心脏病患者发生肺动脉高压的主要原因是长期存在巨大的和非限制性的分流。肺血流增加和肺血管压力接近体循环血压导致不可逆的血管变化和肺血管阻力升高。例如，Eisenmenger综合征是慢性左向右分流导致的肺动脉高压。此类患者的病死率预测因子包括功能状态差、出现症状时年轻或症状有进展、晕厥、室上性心律失常、右心房压力增高、氧饱和度低（<0.85）、肾功能不全、严重的右心室功能不全和21-三体。

心力衰竭即右侧和左侧衰竭，是经矫治或未矫治的先天性心脏病的常见并发症。心脏自主神经系统调节异常和血流动力学改变是这些患者心力衰竭发展的原因。处理左心室衰竭的方法已经有很多报道，围术期应优化这些处理方法。不同于左心室衰竭，现在尚无证据支持的指南可指导处理具有体循环右心室患者（先天矫正型大动脉转位和单心室）的心力衰竭。

成年人先天性心脏病患者也可表现凝血和出血异常。发绀的患者循环内维生素K依赖性凝血因子、V因子和von Willebrand因子水平低，国际标准化比率升高及活化的部分凝血活酶时间延长。然而，因为血流量降低和血液黏度增加，出血时间并不延长。慢性缺氧和红细胞的过度增生导致了红细胞增多症，出血风险增加并不降低继发于红细胞增多症的血栓形成的风险。因此，伴随红细胞容量增加全血黏度增加和血浆容量减少导致通过小动脉和毛细血管的血流减少。围术期，术前禁食加重了高血黏度的症状并增加了脑血管血栓形成的风险；因此，静脉输注足够的液体对这些患者非常重要，一些病例血细胞比容超

过0.65，术前应行静脉切开术。应该评估并调整进行中等或大手术患者的凝血状态。

2.术中管理 术中麻醉管理策略基于先天性心脏病的复杂程度、曾经的手术方式、患者的功能状态和即将进行的手术。除了直接的检查，对所有患者应采用脉搏氧饱和度、心电图、动脉血压测量、二氧化碳描记和温度监测等标准监护，同时仔细考虑潜在的解剖学和生理学的影响。例如，对接受了三阶段修复（Blaclok-Taussig分流、Glenn分流和Fontan分流）的左心发育不全综合征的患者，放置中心静脉导管和对得到的数据进行解释都是复杂的。举个例子，具有Fontan循环的患者，中心静脉压反映了平均肺动脉压。对有右心房内折流挡板（如Mustard或Senning手术）的患者放置肺动脉导管是困难的或根本不可能。动脉监测对成年人先天性心脏病患者是非常重要的，尤其是有Eisenmenger综合征、心内分流或体循环向肺循环分流的患者，他们对前负荷的突然变化及体循环和肺血管阻力的突然变化非常敏感。然而，因为曾经的血管置管而产生的瘢痕组织导致血管通路建立困难。最后，经食管超声心动图对监测血管内容量状态和心室功能很有帮助。

除非是接受初级的或阶段性心脏修复手术，还没有证据支持的指南来指导成年人先天性心脏病患者接受手术时的麻醉管理。然而，术中管理应通过阻止动脉氧饱和度降低、维持体肺血流平衡和优化血细胞比容来促进组织氧供。大多数静脉麻醉药抑制心肌收缩力并降低体循环血管阻力，这对麻醉诱导期间组织氧供有不利影响。已经报道应用氯胺酮有利于接受七氟烷麻醉的患有先天性心脏病和肺动脉高压的儿童，因为它可以维持心室功能和体循环血管阻力而不增加肺血管阻力，但它可以增加无先天性心脏病的成年人的肺血管阻力。应该在患者潜在的生理学和当前的临床表现及维持体循环及肺循环血流平衡的前提指导下选择应用所有的麻醉药物。心内分流和体循环向肺循环的分流增加了病例管理的难度。例如，高气道压力的机械通气增加发绀型心脏病患者肺血管阻力，危害静脉回流并加重右向左分流。将Glenn分流或Fontan循环的患者置于头低足高位会增加中心静脉压（上腔静脉）并降低脑灌注。有巨大ASD的成年患者，麻醉深度不足

和交感神经系统兴奋时体循环血管阻力会增加，左向右分流加重，心排血量减少。在生理学和解剖学上具有单心室的成年人先天性心脏病患者及那些肺动脉高压的患者，如合并Eisenmenger综合征者，为围术期麻醉管理提出了最大挑战。另一个例子，已经接受了Fontan手术的成年人先天性心脏病患者通常具有来自上下腔静脉向肺动脉的被动的、非搏动性的血流；因此，任何增加肺血管阻力的因素都可以导致肺血流量降低和动脉氧饱和度降低。预防和治疗肺动脉高压危象的方法包括过度换气（吸入氧浓度分数1.0）、纠正酸中毒、避免交感神经系统激活、维持正常体温、尽量减小胸内压并应用变力性药物支持。高危患者肺血管阻力突然增加时吸入一氧化氮可能有益。在一些手术可选择性使用区域麻醉，但当心内非限制性分流的患者体循环血管阻力降低时应停止使用脊髓麻醉和硬膜外麻醉。麻醉医生必须对术中出血风险增加（如伴有肝功能不全的Fontan循环患者）及继发性红细胞增多症患者有潜在血栓形成风险有所准备。

3.术后管理 麻醉医生、外科医生最好与患者的先天性心脏病专家一起会诊，根据患者疾病的严重程度、手术类型和围术期过程对成年人先天性心脏病患者进行术后分层管理。主要的术后风险与术前和术中风险一样，如出血、血栓形成、肺动脉高压恶化及节律异常。有严重先天性心脏病和（或）已经接受了高风险手术的患者，应在有成年人先天性心脏病患者护理经验的重症监护室进行术后管理。迄今为止还没有证据支持的成年人先天性心脏病患者围术期管理指南；因此，临床试验要改善这些独特而有挑战性的患者的麻醉管理。

五、修复及未修复先天性心脏病患者感染性心内膜炎的预防性抗生素使用

特别感兴趣的是关于成年人先天性心脏病患者预防感染性心内膜炎的修订指南。当前的指南对预防性应用更加严格。最近AHA公布了预防感染性心内膜炎的最新指南。在回顾了最近40年的文献后，专家组发现极少数情况下感染性心内膜炎是由预防性使用抗生素所预防。指南现在强调感染性心内膜炎高危患者中预防方法的应用，尤其是有心脏人工材料的患者。高危患者包

括应用人工瓣膜或人工材料修复瓣膜的患者、姑息性分流和改道的患者；应用人工材料或装置通过手术或导管介入完全修复的先天性心脏病患者术后头6个月；在人工补片或人工装置附近有遗留缺损（抑制内皮化）的已修复的先天性心脏病患者。另外，推荐曾患感染性心内膜炎、未修复的先天性心脏病或发绀型先天性心脏病和发生心脏瓣膜病的心脏移植者进行感染性心内膜炎的预防。除了有上述情况的患者，不再推荐给予其他先天性心脏病患者预防性抗生素。另外，委员会总结这些有潜在心脏问题的患者患感染性心内膜炎预后不良的风险最高，在所有的牙科手术中预防性应用抗生素是合理的，包括牙龈组织、牙齿根尖周围区域操作，或口腔黏膜穿孔。不推荐因存活时间长，获得感染性心内膜炎的风险增加而预防性使用抗生素。委员会也不推荐接受泌尿生殖系统和胃肠道手术的患者仅为了预防感染性心内膜炎而使用抗生素。新指南特别清楚地定义了感染性心内膜炎预防性治疗的适当指征，并提供了更加统一的建议。

六、要点

- 先天性心脏病是先天性疾病中最常见的形式，大约占所有先天性疾病总发生率的30%。
- 室间隔缺损仍是婴幼儿最常见的先天性心脏畸形。
- 经胸或经食管超声心动图有利于先天性心脏病的早期和准确诊断。
- 分子生物学的发展提供了先天性心脏病的发病基础新的见解。
- 对非发绀型或发绀型先天性心脏病患者来说，理解体循环和肺循环血管阻力的关系对决定适当的麻醉管理非常重要。例如，机械通气时气道压力增高会增加发绀型先天性心脏病患者的肺血管阻力，危害静脉回流，恶化右向左分流。将Glenn分流或接受了Fontan手术的患者放置于头低足高位体位会增加中心静脉压（上腔静脉）并降低脑灌注。有巨大ASD的成年患者，麻醉深度不足和交感神经系统兴奋会增加体循环血管阻力，加重左向右分流，减少心排血量。
- 不论是发绀型还是非发绀型心脏病，降低肺血管阻力的新方法对心内分流及体肺分流患者的治疗有重要影响。管理肺血管阻力并防止肺

动脉高压的发生，对术中和术后维持更加稳定的血流动力学很重要，同样对改善远期预后也很重要。预防和治疗先天性心脏病患者的肺动脉高压危象包括过度通气（吸入气氧浓度分数1.0）、纠正酸中毒、避免交感神经系统激活、保持正常体温、尽量减小胸内压并应用正性肌力药物支持。吸入一氧化氮对突然发生肺血管阻力增加的高危患者可能有效。

- 随着革新和专业知识的增长存活率不断提高，越来越多的先天性心脏病修复后的成年患者给麻醉医生提出了一个独特的挑战。对成年人先天性心脏病解剖和生理的熟悉及经验，以及对围术期并发症（如出血和血栓形成的风险、肺动脉高压、心力衰竭和节律异常）的深刻理解，是有效的麻醉管理必不可少的。
- 美国心脏病协会公布了成年人已修复和未修复先天性心脏病患者感染性心内膜炎预防性治疗的最新指南。指南现在强调对高危患者应用预防性抗生素，尤其是有人工心脏材料（如前讨论）、感染性心内膜炎病史、未修复先天性心脏缺损或发绀型先天性心脏病及发生了心脏瓣膜病的心脏移植患者。委员会总结这些有潜在心脏问题的患者患感染性心内膜炎预后不良的风险最高，在所有的牙科手术中预防性应用抗生素是合理的，包括牙龈组织、牙齿根尖周区域操作，或口腔黏膜穿孔。但是不推荐接受泌尿生殖系统和胃肠道手术的患者仅为了预防感染性心内膜炎而使用抗生素。

（强　喆　译　王清平　校）

参 考 文 献

[1] Alsenaidi K, Gurofsky R, Karamlou T, et al. Management and outcomes of double aortic arch in 81 patients. Pediatrics, 2006,118(5):1336-1341.

[2] Ammash NM, Connolly HM, Abel MD, et al. Noncardiac surgery in Eisenmenger syndrome. J Am Coll Cardiol, 1999,33:222-227.

[3] Anand KJS, Hickey PR. Halothane-morphine compared with high-dose sufentanil for anesthesia and postoperative analgesia in neonatal cardiac surgery. N Engl J Med, 1992,326:1-9.

[4] Andropoulos DB, Stayer SA, Skjonsby BS, et al. Anesthetic and perioperative outcome of teenagers and adults with congenital heart disease. J Cardiothorac Vasc Anesth, 2002:731-736.

[5] Baum VC, Perloff JK. Anesthetic implications of adults with congenital heart disease. Anesth Analg, 1993,76:1342-1358.

[6] Brickner ME, Hillis LD, Lange RA. Congenital heart disease in adults. N Engl J Med, 2000,342:256-263.

[7] Burch TM, McGowan FX, Kussman BD, et al. Congenital supravalvular aortic stenosis and sudden death associated with anesthesia: what's the mystery? Anesth Analg, 2008,107:1848-1854.

[8] Cannesson M, Earing MG, Collange V, et al. Anesthesia for noncardiac surgery in adults with congenital heart disease. Anesthesiology, 2009,111(2):432-440.

[9] Clyman RI. Ibuprofen and patent ductus arteriosus. N Engl J Med, 2000,343:728-730.

[10] Diaz LK, Andropoulos DB. New developments in pediatric cardiac anesthesia. Anesthesiol Clin North Am, 2005,23:655-676.

[11] Greeley WJ, Stanley TE, Ungerleider RM, et al. Intraoperative hypoxemic spells in tetralogy of Fallot, an echocardiographic analysis of diagnosis and treatment. Anesth Analg, 1989,68:815-819.

[12] Groves ER, Groves JB. Epidural analgesia for labour in a patient with Ebstein's anomaly. Can J Anaesth, 1995,42:77-79.

[13] Hansen DD, Hickey PR. Anesthesia for hypoplastic left heart syndrome: use of high-dose fentanyl in 30 neonates. Anesth Analg, 1986,65:127-132.

[14] Hosking MP, Beynen F. Repair of coarctation of the aorta in a child after a modified Fontan's operation: anesthetic implications and management. Anesthesiology, 1989,71:312-315.

[15] Khairy P, Poirier N, Mercier LA. Univentricular heart. Circulation, 2007,115:800-812.

[16] Landzberg MJ, Murphy Jr. DJ, Davidson Jr. WR, et al. Task force 4: organization of delivery systems for adults with congenital heart disease. J Am Coll Cardiol, 2001,37:1187-1193.

[17] Larson CP. Anesthesia in neonatal cardiac surgery. N Engl J Med, 1992,327:124.

[18] Minette MS, Sahn DJ. Ventricular septal defects. Circulation, 2006,114:2190-2197.

[19] Mullen MP. Adult congenital heart disease. Sci Am Med, 2000:1-10.

[20] Perloff JK, Warnes CA. Challenges posed by adults with repaired congenital heart disease. Circulation, 2001,103:2637-2643.

[21] Sinha PK, Kumar B, Varma PK. Anesthetic management for surgical repair of Ebstein's anomaly along with coexistent Wolff-Parkinson-White syndrome in a patient with severe mitral stenosis. Ann Card Anaesth, 2010,13(2):154-158.

[22] Spinnato JA, Kraynack BJ, Cooper MW. Eisenmenger's syndrome in pregnancy: epidural anesthesia for elective cesarean section. N Engl J Med, 1981,304:1215-1216.

[23] Stumper O. Hypoplastic left heart syndrome. Heart, 2010,96(3):231-236.

[24] Triedman JK. Arrhythmias in adults with congenital heart disease. Heart, 2002,87:383-389.

[25] Van Overmeire B, Smets K, Lecoutere D, et al. A comparison of ibuprofen and indomethacin for closure of patent ductus arteriosus. N Engl J Med, 2000,343:674-681.

[26] Warnes CA, Liberthson R, Danielson GK, et al. Task force 1: the changing profile of congenital heart disease in adult life. J Am Coll Cardiol, 2001,37:1170-1175.

[27] Weiss BM, Zemp L, Seifert B, et al. Outcome of pulmonary vascular disease in pregnancy: a systematic overview from 1978 through 1996. J Am Coll Cardiol, 1998,31:1650-1659.

[28] Wilson W, Taubert KA, Gewitz M, et al. Prevention of infective endocarditis: guidelines from the American Heart Association: a guideline from the American Heart Association Rheumatic Fever, Endocarditis, and Kawasaki Disease Committee, Council on Cardiovascular Disease in the Young, and the Council on Clinical Cardiology, Council on Cardiovascular Surgery and Anesthesia, and the Quality of Care and Outcomes Research Interdisciplinary Working Group. Circulation, 2007,116:1736-1754.

[29] Wong RS, Baum VC, Sangivan S. Truncus arteriosus: recognition and therapy of intraoperative cardiac ischemia. Anesthesiology, 1991,74:378-380.

第4章

异常的心脏传导和心脏节律

一、内源性心脏起搏点及传导系统解剖

心脏的传导系统是由一系列特殊分化的心肌细胞组成，它们在心脏中产生并传导电信号，极其精确和高速。伴随着电冲动沿心脏传导系统传导，除极在心脏中扩布，引起进行性的心肌细胞收缩（图4-1）。

窦房结是产生冲动的起始部位，窦房结发出的冲动快速的在右心房和左心房中传导，引起它们收缩，电冲动在两个房室(arioventricular，AV)纤维环之间传导，其传导速度在房室结处大幅减慢。冲动继续沿着室间隔向下传导，分支为左右两部分，向更为细小的纤维网状结构——HisPurkinje（希氏浦肯野）系统中传导并终止于此。

窦房结位于上腔静脉与右心房交界处，它受丰富的交感神经和副交感神经末梢支配。人群中60%的个体，窦房结的动脉血供来自右冠状动脉，另外40%的个体，血液供应来自左冠状动脉的回旋支。

AV环是坚固的纤维组织框架，支持二尖瓣和三尖瓣结构。这些环状结构能将AV结中的传导组织孤立出来，从而使冲动沿正常径路传导同时能够阻止心房心室之间异常的电冲动传导。此外，AV结有很长的不应期，以防止异常的心房快速冲动时，对心室过度的刺激。

AV结位于右心房中隔内，冠状静脉窦前方和三尖瓣隔侧叶上方。同样，它也受副交感神经和交感神经的双重支配。人群中85%～90%的人AV结的血供来自右冠状动脉，剩余10%～15%来自左冠状动脉回旋支。房室结减慢电冲动传导速度，给予心房收缩时间，这一收缩过程也叫作心房驱血，这可以使心室舒张末期的充盈量增加20%。电冲动的传导速度在AV结短暂放缓，继续沿His（希氏）束向下传导。

在室间隔内，His（希氏）束很快分为两个分支——右束支和左束支。右束支（right bundle branoh，RBB）是一束相对较细的纤维束，沿着右心室下行，在右心室的心尖部分支。由于右束支分支较晚，而左束支（left bundle branch，LBB）分支早而广泛，因此与左束支相比其电冲动的传导更易受到干扰。

左束支分为两个分支：左前上分支和左后下分支。左、右束支的血供都来自左冠状动脉前降支。左冠状动脉前降支梗死往往可以影响左前上分支和右束支，但很少影响到左后下分支，因为左后下分支接受来自冠状动脉后降支的额外血供。当心肌疾病对束支的传导功能造成影响时，与右束支传导阻滞(RBBB)相比，左束支传

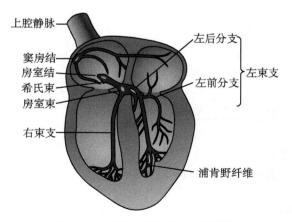

图4-1 心脏电冲动传导系统解剖

导阻滞(LBBB)通常提示更广泛的心肌损伤。左、右束支的远端分支为网状的Purkinje（浦肯野）纤维。

二、心脏传导系统的电生理

从细胞水平观察，冲动通过心肌细胞进行性的去极化在心脏中传导。在静息状态下，心肌细胞电位呈内负外正状态。心肌细胞的静息膜电位为 − 80 ~ − 90mV。静息电位梯度是通过细胞膜上钠，钾-三磷腺苷酶(Na$^+$,K$^+$-ATP酶)向细胞内泵钾，向细胞外泵钠维持。当相邻细胞膜发生电位变化时，心肌细胞膜上钠、钙通道开放从而引起细胞膜电位增加。当膜电位达到+20mV时，发生动作电位（或除极）。除极后，细胞对之后的动作电位有一段时间的不应期，相当于除极电位的4期（图4-2）。

三、心电图

心电图（ECG）诊断心脏传导异常，是节律紊乱的必需监测措施。心电图是应用电极粘贴于皮肤表面来放大心电信号，并用相应的机器描记的轨迹。心电信号相对于地线的方向决定了

ECG中波形的指向。由等电位线向上的波形代表正向信号，而由等电位线向下的波形代表负向信号。

心电图波形的类别和形态决定了心脏节律的类型。窦性心律，即正常心电图轨迹由三部分组成：P波（心房除极）、QRS波群（心室除极）和T波（心室复极化）。P-R间期是从心房开始除极到心室开始除极的时间。正常的P-R间期为0.12 ~ 0.20s。QRS波群对应的是从AV结开始向下到左、右心室的除极这一过程所产生的除极波。QRS波的时限通常为0.05 ~ 0.10s。异常的心室内传导阻滞时QRS波的时限超过0.12s。S波的终点(心室除极结束)与T波的起点之间为ST段。

ST段代表心室的除极结束至心室开始复极之间的时间。它一般是一等电线，但可在心脏无异常的情况下抬高1mm。但任何情况下ST段的下移都是不正常的。T波的方向应该与QRS波方向一致，其幅度在标准导联不超过5mm或者胸前导联不超过10mm。QT间期的正常值应根据心率校正（QTc），因为QT间期与心率成反比。QTc的正常值应 < 0.47s。一般的，QT间期小于

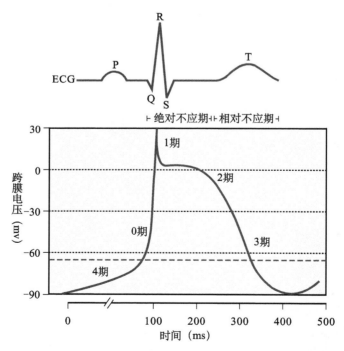

图4-2　跨膜动作电位由自律性心肌细胞产生及其与心电图的关联

4期经历了静息膜电位（−90mV）自发的除极达到阈电位（虚线）。当达到阈电位水平后发生除极（0期），对应于心电图的QRS波群。1期到3期代表复极过程，3期对应心电图T波。有效不应期是指无论刺激强度多大，心肌细胞都不能传导冲动的阶段。在相对不应期，一个强刺激可以引起动作电位的产生。心肌的收缩细胞不同于心肌自律细胞，其4期没有自动除极的过程

前一个RR间期的1/2。

四、心律失常

心脏节律在心率、间期长度或者传导路径表现出的异常均称为心律失常。心律失常通常依据心率和异常发生部位进行分类,对于麻醉医师来说,这些异常的临床意义取决于它们对生命体征的影响和导致危及生命的恶性心律失常的潜在可能性。在健康的成年人,心率的大幅度变化是可以耐受的,因为正常的代偿机制可以维持心排血量和血压。但是对于心脏病患者,心律失常和传导障碍可以干扰正常代偿机制导致血流动力学不稳定,心脏和其他终末器官缺血,充血性心力衰竭,甚至死亡。

五、快速型心律失常的机制

心脏节律超过100/min时称为快速型心律失常。快速型心律失常的发生机制有3种:①正常传导组织或异位节律点的自律性增高;②通过异常途径的折返激动;③后除极触发的异常心肌细胞电位变化。

(一)自律性

正常情况下,心脏最快的起搏点是SA结。SA结以60～100/min的速度自主放电。当存在心脏疾病或者物理、药物刺激等情况下,其他异位起搏点可以加速并且超速抑制窦房结,窦房结以外的自律性增高的节律点产生的心脏节律叫作异位节律。临床上,由异位起搏点引起的心律失常有逐渐发作、逐渐终止的特点。窦房结以外的起搏点反复放电造成自律性的增高,从而导致心律失常的发生。

自律性异常不仅仅限于传导系统内次级起搏点。在特定情况下,几乎所有的心肌细胞都能表现出自律性。当4期除极化斜率或者膜静息电位发生改变时,心脏组织的自律性就随之发生变化。交感神经刺激通过增加动作电位4期除极化的斜率和降低膜静息电位水平引起心率的增加。相反,副交感神经通过减小4期除极化斜率和增加膜静息电位水平引起心率减慢。

(二)折返径路

大多数期前收缩和快速型心律失常的发生都有折返径路的参与。折返或触发型心律失常需要两条传导径路以使心脏冲动通过不同的传导速度

进行传导(图4-3)。额外的径路称为旁路,围绕在房室结周围,能将冲动绕过房室结和正常的结下传导束下传。这些传导旁路,是胚胎发育阶段心脏形成过程中的组织残留。

通常情况下,房室结的传导速度是最慢的。在折返环路中,正常传导路径上有顺向(向前)较慢的传导,旁路上有逆向(向后)较快的传导。药理性或生理性因素可以改变两条径路的传导速度和不应期之间的平衡,导致折返性心律失常的开始和终止,折返性心律失呈阵发性,突发突止。

(三)后除极化触发的心律失常

后除极化是在复极期间或者复极后发生的膜电位震荡。通常情况下这一情况可以忽略。然而,在特定的环境下后除极可以触发一个完整的除极。一旦触发,这个过程可以维持并导致持续的心律失常。与早期后除极化有关的触发性心律失常,心率变慢后加重,可以通过起搏或者正性变时药物加快心率来治疗。相反,与延迟后除极有关的触发性心律失常,心率变快后加重,可以应用负性变时药物来治疗。

六、室上性心律失常

(一)窦性心律失常

心电图中的窦性节律偶尔会表现出不规律。

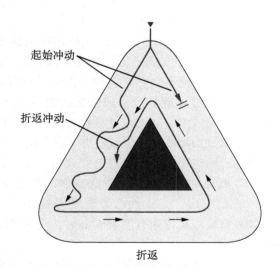

图4-3　折返激动发生的基本要求是要有单方向传导阻滞,使初始心脏激动不能前传。在适当条件下,相同的心脏冲动逆向传导通过阻滞区域,成为折返激动

(摘自Akhtar M. Management of ventricular tachyarrhythmias. JAMA, 1982,247:671-674.)

这种正常的变异，称为窦性心律失常。这种心率的变异与吸气和呼气相的胸腔内压变化有关，称为Bainbridge反射。吸气使心率加快而呼气减慢心率。这是种正常的变异，没有发展为恶性心律失常的风险。窦性心律失常在儿童和青年中比较常见，随着年龄的增长发生率下降。

（二）窦性心动过速

1. *症状、体征和诊断*　心率在 100 ～ 160/min 时称为窦性心动过速。窦性心动过速时，心电图表现为在每一个QRS波群前都有正常的P波。PR间期是正常的，除非同时存在传导阻滞。通常情况下，心率呈非阵发性增快，一般是缓慢的加速和减速。窦性心动过速是由交感神经刺激窦房结放电增加所致。

当没有血流动力学不稳定的表现时，窦性心动过速没有生命危险。它的发生可以是对疼痛和恐惧的正常生理反应，也可以是对药物如阿托品、咖啡因的药物反应。由于窦性心动过速可以造成心肌氧耗的增加，它可以造成充血性心力衰竭、心肌梗死等易感病人病情的加重。窦性心动过速可作为一种代偿机制，发生于重大心脏疾病，如充血性心力衰竭、心肌梗死的患者中（表4-1）。在这些情况下，心率增快是一种生理反应，以使心排血量增加。窦性心动过速是最常见的与急性心肌梗死相关的室上性心律失常，在急性心肌梗死患者发生率为30% ～ 40%。

2. *围术期管理*　窦性心动过速的治疗是纠正交感神经刺激增加的潜在原因。在缺血性心脏病、舒张性心功能不全和充血性心力衰竭的病人中，窦性心动过速能导致临床情况的明显恶化，因为在这些病人中心动过速能导致心肌耗氧量增加，心室壁张力增高而心肌灌注并不能相应的增加。窦性心动过速的很多原因，如低血容量，在临床上显而易见，但许多严重的病因，如感染、缺氧、心肌缺血、充血性心力衰竭可能并不明显。如果窦性心动过速有明确的病因，应该予以治疗。

避免应用迷走神经阻滞药，如泮库溴铵，可对围术期窦性心动过速的管理有所帮助。尽管年轻患者可以耐受窦性心动过速，也应该给予额外的氧供给以满足耗氧量的增加。如果病人不存在低血容量，静脉注射β受体阻滞药可用来降低心率和降低心肌耗氧量。

怀疑存在支气管痉挛的病人，必须慎用β受体阻滞药。在心功能不全的病人中，β受体阻滞药引起的心率减慢可导致突然而凶险的血压下降。当这些病人的心率减慢时，其每搏量不能代偿性的增多。

（三）房性期前收缩

1. *症状、体征和诊断*　房性期前收缩（Premature atrial contractions，PACs）起源于心房的异位起搏点。PACs通过心电图上提前出现的形状异常的P波来识别。PR间期是可变的。通常相应的QRS波群的时限和形态是正常的，因为心室是通过正常传导路径被激动的。心房冲动的异常传导可能发生，导致产生宽大的QRS波，类似室性期前收缩(PVC)产生的QRS波。不同于PVCs，PACs后不伴有完全代偿间歇。PACs的产生，不是进展为致命性心律失常的危险因素。

PACs的典型症状包括自觉心脏扑动感或心

表4-1　围术期窦性心动过速的诱因

增加交感神经张力的生理性因素
疼痛
焦虑/恐惧
浅麻醉
低血容量/贫血
动脉低氧血症
低血压
低血糖
发热/感染
增加交感神经张力的病理性因素
心肌缺血/心肌梗死
充血性心力衰竭
肺栓塞
甲状腺功能亢进
心包炎
心脏压塞
恶性高热
乙醇戒断
药物引起的心率增加
阿托品/格隆溴铵
拟交感类药物
咖啡因
尼古丁
可卡因/安非他明

脏沉重感。诱发因素包括过量的咖啡因、情绪紧张、乙醇、尼古丁、毒品、甲状腺功能亢进。PACs常见于各年龄段患者,伴有或者不伴有心脏疾病。它常发生在休息时,运动时发作减少。PACs更常见于患有慢性肺疾病,缺血性心脏病和洋地黄中毒的患者。与急性心肌梗死相关的心律失常中,PACs占第2位。

2. 围术期管理　避免诱发PACs的药物或者毒素可以减少其发生率。促其发生的潜在临床情况应予以处理。房性期前收缩对血流动力学的影响并不显著,无需紧急处理,除非诱发快速性心律失常。这种情况下,其治疗旨在控制或逆转快速性心律失常。

PACs患者的麻醉管理应包括避免过度的交感神经刺激和诱发PACs的药物的使用。仅在PACs诱发继发性心律失常时予以药物治疗。PACs通常可以使用钙通道阻滞药或者β受体阻滞药进行控制。由PACs引发的继发性心律失常需借助药物或其他措施来改善心率的控制和(或)转复为窦性心律。

(四)室上性心动过速

1. 症状、体征和诊断　室上性心动过速(supra ventricular tachycardia,SVT)是由AV结及其以上异常的起搏点引发和维持的快速性心律失常(平均心率在160～180/min),SVT通常呈阵发性,突发突止。房室结折返性心动过速(ario ventricular nodal reentrant tachycardra,AVNRT)是最常见的类型,在确诊的SVTs患者中大约占50%。AVNRT最常见的原因是折返环路,其中存在房室结径路上较慢的顺行性传导和旁路上较快的逆行性传导。SVT的其他机制包括次级起搏细胞自律性增强和后除极化的触发。心房颤动和心房扑动是SVTs,但它们的电生理和治疗明显不同于其他形式的SVT,因此将其分开讨论。

室上性心动过速发作时常见的症状包括眩晕、头昏、乏力、胸闷和呼吸困难。15%的SVT患者经历过明显的晕厥。SVT常发生于无器质性心脏病的年轻患者。女性的发病率是男性的3倍。多尿症与SVT和其他引起房室不同步的快速性房性心律失常有关。多尿症是心房钠尿肽分泌增加引起的。这一现象缘于房室瓣关闭后心房收缩时,心房内压力增高,心房牵张感受器被激活。

2. 围术期管理　如果患者血流动力学稳定,SVT的初始治疗可采用抑制迷走神经的措施,例如颈动脉窦按摩或Valsalva动作。如果此方法有效,提示其发生机制是折返激动。如果非手术治疗无效,可以用药物阻断房室结的传导。尽管临床因素指导治疗药物的选择,但腺苷、钙通道阻滞药、β受体阻滞药常用于终止SVT(图4-4)。

与其他用于治疗SVT的静脉药物相比,腺苷的独特优势在于其起效快(15～30s)和作用持续时间短(10s)。大多数AVNRT发作可由单剂量腺苷终止。多源性房性心动过速、心房扑动和心房颤动对腺苷无反应。心脏移植受体患者由于其去神经高敏状态需要减量。服用茶碱的患者,由于茶碱和腺苷有竞争受体的作用,因此腺苷的剂量需加大以产生相应的临床效果。

静脉注射钙通道阻滞药,如维拉帕米和地尔硫䓬也对终止SVT有益。与腺苷相比,这些药物的优点是作用时间长。但是,不良反应包括周围血管扩张和负性肌力作用,可导致血压的过度下降。静脉注射β受体阻滞药也可以用来控制或逆转SVT。静脉注射地高辛在临床上对快速控制SVT无效,因为地高辛有一个延迟的峰效应和狭窄的治疗窗。电复律的适应证是药物治疗无效或伴有血流动力学不稳定的SVT。对于反复发作SVT的患者,长期的药物治疗包括钙通道阻滞药、地高辛和(或)β受体阻滞药。导管射频消融可用于反复发作或者顽固的AVNRT患者的治疗。

伴有SVT的患者麻醉管理的重点在于避免产生异位起搏点的因素,如交感神经张力增加、电解质紊乱、酸碱平衡失调。由于室上性心动过速是阵发的,因此在SVT发作终止前,需要监测生命体征及早发现血流动力学状态的不稳定,并且对病人进行语言安慰(如果病人处于清醒状态)。对任何潜在的加重因素,应进行评估和处理,并且预计抗心律失常和(或)心脏电复律的必要性。

(五)多源性房性心动过速

1. 症状、体征和诊断　多源性房性心动过速(multifocal atrial tachycardia,MAT)是一种不规则的节律,电生理上反映为存在多个房性异位起搏点。心电图显示P波有3种或者以上形态,且

成年人心动过速(有脉)

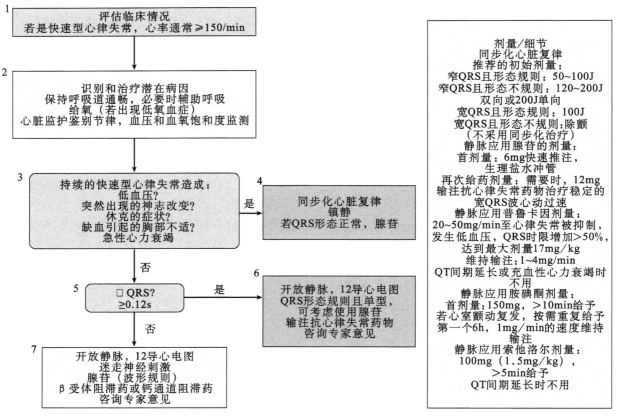

图4-4　成年人心动过速（有脉）的治疗流程

（摘自 Neumar RW, Otto CW, Link MS, et al. Part 8: adult advanced cardiovascular life support: 2010 American Heart Association Guidelines for Cardiopulmonary Resuscitation and Emergency Cardiovascular Care. Circulation, 2010,122:S751.）

PR间期也不同。这一节律经常与心房颤动混淆，但不同于心房颤动，它的频率并不是极度增快（图4-5）。心房节律通常是100 ～ 180/min。

MAT最常见于慢性肺疾病急性加重的患者。它也与甲基黄嘌呤中毒（茶碱和咖啡因）、充血性心力衰竭、脓毒症、代谢或电解质异常有关。

2.围术期管理　应用支气管扩张药和补充氧气治疗潜在的肺失代偿后，MAT往往好转。通过改善动脉氧合，可以降低造成MAT的异位起搏点的活性。药物治疗MAT疗效有限，被认为是次要的治疗手段。

硫酸镁2g在1h内静脉注射，继之以1 ～ 2g/h持续泵注对降低心房异位起搏点活性并且将MAT转换为窦性心律是有效的。维拉帕米5 ～ 10mg在5 ～ 10min静脉注射可以减慢心室率，并且能使某些患者转复为窦性心律。同样，β受体阻滞药如艾司洛尔或美托洛尔可降低心室

率，但在某些易感病人有诱发支气管痉挛的风险，从而使病情进一步恶化。使用茶碱可以加重病情。电复律对这种多个异位起搏点引起的心律失常并无作用。

总的来说，MAT患者不得不进行急症手术时，肺功能及动脉氧合的最大改善对这些病人有益。麻醉管理的关键是避免使用恶化肺部情况的药物或者操作及避免低氧血症。

（六）心房扑动

1.症状、体征和诊断　心房扑动的特点是规则的心房律，频率250 ～ 350/min，伴有不同程度的AV阻滞。快速心房扑动波使P波在心电图上呈锯齿形。在Ⅱ，Ⅲ，aVF和V_1导联上心房扑动波更为明显。心房扑动波不被等电位线分离。心室率规则或者不规则取决于房室传导比率。多数患者为2：1房室传导，当患者出现300/min的心房率和2：1的传导，其心室率为150/min。

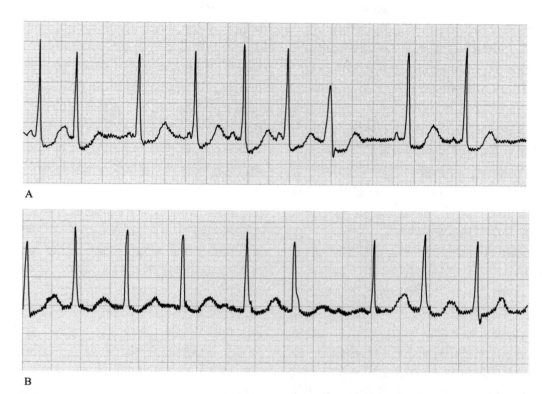

图4-5　多源性房性心动过速（A）与心房颤动（B）的心电图对比，其节律都是不规整的。但是在多源性房性心动过速中有形态各异的P波和各不相等的PR间期，而心房颤动没有P波

典型的心房扑动患者，其心室率通常为150/min。心房扑动常和其他的心律失常如心房颤动和房性心动过速伴发。心房扑动继续恶化转为心房颤动或心房颤动转为心房扑动都很常见。

心房扑动通常与器质性心脏病相关。约30%的心房颤动患者可能发生心房扑动，因心房扑动引起心室率的明显增快，因此，与心房颤动患者相比，其临床症状更明显。约60%的患者心房扑动发生在慢性病急性加重时，如肺疾病、急性心肌梗死、乙醇中毒、甲状腺毒症（甲状腺功能亢进）或心胸外科术后。许多情况下针对原发病进行治疗能使患者转为窦性心律。

如果心房扑动对血流动力学影响较大，则应进行心脏电复律治疗。通常低于50J(单相的)就能将心律转复为窦性心律。在血流动力学稳定的患者,可应用经食管或者心房电极超速起搏,转复为窦性心律。患者心房扑动持续超过48h，必须予以抗凝治疗，并且在尝试心脏电复律前必须用食管超声来评估心房内是否有血栓存在。

使用药物控制心房扑动患者心室率和使其转复为窦性心律具有挑战性。治疗的基本目标应该是控制心室率。这些治疗措施的目的是避免AV传导从2∶1增加到1∶1，若发生则心室率增加1倍,可造成严重的血流动力学不稳定。如果出现房室1∶1传导伴300/min或者更快的心室率，其发生的最可能机制是折返激动，应考虑普鲁卡因胺静脉注射。通常的,静脉注射胺碘酮、地尔硫䓬或维拉帕米可用于控制心室率。所有这些药物对控制心室率都有帮助,但这些药物对于转复心房扑动为窦性心律无作用。

2.围术期管理　如果心房扑动发生在麻醉诱导前，在条件允许的情况下手术应推迟到心律失常被控制。麻醉和手术期间发生的心房扑动的处理取决于患者血流动力学的稳定性。如果心房扑动对血流动力学影响显著，则需要心脏电复律治疗。同步电复律初始能量设定为50J(单相)。如果生命体征稳定，可以静脉注射胺碘酮、地尔硫䓬或维拉帕米来控制心室率。药物的选择取决于患者并存的疾病。

（七）心房颤动

1.症状、体征和诊断　当心房多个区域发生无序持续除极和收缩时就发生了心房颤动。心房没有协调的除极和收缩，只有心房壁颤动。这一心律失常在心电图上表现为无P波的紊乱的心房电活动（图4-5）。心房颤动可由其他房性心动过速诱发，通常心房颤动的发生与心房扑动有关。快速、无序的心房激动和无规律的心电活动传导至患者正常的AV结引起AV结无序的传导和无规律的心室收缩。AV结功能正常的患者其心室率可高达180/min。当患者存在AV结以外的旁路传导时，可以出现超过180/min的极度过速心室率。这种情况下，QRS波通常宽大，心电图表现类似室性心动过速或心室颤动。

心房颤动可以是发作性的也可为持续性的心律失常。诱发因素包括风湿性心脏病（特别是二尖瓣疾病）、高血压、甲状腺功能亢进、缺血性心脏病、慢性阻塞性肺疾病、嗜酒（假期心脏综合征）、心包炎、肺栓塞、房间隔缺损。某些情况下，针对原发病的治疗可以治疗心房颤动。左心房大小和质量的增加是心房颤动发生的阳性预测因素。心房颤动患者可能没有症状，只在查体或者心电图检查中被发现。但大部分病人有临床症状。临床症状可以是缺乏特异性的，例如全身乏力，也可以是特征明显的，如心悸、心绞痛、气短、端坐呼吸和低血压。

2.围术期管理　人群中，心房颤动是最常见的持续性心律失常，在美国有220万人患病。心房颤动的发病率随着年龄增长而增加，60岁以下者发病率为1%，而在70—75岁者增至5%，80岁以上者超过10%。与心房颤动发生相关的最常见的心血管疾病是系统性高血压病和缺血性心脏病。心脏瓣膜病、充血性心力衰竭、糖尿病是发生心房颤动的独立危险因素。长期心房颤动能增加患者发生心力衰竭的风险。

心房收缩缺乏协调促使血液在左心房淤积和血栓形成。心房颤动患者最严重的临床并发症是新房（心房）血栓和其可能导致的血栓栓塞性卒中。有心房血栓的心房颤动患者通常予以抗凝药治疗。基于患者年龄和伴发心脏疾病进行血栓栓塞事件危险度分层，从而为每位患者选择预防方案。急症患者，静脉注射肝素是最常用的。对于长期抗凝的患者，华法林是最常使用的。华法林是维生素K拮抗药，其治疗窗较窄，因此，需要频繁监测其临床效果（国际标准化比值）。华法

林能与多种食品和药物发生相互反应。2010年美国食品药品监督管理局50年来首次批准了一种新型口服抗凝药的临床应用，成为华法林的替代药物。达比加群(泰毕全)现在可用于预防心房颤动患者卒中和全身血栓栓塞的发生。达比加群是凝血酶抑制药，其半衰期为12 ～ 17h，没有特异性的解毒药。对于达比加群相关的严重出血，输注新鲜冰冻血浆或浓缩红细胞及外科手术止血都是推荐的支持疗法。

大部分新发的心房颤动患者，24 ～ 48h能自动转复为窦性心律。新发心房颤动的治疗目标包括控制心室率、药物复律或电复律。通常应用减慢AV结传导的药物控制心室率。最常用的减慢AV结传导的药物包括β受体阻滞药、钙通道阻滞药和地高辛。β受体阻滞药对预防心房颤动反复发作是有效的，能较好地控制心率并且能够减轻下次心房颤动发作时的症状。β受体阻滞药的潜在不良反应是低血压和支气管痉挛。钙通道阻滞药，如地尔硫䓬和维拉帕米可迅速降低心房颤动时的心室率。这些药物具有负性肌力作用，必须慎用于可能出现心力衰竭者。地高辛可用于控制心室率，但对心房颤动转为窦性心律无效。急症患者发生快速心房颤动时，地高辛疗效有限的原因是其峰效应要延迟数小时。洋地黄的不良反应是剂量相关的，最常见的是AV传导阻滞和室性异位心律失常。

在心房颤动发生的7d内开始进行药物复律是最有效的。有几种药物在将心房颤动转复为窦性心律时有效，包括胺碘酮、普罗帕酮、伊布利特和索他洛尔。对于伴有重大心脏疾病，包括缺血性心脏病、左心室肥厚、左心功能不全、心力衰竭的患者首选药物是胺碘酮。静脉给予负荷量的胺碘酮，成功实现药物转复的概率为34% ～ 69%，给予负荷量后持续静脉输注，转复成功率为55% ～ 95%。胺碘酮也抑制心房异位兴奋点和心房颤动复发，提高电复律成功率。短期应用胺碘酮的不良反应包括心动过缓、低血压和输注部位静脉炎。长期治疗可能产生视力障碍、甲状腺功能不全、肺部毒性、皮肤色素减退。心脏电复律是将心房颤动转为正常窦性心律最有效的方法，特别适用于同时伴有心力衰竭、心绞痛或血流动力学不稳定症状的患者。

如果新发心房颤动发生在麻醉诱导前，手

术应该尽可能推迟到心室率被控制或转复为窦性心律后。手术期间对心房颤动的处理取决于病人血流动力学的稳定性。如果心房颤动对血流动力学影响显著，应该予以心脏电复律治疗。100～200J(单相)同步电复律。如果生命体征平稳，在没有禁忌证的前提下，首要目标为应用β受体阻滞药或钙通道阻滞药来控制心率。患者确诊或怀疑存在旁路和预激时，可选择普鲁卡因胺或胺碘酮来控制心律。若生命体征稳定，可尝试静脉应用胺碘酮来进行药物复律。

心房颤动是术后最常见的快速性心律失常，经常发生在手术后早期(最初2～4d)，特别是接受胸心外科手术的老年患者。慢性心房颤动患者围术期应继续接受抗心律失常药物治疗，并且密切监测血清钾和镁水平，特别是服用地高辛的患者。静脉与口服抗凝药的转换需要与初级保健组织细心的协调(初级保健团队需要精心协调静脉与口服抗凝药物的转换)。

七、室性心律失常

(一)室性异位(室性期前收缩)

1.症状、体征和诊断　室性期前收缩产生于AV结以下的单个(单灶)或多个(多灶)异位节律点。心电图特征表现为提前出现的宽大的QRS波，前面没有P波，ST段和T波方向与QRS波主波方向相反，下次窦性心律前出现一个完整的代偿间歇。PVCs可以是良性的自限的，也可以是进展性致命的。心电图上的易损期约位于T波的中1/3(对应于心脏动作电位的相对不应期)。发生在此期间的PVCs可能引起重复心跳，进一步恶化为持续性的室性心动过速或心室颤动。这一临床现象称作R on T现象。室性异位节律可以短暂发作并自发停止，也可以呈二联律或三联律持续发作。连续3次以上的室性期前收缩被认作室性心动过速。心室异位节律最常见的症状是心悸、近晕厥、晕厥。与窦性心搏相比，PVC时心室射血量减少，因为缺少舒张期心室充盈阶段心房收缩射血[因为心房问题使得在舒张期缺乏心室充盈(缺乏心房强有力收缩)]。PVC之后在下一个窦性心搏的P波之前存在完全性代偿间歇。代偿间歇后的每搏射血量大于正常。

2.围术期管理　通常情况下，良性室性期前收缩在休息时发生，运动时消失。在运动过程中PVCs发生的频率增加可能提示潜在的心脏病。室性异位节律的预后取决于是否存在器质性心脏病及其严重程度。PVCs在健康人群中的发病率范围从20岁以下者的0.5%至50岁以上者的2.2%。在无器质性心脏病的情况下，即使存在室性心动过速，无症状的室性异位节律是良性的，并无猝死的危险。

PVCs每分钟出现6个或以上，反复出现的或多形性(多源性)室性异位节律，即使无症状也提示发展成致命性快速室性心律失常的风险增加。与此种心律失常相关的最常见的病理情况有低氧血症、心肌缺血或梗死、心脏瓣膜病、心肌病、QT间期延长、洋地黄中毒、电解质异常，尤其是低钾和低镁血症。摄入过量的咖啡因、乙醇、可卡因同样能引起PVCs(表4-2)。

当室性期前收缩频发，呈多形性(多源性)，以3个或更多成串出现时，或出现R on T现象时应该予以治疗，因为这些情况下发展为室性心动过速和心室颤动的概率增加。室性期前收缩的初始治疗是消除或纠正潜在病因，停止使用致心律失常药物和延长QT间期的药物，消除心脏的医源性刺激，比如心导管操作。如临床情况恶化成致命性的心律失常时，电除颤器应立即可用。

除β受体阻滞药外，现有的抗心律失常药物在随机临床试验中尚未表现出对室性心律失常的长期控制有效。许多的抗心律失常药都有致心律失常作用和(或)延长QT间期。实际上，除极

表4-2　室性期前收缩发生的相关条件和因素

正常心脏
动脉低氧血症
心肌缺血
心肌梗死
心肌炎
交感神经系统激活
低钾血症
低镁血症
洋地黄中毒
咖啡因
可卡因
乙醇
机械性刺激(中心静脉或肺动脉导管)

化时间延长（QT间期）能促使心律失常的发生。除非PVCs进展为室性心动过速或引起血流动力学不稳定，否则不宜应用胺碘酮、利多卡因和其他抗心律失常药。由于心脏的机械性刺激引起的室性心律失常，药物治疗是无效的。

在给予麻醉药期间，如果患者出现每分钟6个或更多的PVCs，反复出现或者多灶性的室性异位节律，则发生致命性室性心律失常的风险增加。应保证除颤器随时可用。对PVCs的可能病因进行鉴别诊断，这些病因包括酸中毒、电解质紊乱、应用致心律失常药物、心脏手术或心内及胸内导管的机械刺激。治疗的目标是尽可能消除这些致病因素。胺碘酮、利多卡因和其他抗心律失常药仅在PVCs进展为室性心动过速或引起血流动力学不稳定时应用。β受体阻滞药是抑制室性异位节律最有效的药物。

（二）室性心动过速

1. 症状、体征和诊断　室性心律失常常无症状，在60岁以上人群中发病率在70%～80%。该病的预后取决于是否存在器质性心脏病。围术期机械通气，药物治疗，中心静脉导管置入和其他操作是室性心律失常的医源性病因。无基础心脏病的室性心律失常患者猝死的风险较低。β受体阻滞药和钙通道阻滞药治疗能抑制心律失常并且缓解症状。对于药物难治性室性心动过速患者，可以选择导管消融术或心脏复律器/除颤器置入术进行治疗。

当心率超过120/min（通常为150～200/min）同时出现3个或更多的连续室性期前收缩时即为室性心动过速（也叫单形性室性心动过速）。室性心动过速可为非持续，阵发性或持续性节律。这一节律规整，有宽大的QRS波，无明显P波（图4-6）。SVT与室性心动过速有时难以区分，尤其是存在差异性传导，或患者存在RBBB或LBBB。心动过速常见于急性心肌梗死后或存在心脏炎症或感染性疾病时。洋地黄中毒也可表现为室性心动过速。

尖端扭转型室性心动过速（torsade de pointes，TdP，也叫作多形性室性心动过速）是一种在异常的心室复极（长QT间期）过程中由室性期前收缩引发的形式独特的室性心动过速。延长复极的药物，如噻嗪类药物、三环抗抑郁药、某些镇吐药、大多数抗心律失常药容易引发TdP。

2. 围术期管理　有时，依靠临床症状，生命体征或者心电图表现无法区分SVT和单形性室性心动过速。有临床症状或者不稳定的单形性室性心动过速或者SVT的患者应立即行电复律治疗。电复律的初始能量可设定为100J(单相)，需要时以50～100J的幅度递增。如果患者生命体征稳定,室性心动过速持续或者电复律后复发,推荐给予胺碘酮150mg在10min内静脉注射。在24h内可以重复给予,最大剂量2.2g。建议使用

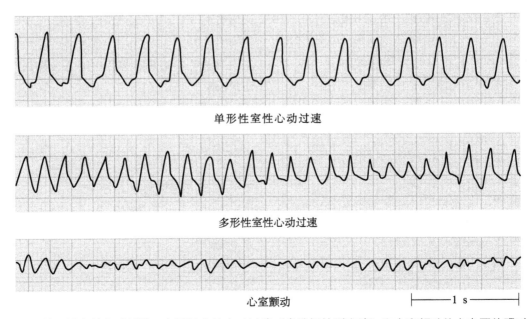

单形性室性心动过速

多形性室性心动过速

心室颤动　　　├──── 1 s ────┤

图4-6　单形性室性心动过速，多形性室性心动过速（尖端扭转型室速）和心室颤动的心电图外观对比

的替代药物包括普鲁卡因胺、索他洛尔和利多卡因。无脉性室性心动过速或多形性室性心动过速需要立即以360J(单相)的能量行电除颤和心肺复苏术（CPR）。

麻醉期间发生阵发性非持续性室性心动过速,对其原因应进行调查。制订计划对可逆性因素进行干预。发作性室性心动过速可以进展为持续性室速,恶化为不稳定室速、无脉性室速或心室颤动。发生持续性室性心动过速无论是否有脉搏必须立即采取措施。除了电复律和药物治疗,气管插管和评估及纠正酸碱、电解质平衡紊乱也是必要的。

（三）心室颤动

1. *症状、体征和诊断* 心室颤动是心源性猝死的最常见原因。大多数死者有潜在的缺血性心脏病。接受β受体阻滞药、血管紧张素转化酶抑制药、他汀类药物治疗的急性冠状动脉缺血患者,发生室性心动过速或心室颤动的风险较未服药的患者低。室性心动过速往往先于心室颤动发作。反复发作性室性心动过速或心室颤动的长期治疗的金标准,是置入永久性自动心脏复律除颤起搏器同时辅以药物治疗。

心室颤动是一种快速、极度不规则的心室节律,其QRS波时长,形态和幅度变化显著（图4-5）。这一心律失常是危及生命的,因为没有每博（每搏）射血或者心脏血液输出。心室颤动时没有脉搏和血压。如果一个推定为心室颤动的患者对清醒或对刺激有反应,做治疗决策前必须重新评估心电图。

2. *围术期管理* 麻醉期间的心室颤动是一类严重事件,必须立即进行CPR。电除颤是唯一能将心室颤动转复另一种节律并能够使心脏产生有效输出的方法。电除颤是使电流传导通过心脏从而使所有心肌细胞同时除极化。理想的情况下,一个心脏起搏点将恢复心肌同步性。这种治疗应尽快实行,因为心室颤动期间即使进行有效的胸外心脏按压,心排血量、冠状动脉血流量和脑血流量也是非常低的。影响心室颤动患者存活率的最重要因素是发病到开始进行电除颤的时间。如果在心搏停止3～5min进行电除颤,生存率是最高的。

当心室颤动患者对电除颤反应差时,肾上腺素1mg或者血管加压素40U静脉注射可以改善心脏对电除颤治疗的反应性。辅以胺碘酮、利多卡因,若发生尖端扭转型室速,可应用镁剂。心室颤动患者的电学、药理学及辅助治疗方法应遵循标准化的高级心脏生命支持(ACLS)流程(图4-7)。

在无脉性心脏停搏的情况下,应寻找病因并进行治疗。鉴别诊断包括缺氧、低血容量、酸中毒、低钾血症、高钾血症、低血糖、低体温、药物或环境毒素、心脏压塞、张力性气胸、冠状动脉缺血、肺栓塞、出血。

八、心室预激综合征

从心房到心室的正常传导系统是通过AV结到浦肯野纤维网的单一的传导路径。某些患者可能有其他传导路径（旁路）充当电活跃肌桥并绕过正常的传导路径引起折返性心动过速。这些旁路是先天性的,最有可能是胚胎时期纤维环发育不完全导致AV肌性连接部的组织残留。

Wolff-Parkinson-White预激综合征

1. *症状、体征和诊断* Wolff-Parkinson-White（WPW）综合征1930年首次被描述以来,对WPW综合征和折返性心动过速的理解有了明显的进步。WPW综合征在人群中的发病率为1%。三尖瓣Ebstein畸形、肥厚型心肌病和大血管转位的患者,WPW综合征更为常见。首次出现症状的年龄呈双峰状分布,第一个为幼儿早期,第二个为成年人阶段。WPW综合征相关的快速性心律失常常出现伴或不伴头晕的阵发性心悸、晕厥、呼吸困难或心绞痛。某些女性妊娠中出现WPW综合征首次发作,有些患者在围术期首次出现WPW综合征的症状。WPW综合征患者的心源性猝死率是0.15%～0.39%每患者年,但WPW综合征首发表现为猝死的现象很罕见。

2. *围术期管理* WPW综合征的诊断是指患者同时存在预激和快速性心律失常。心室预激产生早于正常的QRS波称为delta波。delta波与心肌梗死的Q波相似。

AVNRT是WPW综合征患者中最常见的快速性心律失常,这类患者出现的各类心律失常中AVNRT约占95%（它在WPW综合征患者中的比例占到95%）。这一快速性心律失常通常由一个PAC触发。AVNRT分为顺传型（窄QRS波）或逆传型（宽QRS波）。顺传型AVNRT更

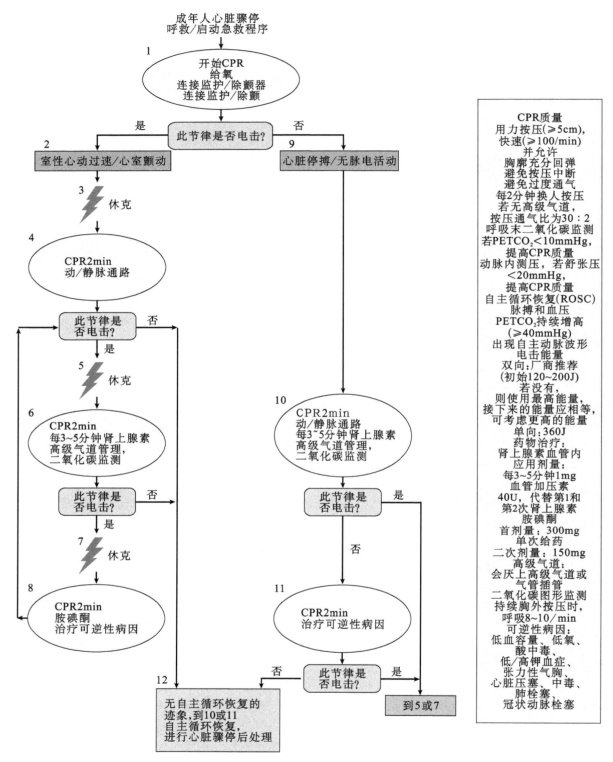

图4-7 成年人心脏骤停的治疗流程.

CPR.心肺复苏；PETCO$_2$.呼气末二氧化碳分压

（摘自Neumar RW, Otto CW, Link MS, et al. Part 8: adult advanced cardiovascular life support: 2010 American Heart Association Guidelines for Cardiopulmonary Resuscitation and Emergency Cardiovascular Care. Circulation, 2010,122:S736.）

常见（占90%～95%），具有窄QRS波，因为心脏冲动自心房经正常的房室结和浦肯野纤维传导。这些冲动从心室经旁路返回到心房。顺传型AVNRT的清醒患者，若情况稳定应首先刺激迷走神经，如颈动脉窦按摩或Valsalva动作。如果刺激迷走神经无效，则可以根据临床需要选用腺苷、维拉帕米、β受体阻滞药或胺碘酮进行治疗。

在较少见的逆传型AVNRT，心脏的冲动经旁路从心房传导到心室，然后通过正常的AV结由心室返回心房。逆传型AVNRT中宽大的QRS波使室性心动过速与逆传型AVNRT在心电图上难以区分。逆传型AVNRT的治疗目标是阻断心脏冲动沿旁路的传导。减慢房室AV结传导的药物如腺苷、钙通道阻滞药、β受体阻滞药、利多卡因和地高辛，可加快旁路的传导速度，因此，禁用于逆传型AVNRT的治疗。旁路传导的加快，可以造成心室率显著增快。生命体征平稳的逆传型AVNRT患者的治疗包括静脉注射普鲁卡因胺10mg/kg，给药速度不超过50mg/min。普鲁卡因能减慢心脏冲动沿旁路传导的速度，并能减慢心室率和终止宽QRS波快速性心律失常。在药物治疗无法控制心室率的情况下，可以使用心脏电复律。

心房颤动和心房扑动在WPW综合征患者中不常见，但可能是致命的，因为它们能导致快速心室率并且进一步恶化为心室颤动。其机制是电冲动沿旁路从心房向心室顺向传导。在旁路上没有减慢传导速度的机制参与。以上机制导致的结果是极度增快的心室率，进一步发展成为心室颤动和死亡。WPW综合征伴发心房颤动的患者可静脉给予普鲁卡因胺进行治疗。在此种情况下维拉帕米和地高辛的应用是禁忌，因为它们可能会加速旁路传导，使病情进一步恶化。当出现血流动力学不稳定时，应使用心脏电复律。伴WPW综合征的快速性心律失常患者的长期治疗包括旁路的经导管射频消融术。这一技术的治疗有效率为95%并且并发症发生率低，同时可辅以抗心律失常药物治疗。

患有WPW综合征的患者手术期间应继续使用抗心律失常药物。麻醉期间的管理目标是避免增加心脏冲动经旁路顺向传导的任何事件（例如疼痛引起的交感神经系统活性增强、焦虑或低血容量）或药物（地高辛、维拉帕米）。适用的抗心律失常药物和用于心脏电转复除颤的设备必须随时备用。

九、长QT综合征

1.症状、体征和诊断　根据定义，长QT间期综合征（long QT syndrome，LQTS）的患者QTc间期延长超过460ms。LQTS使复极延长导致心肌细胞不应期的不均一。这种复极异常可引起后除极化触发的PVCs。在一定情况下，触发的PVCs引起折返性心室节律，表现为多形性室性心动过速，也叫作尖端扭转型室速(TdP)。TdP的心电图特征是"波峰的扭转"或者波峰围绕等电位线旋转。换句话说，TdP在发作期间，QRS波群的时限、电轴和形态围绕等电位线持续变化（图4-6）。这种心律失常可能是反复出现的，发作性的或是持续的，并可能恶化为心室颤动。

一般情况下，女性的QT间期比男性长，这种差异在心率慢时更加明显。女性患先天性和获得性LQTS概率较高。因此，女性TdP的发生率也较高。先天性LQTS患者发生晕厥或猝死的最强风险预测因子是QTc > 500ms。

存在两种类型的LQTS：先天性和获得性。医源性获得性LQTS较先天性LQTS更常见。获得性LQTS可能由一些处方药引起，如抗生素、抗心律失常药、抗抑郁药和镇吐药。数据表明，接受能使QT间期延长的抗心律失常药物治疗的患者发生TdP的概率是1%～10%。但是在接受非作用于心血管而能使QT间期延长的药物治疗时，TdP的发生率要低得多。LQTS与低钾血症、低镁血症、严重营养不良、肥厚型心肌病、严重的颅脑病变（如蛛网膜下腔出血）有关。

有多种遗传性综合征表现为长QT间期。两种最常见的Romano-Ward 和 Timothy综合征。这些都是常染色体显性遗传疾病，常在幼儿晚期阶段表现为晕厥。临床表现出现时间最早1岁之内，最晚60岁。一种罕见的常染色体隐性遗传LQTS，称为Jervell and Lange-Nielsen综合征，可以伴随先天性耳聋。晕厥是遗传型LQTS的标志性症状。这些晕厥事件通常与压力、情绪、运动或交感神经过度刺激的情况有关。

2.围术期管理　LQTS的治疗包括纠正电解质异常，尤其是镁和钾离子的异常。与QT间期延长有关的任何药物，都应该停用。心脏起搏是LQTS治疗的一种选择，因为TdP发生前往往先有心动过缓。将起搏器的起搏频率设定在一个较平时高的水平，防止心动过缓导致的TdP的发作，而且能终止心律失常。起搏器通常与β受体阻滞药治疗相结合。研究表明，使用β受体阻滞药治疗的先天性LQTS患者，其心脏事件和死亡率显著降低（10年间由50%降至＜0.5%）。近几年，部分患者即使采用β受体阻滞药抑制心室率仍然出现症状的反复发作和顽固的TdP，对于这部分患者带有起搏功能的置入式心脏转复除颤器(implantable cardioverter-defibrillators，ICDs)就成为拯救生命的治疗措施。

对于有不明原因的晕厥史和猝死家族史的患者，进行术前心电图检查排除LQTS是有益的。如果病人患LQTS，则麻醉药物的选择要特别注意，因为很多常见的麻醉药物能使QTc延长。异氟烷和七氟烷已被证明可以延长健康儿童和成年人的QTc。但现在没有足够的资料证明对于此种病人，吸入性麻醉药孰优孰劣。氟哌利多和其他镇吐药物也延长QT间期。已知的延长QT间期的因素应该避免，如术前焦虑和术中伤害性刺激引起的交感神经刺激突然增加，医源性过度换气引起的急性低钾血症和使用已知的延长QTc的药物。对于高危患者麻醉诱导前可以考虑给予β受体阻滞药。应该准备好除颤器，因为围术期发生心室颤动的可能性增加。

十、缓慢性心律失常的机制

（一）窦性心动过缓

1. 症状、体征和诊断　心动过缓定义为心率低于60/min（表4-3）。经训练的运动员在静息状态下或睡眠期间的正常人往往会表现出心动过缓。但是，在运动时心率不能充分增快，有症状的心动过缓（如晕厥、头晕、胸痛），或缺乏体能训练或非睡眠时心率＜40/min是异常的。缓慢性心律失常最常见的病因是窦房结功能障碍或者窦房结以下的传导组织功能异常。

窦房结功能障碍，也被称为病窦综合征，是心动过缓的一种常见原因。心脏永久起搏器置入的最常见病因是病窦综合征伴症状性窦性心动过缓。年龄＞65岁的人群中，每600人中就有1人存在窦房结功能障碍。许多病窦综合征患者无症状，其他患者可能有晕厥或心悸。心动过缓期间内可能间断有SVT发作，这是另一种窦房结功能障碍，称为慢快综合征。缺血性心脏病患者，心动过缓期间可能导致充血性心力衰竭，心动过速期间则可促发高血压和心绞痛。每年病窦综合征患者病情继续进展为二度或三度AV传导阻滞的概率为1%～5%。

窦性心动过缓时心电图表现为节律规整的窦性心律，每个QRS波前均有形态正常的P波，心率低至60/min或更低。窦房结通常以60～100/min的频率放电，超速抑制着心脏其他潜在的起搏点。然而，如果窦房结不放电，其他慢速起搏点将接替窦房结，发挥初始起搏点的功能。通常在次级起搏点在开始放电前，心脏电活动会有一个暂停。每一组潜在的起搏细胞都有其固有频率。靠近AV结的细胞，所谓的交界性起搏点，以40～60/min的频率放电。AV结以下的心室细胞也可以发挥异位起搏点的作用，以低至30～45/min的频率放电。

2. 围术期管理　窦性心动过缓无症状患者不需要治疗。但是，这些患者需要监测以发现心动过缓恶化或血流动力学不稳定。出现轻度症状的患者，应该去除潜在的致病因素，如迷走神经张力过高或药物。伴有胸痛或晕厥的重症患者，应立即进行经皮或经静脉起搏治疗。在不拖延开始

表4-3　围术期引起窦性心动过缓的原因

迷走神经刺激
　　眼心反射：牵拉眼肌
　　腹腔神经丛刺激：牵拉肠系膜
　　喉镜检查
　　充气腹
　　恶心
　　疼痛
　　电休克治疗
药物
　　β受体激动药
　　钙通道阻滞药
　　阿片药（芬太尼/舒芬太尼）
琥珀胆碱
低体温
甲状腺功能减退症
运动心脏综合征
窦房结疾病或者缺血

起搏治疗的前提下，可以每3～5分钟静脉给予阿托品0.5mg（最大剂量3mg）以提升心率。应当指出的是，小剂量的阿托品（＜0.5mg）可能引起心率的进一步减慢。在心脏起搏治疗不能立即进行时，在等待起搏治疗的同时可以静脉输注肾上腺素或多巴胺，逐渐调整剂量直至心脏出现反应。如果阿托品无效，胰高血糖素可能对某些因β受体阻滞药或钙通道阻滞药过量引起的心动过缓有效。胰高血糖素通过激活心肌细胞上的胰高血糖素特异性受体来增加细胞内环磷腺苷(cAMP)的水平，以达到增强心肌收缩力，增快心率，加快AV传导的目的。胰高血糖素的推荐用量为每3～5分钟给予50～70μg/kg(70kg的患者给予3～5mg)，直至出现临床效果或药物总量达到10mg。为了维持临床效果，分次给药后应以2～10mg/h的速度持续输注给药。

神经阻滞期间的心动过缓可以发生在任何年龄段、任何美国麻醉师学会（American society of anesthesiologist，ASA）分级的患者，不论其是否处于镇静状态。神经阻滞麻醉期间发生严重的心动过缓和心搏骤停的概率大约是1.5/10 000。相比之下，全身麻醉期间发生心搏骤停的概率是5.5/10 000。心动过缓或心脏停搏可能突然发生（数秒或数分钟内）在此前心率正常或者略有增加的患者，也有可能是心率进行性降低。心动过缓可以发生在神经阻滞麻醉的任何时间，但较多的发生在开始麻醉后约1h。发生心动过缓和心脏停搏的风险可能会持续到术后，即使是在感觉和运动阻滞开始减退后。在心动过缓发生之前，氧饱和度通常是正常的。神经阻滞麻醉期间发生心搏骤停的患者中，约有一半人诉气短、恶心、烦躁不安、头晕或者手指发麻，并在心搏骤停前表现出精神状态的恶化。

蛛网膜下腔麻醉和硬膜外麻醉期间发生心动过缓和心脏停搏的确切机制尚不明确。一种可能的机制叫作Bezold-Jarisch反应。由于静脉回流的减少加之压力感受器和牵张感受器介导的副交感神经反射弧的激活，引起神经反射介导的心动过缓。另一个可能的机制是麻醉导致的交感神经阻断，从而引起副交感神经系统活性不受抑制。起源于胸交感神经节（$T_{1\sim4}$）的心脏加速纤维被阻断后，支配心脏的自主神经系统的平衡性可能改变，从而导致副交感神经对于SA结和AV结的影响变得无制约，最终结果就是心率的减慢。

蛛网膜下腔麻醉或硬膜外麻醉引起的缓慢性心律失常应该积极治疗。尽管预防性使用阿托品或者静脉输液，但心动过缓仍会发生。顽固性心动过缓就必须经皮或经静脉起搏治疗。次要因素如低血容量、阿片类药物的应用、镇静、高碳酸血症、并存的疾病、长期服用减慢心率的药物也会导致心动过缓。在发生严重心动过缓时，应该做好处理心脏停搏的准备，应行CPR。药物治疗应遵循ACLS的流程，包括根据需要应用阿托品、肾上腺素和（或）血管紧张素（图4-8）。

（二）交界性心律

1.症状、体征和诊断　交界性或节性心律缘于AV结周围组织中的起搏细胞的活动。交界性起搏点的固有频率为40～60/min。交界性起搏点发出的冲动可以沿着正常的通路传导到心室也可以逆向传导到心房。交界性起搏点的位置决定了P波在QRS波之前（伴PR间期缩短）或者在QRS波后，或者被QRS波覆盖不可见，交界性心律可能是在心电图检查中偶然发现而做出诊断的。如果查体时颈静脉搏动呈大炮波，则应怀疑存在交界性心律。

如果交界性心律的速度加快，则称之为交界性心动过速或加速性结性（交界性）心律。交界性心动过速表现为窄QRS波心动过速，其心率通常低于120/min。交界性心律可导致AV不同步，心房收缩的缺失，某些情况下可导致心室率的增快。这些变化可引起疲劳、全身乏力、心绞痛、心排血量减低、充血性心力衰竭、肺水肿、低血压等症状。

2.围术期管理　交界性心律可伴发于多种疾病。它通常是窦房结功能受到抑制，SA传导阻滞或AV结传导延迟等情况下产生的逸搏心律。当洋地黄中毒或心肌缺血造成交界区组织自律性增强时，可发生交界性心动过速。心肌炎、心肌缺血或洋地黄中毒患者中发生的交界性心律，应针对原发病进行治疗。交界性心律在应用卤素气体麻醉药期间并不罕见，此时不需要进行处理。

3.治疗　在全身麻醉期间，交界性心律并不常见，特别是用安氟烷或者异氟烷吸入麻醉

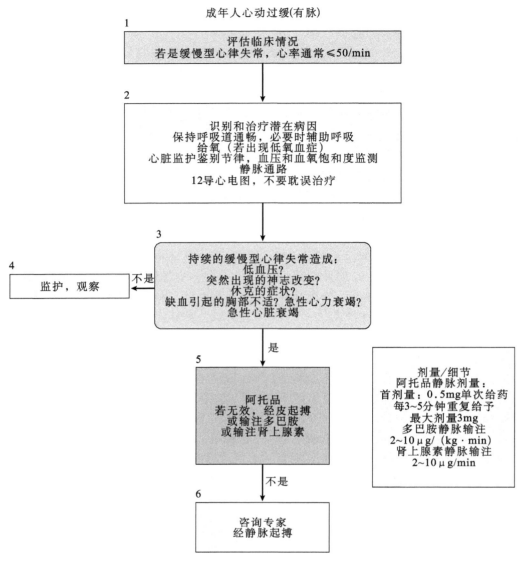

图4-8　成年人心动过缓（有脉）治疗流程

（摘自 Neumar RW, Otto CW, Link MS, et al. Part 8: adult advanced cardiovascular life support: 2010 American Heart Association Guidelines for Cardiopulmonary Resuscitation and Emergency Cardiovascular Care. Circulation, 2010,122:S749.）

时。麻醉期间一过性的交界性心律不需要处理。如果交界性心律对血流动力学影响显著，可以用阿托品来加速心率。即使是在急性心肌梗死时，交界性心律也被认作是良性的，不需要进行处理。然而在某些特定的病人中，交界性心律引起的AV同步性的丧失，可引起心肌缺血、心力衰竭或者低血压。当缓慢性交界性心律对血流动力学产生明显影响时，可给予0.5mg阿托品以提高心率。

十一、传导阻滞

心脏传导阻滞依据阻滞发生的部位和程度进行分类。完整的心脏传导系统正常情况下可以确保窦房结发出的每一个冲动由心房传导到心室。传导系统的异常能破坏这一传导过程，导致心脏传导阻滞。对传导异常发生的部位，进展成完全性心脏传导阻滞的风险进行评估，是这类病人治疗中的核心问题。

一系列急性或慢性疾病可以导致或促发心脏传导阻滞。这些疾病包括急性心肌梗死（尤其是右冠状动脉分布区域）、洋地黄中毒、β受体阻滞药或钙通道阻滞药过量、心肌炎、风湿热、单核细胞增多症、莱姆病和浸润性疾病（如结节病和淀粉样变性）。

（一）一度房室传导阻滞

1. **症状、体征和诊断** 一度房室传导阻滞，定义为PR间期＞0.2s。每一个P波都能下传，并且有相应的正常时限的QRS波。心脏冲动传导通过AV结时，会出现延迟。伴随着人的衰老，心脏传导系统出现轻度的退行性改变，从而导致一度房室传导阻滞的发生。其他原因包括心肌缺血（涉及AV结的血液供应）、下壁心肌梗死、影响AV结传导的药物（洋地黄和胺碘酮）、提高副交感神经活性和迷走神经张力的操作。一度房室传导阻滞可发生于有或无器质性心脏病的患者。一度房室传导阻滞患者通常无症状，与对照组相比其死亡率也没有明显的增加。Framingham心脏研究通过随访一度房室传导阻滞的患者，发现其远期预后中发生心房颤动的风险增加。

2. **围术期管理** 对于一度房室传导阻滞患者的麻醉管理，应避免减慢AV传导或增强迷走神经张力的药物使用或临床状况的产生。阿托品可以使心脏冲动在AV结的传导速度加快。但是，在患有严重心脏病的患者中，由阿托品介导的心率加快可导致心肌缺血的发生。存在危险因素的患者，如冠状动脉缺血和全身感染，应该在手术前进行治疗并使疾病的药物控制达最佳状态。手术前应检查地高辛水平，接受地高辛治疗的患者血清钾应保持在正常水平。

（二）二度房室传导阻滞

1. **症状、体征和诊断** 当有P波出现，其后没有相应的QRS波时应怀疑存在二度房室传导阻滞。二度房室传导阻滞可以分为莫氏Ⅰ型（Wenckebach）和莫氏Ⅱ型房室传导阻滞。莫氏Ⅰ型传导阻滞表现为PR间期进行性延长直到一次心搏被完全阻滞（漏跳），然后重复这一过程。与此形成对比，莫氏Ⅱ型传导阻滞的特点是突然和完全的传导阻断（QRS遗漏）不伴有PR间期的延长。莫氏Ⅱ型传导阻滞常与传导系统的永久性损害有关，可能进展为三度房室传导阻滞，特别是发生急性心肌梗死时。

莫氏Ⅰ型传导阻滞（Wenckebach）是PR间期进行性延长直到脱落一个心搏。这种类型的传导阻滞往往是无症状和短暂的。它被认为是因为每一个依次发生的除极使AV结的不应期延长。这个过程持续到心房冲动传导到正处于绝对不应期的房室结，冲动的传导被完全阻滞。暂停的间歇可以使房室结恢复，随后此过程继续。莫氏Ⅰ型传导阻滞的预后良好，因为位于AV结的次级起搏点可以发挥起搏点的作用并能维持足够的心排血量。莫氏Ⅰ型传导阻滞通常不需要治疗，除非是心室率降低引起低灌注征象时。有症状的患者可能需要阿托品治疗。如果阿托品无效，可予起搏治疗。莫氏Ⅰ型传导阻滞可以发生在心肌缺血或梗死、心肌纤维化或钙化，或心肌浸润或炎症性疾病后或发生在心胸外科手术后。它的发生也与应用某些药物有关，如钙通道阻滞药、β受体阻滞药、地高辛和交感神经阻断药。

莫氏Ⅱ型传导阻滞是心脏冲动的完全性阻断，通常位于AV结以下的希氏束或者束支的某一点。莫氏Ⅱ型传导阻滞通常有症状，患者常诉心悸和近晕厥。莫氏Ⅱ型传导阻滞预后往往比较严重，因为它进展为三度房室传导阻滞的风险很大。莫氏Ⅱ型和三度房室传导阻滞常无可靠的次级起搏点，因为这些传导异常常与严重的心脏疾病有关，这些疾病往往影响到节下传导系统。

2. **围术期管理** 二度房室传导阻滞患者的治疗决策取决于患者的症状和心室率。莫氏Ⅰ型传导阻滞的心率通常是正常的，罕有进展为三度房室传导阻滞的患者。心室率尚可接受，心排血量足够时，无需进行治疗。莫氏Ⅱ型传导阻滞发展为三度房室传导阻滞的风险高，可表现为缓慢的逸搏心律，不能维持足够的心排血量。在这种情况下必须安装心脏起搏器。莫氏Ⅱ型传导阻滞治疗包括经皮或经静脉心脏起搏治疗。阿托品在改善莫氏Ⅱ型传导阻滞患者的心动过缓时，往往没有作用。

（三）束支阻滞

发生在浦肯野系统任何分支水平的传导异常称作束支阻滞或室内传导阻滞。束支组织可以是慢性持续的或者是间歇发作的。室内传导阻滞通常伴有严重的器质性心脏病，尤其是扩张型心肌病，以心力衰竭和病死率增加的标准衡量，它都是预后不良的标志。

1. **右束支阻滞**

（1）症状、体征和诊断：大约1%的成年住院患者存在右束支阻滞（rirht bundle broneh block，RBBB）。它并不总是意味着心脏病，常无临床意义。在没有器质性心脏病的患者中，RBBB较左束支阻滞（left bundle broneh block，

LBBB）更常见。然而，RBBB可伴有器质性心脏病，如房间隔缺损、心脏瓣膜病、缺血性心脏病。RBBB引起的室内传导延迟很少出现症状，很少进展为严重的AV传导阻滞。

RBBB是由于心脏冲动沿着RBB传导时出现异常造成的。它在心电图上表现为QRS波增宽（时限＞0.1s）且在V_1，V_2导联QRS波呈rSR型。在I，V_6导联出现深S波。当RBBB合并左前束支或左后束支阻滞时，即为心脏双束支阻滞。RBBB加左前分支阻滞较RBBB加左后分支阻滞更常见。这是因为左后束支有双重血液供应，而左前束支没有。在成年人心电图检查中，约1%的人存在RBBB合并左前束支阻滞。

（2）围术期管理：RBBB或RBBB合并左束支阻滞的即刻治疗包括密切的观察、消除导致传导紊乱的临床和药物因素。为预防进展为完全性传导阻滞，应准备好起搏治疗。

有理论提出，在双束支传导阻滞的患者，围术期的各种事件（血压、动脉血氧合、血清电解质浓度的变化）可能会影响心脏冲动在正常分支的传导，导致三度房室传导阻滞的发生。但是，没有证据表明全身麻醉或者区域阻滞麻醉会增加预先存在的双束支传导阻滞的患者发展为三度房室传导阻滞的风险。因此，没有必要预防性置入心脏起搏器。

2.左束支阻滞

（1）症状、体征和诊断：LBBB在心电图上表现为QRS波时限超过0.12s，I导联和V_6导联无Q波。通过LBB分支的异常冲动传导可以分为单分支传导阻滞（半分支阻滞）或者完全阻滞。左前分支阻滞是最常见的单分支传导阻滞。左后分支阻滞较少见，因为左后分支较粗大且灌注比左前分支好。尽管单分支传导阻滞是一种室内传导阻滞，但QRS波时限可正常或轻度延长。

与RBBB相比，LBBB的临床提示意义更明显。LBBB的发生与缺血性心脏病、高血压和心脏瓣膜疾病有关。单纯的LBBB患者很少进展为高度AV传导阻滞。在麻醉期间，特别是高血压或心动过速发生时出现LBBB，可能是心肌缺血的征象。当患者存在LBBB时，很难通过心电图诊断心肌梗死，因为作为束支阻滞的一部分表现，ST段和T波的变化（复极化异常）已经出现。因为宽QRS波，LBBB患者发生SVT时可能

被误认为是室性心动过速。

（2）围术期管理：LBBB通常是严重心脏病，如高血压、冠状动脉疾病、主动脉瓣疾病或心肌病的标志。针对这些致病因素进行治疗，可以降低易感患者的LBBB发生率。单纯的LBBB患者通常无症状，有些患者只有当心率达到临界值时才表现为LBBB。

若计划置入肺动脉漂浮导管时，合并存在的LBBB则具有特别的提示意义。如果存在LBBB的患者在置入中心静脉导管时出现RBBB，则可能发生三度房室传导阻滞。2%～5%的患者在置入肺动脉导管过程中发生RBBB（通常是暂时性的）。

3.三度房室传导阻滞

（1）症状、体征和诊断：三度心脏传导阻滞，也叫作完全性心脏传导阻滞，是AV传导的完全中断。从心房传导到心室的冲动完全缺失。阻滞部位远端的异位起搏点发出的冲动维持心室的持续活动。如果传导阻滞发生在AV结附近，心率通常是45～55/min，且QRS波形态正常。当传导阻滞部位位于AV结以下时（结下），心率通常为30～40/min且QRS波增宽。

单纯的慢性RBBB患者，很少进展为完全性房室传导阻滞。双束支阻滞（RBBB和左前分支或左后分支阻滞）或完全性LBBB的患者有6%的可能性进展为完全性心脏传导阻滞。在急性心肌梗死时，新出现的双束支传导阻滞合并一度房室传导阻滞有较高的风险（40%）进展为完全性心脏传导阻滞。急性下壁心肌梗死时，约有8%的患者出现完全性心脏传导阻滞。这些患者应接受临时心脏起搏治疗。心电图上交替出现的束支传导阻滞，即使没有临床症状，也是存在严重心脏传导系统疾病的征象，是置入永久起搏器的指征。

发作性的眩晕或晕厥可能是出现三度房室传导阻滞的信号。其他症状包括虚弱和呼吸困难。由三度房室传导阻滞引起的晕厥称为阿斯发作。伴随三度房室传导阻滞出现的心动过缓及心排血量的下降，可引起充血性心力衰竭。

成年人三度房室传导阻滞最常见的病因是伴随着衰老出现的远端心脏传导系统的纤维变性（Lenègre病）。与二尖瓣瓣环相邻的近端传导组织的钙化和退行性病变也会扰乱心脏冲动的传导

（Lev病）。

（2）围术期管理：三度房室传导阻滞患者在置入起搏器之前，使用抗心律失常药物时必须谨慎，因为这些药物可以抑制维持心室异位起搏点，使患者的心率不能维持。麻醉期间三度房室传导阻滞的治疗包括经皮或经静脉心脏起搏。如果传导阻滞持续存在，则是置入永久性心脏起搏器的指征。在永久性心脏起搏器置入术的麻醉实施前，有必要提前置入经静脉心脏起搏器或准备好经皮心脏起搏治疗。异丙肾上腺素可以用来维持一个可以接受的心率水平，在置入的永久性起搏器开始工作前起到"化学起搏器"的作用。

十二、心律失常的治疗

（一）抗心律失常药

当可识别的诱因被纠正后心律失常仍然存在时，可以使用抗心律失常药物。这些药物通过改变心肌细胞的多种电生理特性而发挥作用。多数抗心律失常药通过以下3种机制之一发挥作用：①通过降低4相除极化的斜率来抑制起搏细胞的自律性；②延长有效不应期以消除折返环路；③促进冲动沿正常传导路径传导，以防止折返途径的传导。抗心律失常药可以引起心电图的改变，如PR间期的延长和QRS波的增宽，这些都是此类药物的常见不良反应。

在使用抗心律失常药物或置入心脏起搏器之前，应纠正异常的生理学指标。保持酸碱平衡，血清电解质含量正常和自主神经系统活性稳定是非常重要的并且极有可能恢复正常的窦性心律。

1. 腺苷　是由三磷腺苷经过连续的去磷酸化形成的。腺苷是一种α受体激动药，是终止血流动力学稳定的AVNRT的首选药物。60%的病人在6mg的剂量时出现反应，另外32%的患者在12mg的剂量时出现反应。腺苷的作用时间短，大约为10s。腺苷的半衰期极短，是因为其能被快速的主动转运至红细胞和内皮细胞内并在此处代谢。为了达到疗效，应该通过静脉通道迅速注射并用生理盐水冲洗管道。

腺苷常见的不良反应包括面部潮红、呼吸困难、胸部压迫感。一般来说，这些不良反应是短暂的，持续时间不超过60s。少见的不良反应包括恶心、头晕、头痛、出汗、心悸、低血压、视物模糊。

多种药物影响腺苷的临床效果。咖啡因和茶碱能够拮抗腺苷的作用。另一方面，双嘧达莫预处理增加了腺苷的效力。卡马西平同样能使腺苷的作用增强。心脏移植的患者腺苷用量是常规剂量的1/5～1/3，因为移植的心脏是去神经的。腺苷禁用于病态窦房结综合征和二度或三度房室传导阻滞的患者，除非病人置入心脏起搏器。

2. 阿托品　硫酸阿托品是一种消除迷走神经作用的药物，它是胆碱能受体的竞争性拮抗药。用于提高心率和血压。阿托品的潜在不良反应包括：心动过速、镇静（尤其是老年病人）、尿潴留、闭角型青光眼患者眼压增高。没有证据表明，在治疗心脏停搏或无脉性电活动时应用阿托品是有害的。但是，也没有证据证明在这些情况下应用阿托品是有益的。因此，在ACLS推荐的心脏停搏或无脉性电活动的药物治疗中，阿托品被删除。

在等待进行经皮或经静脉起搏治疗的症状性心动过缓患者，阿托品可作为一种临时治疗药物。推荐剂量为0.5mg静脉注射，根据需要每3～5分钟可重复给予，最大剂量为3mg。当剂量＜0.5mg时，可引起成年患者心动过缓的加重。在给药后的数秒内心率出现变化，效果可维持15～30min。对于心脏移植的病人，阿托品无效。

3. 胺碘酮　是一类抗心律失常药物，结构类似于甲状腺素和普鲁卡因胺。它作用于钠、钾、钙通道，产生α和β阻断作用导致心肌细胞的不应期延长。存在心房颤动的患者，胺碘酮可用于控制心室率。胺碘酮也可用于对除颤、CPR和血管加压素处理无反应的心室颤动和无脉搏性室性心动过速的治疗。这些情况下，胺碘酮可以提高除颤的成功率。胺碘酮经肝代谢，它可以减慢某些经肝代谢药物的代谢速度并提高其血药浓度，如华法林、地高辛、地尔硫䓬、奎尼丁、普鲁卡因胺、丙吡胺、美西律和普罗帕酮。对于CPR和除颤、血管加压素处理无反应的心脏骤停，胺碘酮的推荐初始剂量为300mg静脉注射。初始给药后，可再次给予150mg静脉注射。

4. β肾上腺素能受体阻滞药　能抑制循环中儿茶酚胺的作用，从而降低心率和血压。这些心脏保护的特性在急性冠状动脉综合征患者中尤为重要。β受体阻滞药适用于有一定左心室功能的患者，当此类患者存在心房颤动、心房扑动和起源于AV结或结上的窄QRS波心动过速时，β受体阻滞药可用于控制心室率。

β受体阻滞药的不良反应包括心动过缓、房室传导延迟及低血压。β受体阻滞药应用的禁忌证包括二或三度房室传导阻滞、低血压、严重充血性心力衰竭、气道高反应性疾病。β受体阻滞药不适用于治疗WPW综合征相关的心房颤动或心房扑动，因为β受体阻滞药可减慢AV结的传导速度而加快旁路的传导速度从而导致病情的恶化。

5.钙通道阻滞药　维拉帕米和地尔硫䓬都是钙通道阻滞药。维拉帕米抑制细胞外钙离子通过心肌和血管平滑肌细胞膜进入细胞内。其抑制了血管平滑肌的收缩，造成冠状动脉及周围血管床的明显扩张。维拉帕米能减慢AV结的传导并能增加其不应性，可用于控制房性心动过速患者的心室率和阻断折返性心律失常。

对于迷走神经刺激和腺苷治疗失败的窄QRS波心动过速（SVT）患者，可选用维拉帕米进行治疗。它也可用于控制心房扑动或心房颤动患者的心室率。存在旁路的患者，如WPW综合征患者，因维拉帕米可以加速旁路传导从而使心室率增加至危及生命，所以此类患者禁用。钙通道阻滞药有负性肌力作用，应避免用于左心室功能不全的患者。

维拉帕米可延长PR间期，对起源AV结以下的心动过速无效。维拉帕米的初始剂量是2.5～5mg静脉注射，给药时间应超过2min。如果需要可以重复给药，直到达到最大剂量0.15mg/kg。5min内血流动力学效应达峰值，持续20～30min。对于接受β受体阻滞药治疗的患者，如果给予钙通道阻滞药可引起医源性的二度或三度房室传导阻滞。

地尔硫䓬与维拉帕米的作用机制，临床适应证均相似。但是，与维拉帕米相比，地尔硫䓬的负性肌力作用及对外周血管的扩张作用均较弱。两种药物对AV结的抑制程度是相似的。地尔硫䓬的推荐剂量是0.25mg/kg静脉注射，给药时间应＞2min。如果需要可以重复给药。持续静脉输注地尔硫䓬5～15mg/h可以成功控制心律失常发作。

6.地高辛　是一种强心苷类药物，由FDA在1952年批准上市，从那时起一直用于充血性心力衰竭和心房颤动的治疗。地高辛抑制心肌细胞膜上的Na^+，K^+-ATP酶。地高辛的有效药理作用包括：正性肌力作用，使AV结的传导速度减慢，延长AV结的不应期。

地高辛的正性肌力作用缘于细胞内Ca^{2+}增多，从而引起收缩蛋白更大程度的激活。除了正性肌力作用，地高辛也能增加4期除极斜率，缩短了动作电位时程。这减慢了AV结的传导速度，延长了AV结的不应期。

尽管地高辛不能使心房颤动转复为窦性心律，但可以有效控制心房颤动患者的心室率。静脉注射地高辛5～30min起效，2～6h达到作用高峰。地高辛的治疗/毒性比率（治疗指数）低，特别是在低血钾的情况下。

血清地高辛浓度增高可引起一系列的症状和体征，包括危及生命的心律失常。患者并存的临床疾病，如甲状腺功能减退、低血钾和肾功能不全，可能会加重地高辛中毒症状。地高辛特异性抗体可用于治疗严重的洋地黄中毒。

7.多巴胺　肾上腺素和去甲肾上腺素存在于神经末梢和肾上腺髓质中，多巴胺是其前体物质。多巴胺作用于α，β和多巴胺受体，其药效有直接的剂量相关性。在低剂量时［3～5μg/(kg·min)］，多巴胺通过激活多巴胺受体增加肾、肠系膜、冠状动脉和脑血流。在中等剂量时［5～7μg/(kg·min)］，β受体激动作用占主导地位，产生心率增快，心肌收缩力增强，心脏排血量增加及外周血管阻力降低等作用。在高剂量时［＞10μg/(kg·min)］，α受体激活，引起周围血管收缩和肾血流量减少。

对阿托品没有反应的症状性心动过缓，多巴胺可作为二线药物用于治疗。与阿托品相似，在等待进行经皮或经静脉起搏治疗时，应用多巴胺应作为一种临时的治疗措施。此种情况下，多巴胺的推荐剂量为2～10μg/(kg·min)，根据心率反应进行调整剂量。当通过外周静脉通路进行输注时必须时刻警惕，因为注射部位药液外渗可导致皮肤坏死。

8.肾上腺素　是一种儿茶酚胺类物质，由肾上腺髓质产生。肾上腺素是强效的肥大细胞稳定药和支气管扩张药，能够用于治疗严重的支气管痉挛和过敏反应。它也是强效的血管收缩药，能在CPR期间应用。剂量不同，产生的临床效果各异。任何剂量的肾上腺素都能引起心率的增快和心肌收缩力的增强，但对于全身血管阻力的影响却呈剂量依赖性。在低剂量时 [10 ～ 150μg/(kg·min)]，全身血管阻力可能降低或保持不变，在高剂量时 [＞150μg/(kg·min)]，全身血管阻力增加。肾上腺素的α受体激活效应可以增加冠状动脉和脑灌注，从而在CPR中发挥益处。

肾上腺素激活α受体能引起血管收缩，可用于治疗心搏骤停。有研究表明，由持续性心室颤动，无脉性电活动或心脏停搏造成的心脏骤停，与未给予肾上腺素的患者相比，应用肾上腺素治疗的患者恢复自主循环的可能性更高。

成年人心脏骤停患者，推荐剂量为每3 ～ 5min静脉注射1mg。有时，由于β受体阻滞药或钙通道阻滞药过量造成的心脏骤停，可能需要较大剂量的肾上腺素来进行治疗。条件允许时肾上腺素应通过中心静脉导管给药，因为外周静脉通路的药液外渗能造成组织坏死。

除了经静脉通道给药，肾上腺素还可经气管内途径给药。气管内给药时，剂量为2 ～ 2.5mg混合于5 ～ 10ml灭菌水中（与盐水相比，灭菌水稀释能使药物吸收更彻底）。其他可通过气管给予的药物包括利多卡因、阿托品、纳洛酮和血管紧张素。

对阿托品没有反应的症状性心动过缓，肾上腺素可作为二线药物用于治疗。肾上腺素的推荐剂量为2 ～ 10 μg/min静脉输注，根据心率反应进行调整。与阿托品相似，在等待进行经皮或经静脉起搏治疗时，应用肾上腺素应作为一种临时的治疗措施。

9.异丙肾上腺素 是一种强效支气管扩张药和拟交感神经药，结构与肾上腺素相似。功能上，它有较强的β_1和β_2受体激动作用而对α肾上腺素受体无作用。异丙肾上腺素通过细胞内cAMP介导发挥作用。它刺激β_1受体引起正性变时和变力作用。给予异丙肾上腺素后收缩压增高而舒张压下降。这一血压变化归因于药物引起的外周血管扩张。异丙肾上腺素的这一血管扩张效应能增加冠状动脉血流量，但是因心率增快引起的心肌耗氧量增加所带来的危害超过了冠状动脉血流增加所带来的益处。异丙肾上腺素增加心肌

兴奋性和自律性，可能会增加发生心律失常的风险。

对阿托品没有反应的症状性心动过缓，异丙肾上腺素可作为二线药物用于治疗。推荐剂量为2 ～ 10 μg/min持续输注，根据心率反应进行调整。因为异丙肾上腺素直接作用于β受体，因此它可以用来治疗心脏移植患者的症状性心动过缓。静脉给药的初始剂量为1 μg/min逐渐增加剂量至满意的效果。

10.利多卡因 是一种独特的药物，在麻醉学领域得到许多应用。利多卡因是一种酰胺类局麻药，通常在局部神经阻滞麻醉时应用。由于利多卡因的钠通道阻滞效应，使其成为一种理想的局部麻醉药，同样是由于这一作用，当静脉给药时利多卡因便成为一种抗心律失常药物。当胺碘酮应用受限时，利多卡因可用于治疗心室颤动或者无脉性室性心动过速引起的心搏骤停。推荐剂量为1.0 ～ 1.5mg/kg静脉注射。如果室颤或者无脉性室性心动过速持续存在，可每隔5 ～ 10分钟给予半数剂量，直至达最大剂量3mg/kg。治疗剂量的利多卡因负性肌力作用很弱。

利多卡因可以迅速地再分布到血液和心肌以外，因此需多次给予负荷剂量以达到治疗所需的血药浓度。给予负荷量后，药效可维持15 ～ 30min。为了维持治疗效果，利多卡因必须持续输注(1 ～ 4mg/min)。当与其他抗心律失常药合用时，利多卡因会导致不同程度的心肌抑制或窦房结功能障碍。

利多卡因治疗过程中应监测患者的精神状态，因为利多卡因中毒的首发症状通常是中枢神经系统症状，如耳鸣、嗜睡、构音障碍、意识模糊。血药浓度达较高水平时，可出现中枢神经系统抑制症状，如镇静和呼吸抑制，同时可伴有癫痫发作。

利多卡因经过肝的首关消除进行代谢，所以引起肝血流量减少的临床情况，如全身麻醉、充血性心力衰竭、肝疾病、高龄都能够导致利多卡因的血药浓度异常升高。特定的药物，如西咪替丁也可使利多卡因的血药浓度增高。

11.镁 在机体钠和钾的转运调控中，镁作为辅因子发挥作用。基于其抗心律失常的特性，有一些观察研究支持使用镁终止与QT间期延长相关的TdP室速。但是，没有证据表明，镁对治

疗 QT 间期正常的室性心动过速有效。治疗心室颤动或 TdP 相关的无脉性室性心动过速时，可以静脉给予 1 ～ 2g 镁，给药时间 > 5min。如果是仍有脉搏的 TdP，则可以给予同样剂量的镁，但给药速度应更慢。

12. 普鲁卡因胺　是一种抗心律失常药物，可减慢传导，降低自律性，并增强心肌细胞的不应性。它可用于有一定心室功能的患者，主要用于处理如下情况：有脉搏的室性心动过速，心房扑动或心房颤动，WPW 综合征伴心房颤动，对迷走神经刺激和腺苷无反应的 SVT。

普鲁卡因胺可以 50mg/min 的速度静脉注射直至心律失常被抑制，可出现严重的低血压或 QRS 波增宽 50%。单次给药后，药效能够维持 2 ～ 4h。对于 QT 间期延长的患者或与其他延长 QT 间期的药物联用时，普鲁卡因胺应慎用。为了维持治疗效果，普鲁卡因胺可以 1 ～ 4 mg/min 的速度静脉持续输注，肾衰竭患者应减量。

13. 索他洛尔　是非选择性的 β 受体阻滞药。它能够延长动作电位时程，增加心肌细胞的不应性。它可用于治疗室性心动过速和 WPW 综合征伴心房颤动或心房扑动的患者。剂量为 1.5mg/kg 静脉注射，给药时间 > 5min。潜在的不良反应包括心动过缓、低血压和 QT 间期延长。

14. 血管加压素　是一种强效的周围血管收缩药，其作用机制独立于 α 或 β 肾上腺素受体效应。它是一种内源性的抗利尿激素，较高浓度的血管加压素能激活平滑肌上的血管加压素受体（V_1 受体）从而直接造成外周血管收缩。目前，建议肾上腺素和血管加压素交替使用治疗心搏骤停。如果选用血管加压素，剂量为 40U 静脉注射。心脏骤停治疗中加压素可替代第一或第二剂量的肾上腺素。对于患有严重脓毒症、酸中毒或心肺分流术后的患者，当其他药物治疗无效时，可选用血管加压素来维持全身血管阻力。

15. 20% 脂肪乳剂　对于丁哌卡因过量的大鼠和小鼠，输注脂肪乳剂能够提高其存活率。2006 年首次有病例报道，应用脂肪乳剂成功救治丁哌卡因相关的心搏骤停的成年患者。从那时起，随着数据和经验的积累，脂质救治法这一疗法已经被广泛接受。为了使最佳药物剂量标准化，需要进行更多的研究和实验。推荐的初始剂量为 1ml/kg 给药时间 > 1min，同时应继续心脏按压和相关的 ACLS 措施。可每隔 3 ～ 5 分钟重复给药，直至最大剂量 3ml/kg。转复为窦性心律后，推荐以 0.25ml/（kg·min）的速度持续输注直至血流动力学恢复稳定。除丁哌卡因外的其他局麻药中毒引起的心搏骤停患者，可以应用脂肪乳剂进行成功的复苏。

（二）经皮心脏起搏

第一个体外起搏器在 20 世纪 50 年代早期由波士顿心脏学家 Paul M.Zoll 研制成功。尽管它代表了现代科学的巨大进步，但是由于其需要较大的电流，导电板造成的皮肤刺激及起搏期间患者明显的不适，使其长期应用受到限制。对于现阶段的经皮起搏器而言，这些经皮起搏的缺陷仍然存在。

若需要进行经皮心脏起搏，胸部和背部的皮肤电极应放置在肌肉较薄的区域，以便低频恒定电流传导。这可以提高有效心脏刺激的概率，并使骨骼肌疼痛和皮肤刺激最小。尽管其缺陷，但在经静脉心脏起搏器置入或永久性心脏起搏模式应用之前，经皮心脏起搏仍是治疗缓慢型心律失常的有效的临时措施。

（三）心脏电复律

心脏电复律是同步于心电图上的 R 波进行的放电过程。心脏复律的目的是使心脏的电冲动传导路径恢复协调，通过对应于心电图上的 R 波时释放一个单次的暴发式电流来实现。放电电流是通过两个胸部电极传导的，电极可以是手持式或粘贴于心前区和心尖部或心脏前后部的粘贴式垫板。放电与心电图上的 R 波同步从而避免电刺激落在心室相对不应期，即 T 波期间，避免了 R-on-T 现象及与其相关的室性心动过速或心室颤动。

同步心脏电复律用于治疗急性不稳定型室上性心动过速（如 SVT，心房扑动、心房颤动），并转复慢性心室率控制稳定的心房扑动或心房颤动为窦性心律。心脏电复律也可用于治疗存在脉搏的单形性室性心动过速。值得注意的是，洋地黄诱发的心律失常对心脏电复律无反应，此时尝试心脏电复律可诱发更严重的室性心律失常。洋地黄诱发的心律失常，应通过纠正酸碱失衡和电解质紊乱来进行治疗，必要时可给予洋地黄抗体。

对心房颤动的患者进行心脏电复律可能存在

体循环血栓的风险。因此，如果心律失常超过48h，推荐在择期电复律前先行抗凝治疗。择期电复律前，患者禁食至少6h，纠正电解质失衡。正常情况下，心脏电复律在静脉镇静/遗忘情况下或者标准监测的短小全身麻醉下进行。此过程通常应用丙泊酚或短效的苯二氮䓬类药物。应该备好抗心律失常药、气道管理设备和紧急心脏起搏除颤装置，因为电复律后可能出现室性异位心律或心动过缓。

（四）除颤

与心脏电复律相比，电除颤用于心电图上没有R波（无QRS波）或者无脉患者心律失常的治疗，此类患者不能使除颤电流与心电图R波同步。除颤电极放置位置与电复律时相同。心脏除颤-复律电极不应直接放置在起搏器或ICD起搏器上。在起搏器或ICD附近释放强电流会引起设备障碍并会阻断或者改变电流传导路径，致使心肌的电流传导欠佳。除此之外，所有的永久性心脏置入设备都应在心脏除颤或电复律后进行评估，以确保功能正常。

使除颤成功率最大化的措施包括降低胸阻抗，电极位置放置正确，电极的大小选择合适。当经胸阻抗过大时，放电能量将无法起到除颤作用。除颤电极有多种尺寸，根据经验，最好使用能置于胸部的最大且不超出的除颤板。为降低阻抗，除颤板应常规配合导电胶使用。自粘式除颤板有完整的导电面，能减小阻抗。有些患者电极与皮肤接触欠佳，致使皮肤和除颤板接触欠佳形成间隙或气泡。这一空气界面不但能增加阻抗，且非常危险，因为放电电流可能在富氧环境下燃烧。常规使用自粘式垫板或除颤凝胶垫并且注意避免产生含气的接触面，可以将发生电弧和火灾的风险降至最低。对于毛发过多的患者，可能需要剃光接触区的毛发以达到良好的电极接触。除胸壁（骨骼上方的皮肤和脂肪）形成的阻抗外，电流传导径路上的遇到的肺含气空腔，也能导致阻抗增加。因此在肺组织塌陷时，即在呼气时，除颤器电流传导最佳。

现代除颤器按照发出电流的形式进行分类，可以是单相或双相波的。第一代除颤器是单相的。现代除颤器大部分为双相的。任意类型的除颤器均未能表明在终止无脉节律或改善生存率方面成功率更高。应用单相除颤器进行经胸

电除颤时，推荐使用电流强度为360J。与单相除颤器相比，双相除颤器发出的电流强度更低（120～200J）。双相除颤器的最佳放电能量尚未标准化，不同厂家针对自身设备有各自的推荐电流强度。当缺少推荐强度时，应使用200J。对于心室颤动引起的心脏骤停患者，决定其生存率最重要的因素是心脏骤停与第一次电除颤之间的时间间隔。心室颤动引起的心脏骤停患者中，3min内进行电除颤者其生存率为74%。

（五）导管射频消融

经皮导管射频消融术是在局部麻醉下经皮将心内电极导管插入大静脉（股静脉、锁骨下静脉、颈内静脉或腋静脉）以产生一个小的、边界清楚的热损伤区域，从而破坏引起并维持心律失常的心肌组织。导管射频消融术的适应证包括折返性室上性心律失常和一些室性心律失常。药物治疗失败或患者不能耐受时，才考虑应用导管射频消融术。通常在患者处于清醒镇静并进行常规监测下进行操作。

（六）永久置入式心脏起搏器

Dr.William Chardack 于1960年在纽约州的法布罗成功实施了第一例人类心脏起搏器置入术。永久性心脏起搏最初设计用于完全房室传导阻滞患者阿斯（晕厥）发作的治疗。目前，永久性心脏起搏器置入最常见的指征是窦房结功能障碍（病窦综合征）。无论何种病因，心脏起搏是症状性心动过缓唯一的长期治疗措施。

过去10年中，置入式心脏电子设备(CIEDs)在耐久性、可靠性及复杂程度方面均有很大的发展。但是，人工心脏起搏器的基本组成部分在过去的50年中没有变化。这些设备由一个产生电冲动的脉冲发生器，位于右心房和右心室的一个或多个感知及起搏电极，电池供电系统组成。在脉冲发生器中产生的电冲动经过特定的电极传导至心内膜细胞并使之兴奋，在心肌内产生一个扩布的除极波。脉冲发生器由一个小型的锂电池供电。锂电池使用寿命为10年，但更换电池时需要手术将整个脉冲发生器全部更换。与心内膜电极连接的脉冲发生器通常的置入部位为锁骨下的皮下囊袋。而心外膜电极对应的发生器置入部位通常为腹壁。

所有的置入式心脏设备，均能够探测到低振幅的电信号并对其做出反应。外部的电场或磁场

产生的外源性信号能影响CIEDs的功能，这一现象叫作电磁干扰(EMI)。尽管CIEDs在屏蔽EMI方面取得巨大进步，但由于微波、电凝止血，或磁共振成像造成的心室起搏抑制在临床上仍然存在。当患者接受X线检查、超声检查、透视检查或乳房X线摄影时，不必担心CIED。遇到外部电场时，许多人工心脏起搏器能够转换为非同步模式，而不是被完全抑制。

心内膜电极可以是单极或双极的。单极起搏系统中，有一个电极是活性电极。来自于负极(活性电极)的电流能使心脏激动，然后电流回到正极(脉冲发生器的外壳)。电流通过心肌组织传导回到正极，从而形成一个完整的传导环路。单极系统这一正负极分离的特点，使其更易受EMI的干扰(图4-9)。双极系统中，在同一心腔内同时有两个独立的电极(正极和负极)并且两者非常接近，所以电流值需要传导很短的距离即可形成一个完整的环路，因此外部信号干扰这一环路的概率非常小。

EMI可以是靠近CIED的外部强电场或磁场。EMI信号主要通过电极进入设备的传导环路中。单极系统中，因正负极之间距离较大而更易受到EMI的影响。决定电子设备是否易于受到EMI影响的其他因素包括场强、患者体重、电子设备与EMI的距离和位置关系。EMI可能造成的影响取决于起搏模式和受影响的电极，包括不适当的起搏器激活直至最严重的停止起搏。起搏器屏蔽技术的改善和双极系统的应用，避免了许多EMI

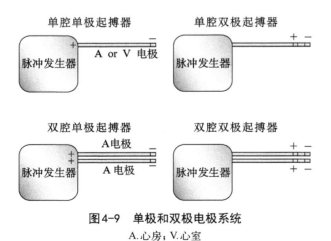

图4-9　单极和双极电极系统

A.心房；V.心室

(摘自Stone ME, Apinis A. Current perioperative management of the patient with a cardiac rhythm management device. Semin Cardiothorac Vasc Anesth, 2009,13:32.)

相关问题的产生。

1.起搏模式　一个5个字母的代码用来描述心脏起搏器的各种特性。第一个字母表示起搏心腔(A.心房；V.心室；D.双腔)。第二个字母表示感知电流来自哪个心腔(O.无；A.心房；V.心室；D.双腔)。第三个字母表示对感知信号的反应(O.无；I.抑制；T.触发；D.兼有-抑制和触发)。第四个字母，R表示频率应答反应的激活。第五个字母表示多位点起搏所在的心腔。最常见的起搏模式有AAI，VVI和DDD。

(1)非同步起搏：是最简单的起搏模式。可以是AOO，VOO或DOO模式。此种模式下，电极以固定的频率放电而不考虑患者的固有心律。在没有自主心室活动的患者中此种起搏模式可以安全应用，因为此时没有发生R-on-T现象的风险。非同步起搏可能会与患者的固有节律互相抵抗，持续的起搏会减少电池的寿命并需要频繁地更换电池和脉冲发生器。

(2)单腔起搏：起搏模式的选择取决于人工心脏起搏器应用的首要指征。单腔起搏器可以是心房或心室起搏。如果患者存在窦房结疾病同时不伴有房室结或希氏束病变，可以置入心房起搏器(AAI)。选用心房起搏模式要求房室结功能正常，此时AAI起搏才能维持房室的同步性。然而，据估计约8%存在窦房结功能障碍的患者，3年内进展为房室结功能障碍。

由于窦房结或房室结疾病引发症状性心动过缓发作者，安置单腔心室起搏器(VVI)可能会受益。此种起搏模式能够感知患者自身产生的R波，若R波出现则起搏器放电被抑制(图4-10)。此种起搏模式常用于慢性心房扑动或心房颤动伴完全性心脏传导阻滞患者，也可用于心室长间歇的患者。置入单腔心室起搏器的患者需要考虑的一个因素是发生起搏器综合征的可能。

起搏器综合征是由于失去房室同步性而产生的一系列症状，包括晕厥、无力、倦怠、咳嗽、端坐呼吸、夜间阵发性呼吸困难、低血压和肺水肿。DDD起搏能减少起搏器综合征的发生率，并且通过恢复房室的同步性而缓解起搏器综合征的症状。

(3)双腔起搏：心脏起搏技术的进步包括双腔起搏器、频率应答功能和带有起搏功能的置入式心脏复律-除颤器。这些技术的进步扩大了心

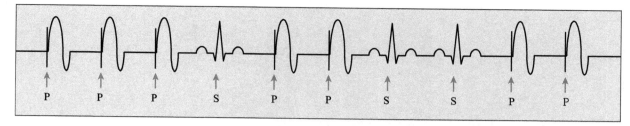

图4-10 VVI（心室起搏、心室感知、抑制）模式时起搏器工作的心电图表现

P.起搏心搏；S.感知心搏

（摘自 Allen M. Pacemakers and implantable cardioverter defibrillators. Anaesthesia, 2006,61:885.）

脏起搏的适应证，除有症状的心动过缓外，还包括神经性晕厥、肥厚型梗阻性心肌病、充血性心力衰竭的心脏再同步化治疗。

伴有房室结或希氏束疾病或持续接受减慢房室结传导的药物治疗的患者，需要双腔（DDD或DDI）起搏系统。神经心源性晕厥（因颈动脉窦过敏症）、血管迷走性晕厥和肥厚型心肌病也可用双腔起搏器治疗。

双腔起搏也叫作生理性起搏，因为其保留了房室的同步性。因为维持了心房收缩对心室充盈的贡献，能提高心排血量。房室同步能使瓣膜在合适的时机关闭，从而减少了发生二尖瓣和（或）三尖瓣关闭不全的风险。多项研究表明，接受双腔起搏治疗的患者发生心房颤动和心力衰竭的风险降低。

借助双心房或双心室起搏实施的心脏再同步疗法，可用于电机械不同步和室内传导阻滞患者的治疗。心脏再同步化治疗的指征包括药物难治性心力衰竭（静息或极小量活动时有症状），左心室射血分数＜35%，左心室扩张及QRS波时限超过130ms。

①DDD起搏：双腔起搏器有两个电极，一个放置于心房，另一个置于心室。DDD起搏是基于心房和心室电极反馈回来的电信号。如果固有的心房信号被感知则心房起搏器的输出被抑制，若没有感知到固有的心房信号则起搏器输出被触发。同样的，在设定好的AV间隔末期若感知到内在的心室活动，则起搏器的输出被抑制。如果没有感知到固有的心室活动，则起搏器被触发（图4-11）。在体育锻炼等使窦房结放电频率增加的情况下，DDD起搏模式允许起搏器做出相应的反应。

通过双腔电极的设定获得一个合适的AV间期是很重要的，它可以在一个广泛的心率范围内维持房室同步。房室同步性的丧失有很多有害影响，包括使心排血量减少20%～30%或更多、二尖瓣和三尖瓣关闭时的心房收缩引起心房压力升高、压力感受器激活引起的反射性周围血管扩张。

②DDI起搏：在DDI起搏模式下，同时感知心房和心室的活动，但对感知事件的反应只有抑制（抑制心房和心室起搏）。当频发的房性心动过速被DDD起搏器不适当的跟踪引起快速心室率时，可以应用DDI起搏。

2.频率适应性起搏器 有窦房结疾病、房室结疾病或低位传导系统疾病的患者，其心率不能随代谢需要增加而增快，应作为频率适应性起搏系统的候选者。20世纪90年代末，随着起搏器技术的进展，能够做到将起搏频率与患者的运动量相匹配。这一起搏系统叫作频率适应性起搏，适用于运动时心率不能做出适当反应（变时性功能不全）的患者。这种综合征可能是由于负性变时药物，如β受体阻滞药或钙通道阻滞药或由于病态窦房结综合征等病理过程引起。

通常情况下，房室同步对静息状态或轻度活动时心排血量影响较明显，而频率适应（如较快心率）在较大量运动时更为重要。频率适应性起搏器使用传感器来检测躯体运动的变化（借助压电晶体）或分钟通气量的变化（借助经胸阻抗），作为机体运动时的物理或生理学指标。作为对运动的反应，起搏器能够模仿正常窦房结的功能对起搏频率进行调整。

3.心脏起搏器置入术的麻醉 大多数心脏起搏器是在心脏导管室内应用清醒镇静或者在手术室MAC情况下置入的。采用常规的麻醉监测。在给予麻醉药物之前需备好功能正常的心脏起搏

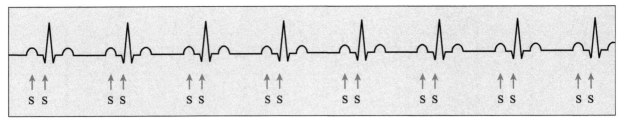

A

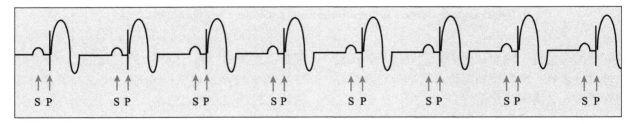

B

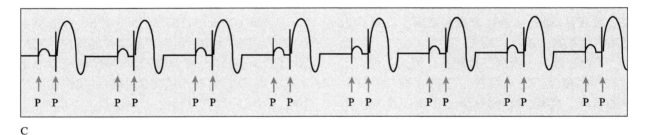

C

图4-11   DDD（双腔起搏、双腔感知、抑制和触发）模式下起搏器工作的心电图表现

A.患者存在固有的心房和心室活动，被起搏器感知；B.患者的固有心房活动未能传递到心室，起搏器感知心房活动并对心室起搏；C.患者心房和心室都没有活动，不能被起搏器感知，起搏器对心房和心室起搏；P.起搏心搏；S.感知心搏

（摘自 Allen M. Pacemakers and implantable cardioverter defibrillators. Anaesthesia, 2006,61:886.）

器或者经皮心脏起搏。在新的心脏起搏器发挥作用前，应备好阿托品和异丙肾上腺素等药物，以免心率下降影响血流动力学。起搏器置入并发症的发生率约为5%。人工心脏起搏器可应用心内膜电极通过静脉通路置入，或应用心外膜或心肌电极通过肋下或胸骨正中切口（心脏手术后）置入。早期并发症通常与置入电极的静脉或手术入路有关。围术期并发症包括气胸、血胸、空气栓塞。气胸通常小范围而无症状。不过在置入起搏器期间或者之后发生低血压或者无脉性电活动应该考虑张力性气胸的可能。大血管或其他血管结构的损伤可导致血胸。插管误入动脉必须立即识别并采用人工压迫或动脉修补进行治疗。置入较大的导引鞘管前可在透视下置入导引钢丝以最大程度地减轻动脉损伤。在操作过程中不同剂量的

空气可以进入到低压的静脉系统。少量空气一般耐受性良好，但大的空气栓塞可导致呼吸窘迫、血氧饱和度下降、低血压和心脏骤停。

（七）永久性置入式心脏复律除颤器

置入式心脏复律除颤器和心脏再同步治疗：ICD系统由脉冲发生器和检测心律失常及传送电流的电极组成。除了内部除颤，ICD可以实现抗心动过速或抗心动过缓起搏和同步化心脏复律。详细诊断数据涉及心内电图和事件标记被存储在设备的内存中，并且可提取用于分析。该脉冲发生器是一个锂电池供电的小型计算机，密封在钛壳内。静脉内的电极系统由起搏和感知电极及一个或两个除颤线圈组成。脉冲发生器的钛壳及电极形成了完整的除颤电流环路，脉冲发生器外壳可作为除颤电极发挥作用。脉冲发生器通常置入

皮下囊袋内。脉冲发生器的位置非常重要，因为位置影响除颤波阵面。左胸肌区是置入脉冲发生器的理想位置。右侧置入可能导致除颤阈值显著升高。ICD采用电除颤作为心室颤动治疗的唯一措施。

ICD利用位于右心室的特定电极感知心室的除极。对感知到的信号进行放大、过滤和矫正，然后将其与设定好的感知阈值和R-R间期进行比对。如果设备探测到心室颤动，则电容器充电，同时对感知到的信号进行分析若满足次级算法则确认为心室颤动节律，此时起搏器放电。这个再次确认的过程可以防止对自发终止事件或伪信号进行不适当的放电。从检测到心律失常到放电，需要10~15s。在此期间，病人可能会出现先兆晕厥或晕厥。

除颤器的编码系统与起搏器相似。第一个字母代表电击的心腔（O.无；A.心房；V.心室；D.双腔）。第二个字母代表抗心动过速的起搏心腔（O.无；A.心房；V.心室；D.双腔）。第三个字母代表心动过速的探测机制（E.电描记图；H.血流动力学）。第四个字母代表抗心动过缓的起搏心腔（O.无；A.心房；V.心室；D.双腔）。

置入式ICDs在1985年被FDA批准使用。目前有超过150万美国人佩戴有起搏器，有超过500 000患者佩戴ICD。在过去的几年中，ICD置入的适应证经历了巨大的变化。当心脏骤停不是由一过性的或可逆性的因素，如急性心肌梗死，应用致心律失常药物或电解质紊乱造成的时，有临床试验表明，对于这类心脏骤停的幸存者ICD置入与抗心律失常药物相比能提高患者的生存率，从此ICDs置入术明显增加。

ICDs应用的另一个转折点是多项临床试验表明对于选择适当的患者，心脏再同步化治疗能降低心力衰竭事件的发生及患者的病死率。心脏再同步化治疗也叫作双心室起搏，其主要目标是通过多位点起搏来改善心脏的电机械同步性。在充血性心力衰竭的病理生理过程中，心室的电非同步逐渐发展为机械非同步，表现为左心室收缩乏力逐渐加重。当房室传导时间延长时这一过程进一步恶化，造成房室同步性的丧失及心房收缩对心室充盈的影响减弱。

心脏再同步治疗采用3个起搏电极：右心房、右心室和冠状动脉窦电极（或根据功能障碍的部位增加一个心房或心室电极）。通过调节每个电极的放电时点，实现房室最佳的同步化。当患者出现左心室功能不全（射血分数≤35%）、QRS时限延长（≥120ms）和中至重度心力衰竭症状(NYHA Ⅲ~Ⅳ级)并且药物治疗已经达到最优化时，心脏再同步化治疗是主要的治疗措施。对于此类患者，伴或不伴除颤功能的心脏再同步化治疗能够降低住院率和全因病死率。

大约一半置入ICD的患者在第1年内将发生与设备相关的不良事件。电极相关的问题，如感知或起搏失败，不恰当的治疗，电极移位仍是最常见的问题。一个毁灭性的并发症是ICD相关的感染。估计感染率约为0.6%，这与起搏器置入相关感染的发生率相似。设备相关的感染需要取出整个ICD系统。

十三、心脏复律除颤器置入术的麻醉

接受ICD置入术的患者，术前准备与起搏器置入术相同，因为测试放电阈值时需要反复的除颤，这一过程会增加风险，所以这一置入术通常在全身麻醉下进行。患者并存临床情况的特性及严重程度决定了所需的监护措施和必要的临床准备。

（一）带有心脏置入式电子设备患者的手术

准备接受择期手术的患者，不论佩戴任何类型的CIED（人工心脏起搏器或ICD），不论是因为何种原因佩戴CIED（起搏、心脏复律、除颤或再同步化），在术前评估及接下来的麻醉管理中都应该进行特殊考虑，以保证病人的安全和CIED设备功能正常。这些关于CIED的推荐意见适用于所有麻醉方法，从清醒镇静和MAC到局部和全身麻醉。

围术期可能发生的与CIED相关的不良事件包括低血压、快速或缓慢型心律失常、心肌损伤、心肌缺血或梗死、设备故障、延迟或取消手术、再次进入卫生保健场所进行设备障碍的处理、住院时间延长、医疗费用增加、耗费更多的医疗资源。

（二）术前评估

将要接受手术而先前已经佩戴CIED的患者至少有3种心脏疾病中的一种：持续性或间歇性的缓慢型心律失常、快速型心律失常或心脏衰竭。不管置入该设备的指征是什么，对于佩戴

CIED而需接受麻醉的患者，在术前必须进行细致的全身评估。尽管治疗方案的确定是基于患者的病情，但对于佩戴CIED的患者术前评估应包括：确定置入设备的类型，确定置入该设备的临床指征，评价患者对该设备的依赖程度（心动过缓的患者需要起搏治疗），评价设备的功能状态。

确定患者是否佩戴有CIED，可以询问病史和进行体格检查、查阅医疗记录、胸部X线检查、进行ECG或心律图检查，以上方法可以帮助确认患者是否戴有CIED及确定设备的类型，置入的临床指征，某些情况下还能确定患者对该设备的依赖程度。提示患者依赖于CIED的有力证据包括：出现心动过缓症状的病史，房室结消融术的病史，ECG上只有很少甚至没有自主心室活动，表现为大部分的心搏是起搏诱导的。佩戴心脏起搏器患者在手术前有先兆晕厥或晕厥史可以反映心脏起搏器功能障碍。心房或心室的非同步（固定频率）心脏起搏器的放电频率（通常是70～72/min）是反映脉冲发生器功能的有用指标。心率较最初的设定值降低10%可能反映电池的耗竭。不规则的心率可能提示脉冲发生器与患者的固有心率抵抗或者脉冲发生器不能感知R波。

术前评估CIED功能的最好方式是由有资质的人员进行CIED的校准。然而，某些情况下不能进行评估，此时ECG上出现的起搏信号及由此引起的心搏等临床证据也能说明问题。如果固有心率快于起搏器频率，心电图无助于诊断。在这种情况下，心室同步或顺序人工心脏起搏器的功能是否正常最好能通过电子评估进行确认。除了抗心动过缓起搏或抗心动过速除颤等常规应用指征外，许多情况下通过置入起搏器-除颤器来实现再同步化治疗从而来治疗心力衰竭。这使处理决策的制订变得更加复杂，此时就需要有资质的顾问早期参与。理想情况下，佩戴有CIED的患者围术期评估及治疗计划的制订，应与心脏科医生和起搏器设备代表合作完成。

（三）麻醉管理

据估计，佩戴CIED的患者中50%患有冠状动脉疾病，20%患有高血压，10%患有糖尿病。对于此类患者，除了管理CIED直接相关的问题外，对并存疾病进行评估和完善的处理才能够获得良好的临床结局。实施麻醉期间，必须考虑到CIED相关的几大方面，以确保患者的安全。手术中是否会发生EMI？ CIED是否需要重新设定？是否准备有临时起搏设备和除颤器？

除了考虑到患者因素外，与CIED功能性相关的不良事件也应引起重视。这些不良事件包括可能出现的脉冲发生器或电极损伤（电路），设备周围组织的损伤（烧伤、温度改变而影响阻抗），起搏或除颤失败，不适当的起搏或除颤，电重设为支持起搏模式。

围术期遇到的最常见的CIED相关问题是EMI造成的设备功能干扰。EMI造成的最常见的影响是起搏功能抑制和设备被重设为非同步起搏模式。但是，EMI能够造成更严重的问题，如不适当的除颤或设备完全失效。

据报道，EMI诱导的CIEDs功能障碍与3种操作有关，包括电凝止血，射频消融和MRI。麻醉方法的选择对于CIED功能没有直接的影响，但生理变化（酸碱、电解质）和血流动力学波动（心率、心律、高血压、冠状动脉缺血）可能引起CIED功能的改变，从而对病人产生不利的影响。

许多文献建议，若患者依赖起搏器，则术前将CIED重新设定为非同步模式。然而，在这些情况下将起搏器重设为非同步模式的临床效果，缺乏对比研究的检验。偶然暴露于电源或磁场能造成脉冲发生器、电极或设备周围组织的损伤。心脏起搏器屏蔽技术的进步减少了电凝止血引起的EMI相关问题，但是使用单极电凝止血仍然是佩戴CIEDs患者术中主要考虑的问题。有报道指出若术中使用电凝止血，则对CIED进行重新设定可能对患者有益，但此种观点有争议。

与应用电切相比，单极电凝中使用电凝模式可导致更多的EMI问题。电凝止血的电流越小越好，并且应尽可能采用短脉冲的方式应用电凝止血，特别是在脉冲发生器周围使用时。在脉搏发生器及电极附近，应尽可能避免使用烧灼。烧灼设备所产生的EMI并不需要与病人接触而对CIED产生不良影响。当使用双极电凝止血或超声刀时，则脉冲发生器和电极受EMI影响的概率降低。应放置电流回路电极（接地电极），这样电流传导通路就不会穿过胸部或者CIED系统。电凝止血的接地电极应尽可能远离脉搏发生器，以尽可能减少脉搏发生器对烧灼电流的感知。

在起搏器上放置磁铁能导致起搏器以固定的频率发挥非同步起搏功能。尽管在起搏器依赖的患者中非同步起搏能维持可靠的心率，但对于有些患者非同步频率可能过快从而导致高血压、冠状动脉缺血或充血性心力衰竭。非同步起搏有发生R-on-T现象的风险。如果采用磁铁，则磁铁应始终放置在合适的位置以维持非同步起搏模式。若将磁铁移开，则起搏器将回到基础设定模式。不同厂家的磁铁诱发心率不同，可以通过设定进行调节。

在心脏复律-除颤器上放置磁铁时，很少改变其抗心动过缓起搏的能力，但多数情况下能使抗心动过速（除颤）治疗能力丧失。没有电子设备的帮助，很难评估磁铁对于心脏复律-除颤器产生的确切影响。有些ICDs对于磁铁无反应；其他的可能在暴露于磁铁后永久失效。当佩戴有ICDs患者接受有产生EMI风险的操作时，建议暂停抗心动过速功能，即关闭除颤器，同时借助电子手段调节起搏模式使之与起搏器依赖患者的需要相适应。

对于佩戴功能正常的CIED的患者而言，麻醉药的选择不受影响，同样没有任何证据表明麻醉药可以改变CIEDs的刺激阈值。不过，应谨慎避免如过度通气等事件，因为这些事件可以引起血清钾离子浓度的急性改变（表4-4）。琥珀酰胆碱可以提高刺激阈值，因为它可引起血清钾离子浓度急性增加。琥珀胆碱也可以抑制功能正常的心脏起搏器，因为它可以引起骨骼肌的收缩（肌电位），而脉搏发生器认为这是固有的R波。临床经验表明，琥珀胆碱应用于人工心脏起搏器置入患者通常是安全的，如果发生肌电位的抑制，通常也是短暂的。

佩戴有CIED的患者的监护应遵循ASA标准，应包括连续监测的ECG和外周脉搏。监测外周脉搏可以通过脉搏氧饱和度仪、人工触诊脉搏、听诊心音或动脉置管来实现。当EMI造成ECG异常时，通过脉搏来确定是否存在持续的心脏活动是很有必要的。

佩戴有CIED的患者不需要进行特殊的实验室或影像学检查，除非合并其他临床情况。有时可借助胸部X线检查来评估起搏器电极的位置和外部情况。若患者有双心室起搏器同时计划置入中心静脉或肺动脉导管，借助胸部X线来确定冠状窦电极的位置是十分有帮助的。与这些置管操作相关的冠状窦和心内膜电极移位已有报道。电极置入1个月或更长时间后，发生电极移位的风险很小。以上情况下，心外膜电极不存在移位的风险。当使用临时的经静脉心脏起搏器时，外部的电源与心内膜直接相连。这种情况下，存在微电击引起心室颤动的风险。有病例报道，心脏监护仪引起的EMI可以被频率适应性起搏的自主分钟通气量传感器探测到，引起不适当的高频率起搏。目前一致意见是在术前关闭频率适应性起搏模式。

佩戴有CIEDs的患者进行MRI检查目前仍有争议，但普遍认为应列为禁忌。然而，50%～75%佩戴有心脏电子设备的患者在生命中的某个时点都需要进行MRI检查，所以这也成为一个重要的议题。对于佩戴有CIED而需要接受MRI检查的患者，目前仍缺乏足够的证据使其处理标准化。若必须进行MRI检查，则要求检查的医生、放射科医生、起搏器专业人士或心内科医生之间应该合作对病人进行监护。

射频消融术相关的EMI的处理包括使射频电流的传导路径尽量远离脉冲发生器，电流传导路径为电极顶端至接地电极。有些人建议，消融电极与起搏电极之间最少应相距5cm。

接受碎石术的患者，建议将碎石激光的焦点尽量远离脉冲发生器。若碎石系统在R波出现时被激发，则有人建议此时将人工起搏关闭可能有益，但是这一实践缺乏临床证据的支持。

表4-4 改变心脏起搏器除极化阈值的因素

提高阈值的因素	降低阈值的因素
高钾血症	低钾血症
酸中毒或碱中毒	儿茶酚胺水平增高
抗心律失常药物	拟交感药物
（如奎尼丁、普鲁卡因、利多卡因、普罗帕酮）	
低氧血症	抗胆碱能药物
低血糖	糖皮质激素
局麻药（利多卡因）	紧张或焦虑
心肌缺血	甲状腺功能亢进
心肌梗死（瘢痕组织）	高代谢状态
置入术后1个月内电极尖端的感染	
低体温	

需要接受放射治疗的CIED患者，尚缺乏足够的证据使其处理标准化。目前的推荐方式为：令CIED处于放射野之外。有些患者此时就需要调整脉冲发生器位置。大多数厂商建议在放射治疗结束后，确认脉搏发生器的功能正常。放射治疗引起的CIED问题包括起搏器失效和起搏器逃逸。当起搏器内部多种部件出现功能障碍时，可以造成突发的快速不稳定起搏，这一现象叫作起搏器逃逸。大多数现代起搏器将起搏频率的上限设定为210/min。

目前还没有临床研究报道与电惊厥治疗有关的EMI或永久性CIED故障，但需要与心内科医生合作进行处理。CIED应进行检查并且抗心动过速功能应停用。因为电惊厥治疗可引起血压和心率的明显波动，所以应准备好体外除颤器和临时起搏设备。惊厥发作产生的肌电可能会抑制起搏器。对于起搏器依赖患者，建议调整为非同步起搏模式。

麻醉期间其他可能的EMI来源包括周围神经刺激仪或监护仪诱发电位产生的电流、大潮气量、寒战、药物引起的肌颤。

若佩戴有CIED（永久性心脏起搏器或关闭的ICD)的患者需要进行紧急除颤时，应努力使除颤电流远离脉冲发生器和电极系统。这可以通过将电极板置于后前位来实现。情况许可时，建议在对患者进行除颤或心脏复律前（此患者的ICD已处于磁铁诱导的失效模式），祛除所有的EMI来源同时移除磁铁，从而激活抗心动过速功能。接下来可以严密观察患者，以确保CIED功能正常。首要目标是病人的治疗，其次是CIED的处理，但大多数情况下两者并不是互相排斥的。当出现起搏阈值突然增高和捕获缺失时，需要进行外部除颤。若进行除颤，则可能需要经皮心脏起搏或经静脉临时起搏。

佩戴有CIED患者的术后处理包括：CIED的检查和恢复合适的基本设置——包括ICDs患者的抗心动过速治疗。这些调整应在术后尽早进行，可以在麻醉后恢复室也可在ICU中进行。重新设定的永久性CIEDs能产生EMI目前还没有报道。但是，在术后的早期阶段应对心率和心律进行监测，包括由手术室至恢复室的转运过程也应进行监护。应准备好后备的心脏复律——除颤和起搏设备。若术中没有使用产生EMI的设备、术前没有进行设备的重新设定、没有输血、术中没有出现与CIED相关的问题，则术后不必检查CIED。

十四、要点

- 心律失常根据心率和异常起源部位分类。传导阻滞按阻滞部位和程度分类。这些异常的临床意义在于它对生命体征（血流动力学不稳定、心脏和终末器官缺血、充血性心力衰竭）的影响和（或）恶化为危及生命的心律失常的可能性。

- 快速性心律失常由3种机制形成：①正常传导组织或异位灶自律性增强；②通过异常途径的折返电位；③后除极化触发的异常心脏电位。

- 心房颤动是人群中最常见的持续性心律失常（发生率0.4%～1%），美国有220万人患病。心房快速、不规律的激活向房室结传递不规则的电冲动造成不规则的房室结传导，从而引起心室不规律收缩。房室结功能正常的患者，心室率可高达180/min。

- 神经组织期间的心动过缓，可发生于任何年龄、任何ASA身体状态分级、任何镇静程度的患者。神经阻滞期间严重的心动过缓和心脏骤停的发生概率约为1.5/10 000，与此相比较，全身麻醉期间心搏骤停的发生率为5.5/10 000。

- 心室颤动是快速、不规则的室性节律，伴有QRS波形时限、形态和幅度的明显变化。这一节律与生命活动不相适应，因为没有与这一节律对应的每搏量和心脏排血量。心室颤动时没有脉搏和血压。电除颤是唯一有效的治疗方法，能将心室颤动转复为产生心脏输出的节律。

- 抗心律失常药物通过3种机制发挥作用：①通过降低4相除极化的斜率来抑制起搏细胞的自律性；②延长有效不应期以消除折返环路；③促进冲动沿正常传导路径传导，以防止折返途径的传导。抗心律失常药可以引起心电图的改变，如PR间期的延长和QRS波的增宽，这些都是此类药物的常见不良反应。

- 莫氏Ⅰ型（Wenckebach）传导阻滞是PR间期进行性延长直到脱落一个心搏。暂停的间歇可以使房室结恢复，然后继续此过程。与此相反，莫氏Ⅱ型传导阻滞的特点是突然和完全的传导阻断不伴有PR间期的延长。莫氏Ⅱ型传导阻滞常与传导系统的永久性损害有关，可能进展为三度房室传导阻滞。

- 三度心脏传导阻滞（完全性心脏传导阻滞）的特点是从心房传导到心室的冲动完全缺失。心室持续的活动缘于阻滞部位远端的异位起搏灶发出的冲动。如果传导阻滞发生在房室结附近时，心率通常是45～55/min，且QRS波宽度正常。当房室传导阻滞低于房室结（结下）时，心率通常为30～40/min，且QRS波增宽。

- ICD系统包括脉冲发生器和探测心律失常及传导电流的电极。除内部除颤外，ICD能进行抗心动过速或抗心动过缓起搏及同步化心脏复律。

- 所有CIEDs都能够感知低幅度的电信号并对之做出反应。外部电场或磁场产生的外源性信号能影响CIEDs的功能。电凝止血、MRI和射频消融时产生的强电磁场，能够影响CIED的功能。

（王　涛　译　韩建阁　校）

参 考 文 献

[1] Allen M. Pacemakers and implantable cardioverter defibrillators. Anaesthesia, 2006,61:883-890.

[2] Apfelbaum JL, Belott P, Cajon E, et al. Practice advisory for the perioperative management of patients with cardiac implantable electronic devices: pacemakers and implantable cardioverter-defibrillators. Anesthesiology, 2011,114:247-261.

[3] Blomstrom-Lundqvist C, Scheinman MM, Aliot EM, et al. ACC/AHA/ESC guidelines for the management of patients with supraventricular arrhythmias—executive summary. A report of the American College of Cardiology/American Heart Association Task Force on Practice Guidelines and the European Society of Cardiology Committee for Practice Guidelines. Developed in collaboration with NASPE-Heart Rhythm Society. J Am Coll Cardiol, 2003,42:1493-1531.

[4] Crossley GH, Poole JE, Rozner MA, et al. The Heart Rhythm Society (HRS)/American Society of Anesthesiologists (ASA) expert consensus statement on the perioperative management of patients with implantable defibrillators, pacemakers and arrhythmia monitors: facilities and patient management. Heart Rhythm, 2011,8(7):1114-1154.

[5] Fuster A, Ryden LE, Cannom DS, et al. ACC/AHA/ESC 2006 guidelines for the management of patients with atrial fibrillation: a report of the American College of Cardiology/American Heart Association Task Force on Practice Guidelines and the European Society of Cardiology Committee for Practice Guidelines. Developed in collaboration with the European Heart Rhythm Association and the Heart Rhythm Society. Circulation, 2006,114:e257-e354.

[6] Kopp SL, Horlocker TT, Warner ME, et al. Cardiac arrest during neuraxial anesthesia: frequency and predisposing factors associated with survival. Anesth Analg, 2005,100:855-865.

[7] Neumar RW, Otto CW, Link MS, et al. Part 8: adult advanced cardiovascular life support: 2010 American Heart Association Guidelines for Cardiopulmonary Resuscitation and Emergency Cardiovascular Care. Circulation, 2010,122:S729-S767.

[8] Rosenblatt MA, Abel M, Fischer GW, et al. Successful use of a 20% lipid emulsion to resuscitate a patient after a presumed bupivacaine-related cardiac arrest. Anesthesiology, 2006,105:217-218.

[9] Stone ME, Apinis A. Current perioperative management of the patient with a cardiac rhythm management device. Semin Cardiothorac Vasc Anesth, 2009,13:31-43.

[10] Wann LS, Curtis AB, Ellenbogen KA, et al. 2011 ACCF/AHA/HRS focused update on the management of patients with atrial fibrillation (update on dabigatran): a report of the American College of Cardiology/American Heart Association Task Force on Practice Guidelines. Circulation, 2011,123:144-150.

[11] Zipes DP, Camm AJ, Borggrefe M, et al. ACC/AHA/ESC 2006 guidelines for management of patients with ventricular arrhythmias and the prevention of sudden cardiac death: a report of the American College of Cardiology/American Heart Association Task Force and the European Society of Cardiology Committee for Practice Guidelines. Circulation, 2006,114:e385-e484.

第5章

高血压和肺动脉高压

一、高血压

在至少1～2周一个成年人如果所测血压至少2次为140/90mmHg或更高时，那么就被认为是高血压（表5-1）。收缩压为120～139或舒张压为80～89被称为高血压前期。

这些定义都出自美国预防、检测、评估与治疗高血压全国联合委员会第七次报告（JNC7），最新报告（JNC8）正在筹备当中。根据JNC7的解读，在美国高血压是最为常见的循环系统疾病，大约30%美国成年人患高血压。该病的发病率随着年龄增长而逐渐增加，并且高于非裔美国人（图5-1）。高血压是缺血性心脏病的高危因素（图5-2），也是充血性心力衰竭（图5-3）、脑血管意外（脑卒中）、动脉瘤和终末期肾病的主要原因。粗略估计，不到1/3的美国高血压患者意识到了这一问题，并在接受适当的治疗。

单纯收缩期高血压目前被越来越多研究认为

是任何年龄阶段心血管疾病的独立危险因素。因此控制收缩期高血压尤为重要，特别是对于普遍患有单纯收缩期高血压的年长人群。

脉压差收缩压和舒张压的差值，目前被认为是血管硬化程度的新指标。脉压差升高是心血管事件的危险因素，部分研究发现，高脉压差和术中血流动力学不稳定、术后不良预后密切相关。

（一）病理生理学

原因未明的高血压被称为特发或原发性高血压，有原因的高血压被称为继发性高血压。

表5-1 成年人高血压的分类

类别	收缩压(mmHg)	舒张压(mmHg)
正常	＜120	＜80
正常高值	120～139	80～89
1级高血压	140～159	90～99
2级高血压	≥160	≥100

（数据摘自Chobanian AV, Bakris GL, Black HR, et al. Joint National Committee on Prevention, Detection, Evaluation, and Treatment of High Blood Pressure; National Heart, Lung, and Blood Institute; National High Blood Pressure Education Program Coordinating Committee. Seventh report of the Joint National Committee on Prevention, Detection, Evaluation and Treatment of High Blood Pressure. Hypertension, 2003,42:1206-1252.）

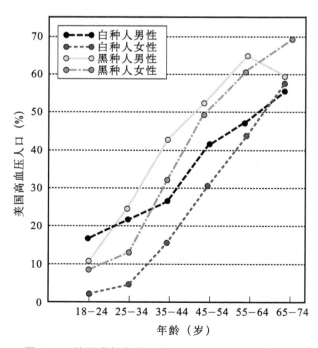

图 5-1 美国成年人高血压（＞160/90mmHg）患病率

（数据摘自Tjoa HI, Kaplan NM. Treatment of hypertension in the elderly. JAMA, 1990,264:1015-1018.）

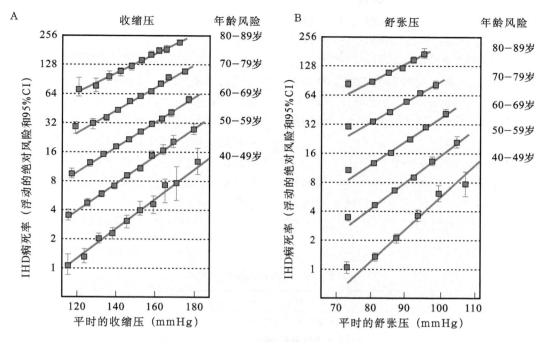

图5-2 缺血性心脏病（IHD）病死率与每10年开始时的血压值的对比

病死率被标记为"浮动的"，因为通过对于特殊人群一个恰当常数的乘法运算可以对这些人群做出绝对率的估算

（数据摘自 Lewington S, Clarke R, Qizilbash N, et al. Age-specific relevance of usual blood pressure to vascular mortality: a meta-analysis of individual data for one million adults in 61 prospective studies. Lancet, 2002,360:1903-1913.）

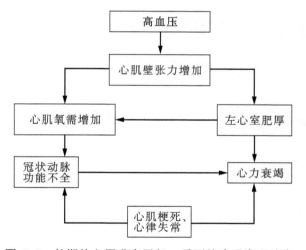

图 5-3 长期的血压升高引起一系列的病理生理改变，可能最终导致充血性心力衰竭

1. 原发性高血压 超过全部高血压病例的95%，其特点是具有一种家族性的发病率和遗传性的生化异常。发生高血压的病理生理因素包括交感神经系统对应激的反应活动增强、保钠激素和血管收缩物质增加、高钠摄入、钾和钙的摄入不足、肾素分泌增加、内源性血管扩张物质不足（如前列腺素和一氧化氮）及内科疾病（如糖尿病和肥胖）。高血压最终的病理生理学途径是盐和水的潴留。高血压、胰岛素抵抗、血脂紊乱和肥胖经常会同时发生，估计有40%的高血压患者还表现为高胆固醇血症。乙醇和烟草的使用与原发性高血压有关。阻塞性睡眠呼吸暂停在成年人中占有很大的比例，它可导致与低氧血症、觉醒和交感神经系统激活有关的暂时血压升高。有证据表明，阻塞性睡眠呼吸暂停导致持续性高血压，而与已知的致混淆因素无关，如肥胖。事实上，估计有30%的高血压患者有阻塞性睡眠呼吸暂停的表现。

缺血性心脏病、心绞痛、左心室肥厚、充血性心力衰竭、脑血管疾病、脑卒中、周围血管疾病或肾功能不全的病史表明，由于原发性高血压长期的控制不良而出现了终末器官疾病。实验室检测是为了证明存在靶器官损害，包括血液尿素氮和血清肌酐检测以评估肾功能。原发性高血压伴随低钾血症时应考虑到患有原发性醛固酮增多症的可能。应评估空腹血糖浓度，因为50%的高血压患者有葡萄糖耐受不良（存在糖耐量异常）。心电图有益于监测缺血性心脏病或左心室肥厚的证据。

2. 继发性高血压　有一个明确的病因，但是它占高血压总病例数的比例不到5%。由于肾动脉狭窄所造成的肾血管性高血压是继发性高血压的最常见病因。它与其他比较常见的继发性高血压病因，以及显著的症状和体征都在表5-2中被列出。表5-3更为全面地列出了继发性高血压的病因。

（二）原发性高血压的治疗

治疗原发性高血压的基本目标是将收缩压降至140/90mmHg以下。对于同时伴有糖尿病或者肾病的患者，现有指南（JNC7）建议，血压应降至130/80mmHg以下。但是有些方面仍然存在争议。

通过改善生活方式和药物治疗来降低血压是降低发病率和病死率的手段。经过治疗血压恢复到正常状态已经明显有效地降低了脑卒中的发生率。降低血压可以使与缺血性心脏病相关的发病率和病死率下降（图5-4）。它减缓或阻止了严重高血压的进展，同时也降低了充血性心力衰竭和肾衰竭的风险。老年人使用抗高血压药治疗的价值要比年轻人更大。

合并高危风险（高胆固醇血症、糖尿病、嗜

表5-2　继发性高血压的常见病因

病因	临床表现	实验室评估
肾血管疾病	上腹部或腹部杂音	MRA
	年轻患者严重高血压	主动脉造影
		多普勒超声波检查
		CT血管造影术
醛固酮增多症	疲劳	尿钾
	无力	血钾
	头痛	血浆肾素
	感觉异常	血浆醛固酮
	夜间多尿和烦渴	
主动脉缩窄	上肢血压高于下肢	主动脉造影
	股动脉搏动微弱	超声心动图
	收缩期杂音	MRI 或 CT
嗜铬细胞瘤	偶发性头痛、心悸和发汗	血浆肾上腺素
	阵发性高血压	尿儿茶酚胺
		随机尿肾上腺素
		肾上腺 CT/MRI 扫描
Cushing综合征	躯干性肥胖	地塞米松抑制试验
	近端肌肉无力	尿皮质醇
	紫纹	肾上腺 CT 扫描
	满月脸	葡萄糖耐量试验
	多毛症	
肾器质性疾病	夜尿症	尿糖、尿蛋白和管型
	水肿	血清肌酸酐
		肾超声检查
		肾活检
妊娠性高血压	周围水肿和肺水肿	尿蛋白
	头痛	尿酸
	癫痫发作	心排血量
	右上象限痛	血小板计数

CT.计算机断层扫描；MRA.磁共振血管造影；MRI.磁共振成像

表5-3 继发性高血压的其他原因

收缩期和舒张期高血压
肾疾病
  肾移植
  肾素分泌性肿瘤
内分泌疾病
  肢端肥大症
  甲状旁腺功能亢进
阻塞性睡眠呼吸暂停
术后高血压
神经系统紊乱
  颅内压升高
  脊髓损伤
  Guillain-Barré综合征
  家族性自主神经异常
药物
  糖皮质激素
  盐皮质激素
  环孢素
  拟交感神经药
  酪胺和单胺氧化酶抑制药
  鼻黏膜充血消除药
突然停止抗高血压药治疗
(中枢性和β肾上腺素能的受体拮抗药)

单纯收缩期高血压
衰老相关的动脉硬化
心排血量增加
  甲状腺毒症
  贫血
  主动脉瓣反流
外周血管阻力下降
  动静脉分流
  Paget's病

烟、家族史、＞60岁）的患者和有靶器官损害证据（心绞痛、较早的心肌梗死、左心室肥厚、脑血管疾病、肾病、视网膜病变、周围血管疾病）的患者是最可能受益于抗高血压药的治疗。对于那些没有心血管疾病和靶器官损害表现的患者可能受益于生活方式的改善和随后药物治疗之前的重新评估。

    1.改善生活方式 已证实对于降低血压有价值的那些生活方式的改善包括减轻体重或预防体重增加、减少乙醇的摄入、增加体力活动、维持推荐水平的钙和钾的饮食、减少盐的摄入。戒烟是至关重要的，因为吸烟是心血管疾病的独立危险因素。

    在所有非药物治疗高血压的措施中，体重减轻可能最为有效。体重每减轻10kg，收缩压和舒张压分别平均降低6.0mmHg和4.6mmHg。体重减轻还提高了抗高血压药物治疗的疗效。饮酒与血压升高有关，过度饮酒可能导致机体对抗高血压药物的抵抗。然而，适度饮酒能降低普通人群中总体的心血管风险。不少于30min的中等强度体力活动，如快走或骑自行车，可降低血压正常者和高血压患者的血压。

    钾、钙饮食与总体人群的血压之间存在着反比关系。限盐饮食（如"终止高血压膳食疗法"）抗高血压的效力很小，但能使血压下降（降收缩压效应弱但是持久）见图5-5。这可能是通过限钠来降低血压只对一部分低肾素活性的病患（如老年人和非裔美国人）是有益的。限钠可减少利尿药引起的低血钾，可使利尿治疗对血压的控制更为轻松。限盐的益处还包括通过降低尿钙排泄对骨质疏松和骨折有保护作用，以及对左心室肥厚有利。在盐替代品中钠被钾取代，这对那些没有肾功能不全的高血压患者是有益的。

    2.药物治疗 应与改善生活方式同时开始。在药物治疗开始后，开始每1～4周逐步增加抗高血压药物的剂量，然后是每3～4个月直到达到预期的控制血压。使用长效药物是可取的，因为患者的依从性和血压控制的连续性都优于每日1次用药。JNC7报告中指出，噻嗪类利尿药被推荐作为无并发症高血压的初始治疗药物（图5-6）。噻嗪类利尿药也可以增加多药疗法的疗效。高血压患者可能有并存疾病，这提示应用某种特定药物抗高血压治疗的强制性适应证（表5-4）。例如，合并心力衰竭的高血压患者通常采取血管紧张素转化酶（angiotensin-converting enzyme, ACE）抑制药或血管紧张素受体拮抗药（angiotensin receptor antagonist, ARB）治疗。这些强制性适应证是多层面研究的结果。如果单一药物治疗失败，通常加入不同种类的第二种药物。多种降压药物可以应用，这些药物存在独特和潜在的优势和不良反应（表5-5）。

    最近的临床试验已经证实，抗高血压治疗对高龄患者（超过80岁的患者）的益处——降低

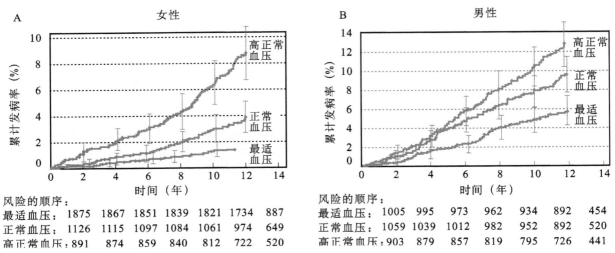

图5-4 根据基础血压分类的无高血压女性（A）和男性（B）的累计心血管事件（由于心血管疾病、心肌梗死、脑卒中或充血性心力衰竭而死亡）发病率

　　最适血压：< 120/80 mmHg；正常血压：< 130/85 mmHg；高正常血压：< 140/90 mmHg

　　（摘自 Vasan RS, Larson MG, Leip EP, et al. Impact of high-normal blood pressure on the risk of cardiovascular disease. N Engl J Med, 2001,345:1291-1297.）

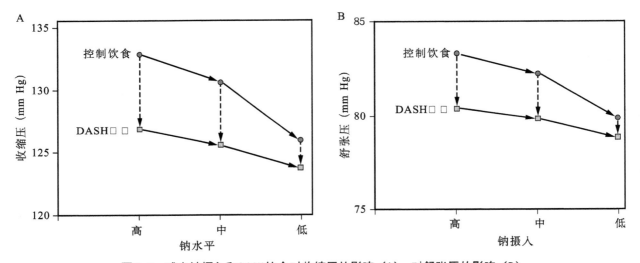

图5-5 减少钠摄入和DASH饮食对收缩压的影响（A），对舒张压的影响（B）

　　（数据摘自 Sacks FM, Svetkey LP, Vollmer WM, et al: Effects on blood pressure of reduced dietary sodium and the Dietary Approaches to Stop Hypertension [DASH] diet. N Engl J Med, 2001,344:3-10.）

心血管风险及病死率。这样的治疗也可能会改善患者的认知功能。基于这些数据结果，最新指南已经对80—90岁患者高血压治疗进行了说明。

（三）继发性高血压的治疗

　　继发性高血压常通过外科手术治疗。药物治疗用于那些不能手术的患者。某些特殊的疾病，如嗜铬细胞瘤，可能需要通过多种方法来达到一个最佳的结果。

　　1.外科治疗　手术治疗用于有明确病因的继发性高血压，例如肾血管性高血压、醛固酮增多症、库欣综合征及嗜铬细胞瘤。术式（新增）包括通过肾动脉血管成形术或直接修复术纠正肾动脉狭窄，通过肾上腺切除术治疗肾上腺腺瘤或嗜铬细胞瘤。

　　2.药物治疗　对于那些不能进行肾动脉血管重建的患者，其血压控制可以单独应用ACE抑制药或与利尿药合用。当这些患者开始用ACE抑制药治疗时，应严密监测肾功能和血清钾离子

表5-4 特殊种类抗高血压药的适应证

并存病	抗高血压药物的种类
心肌梗死后	ACE抑制药
	醛固酮拮抗药
	β受体阻滞药
心力衰竭	ACE抑制药
	醛固酮拮抗药
	ARB
	β受体阻滞药
	利尿药
高危的冠状动脉疾病	ACE抑制药
	β受体阻滞药
	钙通道阻断药
	利尿药
糖尿病	ACE抑制药
	ARB
	β受体阻滞药
	钙通道阻断药
	利尿药
慢性肾病	ACE抑制药
	ARB
预防脑卒中复发	ACE抑制药
	利尿药

ACE.血管紧张素转化酶；ARB.血管紧张素受体阻滞药

浓度。原发性醛固酮增多症的妇女采用醛固酮拮抗药来治疗，如螺内酯。但阿米洛利主要用于男性患者，因为螺内酯可能导致男子乳腺发育。

（四）高血压危象

1. 定义 高血压危象的典型表现是血压超过180/120mmHg，根据有无急性或进行性的靶器官损害，可将其分类为高血压危症和高血压急症。慢性高血压患者可以比先前血压正常的人耐受更高的血压，并且更可能出现高血压急症而不是高血压危症。

2. 高血压危症 有急性或进行性靶器官损害（脑病、大脑内出血、急性左心室衰竭合并肺水肿、不稳定型心绞痛、主动脉夹层动脉瘤、急性心肌梗死、子痫、微血管性溶血性贫血或肾功能不全）的患者需要立即药物干预降低血压。脑病很少在慢性高血压患者中发生，除非在舒张压超过150mmHg时，然而患有妊娠性高血压的产妇在舒张压＜100mmHg时也可能出现脑病的体征。即使没有症状，一个舒张压高于109mmHg

的产妇也被认为是高血压危症，需要紧急处理。高血压急症的治疗目标是迅速但又要逐步降低舒张压。如果血压急剧下降至正常水平可能引起冠状动脉或脑缺血的发生。通常情况下，平均动脉压在第一个60min内下降约20%，然后再逐渐下降。此后，血压在随后的2～6h可降至160/110mmHg，以不出现靶器官灌注不足的情况作为可接受的速度。

3. 高血压急症 是血压严重升高，但患者并没有靶器官损害的证据。这些患者可表现为头痛、鼻出血或焦虑。所选择的患者受益于口服降压药的治疗，因为不服从或无法获得处方药通常是这个问题的主要原因。

4. 药物治疗 高血压危症药物治疗的初步选择在于对患者的合并症及症状和体征的分析（表5-6）。建议在使用有效的血管活性物质治疗时，使用一个动脉内导管连续监测系统血压。目标是血压下降程度不要超过原始血压的20%～25%，以避免靶器官低灌注。对于大多数类型的高血压危症来说，可选择硝普钠0.5～10μg/（kg·min）静脉注射。硝普钠起效迅速、持续时间短，可持续静脉滴注，但硝普钠可以产生乳酸酸中毒和氰化物中毒。尼卡地平是另一种选择，可能对心脏和脑缺血有所改善。多巴胺（特异性D_1受体）激动药非诺多泮可增加肾血流量和抑制钠的重吸收，对于肾功能不全的患者是一个很好的药物。艾司洛尔单独或与其他药物组合使用都是有效的。拉贝洛尔是一种α和β受体阻滞药，也可以用于高血压的紧急治疗。

氯维地平是第3代二氢吡啶类钙通道阻滞药，药物作用时间超短，兼有选择性小动脉血管舒张性能，最近已被美国食品和药物管理局批准。在必须严格控制血压情况下，氯维地平的药动学和药效学对于它的临床应用非常有利。

（五）原发性高血压患者的麻醉处理

尽管早些时候建议术前停用抗高血压药物治疗，但现在普遍认为应该在整个围术期使用最有效的降压药物，以确保最佳的血压控制。高血压患者的麻醉管理总结参见表5-7。

1. 术前评估 原发性高血压患者的术前评估应确定其血压控制是否充分，在整个围术期继续已经使患者血压恢复至正常的降压药物治疗。

支持在择期手术之前应该使高血压患者血压

表5-5　常使用的抗高血压药物

类别	亚类别	普通名称	商品名称
利尿药	噻嗪类	氯噻嗪	Diuril
		氢氯噻嗪	HydroDiuril, Microzide
		吲达帕胺	Lozol
		美托拉宗	Zaroxolyn,Mykrox
	襻利尿药	布美他尼	Bumex
		呋塞米	Lasix
		托拉塞米	Demadex
	保钾利尿药	阿米洛利	Midamor
		螺内酯	Aldactone
		氨苯蝶啶	Dyrenium
肾上腺素能拮抗药	β受体阻滞药	阿替洛尔	Tenormin
		比索洛尔	Zebeta
		美托洛尔	Lopressor
		纳多洛尔	Corgard
		普萘洛尔	Inderal
		噻吗洛尔	Blocadren
	α_1受体阻滞药	多沙唑嗪	Cardura
		哌唑嗪	Minipress
		特拉唑嗪	Hytrin
	α和β受体阻滞药	卡维地洛	Coreg
		拉贝洛尔	Normodyne，Trandate
	中枢性抗高血压药物	可乐定	Catapress
		甲基多巴	Aldomet
血管扩张药		肼屈嗪	Apresoline
ACE抑制药		贝那普利	Lotensin
		卡托普利	Capoten
		依那普利	Vasotec
		福辛普利	Monopril
		赖诺普利	Prinivil，Zestril
		莫昔普利	Univasc
		喹那普利	Accupril
		雷米普利	Altace
		群多普利拉	Mavik
血管紧张素受体阻滞药		坎地沙坦	Atacand
		依普沙坦	Teveten
		厄贝沙坦	Avapro
		氯沙坦	Cozaar
		奥美沙坦	Benicar
		替米沙坦	Micardis
		缬沙坦	Diovan
钙通道阻断药	二氢吡啶类	氨氯地平	Norvasc
		非洛地平	Plendil
		伊拉地平	DynaCirc
		尼卡地平	Cardene
		硝苯地平	Adalat，Procardia
		尼索地平	Sular
		氯维地平	Cleviprex
	非二氢吡啶类	地尔硫䓬	Cardizem，Dilacor，Tiazac
		维拉帕米	Calan，Isoptin，SR，Covera

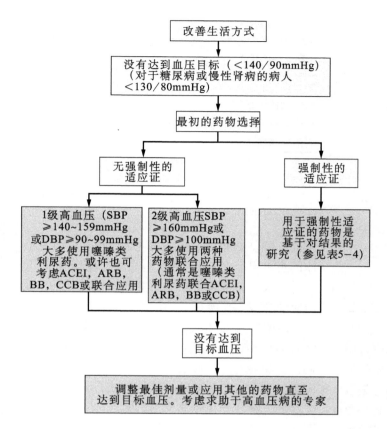

图 5-6　高血压治疗规则

ACEI.血管紧张素转化酶抑制药；ARB.血管紧张素受体拮抗药；BB.β受体阻滞药；CCB.钙通道阻滞药；DBP.舒张压；SBP.收缩压

（数据摘自 Chobanian AV, Bakris GL, Black HR, et al. Joint National Committee on Prevention, Detection, Evaluation, and Treatment of High Blood Pressure; National Heart, Lung, and Blood Institute; National High Blood Pressure Education Program Coordinating Committee. Seventh report of the Joint National Committee on Prevention, Detection, Evaluation, and Treatment of High Blood Pressure. Hypertension, 2003,42:1206-1252.）

表5-6　高血压危症的治疗

病因／表现	主要药物	注意	注释
脑病和颅内高压	硝普钠、拉贝洛尔、非诺多泮、尼卡地平	自动调节机制的改变引起的低血压可导致脑缺血 氰化物中毒的危险 硝普钠可使颅内压升高	较低的血压可以缓解颅内出血 被升高的血压通常自动的减退
心肌缺血	硝酸甘油	急性充血性心力衰竭时避免使用β受体阻滞药	包括吗啡和吸氧治疗
急性肺水肿	硝酸甘油、硝普钠、非诺多泮	急性充血性心力衰竭时避免使用β受体阻滞药	包括吗啡、襻利尿药和吸氧治疗
主动脉壁夹层	曲美芬、艾司洛尔、血管扩张药	血管扩张药可引起反射性心动过速和左心室收缩的搏动压力增加	目标：减轻左心室收缩的搏动压力
肾功能不全	非诺多泮、尼卡地平	非诺多泮可出现快速性耐药	可能需要紧急血液透析 避免使用ACE抑制药和ARB类药物
先兆子痫和子痫	甲基多巴、肼屈嗪、硫酸镁、拉贝洛尔、尼卡地平	肼屈嗪可引起狼疮样综合征 有引起一过性肺水肿的风险 钙通道阻断药可减少子宫血流量和抑制产程	分娩是一种确切的治疗手段 ACE抑制药和ARB类药物由于具有致畸作用，所以在妊娠期间是禁忌的
嗜铬细胞瘤	酚妥拉明、酚苄明、普萘洛尔	在α受体激动药之后给予β受体阻滞药可使高血压加重	
可卡因中毒	硝酸甘油、硝普钠、酚妥拉明	在α受体激动药之后给予β受体阻滞药可使高血压加重	

表5-7　高血压患者的麻醉处理

术前评估
　　确认血压控制的是否充分
　　复习降压药物的药理学知识
　　评估终末器官损害的表现
　　持续用药控制血压
麻醉诱导和维持
　　预先考虑到机体对麻醉药物过度的血压反应
　　限制直接喉镜检查时间
　　采用平衡麻醉控制高血压反应
　　考虑有创血流动力学监测
　　监测心肌缺血
术后处理
　　预先做好处理高血压的准备
　　持续监测终末器官功能

表5-8　高血压患者全麻择期手术的风险

术前血压状况	围术期高血压发生率（%）	术后心脏并发症发生率（%）
血压正常	8[1]	11
治疗后血压正常	27	24
治疗后血压仍高	25	7
未治疗高血压	20	12

　　(1) $P < 0.05$ 与同一栏其他组的比较
　　（数据摘自 Goldman L, Caldera DL. Risk of general anesthesia and elective operation in the hypertensive patient. Anesthesiology, 1979,50:285-292.）

控制为正常的观点是合理的。对于那些在麻醉诱导之前高血压的患者在麻醉维持过程更易发生低血压和心肌缺血。目前还不确定高血压本身是否是影响手术风险的重要因素。慢性高血压是心血管、脑血管和肾的危险因素，这些情况也可能增加手术风险。

　　高血压患者与血压正常者相比，麻醉期间血压变化的幅度更大。术中低血压可能是突出的问题。并存高血压可能会使那些有心肌梗死病史的患者术后再次发生心肌梗死的概率增加，同时会使颈动脉内膜切除的患者神经系统的并发症发生率增加。然而，术中血压升高通常发生在有高血压病史的患者，无论其术前血压是否被控制（表5-8）。没有证据表明高血压患者（舒张压高达110mmHg）在接受择期手术之后并发症的发病率增加。

　　目前还没有一个能被普遍认可的指南来规范术前血压控制不理想的患者是否需要推迟择期手术。舒张压100～115mmHg通常被认为是推迟择期手术的一个标准。在出现靶器官损伤的高血压患者中，如果终末器官的损害加重，或者该损害的进一步评估可能会改变麻醉计划，那么应推迟择期手术。当然，在对高血压患者术前进行评估并优化患者术前状态时，手术的紧急程度也是需要考虑的问题。

　　患者在入院时血压增加（白大衣综合征）的情况并不少见，反映了患者的焦虑。随后血压通常会下降。然而，这部分表现为焦虑相关性高血压的患者可能在直接喉镜检查时表现出异常夸大的升压反应，围术期中有可能比其他人更易出现心肌缺血或需要降压药物治疗。

　　终末器官损伤（心绞痛、左心室肥厚、充血性心力衰竭、脑血管疾病、脑卒中、周围血管疾病、肾功能不全）应进行术前评估。原发性高血压患者先被假定为有缺血性心脏病，直到证明并非如此。继发于慢性高血压的肾功能不全是一个普遍的高血压疾病进程的标志。

　　复习抗高血压治疗的药理学和药物潜在不良反应是很有帮助的（表5-5）。许多这些药物都会干扰功能。术前可能表现为直立性低血压、麻醉期间失血、正压通气或体位突然变化时会出现异常的血压下降，这表明由于自主神经系统抑制作用血管的代偿能力已被损坏。给予血管升压类药物，如去氧肾上腺素和麻黄碱，这些患者会出现可预见性和适当的血压反应。

　　整个围术期需要持续降压治疗的另外一个有说服力的理由是高血压具有反弹（出现反跳性高血压）的风险，尤其是β肾上腺素受体拮抗药和可乐定被突然中断时。那些不依赖于自主神经系统的降压药，如ACE抑制药，与高血压反弹无关。

　　心动过缓可能是交感神经系统活性选择性改变的体现。但是没有任何证据表明，经抗高血压药物治疗的患者会失去对手术刺激或手术失血的心率反应，并且当正常使用增加副交感神经系统活性的药物（如抗胆碱酯酶药物）时，临床经验并不支持此时会出现异常心率减慢反应的可能性。可乐定产生的镇静作用可减少麻醉药物的需要量。尽管补钾，低钾血症（< 3.5 mmol/L）仍

是使用利尿药治疗患者的常见术前表现，但这类药物引起的低血钾并不增加心律失常的发生率。高钾血症可见于正在应用ACE抑制药或ARBs治疗的患者，这些患者也可能正在补钾或合并肾功能不全。

（1）ACE抑制药（血管紧张素转化酶抑制药）：接受ACE抑制药治疗的患者在麻醉过程中存在发生血流动力学不稳定和低血压的风险。3个系统来维持正常的血压，麻醉诱导使自主反应系统迟钝及ACE抑制药使得肾素血管紧张素醛固酮系统变得迟钝，唯一剩下的维持血压的系统是血管加压素系统，因此，血压很可能变为容量依赖性（图5-7）。ACE抑制药通过减轻血管紧张素对容量血管的影响而减少静脉收缩来降低心排血量，这将导致静脉回流减少。对于长期使用这些药物治疗的患者，在手术过程中血管内液体量的维持至关重要。对于正在进行ACE抑制药治疗的患者，涉及大量液体转移的外科手术会使其血压下降，这种低血压对输液和拟交感神经药物治疗敏感。如果这些措施不能提升血压，那么可能需要使用加压素或加压素受体激动药。仔细调整麻醉药物剂量可能会阻止或限制由于ACE抑制药所引起的低血压。对于那些术中存在发生低血容量和低血压风险较高的患者，术前24～48h停止使用ACE抑制药是一种明智之举。停药的

主要缺点是失去了对血压的控制。

（2）血管紧张素受体阻滞药：ARBs可通过阻止血管紧张素Ⅱ与其受体结合，有效的治疗高血压。与ACE抑制药相同，ARBs对肾素-血管紧张素-醛固酮系统的阻断增加了麻醉期间发生低血压的可能性。在麻醉诱导后，持续ARBs治疗的患者比那些在手术前1d停药的患者更多出现需要血管收缩药治疗的低血压。此外，ARBs类药物治疗的患者发生低血压可能是应用常规血管收缩药，如麻黄碱和去氧肾上腺素，难以治疗的(对常规血管收缩药，如麻黄碱和去氧肾上腺素可能会产生耐受)，因此，需要使用加压素或其类似物。基于这些原因，建议在手术前1d停用ARBs类药物。

2.麻醉诱导 当血管内液体量减少时，静脉注射快速起效的药物行麻醉诱导可能会产生血压的异常下降，这种情况更可能出现在舒张期高血压的患者中。对于持续使用ACE抑制药或ARBs治疗直至术前的患者，诱导期间低血压更为显著。

直接喉镜检查和气管插管能使原发性高血压患者产生显著的高血压，即使这些患者在术前血压已变得正常。伴随喉镜检查和气管插管而出现的高血压和心动过速可能会引起心肌缺血。静脉诱导药物不会抑制气管插管所引起的循环反应。气管插管时抑制气管反射和自主反应的措施，如深的（加深）吸入麻醉或注射阿片类药物、利多卡因、β受体阻滞药、血管扩张药物，对那些可能发展为心肌缺血的高危患者很有好处。此外，喉镜检查期间限制对疼痛刺激的升压反应尤为重要。不超过15s的直接喉镜检查有助于将血压变化减少到最低。

3.麻醉维持 麻醉维持期间血流动力学的目标是尽量减少血压大幅度波动。术中血压不稳定的处理与术前高血压控制同样重要。

区域麻醉可以用于高血压患者。不过高节段的感觉神经麻醉及与其相关的交感神经阻断可以引起意想不到的低血容量发生。

（1）手术中的高血压：最可能引起术中血压变化的因素是疼痛刺激产生的高血压，即浅麻醉。事实上，那些被诊断为原发性高血压的患者在围术期中高血压事件的发生率是增高的，即使他们的血压在术前已得到控制。挥发性麻醉药对

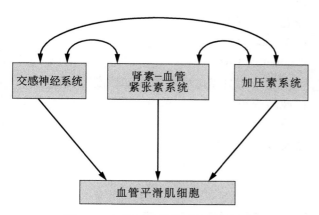

图5-7 血管加压系统对血压的调节

血压调节涉及3个不同的血管加压系统。每一个都作用于相同的靶目标，即血管平滑肌细胞，主要是通过继细胞收缩之后诱发的胞质游离钙升高而实现。每一个系统都与其他系统相关联，并且可能协同作用

（数据摘自Colson P, Ryckwaert F, Coriat P. Renin angiotensin system antagonists and anesthesia. Anesth Analg, 1999,89:1143-1155.）

于减轻那些可引起升压反应的交感神经系统活动很有帮助。挥发性麻醉药可产生剂量依赖性的降血压作用，这表明了全身血管阻力的降低和心肌的抑制。没有任何证据表明，一种挥发性麻醉药物对于术中高血压的控制比另外一种更为优越。

一种"一氧化二氮-阿片药物"技术可被用于维持麻醉，尽管在控制高血压时很可能需要一种挥发性药物，例如在手术刺激突然改变的时候。在使用挥发性麻醉药时可选择快速注射或连续输注抗高血压药物进行术中的血压控制。没有任何证据表明，哪一种特定的神经肌肉阻滞药对高血压患者来说是最好的。泮库溴铵能引起血压轻度升高，但没有证据表明这种升压反应在原发性高血压患者中也存在异常升高的表现。

（2）术中低血压：在麻醉维持过程中的低血压可以通过降低（减浅）麻醉深度和（或）增加输液速率来治疗。麻黄碱或去氧肾上腺素等拟交感神经药或许对于恢复重要器官的灌注压很有必要，直到低血压的根本原因能够被查明和纠正。尽管许多抗高血压药物对自主神经系统具有抑制作用，丰富的临床经验证实，对拟交感神经药物的反应是适当的和可预见性的。正在进行ACE抑制药或ARBs治疗的患者术中发生的低血压对静脉输液非常敏感，可以应用拟交感神经药和（或）加压素处理。心律失常导致房室失去连续性的收缩，如房室交界性心律与心房颤动也可能导致低血压的发生，必须及时治疗。

（3）监测：手术的复杂性影响着原发性高血压患者的监测。心电图监测对于发现在剧烈疼痛刺激时出现的心肌缺血特别有帮助，如在喉镜检查和气管插管时。如果计划实施范围广泛的外科手术，同时有左心功能不全或其他重要终末器官损害的证据，那么就需要通过动脉内导管和中心静脉或肺动脉导管进行有创监测。经食管超声心动图是左心功能和血容量替代是否充足的优良监测仪器，但它需要受过专业训练的人员和设备，没有得到广泛的使用。

4. 术后处理　原发性高血压患者术后常见高血压。这种高血压需要及时评估和治疗，以降低发生心肌缺血、心律失常、充血性心力衰竭、脑卒中和出血的危险。尽管术后疼痛被充分的治疗，但持续存在的高血压仍可能需要静脉注射抗高血压药物来控制，并逐渐地转为口服抗高血压药物治疗。

二、肺动脉高压

本节讨论特发性肺动脉高压。第2，第6，第9章讨论了肺动脉高压和心、肺疾病的联系。过去肺动脉高压（pulmonary arterial hypertension, PAH）是一种罕见的疾病，但是现在这种疾病越来越普遍。PAH每年发生率为百万人里出现2.4例，其患病率为每百万人群有15例（其中6例患者为特发性肺动脉高压）。

被诊断为特发性PAH之后，平均存活周期为2.8年，大多数患者死于渐进性的右心衰竭。特发性PAH患者面临着围术期右心衰竭、低氧血症及冠状动脉缺血的风险。发生呼吸衰竭的风险可能会高达28%，心律失常为12%，充血性心力衰竭为11%，而实行非心脏手术时围术期整体死亡率为7%。

（一）定义、命名和分类

PAH的定义是平均肺动脉压在休息时高于25mmHg，肺毛细血管楔压、左心房压或左心室舒张末压不超过15mmHg，同时肺血管阻力（pulmonary vascular resistance, PVR）高于3 Wood U（表5-9）。与运动相关的PAH定义还有待更好的科学支持。

2008年第四届世界肺动脉高压会议对肺动脉高压的分类进行了更新（表5-10）。在现有分类中，不再使用原发性和继发性肺动脉高压这两个名词，更倾向于使用特发性肺动脉高压（idiopathic PAH, IPAH）这一名词。IPAH指没有家族史及相关高危因素的肺动脉高压散发病例。在最新分类中，"遗传性肺动脉高压"这一名词已经取代"家族性肺动脉高压"这一名词。大多数遗传性肺动脉高压患者都存在骨形成蛋白2型

表5-9　肺血管阻力的计算

$$\frac{(\overline{PAP}-PAOP) \times 80}{CO}$$ PVR 用 dynes/sec/cm^{-5} 表示，其正常值为 PVR = 50 ～ 150 dynes/sec/cm^{-5}

$$\frac{(\overline{PAP}-PAOP)}{CO}$$ PVR 用 Wood U 表示（mm Hg/L/min），其正常值为 PVR = 1 Wood U

CO. 心排血量（L/min）；PAOP. 肺动脉嵌顿压（mm Hg）；$\overline{PAP}$. 平均肺动脉压（mm Hg）；PVR. 肺血管阻力

表5-10　肺动脉高压的诊断分类

1. 肺动脉高压
　特发性肺动脉高压
　遗传性的
　　BMPR2
　　ALK1，内皮因子（合并或不合并遗传性出血性毛
　　　细血管扩张症）
　　未知的
　药物和中毒引起的
　与下列因素有关的
　　结缔组织病
　　HIV 感染
　　门静脉高压
　　先天性心脏病
　　血吸虫病
　　慢性溶血性贫血
　新生儿持续性肺动脉高压
　肺静脉闭塞性病（PVOD）和（或）肺毛细血管多发
　　性血管瘤（PCH）
2. 左心疾病相关性肺动脉高压
　收缩功能障碍
　舒张功能障碍
　瓣膜病
3. 与肺部疾病和（或）低氧血症有关的肺动脉高压
　慢性阻塞性肺疾病
　间质性肺疾病
　其他兼有限制性和阻塞性的肺疾病
　睡眠障碍性呼吸
　肺泡通气不足
　长期生活在高海拔环境下
　发育异常
4. 慢性栓塞性肺动脉高压（CTEPH）
5. 多种不明机制导致的肺动脉高压
　血液系统疾病：骨髓增殖性疾病、脾切除术
　全身性疾病：结节病、肺朗格汉斯细胞组织细胞增多
　　症、淋巴管瘤病、多发性神经纤维瘤、结节性脉
　　管炎
　代谢性疾病：糖原贮积病、Gaucher病、甲状腺疾病
　其他：肿瘤阻塞、纤维性纵隔炎、慢性肾衰竭血液
　　透析

ALK1.激活蛋白样激酶1；BMPR2.骨形成蛋白2型受体；HIV.人类免疫缺陷病毒

（重印许可自 Simonneau G, Robbins IM, Berghetti M, et al. Updated clinical classification of pulmonary hypertension. J Am Coll Cardiol, 2009,54:S43-S54.）

受体（bone morphogenetic protein receptor type 2, BMPR2）基因突变。

（二）临床表现及评估

PAH经常呈现出模糊的症状，包括呼吸困难、无力、疲劳、腹胀。晕厥和心绞痛预示着心排血量严重受限和可能出现了心肌缺血。胸痛可能表明流向过度增大右心室的冠状动脉血流减少。当心排血量不变、最终下降时患者可能出现晕厥发作或近晕厥状态。体格检查显示患者可能存在胸骨旁抬举性搏动，肺动脉瓣关闭不全和（或）三尖瓣反流的杂音，明显的肺动脉S_2，S_3奔马律，颈内静脉扩张，外周水肿，肝大和腹水。由于扩张的肺动脉压迫（Ortner综合征）导致左侧喉返神经麻痹的情况很罕见。任何原因导致的肺动脉高压的实验室评估和特征性检查被列于表5-11中。一项6min步行测验可用来评价功能状态和无创性评估治疗的进展。右心导管检查提供了一种确切来判定疾病严重程度的方法，以及确定哪些患者可以对血管扩张药的治疗有反应。可以应用的有效血管扩张药有前列环素、一氧化氮、腺苷或前列腺素E_1。血管扩张试验阳性的表现是：患者有反应，PVR和平均肺动脉压都剧烈的下降20%或更多。只有约1/4的患者会对血管扩张试验有一个良好的反应。

（三）生理学与病理生理学

正常肺循环流量可容纳的流量是6 ~ 25 L/min（正常肺循环血流量波动在6 ~ 25 L/min范围内），肺动脉压仅轻度变化。由于肺血管收缩，血管壁重塑和原位血栓的形成，可导致PAH出现。血管收缩-血管扩张反应失衡及增生-凋亡失衡是PAH形成的重要因素，同时也是目前治疗策略的基础。

由于肺动脉高压所致的后负荷增加，右心室壁压力增大。右心室搏出量和左心室充盈量减少，这将导致心排血量下降和全身性低血压。室壁压力增加使右心室扩张，这会导致右侧的心脏瓣膜环形扩张，出现三尖瓣关闭不全的和（或）肺动脉瓣关闭不全。在收缩期和舒张期，右心室都可接受冠状动脉的血流。然而，当右心室室壁压力增加和右心室收缩压接近系统收缩压时右心室的心肌灌注会急剧受限。

有3种机制可使PAH患者发生低氧血症的风险：①由于右侧压力的增加，可经由未闭的卵圆

表5-11 肺动脉高压的临床表现

诊断方式	关键的表现
X线胸片	肺动脉段突出
	右心房和右心室扩大
	肺实质病变
心电图	肺性P波
	电轴右偏
	右心室劳损或肥大
	完全性或不完全性的右束支阻滞
二维超声心动图	右心房扩大
	右心室肥大、扩张或体积超负荷
	三尖瓣反流
	估计的肺动脉压升高
	先天性心脏病
肺功能检查	梗阻或限制性的表现
	弥散量下降
V/Q扫描	通气/血流 不匹配
肺血管造影	血管充盈缺损
胸部CT扫描	肺动脉主干 > 30 mm
	血管充盈缺损
	镶嵌式的灌注缺损
腹部超声或CT扫描	肝硬化
	门静脉高压
血液检测	抗核抗体阳性
	类风湿因子阳性
	血小板功能异常
	HIV阳性
睡眠监测	高呼吸障碍指标

CT.电子计算机断层摄影法；HIV.人类免疫缺陷病毒；V/Q.通气/血流

（重印许可自 Dincer HE, Presberg KW. Current management of pulmonary hypertension. Clin Pulm Med, 2004,11:40-53.）

孔发生右到左的分流；②维持心排血量不变时，增加氧消耗会产生低氧血症；③通气不良的肺泡灌注后可导致通气/血流失调。如果发生缺氧性肺血管收缩，肺动脉高压将恶化。

（四）肺动脉高压的治疗

图5-8总结了一个治疗流程。

1.氧气、抗凝和利尿药 氧疗对减少缺氧性肺血管收缩的程度有所帮助。主要针对慢性阻塞性肺疾病患者进行了研究，应用氧疗明显提高了生存率，减缓了肺动脉高压的进展（应用氧疗可以明显提高慢性阻塞性肺疾病患者生存率，减缓肺动脉高压进展）。由于肺血流缓慢、右心扩张、静脉瘀血和体力活动受限，这使得血栓形成和发生血栓栓塞的风险增加，因此抗凝治疗也是被推荐的。对于右心衰竭的患者，尤其是当肝淤血、腹水和严重的外周性水肿出现时，可用利尿药减轻前负荷。限钠饮食是被推荐的，尤其是对于合并右心室衰竭的患者。常规流感免疫接种也是被推荐的。

2.钙通道阻滞药 第一阶段治疗并长期对PAH患者有益的药物是钙通道阻滞药。钙通道阻滞药可用于那些在心脏导管检查中血管扩张试验呈阳性的患者。硝苯地平、地尔硫䓬和氨氯地平是最常用于肺动脉高压治疗的钙通道阻滞药，并已使5年生存率得到明显的改善。

3.磷酸二酯酶抑制药 可以产生肺血管扩张（扩张肺血管），改善（增加）心排血量。尽管在改善远期病死率方面的优势尚未得到证实，但是西地那非（viagra）的应用可改善运动能力和减少右心室容量。他达拉非（adcirca）是一种长效的磷酸二酯酶5抑制药，也同样很好地被接受。

磷酸二酯酶抑制药可抑制环鸟苷酸（cyclic guanosine monophosphate，cGMP）水解，降低细胞内钙离子浓度及产生平滑肌松弛。当单独给药时是有效的，并且可以增加吸入NO的疗效。

4.吸入一氧化氮 吸入的浓度在（20～40）×10^6时可用于治疗PAH。当吸入后，NO扩散至血管平滑肌，激活鸟苷酸环化酶，使细胞内的cGMP升高，从而降低细胞内钙离子浓度，导致平滑肌松弛。在扩散进入血管内之后，一氧化氮与血红蛋白结合形成亚硝高铁血红蛋白，迅速代谢为高铁血红蛋白并经肾排出体外。所有NO在肺循环内无活性，从而最大限度地减少全身不良反应。因为它是通过吸入给药，所以NO优先分配到通气良好的肺泡中，造成这些区域的血管扩张。这将改善通气/血流，改善（提高）氧合。在急性呼吸窘迫综合征及其他与严重肺动脉高压有关的情况下，NO已被证实具有改善（提高）氧合和降低肺动脉压力的作用，但还没有证据表明NO在这些情况下可以减少病死率。与NO治疗的相关问题包括肺动脉高压反弹、抑制血小板、高铁血红蛋白血症、有毒的硝酸盐代谢物的形成和其应用的复杂技术要求。

5.前列环素 是体循环和肺循环的血管扩

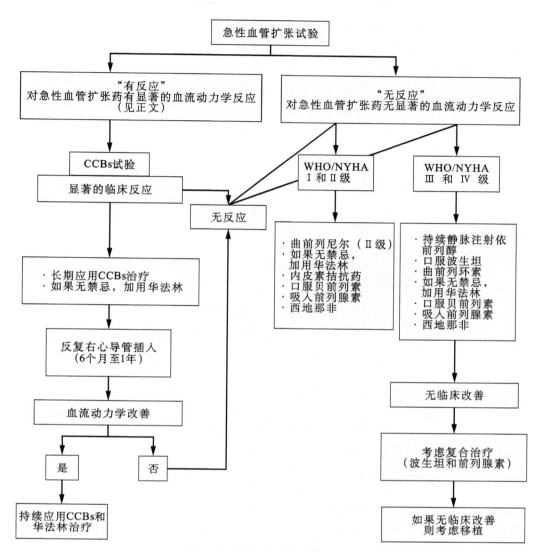

图 5-8 肺动脉高压的门诊治疗

CCBs.钙通道阻滞药；NYHA.纽约心脏病协会；WHO.世界卫生组织

（数据摘自 Dincer HE, Presberg KW. Current management of pulmonary hypertension. Clin Pulm Med, 2004,11:40-53.）

张药，也具有抗血小板活性。前列环素可降低 PVR，改善心排血量和运动耐力。然而，严重的肺内分流、肺动脉高压反弹、体循环低血压、感染和支气管痉挛，这些并发症可能会出现。前列环素可短期和长期的持续输注（通过一个泵与长期留置的中心静脉导管相连接）、吸入或通过间歇皮下注射给药。所有的前列环素表现出心肺血流动力学的显著改善（可以显著改善心肺血流动力学），但是至少在短期内，尚未提供持续改善或病死率下降的证据。目前使用的前列环素包括依前列醇（flolan）、曲前列尼尔（remodulin）和依洛前列素（iloprost）。

6.内皮素受体拮抗药　内皮素可与两种受体相互作用：内皮素A受体和内皮素B受体。内皮素A受体引起肺血管收缩和平滑肌细胞增生，而内皮素B受体通过增强内皮素的清除和增加NO和前列环素的生成引起血管扩张。内皮素受体拮抗药已被证明可以降低肺动脉压力和PVR，改善右心室功能、运动耐量和生活质量，降低病死率。目前在美国一般情况下使用的唯一的内皮素受体拮抗药是波生坦（tracleer）。选择性内皮素A受体拮抗药正在开发。

7.手术治疗　右心室辅助装置可在重度肺动脉高压和右心衰竭中使用。房间隔气囊造口术是一种研究性的手术，建立一个房间隔缺损，并允许血液由右至左的分流，从而减压右心室。它是以对动脉血氧饱和度良好耐受的预期下降为代价，而获得运动耐力的改善。目前，这种手术作为一种右心衰竭的治疗和心脏移植的过渡被保留下来。在儿童中体外膜式氧合的好处已被确认，但这一模式在成年人中并未得到广泛使用。肺移植是多种类型的PAH唯一的根治性治疗。单侧或双侧肺移植的长期生存率相似。

（五）麻醉管理

PAH患者围术期中右心衰竭的风险显著增加。其机制包括右心室后负荷增加、低氧血症、低血压和右心室前负荷不足。整个围术期应持续应用治疗PAH的药物。应连续输注常规剂量的肺血管扩张药，以防止肺动脉高压反弹。可能需要利尿药来控制水肿，但过度利尿可能存在右心室前负荷降低的危险。由于心排血量是相对不变的，所以吸入麻醉药或镇静药所引起的全身血管阻力下降可能是危险的。必须积极治疗低氧、高碳酸血症和酸中毒，因为这些情况可增加PVR。维持窦性心律至关重要，心房"搏动"（"强力收缩"）对于左、右心室足够充盈很必要。

1.术前准备和诱导　对于一位最近被诊断为PAH而未经过长期的治疗的患者，术前给予西地那非或L-精氨酸可能会有所帮助。经过长期肺血管扩张药治疗的患者必须持续其治疗。应该具备可以立即吸入NO或前列环素的设备。镇静药应谨慎使用，因为呼吸性酸中毒可能会增加PVR。阿片类药物、丙泊酚、硫喷妥钠、去极化或非去极化神经肌肉阻滞药均可安全使用。氯胺酮和依托咪酯可以抑制肺血管舒张的一些机制，应该避免使用。硬膜外麻醉已被用于剖宫产手术及其他适合的外科手术，但必须密切关注血管内容量和全身血管阻力。同样重要的是要记住前列环素和NO能抑制血小板功能。区域麻醉平面应缓慢诱导，并且行有创血流动力学监测，以便对心脏变量可以及时做出调整。

2.监测　推荐使用中心静脉导管，在放置中心静脉导管和肺动脉导管时必须小心谨慎，因为导管或金属线可引起窦性心律停止，这可能是一个严重的事件。动脉内血压监测也被推荐。

3.麻醉维持　吸入性麻醉药、神经肌肉阻断药和阿片类药物，除了那些与组胺释放有关的药物，均可被用于麻醉维持。低血压可以使用去甲肾上腺素、去氧肾上腺素或液体纠正。有效的肺血管舒张药，如米力农、硝酸甘油、NO或前列环素可用于治疗重度肺动脉高压。在机械通气期间，体液平衡和呼吸机设置必须结合起来以防止出现静脉回流减少。

4.术后期间　由于日益恶化的PAH及肺血栓栓塞、心律失常、体液转移，肺动脉高压患者在术后早期有发生猝死的风险。在术后期间，这些患者必须严密监护，以帮助维持其血流动力学参数和可接受的氧合水平。最佳的疼痛控制是这些患者术后护理的重要组成部分。

5.产科相关　在妊娠、分娩及产后阶段的血流动力学波动对患有肺动脉高压产妇影响很大。

产钳分娩可以减少患者用力，是被推荐的。由于子宫血液回流至中央循环内，而PAH患者不能很好的耐受，所以在子宫回缩期间，硝酸甘油应立即使用。

三、要点

- 高血压是心血管疾病、脑卒中和肾疾病的重要危险因素。有充分证据表明，严格控制血压是有利的。抗高血压药物治疗的目标是降低全身血压低于140/90mmHg。

- 高血压患者做外科手术时会给麻醉医师造成困难。然而，高血压与围术期并发症的关联还不明确，而且临床实践差异很大。

- 原发性高血压患者的术前评估包括血压控制的是否充分，抗高血压药物治疗是否使患者血压恢复正常，及靶器官损害的评估。

- 尽管希望在择期手术之前使患者的血压恢复正常，没有证据表明接受择期手术的高血压患者（舒张压高达110mmHg）术后并发症的发生率增加。

- 术后对于那些长期使用ACE抑制药和ARBs的患者与那些已经在手术前1d停止这种治疗的患者相比，更多的出现需要血管收缩药治疗的低血压情况。

- 直接喉镜检查和气管插管可能会导致原发性高血压患者的血压显著升高，即使这些患者在术前已经接受了抗高血压药物治疗，并且血压恢复了正常。

- PAH的定义是静息时平均肺动脉压＞25mmHg。

- 平滑肌增生、内膜纤维化、中层肥厚、

小血管管腔闭塞和内皮细胞的肿瘤样生长称为丛样病变都是肺动脉高压的病理生理的一部分。此外，血小板功能增强，原位血栓形成是一种常见的表现。

- NO扩散至血管平滑肌，在此可激活鸟苷酸环化酶，使细胞内的cGMP升高，从而降低细胞内钙离子浓度，导致平滑肌松弛。

- 钙通道阻滞药、前列环素、一氧化氮、内皮素受体阻滞药和磷酸二酯酶抑制药是肺血管扩张药，有助于PAH患者的治疗。所有长期性肺血管扩张药的治疗必须在整个围术期持续的使用。

- 在围术期，PAH患者发生右心衰竭或猝死的风险显著增加。这可能是由于右心室后负荷增加、前负荷不足、低氧血症、低血压、心律失常或肺血栓栓塞而造成的。

（翁亦齐　译　喻文立　校）

参 考 文 献

[1] Aronow WS, Fleg JL, Pepine CJ, et al. ACCF/AHA 2011 expert consensus document on hypertension in the elderly: a report of the American College of Cardiology Foundation Task Force on Clinical Expert Consensus documents developed in collaboration with the American Academy of Neurology, American Geriatrics Society, American Society for Preventive Cardiology, American Society of Hypertension, American Society of Nephrology, Association of Black Cardiologists, and European Society of Hypertension. J Am Coll Cardiol, 2011,57:2037-2114.

[2] Chobanian AV, Bakris GL, Black HR, et al. Joint National Committee on Prevention, Detection, Evaluation, and Treatment of High Blood Pressure; National Heart, Lung, and Blood Institute; National High Blood Pressure Education Program Coordinating Committee. Seventh report of the Joint National Committee on Prevention, Detection, Evaluation, and Treatment of High Blood Pressure (JNC 7). Hypertension, 2003,42:1206-1252.

[3] Goldman L, Caldera DL. Risks of general anesthesia and elective operation in the hypertensive patient. Anesthesiology, 1979,50:285-292.

[4] Hanada S, Kawakami H, Goto T, et al. Hypertension and anesthesia. Curr Opin Anesth, 2006,19:315-319.

[5] Humbert M, Sitbon O, Chaouat A, et al. Pulmonary arterial hypertension in France: results from a national registry. Am J Respir Crit Care Med, 2006,173:1023-1030.

[6] Marik PE, Varon JV. Perioperative hypertension: a review of current and emerging therapeutic agents. J Clin Anesth, 2009,21:220-229.

[7] McLaughlin VV, Archer SL, Badesch DB, et al. American College of Cardiology Foundation Task Force on Expert Consensus Documents; American Heart Association; American College of Chest Physicians; American Thoracic Society, Inc; Pulmonary Hypertension Association: ACCF/AHA 2009 expert consensus document on pulmonary hypertension. J Am Coll Cardiol, 2009,53:1573-1619.

[8] Ramakrishna G, Sprung J, Ravi BS, et al. Impact of pulmonary hypertension on the outcomes of noncardiac surgery: Predictors of perioperative morbidity and mortality. J Am Coll Cardiol, 2005,45:1691-1699.

[9] Stone JG, Foex P, Sear JW, et al. Risk of myocardial ischaemia during anaesthesia in treated and untreated hypertensive patients. Br J Anaesth, 1988,61:675-679.

第6章

心力衰竭和心肌病

一、心力衰竭

（一）定义

心力衰竭是以心脏不能以适当的速度灌注或射血来满足组织需要为特征的一种复杂的病理生理状态。呼吸困难和疲劳的症状以及循环淤血和（或）灌注不足的体征是心力衰竭综合征的临床特征。

（二）流行病学与费用

在美国，心力衰竭是一个主要的健康问题，困扰着约580万成年人。每年新诊断为心力衰竭的患者又有670 000人。心力衰竭主要发生于老年人，因此，人口老龄化也正促使该病发生率增加。在65岁及以上的人群中，心力衰竭的发生率接近10/1000。在中年男性的人群中，收缩性心力衰竭更为常见，这是因为和冠状动脉疾病有着联系。而老年女性更容易患上舒张性心力衰竭，这是因为和绝经以后高血压、肥胖、糖尿病的发生有关。

心力衰竭是最常见的医疗保险出院诊断。花费在心力衰竭诊断和治疗上的医疗保险费用远高于其他疾病。据估计，在美国，每年直接或者间接用于心力衰竭的费用达380亿美元。

（三）病因

心力衰竭是不同病因导致的临床综合征。其主要的病理生理特征是心脏不能灌注或排空心室。引起心力衰竭的最常见原因有：①由缺血性心脏病或心肌病引起的心肌收缩力受损；②心脏瓣膜异常；③全身性高血压；④心包疾病；⑤肺动脉高压（肺源性心脏病）。右心室衰竭最常见的病因是左心室（LV）衰竭。

二、心室功能障碍的分类

心力衰竭可按多种方式进行分类：收缩性或舒张性，急性或慢性，左心室或右心室，高排量性或低排量性。在心力衰竭发展的早期，不同类别的心力衰竭可能有不同的临床表现和治疗方法。然而最终由于心室功能以及神经激素调节的改变，所有形式的心力衰竭都将以心室舒张末高压为特征。

（一）收缩性和舒张性心力衰竭

心室壁收缩期运动下降反映了收缩性功能障碍，而舒张性功能障碍则以心室舒张异常以及顺应性下降为特征。收缩性和舒张性心力衰竭在心肌结构和功能上都有所不同，但临床症状和体征并不能准确区分这两者。

1.收缩性心力衰竭　病因包括冠状动脉疾病、扩张型心肌病、慢性压力超负荷（主动脉狭窄和慢性高血压）以及慢性容量超负荷（反流性瓣膜损害和高排量性心力衰竭）。冠状动脉疾病通常导致心室收缩部分受损，但随着时间的推移便会发展成全部受损，而其他引起收缩性心力衰竭的所有病因都会导致心室功能全部障碍。室性心律失常常见于LV功能障碍的患者。伴有左束支传导阻滞和收缩性心力衰竭的患者发生猝死的风险较高。

作为慢性LV收缩功能障碍的表征，射血分数的下降与LV舒张期容量的增加密切相关（图6-1）。监测LV射血分数可通过超声心动图，放射性核素显像或者心室造影，这样量化以后对于记录心室收缩功能障碍的严重程度是必要的。

2.舒张性心力衰竭　LV收缩功能正常或接近

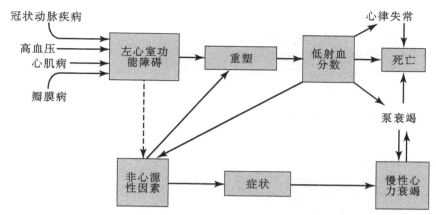

图6-1 任何原因导致的左心室功能障碍都将会引起进行性的心室重塑,进而引起心室扩张及射血分数的下降。这就可能发生心律失常,进行性心力衰竭及过早死亡。左心室功能障碍可刺激诸如神经激素刺激、血管收缩、肾钠潴留等非心源性因素,最终导致左心室重塑,并产生充血性心力衰竭临床综合征的特征症状(呼吸困难、疲劳、水肿)

(摘自 Cohn JN. The management of chronic heart failure. N Engl J Med. 1996,335:490-498. Copyright 1996 Massachusetts Medical Society. All rights reserved.)

正常的患者如果出现心力衰竭的症状很可能是由于心脏舒张功能障碍造成的。然而,舒张性心力衰竭也可能并存于收缩性心力衰竭的患者身上。舒张行心力衰竭的患病率具有年龄依赖性,<45岁的患者中患病率<15%,50—70岁的患者为35%,>70岁的患者患病率则>50%。舒张性心力衰竭可分为4个阶段。Ⅰ期的特征是LV舒张异常但左心房压力正常。Ⅱ,Ⅲ,Ⅳ期的特征是舒张异常伴有LV顺应性下降从而引起LV舒张末压力(LVEDP)增加。作为代偿,左心房压力会增加以使在LVEDP增加的情况下LV仍然能够充盈。诱发心室扩张能力下降的因素有心肌水肿、纤维化、肥大、老化及压力超负荷。缺血性心脏病、长期的原发性高血压和进行性主动脉狭窄是造成舒张性心力衰竭最常见的原因。与收缩性心力衰竭相比,舒张性心力衰竭影响女性多于男性。收缩性心力衰竭患者和舒张性心力衰竭患者的住院率和死亡率基本相同。表6-1列出了收缩性和舒张性心力衰竭的主要不同点。

(二)急性和慢性心力衰竭

急性心力衰竭是指心力衰竭的症状和体征发生改变需要急救治疗的一种情况。慢性心力衰竭多发生于长期有心脏疾病的患者。通常,慢性心力衰竭伴有静脉淤血,但血压得以维持。心排血量急剧下降会导致急性心力衰竭发生,这时出现全身性低血压但并没有出现外周水肿。引起急性

表6-1 舒张性心力衰竭患者和收缩性心力衰竭患者的特征

特征	舒张性心力衰竭	收缩性心力衰竭
年龄	经常为老年人	一般为50—70岁
性别	经常为女性	更多见于男性
左心室射血分数	能保持,≥40%	受抑制,≤40%
左心室腔大小	通常正常,经常伴有左心室向心性肥厚	通常扩大
X线胸片	充血±心脏扩大	充血和心脏扩大
出现的奔马律	第四心音	第三心音
高血压	+++	++
糖尿病	+++	++
先前心肌梗死	+	+++
肥胖	+++	+
慢性肺部疾病	++	0
睡眠呼吸暂停	++	++
透析	++	0
心房颤动	+	+
	通常为阵发性	通常为持续性

+.偶尔相关;++.经常相关;+++.通常相关;0.不相关

心力衰竭的临床病因包括3种:①慢性心力衰竭恶化;②新发性心力衰竭(例如由心脏瓣膜破裂,大面积心肌梗死或者严重高血压危象引起);③难治性的终末期心力衰竭。

(三)左侧心力衰竭和右侧心力衰竭

心室压力增加及随后的由心室受累导致的淤

血产生了心力衰竭的临床症状和体征。在左心衰竭中，高LVEDP促使肺静脉淤血。患者主诉有呼吸困难，端坐呼吸和阵发性呼吸困难，最终可能发展成肺水肿。右侧心力衰竭则造成全身静脉淤血。外周水肿及淤血性肝大是其最显著的临床表现。右侧心力衰竭可能由肺动脉高压或者右心室心肌梗死引起，但最常见的原因是左心衰竭。

（四）低排量性和高排量性心力衰竭

正常的心指数为2.2～3.5 L/（min·m²）。诊断低排量性心力衰竭较为困难，这是因为患者可能在静息状态下心指数接近正常，但有压力或运动时其心脏却不能充分应答。引起低排量性心力衰竭的最常见原因有冠状动脉疾病、心肌病、高血压、瓣膜病和心包疾病。

高排量性心力衰竭的病因包括贫血、妊娠、动静脉瘘、严重的甲状腺功能亢进、脚气病和Paget病。心室功能障碍的原因不只是血流动力学负担增加，也还有对心肌的直接毒性（甲状腺毒症和脚气病）及长期严重贫血引起的心肌缺氧。

三、心力衰竭的病理生理

心力衰竭在临床和细胞水平上都是一个复杂的现象。我们对于心力衰竭病理生理的理解也处于发展中。引起心力衰竭的起始机制有压力超负荷（主动脉狭窄、原发性高血压），容量超负荷（二尖瓣或主动脉瓣反流）、心肌缺血或梗死、心肌炎症疾病及限制性舒张期充盈疾病（缩窄性心包炎、限制性心肌炎）。在功能障碍的心室，各种不同的代偿机制得以启动来维持正常的心排血量。这些机制包括：①基于Frank-Starling关系的每搏量的增加；②交感神经系统的激活；③变力状态，心率和后负荷的改变；④体液免疫介导的反应。在心力衰竭发展的更晚期阶段，这些机制都将失代偿，最终导致心肌重塑，这也是心力衰竭发生发展过程中主要的病理生理改变。

（一）Frank-Starling 关系

Frank-Starling关系指的是随着LV舒张末容量和压力的增加，每搏量也相应增加（图6-2）。每搏量增加是因为心室肌收缩增加时张力增大，这时心肌纤维的静息长度是增加的。通过Frank-Starling关系，静脉容量血管收缩使血液向心转移，增加了前负荷，维持了心排血量。通过改变

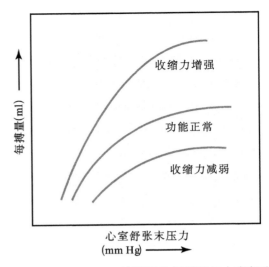

图6-2　Frank-Starling关系显示每搏量与心室舒张末压力直接相关

心室肌纤维的张力来增加的每搏量的多少取决于心肌收缩能力。当心肌收缩能力下降时，正如出现心力衰竭时的情况，即使增加LVEDP，每搏量的增加量也会减少。

（二）交感神经系统的激活

交感神经系统的激活促进了小动脉和静脉的收缩。小动脉收缩使得即使在心排血量下降的情况下全身血压仍然可以维持。通过Frank-Starling关系，静脉压力增加后，血液从外周向心转移，从而增加了静脉回心血量，维持心排血量。此外，小动脉收缩使血液从肾、内脏器官、骨骼肌、皮肤进行了重新分布，来维持冠状动脉和脑的血流量，尽管这时心排血量已全面下降。肾的血流量下降激活了肾素-血管紧张素-醛固酮系统（RAAS），这样就增加了肾小管对钠和水的重吸收作用，因而增加了血容量最终通过Frank-Starling关系增加了心排血量。这些代偿反应在短期内可能有效，但长期来看它们却加重了心力衰竭的病情。例如液体潴留、静脉回心血量增加、后负荷增加增加了功能障碍的心肌的工作量，增加了心肌的耗能，更进一步会降低心排血量和组织的灌注。目前干扰这一恶性循环已成为心力衰竭治疗策略的目的。

尽管心力衰竭与交感的激活有关，但也发现其β肾上腺素能受体下调。心力衰竭患者的血浆和浓缩尿中的儿茶酚胺类增加，升高的水平与不良的临床结果相关。血浆中高水平的去甲肾上腺

素具有直接的心肌毒性作用，可促使心肌细胞坏死和细胞死亡，导致心室重塑。使用β受体阻滞药治疗目的是减少儿茶酚胺类对心脏的这些有害作用。

（三）变力状态、心率和后负荷的改变

变力状态指的是由心肌收缩速度反映的心肌收缩能力。最大收缩速度是Vmax。当心脏的变力状态增加，正如儿茶酚胺类存在时，Vmax增加。相反，当心力衰竭发生时心肌收缩能力受损，Vmax减少。

后负荷是指心室收缩打开主动脉瓣或肺动脉瓣时所遇到的压力。当全身小动脉收缩和高血压发生时，左心室后负荷增加。心力衰竭患者通过服用血管扩张药可增加LV每搏量。

当发生收缩性心力衰竭并且心排血量较低时，每搏量相对恒定，这时心排血量的增加主要依赖于心率的加快。收缩性心力衰竭伴有较低射血分数时出现了心动过速，这也反映了交感神经系统的激活。然而，如果是舒张性心力衰竭，心动过速反而会使心排血量下降，这是因为心室舒张和充盈时间不足。因此，控制心率是舒张性心力衰竭治疗的一个重要目标。

（四）体液介导的反应和生化途径

随着心力衰竭的发展，为维持运动乃至静息时足够的心排血量，各种不同的神经体液途径被激活。多种机制可以促使全身性血管收缩，这包括交感神经系统和RAAS活性的增加，副交感作用的减退，循环中高水平的加压素，内皮作用功能障碍及炎症介质的释放。

为了试图平衡这些机制，心脏进化成一个"内分泌"器官。这一观点产生于20多年前在大鼠心房内发现了一种有效的利尿药和血管扩张药的首次报道。心房钠尿肽（ANP）贮存于心房肌内，当心动过速或血容量过多等造成心房内压力增加时，心房就会释放心房钠尿肽。心房肌和心室肌都分泌B型钠尿肽（BNP）。对于衰竭的心脏，心室成为产生BNP的主要位置。钠尿肽控制血压，保护心血管系统免受容量和压力超负荷的损害。钠尿肽的生理效应有利尿、利钠、扩血管、抗炎及抑制RAAS和交感神经系统。ANP和BNP都能抑制心脏肥大和纤维化，从而限制了重塑。随着时间的推移，心力衰竭患者对内源性钠尿肽水平升高的应答变得不敏感。然而，给予外源性的BNP对于治疗急性心力衰竭还是有用的。最近，其他保护性神经体液途径已有报道。嗜铬粒蛋白A及由其衍生出的儿茶酚抑制素和血管形成抑制素似乎可以对抗心力衰竭状态下过度激活的交感刺激造成的对心肌的负性作用。

（五）心肌重塑

心肌重塑是机体维持心排血量动员的各种内源性机制作用的结果。机械因素、神经激素和遗传因素通过这一过程改变LV的大小、形状、功能。这一过程包括心肌肥厚、心肌扩张、室壁变薄、间质胶原沉积增多、心肌纤维化、心肌细胞死亡导致的瘢痕形成。心肌肥厚是心脏对慢性压力超负荷的代偿机制。这一机制的作用也有限，因为肥厚的心肌是在低于正常心肌的变力状态下发挥作用的。当容量超负荷时心脏扩张，这样通过Frank-Starling关系增加了心排血量。然而，通过扩大心室半径增加了室壁张力，但这也加大了心肌的氧需，降低了心脏的泵效率。缺血性损伤是引起心肌重塑的最常见原因，这包括左室肥厚和扩张。血管紧张素转化酶（ACE）抑制药和醛固酮抑制药（螺内酯和依普利酮）已被证实可以"逆转-重塑"过程。因此，它们成为心力衰竭治疗的一线用药。一些研究表明，心脏再同步治疗不只对于严重心力衰竭的患者，而且对于那些患有宽QRS综合征的温和形式的疾病的患者也有着有益的逆转-重塑效果。

四、心力衰竭的症状和体征

心力衰竭的血流动力学结果包括心排血量降低，LVEDP增加，外周血管收缩，水钠潴留，组织氧供减少伴动静脉氧差增大。左心室衰竭的症状和体征是肺水肿，右心室衰竭的结果是全身静脉压升高和外周水肿。疲劳和器官系统功能障碍都与心排血量不足有关。

（一）症状

呼吸困难反映出呼吸功增加，这是肺间质水肿引起肺部变硬造成的。这是左心室衰竭患者最早的主观发现之一而起初只在劳累时出现。通过询问患者可以爬多少级阶梯或者以正常的速度走路到出现症状时能走多远，可以将呼吸困难量化。一些心绞痛患者诉说胸骨下不适，感到气喘。呼吸困难也可由其他一些疾病引起，包括哮喘、慢性阻塞性肺疾病（COPD）、气道梗阻、

焦虑、神经肌肉无力。和心力衰竭有关的呼吸困难还有其他的支持依据，例如有端坐呼吸、夜间阵发性呼吸困难、第三心音、体格检查中肺部的啰音、BNP水平升高的病史。

心力衰竭患者处于卧位时，其衰竭的左心室不能处理增加的静脉回心血量，这时出现端坐呼吸。临床上，患者仰卧位时出现干咳，坐起后症状缓解。端坐呼吸的咳嗽不同于慢性支气管炎患者有分泌物的清晨咳，也应与ACE抑制药引起的咳嗽区分开。夜间阵发性呼吸困难是指患者入睡后突然因呼吸急促而惊醒。这一症状必须与焦虑引发的过度通气及慢性支气管炎患者分泌物累积产生的哮鸣区分开。由肺淤血引起的夜间阵发性呼吸困难和哮鸣（心源性哮喘）是伴发的，X线可证实肺部淤血。

心力储备下降及心排出量减少的标志包括休息或少量活动时即感到疲劳虚弱。活动时，衰竭的心室不能增加心排血量为肌肉运输足够的氧。这些症状，尽管是非特异的，但在心力衰竭患者当中却很常见。

心力衰竭患者可能主诉食欲减退、恶心、肝淤血引起的腹部疼痛、肾前性氮质血症。脑血流量下降可引起意识模糊、注意力不集中、失眠、焦虑或者记忆力下降。

（二）体格检查的发现

左心室衰竭患者体格检查中典型的发现是呼吸急促及湿啰音。轻度心力衰竭的患者，啰音可只局限于肺的底部，而发生急性肺水肿时，啰音遍布全肺。心力衰竭的其他发现包括静息时心动过速，第三心音（S_3奔马律或心室舒张期奔马律）。这种心音是血液流入顺应性相对降低的左心室使其扩张时产生的。心力衰竭发展严重时，尽管外周血管收缩，但仍出现全身性低血压，患者四肢苍白湿冷。嘴唇和甲床可能出现发绀。脉压窄伴舒张压高，反映出每搏量下降。显著的体重下降，即心源性恶病质，是严重的慢性心力衰竭的表征。体重下降是多种因素造成的，包括代谢率升高、食欲减退、恶心、内脏淤血引起肠道吸收能力下降，循环中高水平的细胞因子。

当发生右心衰竭或全心衰竭时，颈静脉可出现扩张，这也可在按压肝时诱发出现（肝颈静脉回流征）。右心衰竭或全心衰竭时一般肝最先出现淤血肿胀。肝肿胀时会出现右上腹疼痛和压痛，严重时还会出现黄疸。可能还会有胸腔积液（通常是右侧）。右侧心力衰竭时会出现典型的双侧胫骨前指凹性水肿，这与静脉淤血和水钠潴留有关。

五、心力衰竭的诊断

心力衰竭的诊断是基于病史，体格检查，实验室和相关检查的结果而做出的。

（一）实验室检查

呼吸困难的鉴别诊断无论在急诊还是在初级医疗机构都仍是具有挑战性的。血清BNP及相关的氨基端片段NT-proBNP的水平可作为心力衰竭的一个生物标志物来帮助医生确立呼吸困难的病因。血浆BNP水平低于100 pg/ml提示心力衰竭的可能性不大（90%阴性预测值）。BNP 100～500 pg/ml提示心力衰竭发生的可能性为中度。高于500pg/ml时可诊断为心力衰竭（90%阳性预测值）。NT-proBNP达到300pg/ml时似乎是检测心源性呼吸困难的一个敏感水平。血浆BNP和NT-proBNP的水平也受其他因素影响，比如性别、老年、肾功能、肥胖、肺栓塞、心房颤动和其他的心脏快速性心律失常。因此，对BNP水平的解释需要参考临床。

在评估心力衰竭患者时，应当有一份完整的代谢检查。肾血流量减低导致肾前性氮质血症，后者的特点是出现与血清肌酐浓度不相称的血尿素氮浓度的增加。当出现中度肝淤血时，肝酶水平会轻度升高，当肝淤血严重时，凝血酶原时间延长。低钠、低镁、低钾血症可能也会存在。

（二）心电图

心力衰竭患者的12导联心电图（ECG）通常表现有异常。因此，这一检查对心力衰竭诊断的预测价值较低。ECG可以为此提供依据，比如先前发生的心肌梗死、LV肥厚、传导异常（左束支传导阻滞、QRS波宽大）、各种不同的心律失常，尤其是心房颤动和室性心律失常。

（三）X线胸片

X线胸片（正位和侧位）可检测到肺部疾病，心脏扩大，肺静脉淤血，肺间质或肺泡性肺水肿的存在。左心室衰竭和伴随的肺静脉压增高的早期X线检查影像是肺上叶肺静脉血管扩张。血管周围水肿显示的是肺门或门周云雾状阴影。肺门变大，边界不清。Kerley线也会显示，小叶间隔内水肿如在上肺区域出现Kerley A线，在下肺区域出现Kerley B线，在肺的基底部位出现Kerley C线，呈现蜂窝状。肺泡水肿时肺部出现均匀密度阴影，典型的呈蝴蝶状。也可能发现胸腔积液和心包积液。肺水肿的X线影像证据滞后于临床发现达12h。同样，在心脏充盈压恢复正常并且临床症状消退后，肺淤血的X线影像还能持续几天。

（四）超声心动图

超声心动是诊断心力衰竭最有用的检查。全面的二维超声心动图加上多普勒血流检查可以评估心肌，心脏瓣膜或心包是否有异常。这一检查评估了LV和RV的结构和功能（收缩和舒张）及瓣膜功能，还可检测到心包疾病。这些信息以射血分数，LV大小和室壁厚度，左心房大小及肺动脉压的估计数值呈现，也有解剖结构和室壁运动的描述。评估舒张功能提供了LV充盈压和左心房压的有关信息。术前的超声心动评估可为指导围术期管理提供有用的信息，如果患者情况发生改变，还可作为对比的基础。

六、心力衰竭的分级

心力衰竭有多种分级方式。最通用的是纽约心脏病学会（NYHA）提出的分级方案，它是根据患者在特定时间的功能状态划分的。功能状态可能变坏或改善。这一分级适用于有结构性心脏疾病和心力衰竭症状的患者。有以下4个功能分级。

Ⅰ级：平时一般活动不引起心力衰竭症状。

Ⅱ级：平时一般活动即出现心力衰竭症状。

Ⅲ级：小于平时一般活动下出现心力衰竭症状。

Ⅳ级：休息状态下也出现心力衰竭症状。

这一分级非常有用，因为心力衰竭症状的严重性与患者的生活质量和生存有着很好的相关性。然而，美国心脏病学会（ACC）和美国心脏协会（AHA）出版了2005年慢性心力衰竭诊断与处理的最新指南，并且介绍了一种基于病情进展的新的分级方案。这一分级有4个阶段。

A阶段：患者有心力衰竭的高危因素，但无心脏结构性病变或者心力衰竭的症状。

B阶段：患者具有心脏结构性病变，但无心力衰竭的症状。

C阶段：患者具有心脏结构性病变，并且以前或目前有心力衰竭的症状。

D阶段：患者有难治性心力衰竭，需要专门的干预。

这一分级作为NYHA分级的补充，应用于指导心力衰竭的治疗。

七、心力衰竭的处理

目前心力衰竭的治疗策略主要是逆转心力衰竭的病理生理改变并干预不适当代偿机制的恶性循环（图6-3）。心力衰竭患者的短期治疗目标包括缓解循环淤血症状，增加组织灌注，改善患者的生活质量。然而，处理心力衰竭远不止对症治疗。LV功能障碍的进展可能不依赖于症状的发展。因此，长期的治疗目标是通过减慢或逆转心室重塑的进展而延长患者生命。

心力衰竭患者的治疗选择影响了心力衰竭过程中激发的病理生理机制。血管紧张素转化酶（ACE）抑制药和血管紧张素Ⅱ受体阻滞药通过干

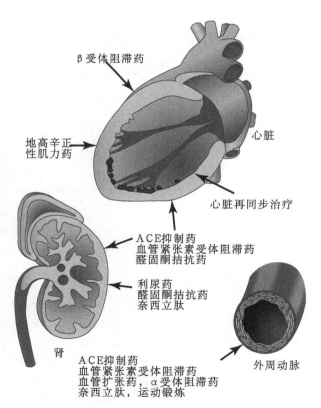

图6-3 心力衰竭治疗的主要目标

（重印许可自Jessup M,Brozena S.Heart failure.N Engl J Med, 2003,348：2007-2018.Copyright © 2003 Massachusetts Medical Society.All rights reserved.）

扰肾素-血管紧张素-醛固酮系统降低了后负荷，使外周血管扩张。它们也影响了左室肥厚、重塑和肾血流量。心力衰竭时肾上腺产生的醛固酮增多。醛固酮刺激肾保钠排钾，促进心室和血管肥厚。醛固酮拮抗药对抗醛固酮的许多效应。利尿药通过刺激肾利尿，可以降低前负荷。地高辛影响了心肌细胞内的钠-钾-三磷腺苷（Na^+，K^+-ATP酶）泵，增加了心肌收缩力。诸如多巴酚丁胺和米力农等正性肌力药增强了心肌收缩力。β受体阻滞药抑制了交感神经系统和肾上腺素能受体。它们减慢了心率，降低了血压，通过增强逆转重塑的过程，对心肌具有直接的有利效应。也阻断α肾上腺素能受体的选择性药物能够引起血管扩张。血管扩张药比如联合应用肼屈嗪和硝酸异山梨酯通过对抗外周血管收缩降低了后负荷。双室起搏的心脏再同步治疗改善了左心室的功能，有利于逆转重塑。奈西立肽（B型钠尿肽）通过刺激利尿降低了前负荷，通过扩张血管降低了后负荷。运动锻炼通过最终对抗外周血管收缩改善了外周血流。这也改善了骨骼肌的生理状况。

（一）慢性心力衰竭的处理

目前慢性心力衰竭治疗方案是基于大规模的有效的临床随机试验的结果，还有ACC/AHA及欧洲心脏病学会关于慢性心力衰竭诊断和治疗的指南。根据这些指南，治疗方案包括改善生活方式、患者及其家属的教育、药物治疗、矫正手术、置入装置和心脏移植（图6-4）。

改善生活方式的目的在于降低心脏病的危险因素，包括戒烟、健康饮食、控制钠盐摄入、控制体重、适当运动、适度饮酒、控制血糖。

（二）收缩性心力衰竭的处理

治疗收缩性心力衰竭的药物主要有以下几类：RAAS抑制药、β受体阻滞药、利尿药、地高辛、血管扩张药和他汀类药物。大多数心力衰竭患者需要联合应用几种药物。应用ACE抑制药和β受体阻滞药有利于改善长期效果。

1. 肾素-血管紧张素-醛固酮系统抑制药   可

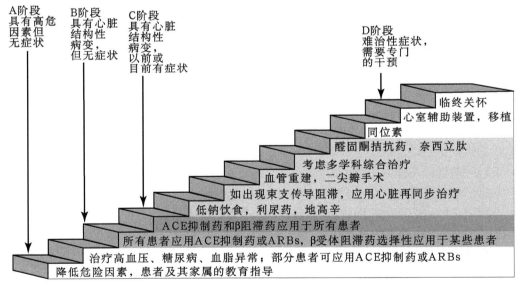

图6-4 心力衰竭的阶段及收缩性心力衰竭的治疗选择

　　处于A阶段的心力衰竭患者具有心力衰竭的高危因素，但心脏还没有结构性病变或者心力衰竭的症状。该组包括患有高血压、糖尿病、冠状动脉疾病、以前接触过心毒性药物，或者有心肌病的家族史的患者。处于B阶段的心力衰竭患者具有心脏结构性病变，但无心力衰竭的症状。该组包括患有左心室肥厚、先前有心肌梗死、左心室收缩功能障碍，或者心脏瓣膜疾病的患者，所有这些患者应该都具有纽约心脏协会（NYHA）分级Ⅰ级的症状。处于C阶段的心力衰竭患者具有心脏结构性病变，并且目前或以前有心力衰竭的症状。这些患者目前的症状可能是NYHA分级Ⅰ，Ⅱ，Ⅲ或者Ⅳ级。处于D阶段的心力衰竭患者尽管有最强的药物治疗，但在休息时仍出现难治性的心力衰竭症状，需要住院治疗，需要专门的干预或者临终关怀。这些患者具有NYHA分级Ⅳ级的症状。ACE.血管紧张素转化酶；ARB.血管紧张素受体阻滞药；VAD.心室辅助装置以从几个水平抑制RAAS：抑制使血管紧张素Ⅰ转换成血管紧张素Ⅱ的酶，阻断血管紧张素Ⅱ受体或阻断醛固酮受体。

（1）血管紧张素转化酶抑制药：ACE抑制药阻断了血管紧张素Ⅰ转换成血管紧张素Ⅱ。这就降低了RAAS的活性，也减慢了缓激肽的降解。有利作用包括促进血管扩张，减少了水钠的重吸收，促进保钾。这类药物已被证实具有减缓心室重塑的作用，甚至可逆转重塑。大规模临床试验都证实，ACE抑制药可降低任一阶段心力衰竭患者的发病率和病死率。正是如此，它们成为心力衰竭治疗的一线用药。然而，非裔美国人并没有像白种人那样从ACE抑制药治疗中获取同样多的临床效果。ACE抑制药的不良反应包括低血压、晕厥、肾功能障碍、高钾血症、无分泌物的咳嗽和（或）血管性水肿。应用ACE抑制药治疗应从小剂量开始，以避免显著的低血压。然后，逐渐增加剂量直到达到目标剂量。

（2）血管紧张素Ⅱ受体阻滞药：顾名思义，血管紧张素受体阻滞药就是阻滞血管紧张素Ⅱ受体。这类药物的疗效与ACE抑制药相比相似但不优于ACE抑制药。目前，血管紧张素受体阻滞药只推荐应用于不能耐受ACE抑制药患者。有些应用ACE抑制药治疗的患者，由于有其他的途径产生血管紧张素，其血管紧张素水平可逐渐回复到正常水平。这类患者如果在治疗中加用血管紧张素受体阻滞药，可能会比较受益。

（3）醛固酮拮抗药：在心力衰竭晚期，循环中会有高水平的醛固酮。醛固酮促进水钠潴留、低钾血症和心室重塑。醛固酮拮抗药可逆转所有这些效应，因此改善了心力衰竭患者的心血管情况。有确切的临床证据表明，应用低剂量的醛固酮拮抗药可降低NYHA分级Ⅲ或Ⅳ级心力衰竭患者的病死率和住院率。最近，螺内酯已被证实可降低NYHA分级Ⅱ级心力衰竭患者心血管事件的病死率及与心力衰竭相关的住院次数。在应用醛固酮拮抗药治疗期间，应监测患者的肾功能和血钾水平，醛固酮拮抗药的用量也应相应地做出调整。目前推荐将醛固酮拮抗药加入一线用药应用于所有心力衰竭患者。

2.β受体阻滞药　可应用于对抗心力衰竭中交感神经系统激活后的有害效应。临床试验一致表明，应用这类药物具有降低发病率和住院次数的效果，并且可以改善生活质量，提高生存率。β受体阻滞药可提高射血分数，减慢心室重塑。ACC/AHA指南推荐将β受体阻滞药作为心力衰竭治疗所必需的一部分。然而，具有反应性气道病的患者，时常有低血糖发作的糖尿病患者，以及有慢性心律失常或心脏传导阻滞的患者，在应用β受体阻滞药时必须十分慎重。

3.利尿药　相比其他药物能快速缓解循环淤血及伴随的肺部和外周血管的水肿。在几小时内就可改善症状。利尿药可以降低心室舒张压，这样就降低了室壁的舒张压力，避免了持续的心脏扩张。心脏过分扩张会干扰心内膜下的灌注，对心肌代谢和功能产生不良影响。推荐将噻嗪类和（或）襻利尿药作为心力衰竭治疗的基本组成部分。长期应用利尿药治疗的患者需要补充钾和镁以防止发生心律失常。过量应用利尿药可以引起血容量不足，肾前性氮质血症，或者不良的低心排血量，这与不良的临床结果相关。

4.洋地黄类药物　洋地黄可增加心肌收缩能力，降低交感神经系统和RAAS的活性。后者与洋地黄可恢复心脏压力感受器对中枢交感神经系统的抑制效应有关。应用洋地黄是否能改善生存率目前还不清楚，但它可以对抗心力衰竭恶化，减少住院率。当患者应用利尿药，ACE抑制药和β受体阻滞药治疗后仍有心力衰竭症状时，可以把洋地黄加入到标准治疗方案中。有心力衰竭同时伴有心房颤动的一类患者应用地高辛治疗效果较好。老年人或者肾功能受损的患者应用洋地黄时要十分慎重，因为此类患者尤其易于发生洋地黄中毒。洋地黄中毒的表现有食欲减退、恶心、视物模糊、心律失常。处理洋地黄中毒包括纠正低钾血症，治疗心律失常，使用抗洋地黄药物和（或）放置心脏临时起搏器。

5.血管扩张药　松弛了血管平滑肌，减低了左心室射血阻力，增加了静脉容量。左心室扩张的患者应用血管扩张药增加了每搏量，降低了心室充盈压。非洲裔美国人似乎对应用血管扩张药治疗反应良好，当联合使用肼苯达嗪和硝酸盐类时临床结果得到了改善。

6.他汀类药物　因为他汀类的抗炎和降脂作用，它们已被证实可以降低收缩性心力衰竭患者的发病率和病死率。有研究表明，舒张性心力衰竭患者可从他汀类治疗中获取相似的效果。

（三）舒张性心力衰竭的处理

收缩性心力衰竭的处理是基于大规模临床随机试验的结果，但舒张性心力衰竭的治疗主要还是靠经验。通常认为舒张性心力衰竭最佳的治疗策略便是预防。ACC/AHA 指南推荐有舒张性心力衰竭高发风险的患者应提早治疗。遗憾的是，目前还没有选择性改善舒张性扩张的药物。目前的治疗方案包括低钠饮食，谨慎使用利尿药来缓解肺淤血又不过分降低前负荷，维持正常的窦性心律使心室充盈最佳化，纠正诸如急性心肌缺血和全身性高血压等诱因。长效硝酸盐类和利尿药可以缓解舒张性心力衰竭的症状，但不能改变心力衰竭的自然病程。他汀类在心力衰竭的早期治疗中可能发挥着重要作用，因其可以减慢心室重塑并减缓心力衰竭进展。舒张性心力衰竭患者的一般处理方案列在表6-2中。

（四）心力衰竭的手术处理

心脏再同步治疗（CRT）主要针对有心室传导延迟（ECG上显示QRS波延长）的心力衰竭患者。这样的传导延迟产生了机械不同步，损害了心室的功能，并使预后恶化。CRT，也称作双心室起搏，要放置一个双腔心脏起搏器（右心房和心室导联），并有额外的一个导联通过冠状窦引入到心外膜冠状静脉再前进直至到达左心室的侧壁。将这一导联放在合适的位置，心脏收缩更加有效，心排血量也更大。CRT推荐应用于NYHA 分级Ⅲ或Ⅳ级并且LV射血分数＜35%以及 QRS宽度在120～150 ms的患者。与单纯药物治疗的类似患者相比，应用CRT的患者症状更少，运动耐力更好，心室功能改善，心力衰竭的住院次数减少，病死率下降。CRT逆转-重塑的作用似乎是改善这些患者生存率的主要决定因素。遗憾的是，这一治疗形式对约1/3患者没有产生改善效果。

置入性心脏电复律器-除颤器（ICDs）用以预防晚期心力衰竭患者的猝死。约1/2心力衰竭患者的死亡是突然的，原因是心律失常。目前推荐使用ICDs的有猝死风险的患者如表6-3。近年的研究表明，与那些只应用ICD治疗的患者相比，联合应用CRT和ICD的患者2年内有着更少的住院率和更好的生存率。然而，这一优势的代价是置入后头30年内更高的设备相关的并发症发生率。

心力衰竭处理的一部分包括针对消除疾病病因的策略。左心室缺血可以做经皮冠状动脉介入或者冠状动脉旁路移植术。可纠正的心脏瓣膜损害患者可通过手术缓解严重的心力衰竭症状。心肌梗死后留有较大心室瘢痕的患者可以做室壁瘤切除术。心力衰竭的确定性治疗是心脏移植。目前在美国150 000名患者被列为心脏移植的候选人，但每年只有2000个心脏。心脏供者的有限使这项治疗对于大多数患者难以实现。

处于心力衰竭终末阶段的患者可能会得益于循环的机械支持，比如插入搏动的或非搏动的心室辅助装置（VAD）或者是完全的人工心脏。研究已表明与只应用药物治疗的患者相比，使用VADs的心力衰竭患者不只增加了生存率也改善了生活质量。这些机械泵发挥了或部分或全部的受损心室的功能，有助于恢复正常的血流动力学和组织血流。VAD排出血液流向心脏的功能障碍的一侧并将其泵到受损心室的下游。这些装置对于这样的患者是有用的，那些需要临时的心室辅助来允许心脏恢复其功能的患者，那些正在等待心脏移植的患者（过渡性治疗）及那些处于

表6-2　舒张性心力衰竭的处理策略

目标	处理策略
通过降低危险因素阻止舒张性心力衰竭的发展	治疗冠状动脉疾病
	治疗高血压
	控制体重增长
	治疗糖尿病
通过降低心率使左心室充盈时间充足	β受体阻滞药、钙通道阻滞药、地高辛
控制容量超负荷	利尿药、长效硝酸盐类、低钠饮食
恢复并维持窦性心律	心脏电复律、胺碘酮、地高辛
减慢心室重塑	血管紧张素转化酶抑制药、他汀类
纠正促发因素	主动脉瓣置换
	冠状动脉重建

表6-3　预防猝死的置入性心脏复律除颤器的适应证

心力衰竭的原因	状况
冠状动脉疾病	射血分数＜30%
	射血分数＜40%如果电生理检查显示出可诱发的室性心律失常
所有其他病因	首次晕厥或者室性心动过速/心室纤颤中止后

心力衰竭晚期阶段却不是移植候选人的患者（终末治疗）。一代左心室辅助装置（LVADs）获取了全部的心排血量并以一种搏动的方式将血液喷射进入升主动脉，这就像真正的左心室一样。为创造出搏动的血流，这个装置有着一个复杂的包括防止收缩期血流逆行的瓣膜的机械部件。这样，一代LVADs有杂音，又相当大，易于发生与机械泵失效相关的显著并发症和血栓事件。随着现代微型化技术的出现及医疗团体对非搏动性血流能够很好耐受的普遍接受，二代和三代LVADs出现了。二代LVADs是轴向血流泵。三代LVADs是离心式电磁能量泵。这些装置产生了非搏动性血流，更加小巧和安静，血栓事件的发生率更低。因此，对越来越多的心力衰竭患者而言，它们成为一项有吸引力的治疗选择。

有着顽固肺动脉高压需要双室支持很长阶段的患者可能会得益于置入一个完全的人工心脏作为移植的过度或者是终末治疗。完全的人工心脏置入胸内来代替原来的心脏。这个装置产生搏动性血流，由两个机械泵（每个作为一个心室）及各自两个瓣膜组成。完全人工心脏是这类患者长期存活的最佳选择。

置入非搏动性心室辅助装置的患者的麻醉考虑：鉴于VADs置入越来越多，带有VADs经历非心脏手术的患者也呈增长趋势。为了给这些患者提供最好的监护，麻醉医师需要理解非

搏动性装置的特征和麻醉及手术期间可能发生的不良事件的原因。在美国最常使用的VAD是HeartMate Ⅱ（Thoratec公司，普莱森顿，加利福尼亚），这是一种二代连续流式装置。将这种泵置于左上腹腹膜外，通过流入套管从左心室尖部排出血液并通过流出套管射入到升主动脉中（图6-5）。驱动线连接泵和电源及外部的控制装置，后者显示了泵的流量和其他的系统信息。驱动线穿过腹部，从右上腹部的皮肤穿出，这也是最可能发生感染的部位。

装有VADs的患者考虑全身麻醉应包括合适的围术期抗凝治疗管理及心脏节律装置，提供合适的抗生素预防，确认装置接通了电源出口，并避免胸外按压来防止套管变位。使用手术电灼能够导致VAD受到电磁干扰，这样会影响泵的血流并导致装置程序改编。因此，如果可行应当使用双极电灼，或者应将单极电灼接地，这样才能将电流导向离开VAD发生器。

置入非搏动性装置的患者的血流动力学监测对麻醉医师来说是个特别的挑战。无创性血压监测和脉搏氧测量计都不能提供有用的信息，因为没有脉搏。作为脉搏氧测量计的替代，脑氧测量计不依赖搏动性血流，因此能够使用。间断监测氧饱和度也能够通过动脉血气分析实现。测量平均动脉压需要动脉内导管。然而，因为动脉内缺乏脉动性，放置动脉导管就会非常困难，通常

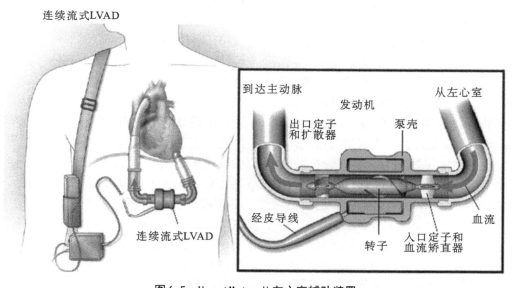

图6-5　HeartMate Ⅱ左心室辅助装置

通过连接于心室尖部的流入套管将血液吸引入泵中并通过流出套管射入到升主动脉。经皮导线是驱动线，它从腹部右侧穿出并将泵和外部的控制装置及电源连接。LVAD.左心室辅助装置

需要借助超声的引导。经食管超声心动图对带有VADs的患者来说是最有用的监测技术之一，因为它提供了容量状态、右心室功能及流入-流出套管功能的实时信息。

　　带有持续血流LVADs的患者发生低血压最主要的3个原因是前负荷降低、右心室衰竭和后负荷增加。血管内容量最佳化是带有各种类型VADs患者的一个主要考虑点，这对于装有非搏动性装置的患者尤其重要，因为未充盈的左半心脏持续排出血液将最终导致左心室衰竭。这样的形式下就会产生心排血量急剧下降的结果。经食管超声心动图可以快速诊断这种情况，并通过暂时减慢泵的速度随后扩容来治疗。良好的右心室功能是最佳LVAD血流的决定方面。手术当中增加肺血管阻力的因素（高碳酸血症、血管收缩药）将损害右心室的功能因而会阻碍血流流向左半心脏。后负荷降低和增高都会显著影响LVAD的血流。小剂量的对肺血管阻力影响很小的血管加压剂（例如血管加压素），可成功应用于对抗全身麻醉下的后负荷降低的情况。然而，大剂量的血管加压剂，尤其是在低血容量的情况下，将不可避免地导致LVAD血流下降。围术期整个团队（麻醉医师、外科医师、心脏病专家、护士、VAD人员）的良好沟通是围术期结果良好所至关重要的。

（五）急性心力衰竭的处理

　　患者可能会发生急性心力衰竭或者失代偿性的慢性心力衰竭。麻醉医师经常要处理经历急诊手术患者的急性心力衰竭还有在任何手术中出现的心脏失代偿情况。急性心力衰竭治疗包括3个阶段：急救阶段、入院治疗阶段、出院前阶段。对于麻醉医师来说，急救阶段是最相关的，也是这里要讲述的。高心室充盈压，低心排血量，高血压或低血压是急性心力衰竭的血流动力学特点。传统的治疗包括利尿药、血管扩张药、强心类药物、机械辅助设备（主动脉内球囊泵、VAD）和急诊心脏手术。较新的治疗包括钙增敏药、外源性BNP和一氧化氮合酶抑制药。

　　1.利尿药和血管扩张药　襻利尿药可以很快地改善症状，但剂量偏高就会对临床结果产生不利的影响。如果联合使用小剂量的襻利尿药和一种静脉血管扩张药，效果比较好。硝酸甘油和硝普钠可以降低左心室充盈压和全身的血管阻力，

增加每搏量。然而，有急性心肌梗死的患者使用硝普钠可能会给临床结果造成负面的影响。

　　2.强心类药物　正性肌力药已成为心源性休克患者的主要用药。这类药物的正性肌力作用是通过增加环磷腺苷（cAMP）实现的，后者可以促进细胞内钙水平的升高进而兴奋-收缩耦联过程得到改善。儿茶酚胺类（肾上腺素、去甲肾上腺素、多巴胺、多巴酚丁胺）是通过直接激动β受体实现这一过程的，而磷酸二酯酶抑制药（氨力农、米力农）则是通过阻碍cAMP的降解实现的。正性肌力药的不良反应包括心动过速、心肌耗氧量增加、心律失常、舒张性心力衰竭恶化、β受体下调。长期应用此类药物会造成心脏毒性，加速心肌细胞死亡。

　　3.钙增敏药　肌丝钙增敏药是一类新的正性肌力药，它可以增加收缩能力但不增加细胞内钙水平。因此，心肌耗氧量和心率不会明显增加，也不易发生心律失常。这类药物中应用最广泛的是levosimendan。它是一种强心扩血管药，可以增加心肌收缩强度，促进全身、肺和冠状动脉的扩张。它不会恶化舒张功能。研究表明，levosimendan在心肌缺血时尤其有用。欧洲指南关于急性心力衰竭的治疗中包括levosimendan，但目前在美国还没有上市应用。

　　4.外源性B型钠尿肽　奈西立肽是能与A型和B型钠尿排泄受体都能结合的BNP重组体。通过抑制RAAS和交感反应，这种钠尿肽促进动脉，静脉和冠状动脉扩张，因而降低了LVEDP，改善了呼吸困难。它可以诱导利尿利钠，有松弛性能，不会引起节律失常性问题。在许多方面它有着与硝酸甘油相似的效应，但与硝酸甘油相比奈西立肽一般不产生低血压，并且利尿作用更强。经静脉给予奈西立肽已经被大规模临床试验广泛研究。目前认为，这种药物对于治疗急性心力衰竭不会优于传统的治疗，并且可能与肾功能恶化有关，甚至会增加病死率。然而，正在进行的研究在评估LVEF<35%的急性心力衰竭患者皮下注射BNP的效果。初步的结果是有希望的，显示出心排血量增加了，平均动脉压下降了，心率没有变化，RAAS活性下降了，排尿排钠增多。一种口服形式的BNP正在研究当中。

　　5.一氧化氮合酶抑制药　由心力衰竭刺激产生的炎症级联反应在心脏和血管内皮中产生了大

量的一氧化氮。这些高水平的一氧化氮具有负性肌力作用和强大的血管扩张效应，从而导致了心源性休克和血管的塌陷。一氧化氮合酶抑制药具有降低这些有害反应的作用。目前L-NAME（N^G-硝基-L-精氨酸甲酯）是调查中此类药物中的主要用药。

6.机械装置　如果急性心力衰竭的原因是大面积心肌梗死，这时应考虑插入一个主动脉内球囊泵。主动脉内球囊泵是通过股动脉插入，恰好放置在左锁骨下动脉下方。球囊在舒张期充气，增加了主动脉舒张压和冠状动脉灌注压。球囊在收缩期放气，形成一种吸力效应来增强左心室射血功能。使用主动脉内球囊泵的并发症包括股动脉或主动脉夹层、出血、栓塞和感染。

在心源性休克严重的病例，急救插入左心室和（或）右心室辅助装置对于患者的生存是有必要的。经皮心室辅助装置（pVADs）已经发明并成功插入急性心力衰竭的患者体内。这些装置恢复了正常的血流动力学，因而维持了重要器官的灌注。更重要的是，这些装置允许左半心脏降低负荷，因而就减少了左心室负担和心肌工作量并改善了急性心力衰竭患者的重塑过程。pVADs的设计目的是对心源性休克患者提供多达14d的临时的循环支持，作为恢复的过渡或者作为确定的心脏操作（冠状动脉支架、冠状动脉旁路移植术、插入VAD或者心脏移植）的桥接。对比患有严重急性心力衰竭的患者使用pVAD和主动脉内球囊泵的功效的试验显示，接受pVAD治疗的患者有着更好的代谢情况和更优的血流动力学支持，但是到目前为止，还没有显示使用pVAD的患者30d的病死率会下降。有两种类型的经皮装置用来提供短期循环支持：Impella系统（Abiomed Inc., Danvers, Mass.）和TandemHeart（CardiacAssist Inc., Pittsburgh, Pa.）。

Impella系统由微型化的轴向流动旋转血液泵组成，这个泵通过股动脉插入再在荧光镜下或经食管超声心动图引导下前进直至穿过主动脉瓣定位于LV腔内（图6-6）。这种泵通过装置的远端口从左心室持续吸引血液并通过近端口将血液射入升主动脉中。和系统的型号有关，这种泵能够产生高达5L/min的心排血量。放置Impella装置有以下情况存在时是禁忌：假体的主动脉瓣、严重的主动脉瓣狭窄或主动脉瓣反流及外周血管

疾病。插入Impella系统的相对禁忌证包括胸腹部或腹部的主动脉瘤及主动脉夹层。在这种情况下腋动脉可作为泵的插入部位。使用这个装置的可能的并发症包括脑卒中、主动脉瓣损伤、心脏压塞、血管损伤及肢体缺血及感染。因为这种泵具有离心的特质，会出现典型的溶血和血小板减少。

TandemHeart系统是经皮的穿过间隔的左心房到股动脉的一种循环装置。这个系统由一个体外的离心的连续流式泵和流入流出套管组成。流入套管经皮放置在股静脉，前进到右心房，然后穿过间隔进入左心房的位置。流出套管放置在股动脉（图6-7）。氧合的血液从左心房通过流入套管排出，并通过股动脉里的流出套管逆行射入到腹主动脉。这个系统能够产生与Impella系统相似的心排血量。然而，TandemHeart系统的最佳功能状态依赖于良好的右心室功能。在急性右半心脏衰竭的情况下，这个系统能够当作右半心脏VAD设置，从右心房泵出血液到达肺动脉。使用这个装置的独特的并发症包括反常栓子、显示

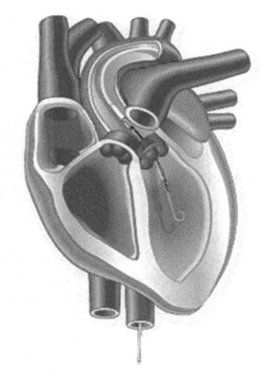

图6-6　Impella Recover 2.5经皮心室辅助装置
将泵经皮放置于股动脉，前进通过主动脉瓣，并定位于左心室腔内。Impella 5.0有着相似的设计

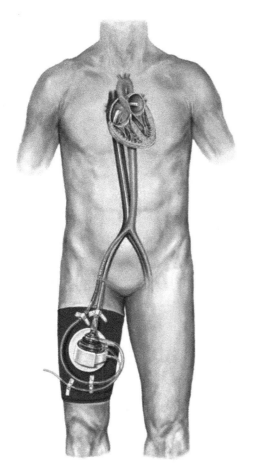

图6-7 TandemHeart 经皮心室辅助装置

流入套管放置于股静脉内并前进进入到右心房。然后刺穿房间隔从左心房吸引氧合的血液。流出套管通过股动脉将血液逆行泵入到主动脉

出低氧血症的右向左的心脏内分流、冠状窦或右心房的损伤及随后的心脏压塞。最具破坏性的并发症是流入套管的变位及二尖瓣的截留。这种情况导致心排血量的急剧下降，并需要及时的诊断和将套管复位。

（六）预后

在美国，尽管治疗手段不断进步，心力衰竭的病死例数却持续平稳增长。心力衰竭确诊后前4年的病死率接近40%。预后不良与一些因素有关，这些因素包括血尿素氮和肌酐水平升高、低钠血症、低钾血症、射血分数很低、高水平的内源性BNP、极差的运动耐力、多发性室性期前收缩。心力衰竭患者的预后取决于潜在的心脏疾病和诱因的存在与否。如果心力衰竭的病因能有效消除，患者的预后就能改善。

八、麻醉管理

（一）术前评估与处理

心力衰竭已经成为预测心脏手术围术期发病率和病死率的唯一最重要的危险因素。在术前阶段，应找到心力衰竭的所有诱发因素并在进行择期手术前积极治疗。

心力衰竭患者的用药不止一种，这些药可能会影响麻醉管理。一般认为利尿药应在手术当天停用。β受体阻滞药需要维持使用，鉴于许多研究已经表明β受体阻滞药可降低围术期发病率和病死率。由于抑制了RAAS，ACE抑制药可能使患者术中发生低血压的风险加大。这种低血压可以使用一些药物纠正，诸如麻黄碱等拟交感神经药、去氧肾上腺素等α受体激动药、加压素及其类似物。如果ACE抑制药是用来预防心力衰竭患者的心室重塑或糖尿病患者的肾功能障碍，停用1d不会显著改变这些效应。然而，如果ACE抑制药是用来治疗高血压，手术前1d或者当天停用可能会造成显著的高血压。血管紧张素受体阻滞药可以产生强大的RAAS阻滞效果，应在术前1d停用。服用地高辛可以直到手术当天。

应对患者最近的电解质、肾功能、肝功能检查及最新的ECG和超声心动图进行评估。

（二）术中管理

各种全身麻醉药已经成功应用于心力衰竭患者。然而，药物的剂量可能需要进行调整。阿片类对于心力衰竭患者来说似乎尤其有益，因为其作用于δ受体可以抑制肾上腺素能激活。正压通气和呼气末正压对于降低肺淤血改善动脉氧合可能有效。

根据手术的复杂程度调整监测内容。当心力衰竭患者做大手术时，需要做有创动脉血压监测。监测心室充盈情况和血流状态是一项更具挑战性的工作。围术期阶段液体超负荷可能会促进心力衰竭的发展或者使心力衰竭恶化。术中使用肺动脉导管可以帮助确定最佳的液体负荷，但在舒张性心力衰竭和心室顺应性较差的患者，准确评估左心室舒张末容量变得非常困难。经食管超声心动图是一项更好的选择，它不仅可以监测心室充盈，还可以监测心室壁运动和瓣膜功能。然而，经食管超声心动图要求有受过专门培训的人员来操作和解释，因此，并非在所有情况下都能

应用。

区域麻醉对于心力衰竭患者做某些适合的手术还是可以接受的。事实上，交感阻滞后全身血管阻力适度下降可能会增加心排血量。然而，硬膜外麻醉或者脊髓麻醉造成的全身血管阻力的下降通常不好预测，也不易控制。因此，心力衰竭患者区域麻醉应用与否必须仔细权衡。

对于那些经历过心脏移植手术而现在又需要做其他手术的患者，必须仔细加以考虑。这些患者接受了长期的免疫抑制治疗，感染风险会较高。当进行任何侵入性操作时必须严格无菌，比如中心静脉导管置入或神经阻滞操作。移植的心脏是切除神经的。因此，增加心率只能通过应用诸如异丙肾上腺素和肾上腺素等直接作用于β肾上腺素能受体的激动药。如果给予阿托品或者泮库溴铵则不会增加心率。对α肾上腺素能激动药反应也很迟钝。移植的心脏通过增加每搏量增加了心排血量。因此，这些患者主要依赖于前负荷的多少，需要有足够的血管内容量。然而，舒张功能障碍可能是慢性移植物排斥的结果；因此，术中给予多少容量必须意识到这一点，足量的前负荷对于移植心脏的最佳功能状态是必须的，但是过多的液体则有引发肺水肿的风险。

（三）术后管理

术中有急性心力衰竭发生的患者应被转移到重症监护室，这样，有创性监测能够按照需要继续使用。应积极治疗疼痛，因为疼痛的存在和血流动力学变化可能会使心力衰竭恶化。患者通常应用的药物应尽快恢复使用。

九、心肌病

心肌病的定义来自 AHA 2006 年的专家共识，在其命名为"心肌病的当代定义和分类"的文章中指出："心肌病是一组与机械和（或）电活动功能障碍有关的异质的心脏疾病，通常（但不总是）表现为不适当的心室肥厚或扩张。心肌病的原因有多种，且经常是遗传性原因。心肌病或是局限于心脏的疾病，或是广泛全身疾病的一部分，通常会导致心血管疾病性死亡或者进行性心力衰竭相关的疾病。"

根据 AHA 的分类，心肌病可以分为两大类：原发性心肌病和继发性心肌病。原发性心肌病完全（或主要）局限于心肌。原发性心肌病可以是遗传性的、获得性的或者混合性的。继发性心肌病是多器官功能失调下心脏受累的表现。表6-4 和表 6-5 列出了最常见的心肌病。很有必要强调，先前使用的术语"缺血性心肌病""限制型心肌病"和"闭塞性心肌病"已经不再存在于新的分类中。下面的章节讨论麻醉医师最常见的心肌病：肥厚型心肌病、扩张型心肌病、围生期心肌病、伴有限制性生理的继发性心肌病。

（一）肥厚型心肌病

肥厚型心肌病（hypertrophic cardiomyopathy，HCM）是一种复杂的心脏疾病，具有独特的病理生理特点和多样化的形态、功能及临床特征。这种疾病可影响所有年龄段的患者，在普通人群中的患病率达到 1/500。它是最常见的遗传性心血管疾病，为常染色体显性遗传，外显率可变。这种疾病以左心室肥厚为特征，不存在其他可导致心室肥厚的心脏疾病，比如高血压或主动脉狭窄。HCM 最常见的形式是室间隔和前外侧游离壁肥厚。组织学特点包括心肌细胞肥大及心肌瘢痕片状区域。

HCM 的病理生理与以下因素有关：心肌肥厚、动态 LV 流出道（LV outflow tract，LVOT）梗阻、二尖瓣收缩期前移和二尖瓣反流、舒张功能障碍、心肌缺血、心律失常。心脏收缩期间，肥厚的室间隔收缩加速血流通过狭窄的 LVOT，

表6-4 原发性心肌病的分类

遗传性
肥厚型心肌病
致心律失常型右心室心肌病
左心室致密化不全
糖原贮积症
传导系统疾病（Lenègre 病）
离子通道病变：长 QT 综合征、Brugaga 综合征、短 QT 综合征
混合性
扩张型心肌病
原发性限制性非肥厚型心肌病
获得性
心肌炎（炎症性心肌病）：病毒性、细菌性、立克次体性、真菌性、寄生虫性（Chagas 病）
应激性心肌病
围生期心肌病

表6-5　继发性心肌病的分类

浸润性
　淀粉样变性
　Gaucher病
　Hunter综合征
贮积性
　血色素沉着症
　糖原贮积症
　Niemann-Pick病
中毒性
　药物：可卡因、乙醇
　化疗药物：多柔比星、柔红霉素、环磷酰胺
　重金属：铅、汞
　放射治疗
炎症
　结节病
心内膜心肌
　高嗜酸粒细胞（Löffler）综合征
　心内膜心肌纤维化症
内分泌
　糖尿病
　甲状腺功能亢进或减退
　嗜铬细胞瘤
　肢端肥大症
神经肌肉
　Duchenne-Becker营养不良
　神经纤维瘤病
　结节性硬化症
自身免疫
　红斑狼疮
　风湿性关节炎
　硬皮病
　皮肌炎
　结节性多发性动脉炎

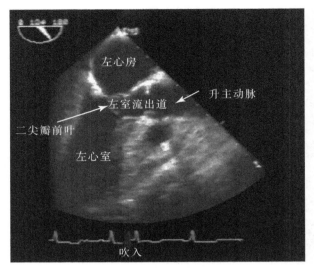

图6-8　二维超声心动图影像显示肥厚型心肌病患者在心脏收缩期间二尖瓣前叶邻近肥厚的室间隔，阻碍了左心室流出道（LVOT）

表6-6　心肌肥厚患者左心室流出道梗阻的影响因素

加剧流出道梗阻的因素
　心肌收缩力增强
　　β肾上腺素能刺激（儿茶酚胺类）
　　洋地黄
　前负荷减低
　　低血容量
　　血管扩张药
　　心动过速
　　正压通气
　后负荷减低
　　低血压
　　血管扩张药
降低流出道梗阻的因素
　心肌收缩力减弱
　　β肾上腺素能阻滞药
　　挥发性麻醉药
　　钙内流阻滞药
　前负荷增加
　　高血容量
　　心动过缓
　后负荷增加
　　高血压
　　α肾上腺素能刺激

这样在二尖瓣前叶产生了Venturi效应，使二尖瓣前叶发生收缩期前移。收缩期前移加重了动态LVOT梗阻并引起显著的二尖瓣反流（图6-8）。LVOT梗阻可以在静息时出现，也可以经Valsalva动作诱发。使LVOT梗阻加剧的情况列在表6-6中。在HCM的患者，与LVOT梗阻相比，舒张功能障碍更常见。肥厚的心肌舒张期延长，顺应性下降。HCM的患者无论其是否有冠状动脉疾病，都伴有心肌缺血。若干原因可引起心肌缺血，包括冠状动脉异常、心室质量和冠状动脉大小不匹配，为满足冠状动脉灌注造成的LVEDP增加，舒张期充盈时间缩短，由于肥厚造成的耗氧量增加，细胞水平上用氧时代谢紊乱。HCM患者并发心律失常的原因是紊乱的细胞结构、心肌瘢痕、间质增多。心律失常是患有这种疾病的年轻患者猝死的原因。

1.症状和体征　HCM的临床过程差别很大。大多数患者一生都无症状。但是，有一些患者有严重的心力衰竭症状，一些突然死亡。HCM的主要症状是心绞痛、疲劳或晕厥（甚至猝死）、快速心律失常、心力衰竭。有趣的是，患者躺下时常会缓解HCM造成的心绞痛。据推测，伴随体位改变引起的LV大小的改变降低了LV流出道梗阻。

心脏体格检查可发现双重的心尖冲动、奔马律、心脏杂音和震颤。LV流出道梗阻或二尖瓣反流产生了杂音，这易和主动脉瓣或二尖瓣疾病相混淆。某些对抗动作可使这些杂音的强度明显改变。例如，增加LV流出道梗阻的Valsalva动作可增强胸骨左缘收缩期杂音。二尖瓣反流杂音也可通过此法增强。硝酸甘油和站立位（相对于躺着）也可增强这些杂音的响度。

猝死是已公认的HCM的并发症。心室肥厚的严重性与猝死风险直接相关。心室肥厚严重的年轻患者，即使他们症状很少或没有症状，也应考虑给予干预措施以避免猝死。猝死尤其可能发生在10—30岁的患者当中。鉴于这一原因，一般认为患有HCM的年轻患者不应参加竞技运动。心室轻度肥厚的患者发生猝死的风险较小。

2.诊断　ECG典型显示出LV肥厚的体征。对于无症状的患者，不明原因的LV肥厚可能是疾病的唯一迹象。HCM患者当中有75%～90%其12导联ECG是异常的。这些异常包括由于肥厚造成的QRS高电压，ST段和T波改变，与心肌梗死相似的异常Q波，左心房扩大。诊断HCM时也应考虑到ECG与先前心肌梗死一致的年轻患者也可能患有HCM，因为并非所有HCM患者都有LV肥厚的ECG证据。

超声心动图可以显示出心肌肥厚。射血分数通常＞80%，反映出心脏处于过度收缩的状态。超声心动图也可以评估二尖瓣的结构并检测到收缩期前移的存在。彩色血流多普勒图像通过显示涡流出现及二尖瓣反流的存在，反映了LVOT梗阻。整个LVOT的压力阶差可以测量出。超声心动图在评估舒张功能时也很有用。

心导管检查可以直接测量增加的LVEDP以及左心室和主动脉之间的压力阶差。可能需要对抗动作来诱发出LVOT梗阻的存在。心室造影特征性显示出腔隙闭塞。

HCM的确定性诊断是心内膜心肌活检和DNA分析，但这些诊断方式通常适用于那些通过其他方式无法诊断的患者。

3.治疗　HCM具有不同的临床和遗传特征，这就不可能制定出精确的治疗指南（图6-9）。然而，也发现有些患者猝死的风险很高，必须积极治疗。减少HCM症状和体征的主要方法是通过药物治疗来改善舒张期充盈，降低LV流出道梗阻，可能的话减少心肌缺血。通过手术切除引起流出道梗阻的肥厚心肌适用于5%的流出道梗阻显著并有严重症状但药物治疗无效的患者。

（1）药物治疗：β受体阻滞药和钙通道阻滞药已经广泛应用于治疗HCM。β受体阻滞药对改善呼吸困难、心绞痛和运动耐力的作用可能得益于其减慢了心率进而延长了心脏的舒张期从而延长了心室被动充盈的时间。β受体阻滞药通过阻滞交感神经系统的活性，可以降低氧耗量，降低运动时动态流出道梗阻状况。类似的是钙通道阻滞药，比如维拉帕米和地尔硫䓬，对于改善HCM的症状也有效，因为它们改善了心室充盈，减少了心肌缺血。患有充血性心力衰竭的患者尽管已经使用了β受体阻滞药或钙通道阻滞药，但如加用利尿药，症状可能更为改善。然而，由于存在舒张功能障碍，还要求有相对较高的心室充盈压来保证够的心排血量，因此，应用利尿药时必须十分谨慎。有猝死高发风险的患者可能需要胺碘酮治疗或者置入ICD。

心房颤动经常发生在HCM的患者身上，这使动脉栓塞、充血性心力衰竭和猝死的发生风险增加。胺碘酮是预防心房颤动的最有效的药物。β受体阻滞药和钙通道阻滞药能控制心率。频发或慢性心房颤动的患者应长期抗凝。

（2）手术治疗：那些有较大流出道阶差（≥50mmHg）并且经药物治疗后仍有严重充血性心力衰竭症状的一小群患者适合手术治疗。有几个手术方案。可以放置起搏器来尝试在收缩时

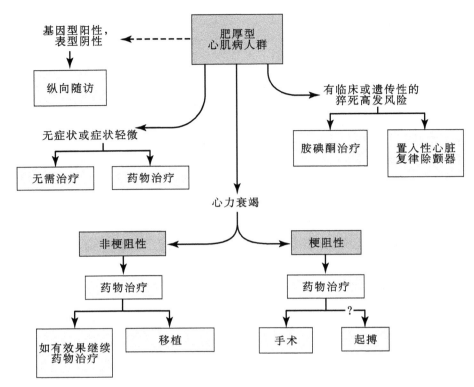

图 6-9　肥厚型心肌病的临床表现和相关的治疗策略

（摘自 Spirito P, Seidman CE, McKenna WJ, et al. The management of hypertrophic cardiomyopathy. N Engl J Med, 1997,336:775-785. Copyright 1997 Massachusetts Medical Society.）

使 LV 去同步因而就减少了流出道梗阻。通过手术切除室间隔的一小块心肌（间隔肌肉切除术），降低了流出道阶差。手术为大部分患者解除了或者大大降低了 LVOT 阶差。心室内收缩压和舒张末压显著降低，这样就改善了 LV 充盈和心肌氧耗。经皮心脏导管并选择性的进行乙醇注射入间隔动脉穿支也有相似的结果。这样导致了缺血性损伤随后产生室间隔坏死这样就减轻了 LVOT 的梗阻。尽管有各种治疗，如果患者还是有症状，可以插入一个假体的二尖瓣来抵消收缩性二尖瓣前移。

4. 预后　HCM 的总体年病死率大约是 1%。然而，有猝死高发风险（猝死家族史或恶性心律失常史）的一类患者的年病死率为 5%。只有大约 1/4 的被诊断为 HCM 的患者将发展成 LVOT 梗阻。

5. 麻醉管理　HCM 患者的麻醉要本着使 LVOT 梗阻最小化的原则。任何降低心肌收缩能力、增加前负荷或降低后负荷的药物或事件都能改善 LVOT 梗阻。相反，交感神经刺激、低血容量和血管扩张都会加重 LVOT 梗阻（表 6-6）。

HCM 患者术中可能发生严重的低血压、心肌缺血、急性心力衰竭和室上性或室性快速心律失常。以前未知患有 HCM 的患者术中可能表现出难以解释的低血压或出现收缩期杂音，这与急性出血或药源性的血管扩张有关。

（1）术前评估与处理：考虑到 HCM 在一般人群中也有一定的患病率，在手术室的患者患有这种疾病的概率是平等的。已经确诊为 HCM 的患者在择期手术前应进行一个更新的心脏评估。这种评估应包括 12 导联 ECG 和超声心动检查。服用 β 受体阻滞药或钙通道阻滞药的患者在围术期都应持续服用这些药物。带有 ICD 的患者应在术前阶段立即停用 ICD，并且手术室内应及时备有体外的除颤器，这个设备在恢复室内应当再次开始使用。

更具挑战性的一项工作是对那些还未确诊为 HCM 的患者进行检测。这些患者通常都很年轻，表面上看起来很健康。术前应向每一位患者询问其是否有心脏病的症状或者心脏病或猝死的家族史。若出现收缩期杂音应高度怀疑 HCM 的可能。如果发现 ECG 是异常的，心脏评估必须慎重。

对于HCM患者，术前应用一些药物来减轻焦虑及相关的交感神经系统的激活是合理的。术前扩容对于预防LVOT梗阻，最小化正压通气对中枢血容量的不良反应也很有用。

（2）术中管理：只要麻醉医师了解促发LVOT梗阻的主要病理生理机制，就可以为HCM患者选择实行区域麻醉还是全身麻醉，并根据需要制订出一套合适的麻醉方案。

应用静脉药物做麻醉诱导是可以的，但应记住避免突然降低全身血管阻力、增加心率及心肌收缩能力的重要性。适度的直接抑制心肌还是可以接受的。直接喉镜检查前给予吸入麻醉药或者β肾上腺素能阻滞药可以降低由气管插管引起的交感反应。正压通气可以显著降低前负荷，这就使低血容量的患者易于发生动态LVOT梗阻。为避免这种情况发生，应该调小潮气量，调快呼吸频率，避免使用呼气末正压通气。腹腔镜手术腹部充气时也会遇到由LVOT梗阻引起的前负荷降低和严重低血压的情况。外科医生应被告知有这种可能性，腹部充气时应缓慢并且压力不要超过15mmHg。

HCM患者应使用非除极肌松药，因为这种肌松药对全身循环的影响最小。应避免使用可能增加心率的泮库溴铵和具有组胺释放作用的其他神经肌肉阻滞药。

麻醉的维持应使用轻度抑制心肌收缩能力并对前负荷和后负荷影响较小的药物。中等剂量的吸入麻醉药满足这一要求。

有创的动脉血压监测是有帮助的。鉴于HCM特殊的病理生理机制，在手术和麻醉期间经食管超声心动图对HCM患者尤其有用。中心静脉压监测和肺动脉压监测都不能诊断LVOT梗阻或者二尖瓣叶收缩期前移，这些监测技术也不能准确评估这些患者的LV充盈。

由于前负荷或后负荷降低引起的低血压应使用α肾上腺素能激动药治疗，比如去氧肾上腺素。β肾上腺素能激动药，比如麻黄碱、多巴胺、多巴酚丁胺是禁忌的，因为这类药物会增加心肌收缩能力和心率，进而会加重LVOT梗阻。快速补充失血和静脉液体滴定对于维持前负荷和血压是很重要的。然而，由于存在舒张功能障碍，过快的输注液体可能会引起肺水肿。血管扩张药不应用来降低血压，因为全身血管阻力的下降会加

重LVOT梗阻。

维持正常的窦性心律很重要，因为充足的左心室充盈依赖于左心房的收缩。术中发生室上性快速心律失常的患者应立即给予药物或者电击复律。必须在手术室内备好心脏电复律器/除颤器。β受体阻滞药，例如美托洛尔和艾司洛尔，可用来减慢持续增快的心率。

产妇患者尽管存在妊娠导致的全身血管阻力的下降，也存在由于主动脉腔静脉受压引起的静脉回心血量减少的危险，但通常HCM患者都能很好的耐受妊娠。患有HCM的产妇可能会给麻醉带来很大的挑战，因为诸如能引起儿茶酚胺释放的产痛及屏气（Valsalva动作）会加重LVOT梗阻。还没有证据表明区域麻醉会增加患有HCM的产妇经阴道分娩时并发症的发生率。硬膜外麻醉已经成功应用于这类患者。维持等容或者轻度增多的血容量是有好处的。如果区域麻醉后发生了对液体输注不起反应的低血压，这时应给予去氧肾上腺素来增加后负荷。鉴于缩宫素有扩张血管的效应及代偿性的心动过速及出现由于子宫收缩发生的大量血液突然流向中枢循环的情况，给予缩宫素时必须小心。

患有HCM的产妇产后有发生肺水肿的情况，这一发现说明此类患者的液体需求量有着微妙的平衡。患有HCM的患者治疗肺水肿时如果存在低血压可以应用去氧肾上腺素，可以应用艾司洛尔来减慢心率，延长舒张期充盈时间，降低心肌收缩能力，所有这些措施都会减轻LVOT梗阻。利尿药、地高辛和硝酸盐类在这种情况下不能用于治疗肺水肿。它们会诱发进一步的LVOT梗阻进而使情况恶化。

（3）术后管理：HCM患者术后早期必须在恢复室或者重症监护室严密监测。所有这些刺激交感神经活动的因素，比如疼痛、焦虑、缺氧、高碳酸血症，都应予以消除。正如在手术室一样，维持等血容量并及时纠正低血压是关键。

（二）扩张型心肌病

扩张型心肌病是原发的心肌疾病，以LV或者双室扩张，收缩功能障碍，室壁厚度正常为特征。扩张型心肌病的病因目前还不清楚，但可能是遗传性的，也可能与感染有关，比如柯萨奇病毒B感染。约30%的病例是家族遗传性的，通常是常染色体显性遗传。许多类型的继发性心肌

病具有扩张型心肌病的特征。这些疾病包括与滥用乙醇、滥用可卡因、围生期状态、嗜铬细胞瘤、感染疾病（人类免疫缺陷病毒）、不可控的心动过速、Duchenne肌营养不良症、甲状腺疾病、化疗药物、放射治疗、高血压、冠状动脉疾病、瓣膜疾病有关的心肌病。非裔美国人发生扩张型心肌病的风险较高。扩张型心肌病是心肌病最常见的类型，是导致心力衰竭第三个最常见的原因，是心脏移植最常见的适应证。

1. 症状和体征　扩张型心肌病最初的临床表现通常是心力衰竭。一些患者在劳累时会发生类似心绞痛的胸痛。心室扩张如此显著以至于会发生功能性二尖瓣和（或）三尖瓣反流。室上性和室性心律失常、传导系统异常和猝死是常见的。全身栓塞也很常见，这是在扩张的运动功能减退的心腔内形成附壁血栓的结果。

2. 诊断　ECG常显示ST段和T波异常及左束支传导阻滞。心律失常很常见，包括室性期前收缩和心房颤动。X线胸片显示4个心腔都扩大，但LV扩大是最主要的形态改变。

超声心动图通常发现4个心腔都扩大，尤以左心室扩张及整体运动功能减退显著。全部室壁运动减弱。在扩张型心肌病中可能发现局部室壁运动异常，但不一定表明存在冠状动脉疾病。可以检测到附壁血栓，以及由于瓣环扩大造成的瓣膜反流也很常见。

应做实验室检查来排除其他引起心脏扩张的病因，比如甲状腺功能亢进。扩张型心肌病患者的冠状动脉造影通常是正常的。右心导管检查显示肺毛细血管楔压增高，全身血管阻力增大，心排血量减低。不推荐进行心内膜心肌活检。

3. 治疗　扩张型心肌病的治疗包括一般性支持治疗，例如充分休息，控制体重，低钠饮食，限制液量，戒烟戒酒以及心脏失代偿阶段减少体力活动。心脏康复，如果可能的话，将会改善一般状况。

扩张型心肌病的药物治疗类似于慢性心力衰竭的用药。扩张型心肌病患者具有全身栓塞和肺栓塞的风险，因为血液淤滞在收缩性减弱的心腔内易导致凝血系统激活。患有严重LV功能障碍、心房颤动、具有血栓栓塞史或者超声心动图显示存在心内血栓的患者，心脏栓塞形成的风险最大。扩张型心肌病和症状性心力衰竭的患者常需要华法林或者一种直接的凝血酶抑制药——达比加群抗凝治疗。

无症状非持续性室性心动过速在扩张型心肌病患者身上很常见。然而，用药物治疗抑制这种心律失常并不会改善生存率。对于那些从以前的心搏骤停中幸存下来的心力衰竭患者来说，置入ICD能降低猝死的风险（表6-3）。

扩张型心肌病仍是成年人和儿童心脏移植的首要指征。那些以前身体强壮的年龄＜60岁的患者，应用最好的药物治疗后仍出现难治的心力衰竭症状，如果接受心脏移植将会获益。

4. 预后　三级医疗保健中心所指的有症状的扩张型心肌病患者5年病死率达50%。如果心肌病累及左右两个心室，预后甚至就会更差。提示预后不良的血流动力学异常情况包括射血分数低于25%，肺毛细血管楔压高于20 mm Hg，心指数低于2.5 L/(min·m²)，全身性低血压，肺动脉高压，中心静脉压增高。乙醇性心肌病如果彻底戒酒在很大程度上是可逆的。

5. 麻醉管理　由于扩张型心肌病是心力衰竭的一个病因，这类患者的麻醉管理与这一章心力衰竭一节中讲述的是相同的。

对于部分扩张型心肌病患者来说，区域麻醉可以作为全身麻醉的替代选择。然而，抗凝治疗的需要可能限制了这一选择。

（三）围生期心肌病

围生期心肌病发生在围生期，即从妊娠末3个月到分娩后5个月，是由不明原因引起的一种罕见的扩张形式的心肌病。其患者既往没有心脏病史。围生期心肌病的发生率在每3000～4000次分娩中发生1例。危险因素包括肥胖、多胎产、高龄产妇（＞30岁），多胎妊娠、先兆子痫及非裔美国人种族。围生期心肌病的可能病因包括病毒性心肌炎、妊娠免疫应答异常及妊娠时对血流动力学压力的不适反应。

1. 症状和体征　围生期心肌病的症状和体征与心力衰竭相同：呼吸困难、疲劳和外周水肿。然而，这些症状和体征在妊娠末3个月都很常见，没有明确标准来精细的将心力衰竭症状和正常妊娠晚期区分开。考虑诊断围生期心肌病时必须将类似心力衰竭的临床情况排除掉，比如羊水栓塞或肺栓塞。

2. 诊断　诊断围生期心肌病是基于分娩期间出现难以解释的LV功能障碍及超声心动图发现

心腔扩张伴有LV收缩功能障碍。

3.治疗 治疗的目标是减轻心力衰竭的症状。可以应用利尿药、血管扩张药和地高辛。ACE抑制药有致畸作用但分娩后可能有帮助。妊娠期间，应联合应用血管扩张药和肼屈嗪和硝酸盐类。静脉注射免疫球蛋白可能会产生有利的影响。血栓栓塞并发症并不少见，建议通常使用抗凝治疗。如经久不见改善，可以考虑心脏移植。

4.预后 围生期心肌病的病死率为25%～50%，大多数死亡病例发生在分娩后3个月。病死通常是充血性心力衰竭发展的结果或者是心律失常或栓塞导致的猝死。预后似乎取决于分娩后6个月LV大小和功能的正常化程度。

5.麻醉管理 患有围生期心肌病的产妇的麻醉管理需要评估心脏的状况，并且要为分娩制订严格的镇痛和（或）麻醉计划。区域麻醉可以提供理想的减低的后负荷。

（四）伴有限制性生理的继发性心肌病

伴有限制性生理的继发性心肌病的病因是全身性疾病影响到了心肌并产生了严重的舒张功能障碍。这类心肌病由淀粉样变性引起最常见。其他全身疾病，比如血色素沉着症、结节病、类癌，可能会引起一种相似类型的心肌病。诊断时应考虑患者有心力衰竭的症状但没有心脏扩大或收缩功能障碍的证据。这些不正常物质的沉积造成心肌硬度不断增加。尽管舒张功能受损，心室顺应性变差，收缩功能还基本正常。伴有限制性生理的心肌病必须与具有类似生理的缩窄性心包炎区分开。有心包炎的临床病史使诊断为缩窄性心包炎的可能性更大。

1.症状和体征 由于伴有限制性生理的心肌病可能影响两个心室，左心室和（或）右心室衰竭的症状和体征都可能出现。在这种心肌病的晚期阶段，心力衰竭的所有症状和体征都会出现，但是心脏没有扩大。淀粉样变性导致的心肌病常出现血栓栓塞的并发症。心房颤动也很常见。心脏传导障碍在淀粉样变性和结节病中尤其常见。随着时间的推移，传导系统的受累可以导致心脏传导阻滞或室性心律失常，最终导致猝死。

2.诊断 ECG可能显示传导异常。X线胸片显示肺充血和（或）胸腔积液，但没有心脏扩大的征象。应进行实验室检查来诊断导致心脏受累的全身性疾病。

超声心动图显示明显的舒张功能障碍，但收缩功能正常。由于心房压升高，心房有所扩大，但心室大小是正常的。在淀粉样变性的心脏，心室看起来有斑点，这是淀粉样蛋白沉积的特征标志。超声心动图的许多标准能够区分伴有限制性生理的继发性心肌病和缩窄性心包炎。心内膜心肌活检能够揭示浸润性心肌病的病因。

3.治疗 对症治疗类似于收缩性心力衰竭。包括使用利尿药来治疗肺部及全身性充血。过量的利尿药会降低心室充盈压及心排血量，造成低血压及灌注不足。淀粉样变性患者使用地高辛时必须慎重，因为地高辛有潜在的致心律失常作用。心房颤动导致的心室充盈不足持续发展，可能会大大恶化舒张功能障碍，快速的心室反应会进一步损害心排血量。维持正常的窦性心律是十分必要的。因为伴有限制性生理的心肌病患者的每搏量是趋于固定的，心动过缓的发生会诱发急性心力衰竭。严重的心动过缓或传导系统疾病需要置入心脏起搏器。心脏结节病患者，其恶性室性心律失常是很常见的，此时置入ICD是很有必要的。心房颤动和（或）低心排血量患者需要使用抗凝治疗。心脏移植并不能作为一项治疗选择，因为移植后的心脏会再次发生心肌浸润。

4.预后 伴有限制性生理的继发性心肌病患者的预后是很差的。

5.麻醉管理 限制型心肌病患者的麻醉管理与心脏压塞性患者有相同的原则（见第7章）。由于每搏量是相对固定的，维持正常的窦性心律并避免心率显著下降是很重要的。保证静脉回心血量和血容量对于维持一个可接受的心排血量也是有必要的。使用抗凝治疗后不便于做出区域麻醉的选择。

（五）肺源性心脏病

肺源性心脏病中右心室扩大［肥厚和（或）扩张］并且可能进展至右侧心力衰竭。诱发肺动脉高压的疾病比如COPD与限制性肺疾病、中央性呼吸功能障碍（肥胖性低通气综合征）可引起肺心病。也可以由特发性肺动脉高压引起，也就是说，肺动脉高压发生时不存在左侧心脏疾病、心肌疾病、先天性心脏病和其他任何临床上显著的呼吸疾病、结缔组织病或慢性血栓栓塞性疾病。肺心病最常见的病因是COPD。

肺心病多见于50岁以上的患者，因其与COPD相关。男性的患病率是女性的5倍。

1.病理生理 肺心病的主要病理生理机制是肺动脉高压。慢性肺疾病通过各种机制导致肺血管阻力增加。在此过程中，慢性肺泡缺氧（PaO_2 < 55 mmHg）是最主要的因素。急性缺氧，正如在COPD急性发作或肥胖性低通气综合征患者睡眠时出现的情况，会导致肺血管收缩。长期慢性缺氧会促进肺血管重塑及肺血管阻力增加。即使是轻度的缺氧也会导致血管重塑，所以看来也有其他因素参与肺心病的发展。

由于肺动脉高压，右心室工作负荷增加，右心室肥厚逐渐出现。随着时间的推移，右心室功能障碍开始出现最终发展至右心室衰竭。

2.症状和体征 肺心病的临床表现可能会被并存的肺部疾病所掩盖。

临床体征出现在病程后期，且最突出的表现是外周水肿。由于右心室功能减退，呼吸困难增加，也可能发生与劳累相关的晕厥。肺部第二心音增强，由于肺动脉瓣关闭不全导致的舒张期杂音以及由于三尖瓣反流引起的收缩期杂音的出现，提示存在严重的肺动脉高压。右心室衰竭的明显证据有颈静脉高压和肝脾大。

3.诊断 ECG可显示有右心房和右心室肥厚的迹象。右心房肥厚时在Ⅱ，Ⅲ和aVF导联出现高尖P波（肺性P波）。右心室肥厚患者常见心电轴右偏，部分或完全性右束支传导阻滞。然而，心电图正常也不能排除肺动脉高压存在的可能性。

肺心病患者X线表现为右肺动脉宽度增加，肺外周血管影减少。侧位胸片中，胸骨后间隙变小表明右室扩大。然而，这都是晚期征象。

经食管超声心动图是非常有用的诊断工具。它可以对肺动脉压做出定量估计，评估右心房、右心室的大小和功能及三尖瓣或肺动脉瓣反流的严重程度。经胸超声心动图在COPD患者是很难进行的，因为其过度充气的肺影响了超声波的传输。

4.治疗 治疗肺心病面向的是降低肺血管阻力和肺动脉压来减少右心室的工作负荷。如果肺动脉收缩是可逆的，正如COPD急性发作时的情况，这一目标可通过纠正PaO_2，$PaCO_2$及动脉pH到正常值来实现。

在右侧心力衰竭急性治疗和长期治疗中，补充氧气使PaO_2维持在60 mm Hg（血氧饱和度 > 0.90通过脉搏氧测量仪）以上是有益的。长期氧疗能够降低肺心病的病死率，改善患者的认知功能和生活质量。

如果动脉血气纠正后右侧心力衰竭的状况不改善，这时可以使用利尿药和洋地黄类。使用利尿药时要十分谨慎，因为利尿药会导致代谢性碱中毒。代谢性碱中毒会加重二氧化碳潴留，抑制了二氧化碳作为呼吸刺激因子的有效性，从而加重了通气不足。利尿药还可以增加血液黏度，加重心肌的工作负荷。洋地黄类药物可以用于治疗心房颤动，但使用时必须十分谨慎，因为在低氧血症、酸中毒和电解质紊乱时，洋地黄类药物中毒风险会增加。肺动脉血管扩张药，比如西地那非和博沙坦，已表明能改善肺心病的症状并能减低右心室的重量和右心室重塑。

尽管使用了大量的药物治疗，但肺心病仍继续进展，这时单肺或者双肺移植或者心肺联合移植能够明显改善心肺衰竭的状况。

5.预后 肺心病患者的预后取决于导致肺动脉高压的疾病。COPD患者若动脉氧合维持在接近正常的水平，肺动脉高压也是轻度的，其预后就比较好。患有严重的不可逆的肺动脉高压的患者，其预后不佳。

6.麻醉管理 由慢性肺疾病引起的肺心病患者术前准备的重点是：①消除并控制急性和慢性肺部感染；②改善支气管痉挛；③清除气道分泌物；④扩张塌陷或通气不良的肺泡；⑤维持补液；⑥纠正电解质紊乱。术前动脉血气分析会为围术期管理提供指导。

全身麻醉的诱导可通过使用任何可用的方法或药物来完成。在气管插管前，必须保证有足够的麻醉深度，因为这一刺激在麻醉程度较浅的患者当中会引发反射性支气管痉挛。

通常使用吸入麻醉药联合其他用药来维持麻醉。吸入麻醉药是有效的支气管扩张药。应避免使用大剂量的阿片类药物，因为它们会延长术后通气抑制的时间。鉴于组胺对气道阻力和肺血管阻力的不良反应，也应避免使用具有组胺释放作用的肌肉松弛药。

正压通气可以改善氧合情况，原因可能是促使通气血流匹配更好。加湿吸入气体，有助于保持气道湿润，稀释分泌物，并保持纤毛功能。

肺心病患者的术中监测受手术的复杂性影响。动脉插管允许多次测定动脉血气结果并随之调整吸入的氧浓度。依据手术，中心静脉导管或肺动脉导管也可能有用。右心房压的趋势值可以反映出右心室功能的一些信息。直接测量肺动脉压，有助于确定何时治疗肺动脉高压及发现治疗后的反应。经食管超声心动图是监测右心室功能和液体状态的另一种方法。然而，受过培训的人员和昂贵设备的需求限制了这一监测模式的广泛应用。

区域麻醉可以在适当情况下应用于肺心病的患者，但对于要求高平面感觉和运动阻滞的手术最好应避免使用区域麻醉。辅助呼吸肌功能的丧失，对于患有肺部疾病的患者是非常不利的。此外，如患有顽固性肺动脉高压，任何全身血管阻力的下降都会导致显著的全身性低血压。

肺心病患者的呼吸和心血管系统的状态在术后必须密切监测，也必须避免任何加剧肺动脉高压的因素，比如缺氧和高碳酸血症。氧疗应根据需要保留。

十、要点

• 心力衰竭是以心脏不能以适当的速度灌注或射血来满足组织需要为特征的一种复杂的病理生理状态。心力衰竭的特征是特定症状（呼吸困难和疲劳）及循环淤血或灌注不足的体征。

• 在美国，580万人患有心力衰竭，这给健康管理系统造成很大的财政负担。

• 心力衰竭发生和发展的主要病理生理紊乱是心室重塑。心力衰竭患者的主要治疗目标是避免或减少心室重塑的程度并促进重塑逆转。已证明有价值的治疗措施包括ACE抑制药、β受体阻滞药、醛固酮抑制药和CRT。

• 急性心力衰竭的处理包括使用低剂量的襻利尿药，联合血管扩张药、正性肌力药、外源性BNP和（或）机械装置。

• HCM是最常见的遗传性心脏疾病。其病理生理与LVOT梗阻和可引起猝死的室性心律失常的发生有关。

• HCM中LVOT梗阻的诱发因素包括低血容量、心动过速、心肌收缩能力增加和后负荷降低。流出道梗阻可通过补充液体、增加后负荷

（去氧肾上腺素）、减慢心率和心肌收缩能力（β受体阻滞药和钙通道阻滞药）处理。

• 扩张型心肌病是心肌病最常见的形式，是第二个最常见的心力衰竭的病因。其治疗和麻醉措施与慢性心力衰竭患者类似。

• 肺源性心脏病中右心室扩大［肥厚和（或）扩张］并且可能进展至右侧心力衰竭。它是由促进肺动脉高压发生的疾病造成的。

• 患有慢性肺部疾病的患者，其肺动脉高压和肺源性心脏病发生的最重要的病理生理机制是肺泡缺氧。改善这些患者预后可采用的最好的治疗方法便是长期氧疗。

（孙云菲 译 于泳浩 校）

参 考 文 献

[1] Armstrong PW. Aldosterone antagonists—last man standing?. N Engl J Med, 2011,364:79-80.

[2] Gheorghiade M, Zannad F, Sopko G, et al. International Working Group on Acute Heart Failure Syndromes: Acute heart failure syndromes: current state and framework for future research. Circulation, 2005,112:3958-3968.

[3] Groban L, Butterworth J. Perioperative management of chronic heart failure. Anesth Analg, 2006,103:57-75.

[4] Hunt SA, Abraham WT, Chin MH, et al. ACC/AHA 2005 guideline update for the diagnosis and management of chronic heart failure in the adult: a report of the American College of Cardiology/American Heart Association Task Force on Practice Guidelines (Writing Committee to Update the 2001 Guidelines for the Evaluation and Management of Heart Failure): developed in collaboration with the American College of Chest Physicians and the International Society for Heart and Lung Transplantation: endorsed by the Heart Rhythm Society. Circulation, 2005,112:154-235.

[5] Jessup M, Brozena S. Heart failure. N Engl J Med, 2003,348:2007-2018.

[6] Maron BJ, Towbin JA, Thiene G, et al. Contemporary definition and classification of the cardiomyopathies: an American Heart Association scientific statement from the Council on Clinical Cardiology, Heart Failure

and Transplantation Committee; Quality of Care and Outcomes Research and Functional Genomics and Transplantational Biology Interdisciplinary Working Groups; and Council on Epidemiology and Prevention. Circulation, 2006,113:1807-1816.

[7] Poliac LC, Barron ME, Maron BJ. Hypertrophic cardiomyopathy. Anesthesiology, 2006,104:183-192.

[8] Pulido JN, Park SJ, Rihal CS. Percutaneous left ventricular assist devices: clinical uses, future applications, and anesthetic considerations. J Cardiothorac Vasc Anesth, 2010,24:478-486.

[9] Rauch H, Motsch J, Böttiger BW. Newer approaches to the pharmacologic management of heart failure. Curr Opin Anesthesiol, 2006,19:75-81.

[10] Swedberg K, Cleland J, Dargie H, et al. Guidelines for the diagnosis and treatment of chronic heart failure: executive summary (update 2005): the Task Force for the Diagnosis and Treatment of Chronic Heart Failure of the European Society of Cardiology. Eur Heart J, 2005,26:1115-1140.

[11] Thunberg CA, Gaitan BD, Arabia FA, et al. Ventricular assist devices today and tomorrow. J Cardiothorac Vasc Anesth, 2010,24:656-680.

[12] Weitzenblum E. Chronic cor pulmonale. Heart, 2003,89:225-230.

[13] Yan AT, Yan RT, Liu PP. Narrative review: pharmacotherapy for chronic heart failure: evidence from recent clinical trials. Ann Intern Med, 2005,142:132-145.

第7章

心包疾病与心脏创伤

心包疾病可由多种病因引起，但是临床结果和病理表现相似。引起心包损伤的3种最常见的原因是急性心包炎、心包积液、缩窄性心包炎。一旦心包中的液体在压力下积累，将可能出现心脏压塞。理解心包疾病引起的心血管功能的变化，对患有心包疾病的患者的麻醉管理将会大有裨益。

一、急性心包炎

病毒感染常被认为是引起急性心包炎的病因（表7-1）。大多数急性心包炎的病例病程短暂而并不复杂，因此这种综合征通常被称作急性良性心包炎。急性良性心包炎并不伴发大量心包积液或心脏压塞，很少进展为缩窄性心包炎。

心包炎也可以发生于心肌梗死后。心肌炎最

表7-1 急性心肌炎和心包积液的病因

感染因素
　病毒
　细菌
　真菌
　结核
心肌梗死（Dressler综合征）
外伤/心脏切开术
（肿瘤）转移性疾病
药物
纵隔放射治疗
系统性疾病
　类风湿关节炎
　系统性红斑狼疮
　硬皮病

常发生于透壁性心肌梗死后1～3d，是正在愈合的坏死心肌与心包膜作用的结果，Dressler综合征（心肌梗死后综合征）是急性心包炎的一种延迟形式，可能发生于急性心肌梗死后几周到几个月。人们认为心肌梗死后综合征是自身免疫过程的结果，是由于坏死的心肌作为抗原进入血液循环而引起。急性心包炎通常发生于20—50岁的成年男性。

（一）诊断

急性心包炎的临床诊断是基于胸痛、心包摩擦音和心电图的改变。急性心包炎发病初始有典型的急性胸痛，它被描述为一种位于前胸的剧烈疼痛。这种疼痛常随呼吸加重，这可与心肌缺血的疼痛相鉴别。患者经常主诉由仰卧位变为坐位时疼痛缓解。低热和窦性心动过速也存在。胸部听诊可听到摩擦音，尤其是急性发作时。这些高调而粗糙的杂音发生在心室充盈和射血的早期，这时心脏的容积变化最大。心包摩擦音存在于整个心动周期，这可与和呼吸相关的胸膜摩擦音相鉴别。

浅表心肌的炎症是心电图上弥漫性改变的最合理解释。一般来讲，急性心肌炎的心电图变化要经历4个阶段：第一阶段，广泛的ST段抬高和PR段的压低；第二阶段，ST段和PR段正常；第三阶段，广泛的T波倒置；第四阶段，T波正常。早期出现的ST段抬高常出现在所有导联中，但心电图上弥漫性改变更加局限化。弥漫分布和不存在对应的ST段压低可与心肌梗死的心电图改变相鉴别。心电图PR段压低反映了浅表心房肌的损伤，可能是急性心包炎心电图最早迹象。90%的急性心包炎患者有心电图改变，然而，只有约60%的急性心包炎患者可以记录到上文所描述的一个明确的经历了4个阶段变化的心电图。尿毒症心包炎患者通常不具有典型的心包炎心电图异常。急性心包炎不伴有心包积液时，心包积液，不会改变心功能。

（二）治疗

水杨酸类或非甾体类抗炎药可能会减轻心包炎症。阿司匹林是最常用的，酮咯酸也有较好的疗效。要缓解急性心包炎性疼痛，也可以口服镇痛药，如可卡因，有些机构也应用秋水仙碱缓解疼痛。糖皮质激素，如泼尼松也可以减轻急性心包炎的症状。然而，它们在急性心包炎早期的使用会增加停药后的复发率。因此，常规治疗疗效不佳的患者才使用类固醇治疗。

（三）复发性心包炎

任何原因引起的急性心包炎可能都会经历一个周期性的或慢性的复发过程。复发性心包炎有两种临床表型：持续性和间歇性。持续性心包炎者一般是指停药或试图中断抗炎药物治疗时，几乎总是在6周内或更短时间内复发的患者。这些患者几乎总是在6周或更少时间内复发。间歇性心包炎患者是指脱离药物治疗超过6周无症状的患者。许多复发性心包炎的患者症状包括虚弱、疲劳、头痛和胸部不适。虽然复发性心包炎的患者存在不适症状，但很少危及生命。治疗方法包括标准治疗急性心包炎和（或）糖皮质激素（泼尼松）或免疫抑制药如硫唑嘌呤。

（四）心脏术后心包炎

心脏术后综合征主要表现为急性心包炎。此综合征的原因可能是感染或自身免疫性疾病。它可以出现于钝伤或穿透伤、心包积血或心外膜起搏器置入术之后。最常见的是进行心包切开术的患者。心脏术后出现术后综合征的概率为10%～40%，儿童患者更常见。心脏移植后患者的风险较低，大概是由于他们处于免疫抑制状态。心脏压塞是一种心脏术后罕见的并发症，发病率在0.1%～6%，该综合征的治疗与其他类型急性心包炎相似。

二、心包积液和心脏压塞

几乎任何形式的心包疾病都有心包积液在心包腔中聚集。心包积液导致的病理生理学变化取决于积液是否产生越来越大的压力。当积液在心包腔的压力影响心脏充盈时就会发生心脏压塞。非创伤性和创伤性心包积液的常见原因列于表7-1，超20%的心包积液病例原因不明。肿瘤性心包积液是非手术患者心脏压塞的常见原因。

心包积液可分为漏出液和渗出液。当心包疾病缘于癌症、肺结核或放射暴露时，心包积液通常为血清（渗出）液。渗出性心包积液也发生在终末期肾病透析治疗的患者。外伤通常引起心包积血。从中央静脉插入导管或置入心脏起搏器导线也可能导致心脏穿孔和随后的心脏压塞。

（一）症状和体征

心包积液的症状和体征取决于它的积液量和持续时间（急性与慢性）。心包内通常有15～50ml的心包液。这种液体是血浆的超滤液，来源于心包膜。心包液润滑心脏，促进心脏在心包内的正常运动。心包容量100ml的改变也可能会导致心包内压力的增加及进展为心脏压塞。相反，如果心包积液逐渐发展，则可以容纳较大量的心包积液。在这种情况下，压力-容积关系改变，心脏压塞可能不会发生，因为心包膜有时间延伸，以容纳增加的积液（图7-1）。因此，心包积液慢性发展可以允许积液量超过2L。如果心

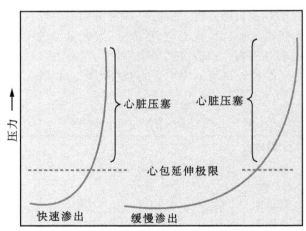

图7-1　心包压力容积曲线显示，随着时间的推移心包腔容积缓慢或迅速增加

左侧曲线显示，心包积液迅速增加，很快超过了心包拉伸极限，引起心包压急剧增加。右侧曲线显示，心包积液速度较慢而需要更长的时间超过心包拉伸极限，因为有更多的时间使心包膜伸展并激活代偿机制

（引自 Spodick DH: Acute cardiac tamponade. N Engl J Med, 2003,349:684-690. Copyright 2003 Massachusetts Medical Society, with permission.）

包内的压力仍然偏低，患者可以有大量积液而没有明显的症状和体征。但是，然而当心包压力增大到右心房压力也同时升高时，右心房压力便可以准确反映心包内压力改变，此时，患者可有心脏压塞的体征和症状。

1.心脏压塞　心脏压塞随着血流动力学异常的严重程度不同而表现不同，而不是一种全或无的表现。大量心包积液的症状反映邻近解剖结构被压迫，特别是食管、气管、肺。在这种情况下，常见的症状有厌食、呼吸困难、咳嗽、胸部疼痛。一些症状如吞咽困难、打嗝和声嘶可能表明对这些临近组织更高的压力。

Dr. Adolf Kussmaul于1873年描述了心脏压塞和缩窄性心包炎两个重要的体征。Kussmaul征是伴随吸气时的颈内静脉扩张。Dr. Adolf Kussmaul描述奇脉是"脉搏减弱并且不规律，吸气时消失，呼气时恢复"。奇脉的现代定义是吸气时收缩压下降＞10mmHg（图7-2）。这种血流动力学变化反映了左室舒张充盈能力的选择性损害。约75%急性心脏压塞的患者出现奇脉，但只有约30%慢性心包积液的患者出现奇脉。Kussmaul征和奇脉都显示右心室和左心室在呼吸循环时充盈的不同步或相反。另一个描述这一现象的术语是心室不协调。

Beck三联征包括心音减弱，颈内静脉压力上升，以及低血压，急性心脏压塞的患者1/3有Beck三联征。另一个三联征（心音减弱、中心

静脉压升高、腹水）常见于慢性心包积液的患者。症状性慢性心包积液的患者更常表现为窦性心动过速、颈静脉扩张、肝大、周围性水肿。Ewart征是心包积液的一个罕见的症状，当心包积液压迫左下肺叶时，在左肩胛骨下角可闻及支气管呼吸音，叩诊呈浊音。

根据心脏压塞的严重程度，全身血压可能会降低或维持在正常范围内。中心静脉压几乎总是增加。交感神经系统的激活是试图通过心动过速及周边血管收缩来维持心排血量和血压。只要维持中心静脉压超过右心室舒张末期压力即可维持心排血量。但是随着心包腔内压力逐步增加，最终导致右心房和右心室舒张末压力均衡。最后，心包内压力的增加导致心脏舒张充盈功能受损，心搏量降低和出现低血压（表7-2）。

心脏压塞可能是心脏术后早期低心排血量综合征的原因。心脏压塞也可能是在心脏导管室和重症监护病房行各种侵入性操作的一种并发症。急性心脏压塞也可能是由于主动脉夹层、心脏穿

表7-2　心脏压塞的症状和体征

中心静脉压增高
奇脉
心脏充盈压的相同
低血压
心电图低电压
交感神经系统激活

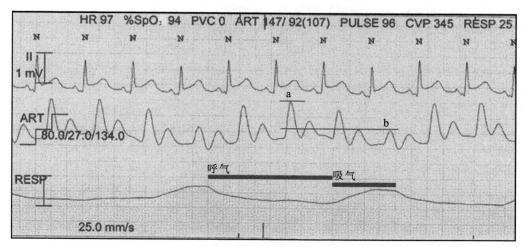

图7-2　收缩压的周期性变化在潮式呼吸时是正常的。心脏压塞时，从呼气到吸气动脉压下降超过10mmHg（a→b），左心室搏出量随之下降。当不存在心脏压塞时，情况则相反。这称之为奇脉

[引自 Binks A,Soar J, Cranshaw J. Pulsus paradoxus and pericardial effusion. Resuscitation, 2006,68（2）:177-178.]

透伤或急性心肌梗死产生心包积血所致。

2.局限性心包积液 局限性心包积液可以选择性地压缩一个或多个心腔从而形成局限性心脏压塞。这最常见于心脏手术后血液积聚在胸骨后，有选择地压迫右心室和右心房。前胸壁创伤后可以出现类似的反应。对局限性心包积液来说，经食管超声心动图检查比经胸廓超声心动图更优越。

（二）诊断

超声心动图是诊断心包积液和心脏压塞最准确、最实用的方法。因此，2003 年由美国超声心动图协会、美国心脏病学院和美国心脏协会成立的特别工作组的 I 级建议是利用超声心动图评估所有疑有心包疾病的患者。超声心动图可发现小到 20ml 的心包积液。心脏和心包膜之间无回声空间的测量使积液量的测定变得容易，并可以提供有关积液形成原因的信息。电脑断层扫描和磁共振成像检测也可用于心包积液和心包增厚的诊断。在存在大量的积液时心电图可显示低电压。胸部 X 线检查常显示出典型的"烧瓶样心"，但这不是心包积液的特异性表现。心包穿刺诊断可能对诊断（肿瘤）转移性疾病或感染有用。

超声心动图虽然可以明确地诊断心包积液，但不能总是明确心脏压塞的存在（表 7-2）。然而，舒张早期右心房或右心室室壁向内运动（"塌陷"），既反映了心腔内和心包内压力的相似，也暗示心脏压塞的存在。超声心动图也可以显示心室不协调。当心脏压塞存在时，脉冲多普勒检查二尖瓣及三尖瓣的流入速度峰值时将显示在吸气时二尖瓣流量减少，三尖瓣流量增加。吸气时还可以看到心室中隔偏往左边。心脏压塞时最终各心腔内部压力平衡，临床上可以通过右心导管检查证实，肺动脉阻塞压和肺动脉舒张压（用来评估左心房和左心室舒张末压力）、右心房压力、右心室舒张末期压力几乎相等。

（三）治疗

部分轻度心脏压塞患者可非手术治疗，但彻底的治疗是去除积液，尤其是当中心静脉压升高时，更应采取这一治疗方法。心包积液可以通过心包穿刺或手术的方法去除。手术包括剑突下心包膜切开术、胸腔镜心包膜切开术或开胸心包膜切开术。就算去除少量的心包积液也可导致心包内压力大大下降。

对症治疗可能有助于维持心搏量，直到心脏压塞彻底治疗，对症治疗包括扩充血容量，给予儿茶酚胺增加心肌收缩力，纠正代谢性酸中毒。扩充血容量可以静脉滴注胶体或晶体溶液。然而，血流动力学的改善可能是有限的，那么心包穿刺术不应再拖延。

连续静脉滴注儿茶酚胺如异丙肾上腺素可能是一种有效的对症治疗手段，可以增加心肌收缩力和心率。心包内压力的增加，通过迷走神经反射引起心动过缓，可能有必要使用阿托品治疗。输注多巴胺增加全身血管阻力，也可以被用来治疗心脏压塞。血管内补液的同时，相对于药物治疗更应该及时行心包穿刺术。

治疗心脏压塞时，必须纠正代谢性酸中毒。治疗由低心排血量引起的代谢性酸中毒以纠正严重酸中毒合并的心肌抑制，改善儿茶酚胺的正性肌力作用。

（四）麻醉管理

在心脏压塞存在时，全身麻醉和正压通气从血流动力学上可导致危及生命的低血压。这种低血压可能是由于麻醉引起周围血管扩张，直接心肌抑制，或因胸内压力增加导致静脉回流减少，胸内压力增加与正压通气相关。局部麻醉下心包穿刺术往往是心脏压塞低血压患者的首选方案。经皮心包穿刺血流动力学状态改善后，全身麻醉和正压通气的建立可便于手术探查，并便于心脏压塞的彻底治疗。麻醉诱导往往选择氯胺酮或一氧化二氮结合苯二氮䓬类药物。由于泮库溴铵对循环系统的影响特别适合做这类患者的肌松药。术中监测通常包括动脉和中心静脉压的监测。

如果麻醉诱导前无法消除心脏压塞，麻醉诱导的主要目标是保持足够的心排血量和血压。麻醉诱导必须避免心肌收缩力抑制、全身血管阻力降低和心率降低。由于诱导时的屏气或咳嗽及机械通气引起的胸腔内压力增加可能会进一步引起静脉回流的下降。一些学者主张切口准备和铺单优先于麻醉诱导和气管插管，这将使麻醉/机械通气导致血流动力学变化的时间最短，直到心脏压塞的解除。氯胺酮用于麻醉诱导，因为它能增加心肌收缩力、全身血管阻力和心率。应用苯二氮䓬类药物诱导，然后以一氧化二氮加芬太尼（或其他合成镇痛药）复合肌松药泮库溴铵维持的方法已被成功使用。应于诱导前持续监测血压和中心静脉压。静脉输液和（或）连续输注儿茶酚胺可维持心排血量，直到手术引流成功心脏压塞被解除。严重心脏压塞经过引流，往往有一个从低血压到高血压的血压巨大波动，这种变化应该提前预见并立即给予合适的治疗，特别是当心脏压塞的病因是主动脉血肿、夹层或动脉瘤时更应注意，因为高血压时这些病情将更加凶险。

三、缩窄性心包炎

缩窄性心包炎常是原发的，或者继发于心脏手术和放射治疗，肺结核也可能会导致缩窄性心包炎。慢性缩窄性心包炎的特点是瘢痕纤维化和粘连破坏心包腔在心脏周围制造"坚硬外壳"。病程较长的病例中可有钙化。亚急性缩窄性心包炎比慢性钙化性心包炎常见，这种情况下引起缩窄的是纤维弹性组织。

（一）症状和体征

心包缩窄表现出的典型的症状和体征是由于中心静脉压升高和心排血量降低共同的结果。心包缩窄的症状包括运动耐力下降和疲劳。心包缩窄的体征如颈静脉扩张、肝淤血、腹水及外周水肿与右侧心力衰竭相似，但没有肺淤血。右心房压力、右心室动脉舒张末压和肺动脉闭塞压增高并最终相等是缩窄性心包炎和心脏压塞的共同特征。随着心包压力增大，右心房压力也同时增大，因此，中心静脉压是心包内压力的准确反映。心房心律失常（心房颤动或扑动）在慢性缩窄性心包炎患者中常见，大概反映了病程中窦房结受累。

缩窄性心包炎与心脏压塞相似，阻碍心脏舒张充盈和引起中心静脉压升高，最终降低心排血量。但是，在诊断体征上，这两种疾病是不同的。奇脉是心脏压塞的常见特点，但在缩窄性心包炎中并不经常看到。与那些心脏压塞患者相比，Kussmaul征（在吸气中心静脉压力增加）更常发生在缩窄性心包炎患者中。舒张早期杂音（"心包叩击音"）常发生于缩窄性心包炎患者，而不会发生在心脏压塞患者中。颈静脉压力波形中显著的Y波下降（Friedreich征）反映了在舒张早期右心室充盈占主导，这是缩窄性心包炎患者的特点。这种舒张早期的快速充盈也可被右心室压力曲线呈舒张早期低垂状所反映。心室在快速充盈期即完全充盈，余下的舒张期持续为舒张末期，也就是说，心室的容量维持不变。与延长的舒张末期相对应，心室舒张期压力在舒张期后2/3是不变的。心室舒张压的这种模式在缩窄性心包炎患者中被描述为"平方根征"或"低垂和高原"形态（图7-3A）。

（二）诊断

缩窄性心包炎很难诊断，其症状和体征往往被错误地归因于肝疾病或特发性心包积液。缩窄性心包炎的临床诊断依赖于中心静脉压升高而没有心脏疾病的其他症状或体征。胸部X线

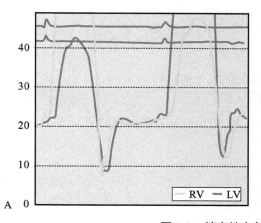
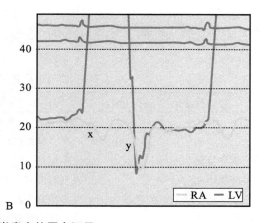

图7-3 缩窄性心包炎患者的压力记录

A.同时记录右心室（RV）和左心室（LV）压力，可以看出舒张压相等曲线及"低垂和高原"形态；B.同时记录右心房（RA）和左心室压力，可以看到右心房和左心室舒张压相等；y波下降被标记

（引自 Vaitkus PT, Cooper KA, Shuman WP, et, al. Images in cardiovascular medicine: constrictive pericarditis. Circulation, 1996,93:834–835, with permission.）

检查心脏大小和肺野正常，但心包钙化可以在30%～50%的病例中出现。心电图只有轻微的、非特异性的改变。超声心动图在很多情况下是相当有用的，它通过显示室间隔异常运动和心包膜的增厚来推断缩窄性心包炎的存在。经食管超声心动图、胸部CT和磁共振成像对于显示心包增厚优于经胸超声心动图。和心脏压塞一样，心室运动不协调是缩窄性心包炎的特点。脉冲多普勒检查常发现二尖瓣和三尖瓣随呼吸变化的舒张期流速的巨大改变。心导管检查显示一些典型的异常，包括中心静脉压升高，左、右心室不能扩张但能正常收缩，右侧和左侧心脏充盈压渐近平衡，出现在右心室压力波形上的低垂高原波形（图7-3A，B）。许多缩窄性心包炎的特征也可能在限制性心肌病患者中出现，但有几个特征有助于区分这两种疾病（表7-3）。心室不协调是缩窄性心包炎的特征，而不会出现在限制性心肌病。

Kussmaul征和奇脉出现在缩窄性心包炎中，但限制性心肌病缺乏此特点。两种超声心动图技术还可以帮助鉴别。脉冲超声多普勒显示缩窄性心包炎的心室不协调。组织多普勒超声可用于检查二尖瓣环的运动。限制型心肌病的二尖瓣环运动受到限制。缩窄性心包炎的二尖瓣环的运动是正常的。心导管检查通过同时记录左右心室的收缩压，显示心室的不一致性。如果吸气时右心室收缩压峰值升高，而左心室收缩压峰值下降，则存在不一致。这种心室不一致表明缩窄性心包炎而不是限制型心肌病的存在。

（三）治疗

由急性心包炎发展的缩窄性心包炎有时会自愈。但是，几乎所有缩窄性心包炎的患者需通过手术剥离和切除粘连缩窄的心包来彻底治愈。此过程可能引起心外膜表面大量出血。偶尔会用体外循环来辅助心包剥离，特别当出血难以控制时。不像心脏压塞中立即出现血流动力学改善，心包切除后心排血量改善或右心房压力降低不会立即出现。通常情况下，术后3个月右房压力恢复正常。血流动力学的改善的情况没有立即出现可能反映心肌纤维的失用性萎缩或硬化的心外膜引起的持续缩窄的效应没有因心包切除而消失。心包切除手术后短期内症状复发可能反映相关心肌疾病的存在，特别是放疗引起的心包疾病患者。

（四）麻醉管理

尽量选择对心率、全身血管阻力、静脉回流和心肌收缩力影响小的麻醉药品和技术。联合应用阿片类药物、苯二氮䓬类、氧化亚氮加或不加低剂量吸入性麻醉药可以用来维持麻醉。最好选择对循环影响小的肌松药，可以使用泮库溴铵虽然它使心率略有增加。术前血管内容量的优化是必不可少的。当术前心包腔内的压力增高导致血流动力学变化（低血压）出现时，要针对心脏压塞行麻醉管理。

因为切除粘连心包可能是较烦琐且时间较长的手术，往往存在显著的液体/血液丢失，须行有创动脉压和中心静脉压监测。心律失常很常见，大概反映心脏受到直接的机械刺激。静脉给予液体和血液制品对治疗与心包手术相关的大量液体/血液损失来说是很必要的。

术后呼吸功能不全可能需要持续机械通气。

表7-3 缩窄性心包炎与限制性心肌病的鉴别

特征	缩窄性心包炎	限制性心肌病
病史	心包炎、心脏手术史、外伤、放射治疗、结缔组织病	无上述病史
二尖瓣或三尖瓣反流	常不存在	经常存在
随吸气的室间隔运动	吸气时向左心室运动	向左心室少量的运动
二尖瓣和三尖瓣随呼吸的血流速度变化	大多数病例超过25%	大多数病例少于15%
舒张期所有心腔压力均衡	几乎所有的病例在5mmHg之内	仅有少量病例
心室收缩压峰值随呼吸的变化	右心室和左心室收缩压峰值不同步（不一致）	右心室和左心室收缩压峰值同步
MRI/CT	大多数病例可显示心包增厚	很少能显示心包增厚
活组织检查	正常或无特殊性	一些病例显示蛋白淀粉样变

术后可能还需治疗心律失常和低心排血量。

四、心包和心脏创伤

胸部钝伤，可导致心血管损伤。轻者可像擦伤一样轻微，重者可在几分钟内死亡。尽管创伤缺乏明显的外部标志，但是可能存在严重的心血管损伤。创伤，尤其是车祸，是胸部钝伤的主要原因。车祸时胸部碰撞方向盘后急剧减速，这是损伤的主要机制。速度突然减少32km/h可能会导致严重的伤害。软的汽车碎片可冲击他们的胸骨和肋骨。对胸部内部结构的剪切力会导致脆弱的组织出现裂缝。对主动脉的损伤包括血肿、剥离、破裂。心包可以撕裂或破裂，心脏可疝入心包缺损的部位。心脏本身可以挫伤或破裂，或内部结构遭受损害（瓣膜），或它的血液供应受损。由于直接损伤胸骨下位置，右心室可能比左心室更易受到严重损伤。来自主动脉或心脏损伤的血液，可以填满心包腔造成心脏压塞。胸部钝伤还可导致肺挫伤，可表现为低氧血症、X线胸片上实变或胸腔积液。气管支气管出血常合并肺挫伤。

（一）心包创伤

尸检研究表明，心包裂伤常见于因突然减速造成严重胸壁创伤的人中。撕裂伤可以限制在心包或累及邻近结构，如胸膜和膈肌。心包和胸膜的裂缝导致心脏疝出和窒息。当膈肌受损时，受损膈肌部位的心包可以破裂，可导致肠疝入心包膜或心脏疝入腹部。

一项有关心脏及心包顿挫伤的回顾性研究发现，在心包破裂的患者中，18%膈肌也有裂缝，9%右侧胸腔存在裂缝，9%存在纵隔裂缝。近30%的患者有心脏疝，这类患者的存活率仅为33%。

小的疝可表现为心脏充盈受损，或当冠状动脉血流降低时表现为心肌缺血。大的疝可由于心室充盈和射血受损导致心脏绞窄。

1. 诊断 心包破裂和心脏疝的症状体征没有特异性，这造成诊断困难。脉搏和血压在复苏后早期发生原因不明的改变可以怀疑心包外伤/心包破裂，特别是如果存在胸骨骨折和（或）多个肋骨骨折时。触诊和听诊可以发现心脏位于异常的位置。应进一步做胸部X线检查以发现纵隔积气，以排除心包积气，这提示心包裂伤的存在。胸部X线或CT扫描很少能找到心脏疝的证据。

CT的两个特征性表现包括衣领征和空心包征。衣领征是指心脏通过心包缺损部分形成的狭窄在层析成像上表现为像围绕的衣领。空心包征指由于心脏疝入一侧胸廓，CT扫描可见空气环绕的空心包轮廓。

2. 治疗 轻伤或小的心包裂伤往往被忽视。这些患者可发展为伴或不伴心包积液的"特发性"心包炎。伴随血流动力学不稳定的严重撕裂伤和心脏疝需要紧急开胸手术。然而，机械通气可以加重血流动力学的失衡。心排血量应通过液体和（或）血管活性药物维持，直到心脏疝解除。

（二）心肌挫伤

1. 症状和体征 心肌挫伤的症状通常包括胸痛和心悸。胸部疼痛可以像心绞痛，但硝酸甘油不能缓解。心律失常常使心肌挫伤复杂化，但心力衰竭不常见。

2. 诊断 存在胸痛和心电图变化，特别是年轻患者，应及时追问最近是否有胸部创伤的病史，但在受伤时这些创伤可能较轻。心电图改变包括ST-T异常，室上性和室性心律失常和房室结功能障碍。然而，即使没有心肌挫伤，弥漫性非特异性ST异常在外伤患者中也常见。

心脏挫伤可通过经胸或经食管超声心动图识别，它可以显示室壁运动障碍，瓣膜关闭不全或心包积液。室壁运动异常通常在几天内消失。

血肌酸激酶浓度及CK-MB的浓度增加，但这往往是非特异性的，因为骨骼肌损伤后也释放肌酸激酶。不过心肌标志物肌钙蛋白I和T可以提供有关心肌损伤的特异性信息。

3. 治疗 心肌挫伤的治疗是改善症状并预测可能出现的并发症。危及生命的心律失常可发生在伤后24～48h。心肌严重挫伤可能也需要血流动力学支持。重度心肌挫伤患者可能存在其他损伤需要紧急手术治疗。在这种情况下应该行心电监护和有创血流动力学监护。避免使用抑制心肌的麻醉药物，应立即备好心脏复律器/除颤器和治疗心律失常的药物。

（三）心脏震荡

心脏震荡指心前区直接受到钝性的击打伤害而触发恶性心律失常，如果未得到及时救治会导致死亡。它不是新的医学事件，早在1557年被首次记载。这种现象被重视是因为发生在运动相关性损伤，健康的运动员心前区的胸壁受到局限的高冲击性伤害，最常见的是棒球运动员被球击中胸部，受伤的球员立即跌倒死亡，但可能需要一段时间才意识到是由于心脏受损。类似的伤害还可见于曲棍球和长曲棍球运动中。约25%的心脏震荡事件与运动无关，例如打架、摔倒或交通事故。过去15年间，国际心脏震荡数据库记录了224起此事件。

心脏震荡的机制尚不明确，也有些学者用机电耦联来解释这一过程，在心室复极化过程中，有一个大概10～20ms的时间窗室壁比较敏感，易发生心律失常，这段时间在心电图的T波上被称为易损期。此时，一个集中地机械性损伤可使心肌纤维被动拉伸，引发一个非同步脉冲。一种机械性的R-on-T现象，细胞膜的不稳定性可能与心脏震荡的发生有关。动物实验表明，当受到一个心前区的伤害后，用秋水仙碱处理的实验组比对照组更易发生心室颤动。秋水仙碱可以破坏心肌细胞膜的细胞骨架，从而使之受到影响后更易发生心律失常。

治疗心脏震荡的方法是快速除颤。因此，必须及时发现这种病症，并且能够快速实施除颤。公众的知晓教育、快速反应团队的建立及在体育赛事中放置自动体外除颤器。对于遭受这种伤害的个体的存活有很大意义。

五、要点

• 大多数急性心包炎的病例病程短暂而并不复杂，因此这种综合征通常被称作急性良性心包炎。

• 心脏术后综合征主要表现为急性心包炎。此综合征的原因可能是感染或自身免疫性疾病。它可以出现于钝伤或穿透伤、心包积血或心外膜起搏器置入术之后。最常见的是进行心包切开术的患者。

• 心包积液导致的病理生理学变化取决于积液是否产生越来越大的压力。当积液在心包腔的压力影响心脏充盈时就会发生心脏压塞。

• 奇脉的定义是吸气时收缩压下降＞10mmHg。这种血流动力学变化反映了左心室舒张充盈能力的选择性损害。奇脉显示右心室和左心室在呼吸循环时充盈的不同步或相反，另一个描述这一现象的术语是心室不一致。

• 心脏压塞时只要维持中心静脉压超过右心室舒张末期压力即可维持心排血量。但是随着心包腔内压力逐步增加，最终导致右心房和右心室舒张末压力均衡。最后，心包内压力的增加导致心脏舒张充盈功能受损，心搏量降低和出现低血压。

• 对症治疗可能有助于维持心搏量，直到心脏压塞彻底治疗，对症治疗包括扩充血容量，给予儿茶酚胺增加心肌收缩力，纠正代谢性酸中毒。

• 彻底治疗心脏压塞的方法是去除积液，尤其是当中心静脉压升高时，更应采取这一治疗方法。心包积液可以通过心包穿刺或手术的方法去除。手术包括剑突下心包膜切开术、胸腔镜心包膜切开术或开胸心包膜切开术。就算去除少量的心包积液也可导致心包内压力大大下降。

• 局部麻醉下心包穿刺术往往是心脏压塞低血压患者的首选方案。经皮心包穿刺血流动力学状态改善后，全身麻醉和正压通气的建立可便于手术探查，并便于心脏压塞的彻底治疗。

• 许多缩窄性心包炎患者的特征也可能出现在限制性心肌病患者，但有几个特性有助于区分这两种疾病。库斯莫尔征和奇脉出现于缩窄性心包炎而限制型心肌病则缺少此特征。心室不一致是缩窄性心包炎而不是限制型心肌病的特征。

• 创伤，尤其是车祸，是胸部钝伤的主要原因。车祸时胸部碰撞方向盘后急剧减速，这是损伤的主要机制。对主动脉的损伤包括血肿、剥离、破裂。心包可以撕裂或破裂，心脏可疝入心包缺损的部位。心脏本身可以挫伤或破裂，或内部结构遭受损害（瓣膜），或它的血液供应受损。由于直接损伤胸骨下位置，右心室可能比左心室更易受到严重损伤。

• 心脏震荡指心前区直接受到钝性的击打伤害而触发恶性心律失常甚至猝死。

（张文静 译 喻文立 校）

参 考 文 献

[1] Ariyarajah V, Spodick DH. Acute pericarditis: diagnostic cues and common electrocardiographic manifestations. Cardiol Rev, 2007,15(1):24-30.

[2] Asher CR, Klein AL. Diastolic heart failure: restrictive

cardiomyopathy, constrictive pericarditis, and cardiac tamponade: clinical and echocardiographic evaluation. Cardiol Rev, 2002,10:218-229.

[3] Hancock EW. Differential diagnosis of restrictive cardiomyopathy and constrictive pericarditis. Heart, 2001,86:343-349.

[4] Hoit BD. Pericardial disease and pericardial tamponade. Crit Care Med, 2007,35(8 suppl):S355-364.

[5] Imazio M, Brucato A, Derosa FG, et al. Aetiological diagnosis in acute and recurrent pericarditis: when and how. J Cardiovasc Med (Hagerstown), 2009,10(3):217-230.

[6] Little WC, Freeman GL. Pericardial disease. Circulation, 2006,113:1622-1632.

[7] Maron BJ, Estes NAM. Commotio cordis. N Engl J Med, 2010,362:917-927.

[8] Singh KE, Baum VC. The anesthetic management of cardiovascular trauma. Curr Opin Anaesthesiol, 2011,24(1):98-103.

[9] Sybrandy KC, Cramer MJ, Burgersdijk C. Diagnosing cardiac contusion: old wisdom and new insights. Heart, 2003,89:485-489.

[10] Verhaert D, Gabriel RS, Johnston D, et al. The role of multimodality imaging in the management of pericardial disease. Circ Cardiovasc Imaging, 2010,3(3):333-343.

第8章

血管疾病

一、胸主动脉和腹主动脉疾病

主动脉疾病大多数时候是动脉瘤。外周动脉则更易发生闭塞性疾病。主动脉及其主要的分支会被两种畸形病变所侵袭，这种畸形可能同时存在，也可能发生于疾病的不同阶段（表8-1）。动脉瘤是动脉的三层全部扩张，通常定义为直径比正常动脉扩张50%。动脉直径依赖于年龄、性别和身体体型。有时动脉瘤可由于压迫周围组织产生症状，但是破裂出血才是最可怕的并发症，因为腹主动脉瘤破裂的患者，仅有约25%能存活。主动脉瘤包括胸主动脉升段或降段或是腹主动脉。

血液进入到动脉壁的中层时发生动脉夹层，大动脉的中层是由层状结构单位组成，这些单位的数量随心脏的距离而下降。主动脉夹层最初由内膜撕裂引起。血液会通过内膜裂口迅速涌入主动脉腔外通道，成为假腔。假腔的血液可以沿着动脉夹层的任何部位重新进入主动脉真腔内。从夹层区域发出的主动脉分支，其动脉起始部会被累及，并伴有主动脉瓣的关闭不全。一系列的事件在几分钟到几小时发生，诊断或治疗的延误会是致命的。

二、胸主动脉主动脉瘤和夹层

（一）发病率

降段胸主动脉动脉瘤的发病率为每年每100

表8-1 主动脉瘤和主动脉夹层的比较

	主动脉瘤	主动脉夹层
定义	主动脉多层的扩张	血液进入中层
假腔	无	有
诱发因素	高血压、动脉粥样硬化、年龄、男性、吸烟、主动脉瘤家族史	高血压、动脉粥样硬化、已存在的动脉瘤、炎性疾病、胶原病、主动脉夹层家族史、主动脉缩窄、二叶式主动脉瓣、Turner综合征、冠状动脉旁路移植术、既往主动脉瓣置换术、心脏介入手术、吸食高纯度可卡因、创伤
症状	可能无症状或是伴随疼痛，多是由于对邻近组织或血管的压迫	胸骨后的剧痛或背痛
诊断	胸部X线片、超声心动、血管造影、CT及MRI	患者病情不稳定时，超声心动；病情稳定后，影像包括胸部平片、主动脉造影、超声心动、CT及MRI
处理	胸部或是腹部动脉瘤均可择期手术修补，胸部动脉瘤直径＞6cm或增加超过10mm，腹部动脉瘤直径＞5.5cm或增加超过5mm；尽管没有随机试验数据，推荐患者预后更好的血管内修复术，特别是高危患者	A型夹层：紧急的急诊手术。一旦确立诊断，应立即药物治疗降低血压和主动脉壁压力 B型夹层：如为单纯性，可行药物治疗

000人5.9～10.4例，破裂的发生率在每年每100 000人3.5例。尽管一般公认的修补术阈值是动脉瘤直径为6cm或>6cm，必须意识到同时并发升主动脉或弓的动脉瘤的可能性，约有10%的患者发生这种情况。主动脉夹层可发生在主动脉的任何部位，但最常见的起始部位在胸部的升主动脉内，即主动脉瓣的上方，动脉韧带附着点附近左锁骨下动脉起始远端。

（二）病因学

主动脉瘤最常见的诱发因素是高血压、动脉粥样硬化、高龄、男性、动脉瘤家族史和吸烟。引起主动脉夹层的原因包括钝性创伤造成的减速性损伤、吸食高纯度可卡因和医源性夹层。医源性夹层继发于主动脉插管，包括心脏介入手术、动脉夹闭和外科手术中主动脉的切口或操作，如主动脉瓣置换术、旁路移植术或动脉瘤手术。全身性高血压既有遗传性原因，也有非遗传性原因。主动脉夹层更多见于男性，但也与妊娠有关。40岁以下的女性夹层患者，近1/2发生在妊娠期间，通常是妊娠末期。

胸主动脉动脉瘤和夹层与已知的一些遗传性综合征有关。这些血管的遗传性疾病既影响如主动脉的大动脉，也累及微血管系统。4种主要的影响大动脉的遗传性疾病为Marfan综合征、Ehlers-Danlos综合征、主动脉瓣二瓣化畸形和非综合征家族性主动脉夹层。过去认为，突变的结缔组织蛋白损坏了正常损耗相关的正常等位基因蛋白质（显性负效应），现在知道基质蛋白除了表现出特殊力学性能外，还在产生平滑肌细胞的动态平衡中扮演重要的角色。基质蛋白在代谢功能方面有关键作用，因为它能吸收和存储生物活性分子，并参与精确控制生物活性分子的活化和释放。在与主动脉夹层相关的遗传疾病中，这种功能（生化而不是机械）的缺失改变了平滑肌细胞的平衡。最终的结果是基质代谢的变化，导致主动脉结构薄弱。

1.Marfan综合征 是最常见的一种遗传结缔组织病。其遗传方式是常染色体显性遗传。Marfan综合征是由原纤维蛋白-1基因突变引起。原纤维蛋白是一种重要的结缔组织蛋白，存于晶状体囊、动脉、肺、皮肤和硬膜中。原纤维蛋白的突变能导致这些组织产生疾病表现。因为原纤维蛋白是弹性蛋白不可缺少的一部分，从对原纤

维蛋白突变的识别，推测Marfan综合征的主动脉临床表现继发于主动脉壁的先天薄弱，并随着老化而加剧。然而，对Marfan综合征患者的主动脉组织学的研究也表明，基质代谢方面的异常，可能会导致基质的破坏。

Marfan综合征的患者，尽管胸主动脉瘤的遗传学已有报道，但对于动脉瘤发生的家族模式知之甚少，其不与任何特定的胶原或血管疾病有关。多达19%的胸主动脉瘤和夹层的患者，并未患有传统认为可引起主动脉疾病的综合征。然而，这些个体往往有胸主动脉瘤疾病的亲属，具有很强的遗传易感性。

2.Ehlers-Danlos综合征 代表了一群结缔组织病，与皮肤脆性、容易淤血和骨关节炎有关。这种综合征有几种分型，但只有Ehler-Danlos综合征Ⅳ型增加早产儿死亡的危险。Ehler-Danlos综合征的血管是由Ⅲ型前胶原蛋白基因突变形成的。Ⅲ型胶原蛋白在肠壁和动脉壁含量丰富。Ehler-Danlos综合征Ⅳ型的Ⅲ型胶原蛋白的改变导致了这些患者最常见的临床表现，即动脉夹层或是肠破裂。

3.主动脉瓣二瓣化畸形 是导致主动脉扩张/夹层的最常见的先天性异常。它的发生率在一般人群中为1%。组织学研究发现，主动脉瓣上方的主动脉内弹性蛋白退化。超声心动图显示，即使年轻的主动脉瓣二瓣化畸形患者，其主动脉根部扩张也很常见。主动脉瓣二瓣化畸形呈家族性聚集，在受累患者中约9%的一级亲属也发现该病。

4.非综合征家族性主动脉夹层或动脉瘤 在行胸主动脉瘤或主动脉夹层修复的患者中，约占20%。这些家族没有达到Marfan综合征的临床标准，也没有Ⅲ型胶原蛋白的生化异常。大部分家族的遗传方式表现为可变外显率占主导。至少3个染色体区域迄今已定位在非综合征型胸主动脉瘤的家族中。导致胸主动脉瘤疾病特定的生化异常尚待确定。

（三）分类

主动脉瘤在形态学上可分为梭形和囊形两类。梭形的动脉瘤是主动脉壁整体均匀性扩张，而囊形动脉瘤是一种偏心的主动脉扩张，有大小不等的颈与主腔相通。动脉瘤也可以根据主动脉壁的病理特征分类（例如，动脉粥样硬化或囊性

中层坏死)。

　　动脉硬化是肾下腹主动脉、胸腹主动脉和胸降主动脉的动脉瘤原发病变。升主动脉的动脉瘤是原发性的主动脉中层退变的结果,病理过程称作囊性中层坏死。

　　胸腹主动脉瘤也可以按其解剖定位分类。广泛用于主动脉夹层两种分类法为 DeBakey 分型和 Stanford 分型（图 8-1)。DeBakey 分型包括 Ⅰ～Ⅲ型。DeBakey Ⅰ型:内膜撕裂起始于升主动脉,夹层包括升主动脉、弓部和一定长度的胸降主动脉、腹主动脉;DeBakey Ⅱ型:夹层限于升主动脉;DeBakey Ⅲ型:夹层限于胸降主动脉（Ⅲa型),或是延伸到了腹主动脉和髂动脉（Ⅲb型)。Stanford 分型将胸主动脉瘤分为 A 型或是 B型。A 型包括所有夹层累及升主动脉的病例,可累及主动脉弓部或降主动脉,也可不包括;B型则是所有未累及升主动脉的夹层。

（四）体征和症状

　　很多胸主动脉瘤的患者在就诊时是无症状的,在其他疾病的检查期间发现了动脉瘤。胸动脉瘤引起的典型症状反映在动脉瘤对邻近组织的侵犯。左侧喉返神经被牵拉会导致声嘶,压迫气管引起喘鸣,压迫食管引起吞咽困难,压迫肺导致呼吸困难,压迫上腔静脉导致充血和水肿。升主动脉瘤的患者因主动脉瓣环扩张,可出现主动脉瓣关闭不全和充血性心力衰竭的体征。

　　在胸前、颈部或是两肩胛之间出现的急性、严重的锐痛是胸主动脉夹层的典型症状。疼痛可随着夹层沿主动脉移行。主动脉夹层患者常出现近似休克状态（血管收缩),然而全身血压却可能很高。合并严重低血压甚至休克的患者预后更差。低血压更多见于近端的夹层。其他急性主动脉夹层的体征和症状如外周脉搏的减弱或消失,反映了主动脉分支的栓塞,随之而来因为假性低血压而给予不当的治疗。主动脉夹层的神经系统并发症可包括颈动脉阻塞导致的中风,与上、下肢缺血相关的外周神经局部缺血及脊髓血供受损引起的下肢轻瘫或截瘫。冠状动脉阻塞会发生心肌梗死,可能会出现胃肠道缺血,血清肌酐浓度升高证实存在肾动脉梗阻。夹层经 Valsalva 窦破

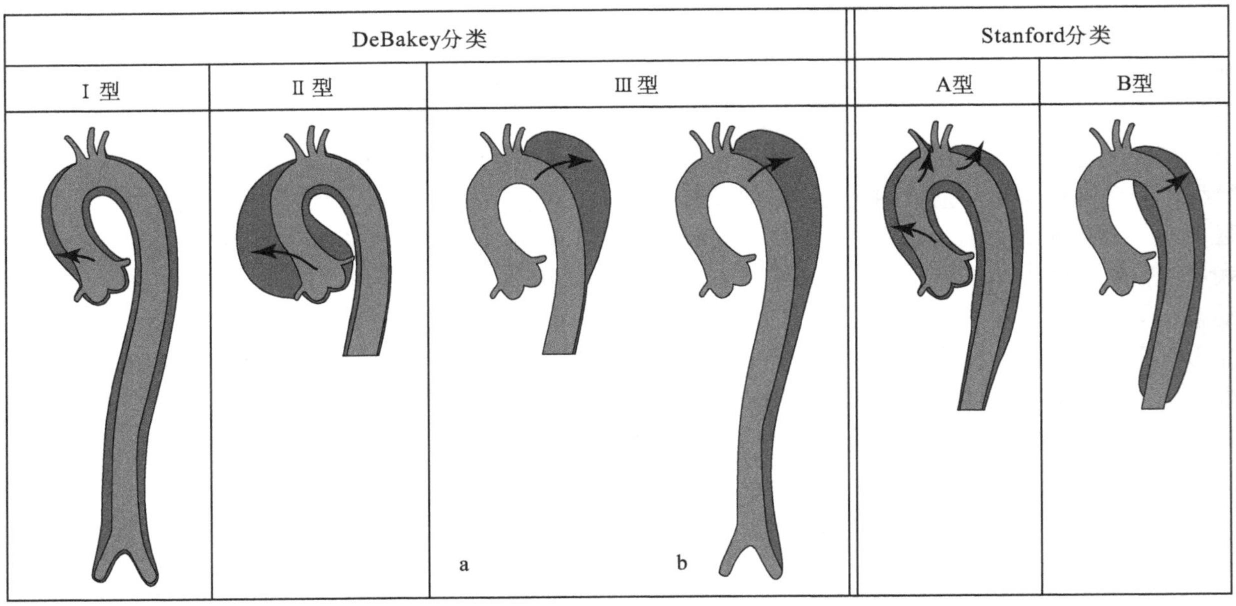

DeBakey 分类				Stanford 分类	
Ⅰ型	Ⅱ型	Ⅲ型		A型	B型
		a	b		

图 8-1　主动脉夹层两种最广泛使用的分类

DeBakey 分类包括 3 种类型:Ⅰ型,内膜的撕裂通常始于近端升主动脉,夹层累及升主动脉和一定长度的主动脉弓部、降部及腹主动脉;Ⅱ型,夹层限于升主动脉;Ⅲ型夹层限于胸降主动脉（Ⅲa型)或是延伸到腹主动脉和髂动脉（Ⅲb型)

Stanford 分类有 2 种类型:A型,所有夹层累及升主动脉的病例,弓部或降主动脉累及或不被累及;B型,升主动脉未被累及的病例

（引自 Kouchoukos NT, Dougenis D. Surgery of the thoracic aorta. N Engl J Med, 1997,336:1876-1888. Copyright 1997 Massachusetts Medical Society with permission.）

裂出血进入心包腔，导致心脏压塞，是主要的死亡原因。急性升主动脉夹层未施行手术的患者，约90% 3个月内死亡。

（五）诊断

X线胸片上纵隔影增宽可能是胸主动脉瘤的诊断。然而，扩张的升主动脉可能位于胸骨后区域，而使主动脉影显示正常。电脑断层扫描（CT）和磁共振成像（MRI）可以用来诊断胸主动脉疾病，但诊断急性主动脉夹层最迅速、安全的方法是使用彩色多普勒超声心动图。尽管经胸超声心动图是心脏评估的主要依据，包括夹层并发症的评估如主动脉瓣关闭不全、心包积液和局部左心室功能受损，但在评估远端的升主动脉、主动脉弓和降主动脉时价值有一定的局限性。另一方面，经食管超声心动图，在主动脉夹层的诊断中扮演重要的角色，因为它既有很高的敏感性和特异性（分别为98%和95%），又有设备便携的优点，并且操作简便，尤其在患者情况不稳定时。择期胸主动脉手术患者需做主动脉的血管造影术，以便能够确定夹层的完整范围和所有受损的主动脉分支的位置。

（六）术前评估

因为心肌缺血或梗死、呼吸衰竭、肾衰竭和中风是胸主动脉手术发病率和病死率的主要原因，所以需要术前对这些器官系统功能行评估。为了进行危险分层和设法降低风险，需要对存在的心肌缺血、既往心肌梗死、心脏瓣膜功能不全和心力衰竭进行评估。一些缺血性心脏病患者，主张术前行经皮冠状动脉介入治疗或冠状动脉旁路移植术。对心力衰竭或严重主动脉瓣关闭不全的患者，调整药物控制前负荷和后负荷是非常有益的。

吸烟和存在慢性阻塞性肺疾病，是胸主动脉手术后呼吸衰竭的重要预测因子。肺功能检查和动脉血气分析可更好地确定这种危险。可逆性气道阻塞和肺部感染，应使用支气管扩张药、抗生素及胸部理疗。最好能够戒烟。

术前存在的肾功能不全，是胸主动脉手术后发生急性肾衰竭的最重要的预测因子。术前进行补液，防止围术期出现低血容量、低血压和低心排血量，避免肾毒性药物，能够减低术后肾衰竭的可能性。

对有中风或短暂脑缺血发作史的患者，在术前可行颈动脉二维成像及头臂和颅内动脉血管造影术。有一侧或两侧颈动脉或颈内动脉严重狭窄的患者，应在择期胸主动脉手术前考虑颈动脉内膜切除术。

（七）手术指征

当动脉瘤直径超过5cm时，考虑选择行择期胸主动脉瘤修复术。对有明确家族史、或是既往诊断有累及血管的遗传性疾病、或动脉瘤每年增长达到或超过10mm的患者，瘤体大小的限制可以放宽。许多重要的技术进展已经减少了胸主动脉手术的危险。这些进展除了血管内主动脉修复术的快速增长，还包括辅助措施的应用如远端主动脉灌注、深低温停循环、监测大脑和脊髓诱发电位和脑脊液引流。

升主动脉和主动脉弓的夹层需紧急手术或急症手术。与升主动脉夹层相比，胸降主动脉夹层通常伴有更高的存活率，而且很少需急症手术。

1.A型夹层　国际急性主动脉夹层注册为世界上21个大的转诊中心联合研究。注册数据显示，升主动脉夹层的住院死亡率在及时且成功手术的患者中约为27%；相比而言，药物治疗的住院死亡率是56%。其他住院死亡的独立预测因子包括年龄、内脏缺血、低血压、肾衰竭、心脏压塞、昏迷和脉搏缺损。

长期生存率，也就是出院后生存1～3年，在手术治疗组为90%～96%，在初次住院行药物治疗组为69%～89%。因此，由于多种原因而不能接受手术治疗的患者，在行积极的药物治疗和影像监测时需要谨慎。

（1）升主动脉：所有累及升主动脉的急性夹层患者应考虑接受外科手术治疗。最常应用的手术方法是升主动脉和主动脉瓣的复合移植术（包含人工瓣膜的涤纶移植片）或是置换升主动脉和主动脉瓣悬吊部分。

（2）主动脉弓：在急性主动脉夹层的患者中，主动脉弓（即，从无名动脉起始部延伸至左锁骨下动脉起始部的主动脉段）切除术是手术适应证。主动脉弓的手术需要体外循环、深低温和一段时间的停循环。目前的技术，在机体温度为15～18℃停循环30～40min，大多数患者可以耐受。局部和弥漫性神经功能缺损是主动脉弓切除术相关的主要并发症。这些并发症的发生率在3%～18%。

2.B型夹层　胸降主动脉：对退行性或慢性的动脉瘤患者，择期的切除术适于动脉瘤直径超过5～6cm，或是已出现症状。

急性单纯B型主动脉夹层的患者，即发病时血流动力学正常、没有主动脉周的血肿、并且未累及分支血管，可以采用药物治疗。这样的治疗包括①动脉内血压监测和尿量监测；②使用药物控制血压和左心室收缩力。通常应用短效β受体阻滞药艾司洛尔和硝普钠达到治疗目的。这类患者群住院病死率为10%。药物治疗长期生存率4～5年仅为60%～80%，10年生存率仅为40%～50%。

B型主动脉夹层患者手术指征为有破裂倾向（持续疼痛、低血压、左侧血胸）；腿部、腹腔内脏或是脊髓缺血；和（或）肾衰竭。远端主动脉夹层的外科治疗相关住院病死率为29%。

3.手术特有的风险　胸主动脉瘤外科切除术有许多严重的、甚至危及生命的并发症。有脊髓缺血（脊髓前动脉综合征）的危险，可导致下肢轻瘫或截瘫。阻断和放开主动脉可能引起有害的血流动力学反应，例如心肌缺血和心力衰竭。低温是重要的神经保护方法，可能会造成凝血障碍的发生。肾功能不全或肾衰竭的发生率可达到30%。约6%的患者需要血液透析。肺部并发症很常见。呼吸衰竭的发病率接近50%。心脏并发症是死亡的首要原因。

（1）脊髓前动脉综合征：阻断胸主动脉能导致脊髓的缺血损害（图8-2）。脊髓损伤的发生率，择期的肾下腹主动脉瘤修复术为0.2%，到择期的胸主动脉瘤修复术为8%，再到累及胸降主动脉的急性主动脉夹层或破裂升为40%。脊髓前动脉综合征表现为下肢迟缓性瘫痪和肠及膀胱的功能障碍。感觉和本体感觉保存。

（2）脊髓的血液供应：脊髓是由一支脊髓前动脉和两支脊髓后动脉供血。脊髓前动脉起始于两支椎动脉分支结合处，依赖6～8支根动脉增强血供，其中最大和最重要的是粗大的Adamkiewicz根动脉。脊髓在多个水平没有根动脉分支的供血，形成对缺血损害尤其敏感的分水岭区域。这些区域在主动脉阻断或低血压期间处在危险当中。损害也可能由外科将Adamkiewicz动脉切除（因为其起始部位不明）引起，或是该动脉的起始部位被钳闭所阻断。在这种情况下，

不仅脊髓前动脉的血流直接减少，而且潜在的脊髓侧支血流也会减少，因为阻断远端的主动脉压力是非常低的。

（3）危险因素：在胸主动脉手术期间截瘫的危险是由4个相互作用的因素所决定的：①脊髓血流的减少；②神经元代谢的速率；③缺血后再灌注；④再灌注后的灌注血流。主动脉阻断的时间是截瘫风险的关键因素。短时间的胸主动脉阻断（＜30min）通常是可以耐受的，如果阻断时间超过30min，脊髓有显著缺血的危险，并且建议应用脊髓保护技术。这些技术包括部分循环辅助（左心房到股动脉转流），如果可以重要的肋间动脉行再植术，脑脊液引流，阻断期间保持近端高血压，通过中度低温（30～32℃）减少脊髓代谢，避免高血糖症，以及甘露醇、皮质类固醇和（或）钙通道阻滞药的应用。

对血管内修复术后脊髓缺血的发病率存在争议。尽管一些研究报道了发病率与开放主动脉手术相似，而其他研究则显示，血管内修复术的发病率较低。然而，发病率似乎还是和主动脉疾病的严重程度直接相关。选择血管内修复术而非开放手术，理论原因是，尽管相应的血管没有循环，但未被夹层累及的血管可以提供侧支血流，这将保证脊髓的血运。

（4）主动脉阻断的血流动力学反应：胸主动

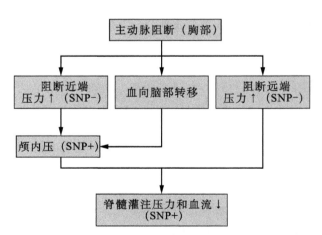

图8-2　在胸主动脉闭塞期间脊髓血流和灌注压，输或不输硝普钠（SNP）

箭头表示主动脉阻断本身的反应，↑.增加；↓.降低；SNP+.输注SNP加强了效应；SNP−.输注SNP抵消了效应

（改编自 Gelman S. The pathophysiology of aortic cross-clamping and unclamping. Anesthesiology, 1995,82:1026-1060. © 1995,Lippincott Williams & Wilkins.）

脉阻断和开放，几乎使所有的器官系统产生严重的血流动力学改变和内环境紊乱，因为主动脉钳夹的远端血流减少，而主动脉阻断之上的血流大量增多。全身血压和血管阻力都有大幅度增长，而心率没有明显改变。伴随这些改变心排血量通常减少。主动脉血流阻力增加导致全身性高血压（增大的后负荷）。另外，由于主动脉远端的静脉系统萎陷和收缩引起血容量的重新分配，使得前负荷增大。这种血容量重新分配的证据可以使得充盈压力增加（中心静脉压、肺毛细血管楔压、左心室舒张末期压力）。在不同的钳夹水平：胸部、腹上和肾下的主动脉阻断，主动脉阻断引起的血流动力学反应有巨大的差异。平均动脉压、舒张末期与收缩末期左心室面积和射血分数的变化，经食管超声和肺动脉导管评估的室壁运动异常，在肾下主动脉阻断期间最小，而在胸内主动脉阻断期间则急剧变化。部分差异某种程度上是血容量重新分配不同的结果。如果钳闭的主动脉远离腹腔动脉，前负荷可以不增长，因为从远端静脉血管系统回来的血容量可以被重新分配进内脏循环。要耐受前负荷和后负荷的增加，需要增加心肌收缩力，并自我调节增加冠状动脉血流量。如果冠状动脉血流量和心肌收缩力不能增加，很可能发生左心室的功能障碍。实际上，在主动脉阻断期间超声心动图经常提示左心室室壁运动异常，表面存在心肌缺血。对主动脉阻断的血流动力学反应在主髂动脉闭塞病的患者是迟钝的。

药物干预想要抵消主动脉阻断特别是胸主动脉阻断的血流动力学反应，与所用的药物在动脉和（或）静脉容量方面的效应有关。例如，血管扩张药像硝普钠和硝酸甘油常能减轻钳闭所致的心排血量和射血分数的降低。这个效应最近乎合理的解释是药物降低了全血血管阻力、后负荷以及增加了的静脉容量。

然而，认识到主动脉阻断远端的灌注压是降低的、并且直接依赖于近端主动脉压力，即主动脉夹闭水平之上的压力，是十分重要的。主动脉阻塞远端组织中的血流（肾、肝、脊髓）是通过侧支血管或是通过分流供给，其在主动脉阻断期间显著下降。主动脉阻断远端重要器官的血流依赖于灌注压力而不是心排血量或是血管内容量。

临床上，必须调整药物和补充来保持主动脉远端的灌注压，虽然这将导致钳闭近端的血压升高。在主动脉阻断期间和阻断之后的，心肌保护的策略包括降低后负荷，保持前负荷、冠状动脉血流和收缩力正常。放置临时分流、供应远端组织（脊髓）的动脉再植术和低温等方法可以影响药物的选择和治疗的终点。

左锁骨下动脉远端的胸主动脉阻断，可导致脊髓血流、肾血流、肾小球滤过率和尿量的严重降低（约90%）。肾动脉下的主动脉阻断与肾血管阻力显著增加和肾血流的减少（约30%）有关。肾灌注不足可造成肾功能不全。主动脉手术之后的肾衰竭几乎总是由急性肾小管坏死引起。在这种肾衰竭的发病机制中，肾的缺血再灌注损伤发挥着核心作用。

胸主动脉阻断不仅使主动脉远端的脊髓前动脉压力降低，而且会升高脑脊液的压力。据推测，颅内高压是由于阻断之上的全身高血压产生了血容量再分布和颅内间隔的充血（颅内血容量过多），这导致了脑脊液的再分布进入脊髓液间隙，引起脊髓液间隙顺应性的下降。脑脊液引流可增加脊髓血流和降低神经系统并发症的发生。

与主动脉阻断和开放相关的肺损害是反映在肺血管阻力增加（特别是主动脉开放）、肺毛细血管细胞膜通透性的增强和肺水肿的发生。相关的机制包括肺血容量的增多和多种血管活性递质的效应。

主动脉阻断是与激素因子的形成和释放（交感神经系统和肾素血管紧张素醛固酮系统的活化）及其他递质（前列腺素、氧自由基和补体系统）有一定相关性。这些递质可以加重或减弱主动脉阻断和开放的伤害效应。总的来说，脊髓、肺、肾和腹腔内脏的损害主要归因于缺血和随后的再灌注损伤，由于主动脉阻断（局部效应）和（或）来自缺血与再灌注的组织中递质的释放（远期效应）。

(5) 主动脉开放的血流动力学反应：胸主动脉开放与全身血管阻力和血压大幅下降有关。心排血量可以是增加、下降或保持不变。左心室舒张末期压力下降并且心肌的血流增加。建议主动脉钳逐步松开，以便有时间恢复容量，减慢血管活性和心肌抑制递质从缺血组织中冲出。

开放升主动脉而致低血压的主要原因包括：①再灌注组织中的血液淤积引起的中心血容量不

足；②低氧介导的血管扩张，使得在主动脉钳夹水平之下的组织中血容量增加；③这些组织中血管活性递质和心肌抑制代谢产物的堆积。随着主动脉的开放，这些组织的二氧化碳和氧耗一过性的增高，可能使血管扩张和低血压更进一步恶化。纠正代谢性酸中毒并不会对主动脉开放后的低血压有明显的改善。

（八）麻醉管理

胸主动脉瘤切除术患者的麻醉管理，需考虑监测全身血压、神经系统功能和血管内容量，以及计划药物干预和血流动力学管理方案，血流动力学管理需要在主动脉阻断期间控制高血压。在这些患者中，恰当的监测比麻醉药物的选择更重要。

1.血压监测　胸主动脉瘤的外科修复术需要在左锁骨下动脉远端或左锁骨下动脉与左颈总动脉之间做主动脉阻断。因此，血压监测必须经由右臂的动脉，主动脉的阻断可以妨碍左臂血压的测量。在动脉瘤上（右桡动脉）和下（股动脉）两处同时监测血压，一般很少做，但可能是有用的，这种方法可以在阻断期间评估脑、肾和脊髓的灌注压。

主动脉阻断以下组织的血流，依赖于灌注压而不是前负荷和心排血量。因此，在胸主动脉阻断期间，近端主动脉的压力应当保持在心脏可以安全耐受的尽可能高的水平，除非应用其他手段（如暂时的分流或低温）。可能需要拟交感神经药或血管扩张药来调节主动脉阻断水平之上和之下的灌注压。通常推荐在阻断之上区域保持平均动脉压近100mmHg，在阻断远端的区域保持平均动脉压超过50mmHg。

在主动脉阻断之上使用治疗高血压的血管扩张药，必须权衡考虑钳闭水平以下组织中灌注压的降低。实际上，硝普钠可以通过降低远端主动脉压力和使脑血管扩张引起脑脊液压力的增加，而降低脊髓的灌注压力（图8-2）。对降低近端主动脉压力和引起脑血管扩张的药物应慎用。当需要保持肾和脊髓的血液灌注时，可以考虑绕过闭塞的胸主动脉行暂时转流（近端主动脉到股动脉或是左心房到股动脉转流）。部分心肺转流是保持远端主动脉灌注的另一种选择。

2.神经功能监测　在主动脉阻断期间，躯体感觉诱发电位和脑电描记术是评估中枢神经系统功能的监测方法。遗憾的是，在主动脉手术期间，躯体感觉诱发电位不能完全可靠的监测脊髓缺血，因为躯体感觉诱发电位监测反映的是背柱（感觉束）的功能，脊髓前部功能（运动束）的缺血改变发现不了。监测运动诱发电位能反映脊髓前部的功能，但不实用，因为无法使用神经阻滞药。在胸主动脉瘤手术的主动脉阻断期间，硬膜外腔滴注冰盐水行脊髓降温已成功在美国的一些机构应用了多年，这是基于在外科医生行易显露的主要肋间血管再植术后，直接降低脊髓的温度将改善潜在低灌注组织的恢复。而在恢复充分的灌注之后，在局限的空间内如果脊髓膨胀，已经采用蛛网膜下腔引流来降低脊髓周围的压力和避免缺血。由于同样的原因，在手术后尽快将脑脊液压力维持在低于10cmH$_2$O水平，也是因为椎管内的压力升高能够降低脊髓的灌注和损害运动功能。另一种有益的方法是心房-股动脉转流，来维持远端主动脉的灌注。

3.心脏功能监测　在胸主动脉手术期间，经食管超声能提供有价值的信息，包括胸主动脉内动脉粥样硬化的存在、心脏瓣膜的能力、心室功能、心肌灌注的充分性和血管内容量状态。肺动脉导管提供的数据能补充从经食管超声获得的信息。

4.监测血管内容量和肾功能　包括循环血容量在内的全身血流动力学优化，是保护肾免受主动脉阻断的缺血影响最有效的措施。在主动脉阻断前应用利尿药如甘露醇也是有益的。甘露醇改善肾皮质的血流和肾小球滤过率。降低内皮肿胀并产生渗透性利尿。

肾保护可以通过直接滴注肾保护液（4℃的乳酸林格液内含25g/L的甘露醇和1g/L的甲泼尼龙），由外科医生灌入肾动脉内。

在主动脉阻断期间和之后，缺血组织会合成或释放的激素及体液因子，将来可能应用特异性拮抗药来预防或改善重要器官的缺血。

5.麻醉诱导和维持　麻醉诱导和气管插管须尽量减小不良的全身性血压升高，高血压能使主动脉夹层恶化或动脉瘤破裂。应用双腔支气管导管可使左肺萎陷，在胸主动脉瘤切除术期间易于暴露术野。

全身麻醉可以用吸入性麻醉药和（或）阿片类药物维持。全身麻醉可以部分降低大脑代谢率，这在手术期间尤为可取。神经肌肉阻滞药的选择依赖于药物对肾清除率的影响。

（九）术后管理

因为主要的肌肉被横断并使肋骨移位，后外侧开胸术是最疼痛的外科切口之一。另外，胸导管插入处也是非常痛的。改善疼痛确保患者舒适、促进咳嗽和预防肺不张是非常必要的。减轻疼痛通常用椎管内阿片类药物和（或）局部麻醉药。鞘内的或硬膜外的导管置入给予间歇或持续的镇痛药物输入，适合提供基本的患者自控镇痛。溶液中包含的局部麻醉药可以产生感觉和运动阻滞，可能延缓脊髓前动脉综合征的识别。而且，当证实有神经功能缺损，硬膜外也可能被认为与截瘫有关。如果要在术后早期使用椎管内镇痛，对脊髓前动脉综合征的识别，阿片类药物更胜于局部麻醉药物。

胸主动脉瘤切除术后恢复早期，患者有发生的心、肺和肾衰竭的危险。大多数临床病例中，肺部并发症是最常见的，发生率在25% ~ 45%。脑血管意外可能由外科切除病变主动脉期间产生的空气或血栓栓子引起。并存脑血管疾病的患者更易发生新的中枢神经系统并发症。脊髓的损伤，像轻截瘫或弛缓性瘫痪，可在术后早期表现出来。截瘫的延迟性出现（术后12h到21d）则与严重动脉粥样硬化疾病的患者术后低血压有关，这些患者的脊髓有不太充足的侧支循环。

全身性高血压较常见并且可以危及外科修复术的完整性和（或）诱发心肌缺血。必须注意疼痛在发生高血压中的作用。可适当应用抗高血压药物如硝酸甘油、硝普钠和拉贝洛尔降压治疗。一些患者同时应用β受体阻滞药获益，减弱了高动力循环的表现。

三、腹主动脉瘤

传统上腹主动脉瘤被视为动脉粥样硬化所导致的。动脉粥样硬化包含几种高度关联的进程，包括脂质紊乱、血小板活化、血栓形成、内皮功能障碍、炎症、氧化性应激、血管平滑肌细胞活化、基质代谢改变、重塑和遗传因素。动脉粥样硬化代表了管壁损伤的反应，引起损伤的因素包括感染、炎症、动脉壁内蛋白酶活性增加、胶原纤维蛋白遗传上调控缺陷和机械因素。细胞外基质弹性蛋白和胶原蛋白的降解为腹主动脉瘤发生的最基本事件。多种蛋白水解酶，包括金属蛋白酶，在主动脉壁的降解和重塑期间发挥重要作用。氧化性应激、主动脉内淋巴细胞和单核细胞的浸润及免疫球蛋白的沉积、管壁的生物力学压力也都对动脉瘤的形成和破裂起作用。已经确定了一个家族性因素，因为腹主动脉瘤患者一级亲属（通常是男性）中的12% ~ 19%会发生动脉瘤。产生这种病理状况的特定遗传标记和生化改变仍有待阐明。

（一）诊断

腹主动脉瘤通常被发现时是无症状的搏动性腹部包块。腹部超声对腹主动脉瘤的检出非常敏感。CT也很敏感，并且在估计动脉瘤的大小上要比超声更精确。

CT技术的改进，像螺旋CT和CT血管造影术，增强了CT影像在腹主动脉瘤的评估和治疗中的作用。螺旋CT提供了极佳的三维解剖细节，对动脉瘤的血管内支架置入修复的可行性评估尤其有用。

MRI可用于对动脉瘤大小的精确测量和相关血管解剖的评估，而不需要电离辐射或造影剂。

（二）治疗

直径超过5.5cm的腹主动脉瘤通常建议外科手术。该建议基于临床研究，研究表明，＞5cm的动脉瘤5年内破裂的危险是25% ~ 41%。较小的动脉瘤破裂可能性更小。动脉瘤直径＜5cm的患者应当定期超声追踪检查。这些建议是仅有的指南。每一个患者必须评估并存的使动脉瘤加速生长和破裂的危险因素，如吸烟和家族史。如果腹主动脉瘤扩张每年超过0.6 ~ 0.8cm，通常建议修复术。外科的风险和全身健康状况也是评估的一部分，以确定动脉瘤修复术的时机。除了外科修复手术，血管内动脉瘤修复术是另外一种替代选择。

（三）术前评估

要把术后并发症尽量减小，则在术前发现并存的疾病是很重要的，尤其是冠状动脉疾病、慢性阻塞性肺疾病和肾功能不全。心肌缺血/梗死是大多数择期腹主动脉瘤切除术术后死亡的原因。其他的术后心脏事件包括心律失常和充血性心力衰竭。心功能的术前评估包括运动或药物应激试验，复合或不复合超声心动图、放射核素成像。肺活量和第一秒用力呼气容量严重减低及肾功能异常可妨碍腹主动脉瘤切除术，或是显著增加择期动脉瘤修复术的风险。

（四）腹主动脉瘤的破裂

仅有约1/2的腹主动脉瘤破裂的患者出现典型的三联征（低血压、背痛和搏动性腹部包块）。肾绞痛、憩室炎和胃肠道出血可能与腹主动脉瘤破裂相混淆。

大多数的腹主动脉瘤破裂进入左侧腹膜后腔。尽管可出现低血容量休克，腹膜后腔的血凝块和填塞作用可防止大量失血。正常容量的复苏可以延迟到术间主动脉破裂被外科手术控制以后，因为正常容量的复苏和因之产生的血压升高，在出血没有被手术控制之前，可能导致失去腹膜后的填塞作用，继而进一步失血，甚至死亡。

疑有腹主动脉瘤破裂的不稳定患者需要立即手术和控制近端主动脉，无需术前确定检查结果或最佳容量复苏。

（五）麻醉管理

腹主动脉瘤切除术的麻醉管理通常需要考虑这类患者群体的相关疾病：缺血性心脏病、高血压、慢性阻塞性肺疾病、糖尿病和肾功能不全。血管内容量和心、肺、肾的功能的监测是围术期必不可少的。通过动脉内导管持续监测全身血压。肺动脉导管置入术适用于大多数患者，因为并不总是能预知中心静脉压是否与左心室充盈压相平行，特别是之前有过心肌梗死、心绞痛或是充血性心力衰竭的患者。如果有适当的人员和设备，超声心动图对于评估主动脉阻断和开放时的心脏反应、左心室充盈容量以及心脏局部和总体的功能都是非常有用的。尿量需要持续监测。

对于择期腹主动脉瘤修复术来说，没有单一的麻醉药物或技术对所有患者都是理想的。通常吸入性麻醉药和（或）阿片类药物联合使用，用或不用氧化亚氮。连续硬膜外麻醉复合全身麻醉，具有降低整体麻醉药物需要量，减弱与主动脉阻断有关的全身血管阻力增加，以及便于术后疼痛管理的优点。尽管如此，对于主动脉手术的高危患者，尚无证据显示硬膜外麻醉复合全身麻醉比单独应用全身麻醉减少了术后心、肺并发症的发病率。术后的硬膜外镇痛虽有利于恢复，然而，腹主动脉手术期间的抗凝，使硬膜外导管置入和硬膜外血肿形成的远期危险成为有争议的问题。

行腹主动脉瘤修复术的患者通常会有显著的失液和失血。通过对心、肾功能相应的监测，联合应用平衡盐和胶体溶液（必要时输血）便于维持足够的血管内容量、心排血量和尿的生成。平衡盐和（或）胶体溶液应在主动脉阻断期间输入，形成血管内容量储备，从而尽量减小主动脉开放时低血压的发生。如果补充足够的液体和血液，尿量仍减少，可考虑用甘露醇或呋塞米利尿治疗。低剂量的多巴胺在腹主动脉瘤手术中肾功能保护的有效性未被证实。

肾下主动脉的阻断和开放是主动脉手术期间的重要事件。腹主动脉阻断的预期后果包括增加全身血管阻力（后负荷）和减少静脉回流（见前"主动脉阻断的血流动力学反应"）。在肾下水平阻断主动脉后，心肌工作能力和循环参数常保持在可接受的范围。一些患者需改变麻醉深度或输入血管扩张药，以保持可接受的心肌工作能力。

当主动脉阻断钳移开时，可能发生低血压（见前"主动脉开放的血流动力学反应"）。预防主动脉开放后低血压和保持稳定的心排血量，常通过开放前高于正常肺毛细血管嵌压的容量负荷达到。同样地，主动脉阻断的逐步开放，通过允许一部分混合静脉血回到中心循环，可尽量减少全身血压的降低的程度。当阻断钳放开，从阻断以下的缺血区域洗出的酸性代谢产物，对开放后低血压的作用远不如中心血容量不足重要，碳酸氢钠预处理不能可靠的减弱主动脉开放所致的低血压。如果开放后低血压持续超过数分钟，必须考虑存在隐匿性出血或是输入容量不足。这时，超声心动图在判断容量补充是否充足和心功能方面可能特别有用。

（六）术后管理

在腹主动脉瘤修复术术后，患者在恢复期易于发生心、肺和肾的功能不全。对置入血管的通畅性和下肢血流量的评估是很重要的。充分的镇痛，使用椎管内阿片类药物或是患者自控镇痛对促进早期拔管非常重要。

全身性高血压常见于术后期间，并且术前合并高血压的患者更易发生。术中过多的补液和（或）术后低体温可导致代偿性血管收缩会加重术后高血压。术后高血压应通过去除相应的病因或开始抗高血压治疗。术前使用可乐定可以减少术后期间的高血压。

四、主动脉瘤腔内修复术

血管腔内覆膜支架置入术对胸降主动脉瘤的患者是有益的，特别是对高龄患者和并存有增加传统手术风险的内科疾病的患者，如患有高血压、慢性阻塞性肺疾病和肾功能不全。主动脉瘤的腔内治疗是跨过病变的纵向范围一个或多个带膜支架的腔内置入术。假体弥合主动脉瘤囊并使之排除在高压的主动脉血流之外，因此，应考虑囊内支架周围血栓形成和可能的主动脉壁重塑。腔内修复术具有将动脉瘤隔绝的优点而不会引起像主动脉阻断期间明显的生理改变（见先前讨论）。

目前，胸主动脉腔内修复术关注于胸降主动脉，也就是指左锁骨下动脉远端的部分。与腹主动脉腔内修复术相比，胸主动脉腔内修复术会面临几个独有的挑战。第一，血流动力学明显更剧烈，对胸内覆膜支架有更大的机械需求。潜在的器械移位、扭曲和后期结构损坏，是一个重要的问题。第二，胸内装置需要更大柔韧性以顺应降主动脉近端自然弯曲和病变的迂曲形态。第三，因为需要更大的装置以适应胸主动脉的直径，动脉入路会产生更多问题。第四，正如常规开放式胸主动脉瘤修复术一样，尽管未采用主动脉阻断，截瘫仍旧是腔内术式潜在的并发症。第五，如果腹腔干被支架阻塞，仍然可能发生内脏和肾缺血。

在过去的 10 年里，许多修复腹主动脉瘤的腔内修复装置被开发出来（图 8-3）。腔内修复需要进入腹主动脉管腔的通路，通常经由股动脉上的小切口。尽管每种装置都有独自的特点，却都应用同样的基础结构设计。腔内装置是由一个覆盖着织物（多酯类或聚四氟乙烯）的金属支架（镍钛记忆合金、不锈钢或埃尔吉洛伊非磁性合金）组成。腔内装置有两种类型：单片式和组合式。单片式为一片并且容易应用，但适于对侧闭塞并搭桥。组合式装置由多于一片组成，并且组件展开需通过双侧腹股沟区域。因为患者的解剖有非常多的变异，很难有单一支架足够覆盖动脉瘤，这就是为什么大多数医生使用适应性更好互锁的复合支架的原因。

在胸内覆膜支架方面的文献主要是中小样本的病例和中短期的跟踪随访。所有的这些研究阐明了常见的预后结果。总的来说，在 85% ～ 100% 的病例中支架成功展开，围术期死亡率在 0% ～ 14% 变动，等于或低于择期手术 5% ～ 20% 的死亡率。随着时间的推移，专业能力的累积、支架的技术进步并且病例选择标准的提高改善了预后结果。目前报道的胸内支架置入经验表明，在 87% 的病例中支架成功展开，在择期病例中，30d 死亡率为 2% ～ 5%，截瘫和内漏发生率为 4% ～ 9%。1 年、5 年和 8 年的存活率分别为 82%，49% 和 27%。因此，3 或 4 年的死亡率，接受覆膜支架的患者与接受开放动脉瘤修复术的患者大致相同。其他作者描述在一个 817 名患者的研究中，在 9 年里近 98% 的患者无动脉瘤破裂，但由于并存内科疾病有较高的死亡率（8 年的存活率为 47%），尤其是心血管事件，即便是术前经过应激试验评估并根据需要已行血供重建术。没有腔内修复术和开放手术的随机对照研究。虽然如此，总的趋势是腔内修复术有更低的围术期死亡率，并且血管内的方法使患者住院期缩短，恢复更快，术前死亡率降低而生存更长平均月数。虽然开放手术的效果更持久，但也与术后主要的并发症相关。因此，随着新型支架的发展，血管腔内微创手术最有可能成为解剖条件适合的主动脉瘤的首选修复方法。

（一）并发症

与覆膜支架相关的并发症包括内漏；支架展开时的血管损伤；固定不足及支架对管壁封闭不完整，即会引起支架移位；支架的支撑框架折断；以及覆膜材料的破坏。在支架展开后，动脉瘤内最终将形成血栓并且直径缩小。

内漏有几种类型：Ⅰ型内漏在主动脉瘤修复术中发生率是 0% ～ 10%，通常发生在近端或远端支架附着处。一些作者建议将这些内漏亚分类为近端ⅠA型和远端ⅠB型。Ⅰ型内漏很严重并且需要迅速干预，因为这表示在动脉瘤囊和主动脉血流之间有直接交通。可选择的治疗包括经导管弹簧圈或胶水栓塞、球囊血管成形术、血管内置入延伸支架和开放的外科修补手术。Ⅱ型内漏最常见，发生率在 10% ～ 25%，被认为是血流从开放的侧支血管进入而积聚在支架外和动脉瘤内，通常是源自肠系膜下动脉和腰动脉。处理存

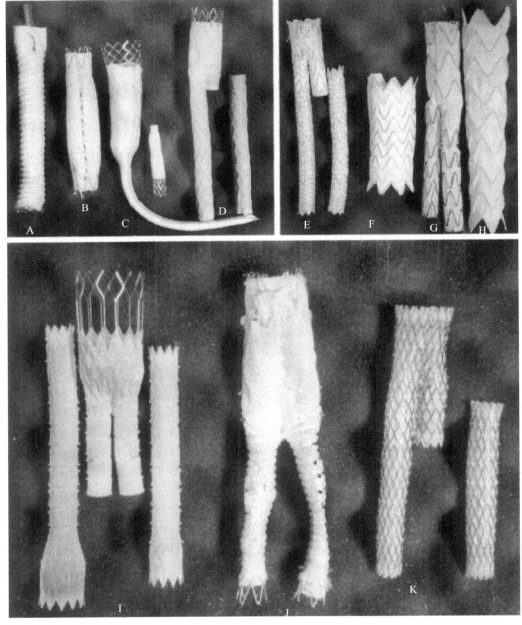

图 8-3　血管内覆膜支架装置

A.Parodi 人工血管；B.血管内内套膜支架；C.Investigator 血管内覆膜支架；D.Boston Scientific Vanguard 覆膜支架；E.W.L. Gore 覆膜隔绝支架；F.W.L. Gore 胸主动脉覆膜支架；G.Medtronic/World Medical Talent 腹主动脉覆膜支架；H.Medtronic/World Medical Talent 胸主动脉覆膜支架；I.Teramed/Cordis 腹主动脉覆膜支架；J.Guidant Ancure 覆膜支架；K.Medtronic AneuRx 覆膜支架

（引自 Marin ML, Hollier LH, Ellozy SH, et al. Endovascular stent graft repair of abdominal and thoracic aortic aneurysms: a ten-year experience with 817 patients. Ann Surg, 2003,238:586-595.）

在争议，因为30% ～ 100%的病例会自行消退，但如果动脉瘤囊扩张，则必须修复内漏，可行经动脉入路或直接经腰部的穿刺术。Ⅲ型内漏为覆膜织物或支架折断处撕裂而渗漏入动脉瘤内。Ⅳ型内漏为排除式诊断，渗漏是由于覆膜材料的孔隙流入。

装置移位是需要二次介入治疗的最常见的原因之一，如果这种移位留下不处理，可能会引起内漏、动脉瘤扩张和破裂。

再次介入是晚期并发症的一部分，即使很

少，在腔内修复术后（9%的病例）也比开放修复术后（1.7%）常见；然而，重复剖腹手术和住院则更常见于开放修复手术（9.7% VS. 4.1%）。大多数医生并不认为再次介入意味着失败。然而，患者必须知道他们需要终身监测。

外科医生在评估血管内修复术时，除了动脉瘤的直径和增长率外，还需考虑其他几个重要的方面。例如，所谓的着陆区，指近端和远端区域，必须至少2cm长，以确保支架充分的固定。

尽管腔内修复术不需一段时间的主动脉阻断，但仍存在脊髓缺血的可能性，因为重要的肋间动脉被隔绝。硬膜外降温没有作用，但蛛网膜下腔引流对高风险的人群有一定益处，包括曾行主动脉（通常是肾下的）修复术的患者，主动脉夹层的患者和稳定的主动脉破裂的患者。情况不稳定的患者引流可在术后放置。

有几个中心报道左锁骨下动脉阻塞没有明显的不良反应。然而，一个欧洲之星注册的报道表明，左锁骨下动脉阻塞的患者有较高的截瘫发生率，因此，一些医生现在行择期左锁骨下动脉在动脉瘤前的修复术。

腹腔内缺血的风险是需考虑的重要方面，特别是当腹腔动脉被支架阻塞的时候。尽管不是最佳的方式，如果胃十二指肠动脉开放，肠系膜上动脉可以提供充分的侧支血流，但没有准确的方法测定是否够用。

分段式支架正在开发，将来用于动脉瘤隔绝手术，当动脉瘤涉及腹腔动脉和肾动脉起始处时，可以保护这些重要血管的血流。

像主动脉弓置换和血管内修复，采用更加复杂的杂交手术，能以最小的死亡率完成。

（二）麻醉管理

全身麻醉或是局部麻醉对血管内修复术都是合适的。监测至少包括血管内血压和尿量监测。必须考虑到随时转为开放性动脉瘤修复术的潜在可能。需要关注的重要事情仍是大口径静脉通路和备血。胸主动脉瘤修复术在与外科医生讨论后考虑放置蛛网膜下腔引流（见前面的讨论）。正常血压和等量体液的维持是重要的。

像其他血管手术一样，应用肝素和测定活化凝血时间仍是主要的方法。

（三）术后管理

术后管理依赖于众多生理和手术的变化而定。通常，接受较高位置胸主动脉瘤修复术的患者将在重症监护治疗病房监护，直到所有的围术期需关注的问题得到解决，包括可能存在的缺血、酸中毒、进行性的呼吸衰竭和心脏问题。接受低位腹主动脉瘤修复的患者仍需密切随访，尤其注意肾功能不全的发生或恶化，即便是一过性的，因为静脉应用了染色剂。

五、颈动脉疾病和卒中

脑血管意外（卒中）的特征是由于缺血或出血事件造成的突然的神经功能缺损。颈动脉疾病是卒中危险的重要原因。麻醉医师经常管理颈动脉疾病患者的麻醉，包括颈动脉手术和其他的外科手术。

（一）流行病学和风险因素

在美国，约3%的成年人经历过卒中。卒中是致残的首要原因和造成死亡的第3位的原因。卒中可被分类为缺血（最常见是源于血栓形成或栓子）或出血（继发于血管畸形、创伤或凝血病）。所有卒中近似87%是由于缺血。短暂脑缺血发作是自限性缺血性卒中的一部分，表现为突然的局部神经功能缺损，可以在发病后24h内恢复。短暂脑缺血发作经常预示着将要发生缺血性卒中，并且经历过短暂脑缺血发作的个体其继发卒中的风险比年龄和性别匹配的人群高10倍。

颅内动脉闭塞的神经病学表现通常是广泛的，反映了主要动脉及其分支供应的脑部大面积区域。在缺血性卒中6个月后，65岁以上的幸存者中1/4将会失去自理能力。

卒中的主要危险因素在表8-2中列出。尽管麻醉医师可以在教育患者更改健康危险因素如吸烟或高血压方面发挥作用，但已经发生脑血管障碍包括晚期颈动脉疾病的患者，其麻醉管理通常是对专业的挑战。

（二）脑血管的解剖

脑血流供应（20%的心排血量）是通过颈部两对血管：颈内动脉和椎动脉，椎动脉汇入基底动脉（图8-4）。这些血管加入Willis环，形成主要的颅内血管（大脑前动脉、大脑中动脉、大脑后动脉）。特定的主要颅内动脉的阻塞，会导致一系列可预见的临床神经病学表现。

单独的大脑前动脉阻塞很少见。大脑中动脉阻塞造成的神经功能缺损，是比较常见的，这就

表8-2　诱发卒中的因素

遗传性危险因素
　　年龄
　　卒中既往史
　　卒中家族史
　　黑种人
　　男性
　　镰状细胞病
可调控的危险因素
　　血压升高
　　吸烟
　　糖尿病
　　颈动脉疾病
　　心房颤动
　　心力衰竭
　　高胆固醇血症
　　肥胖或缺乏身体活动

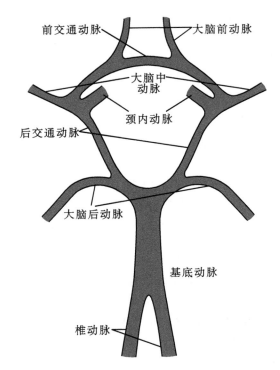

图 8-4　脑循环和Willis环

大脑的血供来自椎动脉（起于锁骨下动脉）和颈内动脉（起于颈总动脉）

说明脑部的大部分血流是由这个动脉及其分支来供应的。

椎动脉的主要分支到脊髓和小脑后下动脉，后者供应小脑下部和外侧延髓。两侧的椎动脉汇合形成基底动脉。基底动脉或椎动脉的闭塞引起的体征和症状取决于梗死的水平。基底动脉又被分为两侧的大脑后动脉，后者供应中颞叶、枕叶和部分丘脑。

（三）诊断试验

常规血管造影术能证实急性血管闭塞是由于血栓还是栓子嵌入了血管树中。脉管系统还可以被CT血管造影术和磁共振血管造影术无创的显像。除了鉴别缺血性卒中，这些方法也能鉴别动脉瘤或是动静脉畸形，可能引起突发的出血性卒中。经颅的多普勒超声能提供主要血管闭塞的间接证据，并对溶栓治疗的患者有床旁实时监测的优点。

在缺血性卒中或短暂脑缺血发作的评估中，颈动脉的听诊可以辨识杂音。颈动脉超声可以对颈动脉狭窄量化，却很少能鉴别夹层。颈动脉狭窄最常发生在颈内动脉和颈外动脉的分叉处，因为在这个分支点上血流呈湍流的趋势。即使存在颈动脉狭窄时，颅内栓塞事件的检查包括心源性栓子的评估，如腔内血栓（继发于心力衰竭或心房颤动）、瓣膜赘生物或是在卵圆孔未闭时的反常栓子。

（四）卒中的治疗

美国食品和药物管理局已经批准，一旦确定缺血性卒中的诊断和无禁忌的情况下，在卒中开始3h内静脉应用重组组织型纤溶酶原激活剂。美国心脏协会随后扩大推荐窗口期到4.5h。有适应证的患者为了有利于预后，应用重组组织型纤溶酶原激活剂治疗的时间可以到10h。一些具备介入放射神经治疗的卒中中心可以提供动脉内溶栓或是血管内取栓，特别是持久性的血栓。低频经颅超声介导的溶栓作为一种治疗方法，已开始研究其在大脑中动脉闭塞辅助治疗中的应用。

尽管努力溶栓，评估和避免缺氧仍是首要的，同样重要的还有控制血糖紊乱、发热、低血压、严重高血压和不稳定的心律失常。急性卒中接受溶栓或神经介入手术的患者，其特定的血流动力学目标取决于多种患者具体因素，但首要目标是统一的，即需要维持和恢复濒危脑组织的灌注。在紧急处置外，卒中的药物治疗与下一节讨论的颈动脉狭窄的药物治疗大体上是重复的。

（五）颈动脉内膜切除术

外科治疗有症状的颈动脉狭窄，对于严重颈

动脉狭窄（70%～90%）的男性患者，与药物治疗相比可以极大地降低脑卒中的危险，对于狭窄50%～69%的患者可轻度降低卒中危险。在大脑缺乏充分的侧支血流时，颈动脉狭窄引起的卒中和短暂脑缺血发作是粥样硬化性栓塞现象或是通过狭窄处血流压力明显降低的结果。

对于无症状的颈动脉疾病的外科治疗，合理选择是基于预期的围术期风险和患者并存疾病而变化的。独立的降低卒中风险较小（最初几年每年约1%），但随后的长期随访会更高。指南建议对无症状的颈动脉疾病推荐手术仅适于预计围术期并发症不超过3%的患者和中心。上述外科治疗的患者，优化内科治疗包括戒烟、抗血小板治疗、积极的血压控制以及通过饮食和药物的低脂策略。糖尿病患者血管紧张素转化酶抑制药和降血糖药都是有益的。

1.术前评估 除了神经系统评估外，择期行颈动脉内膜切除术患者应当检查重大的并存疾病，特别是心血管病。围术期的心肌梗死是颈动脉内膜切除术后致病死亡的一个主要原因，而且在脑血管闭塞的患者中，易感冠状动脉疾病尤为常见。报道的这类人群围术期心肌梗死发病率决定于监测的门槛和方法，但在颈动脉内膜切除和支架血流重建对比试验（CREST）中，接受动脉内膜切除术的有症状的患者中发病率是2.3%。

在脑血管疾病患者中，慢性原发性高血压很常见。在术前为每个患者确定一个通常的血压范围，有利于在麻醉和手术期间提供更合理的灌注压力。手术中慢性高血压的稳定对于维持狭窄的脑血管的侧支血流是非常重要的，尤其是在颈动脉夹闭期间。应该弄清楚患者头部位置的改变对脑功能产生的影响。并存椎动脉或颈动脉疾病的患者头部过度的旋转、屈曲或伸展，都可能导致动脉的成角或压迫。在术前意识到这一点，当患者全麻无意识后，可以避免危险的头部位置摆放。

对于同时患有严重冠状动脉疾病和颈动脉闭塞疾病的患者，临床处理是一个难题。分期先行颈动脉内膜切除术，能引起显著的心脏疾病发病率或病死率。另一方面，先行冠状动脉血运重建术又会导致较高的卒中发病率。还没有充分的证据确定通用的指南，手术的时机应该基于每个患者的严重性和症状情况实行个体化。

2.麻醉管理 颈动脉内膜切除术的麻醉管理要求小心控制心率、血压、疼痛和应激反应，这样术前合并心脏和脑部缺血事件高危因素的患者可以维持器官灌注。另外，在手术结束时，患者应当达到彻底的清醒以便做神经系统检查。

颈动脉内膜切除术可以用局部麻醉或全身麻醉。局部麻醉经由颈丛阻滞，能使患者保持清醒，在夹闭颈动脉期间便于评估患者的神经功能。在实施阻滞期间，应小心操作避免刺破血管，以免手术野模糊不清或是掉下微栓子。

当使用区域阻滞下的区域麻醉方法时，适当的镇静可以让许多本来焦虑的患者很好的耐受外科准备和铺单。如果选择全身麻醉，关注点应该是维持血流动力学稳定和及时苏醒能在手术室立即评估患者神经功能状态。

在颈动脉内膜切除术期间，适当的血压管理是重要的，更为关键是因为许多这样的患者存在异常的大脑自我调节。在阻断期间升高的血压促进了侧支血流，但在手术之后会诱发血肿形成。在手术的不同阶段，经常需要使用血管升压药或血管扩张药来保持适宜的灌注压力。颈动脉窦的手术处理可以引起心率和血压的显著改变。

普遍认为，与二氧化碳分压改变相关的局部脑血流的改变是不可预知的。因此，通常推荐维持正常血碳酸值。

术中监测通常包括动脉内置管。与所有重大血管手术一样，左室功能不全和（或）严重冠状动脉疾病的患者，可能需要中心静脉导管、肺动脉导管或经食管超声，但这些不是常用的必备监测。脑和心脏灌注的血流动力学目标是相似的，达到这些目标对于两个脏器系统都有益处。当行中心静脉穿刺置管时，对侧颈静脉通路应该十分小心，防止动脉或静脉误穿产生血肿，血肿在颈动脉阻断时会损害侧支血流。

当全身麻醉下行颈动脉内膜切除术时，应该积极考虑行脑缺血、灌注不足和脑栓塞的监测。这些患者监测脑功能的主要原因，是确定患者在阻断颈动脉时能否从建立的颈动脉分流获益，以及在需要提高脑灌注压时指导血流动力学管理。在颈动脉阻断期间，脑灌注不全时，标准脑电图是敏感的指标，术中脑电图改变如提示脑缺血，则与围术期神经系统并发症相关。但是，在行颈动脉内膜切除术时，应用脑电图监测有几个限制因素：①脑电图不能发现皮质下或小的皮质梗死；②假阴性结果并不少见（既往脑卒中或短暂脑缺血发作的患者，具有较高的假阴性检测结果）；③脑电图不仅受到脑缺血的影响，而且还受温度、血压和麻醉深度改变的影响。体感诱发电位的监测能够发现局部脑血流下降导致的特异性改变，但是比较困难的是如何辨别这些改变是由麻醉、低温、血压波动或脑缺血所造成的。残端压力（颈内动脉反向压力）难以反应有效地脑灌注压力。经颅多普勒超声波检查，可以持续监测血流速度和微栓子发生情况。它可以用来决定建立分流的必要性，以及辨别分流的异常情况和控制术后高灌注。

在选择全身麻醉和不能监测脑灌注的情况下，替代的方法是所有的患者都置入分流，但放置分流本身也易于增加栓子形成。总之，在颈动脉内膜切除术脑功能监测时，唤醒神经功能评估是最简便、最划算和最可靠的方法。

3. 术后管理和并发症　在颈动脉内膜切除术后早期，必须观察患者心脏、气道和神经系统的并发症。这些并发症包括高血压或低血压、心肌缺血或梗死、发生显著的软组织水肿或颈部血肿，以及神经病学的体征和症状，其出现提示可能有新的脑卒中或手术侧的急性血栓形成。

高血压常见于术后早期，患者常有原发性高血压。血压常在术后 2 ~ 3h 达到最高，并可以持续 24h。应治疗高血压，以避免发生脑水肿、心肌缺血和形成血肿的危险。在术后存在高血压的患者，新的神经功能缺损的发生率会增加 3 倍。持续输注短效药物如硝普钠、硝酸甘油或氯维地平，和应用长效药物如肼屈嗪或拉贝洛尔，都是控制血压的合适选择。这种术后高血压发生机制，可能与手术期间去神经支配引起颈动脉窦的活性改变或功能丧失有关。

低血压也是术后早期常见的并发症。这种低血压可以解释为颈动脉窦的高敏感性引起的。术前颈动脉窦在粥样斑块的遮挡下，现在能够更确切地感知血压波动，并且对于这些刺激有一段高反应期。颈动脉窦高敏感性所致的低血压，通常可以用血管升压药物如去氧肾上腺素来治疗。通常会在 12 ~ 24h 消失。

在颈动脉内膜剥切除术后，可能发生神经功能障碍，但多数损伤是暂时的。患者应该接受检查，发现舌下神经、喉返或喉上神经损伤的证据。这种损伤可以导致吞咽或气道保护困难并能引起误吸。

在颈动脉术后，颈动脉体去神经支配也可能发生并会损害心脏和呼吸系统对低氧血症的反应性。这在双侧颈动脉内膜切除术或应用麻醉药后，有显著的临床意义。

（六）颈动脉疾病的血管内治疗

颈动脉支架技术是作为替代颈动脉内膜切除术而持续发展起来的。颈动脉支架术的主要并发症，是手术过程中动脉粥样硬化物质形成的微栓子进入脑循环，形成微血栓而引起卒中。在支架手术期间，可用的栓子防护装置已经开发出来，但到目前为止该技术未能减少与手术类似的血管内卒中的危险。然而，血管内的方法具有较低的心肌梗死风险，如果栓子防护装置得到改良，有一天支架术可能会更广泛的应用而取代手术。

手术与血管内方法的对比数据来自于几个研究。颈动脉内膜切除和支架血流重建对比试验（CREST）证实，与切除术相比，血管内治疗增加了卒中的风险而降低了心肌梗死的风险，不过研究者也发现围术期的卒中比心肌梗死对生活质量更具有破坏力。颈动脉支架辅助经皮血管成形术与内膜切除术比较试验（SPACE）也显示，与外科手术相比，血管内修复术增加了术后 30d 内缺血性卒中或死亡的比率。基于这些证据，对大多数症状性颈动脉狭窄患者仍推荐颈动脉内膜切除术。

六、外周动脉疾病

外周动脉疾病导致了四肢的血流受损。四肢血流的慢性损害最常见的原因是动脉粥样硬化，而动脉栓塞最可能导致急性动脉闭塞（表 8-3）。血管炎也可能引起外周血流受损。

（一）慢性动脉供血不足

周围动脉疾病最广泛接受的定义是踝肱指数低于 0.9，踝肱指数是计算踝关节的收缩压与肱动脉的收缩压之比。踝肱指数低于 0.9 与血管造影呈阳性的疾病相关极好。

外周动脉粥样硬化与主动脉、冠状动脉和颅外脑动脉的粥样硬化相似。外周动脉粥样硬化的发病率随着年龄而增加，在 75 岁以上的个体中超过 70%。外周动脉疾病估计已使近 200 万有症

表8-3 外周血管疾病

慢性外周动脉闭塞性疾病（动脉粥样硬化）
    腹主动脉远端或髂动脉
    股动脉
    锁骨下动脉窃血综合征
    冠状动脉-锁骨下动脉窃血综合征
急性外周动脉闭塞性疾病（栓塞）
系统性脉管炎
    Takayasu动脉炎
    血栓性脉管炎
    Wegener肉芽肿
    颞动脉炎
    结节性多发动脉炎
其他血管综合征
    Raynaud现象
    Kawasaki病

状的美国人生活质量降低，数百万的人，没有跛行但可能要遭受周围动脉疾病伴随的损害。在存在跛行的患者中，80%有股腘动脉的狭窄，40%有胫腓动脉的狭窄，30%有主动脉或髂动脉的损害。

动脉粥样硬化是一种全身性疾病。因此，合并外周动脉疾病的患者易发生心血管缺血事件，例如心肌梗死、缺血性卒中和死亡，总的危险比那些没有这种疾病的患者高3～4倍。严重肢体缺血的患者有很高的中期发病率与病死率，主要是由于心血管事件。相关的心血管缺血事件比急性肢体缺血事件更常发生。

1. 危险因素　与外周动脉粥样硬化发展相关的危险因素类似于那些引起缺血性心脏病的因素：高龄、家族史、吸烟、糖尿病、高血压、肥胖和血脂异常。吸烟者的外周动脉疾病和跛行的危险是不吸烟者的2倍，并且持续吸烟增加了从稳定的跛行到严重的肢体缺血和截肢术进展的危险。

2. 体征和症状　间歇性跛行和静息痛是外周动脉疾病的主要症状。当运动的骨骼肌代谢需要超过了氧的输送时会发生间歇性跛行。当动脉血供甚至不能达到患肢的最小营养需求时会发生静息痛。对于缺血足，即使较小的伤口也会发生难以愈合的皮肤病损。

动脉搏动减弱或消失是与外周血管疾病相关的最可靠的体格检查结果。在腹部、骨盆或腹股沟区听诊的杂音，和股、腘、胫后或足背的脉搏减弱可提示动脉狭窄的解剖部位。慢性腿部缺血的体征包括皮下萎缩、脱毛、发凉、苍白、发绀和坠积性发红。患者主述将患肢垂于床的边缘可缓解症状，这样增加了患肢小动脉的静水压力。

3. 诊断　多普勒超声和脉搏容量波形常被用来辨别有狭窄损害的动脉。在有严重缺血存在时，动脉波形可能完全消失。踝肱指数是评估外周动脉狭窄存在和严重性的一种定量方法。跛行时比率低于0.9，静息痛时低于0.4，缺血性溃疡形成或将要坏疽时低于0.25。多普勒超声除能确认动脉狭窄引起的血流异常外，还能确认斑块形成和钙化的区域。经皮的血氧测定可被用来评估外周动脉疾病患者皮肤缺血的严重性。静息足的正常经皮氧张力约是60mmHg，在皮肤缺血的患者可能低于40mmHg。无创性检查和临床评价的结果通常足以诊断外周动脉疾病。磁共振成像和对比血管造影常是用于指导血管内介入或外科旁路移植术。

4. 治疗　内科治疗外周动脉疾病包括运动处方、治疗或纠正动脉粥样硬化的危险因素。监控下的运动训练，即使未能改变踝肱指数，但能提高外周动脉疾病患者的行走能力。停止吸烟的患者比持续吸烟的患者有更好的预后。积极的降脂治疗减慢了外周动脉粥样硬化的进程，糖尿病的治疗也能减缓微血管疾病的进展。

高血压的治疗使得卒中和心血管的患病率降低。虽然β受体阻滞药是心肌梗死患者的主要治疗药物，但已不再青睐他们单独作为抗高血压药物使用。对于外周动脉疾病的患者，理论上β受体阻滞药可能引起伤害性外周皮肤血管收缩，但是选取合并冠状动脉疾病和外周动脉疾病的患者的随机对照试验，并未使跛行或其他动脉供血不足的指标恶化。总的来说，有严重动脉供血不足的患者受益于有效的血压控制，因为心血管和卒中的危险降低了，但是外周动脉供血不足本身并不影响抗高血压药物的选择。

血供重建术适于合并致残跛行、缺血性静息痛或是即将截肢的患者。肢体的预后取决于动脉疾病的范围、肢体缺血的严重程度和恢复动脉循环的可行性和速度。慢性动脉闭塞疾病和症状持续进展的患者（也就是新伤口、静息痛或坏疽的发生）除非完成血供重建术否则预后很差。由于肢体潜在的动脉疾病而引起动脉栓塞的急性闭塞事件的患者，其肢体的长期预后，取决于在不可逆的组织缺血或神经损害前，血供重建术的速度和完全性。

血供重建术可以通过血管内介入或是手术重建达到。髂动脉经皮腔内血管成形术有很高的早期成功率，并可通过择期支架置入进一步提高。股动脉和腘动脉经皮腔内血管成形术比髂动脉经皮血管成形术成功率低；但支架的置入已经从本质上改善了股浅动脉的通畅性。

尽管经皮腔内血管成形术和外周血管支架置入的长期结果得到改善，再狭窄仍是一个显著的问题，特别是在较长病变、小直径血管和复发狭窄病变中。目前治疗的方法集中在了机械装置、支架、覆膜支架、血管放射和药物上，但这些方法中还没有一种方法能为确定的治疗。

血管重建的外科手术取决于外周动脉狭窄的位置和严重程度。主动脉双侧股动脉旁路移植术是用于治疗主髂动脉疾病的外科手术。腹部的主髂动脉重建术不适于有严重并存病的患者。然而，在这些患者中，腋动脉双侧股动脉旁路移植术可以绕过腹主动脉并且获得双腿的血运重建。股-股动脉旁路移植术可用于单侧的髂动脉闭塞的患者。腹股沟下的旁路移植术，包括股腘动脉和胫腓动脉重建，使用大隐静脉或人工血管。对于不能行血供重建术或已失败的患者，存在进行性的肢体缺血则需行截肢术。腰交感神经节切除术偶尔用于持续性血管痉挛的患者用于治疗临界性的肢体缺血。

5. 麻醉管理　下肢的血供重建术的麻醉管理体现的原则类似于之前描述的腹主动脉瘤修复术患者的管理。例如，在外周血管重建手术期间首要的危险是心肌缺血。围术期心肌梗死和心源性病死率的增加，是由于在这类患者人群中冠状动脉疾病极为常见。血供重建术后死亡通常是由于心肌梗死，这些患者术前具有缺血性心脏疾病的证据。

因为有跛行的患者通常不能进行运动应激试验，而药理学应激试验、做或不做超声心动图或核素成像，对有多个心脏危险因素的患者术前确定缺血性心脏病的存在和严重程度很有帮助。取决于冠状动脉疾病和跛行的严重程度，可以考虑

在血供重建术之前行缺血性心脏病的经皮冠状动脉介入治疗或是冠状动脉旁路移植术。根据美国心脏病学会/美国心脏病协会（ACC/AHA）的指南，不稳定心绞痛是一种活动性心脏病，非急诊手术需在术前治疗或优化。然而，解剖异常但稳定的冠状动脉疾病患者，可以进行血管手术，而且病死率和发病率与那些在择期血管手术前行冠状动脉血供重建术的患者相似。

高风险的血管手术患者围术期心率控制（通常小心的滴定β受体阻滞药）减少了心肌缺血的发生。美国心脏病学会/美国心脏病协会（ACC/AHA）的指南关于围术期β受体阻滞药治疗，推荐行血管手术的中高危患者应用β受体阻滞药。对于行血管手术的低心脏危险的患者，仍可以考虑应用β受体阻滞药。在手术当天β受体阻滞药的急性戒断和以高剂量开始治疗都与病死率增高相关。

麻醉方法的选择必须对每个患者个体化。区域麻醉和全身麻醉各具有一定的优点和缺点。患者偏好全身麻醉，患者因素如肥胖或既往脊椎手术史，以及抗血小板或抗凝药物的应用，这些都增加区域麻醉技术的风险。有严重痴呆的患者也很难耐受区域麻醉，但与全身麻醉相比可以减少术后谵妄的风险。硬膜外或脊椎麻醉具有增加移植血流、术后镇痛、更少的凝血系统活化和更低的术后呼吸系统并发症的优点。术中肝素化就其本身而言，不是硬膜外麻醉的禁忌证，但是当患者正在应用其他抗凝血酶药物或是抗血小板药物则增加出血风险。如果想要放置硬膜外导管，应至少在术中肝素化前1h置入。另外，在试图置入硬膜外导管前，应同外科团队商讨，如果发生穿刺出血可能会延迟手术进程。

当预期手术需要很长时间，或是需要从上肢取得静脉，则须行全身麻醉。尚无有力的证据表明某种的全身麻醉药优于其他的药物。在合并心脏高危因素的患者使用吸入麻醉药的可能益处是由于这些药物的心脏预处理作用，是正在进行研究的课题。

在行主髂动脉或主股动脉手术期间，肾下的主动脉阻断所致的血流动力学紊乱要比更高位置的主动脉阻断低得多。同样，腹主动脉开放时的血流动力学变化也较肾下主动脉阻断时要小。因为肾下水平夹闭效应相对温和，许多医生在这些

患者中使用中心静脉测压导管，取代了肺动脉导管，尤其是在没有症状性左心室功能不全时。使用经食管超声也有助于监测左心室功能和血管内容量。

　　肝素通常在血管阻断之前给予，以降低血栓栓塞并发症的危险。然而，远端栓塞仍可能在下游的血管床发生，包括肠管或肾。由于主动脉阻断引起的粥样硬化栓塞碎片移动，甚至可能发生肾栓塞。在处理和钳闭粥样硬化的动脉时，为使远端栓塞的可能性最小，应用肝素并不能排除手术中密切监护的重要性。与腿部外科血供重建术相关的脊髓损害是极为罕见的，没必要对此并发症行特殊监测。

　　6.术后管理　包括术后镇痛，治疗液体和电解质紊乱，维持氧合、通气、心率及血压，减少心肌缺血或梗死的发生。与术中麻醉药物的选择一样，尚无有力的证据推荐一种特定的术后用药方案，只要是达到患者稳定和舒适的目标即可。

（二）锁骨下动脉窃血综合征

　　椎动脉起始处近端的锁骨下或无名动脉的闭塞，可以导致通过同侧椎动脉的血流反转进入远端的锁骨下动脉（图8-5）。血流的反转使来自脑部的血流转向供应手臂（锁骨下动脉窃血综合征）。通常存在中枢神经系统缺血的症状（晕厥、眩晕、共济失调、偏瘫）和（或）手臂缺血症状。强烈的颈部活动或同侧手臂的运动可加重这些血流动力学改变并且可引起神经系统症状。在同侧手臂经常有脉搏减弱或消失，并且会发现收

缩压比另一个手臂低20mmHg。锁骨下动脉上方可以听到杂音。大多数患者是由于左锁骨下动脉狭窄而导致的这种综合征。锁骨下动脉内膜切除术可以治疗该病。

（三）冠状动脉-锁骨下动脉窃血综合征

　　使用乳内动脉行冠状动脉重建术的一个罕见的并发症是冠状动脉-锁骨下动脉窃血综合征。当作锁骨下动脉近端狭窄时，血液通过开放的乳内动脉移植血管形成反转就发生了这种综合征（图8-6）。这种窃血综合征具有的特征为心绞痛和同侧手臂收缩压低20mmHg或更多。与冠状动脉-锁骨下动脉窃血相关的心绞痛需要旁路移植手术。

（四）急性动脉闭塞

　　急性动脉闭塞不同于动脉粥样硬化引起的动脉闭塞那样逐步发展，而通常是心源性栓塞的结果。全身性栓子源自于心房颤动产生的左心房血栓，或通常较少来自于心房黏液瘤。左心室的血栓可在心肌梗死后或是扩张性心肌病中发生。全身性栓子的其他心脏来源是瓣膜性心脏病、人工瓣膜、感染性心内膜炎和卵圆孔未闭产生的反常栓子。急性动脉闭塞的非心脏原因包括来自上游动脉的粥样硬化栓子，斑块破裂和血液高凝紊乱状态。主动脉夹层和创伤能通过破坏血管管腔的完整性而迅速堵塞动脉。

　　1.体征和症状　四肢的急性动脉闭塞出现肢体缺血的体征：剧烈疼痛、感觉异常和动脉闭塞处远端活动无力。在动脉闭塞远端会出现外周血管搏动消失、皮肤发凉和边界清楚的皮肤颜色改

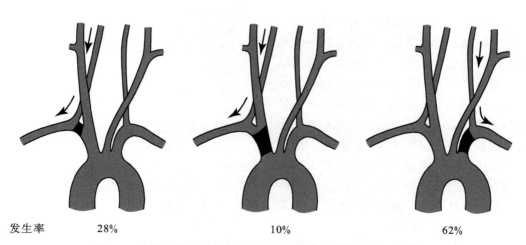

图8-5　比较左、右、和双侧锁骨下动脉窃血综合征的发生频率

发生率　　28%　　　10%　　　62%

（改编自 Heidrich H,Bayer O. Symptomatology of the subclavian steal syndrome. Angiology, 1969,20:406-413.）

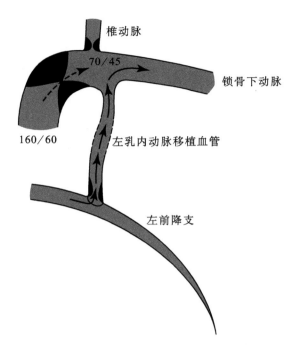

图 8-6 冠状动脉-锁骨下动脉窃血综合征

左锁骨下动脉部分狭窄的发展，产生了通过乳内移植血管（左乳内动脉）的血流逆行，从而使流向左前降支的血流转向

（改编自 Martin JL, Rock P. Coronarysubclavian steal syndrome: anesthetic implications and management in the perioperative period. Anesthesiology, 1988,68:933-936.）

变（苍白或发绀）。大的血栓碎片常卡在动脉的分叉处，例如主动脉分叉或是股动脉分叉。

2.诊断　无创检查能提供外周动脉闭塞的进一步的证据，并显示局部缺血的严重程度，但这类检查不应延误确定性治疗。动脉造影术可用来确定急性动脉闭塞的部位和血供重建术是否适当。

3.治疗　外科栓子清除术用来治疗较大的外周动脉的急性栓塞，通常是血栓栓塞。栓子清除术很少适用于动脉粥样硬化栓塞，因为动脉粥样硬化的物质通常会碎成非常小的小片。然而，如果确定了动脉栓塞的原始来源，并且易于外科显露，可以将其切除。一旦证实急性动脉栓塞的诊断，即开始用肝素抗凝以防止血栓的传播。应用尿激酶或重组组织型纤维蛋白酶原激活剂动脉内溶栓，可以恢复急性闭塞的动脉和使人工旁路移植的血管开放。临床预后结局高度依赖于血供重建的速度。一些患者需要行截肢术。

4.麻醉管理　由于全身性栓塞导致的急性动脉闭塞，其外科治疗的麻醉管理与慢性外周动脉

疾病的患者管理类似。

（五）Raynaud 现象

Raynaud 现象是指肢端阵发性的血管痉挛缺血。女性发病多于男性。Raynaud 现象的特征是寒冷或交感神经兴奋时手指（足趾）的苍白或发绀。在复温和血流恢复后常能见到血管舒张充血。Raynaud 现象可以分为原发病（也被称为Raynaud病）或与其他疾病相关的继发病。相关疾病包括很多免疫系统疾病，最常见的是硬皮病或系统性红斑狼疮（表8-4）。Raynaud病通常为双侧、病情缓和，常见于许多年轻的成年女性。继发的 Raynaud 现象则常为单侧性，并且可能是硬皮病患者的首发症状，而全身性疾病可能直到几年后才表现得明显。

1.诊断　Raynaud 现象的初步诊断是基于病史和体格检查发现。当Raynaud 现象的诊断成立，再进行相关炎性疾病的检查。测量血细胞沉

表8-4 Raynaud 现象的继发原因

结缔组织疾病
硬皮病
系统性红斑狼疮
风湿性关节炎
皮肌炎
外周动脉闭塞疾病
动脉粥样硬化
闭塞性血栓性脉管炎
血栓栓塞
胸廓出口综合征
神经综合征
腕管综合征
反射性交感神经营养不良
脑血管意外
椎间盘突出
创伤
冷热损伤（冻伤）
冲击伤（振动工具）
药物
β肾上腺素能受体拮抗药
三环类抗抑郁药
抗代谢药
麦角生物碱类
苯丙胺类

降率、抗核抗体滴度、类风湿因子，冷球蛋白和冷凝集素对有助于明确Raynaud现象的继发性病因。诊断这种疾病没必要行血管造影术，但如果指端缺血是由动脉粥样硬化或血栓引起，并考虑行血供重建术，则血管造影术是有益的。

硬皮病的亚型称作肢端硬皮综合征(CREST)，Raynaud现象有时表现为其症状群的一部分。CREST是以下症状首字母的缩略词：皮下钙质沉积症，Raynaud现象，食管活动障碍，指端硬化（硬皮病限于手指）和毛细血管扩张。

2. 治疗　原发和继发的Raynaud现象通常可以非手术治疗，保护手足避免受凉。一些患者采用钙通道阻滞药或α受体阻滞药干预可能有效。极少数病例，考虑采取交感神经切除术治疗持续性、严重的肢端缺血。

3. 麻醉管理　Raynaud现象的患者的全身麻醉，全麻药物的选择并没有特定的建议。最基本的要求是升高手术室环境室温和维持正常体温。强烈建议采用无创血压监测，避免任何潜在的患肢动脉损害。

Raynaud现象的患者行外周手术适于区域麻醉，但应小心不要在局部麻醉药中加入肾上腺素，以避免不良的血管收缩。

七、外周静脉疾病

通常患者需要手术的外周静脉疾病包括血栓性浅静脉炎、深静脉血栓和慢性静脉功能不全。深静脉血栓最重要的相关并发症是肺栓塞，围术期发病和病死的主要原因。

诱发静脉血栓的主要原因，经典的被称为Virchow三要素，会常规在围术期遇到：①静脉瘀滞（由于不动）；②高凝状态（由于炎症和急性手术应激）；③血管内皮的破坏（由于围术期创伤）。表8-5扩展了Virchow三要素，包括了更多最近意识到的危险因素如口服避孕药的使用。

（一）血栓性浅静脉炎和深静脉血栓形成

深部或浅表外周静脉的血栓形成在外科患者中特别常见，全髋关节置换术的患者发生率近50%。大部分血栓形成临床症状不明显，当恢复流动后完全消退。尽管深部静脉和浅表静脉的血栓形成可以共存，但是基于病史、体格检查和诊断性超声的结果，单独的深静脉血栓形成还是区别于浅静脉血栓形成。

隐静脉或其分支的浅静脉血栓形成常与静脉输注、静脉曲张或系统性脉管炎相关，并沿着所涉及静脉的走行引起局部疼痛和浅表炎症。血栓性浅静脉炎很少导致肺栓塞。血栓性浅静脉炎伴随的强烈炎症会很快导致静脉彻底闭塞。典型地表现是触诊到条索状结构，周围出现红斑、发烫和水肿。

深静脉血栓形成更常伴有患肢广泛性疼痛、触痛和单侧肢体肿胀，不过单纯依靠临床体征的诊断并不可靠。静脉加压多普勒超声对于检测近端静脉血栓形成有很高的敏感性，但对腓肠静脉血栓敏感性较低低（图8-7）。血管造影和阻抗体积描记法也是可能的诊断方法。

大多数术后静脉血栓发生于小腿，常在比目鱼肌静脉窦和腓肠肌回流的大静脉内。但是，约20%的患者，血栓来自于近心端静脉。左侧未治疗的深静脉血栓形成可以延伸至更大和更近端的静脉，这种延伸与后续致命性的肺栓塞有关。

表8-5　诱发血栓栓塞的因素

静脉淤滞
近期手术
创伤
缺乏下床活动
妊娠
低心排血量（充血性心力衰竭、心肌梗死）
卒中
静脉壁异常
静脉曲张
药物性刺激
高凝状态
手术
雌激素治疗（口服避孕药）
癌症
内源性抗凝药不足
（抗凝血酶Ⅲ，C蛋白、S蛋白）
手术相关应激反应
炎症性肠病
既往血栓栓塞病史
病态肥胖
高龄

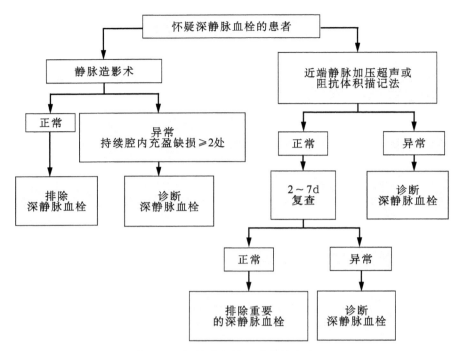

图 8-7　深静脉血栓形成的诊断步骤

（改编自 Ginsberg JS. Management of venous thromboembolism. N Engl J Med, 1996,335:1816-1828. Copyright 1996 Massachusetts Medical Society.）

1.静脉血栓栓塞的预防

（1）临床危险因素：临床危险因素评估可以识别患者，使其从针对减少深静脉血栓形成的预防性措施中获益（表8-6）。低风险患者只要采取最低限度的预防措施，如术后早期离床活动和使用加压长袜，这可以增加推进血液从踝关节回流到膝关节。年龄超过40岁，手术时间＞1h，特别是下肢的骨科手术、骨盆或腹部手术和术后需要卧床或制动恢复期较长的患者，其深静脉血栓形成的风险会更高。癌症也可以增加血栓性并发症的风险。

每天2～3次皮下注射5000U肝素可以减少深静脉血栓形成的危险，同样的可以使用间歇式体外气动加压装置（表8-6）。

（2）区域麻醉：选用硬膜外麻醉或脊椎麻醉而非全身麻醉，行全膝关节或全髋关节置换术的患者，术后深静脉血栓形成和肺栓塞的发生率会大幅降低（20%～40%）。术后硬膜外镇痛不会增进这种益处，但可以允许早期离床活动，这样可以减少深静脉血栓形成的风险。

大概，区域麻醉相对于全身麻醉的好处是由于：①血管舒张，可以最大限度的增加静脉血流；②能够提供优质的术后镇痛和早期离床活动。

2.深静脉血栓形成的治疗　确诊深静脉血栓形成后，抗凝治疗是所有患者一线的治疗方法。治疗首先使用肝素（普通肝素或低分子肝素），因为其可以快速达到抗凝效果。肝素给予可以持续静脉输入或皮下注射。肝素的治疗窗窄，患者的个体反应性相差非常大。与普通肝素比，低分子肝素的优点包括较长的半衰期、更可预测的剂量反应性而不必连续评估活化部分凝血活酶时间和较低的出血风险。缺点包括费用增加和缺乏有效的快速拮抗药。

口服维生素K拮抗药华法林的治疗，在肝素治疗期间开始，调节凝血酶时间达到国际标准化比值2～3。当华法林已经达到疗效后，肝素可以停药。口服抗凝药物可能要持续3～6个月或更长时间。下腔静脉滤器置入，适用于患者经充分抗凝治疗后还有复发性肺栓塞或抗凝治疗是禁忌证。

深静脉血栓形成的患者应考虑检查血栓形成倾向。初发或复发性静脉血栓或栓塞相关的实验异常，包括存在Leiden因子Ⅴ，先天性缺乏抗凝血酶Ⅲ，蛋白C，蛋白S和纤维蛋白溶酶原。先

表8-6 手术或创伤后深静脉血栓的诱发或危险因素

相关情况	低危	中危	高危
普通外科手术	<40岁 手术时间<60min	>40岁 手术时间>60min	>40岁 手术时间>60min 既往深静脉血栓形成 既往肺栓塞 广泛创伤 严重骨折
骨科手术 创伤			膝或髋关节的置换 广泛的软组织损伤 严重骨折 多发创伤
内科情况	妊娠	产后期 心肌梗死 充血性心力衰竭	卒中
无预防的深静脉血栓形成发病率	2%	10%～40%	40%～80%
症状性肺栓塞发病率	0.2%	1%～8%	5%～10%
致死性肺栓塞发病率	0.002%	0.1%～0.4%	1%～5%
降低深静脉血栓形成的推荐步骤	梯度压力弹性袜 早期下床活动	体外气动加压 皮下注射肝素 静脉注射右旋糖酐	体外气动加压 皮下注射肝素 腔静脉滤器 华法林

(改编自 Weinmann EE, Salzman EW. Deep-vein thrombosis. N Engl J Med, 1994,331:1630-1642.)

天性抗活化蛋白C和抗磷脂抗体水平增加，也与静脉血栓栓塞相关。经常存在难以解释的静脉血栓形成的家族史。

（二）抗凝治疗的并发症

抗凝治疗最明显的并发症是出血。由于接受静脉肝素患者剂量反应的变异性，需要经常监测活化部分凝血活酶时间。

应用普通肝素频繁遇到的并发症是肝素诱导的血小板减少症（heparin-induced thrombocytopenia, HIT）。HIT传统上被分为两种类型。HIT 1型是良性的血小板减少症，在开始肝素治疗后短期内（在最初几天内）出现，自行恢复并不影响继续肝素治疗。HIT 1型血小板减少较轻，通常计数在$100×10^9$/L（100 000/mm^3）以上。不同的是，HIT 2型是免疫介导的现象，接受普通肝素的患者发生率在1%～3%。HIT 2型是由肝素-血小板因子4复合物抗体引起，导致重度血小板减少和血小板活化，继而微血管血栓形成。在HIT 2型中确认血栓形成后需要应用凝血酶直接抑制药治疗，如阿加曲班或来匹芦定以预防进一步的血栓形成。HIT 2型的诊断为存在肝素抗体伴随血小板5-羟色胺释放试验结果阳性。这样的一个诊断要求未来避免肝素暴露（图8-8）。

八、系统性血管炎

脉管系统的炎性疾病形成了一群多种多样的具有特征性表现的疾病，常根据临床明显异常的首发部位血管的大小分类。大动脉的血管炎包括Takayasu动脉炎和颞（或巨细胞）动脉炎。相比之下，Kawasaki病是累及中等大小动脉的血管炎，最显著的是冠状动脉。中小动脉的血管炎包括血栓性脉管炎、Wegener肉芽肿和结节性多发动脉炎。另外，血管炎也可能是结缔组织病的一种特征，如系统性红斑狼疮和风湿性关节炎，将在其他章节讨论。

（一）Takayasu动脉炎

Takayasu动脉炎是一种罕见的、自发的、慢性进展的闭塞性血管炎，可引起狭窄、血栓形成或主动脉及其主要分支的动脉瘤。Takayasu动脉炎还有其他名称例如无脉症、闭塞性血栓性主动脉病和主动脉弓综合征。该疾病最常发生在亚洲40岁以下的妇女。Takayasu动脉炎通常由主动脉弓及其分支的血管造影术、CT或MRI诊断。

1.体征和症状 Takayasu动脉炎的体征和症状是主动脉及其主要分支的管腔进行性闭塞的结果（表8-7）。由颈动脉受累造成的脑灌注减少，可以表现为眩晕、视觉障碍、癫痫以及伴随轻偏瘫或偏瘫的卒中。头部的过度伸展可以进一步减少这些患者的颈动脉血流量。实际上，这些患者经常保持头部屈曲（下垂）位以防发生晕厥。锁骨下动脉病变可以导致手臂脉搏的消失。在狭窄的颈动脉或锁骨下动脉上常可以听到杂音。

肺动脉的血管炎发生率约50%，表现为肺动脉高压。由于肺小动脉闭塞引起的通气/灌注失调，可能引起低氧血症。心肌缺血反映了冠状动脉的炎症。心脏瓣膜和传导系统也可能被累及。肾动脉狭窄可以导致肾功能的减低和肾血管性高血压。这种综合征还可伴有强直性脊柱炎和风湿性关节炎。

2.治疗 Takayasu动脉炎可以使用糖皮质激素疗法。对这种治疗耐药的患者可受益于甲氨蝶呤和硫唑嘌呤的治疗。有适应证的患者可以给予抗凝血药和抗血小板药。在高血压患者中，使用钙通道阻滞药或血管紧张素转化酶抑制药效果良好。致命的或失用性的动脉闭塞，有时需要经皮介入或外科手术治疗。

3.麻醉管理和监测 准备行外科手术或产科保健的患者，或是准备行像颈动脉内膜切除术的血管手术患者，可能会被偶然发现Takayasu动脉炎。麻醉管理必须考虑到治疗这种综合征使用的药物，同时还有血管炎引起的多器官并发症。例如，长期应用激素治疗的患者，会产生肾上腺皮质功能的抑制，在围术期需要补充皮质激素。在术前评估期间，需要确认头部位置的改变对脑功能的影响。比方说，在直接喉镜暴露和气管插管时，头部如过度伸展可能会损害颈动脉或椎动脉的血流量。

区域麻醉对比全身麻醉，尤其是涉及Takayasu动脉炎，还没有相应的推荐。不管选择何种麻醉方法或药物，在围术期必须保持充足的动脉灌注压力。由心排血量下降或体循环阻力下降引起的全身血压降低，必须快速识别并在必要时纠正。应当避免过度通气，因为这样可以影响

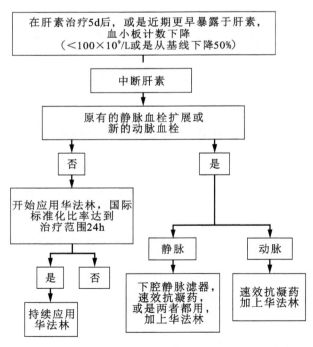

图8-8 静脉血栓栓塞和肝素诱导的血小板减少症患者的管理步骤

（改编自Ginsberg JS. Management of venous thromboembolism. N Engl J Med, 1996,335:1816-1828. Copyright 1996 Massachusetts Medical Society.）

表8-7 Takayasu动脉炎的体征和症状

中枢神经系统
眩晕
视觉障碍
晕厥
癫痫
脑缺血或脑梗死
心血管系统
外周动脉多发闭塞
缺血性心脏病
心脏瓣膜功能障碍
心脏传导系统障碍
肺
肺动脉高压
通气/灌注失调
肾
肾动脉狭窄
肌肉骨骼系统
强直性脊柱炎
风湿性关节炎

已经狭窄的脑血管系统。有明显颈动脉血流损害的患者，术中脑电图监测有助于发现脑缺血。

合并全身血管疾病的患者，鉴于狭窄的锁骨下动脉和肱动脉，应评估确认能否在上肢行无创的血压测量。如果必要，可以考虑在动脉炎的动脉内置管。但很少有资料来评估存在这种炎性过程的动脉内置管的安全性。股动脉或桡动脉的血压监测则被视为取决于患者特异的病理特点。

（二）颞（巨细胞）动脉炎

颞动脉炎是头部和颈部动脉的炎症，最常见的症状是头痛、头皮触痛或咀嚼暂停。在任何超过 50 岁的患者中，如果有单侧头痛的症状可以怀疑这种疾病。颞动脉的表浅分支常会发生触痛和扩张。眼动脉的分支动脉炎症可以导致缺血性视神经炎和单侧失明。为预防失明，对于存在视觉症状的患者，应该迅速开始皮质类固醇激素治疗。在约 90% 的患者中，颞动脉标本活检都存在动脉炎症。

（三）Kawasaki 病

Kawasaki 病（皮肤黏膜淋巴结综合征）主要见于儿童，表现为发热、结膜炎、黏膜炎、手足红肿、躯干皮疹和颈部淋巴结病。随后，出现血管炎，侵及冠状动脉和其他中等大小的肌性动脉，发生局灶节段性破坏。有 20%～25% 的儿童患者，会发生冠状动脉的动脉瘤。Kawasaki 病的病因仍在继续研究。一旦诊断明确，紧急开始丙种球蛋白和阿司匹林的治疗，大幅减少患者发生冠状动脉瘤的比例。这些患者的麻醉管理应考虑术中心肌缺血的可能性。已有报道外周神经阻滞能为外周炎症动脉提供交感神经阻滞，但还没有被系统的评估。

（四）血栓闭塞性脉管炎（Buerger 病）

血栓闭塞性脉管炎是一种导致四肢中小动脉和静脉闭塞的血管炎症。这种疾病好发于男性，且典型的发病年龄在 45 岁之前。最重要的发病原因是吸烟。该病被确认为尼古丁触发的自身免疫反应。传统诊断 Buerger 病有以下 5 个标准：吸烟史、发病年龄在 50 岁之前、膝腘动脉闭塞症、累及上肢或移行性静脉炎，以及除吸烟外无动脉粥样硬化的危险因素。血栓闭塞性脉管炎的确诊依靠病变血管的活检。

1. 体征和症状　四肢动脉病变造成前臂、小腿或足的间歇性跛行。手和足严重缺血可引起静息痛、溃疡和皮肤坏死。Raynaud 现象常见于血栓闭塞性脉管炎，且冷刺激可加重这种症状。血管痉挛期和静止期可以交替出现。约 40% 的患者会发生游走性浅表静脉炎。

2. 治疗　对于血栓闭塞性脉管炎患者，最有效的治疗方法就是戒烟。因为病变累及远端的小血管，外科血供重建术通常并不适合。尚无有效的药物治疗，抗血小板药、抗凝血药和溶栓治疗的疗效仍不确定。最近发现，应用血管内皮生长因子的基因治疗，可以帮助愈合缺血性溃疡和缓解静息痛。由于该疾病具有自身免疫性质，已尝试应用环磷酰胺治疗。

3. 麻醉管理　在血栓闭塞性脉管炎患者的麻醉管理中，应避免损害已经缺血的四肢。体位的摆放和受压点的垫充必须认真细致。手术的环境温度应保持温暖，而且对吸入的气体加温加湿以便维持患者的正常体温。如果可行，不要通过动脉内的方式，而是采用无创血压测量。在这些吸烟患者中，注意并存的心肺疾病。

区域麻醉和全身麻醉技术都适用于这些患者。如果选择区域麻醉，局部麻醉药中禁止加入肾上腺素，以避免任何加重血管痉挛的可能性。

（五）Wegener 肉芽肿

Wegener 肉芽肿的特征是在炎性血管内形成坏死性肉芽肿，这些血管可位于中枢神经系统、气道、肺、心血管系统和肾（表 8-8）。患者目前可存在鼻窦炎、肺炎或肾衰竭。喉黏膜被肉芽组织取代，从而引起声门开口缩小或声门下的狭窄。血管炎可能导致肺血管闭塞。肺部肉芽肿可能随机分布在间质内，伴随周围的感染和出血。进行性的肾衰竭是 Wegener 肉芽肿患者死亡最常见的原因。Wegener 肉芽肿的患者抗中性粒细胞胞质抗体（ANCAs）试验呈阳性，其他几种血管炎包括变应性肉芽肿性血管炎和显微镜下型多血管炎 ANCAs 试验也呈阳性。用糖皮质激素和环磷酰胺治疗 Wegener 肉芽肿可产生显著的缓解。甲氨蝶呤和利妥昔单抗也已用于初始的治疗。一旦达到缓解，硫唑嘌呤或甲氨蝶呤通常继续维持治疗以防止复发。

Wegener 肉芽肿患者的麻醉管理，需要认识到这种疾病会累及广泛的器官系统。环磷酰胺具有抑制免疫系统的作用并可导致相关的溶血性贫血和白细胞减少症。环磷酰胺还可以降低血浆内

表8-8　Wegener 肉芽肿的体征和症状

中枢神经系统
  颅内动脉瘤
  周围神经病变
呼吸道和肺
  鼻窦炎
  喉头狭窄
  会厌破坏
  通气/灌注失调
  肺炎
  咯血
  支气管破坏
心血管系统
  心脏瓣膜破坏
  心脏传导障碍
  心肌缺血
肾
  血尿
  氮质血症
  肾衰竭

胆碱酯酶的活性，但是在给予琥珀胆碱后，没有发现骨骼肌肌松作用延长。

在直接喉镜下插管时，避免损伤组织是很重要的，因为可能会发生肉芽肿出血和易碎的溃疡组织脱落。如果声门开口或气管因肉芽肿而变狭窄的话，需用比预计更小的气管插管。可能需要气道吸引以去除坏死组织碎屑。在围术期，可能存在的肺疾病，强调了辅助供氧的必要性。因外周血管的动脉炎症，要避免通过置入动脉导管来监测血压，或是限制由动脉穿刺获得血气样本的次数。

在决定对 Wegener 肉芽肿的患者实施区域麻醉前，必须进行详细的神经功能检查。神经肌肉阻滞药物的选择和剂量，可能会受肾功能不全的程度影响，麻醉药物的心肌抑制在合并心脏疾病的患者作用可能被夸大了。心电图能够监测心脏传导系统的异常。

（六）变应性肉芽肿性血管炎

变应性肉芽肿性血管炎是小型和中型血管的炎症，与呼吸道炎症相关，并伴有鼻炎和哮喘的症状及嗜酸性粒细胞增多症。心脏、肾、神经系统和胃肠道的症状也很显著。维持免疫抑制药复合糖皮质激素治疗通常效果良好。

病情严重的患者可能要行鼻息肉切除术或鼓膜切开置管术，由于存在反应性气道疾病，对麻醉是一个挑战。

（七）结节性多发性动脉炎

结节性多发性动脉炎是一种抗中性粒细胞质抗体阴性的血管炎症，有时其发病与乙型肝炎、丙型肝炎或多毛细胞白血病相关。男性发病较女性更多见。常累及中小型动脉，炎性改变会引起肾小球肾炎、心肌缺血、周围神经病变和癫痫发作。肺的血管系统通常不受影响。高血压是常见症状，可能反映了肾病变。肾衰竭是患者最常见的死因。人类免疫缺陷病毒相关的血管炎可能具有类似的表现。

结节性多发性动脉炎的诊断，依靠活检标本的血管炎组织学证据和动脉造影证实有特征性的动脉瘤。治疗是经验性的，通常包括应用糖皮质激素和环磷酰胺，去除致病药物，治疗潜伏的疾病如癌症。

结节性多发性动脉炎患者的麻醉管理需要考虑到可能并存的肾疾病、心脏病和高血压。已经接受了糖皮质激素治疗的患者，需要适当地补充这些药物。

九、要点

- 接受非心脏手术的患者心脏并发症是围术期发病和病死的主要原因。与接受普通手术人群相比，接受血管手术的患者这些并发症的发生率更高。血管手术患者有更高的冠状动脉疾病的发病率，并且围术期的心肌梗死尤其高危。然而，围术期心脏并发症的风险基于血管手术的类型而不同。例如，心血管并发症的发生率，实际上，外周血管手术比中央血管手术如主动脉瘤修复术更高。最近的趋势朝向主动脉和外周血管疾病的血管内处理，可以极大地改变心血管的风险。

- 动脉粥样硬化是全身性疾病。患有外周动脉疾病的患者，易发生心血管缺血事件，例如心肌梗死、缺血性卒中和死亡，危险比那些没有这种疾病的患者大3～4倍。严重肢体缺血患者由于心血管事件而有较高的中期发病率和病死率。

- 主动脉的阻断和开放可以导致明显的血

流动力学紊乱，这是由于主动脉阻断远端血流下降和阻断水平的近端血流增加引起的。全身血压也会大幅升高。主动脉阻断时的血流动力学反应的不同取决于阻断的水平：胸部、腹部或肾下水平。

- 主动脉阻断后远端的灌注压力下降，其直接依靠主动脉阻断之上的压力通过侧支血管或分流供给远端血流。阻断远端重要脏器的供血，是由灌注压力决定的，而不是心排血量或血管内容量。

- 主动脉阻断与激素因子的形成及释放（交感神经系统和肾素血管紧张素醛固酮系统）和其他调节因子（前列腺素、氧自由基和补体系统）有一定的相关性。总之，脊髓、肺、肾和腹部脏器的损伤，主要是因为缺血和再灌注损伤，由主动脉阻断（局部效应）和（或）缺血和再灌注组织释放的因子（远期效应）引起的。

- 开放后低血压的主要原因包括：①再灌注组织中的血液淤积引起的中心血容量不足；②低氧介导的血管扩张，使得在主动脉钳夹水平之下的组织中血容量增加；③这些组织中血管活性递质和心肌抑制代谢产物的堆积。

- 经颅多普勒和颈动脉多普勒超声研究中得出的数据，表明在颈动脉狭窄处管腔残余直径为1.5mm（70%～75%狭窄），血流通过狭窄处后发生了压力下降，也就是说狭窄造成明显的血流动力学改变。所以，如果大脑侧支血流量不足的话，就可发生短暂脑缺血发作和缺血性梗死。

- 在颈动脉内膜切除术术后早期，会频繁的观察到高血压和低血压。

- 急性动脉闭塞通常是由心源性栓塞引起的。全身性栓子可能来源于左心室附壁血栓，是由心肌梗死或扩张型心肌病引起的。全身性栓子的其他心脏来源有：心脏瓣膜病、人工心脏瓣膜、感染性心内膜炎、左房黏液瘤、心房颤动以及来自主动脉和髂或股动脉的动脉源性的粥样硬化栓子。

- 血栓闭塞性脉管炎是一种导致四肢中小动脉和静脉闭塞的血管炎症。

- 对于深静脉血栓形成的低风险患者只需采取最低限度的预防措施，如术后早期离床活动和使用加压长袜。年龄超过40岁，手术时间＞1h，特别是下肢、骨盆的骨科手术或腹部手术，以及术后需要卧床或制动恢复期较长的患者，其深静脉血栓形成风险会加大。癌症也可以增加血栓性并发症的风险。皮下注射肝素（小剂量肝素）和间歇性体外气动加压下肢，可以用来预防腹部和骨科手术后中度危险的患者深静脉血栓的形成。

- 主动脉病变的血管内修复术是一项比较新的技术，对此相关长期预后和随机试验的资料仍然缺乏，但是随着新的移植物和装置的发展，围术期死亡率的明显改善，已经开启了血管手术的一个新纪元。颈动脉和外周动脉的血管内手术已经一跃成为另一种微创的动脉修复方法。

（王 鹏 译 单世民 校）

参 考 文 献

[1] Asymptomatic Carotid Surgery Trial (ACST) Collaborative Group. Prevention of disabling and fatal strokes by successful carotid endarterectomy in patients without recent neurological symptoms: randomized controlled trial. Lancet, 2004,363:1491-1502.

[2] Baum RA, Stavropoulos W, Fairman RM, et al. Endoleaks after endovascular repair of abdominal aortic aneurysms. J Vasc Interv Radiol, 2003,14:1111-1117.

[3] Brott TG, Hobson II RW, Howard G, et al. Stenting versus endarterectomy for treatment of carotid-artery stenosis. Erratum. N Engl J Med, 2010,363(5):498:N Engl J Med, 2010,363(2):198. N Engl J Med, 363,11-23.

[4] Chaturvedi S, Bruno A, Feasby T, et al. Carotid endarterectomy—an evidence-based review: report of the Therapeutics and Technology Assessment Subcommittee of the American Academy of Neurology. Neurology, 2005,65:794-801.

[5] Conrad MF, Cambria RP. Contemporary management of descending thoracic and thoracoabdominal aortic aneurysms: endovascular versus open. Circulation, 2008,117:841-852.

[6] Cremonesi A, Setacci C, Angelo Bignamini A, et al. Carotid artery stenting: first consensus document of the ICCS-SPREAD Joint Committee. Stroke,

2006,37:2400-2409.

[7] European Carotid Surgery Trialists' Collaborative Group. MRC European Carotid Surgery Trial: interim results for symptomatic patients with severe (70%~99%) or with mild (0~29%) carotid stenosis. Lancet, 1991,337:1235-1243.

[8] EVAR trial participants. Endovascular aneurysm repair versus open repair in patients with abdominal aortic aneurysm (EVAR trial 1): randomised controlled trial. Lancet, 2005,365:2179-2186.

[9] EVAR trial participants. Endovascular aneurysm repair and outcome in patients unfit for open repair of abdominal aortic aneurysm (EVAR trial 2): randomised controlled trial. Lancet, 2005,365:2187-2192.

[10] Freeman A, Shulman S. Kawasaki disease: summary of the American Heart Association guidelines. Am Fam Physician, 2006,74:1441-1448.

[11] Geerts WH, Heit JA, Clagett GP, et al. Prevention of venous thromboembolism. Chest, 2001,119:S132-S175. Gelman S. The pathophysiology of aortic cross-clamping and unclamping. Anesthesiology, 1995,82:1026-1060.

[12] Hirsch AT, Haskal ZJ, Hertzer NR, et al. ACC/AHA 2005 practice guidelines for the management of patients with peripheral arterial disease (lower extremity, renal, mesenteric, and abdominal aortic): a collaborative report from the American Association for Vascular Surgery/Society for Vascular Surgery, Society for Cardiovascular Angiography and Interventions, Society for Vascular Medicine and Biology, Society of Interventional Radiology, and the ACC/AHA Task Force on Practice Guidelines (Writing Committee to Develop Guidelines for the Management of Patients with Peripheral Arterial Disease): endorsed by the American Association of Cardiovascular and Pulmonary Rehabilitation; National Heart, Lung, and Blood Institute; Society for Vascular Nursing; TransAtlantic Inter-Society Consensus; and Vascular Disease Foundation. Circulation, 2006,113:e463-e654.

[13] Jonker FHW, Verhagen HJM, Linn PH, et al. Outcomes of endovascular repair of ruptured descending thoracic aortic aneurysms. Circulation, 2010,121:2718-2723.

[14] Katzen BT, Dake MD, MacLean AA, et al. Endovascular repair of abdominal and thoracic aortic aneurysms. Circulation, 2005,112:1663-1675.

[15] Kouchoukos NT, Dougenis D. Surgery of the thoracic aorta. N Engl J Med, 1997,336:1876-1888.

[16] Longo DL, Kasper DL, Fauci AS, et al. Harrison's principles of internal medicine. 18th ed. New York, NY: McGraw-Hill, 2008.

[17] Marin ML, Hollier LH, Ellozy SH, et al. Endovascular stent graft repair of abdominal and thoracic aortic aneurysms. A ten-year experience with 817 patients. Ann Surg, 2003,238:586-595.

[18] McFalls EO, Ward HB, Moritz TE, et al. Coronary artery revascularization before elective major vascular surgery. N Engl J Med, 2004,351:2795-2804.

[19] Meyers PM, Schumacher HC, Connolly ES, Jr. Current status of endovascular stroke treatment. Circulation, 123: 2591-2601.

[20] Norris EJ, Beattie C, Perler BA, et al. Double masked randomized trial comparing alternate combinations of intraoperative anesthesia and postoperative analgesia in abdominal aortic surgery. Anesthesiology, 2001,95:1054-1067.

[21] North American Symptomatic Carotid Endarterectomy Trial Collaborators. Beneficial effect of carotid endarterectomy in symptomatic patients with high-grade carotid stenosis. N Engl J Med, 1991,325:445-453.

[22] Pleis JR, Ward BW, Lucas JW. Summary health statistics for U. S. adults: National Health Interview Survey, 2009. : National Center for Health Statistics. Vital Health Stat, 2010, 10.

[23] Sharrock NE, Ranawat CS, Urquhart B, et al. Factors influencing deep vein thrombosis after total hip arthroplasty under epidural anesthesia. Anesth Analg, 1993,76:765-771.

[24] Trimarchi S, Nienaber CA, Rampoldi V, et al. Role and results of surgery in acute type B aortic dissection: insights from the International Registry of Acute Aortic Dissection (IRAD). Circulation, 2006,114:357-364.

[25] Tsai TT, Evangelista A, Nienaber CA, et al. Long-term survival in patients presenting with type A acute aortic dissection. Insights from the International Registry of Acute Aortic Dissection (IRAD). Circulation,

2006,114(suppl I):I-350-I-356.

[26] Veith FJ, Lachat M, Mayer D, et al. Collected world and single center experience with endovascular treatment of ruptured abdominal aortic aneurysms. Ann Surg, 2009,250:818-824.

[27] Yadav JS, Wholey MH, Kuntz RE, et al. Protected carotid-artery stenting versus endarterectomy in high-risk patients. N Engl J Med, 2004,351:1493-1501.

第9章

呼吸系统疾病

术前存在呼吸系统疾病的患者在围术期发生呼吸并发症的可能性增加。术后肺部并发症对患者发病率、病死率及住院时间的影响日益得到医师的重视。肺部并发症同样是术后长期病死率的重要影响因素。术前纠正疾病的严重性并调整患者状态到最佳能够显著减少这些并发症的发生率。

为了便于讨论呼吸系统疾病对麻醉管理的影响，现将其分为以下几类：急性上呼吸道感染（acute upper respiratory tract infection, URI）、哮喘、慢性阻塞性肺疾病（chronic obstructive pulmonary disease, COPD）、急性呼吸衰竭、限制性肺疾病、肺栓塞和肺移植。

一、急性上呼吸道感染

每年有约2500万的患者因为上呼吸道感染就诊。这些普通的感冒症状造成患者在约2000万个工作日中无法正常工作，约2200万个工作日中无法正常学习，而且大量处于上呼吸道感染急性期的患者需要进行择期手术治疗。

感染性（病毒性或者细菌性）鼻咽炎约占所有上呼吸道感染的95%，常见致病病毒为鼻病毒、冠状病毒、流感病毒、副流感病毒和呼吸道合胞病毒。非感染性鼻咽炎多由过敏性血管收缩引起。

（一）症状和体征

上呼吸道感染患者具有很多不典型的症状和体征。打喷嚏、流鼻涕及过敏病史意味着为过敏病因。与感染相关的症状有发热史、脓性鼻涕、排痰性咳嗽、发热及周身不适。体格检查会发现，患者可能存在呼吸急促、气喘或其他中毒体征。

（二）诊断

上呼吸道感染的诊断多基于临床体征及症状。虽然病毒培养及实验室检查能够明确诊断，但这些检查灵敏性不足，而且在繁忙的临床工作中不便于操作。

（三）麻醉管理

1. 术前　旨在探讨上呼吸道感染对术后并发症的影响的研究已经在儿科患者中开展。有证据表明，术前存在诸如分泌物增多、气管插管、早产、父亲（或母亲）吸烟、鼻充血、气道反应性疾病及气道手术等病史的患者，其呼吸道并发症的发生率增加。存在明显的感染性全身症状如发热、脓性鼻黏膜炎、咳痰以及打鼾的患者，在接受择期手术，特别是气道手术时，围术期出现不良事件的风险增大。因此，必须与手术医师就该手术是否紧急进行沟通。当患者已存在数天或数周的上呼吸道感染，亦或患者情况稳定、情况有所改善，则可认为麻醉管理期间相对安全，不必推迟手术。然而，如果患者需要在发生上呼吸道感染4周内接受麻醉，则推迟手术并不能降低呼吸系统不良事件的发生。气道高反应性需要至少6周时间治疗改善。因此，在做推迟手术的决定之前，应考虑取消手术是否可行，在经济上是否更划算。

病毒感染，特别是在感染急性期，能够引起呼吸道上皮细胞形态和功能的变化。但是，呼吸道上皮损伤、病毒感染、气道反应性和麻醉之间的关系仍不明确。全身麻醉能够抑制气管内纤毛运动和肺的内在杀菌能力。正压通气可能加剧感染从上呼吸道向末端气道播散。机体的免疫反应也会受到手术及麻醉的影响而产生变化。B淋巴细胞数量的减少、T淋巴细胞反应性的降低、抗体产生能力的下降可能和麻醉有关，但其中的临床显著性还有待阐明。

2. 术中 上呼吸道感染患者的麻醉管理包括提供充足的气体湿化、减少气道分泌物、减少具有潜在敏感性的气道操作。喉罩可作为气管插管的良好替代方法，能够降低由于气道操作引起气管痉挛的风险。预防性应用气管扩张药对于减少围术期气管痉挛的作用还不明确。

3. 术后 已报道的上呼吸道感染患者可能出现的呼吸道不良事件包括气管痉挛、喉痉挛、气道梗阻、插管后哮喘、氧合不足和肺萎陷。上呼吸道感染患者麻醉后可能出现的长期并发症尚未深入研究。术中及术后即刻低氧血症较为常见，充分的供氧可使其缓解。

二、哮喘

哮喘具有以下特征：慢性气道炎症、经刺激后出现可逆性呼出气流梗阻及支气管高反应性。美国过敏、哮喘和免疫学会的数据显示全球约有3亿人口患有哮喘，并且患病人数仍在增长。每年因为哮喘死亡人数达到25万。在2006年成年女性患哮喘的比例超过男性23%。

（一）症状和体征

哮喘为无症状期与急性发作交替出现的突发性疾病。大部分为短期发作，持续数分钟至数小时，临床多见患者发作后彻底缓解。然而，患者可能在每天的一定时期内都发生一定程度的气道梗阻。这一时期可以非常和缓，可叠加或不叠加到严重的哮喘发病中，但也可能非常严重，能够产生持续数天乃至数周的明显气道梗阻。哮喘持续状态的定义是在进行治疗的情况下，依然存在威胁生命的支气管痉挛。当明确患者病史后，应该对增加风险的相关因素加以重视，如曾经插管或入住重症监护病房、在过去几年因为哮喘两次或多次住院以及共存疾病。哮喘的临床表现包括喘息、咳痰或干咳、呼吸困难、胸部不适或压迫感都可导致通气不足和嗜酸粒细胞增多。

（二）发病机制

哮喘是异质性疾病，遗传因素（遗传性过敏性疾病）以及诸如病毒、职业性暴露和过敏原等环境因素，均能影响哮喘的发生和持续。各种诱发哮喘发作的刺激因素如表9-1所示。

以下几项因素能够诱发过敏原引起的免疫反应性哮喘：①遗传性过敏症是哮喘病情发展的最大独立危险因素；②个人史和（或）家庭史中存在免疫性疾病，诸如鼻炎、荨麻疹和湿疹；③皮内注射风媒过敏原提取物后，皮肤出现风疹团和红斑的皮肤阳性反应；④血清免疫球蛋白E水平升高和（或）包括吸入特定过敏原等在内的激发试验反应阳性；⑤具有血清总免疫球蛋白E升高与遗传性过敏症相关联的遗传学证据。

哮喘特征的另一种解释是神经功能的异常自主调节，特别是兴奋性（支气管收缩药）和抑制性（支气管扩张药）神经传入间的不平衡。这可能是由于肥大细胞释放的化学介质影响了自主神经系统。一些化学介质能够刺激气道受体，从而触发反射性支气管收缩；而另一些化学介质能够使支气管平滑肌对乙酰胆碱的作用更加敏感。另外，刺激毒蕈碱受体能够促进肥大细胞释放化学介质，从而为持续的炎症反应和气管收缩提供正反馈环路。

（三）诊断

1. 肺活量测定法 1s内用力呼气量（Forced expiratory volume in 1 second，FEV_1）和最大呼气中期流速（maximum mid-expiratory flow，MMEF）是直接检测呼气梗阻严重程度的指标（图9-1，表9-2和表9-3）。这些检测为评估哮喘严重程度及监测哮喘加重的过程提供了客观数据。典型的哮喘患者到医院就诊时，其FEV_1低于正常值的35%，最大呼气中期流速等于或低于正常值的20%。气流容量环中，吸入、呼出曲线较平缓，它有助于区分由气道梗阻（异物、气管狭窄、纵隔肿瘤）引起的喘息和哮喘（图9-2，图9-3）。在中重度哮喘发作，功能残气量（functional residual capacity，FRC）可能增加，但是肺总量通常仍然在正常范围之内。一氧化碳

表9-1 诱发哮喘的刺激因素

过敏原

药物制剂：阿司匹林、β受体拮抗药、部分非甾体抗炎药、亚硫酸盐剂

感染：呼吸道病毒

运动：通常运动后发作，而不是在运动进行中发作

精神应激：内啡肽和迷走神经调节

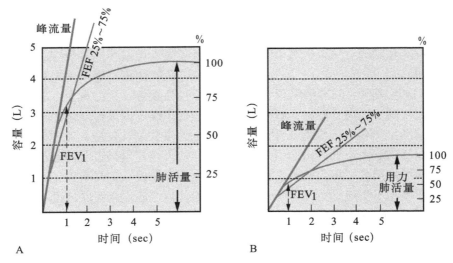

图9-1　正常人（A）和支气管痉挛患者（B）的呼吸运动变化

当存在气道阻塞性疾病时，1s用力呼气量（FEV₁）通常低于80%潮气量；在这些患者中（B），峰流量和最大呼气中期流速（FEF₂₅%~₇₅%）也有所减低

（摘自Kingston HGG, Hirshman CA. Perioperative management of the patient with asthma. Anesth Analg, 1984,63:844-855.）

表9-2　根据呼出气梗阻的严重程度划分哮喘等级

严重程度	FEV₁ （%预计值）	FEF₂₅%~₇₅% （%预计值）	PaO₂ （mmHg）	PaCO₂ （mmHg）
轻度（无症状）	65～80	60～75	>60	<40
中度	50～64	45～59	>60	<45
显著	35～49	30～44	<60	>50
重度（哮喘持续状态）	<35	<30	<60	>50

FEF₂₅%~₇₅%:25%～75%用力肺活量时的用力呼出气流；FEV₁.1s内用力呼气量

（选自Kingston HGG, Hirshman CA. Perioperative management of the patient with asthma. Anesth Analg, 1984,63:844-855.）

*没有足够的数据可用

表9-3　常用的肺功能测试

1s用力呼气量（FEV₁）：1s用力呼气所呼出的气体量。预测值的80%～120%为正常范围

用力肺活量（FVC）：深吸气后用力呼气所呼出的气体量。正常值女性3.7L，男性4.8L

FEV₁与FVC比值：健康成年人正常值为75%～80%

用力呼出气量为25%～75%肺活量时的平均流量（FEF₂₅%~₇₅%）：最大呼气中段时的气流量

最大通气量（MVV）：1min内可以吸入和呼出的气体总量。为了患者的舒适性测量15s的流量，结果外推获得1min的值，以L/min表示。正常值女性80～120L/min，男性140～180L/min

一氧化碳弥散量(DIco)：每分钟每单位压力下从肺泡进入血液的一氧化碳量。一氧化碳的转移主要依靠扩散，在血液中迅速被血红蛋白吸收。吸入0.3%一氧化碳和10%氦气后，屏息20s，通过测定呼出气中的一氧化碳进行计算。正常值为17～25ml/min/mm Hg

弥散功能没有改变。在临床工作中，支气管扩张反应能够提供支持哮喘存在的证据。存在呼气梗阻的患者，吸入支气管扩张药后出现气流增加提示哮喘。在急性哮喘发作后，尽管症状缓解，但肺功能试验异常还将持续数天。由于哮喘是突发性疾病，即使肺功能正常时仍可考虑该诊断。

2.动脉血气分析　轻度哮喘通常PaO₂和PaCO₂正常。急性哮喘发作时出现的呼吸急促和过度通气并不反映动脉血氧不足，而是反映肺神经反射。有哮喘表现时，动脉血气分析结果常见低碳酸血症和呼吸性碱中毒。呼出气梗阻严重程度增加时，伴随出现的通气-血流比例失调可能导致呼吸空气时PaO₂低于60mmHg。FEV₁少于预计值的25%时，PaCO₂可能增加。高碳酸血症的出现可能与呼吸肌疲劳有关。

3.X线胸片和心电图检查　X线胸片检查可提示肺过度通气，也可用来诊断和哮喘相混淆的肺炎或充血性心力衰竭。哮喘发作时，心电图检查可提供急性右心衰竭和心室激惹状态的诊断依据。

哮喘的鉴别诊断包括病毒性气管支气管炎、肉状瘤病、类风湿关节炎支气管炎及上呼吸道外源性压迫（胸腔动脉瘤、纵隔肿瘤）或内源性压迫（会厌炎、哮吼）。上呼吸道梗阻表现出特征性的气流-容量环（图9-3）。上呼吸道梗阻类似哮喘表现的患者近期存在创伤、手术或气管插管史。充血性心力衰竭和肺栓塞可能引起呼吸困难和喘息。"心源性哮喘"与肺水肿同时出现的喘息为特征。给予吸入气管扩张药治疗后病情有所改善者亦不能排除喘息的原因为心源性哮喘。

（四）治疗

哮喘的传统治疗旨在应用支气管扩张药预防和控制支气管痉挛。然而，认识到哮喘患者亦存在持续的气道炎症后，药物治疗也有所变化。现在的治疗重点是预防和控制支气管炎症。支气管扩张药治疗并不能影响气道的炎症反应，并且可能因缓解症状而掩盖潜在的炎症，使患者继续暴露在过敏原下。表9-4列出了治疗哮喘的各种药物。

哮喘治疗有两个要素。首先应用"控制药"治疗，旨在改变气道环境从而降低急性气道狭窄

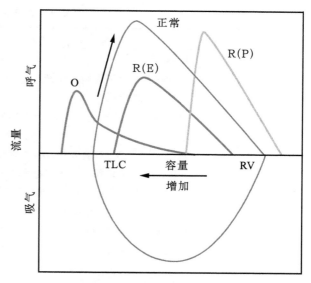

图9-2　不同情况下的流速-容量曲线

O.阻塞性疾病。R(E).吸气和呼气受限的肺外限制性疾病。R(P).肺内限制性疾病。在各种情况下，描计用力呼气量；只在正常情况下，描计用力吸气量。RV.残气量。TLC.肺总量；一般情况下，肺容量增加移至横轴左侧。沿正常状况曲线所示的箭头表示呼气自TLC至RV的方向

（摘自Weinberger SE. Disturbances of respiratory function. In: Fauci B, Braunwald E, Isselbacher KJ, et al, eds. Harrison's Principles of Internal Medicine. 14th ed. New York, NY: McGraw-Hill; 1998.）

的发生率。控制药治疗包括吸入和全身应用皮质类固醇、茶碱及白三烯阻断药。另一个治疗哮

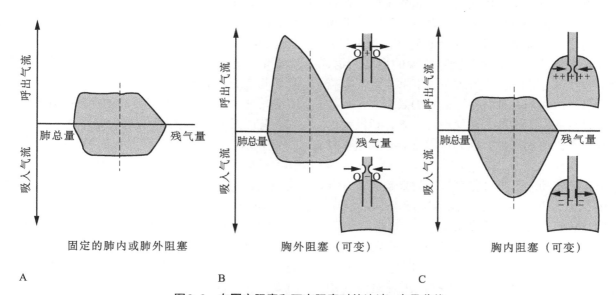

A　　　　　　　　　　B　　　　　　　　　　C

图9-3　在固定阻塞和可变阻塞时的流速-容量曲线

A.固定阻塞，胸内或胸外；B.胸外阻塞（可变）；C.胸内阻塞（可变）；Exp flow.呼出气流；Insp flow.吸入气流；RV.残气量；TLC.肺总量

（摘自Benumof J, ed. Anesthesia for Thoracic Surgery. 2nd ed. Philadelphia, PA: Saunders; 1995.）

表9-4　应用于哮喘治疗的药物

分类	药物	作用	不良反应
抗炎药	皮质类固醇：倍氯米松、曲安西龙、氟尼缩松、氟替卡松、布地奈德	减少炎性反应，降低气道高反应性	发声困难，喉肌病、口咽念珠菌症
	色甘酸	抑制肥大细胞释放介质，稳定细胞膜	极微
	白三烯调节剂：扎鲁司特、普伦斯特、孟鲁司特、齐留通	通过抑制5-脂氧合酶减少白三烯合成	增加肝酶水平
支气管扩张药	β肾上腺素能激动药：沙丁胺醇、奥西那林、沙美特罗	激动气管β₂受体	心动过速、震颤、心律失常、低钾血症
	抗胆碱药物：异丙托铵、阿托品、格隆溴铵	阻滞气道平滑肌M受体，降低迷走神经张力	口干、咳嗽、视物模糊
甲基黄嘌呤	茶碱	抑制磷酸二酯酶增加cAMP，阻滞腺苷受体，释放内源性儿茶酚胺	打乱睡眠周期，烦躁、恶心、呕吐、厌食症、头痛、心律失常

cAMP.环磷腺苷

喘的要素是，在急性支气管痉挛时，应用"缓解药"或者急救药品。缓解治疗包括β肾上腺素受体激动药和副交感神经抑制药。最常使用的沙丁胺醇是吸入性的β肾上腺素受体激动药。左沙丁胺醇为沙丁胺醇的R-对映异构体，已经被用于急诊医学，其有效剂量是外消旋沙丁胺醇的1/2。

抗胆碱能药物如异丙托溴铵能相对减轻发作，并能与短效β₂受体激动药一起使用产生长时间的支气管扩张效果。如果需要口服类固醇类药物，通常使用泼尼龙40～80mg/d，1次或分2次给予。传统上，氨茶碱是治疗哮喘的主要药物。然而，吸入β受体激动药治疗成年患者急性哮喘加用静脉内注射氨茶碱并无额外的效果，且会增加不良反应。不推荐常规使用抗生素，积极水化治疗及黏液溶解药物，因为这样可能会加剧哮喘的急性发作。

连续肺功能监测对监测治疗效果是非常有意义的。当FEV₁恢复到约正常值的50%时，患者通常症状不明显或已无症状。

哮喘持续状态：哮喘持续状态的定义为经治疗仍无法缓解的、可危及生命的支气管痉挛。哮喘持续状态的紧急治疗包括应用计量吸入器或喷雾器经气道间断或持续给予β₂受体激动药。β₂受体激动药可以每隔15～20min重复给予，由于拟肾上腺作用的过度兴奋，患者可能出现

不舒适的感觉，但不会产生明显的血流动力学不良反应。与间断给药相比使用吸雾器持续给予β₂受体激动药可以更加有效的应用药物以缓解气道痉挛。应在治疗早期静脉给予皮质类固醇，因为该药物需要数小时才能起效。常用的皮质类固醇包括：①氢化可的松2mg/kg静脉注射之后以0.5mg/（kg·h）持续输注；②甲泼尼龙60～125mg/6h静脉注射。充分的氧供以保持动脉氧饱和度在0.90以上。在顽固病例中可以使用其他药物如硫酸镁和口服白细胞三烯抑制药。研究显示，静脉注射硫酸镁可以大大改善肺功能并降低儿童的住院率。国家哮喘教育和预防计划专家组与全球哮喘创议对哮喘的治疗已经有了最新的具有证据支持的指南。

肺功能监测在评估哮喘持续状态的严重程度和治疗效果上非常有益。当患者FEV₁或呼气流速峰值降至正常的25%甚至更低时，意味着发生高碳酸血症和呼吸衰竭的风险增加。尽管进行充分的抗炎和扩张支气管治疗，高碳酸血症的存在（PaCO₂＞50mmHg）仍然提示呼吸衰竭，需进行气管插管和机械通气。机械通气模式的设定对处于哮喘持续状态的患者十分重要。由于支气管收缩、气道峰压高需要输入合适的潮气量。高气流量可减少吸气时间，延长呼气时间。必须延长呼气来完成呼气过程，并预防自身出现的呼

气末正压（PEEP）。为防止气压伤，部分医师推荐可有适度的高碳酸血症。当FEV_1或呼气流速峰值达到正常值的50%或更多时，患者通常症状减轻，甚至无症状。在这种情况下，支气管扩张治疗的频率和强度可以有所降低，随后可以脱离机械通气。

当患者对治疗反应不佳时，则可能存在主要由于肺水肿或胸内分泌物增加引起的呼出气流梗阻。事实上，处于哮喘持续状态的患者可能由于黏液堵塞气管而有窒息的危险。在极少数情况下，当危及生命的哮喘持续状态在积极药物治疗后仍得不到缓解时，有必要考虑应用全身麻醉来产生支气管扩张作用。氟烷、恩氟烷、异氟烷和七氟烷都可作为有效的气管扩张药应用到此情况中。

（五）麻醉管理

在哮喘患者进行全身麻醉的所有过程中，有0.2% ~ 4.2%的患者经历了严重的支气管痉挛。预测严重支气管痉挛发生的重要因素包括手术类型（上腹部手术和肿瘤手术风险增高）和最接近手术日的哮喘发作时间。

一些病生理机制可以解释全身麻醉对增加气道阻力的作用。其中包括咳嗽反射抑制、黏膜纤毛功能损伤、腭咽肌紧张度降低、膈肌功能受抑制及气道壁液体量增加。此外，气管内插管的直接机械气道刺激、副交感神经激活和（或）神经递质释放所导致的疼痛，如P物质和神经激肽都发挥了作用。

1.术前　哮喘患者的术前评价包括评估疾病严重程度、目前用药的有效性及术前是否需要其他治疗。术前评估的目的在于制定麻醉计划，预防和减缓呼气道梗阻。术前评估的目的在于制定麻醉计划、预防和缓解呼气道梗阻。

术前评估可以从能反映患者哮喘严重程度及哮喘特征的临床病史开始（表9-5）。体格检查应注意患者的一般情况和呼吸时辅助呼吸肌的情况。胸部听诊发现喘息或捻发音是非常重要的。通常血中性粒细胞计数与气道炎症的严重程度具有相关性，气道高反应可间接评估目前哮喘的状态。扩张气管治疗前后进行肺功能检查（特别是FEV_1）适合于计划行择期手术的患者。FEV_1或者用力肺活量（forced vital capacity，FVC）少于70%，或者FEV_1/FVC比例低于预

表9-5　术前需要评估的哮喘特征

发病年龄
触发因素
哮喘院内治疗
急诊科的就诊频率
是否需要插管和机械通气
过敏因素
咳嗽
痰性状
目前所用药物
麻醉史

期值的65%，这些都是围术期并发症的危险因素。

术前胸部理疗、抗体治疗和气管扩张治疗能够改善哮喘中可逆的病理过程。当对通气频率或氧合状态有所疑虑时可行动脉血气分析。

应用抗胆碱药物进行治疗应根据患者情况确定，值得注意的是，这类药物可增加气道分泌物的黏稠度，使其难以从气道排出。因此，通过肌内注射一定剂量的抗胆碱药作为麻醉前用药来抑制节后胆碱能受体以期减少气道阻力是不可行的。

抗炎和气道扩张治疗应持续至麻醉诱导。如果用来治疗哮喘的药物可能具有抑制下丘脑-垂体-肾上腺轴的作用，可在大手术前给予负荷剂量的皮质类固醇，但是下丘脑-垂体-肾上腺轴通常不会被吸入皮质类固醇药物抑制。对于特定的患者来说，术前口服一段时期的皮质类固醇可能是有益的。

术前患者应无喘息症状，呼气流速峰值应超过预计值的80%或处于患者自身最佳峰值水平。

2.术中　存在哮喘气道高反应的患者，在麻醉诱导和维持期间有必要避免机械刺激后由气道反应引起的支气管收缩。那些一般情况下不引起气道反应的刺激，在哮喘患者中可能引起危及生命的迅速的支气管收缩。

为了避免气道操作和气管插管，如果手术区域允许，那么局部麻醉是很好的选择。尚未发现由于麻醉平面高引起的交感神经阻滞导致支气管痉挛。

如果选择全身麻醉，最常用的方法是应用静脉诱导药进行麻醉诱导。在哮喘患者，应用硫

喷妥钠诱导比应用丙泊酚诱导更易引起喘息的发生。硫喷妥钠本身不能引起支气管痉挛，但是它可能不完全抑制上呼吸道反射，从而在气道操作时可能触发支气管痉挛。丙泊酚相关的支气管扩张作用的机制尚不清楚。氯胺酮可能产生平滑肌松弛作用，特别是在喘息发作的患者，还可减少气道阻力。然而氯胺酮可以增加气道分泌。

意识消失后，经常需进行一段时间的肺通气，吸入气体为含有吸入麻醉药的混合气体，其目的是建立麻醉深度，充分抑制高反应气道的气道反射，使得气管插管时不会出现突发的支气管痉挛。刺激性较小的氟烷和七氟烷（与异氟烷和地氟烷相比）降低导致支气管痉挛的咳嗽的可能。插管前抑制气道反射的另一个方法是在气管插管前 1～3min，经静脉或气管给予利多卡因（1～1.5mg/kg）。

应该给予患者阿片类药物来抑制咳嗽反射，达到深麻醉。然而，阿片类药效的延长可以导致术后呼吸抑制。瑞芬太尼[0.05～0.1μg/(kg·min)]持续静脉注射或许更加有效，因为其作用时间短且无蓄积。所有的阿片类药物都有一定组胺释放的效果，但芬太尼和类似制剂在哮喘患者中可以安全使用。插管时使用阿片类药物能防止气道阻力增加，但阿片类药物导致的肌强直降低肺顺应性并损害肺通气。阿片类药物导致的肌强直可以通过联合使用静脉内麻醉药和神经肌肉阻滞药缓解。

与插入气管导管相比，置入喉罩导致支气管收缩的可能性低。因此，在无反流或误吸危险的哮喘患者中使用喉罩管理气道可能是一个更好的方法。气管内插管后，可能很难区分由浅麻醉和肺顺应性降低引起的支气管痉挛。给予神经肌肉阻滞剂可以缓解由浅麻醉引起的通气困难，但对支气管痉挛无效。

术中机械通气能够提供满意的动脉氧饱和度和通气量。在哮喘患者，对于血流灌注而言，较慢的吸气流速可优化气体分布。充分的呼气时间有助于预防气体滞留。吸入气体的湿化和加温对运动诱发性哮喘非常有用，因为在运动诱发性哮喘患者中，气管痉挛被认为是由于经黏膜热量丢失引起的。围术期充分的液体供给对于保持充分湿化，减少气道分泌物黏稠度以促进其易于排出

都是非常重要的。

通常由非除极肌肉松弛药提供骨骼肌松弛。应选择组胺释放作用小的药物。

理论上，应用抗胆碱酯酶药拮抗神经肌肉阻滞能够触发气道平滑肌节后胆碱受体兴奋引起的支气管痉挛。应用抗胆碱酯酶药后，支气管痉挛的发生是不可预测的，其原因可能是由于抗胆碱酯酶药引起了保护性气管扩张效应。

手术结束，在麻醉尚足以抑制高反应气道反射时拔除气管插管应审慎，这一技术被称为"深拔管"。在患者没有完全苏醒之前拔管被认为是不明智的，可静脉给予利多卡因或提前吸入支气管扩张药来抑制气道反射和（或）降低支气管痉挛的风险。

术中支气管痉挛：术中引发支气管痉挛的因素和引发哮喘的因素不同（表9-6）。在排除呼吸回路、气道或气管内插管等机械梗阻引起的哮鸣之后，才能制定支气管扩张药治疗方案。哮喘引起的支气管痉挛可能对吸入麻醉药加深麻醉有反应。如果支气管痉挛持续存在，可考虑应用β受体激动剂。

如果应用 β_2 受体激动药和加深麻醉后，仍存在支气管痉挛，则有必要应用皮质类固醇。值得注意的是，皮质类固醇要经过数小时才能起效。

哮喘患者的急症手术中有一个棘手问题：既保护存在哮喘风险的气道，也要避免触发支气管痉挛。另外，可能手术前没有充足的时间优化支气管扩张治疗的方案。如果手术部位允许，可以

表9-6　术中支气管痉挛和喘息的鉴别诊断

气管内导管的机械梗阻
导管打折
分泌物
套囊过度充气
麻醉深度不足
主动呼气
功能残气量减少
气管内插管
误吸
肺水肿
肺栓塞
气胸
急性哮喘发作

考虑进行局部麻醉。

三、慢性阻塞性肺疾病

COPD是较常见的疾病，主要与吸烟有关。COPD的治疗费用日益增长，据预测，至2020年COPD将位居全世界疾病治疗费用的第5位。在美国每年有100 000人死于COPD。COPD患者给了麻醉学者很大的挑战，因为在这些人群中术中和术后肺部并发症越来越普遍，且COPD导致了住院时间延长和病死率上升。

COPD的特点是进行性、不可逆性气流受限。COPD导致：①维持气道在正常开放状态的肺实质的弹性或"回缩"性发生病理性恶化；②病理变化导致细支气管壁刚性降低，从而使其在呼气时更易塌陷；③狭窄的支气管气体流速升高，降低了细支气管内部压力，进一步导致气道坍塌；④由肺分泌物增加导致的支气管痉挛和阻塞；⑤肺实质破坏，肺泡增大，发展为肺气肿。

发生COPD的危险因素包括：①吸烟；②呼吸道感染；③职业粉尘暴露，特别是在煤矿、金矿和纺织工业；④基因缺陷，如α_1-抗胰蛋白酶缺乏症。

（一）症状和体征

体格检查情况随COPD的严重程度发展而不同，在疾病早期，体格检查结果可能仍是正常的。随着呼出气流阻塞程度增加，呼吸急促和呼气相延长就更加明显。呼吸音可能会减弱，呼气性哮鸣音常见。

（二）诊断

慢性咳痰和进行性运动受限是COPD持续呼出气流阻塞的标志特征之一（表9-7）。虽然这些症状是非特异性的，但如果患者有长期吸烟史，则COPD的诊断将更加明确。患者表现出明显的慢性支气管炎症状，经常伴有慢性咳痰，而表现出明显的肺气肿症状的患者主诉呼吸困难。表现出肺气肿症状的患者在日常活动中可出现呼吸困难，此时FEV_1低于正常值的40%。严重COPD患者可出现端坐呼吸，尤其存在大量气道分泌物时。由COPD引起的端坐呼吸可能很难与由充血性心力衰竭引起的端坐呼吸相鉴别。一过性痰颜色改变可能与呼吸道感染有关。当黏液聚积时，常出现喘息，这和哮喘症状相类似。慢性支气管炎和可逆性支气管痉挛的结合被定义为哮喘性支气管炎。

1. **肺功能检查** 显示FEV_1/FVC（用力肺活量）比值降低，25%～75%肺活量的用力呼气流量（$FEF_{25\%-75\%}$）降低得更多。肺容量检测显示残气量增加，功能残气量和肺总量也普遍增加（图9-4）。减慢呼气流量和早闭气道后方的气体截留可以增加残气量。COPD患者中，增加的残气量和功能残气量可形成的病生理"优势"是气道直径增加，呼气的弹性回缩增加。在较高肺容积水平呼吸时，呼吸做功增加。

2. **X线胸片** 即使在严重COPD存在的情况下，X线异常微乎其微。由于肺外围动脉血管缺

表9-7 慢性阻塞性肺病的对比特征

特征	慢性支气管炎	肺气肿
气道阻塞机制	黏液和炎症引起气道腔减小	弹性回缩力降低
呼吸困难	中度	重度
FEV_1	降低	降低
PaO_2	显著降低（"紫肿型"）	中度降低（"红喘型"）
$PaCO_2$	增加	正常或降低
弥散能力	正常	降低
血细胞比容	增加	正常
肺心病	显著	轻度
预后	差	好

FEV_1.1s内用力呼气量

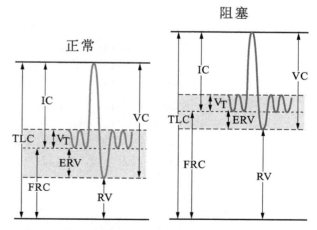

图9-4 与正常值相比，慢性阻塞性肺疾病的肺容量

当存在阻塞性肺疾病时，肺活量（VC）正常或降低，残气量（RV）和功能残气量（FRC）增加，TLC（肺总量）正常或增加，并且RV/TLC比值增加。ERV.补呼气量；IC.吸气量；V_T.潮气量

乏引起的透过度增高和过度通气（横膈膜正常圆顶型变扁平，心影垂直）提示肺气肿的诊断。如果存在肺大疱，则可确立肺气肿的诊断。然而，只有少部分肺气肿患者存在肺大疱。胸部CT对肺气肿诊断也很有益。胸片对诊断慢性支气管炎作用有限。

3. 慢性阻塞性肺病分类 / 严重等级的全球倡议

慢性阻塞性肺病全球倡议(The Global Initiative for Chronic Obstructive Lung Disease，GOLD) 致力于全球卫生保健从业人员和公共卫生人员提高对COPD的意识和改善这种肺部疾病的预防与治疗。GOLD成立于1997年，与美国国家协会心脏、肺，血液学会和世界健康组织合作。GOLD建立了现在全球医务工作者通用的分类 / 严重等级系统（表9-8）。

（三）治疗

COPD的治疗旨在缓解症状，减慢病情发展。

1. 戒烟和充分氧供　戒烟和长期氧供是仅有

表9-8　根据应用支气管扩张药后FEV_1划分不同严重程度COPD的肺活量

分级	特征
0：存在风险	正常肺活量 慢性症状（咳嗽、咳痰）
Ⅰ：轻度COPD	$FEV_1/FVC < 70\%$ $FEV_1 \geqslant 80\%$ 预计值，伴有或不伴有慢性症状（咳嗽、咳痰）
Ⅱ：中度COPD	$FEV_1/FVC < 70\%$ $50\% \leqslant FEV_1 < 80\%$预计值，伴有或不伴有慢性症状（咳嗽、咳痰）
Ⅲ：重度COPD	$FEV_1/FVC < 70\%$ $30\% \leqslant FEV_1 < 50\%$预计值，伴有或不伴有慢性症状（咳嗽、咳痰）
Ⅳ：极重度COPD	$FEV_1/FVC < 70\%$ $FEV_1 < 30\%$预计值或$FEV_1 < 50\%$预计值，伴有慢性呼吸衰竭，如$PaO_2 < 60$ mmHg 和（或）$PCO_2 > 50$ mmHg

COPD.慢性阻塞性肺疾病；FEV_1.1s内用力呼气量；FVC.用力肺活量

（摘自Global Initiative for Chronic Obstructive Lung Disease. Global strategy for the diagnosis, management and prevention of COPD:update 2010. http://www.goldcopd.com.）

的两个能够改善COPD自然进程的治疗干预措施。戒烟可使慢性支气管炎的症状缓解或彻底消失，同时也可减慢持续吸烟患者肺功能丧失的速度。如果$PaCO_2$低于55mmHg，血细胞比容高于0.55或者存在肺心病的证据时，则推荐应用长期氧供（家庭氧供治疗）。充分氧供的目标是使PaO_2达到60～80mmHg。该目标通常可经鼻导管，2L/min输送氧而达到。氧供流量可根据动脉血气分析或脉搏氧饱和度监测做相应调整。充分氧供在缓解低氧血症方面比其他任何已知的目的在于减少肺血管阻力和肺动脉高压及预防红细胞增多症的药物治疗都有效。

2. 药物治疗　目前COPD的主要治疗药物是支气管扩张药。支气管扩张药只略提高FEV_1，但可能通过减轻肺过度通气和呼吸困难来缓解症状。尽管肺功能检查结果未有明显好转，但运动耐量还是有所改善。应用β_2受体激动药的另一个好处在于，由于该药物能够减少诸如流感嗜血杆菌等细菌对呼吸道上皮细胞的附着，因此可减少感染。与β_2受体激动药相比，抗胆碱药对COPD的治疗作用更为有效。这与哮喘治疗相反，β_2受体激动药对哮喘的治疗更为有效。吸入皮质类固醇药物已广泛用于COPD的治疗中。间断使用广谱抗生素（氨苄西林、头孢菌素、红霉素）适用于急性期呼吸困难伴有大量脓痰。每年接种流感疫苗有益。也推荐肺炎球菌疫苗。COPD的加重可能归因于上呼吸道病毒感染或者非感染因素，因此抗生素治疗不总是必须的。当患者出现肺水肿和右侧心力衰竭且伴有外周水肿时可考虑利尿治疗。利尿引起的氯消耗可引起低氯性代谢性碱中毒，从而抑制通气，可能加重慢性二氧化碳潴留。尽管缺乏对FEV_1可监测的改善作用，但体能训练项目能够增加COPD患者的运动能力。然而，当停止体能训练时，机体状况会快速下降。

3. 肺减容手术　当肺气肿患者存在一定肺组织区域的过度膨胀、肺组织功能极差时，可考虑应用肺减容手术。手术去除过度膨胀区域，可使得正常肺组织区域扩大，这不仅能改善肺功能，还可提高生活质量。肺减容手术可以通过开胸或可视胸腔镜手术（video-assisted thoracoscopic surgery，VATS）完成。术后对肺功能改善的可能机制包括：①提升弹性回缩，从而增加呼气气流；②改善膈肌和胸壁运动，减少过度膨胀；③减少区域通气和灌注的不均一性，以增加肺泡气体交换和提高通气效率。近期正在研究与肺减容积手术效果相同的非手术方法。

肺减容手术麻醉管理包括应用双腔支气管插管以便肺部隔离，避免应用氧化亚氮及过度气道正压通气。在这种情况下，监测中心静脉压作为液体管理的指导并不可靠。

（四）麻醉管理

1. 术前　COPD患者病史和体格检查将为术后肺部并发症发生的可能性提供一个比肺功能检查或动脉血气检测更为准确的评估。如具有以下病史：运动耐力差，慢性咳嗽，或不能解释的呼吸困难伴有呼吸音减弱，喘息，呼气相延长，则提示术后肺部并发症发生的风险增加。COPD患者的术前准备包括戒烟、治疗支气管痉挛和消除细菌感染。

（1）术前肺功能检查：常规术前肺功能检查的价值尚存在争议。肺功能检查及动脉血气分析对肺切除术后评估肺功能有意义，但在非胸部手术后，这些检查不能有效预测术后肺部并发症发生的可能性。临床表现（吸烟、弥漫性哮喘、咳痰）对肺部并发症的预测较肺功能检查结果更有意义。轻微肺疾病患者在接受外周手术时，不需进行肺功能检查。如果存在疑虑，简单的肺功能检查检测FEV_1就足够了。

即使经肺功能检查（$FEV_1 < 70\%$预计值，$FEV_1/FVC < 65\%$）或动脉血气检查（$PaCO_2 > 45mmHg$）后被定义为高风险的患者也能接受包括肺切除手术在内的手术，其术后发生肺部并发症的风险尚可接受。这些肺功能检查可被视为优化管理术前肺功能的工具，但是不能作为预测术后肺部并发症风险的手段。典型的术前肺功能评价指标［可能包括咨询肺科医生和（或）肺功能检查］的适应证包括：①吸入空气时存在低氧血症或需要家庭供氧治疗且原因不明；②既往未做肺疾病评估的患者，碳酸氢盐高于33 mmol/L或PCO_2高于50mmHg；③存在呼吸衰竭病史，且其致病因素持续存在；④由于存在呼吸性疾病而引起严重呼吸急促；⑤择期肺切除术；⑥从临床体征上难以评估肺功能；⑦需要鉴别明显呼吸障碍（respiratory compromise）的潜在病因；⑧需要确定患者对支气管扩张药的反应；⑨可疑肺动脉高压。

对晚期肺疾病患者应通过临床检查和超声心动图仔细评估右心室功能。

对通气功能的检测，静态状态下检测肺容量；动态状态下检测流速。在检测肺功能时，呼出气体流速可随肺容量测量出相应流速，从而绘出流速-容量曲线。当吸入气体流速也增加至该曲线上时，即得到流速-容量曲线环路。在呼气开始之前，达到肺总量时，气体流速为零。一旦开始用力呼气，很快即能达到气体流速峰值，肺容量减少至残气量的过程中，流速与肺容量呈线性关系。从残气量至肺总量的最大吸气过程中，在吸气中点时吸入气体流速最快，使得吸气曲线呈U形。

COPD患者，在任何特定的肺容量下，呼出气体流速都有所减少。由于气道排空均一，呼出气体曲线呈上凹形。由于空气滞留，残气量有所增加（图9-2）。

（2）术后危险因素评估

①肺部并发症：术后肺部并发症的主要危险因素在表9-9中列出。肥胖和轻到中度哮喘未被作为单独的危险因素列入其中。减少非心胸部手术患者肺部并发症的演算法则在图9-5中列出。

②降低风险的策略：降低术后肺部并发症的策略包括术前、术中、术后干预（表9-10）。

③戒烟：约20%的美国成年人吸烟，其中

表9-9　术后肺部并发症的主要相关风险因素

病人因素
年龄＞60岁
ASA分级＞Ⅱ级
充血性心力衰竭
原先存在肺部疾病（COPD）
吸烟
手术因素
急诊手术
胸部或腹部手术，头颈部手术，神经外科手术，血管/主动脉瘤手术
麻醉时间延长（＞2.5h）
全身麻醉
实验室检查
白蛋白＜3.5 g/dl

5%～10%的人每年经历全身麻醉和（或）手术。全身麻醉和（或）手术提供了卫生保健机构人员或其他人员对戒烟介入的时机。可能是外科医

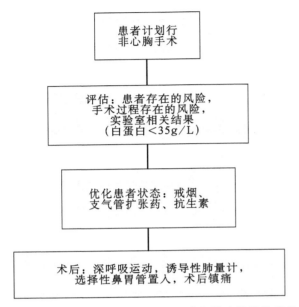

图9-5　接受非心胸手术的患者，减少其肺部并发症的流程

（摘自 Qaseem A, Snow V, Fitterman N, et al. Risk assessment for and strategies to reduce perioperative pulmonary complications for patients undergoing noncardiothoracic surgery: a guideline from the American College of Physicians. Ann Intern Med, 2006,144:575-580.）

表9-10　减少术后肺部并发症危险因素的对策

术前
戒烟至少6周
对症治疗呼出气道阻塞
抗生素治疗呼吸道感染
开始有关肺容量扩张方法的患者教育

术中
在可能的情况下利用微创手术（内镜）技术
考虑应用局部麻醉
避免可能需要3h以上的手术过程

术后
进行肺容量扩张练习（自主深呼吸、诱导性肺量计、持续气道正压通气）
最大化镇痛（椎管内阿片类药物、肋间神经阻滞、患者自控镇痛）

（摘自 Smetana GW. Preoperative pulmonary evaluation. N Engl J Med, 1999,340:937-944. Copyright 1999 Massachusetts Medical Society.）

师、麻醉医师、护士、甚至是患者群体中或社区群体中的一员，他们应该鼓励患者在手术前暂时或长期戒烟。护士或保健人员可以通过电话在外科门诊或麻醉术前评估门诊介入，或通过信件告知患者连续吸烟导致术后并发症的风险。近期研究显示，术前越早介入对减少术后并发症就越有效。吸烟是COPD病情发展、肺疾病导致死亡的最重要的独立危险因素。吸烟对不同器官的影响参见表9-11。美国公共卫生服务机构强烈鼓励戒烟(http://www.surgeongeneral.gov/tobacco)。他们建议应系统地确认所有和卫生保健机构取得联系以寻求帮助并希望戒烟的烟草使用者。美国麻醉师协会的戒烟计划对帮助鼓励戒烟的从业者提供资源(http://www.asahq.org/For-Members/Clinical-Information/ASA-Stop-Smoking-Initiative.aspx)。

在吸烟者中，对肺部并发症具有预测作用的因素包括小于预计值的肺一氧化碳弥散量和＞60包/年的吸烟史。每年吸烟超过60包的人比吸烟少于60包的人，其发生任何肺部并发症的风险将增加1倍，发生肺炎的风险将增加2倍。戒烟使得慢性支气管炎的症状减轻甚至消失，可减缓持续吸烟者肺功能丧失的速度。

有疼痛医学实践的麻醉医师也有机会鼓励患者戒烟。有慢性疼痛的成年人，吸烟可伴随较强的疼痛、较重的抑郁和焦虑、更糟糕的身体功能及更大剂量的阿片类处方药。但是，戒烟对疼痛症状的影响还不明确。

④戒烟的影响
戒烟的短期效应：一氧化碳对携氧能力的不

表9-11　吸烟对不同器官系统的影响

吸烟对心脏的影响
吸烟是引起心血管疾病的危险因素
一氧化碳减少氧转运，增加心肌做功
吸烟促进儿茶酚胺释放，引起冠状动脉收缩
吸烟降低运动能力

吸烟对呼吸的影响
吸烟是引起慢性肺疾病的主要危险因素
吸烟减少纤毛运动
吸烟导致气道高反应性
吸烟降低肺免疫功能

吸烟对其他器官系统的影响
吸烟延缓伤口愈合

良影响以及尼古丁对心血管系统的不良影响都是短暂的。当吸入空气时，一氧化碳的消除半衰期是4～6h。停止吸烟后12h，50%血红蛋白被氧饱和时的PaO_2从22.9mmHg上升至26.4mmHg，碳氧血红蛋白的血浆水平从6.5%降至约1%。一氧化碳可能具有负性肌力作用。尽管对血浆碳氧血红蛋白浓度产生积极的作用，但并没有证据显示短期戒烟能够减少术后肺部并发症的发生率。尼古丁对心脏的拟交感作用也是短暂的，只持续20～30min。

中期效应：吸烟能够引起黏液分泌过多，纤毛运动减弱和小气道狭窄。与戒烟对碳氧血红蛋白浓度的短期积极效应相比，戒烟能够改善纤毛及小气道功能，减少痰的生成，这一效应要在戒烟后几周的时间才能显现。吸烟可干扰正常的免疫反应，也可降低在麻醉及手术后吸烟者对肺感染的反应能力。恢复至正常的免疫功能需要至少6周的戒烟时间。烟草的一些成分能够刺激各种肝内酶。正如免疫反应，肝内酶活力可能需要戒烟后6周才能恢复到正常水平。

尽管对减少术后肺部并发症的手术前最佳戒烟时间还不确定，但大多数建议是4～8周。如果吸烟者计划在4周内进行手术，应该建议取消手术并且提供有效的辅助治疗，包括行为支持和药物治疗，帮助患者达到目标。尽管长期戒烟的优点是显而易见的，但在手术前立即戒烟也存在一些缺点。这包括痰量增加，患者对于应对压力的自信不足，诸如易怒、烦躁不安、睡眠障碍和抑郁等尼古丁戒断症状。

用于戒烟的辅助方法很多。大多数是劝导和药物治疗。尼古丁替代治疗有多种方式，包括贴剂、吸入剂、鼻喷雾、锭剂和口香糖等，一般都能较好地耐受。主要的不良反应是给药部位的局部炎症。非典型抗抑郁药安非他酮的缓释制剂也能够辅助戒烟。该药物通常在停止吸烟前1～2周开始使用。

⑤营养状态：伴有低血清白蛋白（＜3.5mg/dl）的营养不良是COPD患者术后肺部并发症的强有力的预测因子。营养不良增加肺部手术患者长时间空气泄漏的风险。

2.术中

（1）局部麻醉：局部麻醉适合那些不侵入腹膜的手术以及四肢手术。下腹部手术同样可以应用局部麻醉。在上腹部手术和胸部手术中，全身麻醉是常用的麻醉方式。麻醉方式的选择或特殊麻醉药物并不能改变术后肺部并发症的发生率。对COPD患者的研究表明，接受全身麻醉的患者其术后呼吸衰竭的发生率更高，但是这是否反映了手术的本质及复杂性和（或）手术部位、麻醉药的选择及麻醉方式尚不清楚。在麻醉持续时间和术后肺部并发症的发生之间是否有关联尚存在争议。有报道认为，如果手术时间超过3h更有可能伴有术后肺部并发症。

与脊髓麻醉和全身麻醉相比，通过外周神经阻滞进行局部麻醉（如腋路阻滞），其肺部并发症的风险将降低。当患者不需大剂量的镇静和抗焦虑药物时，局部麻醉对COPD患者是非常有益的选择。特别值得注意的是COPD患者对镇静药物的呼吸抑制作用特别敏感，老年患者对这种呼吸抑制尤其敏感。通常小剂量的苯二氮䓬类药物（比如咪达唑仑）静脉注射1～2mg时，不会产生不良的呼吸抑制。局部麻醉产生的麻醉感觉平面不应高于T_6，因为这个平面高度可能会损害积极呼气的呼吸功能，诸如补呼气量、呼气流速峰值、最大分钟通气量。在临床上，则表现为咳嗽不足以清除气道分泌物。

（2）全身麻醉：全身麻醉通常应用吸入麻醉药。这是因为这些药物（特别是地氟烷和七氟烷）能够快速经肺排出，减少术后早期出现的残余呼吸抑制。另外，吸入麻醉药能够产生气管扩张作用，并用于治疗哮喘时的支气管痉挛。然而，地氟烷可以引起支气管刺激，并增加气道阻力，所以选择有较少刺激的制剂如七氟烷，有利于严重气道反应下的诱导和苏醒。应用吸入麻醉药时麻醉苏醒可能明显延长，尤其是气道明显梗阻的患者，因为滞留的空气使从身体的腔室涌入肺部的吸入麻醉药滞留。另一个选择是应用丙泊酚的全凭静脉麻醉。瑞芬太尼这样的短效麻醉药能充分减轻气管内导管的刺激，相应地减少丙泊酚的需要量及降低低血压的风险。

氧化亚氮经常与一种吸入麻醉药联合使用。当应用氧化亚氮时，存在有利于该气体进入肺大疱的势能。这会导致肺大疱的扩大，甚至破裂，从而导致张力性气胸。应用氧化亚氮的另一个潜在缺点是限制吸入氧浓度。吸入麻醉药可减少局部缺氧性肺血管收缩并产生更多的肺内分流，这一点须牢记。可能有必要通过增加FiO_2以补偿缺氧性肺血管收缩引起的损失。

在COPD患者的麻醉维持中，阿片类药物比吸入麻醉药应用得少。其原因在于它们代谢或消除的速率较慢，从而延长呼吸抑制作用。与一般个体相比，由诸如戊巴比妥和咪达唑仑等药物引起的呼吸抑制在COPD患者中也得到延长。当在麻醉维持中应用阿片类药物时，吸入高浓度的氧化亚氮对保持遗忘作用可能很有必要，但如果需要高FiO_2则可能无法达到这一效果。

气管内插管几乎覆盖整个气道湿化系统，因此需要进行吸入气体的湿化并应用低气体流量来保持气道分泌物的潮湿。

COPD患者接受手术进行全身麻醉时，机械通气对其优化氧合十分有用。大潮气量(10～15 ml/kg)结合吸入气体低流速可减少湍流发生的可能性，并且有助于保持合理的通气-血流比。低呼吸频率（6～10bpm）能够提供充足的时间来完成呼气过程，这对尽量减少空气滞留尤为重要。低呼吸频率同样能够为静脉回流提供充足的时间，且不易产生不良的过度通气。当应用正压通气且呼气时间不足时气体滞留或动态充气过度的现象会增强。这会增加胸内压，阻碍静脉回流，并可将升高的胸内压传入肺动脉。肺血管阻力增加导致右心室劳损。过度肺膨胀产生了对心脏的直接压力，限制其在即使容量充足时的舒张期充分扩张。由共享心包膜导致的室间隔移位和由心室相互依赖导致的右心室扩张影响左心室的充盈。

通过以下方法在机械通气时可以检测气体滞留：①二氧化碳分析仪显示二氧化碳浓度未达到平稳状态，在下次呼吸时仍旧上升。这表示无效腔内的气体混合减少了二氧化碳浓度。②由呼吸机直接测量气流可以通过图表显示呼出气流在下次呼吸开始前没有达到基线（0）。③应用更先进的能保留呼气的呼吸机直接测量合成的PEEP。④患者只需暂时脱离通气设备，在PEEP撤离后观察患者血压是否明显上升。

存在肺大疱时，应特别注意肺气压伤的风险，尤其是为提供充足通气而应用高气道正压时。如果麻醉中允许保持自主呼吸，应注意与一般个体相比，吸入麻醉药引起的呼吸抑制作用在COPD患者中可能更为明显。

3. 术后　防止术后肺部并发症应基于保持足够的肺容量，尤其是FRC，并促进有效的咳嗽。FRC作为最重要的肺容量指标，在术后一段时期内的识别可为治疗提供一个明确的目标。

（1）肺扩张锻炼：在高危患者中，肺扩张锻炼（深呼吸锻炼、诱导性肺量计、胸部理疗，正压呼吸技术）对于预防术后肺部并发症很有益。这些措施通过增加肺容量而降低肺萎陷发生的风险。所有的治疗方案在降低术后肺部并发症的发生率上都有一定作用（与未治疗相比，降低2倍）。诱导性肺量计操作简便且价格合理，为监测患者状态提供了客观指标。患者需达到并保持一个给定的目标吸入气体流量。这提供了持续的肺膨胀，对萎陷肺泡的再膨胀非常重要。诱导性肺量计的主要不足是需要患者配合才能完成治疗。术前使患者熟悉肺扩张训练比术后使患者熟悉能够更大限度地减少肺部并发症的发生，但没有证据表明术前开始肺部扩张训练是有价值的。

间歇正压呼吸能够降低术后肺部并发症的发生率，但是它的费用和复杂性限制了其在临床上的应用。持续气道正压是用于不能进行深呼吸训练或者不能进行诱导性肺量计的患者，以预防术后肺部并发症所采取的保留措施。鼻气道正压可降低术后肺容量的减少值，但是价格合理的肺扩张训练更为可取。

术后应用阿片类药物进行椎管内镇痛可能有利于提早拔管。椎管内的阿片类药物不会产生由局部麻醉药引起的交感神经阻滞、肌肉松弛和本体感觉丧失。因此，使患者可以脱离卧床，提早活动。患者活动有助于增加FRC和氧合，其原因可能是改善通气-血流比例。椎管内应用阿片类药物也许在胸部手术和上腹部手术中更为有益。暴发性疼痛可能需要通过负荷剂量或者患者自控除痛的全身应用阿片类药物。镇静药可联合椎管内阿片类药一起给予，但当应用溶解性差的阿片类药物（如吗啡）时会出现延迟性呼吸抑制。

椎管内镇痛（硬膜外或者脊髓）比肠外应用阿片类药物的效果更好，但是还不能做如下结论：椎管内镇痛能够降低临床中出现的明显术后肺部并发症的发生率，或者椎管内镇痛在减少术后肺部并发症方面比肠外应用阿片类药物更有效。在高风险的胸部、腹部和大血管手术后推荐术后椎管内镇痛。如果椎管内镇痛效果不佳或存在操作技术上的难题，则间断或持续的肋间神经阻滞是可供选择的方法。

（2）机械通气：从术后即刻起的一段时间内，对存在严重COPD且接受腹部大手术或胸内手术的患者，持续机械通气可能是必要的。术前FEV_1/FVC比值 < 0.5或术前$PaCO_2$高于50mmHg的患者可能需要术后机械通气。如果$PaCO_2$缓慢持续增加，切忌过快纠正高碳酸血症，因为这会导致代谢性碱中毒进而引起心律失常、中枢神经系统兴奋，甚至神经系统疾病发作。

当有必要进行持续机械通气时，FIO_2和呼吸机设置应调整到保持PaO_2在60 ~ 100mmHg，$PaCO_2$保持在使pH维持至7.35 ~ 7.45的水平。I：E比例或呼吸率的降低为呼气提供了更多的时间，从而降低了空气滞留的可能性。但是，这也可能降低潮气量和分钟通气，加重高碳酸血症、低氧血症和酸中毒。肺血管阻力可能会升高，并且能导致右心室劳损。由酸血症导致的电解质转移能在COPD患者或哮喘患者中引起心脏节律障碍。对高危患者来说拔管行持续气道正压或双水平气道正压通气可以减少呼吸做功和气体滞留。但是，在无保护气道使用气道正压要提高对胃充气和呕吐及误吸危险的关注。如果出现导致气体滞留的因素，用类交感神经类的支气管扩张剂（如沙丁胺醇）和吸入抗胆碱能药（如异丙托铵）可以改善气流。

（3）胸部理疗：结合体位引流附加术前教授的深呼吸练习可能会减低术后肺部并发症的发生率。推测是由于物理疗法引起的胸壁震动导致黏液栓子从外周气道脱落。适当的体位有助于促进松动的黏液栓子排出。

四、呼气气流阻塞的不常见原因

呼出气流阻塞的发生较慢性支气管炎和肺气肿少见。

（一）支气管扩张症

支气管扩张症是一种慢性呼吸道化脓性疾病，如果累及范围足够广泛，可能会引起与COPD类似的呼气气流阻塞。虽然抗生素可用于治疗，支气管扩张症仍是慢性排脓痰性咳嗽的重要原因，在大咯血的患者中，支气管扩张症也占有很大的比例。

1.病理生理学　支气管扩张症的特点是局部的、不可逆的支气管扩张，多由累及支气管壁的破坏性炎症引起。细菌或分枝杆菌感染被认为与大部分支气管扩张症的病例有关。气道扩张性破坏的最重要后果是对持续细菌感染或细菌感染复发存在易感性，这也反映出气道纤毛活性受损以及扩张气道内黏液淤积。细菌二重感染一旦确定几乎是不能根除的，而且存在每天持续的脓痰咳出。

2.诊断　存在慢性咳嗽咳脓痰的病史，对支气管扩张症有重要提示作用。大多数患有明显支气管扩张症的患者存在杵状指的体征，这是有价值的诊断线索，尤其当杵状指不是由COPD引起时，更具有诊断价值。支气管扩张症时，肺功能的变化存在很大差异，变化范围从无变化到类似COPD的特征，或者限制性肺疾病的特征。计算机断层扫描提供了扩张支气管的清晰图像，并且可确定疾病的存在和累及范围。

3.治疗　支气管扩张症的治疗包括抗生素应用和体位引流。周期性痰培养指导抗生素的选用。假单胞杆菌是培养出的最常见的微生物。咯血可用适当的抗生素治疗控制。然而，大咯血（24h内 > 200ml）可能需要手术切除患肺或者进行选择性支气管动脉栓塞。体位引流有益于将淤积在远端患病气道中的痰排出。胸部叩击和震动理疗也有助于支气管引流。通过现代抗生素治疗手段，手术切除在支气管扩张治疗中的作用逐渐降低，只有诸如严重症状持续出现或并发症复发时考虑手术。

4.麻醉管理　择期手术前，抗生素治疗和体位引流可将支气管扩张症患者的肺部状况调整至最佳状态。气道管理可能包括应用双腔支气管导管以防止脓痰溢入肺的正常区域。支气管扩张症患者慢性鼻窦炎的发生率很高，因此应避免使用经鼻孔的设备。

（二）囊性纤维化

囊性纤维化是最常见的致寿命缩短的常染色体隐性遗传疾病。在美国估计有30 000人受累。

1.病理生理学　囊性纤维化的病因是编码囊性纤维化跨膜电导调节物的7号染色体单基因突变。这种突变导致肺部、胰腺、肝、胃肠道和生殖器官氯离子转运入上皮细胞减少。氯转运减少通常伴有钠和水转运的减少，从而引起脱水，以及与管腔阻塞、破坏，各种外分泌物腺瘢痕有关的分泌物黏稠。胰腺功能不全、出生时胎粪性肠梗阻、糖尿病、肝胆道阻塞性疾病、无精症通常和囊性纤维化并存，但是囊性纤维化患者高发病率和病死率的主要原因是慢性肺感染。

2.诊断　汗液中氯离子浓度高于80mmol/L，加上典型的临床表现（咳嗽、慢性咳脓性痰、劳力性呼吸困难）或存在囊性纤维化的家族病史即可确定囊性纤维化的诊断。慢性全鼻窦炎几乎是普遍存在的。放射性检查提示鼻窦正常是诊断囊性纤维化不存在的有力证据。应用胰酶治疗后，患者出现营养不良的反应是存在与囊性纤维化有关的外分泌腺分泌不足的有力证据。经睾丸活检确定的梗阻性无精症也是存在囊性纤维化的有力证据。支气管肺泡灌洗液通常显示出高比例的中性粒细胞，这是气道炎症的表现。事实上，COPD几乎在所有囊性纤维化成年患者中存在，并且病情持续发展。

3.治疗　囊性纤维化的治疗与支气管扩张症的治疗类似，目的在于减轻症状（调动、清除下呼吸道分泌物和治疗肺感染）并纠正器官功能障碍（胰酶替代治疗）。

（1）清除气道分泌物：囊性纤维化患者的痰液黏性异常，导致痰液潴留，气道梗阻。主要的非药物治疗旨在加强肺分泌物清除，包括肺部理疗和体位引流。用于高频率胸部按压的充气背心和用于气道振荡的翼型阀可作为胸部理疗的替代治疗，能够减少治疗时间同时无需专门人员进行治疗。

（2）支气管扩张治疗：囊性纤维化患者对组胺和其他刺激因素的支气管反应比普通人更为强烈。如果吸入支气管扩张药后，患者的FEV_1增加10%以上，则应考虑应用支气管扩张治疗。

（3）降低痰液黏稠度：气道分泌物黏度异常主要是由于存在中性粒细胞及其降解产物。中性粒细胞释放的DNA可形成与痰液黏度有关的长纤维。重组人脱氧核糖核酸Ⅰ能够清除这种DNA，增加患者痰液的清除。

（4）抗生素治疗：囊性纤维化的患者存在肺感染周期性发作，其诊断主要基于症状的加重和痰量的增加。抗生素治疗是基于从痰标本中分离细菌来做细菌鉴定实验和细菌敏感实验。对于细菌培养后未发现致病菌的患者，可考虑用支气管镜清除下呼吸道的分泌物。许多囊性纤维化的患者需要长期的抗生素治疗，目的是希望抑制慢性感染和支气管扩张的进展。

4.麻醉管理　囊性纤维化患者的麻醉管理原则与COPD和支气管扩张症患者的麻醉管理原则相同。囊性纤维化患者的择期手术应推迟，直至通过控制支气管感染和促进气道分泌物排出优化患者的肺功能状态。如果患者肝功能差或者患者从胃肠道吸收脂溶性维生素的能力受损，可以考虑应用维生素K治疗。应用吸入麻醉药进行麻醉维持可以使用高吸入浓度的氧气，降低支气管平滑肌张力来减少气道阻力，以及抑制高反应性气道的反应。吸入气体湿化作用、水合作用和避免使用抗胆碱药对保持分泌物在低黏度状态是非常有用的。经常性经气管吸痰也是必要的。

（三）原发性纤毛运动障碍

原发性纤毛运动障碍的特点是呼吸道上皮细胞和精子尾部纤毛活动先天受损（精子是存活的，但不能运动）。呼吸道纤毛运动能力受损导致慢性鼻窦炎、经常复发的呼吸道感染和支气管扩张。除了男性不育症之外，由于输卵管也存在纤毛上皮，女性生育力也会下降。慢性鼻窦炎、支气管扩张及内脏转位三者联合被称为Kartagener综合征。据推测，人体器官的正常不对称定位是依赖于胚胎上皮中的正常纤毛功能。如果缺少正常的纤毛功能，器官定位在左还是右则是随机的。正如预期的那样，具有先天性无功能纤毛的患者约有50%出现内脏转位。单纯的右位心几乎都与先天性心脏病相关。

术前准备旨在治疗活动性肺感染和确定是否存在任何重要器官的倒转。右位心存在时，有必要颠倒心电图导联得到准确的心电图指示。大血管的倒转是选择左侧颈内静脉进行中心静脉插管的原因。在这样的患者中，产妇的子宫位移逻辑上应向右侧。如果应用双腔支气管导管，有必要理解由肺倒转引起的解剖改变。鉴于鼻窦炎的高发生率，应避免使用鼻咽通气道。

（四）闭塞性细支气管炎

细支气管炎是儿童时期的疾病，最常见的病因是呼吸道合胞病毒感染。闭塞性细支气管炎是成年人COPD的罕见病因。这个过程可能会伴有病毒性肺炎、胶原血管疾病（尤其是类风湿关节炎）、二氧化氮吸入（青贮饲料工人病）或者也可能是骨髓移植后移植物抗宿主后遗症。闭塞性细支气管机化性肺炎（bronchiolitis obliterans with organizing pneumonia，BOOP）是一个临床疾病实体，这样的患者都具有某些间质性肺炎和闭塞性细支气管炎的特征。但对闭塞性细支气管炎的治疗通常是无效的，尽管试图应用皮质类固醇抑制累及细支气管的炎症。然而，BOOP对皮质类固醇治疗反应良好。应用支气管扩张药可能也有助于改善症状。

（五）气管狭窄

气管狭窄通常在长期气管插管后发展而来。气管黏膜缺血可进展至软骨环的破坏，通过应用带有高容量气囊的气管导管可减少继发性管周收缩性瘢痕形成。感染和低血压也可最终导致气管狭窄。

1.诊断 当成年人气管管腔＜5mm时出现气管狭窄症状。直到拔管后数周，症状可能才会出现，主要是即使在休息状态下也可能存在的呼吸困难。这些患者需要在呼吸周期中的各个时期应用辅助呼吸机，同时呼吸频率减慢。呼出气体流速峰值降低，可听到哮鸣音，气体流速-容量环显示出平坦的吸入和呼出曲线（图9-3A）。X线断层片证实气管狭窄的存在。

2.麻醉管理 对一些患者来说，气管扩张是有益的，但也需要手术切除狭窄气管再行吻合。应进行经喉气管内插管。手术显露后，打开正常气管远端，插入无菌带套囊的导管，连接麻醉回路。用吸入性麻醉药进行麻醉维持对确保最高吸入氧浓度是非常有益的。高频通气对部分患者有益。在吸入气体中加入氦气有利于气管切除术的麻醉实施，这减低了气体的浓度，可能有助于改善气管狭窄处的气流。

五、限制性肺疾病

限制性肺疾病包括急性和慢性内源性肺疾病以及累及胸膜、胸壁、横膈膜和神经肌肉功能在内的外源性肺疾病（肺外）见表9-12。限制性肺疾病特征为所有的肺容量指标都减少、肺顺应性降低及呼气流速不变（图9-6）。

（一）肺水肿

1.急性内源限制性肺疾病 肺水肿是由于血管内液体渗漏到肺的间质以及肺泡中所致。急性肺水肿可由于毛细血管压力增加（流体力学或心源性肺水肿），或毛细血管通透性增加引起。肺水肿典型的胸部X线表现为两侧对称性混浊。肺门周围的阴影（蝴蝶影）是很常见的。然而，这种不透明的表现在毛细血管压力增高时较毛细血管通透性增加时更为常见。胸部X线存在空气支气管征提示渗透性肺水肿。心源性肺水肿的特点是极度呼吸困难、呼吸急促和交感神经系统激活（高血压、心动过速、出汗）体征，这些体征可能比毛细血管渗透性肺水肿患者更为显著。毛细血管渗透性增加引起的肺水肿的特征是水肿液中含有高浓度蛋白质和分泌物。弥漫性肺泡损害通常存在于通透性增加导致的肺水肿中，且伴有急

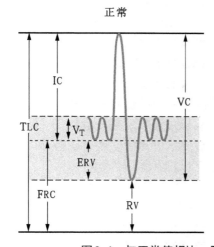
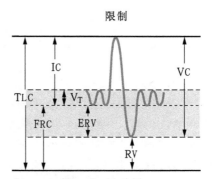

图9-6 与正常值相比，限制性肺疾病患者的肺容量

ERV.补呼气量；IC.吸气量；RV.残气量；TLC.肺总量；VC.肺活量；V_T.潮气量

表9-12　限制性肺疾病病因

急性内源限制性肺疾病（肺水肿）

　　急性呼吸窘迫综合征

　　误吸

　　神经源性问题

　　阿片药物过量

　　高海拔

　　肺萎陷后复张

　　上呼吸道梗阻（负压）

　　充血性心力衰竭

慢性内源限制性肺疾病（间质性肺疾病）

　　结节病

　　过敏性肺炎

　　嗜酸性肉芽肿

　　肺泡蛋白沉着症

　　淋巴管肌瘤

　　药物引起的肺纤维化

胸壁、胸膜和纵隔疾病

　　肋脊骨骼结构畸形

　　　脊柱后侧凸

　　　强直性脊柱炎

　　胸骨畸形

　　连枷胸

　　胸腔积液

　　气胸

　　纵隔肿瘤

　　纵隔积气

　　神经肌肉疾病

　　　脊髓横断

　　　吉兰-巴雷综合征

　　　重症肌无力

　　　肌肉萎缩

其他

　　肥胖

　　腹水

　　妊娠

性呼吸窘迫综合征（ARDS）。

　　2.吸入性肺炎　吸入的酸性胃液很快分布到整个肺部，破坏表面活性物质产生细胞和肺毛细血管上皮细胞，从而导致肺不张和血管内液体漏入肺，引起毛细血管通透性肺水肿。临床表现与ARDS相似。通常存在动脉低氧血症。另外，还可能存在呼吸急促、支气管痉挛和急性肺动脉高

压。胸部X线在吸入酸性胃液后6～12h可能没有吸入性肺炎的征象。如果患者在仰卧位时吸入酸性胃液，吸入性肺炎的证据最可能出现在右下肺叶。

　　胃液pH检测是非常有用的，因为它反映了吸入液体的pH。气管内吸入物pH检测是没有价值的，因为吸入的胃液会迅速被气管内分泌物稀释。吸入的胃液也会很快分布到肺外周区域，因此，除非有颗粒物吸入，否则肺部灌洗液的用处不大。

　　吸入性肺炎最好通过充分氧供和PEEP治疗。支气管扩张药可用来缓解支气管痉挛。没有证据表明，预防性应用抗生素能够降低肺部感染的发病率或改善预后。皮质类固醇治疗吸入性肺炎是存在争议的。尽管缺乏确切的证据证明皮质类固醇治疗是有益的，但也有医生应用大剂量甲泼尼龙或地塞米松治疗吸入性肺炎。

　　3.神经源性肺水肿　在急性颅脑损伤的部分患者中发生。这种肺水肿通常出现在中枢神经系统损伤后数分钟到数小时，并可能出现在围术期。有大量来自损伤的中枢神经系统的交感神经冲动，导致广泛的血管收缩以及血容量转而进入肺循环。据推测，增加的肺毛细血管压力导致液体渗出到肺间质和肺泡。肺动脉高压和肺血容量增多也可损伤肺血管。

　　与肺水肿相关的近期中枢神经系统损伤提示神经源性肺水肿的诊断。鉴别诊断主要是与吸入性肺炎相鉴别。与神经源性肺水肿不同，化学性肺炎多由吸入引起，通常持续时间更长且伴有继发性细菌感染。

　　4.阿片类药物过量　急性非心源性肺水肿可发生在给予大量药物之后，尤其是阿片类药物（海洛因）及可卡因。高通透性肺水肿的水肿液里含有大量蛋白。可卡因也可引起肺血管收缩、急性心肌缺血和心肌梗死。没有证据表明纳洛酮能够加速恢复阿片类药物引起的肺水肿。对药物性肺水肿患者主要是支持治疗，包括为保护呼吸道进行气管插管和机械通气。

　　5.高原性肺水肿　高原性肺水肿可能发生在2500～5000m高度并受上升到该高度的速度影响。症状出现往往是渐进性的，但也较为典型，通常在到达高海拔之后48～72h出现。暴发性肺水肿可能先出现较轻的急性高山病的症状。据

推测，高渗透性肺水肿的病因是缺氧性肺血管收缩，这可增加肺血管压力。治疗包括供氧和从高海拔地区迅速撤离。吸入一氧化氮可能有利于改善氧合。

6.萎陷肺复张　萎陷肺迅速复张可导致同侧肺水肿。解除气胸或胸腔积液后，引起复张性肺水肿的风险与以下因素有关：胸腔内的空气或液体量（＞1L 风险增加）、萎陷持续时间（＞24h 风险增加）以及快速的复张。水肿液中高浓度蛋白质提示毛细血管通透性增强在复张性肺水肿的进展中十分重要。复张性肺水肿的治疗主要是支持治疗。

7.上呼吸道梗阻　负压性肺水肿可能在急性上呼吸道梗阻解除后发生（梗阻后肺水肿），急性上呼吸道梗阻多是由于拔管后喉痉挛、会厌炎、肿瘤、肥胖、打嗝或自主呼吸患者出现睡眠呼吸暂停引起的。通常在解除呼吸道梗阻后的几分钟至2 ～ 3h 发生肺水肿。呼吸急促、咳嗽及无法维持血氧饱和度在0.95 以上是容易与吸入性肺病或肺栓塞相混淆的常见体征。很多术后血氧饱和度下降的病例可能是由于未被识别的负压性肺水肿引起的。

负压性肺水肿的发生与上呼吸道梗阻后用力吸气导致的胸腔内负压升高有关。胸腔内高负压降低了间隙静水压，静脉回流增多，增加左室后负荷。此外，这样的负压导致激烈的交感神经系统兴奋、高血压及血容量向心性转移。这些因素通过增加跨毛细血管梯度引起急性肺水肿。

保持上呼吸道通畅和充分氧供治疗已经足够，因为负压性肺水肿是一过性、自限性的。可能偶尔需要短时间应用机械通气。血流动力学监测提示左右心室功能正常。中心静脉压和肺动脉楔压也是正常的。肺水肿的影像学证据在12 ～ 24h 消失。

8.麻醉管理

（1）术前：急性限制性肺疾病患者应推迟接受择期手术，并且须努力优化心肺功能。大量胸腔积液可能需要排出。持久性低氧血症可能需机械通气和 PEEP。在评估和治疗肺水肿时，血流动力学监测是非常有益的。

（2）术中：这类患者病情危重。术中管理应是重症治疗的延续，应制订术中呼吸管理计划。对急性呼吸衰竭和限制性肺疾病患者，最好的通气方式在临床试验中尚未得到明确，但是，由于其病理生理机制与急性肺损伤相似，且应用大潮气量和气道高压存在血流动力学紊乱和气压伤的风险，因此，应用小潮气量（比如6ml/kg）但稍快的呼吸频率（14 ～ 18/min）以保持吸气末平台压低于30mmHg 是较为合理的。一般的麻醉呼吸机可能不能满足严重 ARDS 患者的需要，部分患者可能需要更先进的重症监护呼吸机。限制性肺疾病患者的典型呼吸是浅快呼吸，因此，如果当气体交换和其他指标令人满意时，不能仅仅因为脱机过程中出现呼吸急促而推迟拔管。

（二）慢性内源限制性肺疾病（肺间质疾病）

慢性内源限制性肺疾病的特点在于多由肺纤维化引起的肺内部性质的变化。肺动脉高压和肺心病即由渐进的肺纤维化发展而来，导致肺血管病变。主要表现为呼吸困难，且为浅快呼吸。

1.结节病　是一种累及多组织的全身性肉芽肿疾病，但主要累及胸内淋巴结和肺。2/3 的患者无症状表现，而经异常的 X 线胸片检查结果确定。患者可能存在呼吸系统症状，如呼吸困难和咳嗽。眼结节病可能引起葡萄膜炎，心肌结节病可能引起传导阻滞和心律失常。结节病累及神经系统最常见的表现为单侧面部神经麻痹。支气管内结节病比较常见。高达5% 的患者发生喉结节，喉结节病可能会干扰成年人规格气管导管的通过。可出现肺心病。不足10% 的患者出现高钙血症，但这是结节病的典型表现。

诊断结节病可能需要纵隔镜采集淋巴结组织。肉芽肿细胞能产生血管紧张素转化酶，因此结节病患者此类酶活性增加。然而，血管紧张素转化酶水平的升高并不具有诊断和评估预后的价值。皮质类固醇可用于抑制结节病的发展并治疗高钙血症。

2.过敏性肺炎　特点是吸入含有真菌、芽胞、动植物成分的粉尘后，肺内出现的弥漫性间质性肉芽肿反应。过敏性肺炎的症状和体征包括吸入抗原后4 ～ 6h 后，开始呼吸困难和咳嗽，以及随后产生的白细胞增多、嗜酸性粒细胞增多及常伴动脉低氧血症。X 线胸片提示多重肺浸润。反复发作的过敏性肺炎导致肺纤维化。

3.嗜酸性肉芽肿　肺纤维化的伴发疾病被称为嗜酸性肉芽肿（组织细胞增生症 X）。尚无明确的治疗手段证实对该病有益。

4.肺泡蛋白沉积症　特征是肺泡中脂蛋白沉积，但疾病原因不明。呼吸困难和动脉低氧血症是典型的临床表现。该疾病可单独发病或与化疗、获得性免疫缺陷综合征、吸入粉尘伴随出现。虽然可能存在自发缓解，但重症病例的治疗需要全肺灌洗，从而清除肺泡物质，改善巨噬细胞功能。低氧血症患者进行肺灌洗可能会进一步降低氧合水平。肺灌洗麻醉期间的气道管理包括置入双腔支气管导管以便单侧肺灌洗，改善灌洗期间的氧合。

5.淋巴管平滑肌瘤　是在育龄女性中出现的呼吸道、淋巴管和血管平滑肌增生。肺功能检查提示限制性和阻塞性肺疾病伴弥散功能下降。淋巴管平滑肌瘤临床表现为进行性呼吸困难、咯血、复发性气胸和胸腔积液。几乎所有的淋巴管肌瘤细胞表达孕酮受体。孕酮或他莫昔芬可用于治疗，但也可促进肺功能逐渐恶化，许多患者在症状出现10年内死亡。

6.麻醉管理

（1）术前：患者通常伴有呼吸困难和干咳。也可表现肺心病。听诊可闻及呼吸音增粗伴捻发音。X线胸片显示毛玻璃样及结节样影。动脉血气分析显示正常二氧化碳的低氧血症。肺功能检查显示，限制性通气障碍以及一氧化碳扩散能力降低。肺活量少于15ml/kg提示严重肺功能不全。应积极治疗感染、清除分泌物和术前戒烟。

（2）术中：限制性肺疾病患者FRC值偏低，氧储存较差，因此，患者对无通气的耐受很差。全身麻醉、仰卧体位及控制呼吸都能进一步减少FRC。FRC的改变和缺氧的风险将持续至术后。由于患者FRC偏小，其对吸入麻醉药的摄取更快。气道峰压应保持尽可能小以降低气压伤的风险。

（三）胸壁、胸膜和纵隔的功能障碍

慢性外源限制性肺疾病多由胸廓（胸壁）疾病妨碍肺部扩张而引起（表9-12）。肺受到压缩，肺容量减少。由于胸部异常机械运动和因肺容量减少引起的气道阻力增加，患者的呼吸功增加。任何胸廓畸形可引起肺血管压缩，导致右心功能不全。无力咳嗽引起的反复肺部感染可能发展为COPD。

1.胸椎骨骼结构畸形　两个基本类型是脊柱侧凸（脊柱侧弯伴扭转）和脊柱后凸（脊柱前屈），最常表现为并发脊柱后侧凸。先天性脊柱后侧凸畸形（占病例的80%）常开始于儿童期晚期或青春期早期，并随着骨骼迅速生长病情加重。轻中度脊柱后侧凸畸形（侧凸角度＜60°）通常伴有轻微至轻度的限制性通气障碍。运动时可能会出现呼吸困难，但是由于骨骼畸形加重、肺活量下降，即使在适度活动下，也会经常发生呼吸困难。严重畸形（侧凸角度＞100°）可导致慢性肺通气不足、低氧血症、继发性红细胞增多症、肺动脉高压和肺心病。当脊柱后侧凸患者的肺活量小于预测值的45%且侧凸角度超过110°时，易发生呼吸衰竭。潜在的肺组织压缩导致肺泡-动脉氧分压差增大。严重脊柱后侧凸患者由于应用中枢神经系统抑制药，其发生肺炎和肺换气不足的风险增加。夜间通气支持补充充分的氧供治疗可能有效。

2.胸骨畸形　胸骨和肋软骨关节畸形具有漏斗胸（下端胸骨向内凹陷）和鸡胸（上、中、下端胸骨向外突起）的特点。大多数漏斗胸患者，没有明显的功能限制。肺容量和心血管功能尚可。当胸骨畸形伴有肺功能限制或心血管功能障碍时，应予手术纠正。

3.连枷胸　多处肋骨骨折，特别是当多个骨折的肋骨在垂直方向上相互平行时，可出现连枷胸。连枷胸的特点是吸气时出现矛盾运动，即吸气时，胸廓的不稳定部分向内运动，胸廓的稳定部分向外运动；呼气时，胸廓的连枷部分向外运动。胸骨正中切开后裂开也会形成连枷胸的病理生理状态，比如在心脏手术中。连枷胸引起潮气量减少的原因是胸壁畸形的肺组织在呼气时容积反常性增加，而在吸气时容积减少，其结果是渐进的低氧血症和肺泡通气不足。连枷胸的治疗是应用正压通气直至确定胸廓稳定化过程已经完成，或固定骨折肋骨。

4.胸腔积液　经常通过X线胸片被发现。当出现肋膈角变钝时，至少存在25～50ml的胸腔积液。大量流体产生特征性的均匀混浊影，与胸壁构成新月形凹面。超声检查及计算机断层扫描在评价胸腔积液方面是非常有用的。充血性心力衰竭的患者，小叶间液体作为胸腔积液可出现在叶间裂隙中。不同类型的液体可在胸膜腔内聚积，包括血液（血胸）、脓（脓胸）、血脂（乳糜胸）和浆液性液体（胸腔积液）。所有这些情况

具有相同的X线表现。

胸腔积液是通过胸腔穿刺术进行诊断和治疗的。胸腔积液可以是漏出性也可以是渗出性的，这个潜在诊断的区别点接着需要进一步评估。血性胸腔积液常见于伴有恶性疾病、创伤或肺梗死的患者。

5.气胸　是气体在胸腔内出现，其原因是壁层胸膜断裂（外部穿透伤）或脏层胸膜断裂（肺实质撕裂或破裂）。当气体来源于肺时，破裂可能发生在不存在肺部疾病的情况下（单纯性气胸），或是继发器质性疾病的结果（继发性气胸）。自发性气胸往往发生于年龄在20—40岁的高瘦男子中，多由胸膜顶肺泡破裂引起。吸烟能够使得原发性自发性气胸的风险增加20倍。自发性气胸大多在患者休息时发生。运动或航空旅行不增加自发性气胸的风险性。

6.纵隔肿瘤　在纵隔扩大的评估中，对比增强CT可以辨别出血管结构、软组织、钙化淋巴瘤、胸腺瘤、畸胎瘤和胸骨后甲状腺肿，这些多为前纵隔肿瘤的常见原因。大纵隔肿瘤可能造成渐进的呼吸道梗阻、肺容量减少、肺动脉或心脏压塞以及上腔静脉阻塞。

上腔静脉综合征是纵隔肿瘤阻碍上胸段上腔静脉血液回流的一组体征。静脉压力增高导致：①胸部和颈部侧支静脉扩张；②面部、颈部和上胸部水肿发绀；③结膜水肿；④颅内压力增加的表现，包括头痛及精神状态改变。呼吸困难是较为常见的。几乎所有的上腔静脉综合征病例都是由癌症引起的。

7.纵隔炎　急性纵隔炎通常由食管穿孔后细菌污染引起，症状包括胸痛和发热，应用广谱抗生素及手术引流治疗。

8.纵隔积气　可发生在食管、支气管撕裂或肺泡破裂后，但多为独立发病。滥用可卡因后可出现自发性纵隔积气。胸骨后胸痛和呼吸困难症状常在突然发病时出现，经常伴随呼吸过度用力（咳嗽、呕吐、Valsalva动作）。皮下气肿可以在颈部、手臂、腹部和阴囊上广泛蔓延。纵隔内的气体可释放到胸腔，导致气胸，通常位于左侧。依靠X线胸片诊断纵隔气肿。自发性纵隔气肿无需特殊治疗。当纵隔气肿是器官破裂引起时，则需要手术引流及修复。

9.支气管囊肿　是由内衬呼吸道上皮细胞的原始肠组织充液或充气形成的。它们通常位于纵隔或肺实质。该囊肿可以无症状，但表现为反复发作的肺部感染或呼吸道阻塞可危及生命。纵隔囊肿由液体填充多于由气体填充，通常不直接与气道相连。这些肿块随着生长引起呼吸道压迫症状，手术切除是必要的。

理论上对支气管囊肿患者的影响包括氧化亚氮和正压通气的危害。氧化亚氮可扩散到充气的支气管囊肿中，产生危及生命的呼吸系统或心血管系统危害。正压通气时可能产生球阀效应，尤其是囊肿在外部压迫支气管树时可导致空气滞留。尽管存在这些问题，临床经验证实，氧化亚氮和正压通气用于支气管囊肿患者是安全有效的。

10.神经肌肉疾病　干扰了吸气肌和呼气肌所需的中枢神经系统传入神经的支配作用，导致限制性肺疾病。脊髓、外周神经、神经肌肉接头或者骨骼肌的异常可能导致无法产生正常呼吸压力，从而形成限制性肺功能障碍。与胸廓机械障碍时有效的咳嗽通常被保留的情况相反，神经肌肉疾病时的呼气肌无力将无法提供充足的呼出气流速度，从而无法产生有力的咳嗽。极端的例子是颈部脊髓损伤时，腹部和肋间肌瘫痪严重降低了咳嗽能力。当肺不张合并肺炎（由咳嗽无力后分泌物潴留引起）或者应用抗抑郁药物时，很可能发生急性呼吸衰竭。神经肌肉疾病患者某种程度上要依靠维持觉醒状态来保持充足的通气。在睡眠期间，可能发生低氧血症和高碳酸血症，且易促发肺心病。肺活量是神经肌肉疾病对通气功能总的影响的重要指标。

（1）脊髓横断：四肢瘫痪患者（横断面达到或低于C_4或者膈肌瘫痪）的呼吸维持完全或主要依靠于膈肌。膈肌只在吸气中起作用，因此，需要包括腹壁肌在内的呼气肌作用才能产生的咳嗽运动在四肢瘫痪患者中几乎是完全不存在的。当膈肌下降产生胸腔内负压时，需要肋间肌固定上端胸廓以防止胸廓向内塌陷。当进行腹式呼吸时，上端胸廓会在吸气时产生矛盾的向内运动，导致潮气量减小。当四肢瘫痪的患者被置于直立体位时，腹内容物牵拉膈肌以及腹壁肌紧张性缺乏导致膈肌的有效作用降低。腹带被用来提供失去的腹部肌肉张力。当在直立位潮气量减少时，腹带是相当有用的。失去脊髓交感神经的抑制，四肢瘫痪患者中存在由副交感神经紧张引起的轻度支气管收缩。抗胆碱能支气管扩张药物的使用可以扭转这种异常。四肢瘫痪的患者在不存在诸如肺炎等并发症的情况下，几乎不会发生呼吸衰竭。

（2）吉兰-巴雷综合征：20%～25%的吉兰-巴雷综合征患者存在呼吸功能不全，需进行机械通气。通气支持是必要的，平均应用时长为2个月。少数患者有持续骨骼肌无力，而且容易发生与肺感染相关的反复发作的呼吸衰竭。

（3）神经肌肉传递障碍：重症肌无力是最常见的影响神经肌肉传递且可能导致呼吸衰竭的疾病。在肌无力综合征（Eaton-Lambert综合征）可能与重症肌无力相混淆。在应用非除极化神经肌肉阻滞药后，可能发生持续骨骼肌麻痹或骨骼肌无力。

（4）肌肉萎缩症：假性肥大（Duchenne型）肌肉萎缩症、强直性肌营养不良和其他形式肌肉萎缩的患者易患肺部并发症和呼吸衰竭。吸气肌无力可导致慢性肺泡通气不足，呼气肌无力可削弱咳嗽，若伴有吞咽肌无力则可导致胃内容物吸入肺中。与所有的神经肌肉症状一样，应避免使用中枢神经系统抑制性药物，如必须给予则从最小剂量开始给药。夜间无创通气（如鼻间歇正压通气或外部负压通气）对患者可能是有益的。

11.膈肌麻痹　在无呼吸道并发症存在的情况下，神经肌肉疾病很少进展至高碳酸型呼吸衰竭，除非存在膈肌无力或膈肌瘫痪。因此，保存膈神经和膈肌功能的四肢瘫痪患者在无肺炎和未应用中枢神经系统抑制性药物的情况下不易发展为呼吸衰竭。仰卧位时，膈肌瘫痪患者可产生与连枷胸相似的通气模式（腹内容物将膈肌推入胸腔）。直立位时，患者肺活量显著增加，氧合和通气情况得到改善。单侧膈肌麻痹的病例多数是膈神经肿瘤浸润的结果。在缺乏相关的胸膜肺疾病时，大多数单侧膈肌麻痹的成年患者不表现出症状，而是通过X线胸片检查偶然发现的。与此相反，婴儿更依赖于双侧膈肌运动以获得充分的呼吸泵功能。在这些患者和有症状的成年患者中，膈肌折叠术对防止胸廓连枷可能是必要的。

一过性膈肌功能障碍可发生在腹部手术后。肺容量下降、肺泡-动脉氧分压差增加及呼吸频率增加。这些变化可能是由于在膈肌刺激下，膈神经反射活动受到抑制而引起的。由于术后膈肌功能不全，可出现肺不张和动脉低氧血症。诱导性肺量计可缓解这些异常。

12.胸膜纵隔疾病　可能会导致肺部机械改变从而妨碍肺的有效扩张。

胸膜纤维化：胸膜纤维化可在血胸、脓胸或为治疗反复发作的气胸而进行的胸膜固定术后出现。由于胸膜腔闭塞，功能限制性肺部异常通常是存在的，但比较轻微。手术剥除较厚的纤维膜在技术上是困难的，且只有在限制性肺疾病症状明显时才考虑手术。

13.张力性气胸　是吸气时气体进入胸腔，但呼气时气体无法排出胸腔，结果导致滞留在胸腔中的气体逐渐增多，胸腔内压力（张力）逐渐增高。张力性气胸发生在不足2%的自发性气胸患者中，但较常见于肋骨骨折、置入中心导管和机械通气时气压伤，可伴有严重的呼吸困难、低氧血症和低血压。立即用针或小口径导管穿入第二肋间隙放气可以挽救生命。

（1）症状及体征：呼吸困难经常伴气胸存在。大多数患者也存在患侧胸痛和咳嗽。可发生动脉低氧血症、低血压和高碳酸血症。体格检查结果往往不明显。无论在什么时候，当患者出现呼吸困难和急性胸痛时，都应考虑气胸诊断的可能性。心动过速是最常见的体征。当患者出现大范围气胸时，体格检查可发现患侧胸壁运动减弱、叩诊浊音且呼吸音减弱或消失。

（2）治疗：气胸的对症治疗是通过胸膜腔放置一个小口径塑料导管或放置胸腔管抽吸放气。70%的小或中度的自发性气胸患者，抽气后可成功拔除导管。当气胸量小（＜15%的半胸容积）或无症状气胸时，可继续观察病情。充分氧供可加速胸膜对空气的重吸收。如果胸腔内存在持续漏气则需要置入胸管。大部分漏气可在7d之内吸收。胸管引流的并发症包括疼痛、胸膜感染、出血和与肺复张有关的肺水肿。复发性气胸可能需要手术治疗或化学胸膜固定术治疗。

14.麻醉管理

（1）术前：纵隔肿瘤患者的术前评估包括胸片、流速-容量环、胸部影像学检查和气管支气管压缩迹象的临床评价。纵隔肿物的大小和气管压缩程度可通过计算机断层扫描确定，该项检查对预测麻醉期间是否存在困难气道非常有用。表面麻醉下，应用可屈纤维支气管镜对评估气道梗阻检查也有帮助。有趣的是，术前肺部症状的严重性与麻醉期间可能遇到的呼吸系统危害无关。事实上，相当数量的无症状患者反而会在麻醉期间发生意外的气道阻塞。应尽可能考虑进行术前放射治疗。如果可行的话，最好对有症状的患者在局部麻醉下进行组织活检。纵隔肿瘤患者在清醒时可无症状，但在仰卧位接受麻醉时可出现气道梗阻。在麻醉过程中，肿瘤的大小可能会因静脉怒张而增加，肿瘤的位置可有所转变，它可能会压迫气道、腔静脉、肺动脉或心房并造成威胁生命的低氧血症、低血压，甚至心搏骤停。

（2）术中：限制性肺疾病并不影响麻醉诱导药物或麻醉维持药物的选择。由于具有呼吸抑制作用的长效药物其药效可持续到术后，因此应避免使用。高度怀疑存在气胸时，需停止应用氧化亚氮。行外周手术时，可应用局部麻醉，但必须意识到，当感觉阻滞水平高于T_{10}时，会引起呼吸肌活动受损，而限制性肺疾病患者就是依靠呼吸肌的活动来维持一定的通气量。在手术期间进行机械通气有利于优化氧合和通气。由于肺顺应性差，增加吸入气压力可能是必要的。当患者肺功能明显受损时则需要术后机械通气。限制性肺疾病能够增加术后肺部并发症的风险。

在纵隔肿瘤存在的情况下，麻醉诱导和气管插管的方法取决于术前气道评估。外部水肿与上腔静脉综合征可伴有相关的口腔和咽下部水肿。如果由静脉阻塞引起的水肿较为严重，则有必要在腿部而不是手臂建立静脉通道。中心静脉导管或肺动脉导管可经股静脉插入，应考虑有创动脉血压监测。有症状的患者可能需要坐位以保证充分呼吸。如果是这样，在气道安全性得到保证后，麻醉诱导也可在坐位进行。气道表面麻醉，有或没有镇静药均可用于纤维喉镜检查。在年轻患者中，保留自主呼吸的吸入麻醉诱导可能是必要的。如果发生严重的呼吸道梗阻，将患者置于侧卧或俯卧位可得到缓解。只要有可能，应建议手术过程保留自主呼吸。可能会因为术中大量补液而使上腔静脉综合征加重。利尿药可减少肿瘤体积，但在静脉回流受损的患者中前负荷减少可能导致严重的低血压。因为中心静脉压增高，手术出血量通常增加。

（3）术后：部分切除或活检可引起肿瘤肿胀，这可能会增加气道梗阻而需要重新气管插管。

六、肺疾病患者诊断过程

纤维支气管镜检查可通过肉眼观察气管，并且能够采样做培养、细胞学和活组织检查，从而已普遍取代了硬式支气管镜检查。在支气管肺活检后5%～10%的患者以及周围型肺癌经皮穿刺活检后10%～20%的患者可发生气胸。胸膜活组织检查主要的禁忌证是凝血异常。

纵隔镜检查是在全身麻醉下于胸骨上切迹上方切开一个小横切口来进行。沿气管前筋膜钝性分离可进行隆突水平的气管旁淋巴结活检。并发症包括气胸、纵隔出血、静脉空气栓塞、喉返神经损伤引起的声音嘶哑和声带麻痹。纵隔镜也能对右无名动脉施压，造成右臂脉搏消失及右颈总动脉血流损害。

七、呼吸衰竭

（一）急性呼吸衰竭

呼吸衰竭是无法提供足够的动脉氧合和（或）无法有效消除二氧化碳。

诊断：急性呼吸衰竭是在不存在右向左心内分流且充分供氧的情况下，PaO_2低于60mmHg。在急性呼吸衰竭存在的情况下，$PaCO_2$增加、不变或降低，这取决于肺泡通气量与代谢产生的二氧化碳之间的关系。当不存在对代谢性碱中毒的呼吸代偿时，$PaCO_2$高于50mmHg则符合急性呼吸衰竭的诊断。

急性呼吸衰竭区别于慢性呼吸衰竭是基于$PaCO_2$与动脉血pH(pHa)之间的关系。急性呼吸衰竭通常是伴随着$PaCO_2$突然增加和pH的相应降低。在慢性呼吸衰竭的情况下，尽管$PaCO_2$增加，但pH通常在7.35～7.45。这个正常的pH反映了经肾小管重吸收碳酸氢盐对呼吸性酸中毒具有肾代偿作用。

呼吸衰竭往往伴随着FRC(功能残气量)和肺顺应性的下降。如果持续呼吸衰竭，则有肺血管阻力增加和肺动脉高压加重的倾向。

（二）急性／成年人呼吸窘迫综合征

成年人呼吸窘迫综合征（acute/adult respiratory distress syndrome，ARDS）是由肺炎性损伤引起的，临床表现为急性低氧性呼吸衰竭。

1.流行病学和发病机制　与ARDS相关的临床疾病和危险因素包括与肺直接损伤相关的事件以及全身环境下引起肺间接损害的各种原因（表9-13）。总体而言，败血症是急性肺损伤进展至ARDS过程中的最大风险因素。ARDS急性期表现为迅速发生呼吸衰竭伴难治性动脉低氧血症，以及与心源性肺水肿较难鉴别的X线表现。由于肺泡毛细血管膜渗透性增加，富含蛋白质的水肿液流入肺泡。存在中性粒细胞介导肺损伤的证据。促炎细胞因子可在肺局部产生。急性期通常可以彻底痊愈，但在某些患者会发展为弥漫性纤维化性肺泡炎伴持续动脉低氧血症，以及肺顺应性下降。ARDS恢复期或缓解期的特点是逐步缓解的低氧血症和逐步改善的肺顺应性。通常，X线片异常将完全消失。

2.症状和体征　通常在充分供氧治疗后，顽固性动脉低氧血症是第一个体征。出现症状之前，可能已经出现X线征象。患者通常具有正常的肺毛细血管楔压。由于肺动脉血管收缩和部分肺毛细血管床闭塞可产生肺动脉高压，严重时，可引起右心衰竭。ARDS的死因多为败血症或多脏器衰竭所致，而非呼吸衰竭，尽管有些患者的死亡与肺损伤直接相关。

3.诊断　ARDS的诊断依据是存在急性、难治性低氧血症，符合肺水肿的弥漫浸润性X线胸片征象，以及肺毛细血管楔压 < 18mmHg。该

表9-13　与急性肺损伤和急性呼吸窘迫
综合征相关的临床紊乱

直接肺损伤
肺炎
吸入胃内容物
肺挫伤
脂肪栓子
溺水
吸入性损伤
间接肺损伤
败血症
创伤相关休克
大量输血
体外循环
药物过量
急性胰腺炎

PaO_2/FiO_2 比值通常 < 200 mmHg。当ARDS不太严重时，表现为急性肺损伤，其表现形式与ARDS类似，但 PaO_2/FiO_2 比值 < 300mmHg。心源性和非心源性肺水肿相鉴别的临床分型如图9-7所示。

4.治疗　急性呼吸衰竭的治疗旨在通过一定的治疗来增加氧合和通气。急性呼吸衰竭治疗需到达3个主要目标：①纠正低氧血症；②清除过多的二氧化碳；③开放通畅的上呼吸道。

对急性肺损伤和急性呼吸窘迫综合征患者的支持治疗，可有助于提高生存率（表9-14）。应对造成ARDS的潜在原因进行彻底研究，尤其应该注意那些可治疗的感染性疾病（诸如败血症、肺炎等）的致病可能性。预防或及早治疗院内感染是至关重要的。最好通过肠内营养的方式提供充足的营养物质。预防胃肠道出血和血栓栓塞也是很重要的。目前不建议常规使用表面活性剂或吸入一氧化氮治疗。然而，为了尽快达到ARDS缓解期应该应用诸如加强肺泡液消除能力、维持改善氧合等治疗策略，这些策略可能与传统通气治疗一样重要。吸入β受体激动药可能有助于消除肺水肿液、刺激表面活性剂的分泌，甚至发挥抗炎作用，这些可帮助恢复正常的肺血管通透性。

（1）气管插管和呼气末正压通气治疗：对不能充分氧合的急性呼吸衰竭和ARDS患者的最初治疗步骤是气管插管和机械通气。调整吸入氧浓度使 PaO_2 维持在60 ~ 80mmHg。过去治疗ARDS应用较高的潮气量（12 ~ 15ml/kg），但这可能会降低肺顺应性并可导致肺泡过度膨胀和气压伤。可通过调整潮气量来降低气压伤的风险，以使增加的气道压峰值不超过35 ~ 40cmH_2O。应通过评估呼吸力学而不是通过检测动脉血气来确定理想的潮气量。

应用PEEP是改善ARDS患者氧合最有效的方法之一。PEEP有助于防止呼气末肺泡塌陷，从而增加肺容量（尤其是FRC），改善通气-血流匹配，降低肺内右到左分流的严重程度。PEEP不能降低血管外肺水量或防止肺水肿液形成。但是，水肿液可重新分布至肺间质部，使原先充满液体的肺泡重新通气。

当需要吸入高浓度氧（$FiO_2 > 0.5$)才能保持住一个可被接受的 PaO_2 且此时氧中毒的风险增

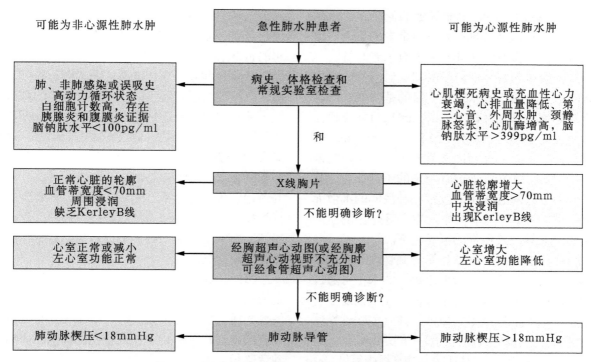

图9-7　心源性肺水肿与非心源性肺水肿临床差异流程

（摘自 Ware LB, Matthay MA. Acute pulmonary edema. N Engl J Med, 2005,353:2788-2796. Copyright Massachusetts Medical Society, 2005.）

表9-14　急性呼吸衰竭的治疗

供氧
气管插管
机械通气
呼气末正压
改善血管液体量
利尿治疗
强心治疗
糖皮质激素(?)
清除分泌物
控制感染
营养支持
吸入β肾上腺素受体激动药

?.可疑疗效

加时，则提示可应用PEEP。PEEP可降低ARDS时与肺泡开启和关闭相关的剪应力。为达到可接受的氧合程度，应在无毒氧气浓度下，应用最低水平的PEEP。高水平的PEEP降低心排血量，增加气压伤的发生率。达到最佳肺顺应性状态的PEEP水平通常与达到最佳氧合状态的PEEP水平相似。PEEP通常增加2.5～5.0cmH$_2$O直到PaO$_2$

维持在至少60mmHg，FiO$_2$低于0.5。当PEEP水平低于15cmH$_2$O时，大多数患者在氧转运和肺顺应性方面得到很大改善。继续提高PEEP水平可使肺泡扩张并使这些肺泡周围毛细血管压缩，更多血液分流至通气减少区域，以致氧分压降低。

PEEP干扰了静脉回流，引起室间隔左移限制了左心室充盈，因此，PEEP的重要的不利影响是降低心排血量。在血容量过低时，PEEP影响心排血量的表现更加明显。补充血管内液体容量、给予强心药可抵消PEEP对静脉回流的影响，改善心肌收缩力。应用PEEP治疗的患者，采用肺动脉导管来监测液体补充的充分性、心肌收缩力和组织氧合是非常有益的。监测肺动脉楔压，可因PEEP（肺泡内压力）压传输到肺毛细血管而使得监测结果更加复杂，产生错误的肺动脉楔压数值。

反比例通气的特点是吸气时间超过了呼气时间，即吸气/呼气比＞1。这是通过增加一个吸气末暂停来保持肺泡压力稳定在一定的水平。不增加分钟通气量或者PEEP也可能增加动脉氧合。反比例通气的风险包括气压伤以及由于缩短呼气时间形成自发PEEP而导致的低血压。虽然反比例通气可以改善部分ARDS患者的氧合，但前瞻性研究并没有证实其对大多数患者有益。

（2）液体和血流动力学管理：对急性肺损伤和ARDS患者限制液体入量的目的是降低肺水肿的严重程度。肺动脉楔压＜15mmHg可能反映血管内液体容量不足。尿量在0.5～1.0ml/（kg·h）则说明心排血量和血管内液量充足。使用呋塞米利尿，可有效扭转补液过量带来的不良反应，其有效性可通过氧合作用的改善和肺浸润的消散而得到证明。在ARDS患者中，中心静脉压的监测不是指导血管内液体量的可靠指标。

合理的液体治疗目标是使得血管内液体量处于满足器官充足灌注的最低水平，该水平可通过代谢性酸碱平衡和肾功能来评估。如果恢复血管内液体量后不能维持器官血液灌注（如脓毒性休克患者），给予血管升压药治疗可能是必要的，这样可以改善器官组织灌注压力并恢复组织氧供。

（3）皮质类固醇：尽管在急性肺损伤和ARDS中炎症的作用已得到公认，但在病程早期应用皮质类固醇的作用尚未得到证实。皮质类固醇在治疗ARDS晚期纤维化肺泡炎以及在严重ARDS患者治疗无效的情况下作为抢救性药物可能是有价值的。

（4）清除分泌物：充分水化作用和吸入气体湿化有利于气道分泌物的清除。气管吸痰、胸部理疗和体位引流也可增强分泌物的清除。纤维支气管镜可用于去除引起肺不张的浓稠分泌物。

（5）控制感染：据痰培养和药敏性检查，特效抗生素控制感染对控制ARDS是有益的。然而，不建议预防性应用抗生素，因为这可导致抗药微生物过度生长。ARDS患者感染最早期表现是肺功能进一步恶化，这种情况并不少见。

（6）营养支持：营养支持对防止骨骼肌无力非常重要。低磷血症可促进骨骼肌无力的发生，且与伴有急性呼吸衰竭和ARDS的膈肌收缩乏力有关。增加热量的摄入，特别是静脉输入营养液，提高呼吸比，从而增加了二氧化碳的产生，产生更多的肺泡通气。严重受损的患者，只有通过机械通气才能得到充分的通气量。

（7）机械通气支持：应用鼻导管、文丘里面罩、非重复呼吸面罩或T-管对存在自主呼吸的患者进行补充供氧。这些设备很少能够使得吸入氧气浓度在50%以上，因此，其应用价值仅仅只是在纠正由轻度至中度通气-血流比异常引起的低氧血症。当这些输送氧的方法不能维持$PaO_2 > 60mmHg$，应尝试通过面罩进行持续正压通气。持续气道正压可以通过开放萎陷的肺泡和减少肺内右向左分流来提高肺容量。通过面罩连续气道正压的缺点是，通气需要密闭面罩，这可能会增加患者呕吐时误吸的风险。维持PaO_2在80mmHg以上是没有益处的，因为此时血红蛋白的氧饱和度已接近1。在某些患者，有必要进行气管插管和开始机械通气以维持可接受的氧合和通气。提供正压通气的典型设备包括容量循环和压力循环通气。

（8）容量循环通气：容量循环通气提供了固定的潮气量，通气压力是因变量。可设定压力限值，当通气压力超过此值时，泄压阀防止气流进一步增多。此阀防止了气道峰压和肺泡压力增高到危险值，并能预警已经发生的肺顺应性变化。气道峰压的急剧升高反映了肺水肿加重、存在气胸、气管导管扭结、气管导管或大气管被黏液阻塞。尽管气道峰压存在较小变化，还应该保持潮气量，这与压力循环通气相反。容量循环通气的缺点是这些设备无法弥补输送系统气体泄漏。使用容量循环通气的主要方式包括辅助控制通气和同步间歇指令通气（图9-8）。

（9）辅助控制呼吸：在控制模式下，预设呼吸频率能够确保患者即使在不做吸入动作的情况下，也可以接受预先设置的机械呼吸次数。然而，在辅助模式下，如果患者产生一些气道负压，机器会以目前的潮气量输送一次呼吸。

同步间歇指令通气：同步间歇指令通气（synchronized intermittent mandatory ventilation, SIMV）技术允许患者以任何呼吸频率和潮气量进行自主呼吸，由机器提供特定的分钟通气量。气体输送回路完善，可为自主呼吸提供足够的气体流量，并允许周期性指令呼吸与患者吸气努力相同步。理论上讲，SIMV与辅助控制通气相比，其优势在于使患者持续使用呼吸肌，降低平均气道压和平均胸内压，防止呼吸性碱中毒并改善患者与呼吸机间的呼吸协调。

（10）压力循环通气：压力循环通气向肺内输送气体，直至达到预设的气道压力。潮气量是因变量。潮气量随肺顺应性和气道阻力的不同而变化。

机械通气患者的管理：需要机械通气的危重病患者可能会受益于持续输注镇静药物来治疗焦虑和激动，并促进患者与呼吸机送气之间的协调。镇静不足或焦虑可导致许多危及生命的问题，诸如自我拔管、气体交换急剧恶化和气压伤。如果镇静效果满意，神经肌肉阻滞药物的应用可减少。然而，当达到满意的镇静条件时，不可能不影响血流动力学，可能需要骨骼肌松弛以确保适当的通气和氧合。

（11）镇静：地西泮、丙泊酚和麻醉药是最常见的药品，用于在机械通气期间减轻患者焦虑、引起遗忘、提高舒适度以及镇痛。较新的机

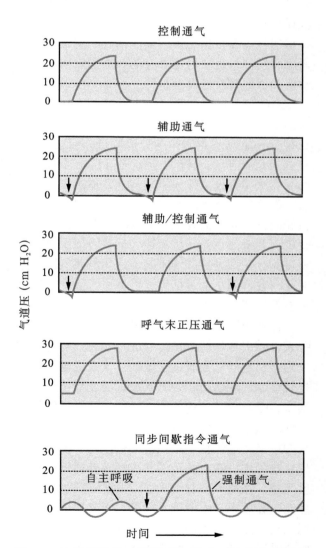

图9-8　经气管插管，不同通气模式下的潮气量和气道压

箭头表示患者的自主呼吸触发呼吸机进行机械辅助呼吸

械通气方式允许存在高碳酸血症（$PaCO_2$ 可能达到50 mmHg），这给患者带来更多的不适，需要深度镇静。连续输注比间歇注射给药更能提供一个稳定理想的药效水平。每日中断输注镇静药物，允许患者"觉醒"便于评估患者的精神状态，最终缩短机械通气时间。对于此种方法，持续输注异丙酚是唯一有吸引力的选择，因为该药物短暂的对环境敏感的半衰期不受输注持续时间影响，并且觉醒是快速的，预测的。从瑞芬太尼作用中迅速恢复也同样不受静脉输注持续时间的影响。

（12）肌肉松弛：当镇静不足或应用镇静药物出现低血压时，非除极神经肌肉阻滞药可产生良好的骨骼肌松弛以允许最佳的机械通气治疗。应考虑这些药物依靠肾清除的情况。间断给予肌肉阻滞药比连续给药更能周期性评估患者的镇静程度，以及判断是否需要继续应用肌肉阻滞药。监测神经肌肉阻滞程度并滴定肌肉阻滞药的剂量以确保颤搐反应仍然存在，是比较谨慎的做法。应用药物引起的骨骼肌长时间松弛有加重与基础危重疾病伴发的弥漫性多发性神经病的危险。

5.并发症

（1）感染：急性呼吸衰竭进行机械通气的患者，气管插管是唯一最重要的医源性肺炎（呼吸机相关性肺炎）的诱发因素。主要的发病机制是气管套管周围污染分泌物轻微吸入。在急性呼吸衰竭的情况下，诊断肺炎可能存在困难，因为发热、肺部浸润可能已经在急性呼吸衰竭时出现。

院内鼻窦炎与经鼻气管插管密切相关。医院内鼻窦炎的治疗包括抗生素、用经口导管代替经鼻导管，应用减充血药和头部抬高以利鼻窦引流。

（2）肺泡过度膨胀：由大潮气量（10～12 ml/kg）和高气道压力（＞50cmH₂O）引起的肺泡过度膨胀可能会导致肺泡破裂和肺泡出血。在急性肺损伤和ARDS存在的情况下，呼吸机输送的气体优先沿阻力最小的路径达到通气较好的肺组织或区域，使这些肺泡存在过度膨胀的风险。这些肺泡可能萎陷并重复张开多次，这可能与机械通气所致肺损伤有关。温和的机械通气形式：使用5～8ml/kg的潮气量，气道压力不超过

30cmH_2O，提示可治疗急性呼吸衰竭和ARDS。然而，应用这种通气形式可能需要接受某种程度的高碳酸血症和呼吸性酸中毒，而且PaO_2通常＜60mmHg。

允许范围内的高碳酸血症或控制性通气不足可能伴有潮气量和气道压力的减低，目的是避免肺泡过度膨胀。允许范围内的高碳酸血症会引起呼吸动力增加，从而产生不适的感觉，需要深度镇静、骨骼肌松弛，或两者皆需。当患者存在颅内压增高、心律失常或肺动脉高压时，不推荐允许范围内的高碳酸血症。

（3）气压伤：气压伤可能会以皮下气肿、纵隔积气、肺间质气肿，气腹、心包积气、动脉气体栓塞或张力性气胸的形式出现。这些症状表明，肺泡外空气均来自过度膨胀和破裂的肺泡。感染可能通过削弱肺组织来增加气压伤的风险。张力性气胸是最常见的由呼吸机引起的威胁生命的气压伤表现。低血压、渐进性低氧血症及气道压力增高提示存在张力性气胸。

（4）肺不张：肺不张是在机械通气过程中引起低氧血症的常见原因。当不存在低血压时，出现氧合程度急剧恶化，则应考虑迁移的气管导管进入左或右主支气管或产生黏液栓。由于肺不张引起的动脉低氧血症通过增加FIO_2不能缓解。机械通气患者突发性低氧血症的其他原因包括张力性气胸、肺栓塞，与肺不张相反的是，这些原因常伴有低血压。支气管镜检查可能有助于清除导致持久性肺不张的黏液栓。

（5）危重病性肌病：接受机械通气治疗的急性呼吸衰竭患者在呼吸衰竭病因得到处理后的很长时期内，仍存在神经肌肉无力的风险。弥漫性骨骼肌肉无力的常见原因是危重症多发性神经病，即当败血症及多器官衰竭存在时的一种轴突障碍。长期应用非除极神经肌肉阻滞药可能促发急性肌病的进展，尤其是在那些接受皮质类固醇联合治疗的患者中。药物引起的肌肉麻痹比特异性神经肌肉阻滞药引起的肌肉麻痹在肌肉持续无力方面的作用更大。由于肾和（或）肝功能障碍引起的对非除极神经肌肉阻滞药的活性代谢产物降解减少，也是当长期应用药物后持续肌无力时需要考虑的问题。

6.治疗监测　监测急性呼吸衰竭的治疗进程包括评估肺气体交换（动脉和静脉血气，pH）及心脏功能（心排血量、心脏充盈压、肺内分流）。应用肺动脉导管有助于监测这些指标。

（1）脱离呼吸机：当患者在无辅助措施也能够维持氧合和排除二氧化碳，则可以停止机械通气支持。在考虑患者是否可以安全地脱离机械通气并允许拔管时，患者须保持清醒并能够合作，能够耐受自主呼吸试验且没有过度的呼吸急促、心动过速或明显的呼吸窘迫。提示可停止机械通气的原则包括：①肺活量超过15 ml/kg；②当吸入100%氧气时，肺泡氧分压-动脉血氧分压＜350cmH_2O；③当FIO_2＜0.5时，PaO_2＞60mmHg；④吸气负压＞20cmH_2O；⑤ pH正常；⑥呼吸频率少于20/min；⑦无效腔通气量/潮气量（V_D/V_T）＜0.6。高呼吸速率和低潮气量呼吸通常标志不能拔管。然而，最终决定尝试停止机械通气需要根据患者的具体情况而定，不仅要考虑肺功能，也要考虑并存的其他异常情况，如贫血、低血钾及低血容量。

当准备尝试停止患者的机械通气支持，可以考虑3种选择：①同步间歇指令通气，允许患者在每分钟越来越少的指令呼吸间进行自主呼吸，直到患者能够在无辅助条件进行自主呼吸；②间断尝试完全脱离呼吸机支持，并通过三通管呼吸；③采用低水平压力支持通气。总之，对成功拔管而言，纠正需要机械通气的潜在病因比单纯脱机更为重要。停止机械通气后氧合情况恶化反映可能存在渐进性肺泡萎陷，应用持续气道正压对此有效，而不是重新建立机械通气治疗，原因可能是持续气道正压有助于维持FRC。

有若干因素可能干扰脱机和成功气管拔管。呼吸性碱中毒和持续镇静可能抑制通气动力。过度膨胀引起的呼吸肌过度做功、大量分泌物、支气管痉挛，发热引起的肺水增加或二氧化碳产生增多，以及胃肠外营养大大降低了成功拔管的可能性。偶尔会考虑应用无创通气作为终止机械通气的桥梁。这包括早期拔管即刻应用一种无创通气。这种脱机的方法可能减少医院获得性肺炎的发生率，缩短ICU停留时间，同时降低病死率。然而，如果患者咳嗽能力较弱，无创通气可能削弱气道分泌物清理的能力，并且不能满足足够的每分钟通气量。此方法的选择应慎重考虑。

（2）气管拔管：当患者在连续正压通气5cmH_2O时能够耐受30min的自主呼吸，无动脉血气分析、精神状态或心功能方面的状态恶化，则可以考虑气管拔管。当吸入氧浓度不足 50% 时，仍保持 PaO_2 在 60mmHg 以上。同样，$PaCO_2$ 应保持低于 50mmHg，且 pH 应保持高于 7.30。气管拔管的其他标准还包括所需 PEEP 应 $< 5cmH_2O$，自主呼吸频率不超过 20/min，肺活量超过 15ml/kg。患者意识清醒且存在活跃的喉反射，能够发动有效的咳嗽并能够清除分泌物。具有保护作用的声门闭合功能可能在气管拔管后受损，使得误吸的风险增加。

（3）补充氧气：拔管后往往需要补充氧气，这种需要反映出通气-血流比例失调持续存在。通过应用脉搏氧饱和度仪监测 SpO_2 及 PaO_2 的指导，逐渐减少吸入氧浓度，完成停止补充氧气的过程。

氧气交换与动脉氧合：可通过 PaO_2 来反映经肺泡-毛细血管膜进行的氧气交换是否充分。计算得出的 PaO_2 与检测出的 PaO_2 之间存在差距，氧气交换的效能与这一差值成线性关系。计算 PAO_2-PaO_2 分压差有助于评估肺的气体交换功能以及鉴别不同原因引起的动脉低氧血症（表9-15）。

只有当 PaO_2 低于 60mmHg 时，才会发生动脉血氧饱和度的明显下降。通气-血流比例失调，肺内右向左分流和肺通气不足是动脉低氧血症的主要原因。除外肺内右向左分流的情况，增加吸入氧浓度有可能改善以上情况中的 PaO_2。

动脉血氧变化引起的代偿反应，一般的原则是，当 PaO_2 急剧降低且低于 60mmHg 时，可激发代偿反应；在慢性缺氧时，当 PaO_2 低于 50mmHg，也存在代偿反应。动脉血氧不足的代偿性反应包括：①颈动脉体引起的肺泡通气增加；②区域肺动脉血管收缩（缺氧性肺血管收缩），使肺血流量不流经低氧肺泡；③增加交感神经系统活性，从而提高心排血量，增加组织供氧。在慢性低氧血症的情况下，红细胞数量增加，可改善血液的携氧能力。

（4）二氧化碳消除：$PaCO_2$ 能够反映相对于代谢产生的二氧化碳肺泡通气量是否充分（表9-16）。V_D/V_T 能够反映二氧化碳跨肺泡-毛细血管膜转运的效能，这一比例描述了通气充分但血流不充分或没有血流的肺部区域。这些区域内的肺泡通气被称为"无效通气"或死腔通气。通常情况下，$V_D/V_T < 0.3$，但当无效通气增加时，V_D/V_T 可能升高到 0.6 甚至更高。当存在急性呼吸衰竭、心排血量减少和肺栓塞时，V_D/V_T 会升高。

高碳酸血症定义是 $PaCO_2 > 45mmHg$。允许范围内的高碳酸血症是指为避免或推迟患者进行气管插管和机械通气，允许自主呼吸的患者 $PaCO_2$ 增加至 55mmHg。高碳酸血症的症状和体征取决于 $PaCO_2$ 的增长速度和最终水平。$PaCO_2$ 急性升高与脑血流升高和颅内压升高有关。$PaCO_2$ 急剧升高超过 80mmHg 可能导致中枢神经

表 9-15　动脉低氧血症机制

机制	PaO_2	$PaCO_2$	PAO_2-PaO_2	给氧后反应
吸入氧浓度低（高地）	降低	正常或降低	正常	改善
肺通气不足（药物过量）	降低	增加	正常	改善
通气-血流比失调（COPD，肺炎）	降低	正常或降低	增加	改善
右向左分流（肺水肿）	降低	正常或降低	增加	差或无效
弥散障碍（肺纤维化）	降低	正常或降低	增加	改善

COPD. 慢性阻塞性肺疾病；PAO_2-PaO_2. 肺泡动脉氧分压差

表 9-16　高碳酸血症机制

机制	$PaCO_2$	V_D/V_T	PAO_2-PaO_2
药物过量	升高	正常	正常
限制性肺疾病（脊柱后侧凸）	升高	正常或升高	正常或升高
慢性阻塞性肺疾病	升高	升高	升高
神经肌肉疾病	升高	正常或升高	正常或升高

PAO_2-PaO_2. 肺泡动脉氧分压差；V_D/V_T. 无效腔量与潮气量比值

系统抑制。

（5）混合静脉血氧分压：混合静脉氧分压（PvO_2）和动静脉氧差（$CaO_2-C_vO_2$）反映氧气运输系统（心排血量）相对于组织氧摄取是否足够。例如，心排血量减少，在组织耗氧量不变的情况下导致PvO_2减低，$CaO_2-C_vO_2$增加。这些变化反映了当组织血流量减少时，依然有相同量的氧被继续提取。PvO_2低于30mmHg或$CaO_2-C_vO_2 > 60ml/L$提示需要增加心排血量以促进组织氧合。肺动脉导管可用来抽样混合静脉血监测PvO_2，计算CvO_2。

（6）动脉血pH：监测pHa有助于发现酸血症和碱血症。代谢性酸中毒常伴随动脉低氧血症和组织供氧不足而发生。由于呼吸或代谢紊乱引起的酸血症与心律失常和肺动脉高压有关。

碱血症往往与过度机械通气及使用利尿药导致氯离子和钾离子减少。代谢性或呼吸性碱中毒可能会增加心律失常的发生率。对于急性呼吸衰竭恢复期的患者，由于因纠正pH紊乱而出现代偿性低通气，碱血症会延缓或妨碍患者脱离呼吸机。

（7）肺内分流：当肺泡存在血流灌注而没有肺通气时，可出现肺内右向左分流。净效应是PaO_2下降，表明通气肺泡内的血氧被未通气肺泡中的低氧含量血稀释。计算分流分数可有效评估通气-血流比值，并可用于评估治疗急性呼吸衰竭时对各种治疗干预措施的反应。

生理性分流通常占心排血量的2%～5%，这种程度的肺内右向左分流是指肺动脉血通过支气管静脉和心最小静脉直接回到左心循环。值得注意的是，在患者吸入氧浓度低于100%时测定分流分数可反映出通气-血流比例失调和肺内右向左分流的程度。根据吸入100%氧气患者中测得的数据为基础计算分流分数可排除通气-血流比例失调的影响。

八、肺栓塞

外科手术易引起肺栓塞，甚至会迟发于术后1个月，尽管在预防和诊断深静脉血栓方面已经有了很大的进步，肺栓塞的病死率和复发率仍然很高。急性肺血栓栓塞的临床表现可从休克、持续低血压到轻微的呼吸困难。甚至可能无症状，而是在进行其他目的的影像检查时发现。根据临床表现，急性肺栓塞的病死率从1%～60%。抗凝是肺栓塞的主要治疗措施。

（一）诊断

准确检测肺栓塞仍然非常困难，且鉴别诊断十分广泛（表9-17）。肺栓塞可伴发其他的心肺疾病，其表现也可能与其他心肺疾病相似。肺栓塞的临床表现是非特异性的，往往很难单纯依靠临床表现来建立肺栓塞的诊断（表9-18）。在急性肺栓塞时，最一致的症状是急性呼吸困难。胸膜炎性疼痛或胸骨下疼痛、咳嗽、咯血提示存在由近胸膜表面的小栓塞引起的肺梗死。呼吸急促及心动过速是肺栓塞最常见但非特异性的表现。其他体征包括气喘、发热、啰音、胸膜摩擦音、第二心音的肺动脉瓣成分响亮、右心室抬高及颈静脉怒张。动脉血气可正常或显示动脉低氧血症和低碳酸血症（气道激动受体被激活引起过度换气），但不是肺栓塞的特异性表现。卵圆孔未闭

表9-17　肺栓塞鉴别诊断

心肌梗死
心包炎
充血性心力衰竭
慢性阻塞性肺疾病
肺炎
气胸
胸膜炎
胸带状疱疹
焦虑/过度通气综合征
胸主动脉夹层
肋骨骨折

表9-18　肺栓塞症状体征

症状体征	发生率(%)
急性呼吸困难	75
呼吸急促（＞20/min）	70
胸膜炎性胸痛	65
啰音	50
干咳	40
心动过速（＞100/min）	30
第二心音肺动脉瓣成分增强	25
咯血	15
发热（38～39℃）	10
Homans征	5

或房间隔缺损的情况下可发生反常栓塞，且心房内右向左分流可引起严重的低氧血症。大多数急性肺栓塞患者心电图检查结果包括ST-T段改变和电轴右偏。肺动脉栓塞足够大导致急性肺心病时，可出现P波高尖、心房颤动及右束支传导阻滞。心电图主要用于鉴别肺动脉栓塞、急性心肌梗死以及其他可能的诊断。

对危重患者怀疑其存在肺栓塞时，经胸壁超声心动图通常极其有用，且能帮助确定右心室压力负荷、心肌梗死、主动脉夹层以及心脏压塞等与肺栓塞表现类似的情况。经食管超声心动图可显示右心房和右心室的急性扩张，肺动脉高压，甚至偶尔可显示肺动脉内的栓子。

在麻醉期间，肺栓塞的临床表现没有特异性且往往是短暂的。麻醉期间提示肺栓塞的情况包括原因不明的动脉低氧血症、低血压、心动过速和支气管痉挛。心电图和中心静脉压可能提示存在肺动脉高压和右心室功能不全。

二氧化碳描记图可显示呼末二氧化碳分压的降低，这说明无效腔通气增加。

有助于诊断急性肺栓塞的实验室检查包括D-二聚体检查。D-二聚体检查阳性说明可能存在肺栓塞，阴性强烈提示不存在血栓栓塞（阴性预测值>99%）。肌钙蛋白水平可升高，可能说明由于急性右心室扩张引起右心室心肌细胞损伤。

螺旋CT对比扫描对诊断急、慢性肺栓塞非常有效，在许多医疗中心已取代肺通气-血流扫描。它对检测肺主动脉、叶动脉和段动脉中的凝块非常有用，但对检测更小血管内的栓子灵敏性不足。然而，正是这些大血栓才具有最重要的临床意义。

肺动脉造影是诊断肺栓塞的金标准。当必须确诊或排除肺栓塞且其他初步检查不能确定是否存在肺栓塞时，可应用肺动脉造影。

无创的肺通气-血流扫描和下肢静脉超声扫描可以帮助诊断深静脉血栓形成和（或）肺栓塞。

临床上肺栓塞可能性的初始评估应基于临床判断。除外新发心律失常、低血容量或脓毒症的情况下，患者出现休克或者收缩压低于90mmHg或血压下降超过40mmHg达15min以上被认为是血流动力学不稳定。在螺旋CT无法使用或者患者肾衰竭或对显影剂过敏的情况下，使用肺通气-血流扫描是最好的选择。然而，患者病情稳定后如仍对临床处理有疑问应该做螺旋CT检查。对将做经皮栓子清除术的患者，术前可立即进行常规肺血管造影以确诊肺栓塞。

（二）治疗

急性肺栓塞的治疗包括抗凝、溶栓、下腔静脉滤器置入和栓子清除手术。

肝素仍然是治疗急性肺栓塞的基础药物。任何高度怀疑肺栓塞的患者，应立即静脉给予负荷量的普通肝素（5000～10 000U），之后持续静脉输注。另一种治疗是皮下注射低分子量肝素。肺栓塞后抗凝治疗的最佳持续时间尚未明确，但已知的是，持续6个月抗凝治疗比持续6周抗凝治疗能够降低血栓复发。这个长期抗凝治疗通常是用华法林完成，应用剂量维持国际标准化比值在2.0～3.0。

不能接受抗凝治疗、抗凝治疗期间明显出血或抗凝治疗期间肺栓塞复发者，需要置入下腔静脉滤器预防下肢血栓块成为肺内栓子。存在抗凝治疗禁忌证的患者应保留腔静脉滤器。如果推测患者对于行抗凝治疗存在有时限的禁忌证，或者患者需要进行的手术伴随出血和肺栓塞的风险，可选择置入可取出的腔静脉滤器。

为使肺动脉栓子加速溶解，特别是存在血流动力学紊乱或严重低氧血症时，可考虑溶栓治疗。出血是溶栓治疗的主要不良反应，因此，这种治疗方法在出血风险高的患者中属禁忌。

由肺栓塞引起的低血压可能需使用正性肌力药如多巴胺、多巴酚丁胺或血管收缩药（如去甲肾上腺素）来治疗。肺血管舒张药可用来控制肺动脉高压。气管插管和机械通气可能是必要的。采用止痛药治疗肺栓塞引起的疼痛非常重要，但必须小心管理，因为可能引起潜在的循环系统不稳定。当患者出现大量肺栓塞且对药物治疗无反应或不能接受溶栓治疗时，可考虑应用肺动脉取栓术。

（三）麻醉管理

危及生命的肺栓塞行手术治疗时，麻醉管理的目标是支持重要脏器功能，尽量减少麻醉引起的心肌抑制。通常在到达手术室时患者已行气管插管和机械通气，往往吸入高浓度氧。监测有创动脉压和心脏充盈压是必要的。在右心室后负荷显著增加时，右心房充盈压可以指导静脉输液，有助于优化右心室充盈压和每搏输出量。可应用正性肌力药来维持心排出量。儿茶胺酚类药（如多巴胺和多巴酚丁胺）可增加心肌收缩力，且对肺血管阻力影响不大。磷酸二酯酶抑制剂氨力农和米力农可增加心肌收缩力，是极好的肺动脉扩张药。此种组合在该种情况下特别有益。

麻醉诱导和维持必须避免任何程度的动脉低氧血症、体循环低血压和肺动脉高压。麻醉维持可选用任何不产生明显心肌抑制作用的药物或是联合用药。氧化亚氮不宜应用，因为需给予患者高浓度氧，且它有增加肺血管阻力的可能性。在这种情况下，不释放组胺的非除极神经肌肉阻滞药是最好的选择。

外科医师在肺主动脉行切开吸引术时，应用正压有利于去除远端肺动脉的栓塞碎片。尽管这些患者术前的心肺状况十分危险，术后血流动力学常可明显改善。

九、脂肪栓塞

脂肪栓塞的症状通常出现在长骨骨折的12 ~ 72h后，尤其是股骨或胫骨骨折。脂肪栓塞综合征在急性胰腺炎、体外循环、静脉输注脂肪和吸脂术中也能观察到。胫骨或股骨骨折患者出现低氧血症、精神症状和瘀斑三联征，应怀疑脂肪栓塞。如合并肺功能障碍可能仅出现动脉低氧血症，常持续存在，也可能是暴发性的，从呼吸急促发展到急性呼吸窘迫综合征。中枢神经系统功能障碍的表现可从意识模糊到癫痫发作以及昏迷。瘀斑，尤其是颈、肩、胸部的瘀斑，发生于至少50%的存在脂肪栓塞临床表现的患者中，并被认为是栓塞的脂肪引起的，而不是由血小板减少症或其他凝血机制障碍引起的。血清脂肪酶浓度增加或脂类尿存在提示脂肪栓塞，但这也可能发生在不存在脂肪栓塞的创伤后。往往存在明显的发热和心动过速。磁共振成像能提示脂肪栓塞综合征急性期的典型脑部病变。

引起脂肪栓塞的脂肪最可能来源于骨髓脂肪架构的破坏。脂肪栓塞综合征的病理生理机制涉及脂肪颗粒阻塞血管，以及在脂肪酶的作用下自脂肪颗粒释放出的游离脂肪酸的毒害作用。这些游离脂肪酸可引起急性弥漫性血管炎，尤其是在脑和肺部血管。脂肪栓塞综合征的治疗包括治疗急性呼吸窘迫综合征和固定长骨骨折。对高危患者预防性应用皮质类固醇可能有益，但对已经发生的脂肪栓塞综合征的治疗，皮质类固醇的有效性尚未被证实。从概念上讲，皮质类固醇可通过限制游离脂肪酸引起的血管内皮损伤降低脂肪栓塞综合征的发生率。

十、肺移植

（一）适应证

肺移植的4个主要方式是：①单肺移植；②双肺连续移植；③心肺移植；④活体肺叶移植。表9-19列出了典型的肺移植适应证。

肺心病不是心肺移植的适应证，因为单纯肺移植后，右心室功能可快速彻底的恢复。对肺动脉高压患者，由于保留的自体肺的血管阻力高，需要移植肺来提供几乎整个的心排血量，这可导致术后立即出现再灌注肺水肿和移植肺功能欠佳。肺纤维化疾病对单肺移植的反应较好，因为通气和血流都优先分布到移植肺。双肺连续移植指一次手术中，依次进行两个单肺移植。当不存在严重肺动脉高压时，移植一侧肺的同时对对侧肺进行通气，可避免应用体外循环。双肺移植的主要适应证是肺囊性纤维化和支气管扩张症的其他表现形式。术中开始使用免疫抑制药，且持续终身。

（二）麻醉注意事项

1.肺移植术的麻醉管理　肺移植术麻醉管理与肺切除术的麻醉管理遵循同样的原则。

（1）术前：从生理角度讲，被选择接受肺移植的患者最常伴有限制性肺疾病和PAO_2-PaO_2增大。这些患者通常伴有不可逆的、进行性的肺疾病。（恶性肿瘤被认为是移植的禁忌证，因需使用免疫抑制药，有肿瘤复发的风险。）常存在轻

表9-19　肺移植适应证

慢性阻塞性肺疾病
囊性纤维化
自发性肺纤维化
原发性肺动脉高压
支气管扩张
Eisenmenger综合征

（摘自 Singh H, Bossard RF. Perioperative anaesthetic considerations for patients undergoing lung transplantation. Can J Anaesth, 1997,44:284-299.）

至中度的肺动脉高压和一定程度的右心功能不全。吸烟者在进行移植手术前,至少戒烟6～12个月。在肺切除前钳夹肺动脉会引起肺血管阻力的急剧增加,医师需要评估患者此时的右心室能否保持足够的每搏输出量。医师也要评估患者对氧气的依赖、类固醇应用情况、血液和生化检查、肺和其他主要器官功能的检测。

(2)术中:单肺移植采用后外侧胸廓切开,双肺移植或双肺连续移植采用胸骨前胸廓切开方式。如果术中心肺状况不稳定,则需行体外循环。单肺移植时切除灌注欠佳的肺。监测手段包括动脉内置管及肺动脉导管置入,肺动脉压监测尤为重要。术中必须注意确保肺动脉导管从即将结扎的肺动脉中撤出,然后重新漂入非手术肺。经食管超声心动监测可用来评估右、左心功能及容量状态。肺移植术麻醉诱导和维持的药物以及肌肉松弛药方面没有特别的建议。应避免药物引起的组胺释放,而药物引起的支气管扩张作用是有益的。

应用双腔支气管导管进行气管插管,用纤维支气管镜验证双腔管是否放置在合适的位置。术中可能遇到的问题包括动脉低氧血症,特别是在单肺通气过程中。在非依赖侧肺采用持续气道正压通气,在依赖侧肺应用PEEP,或应用某种形式的差异性肺通气,有利于减少肺内分流。当肺动脉被钳夹时可能出现严重的肺动脉高压和右侧心力衰竭。输注肺血管扩张药(如环前列腺素)或吸入一氧化氮有助于控制肺动脉高压。在极端的情况下,部分体外循环支持是必需的。依照以下顺序将供体肺与受者连接:肺静脉连接至左心房,然后吻合肺动脉,最后吻合支气管。

(3)术后:术后机械通气是否继续应视需要而定。肺移植术后患者死亡的主要原因是支气管裂开和由于败血症或排异反应导致的呼吸衰竭。去神经支配的供体肺使得患者不能产生来自下呼吸道的正常咳嗽反射,容易罹患肺炎。在无排异反应的情况下,肺功能检查通常是正常的。

2.肺移植术后手术患者的麻醉管理 肺移植后需行手术治疗的患者,麻醉管理应着重于:①移植肺的功能;②移植肺可能存在的排异反应或感染;③免疫抑制治疗对其他器官系统的影响,以及其他器官系统功能障碍对移植肺的影响;④自体肺疾病;⑤计划实施的手术操作及其对肺的可能影响。

3.术前 术前评估包括询问排异反应及感染的病史、肺部听诊(一般是呼吸音清)、肺功能检查、动脉血气分析和胸部X线片。如果怀疑存在排异反应或感染,应推迟择期手术。应注意免疫抑制药物的不良反应。许多患者存在环孢素相关的高血压和肾功能不全。

由于移植肺可能存在进行性排异反应从而对肺功能造成不良影响,因此建议术前进行肺活量测定。慢性排异反应和感染不易区分。慢性排异反应时,FEV_1及肺活量和肺总容量有所减少,动脉血气表明肺泡-动脉血氧梯度增加,但二氧化碳潴留很少见。移植3个月后,闭塞性细支气管炎通常表现为干咳,症状与上呼吸道感染类似,包括发热和乏力。呼吸困难在数个月内出现,其后的临床过程类似慢性阻塞性肺病。X线胸片显示支气管周围及间质浸润。

如果肺功能尚可,可应用术前用药。高碳酸血症在移植术后早期较为常见。给予阿片类药物可加重高碳酸血症。由于分泌物增多,可应用止涎药物。在时间较长的大手术中可补充皮质类固醇。感染是肺移植后患者发病率和病死率增高的主要原因。可预防性应用抗生素,血管内置管需严格遵循无菌原则。肺去神经支配对呼吸模式影响有限,但气道高反应性和支气管狭窄都较为常见。去神经支配削弱了气管吻合水平以下的传入感觉。患者咳嗽反射丧失,易引起分泌物潴留和静默性误吸。二氧化碳再呼吸的反应正常。

4.术中 由于肺移植受者在气管吻合水平之下缺乏咳嗽反射,患者只有在清醒状态下才能清除分泌物。由于咳嗽反射减弱、存在支气管狭窄的可能性以及肺感染的风险增加,建议只要情况允许应尽可能选择局部麻醉。硬膜外麻醉和脊髓麻醉是可以接受的。然而,肋间肌功能减弱对此类患者影响显著。采用任何神经阻滞都会伴随感染的风险。无菌技术在这个高风险人群中的重要性无论怎样强调都不为过。肺移植术后患者,在脊髓或硬膜外阻滞之前预补充液体是存在风险的,因为移植肺淋巴回流受阻,引起组织间液蓄积,这在移植术后早期尤其明显。

对心肺移植受者,液体管理是一个难题,因为心脏需要足够的前负荷以维持心排血量,但引起肺水肿的液体阈值降低。在这种情况下,有创监测非常有用，应权衡其所带来的益处与感染的风险。经食管超声心动图可用于监测容量状态和心功能。经颈内静脉置入中心静脉导管时，应选择自体肺一侧的颈内静脉。在接受过心肺移植的患者中，心脏去神经支配是另一个需要考虑的因素。这些患者术中可能出现对阿托品无反应的心动过缓，可能需要肾上腺素和（或）异丙肾上腺素提高心率。

麻醉管理的重要目标是迅速恢复足够的呼吸功能和术后早期拔管。患者对吸入性麻醉药的耐受性良好。如果不存在肺大疱，可以应用氧化亚氮。免疫抑制药可能与神经肌肉阻滞药存在相互作用，免疫抑制药引起的肾功能受损可能会延长某些肌肉阻滞药的效果。非除极肌肉阻滞药的作用通常需用药物拮抗，因为即使药物残留所致的轻微肌肉乏力都能减弱患者的通气功能。

放置气管内导管时，最好是将套囊放置在刚刚越过声带的位置，以尽量降低损伤气管吻合口的风险。应绝对避免将气管导管置入单侧自体肺或者单侧移植肺的失误。如果手术过程需要双腔支气管导管，最好是把导管的支气管部分置于自体肺支气管内，从而避免与气管吻合口接触。在单肺移植后应用正压通气可能会比较复杂，因为自体肺和移植肺之间存在肺顺应性的差异。

（三）肺移植的生理影响

终末期肺部疾病患者进行单侧或双侧肺移植能显著改善肺功能。达到最佳的改善状态通常需要3～6个月。动脉氧合迅速恢复正常，不再需要额外供氧。肺血管疾病的患者，单侧和双侧肺移植均能引起肺血管阻力和肺动脉压即刻和持续的正常化，通常还伴随心排血量迅速增加以及表现为右心室壁厚度逐渐减小的心室重建。运动能力的提高使大多数肺移植患者回归积极的生活方式。

对供体肺实施肺切除时，该侧肺的神经支配、淋巴系统和支气管循环都会受到影响。肺去神经支配产生的影响主要是丧失咳嗽反射，从而使患者存在误吸和肺感染的风险。术后早期黏膜纤毛清除率受损。横断气管和支气管引起的淋巴引流紊乱会在术后几周内重新建立。即使肺功能有所改善，对二氧化碳的通气反应迟钝仍持续存在。心脏去神经支配是患者接受心肺移植时另一个需要考虑的因素。

并发症：轻度短暂的肺水肿在刚移植后的肺中比较常见。然而，在某些患者，肺水肿却严重到足以导致急性呼吸衰竭，称为原发性移植物无功能。X线胸片所见的浸润影和术后72h内出现的严重低氧血症可明确诊断。治疗主要是支持疗法并包括机械通气。病死率高。

支气管吻合口裂开必须立即手术治疗或再次移植。支气管吻合口狭窄是最常见的气道并发症且通常发生于移植后数周。临床上显著气道狭窄的依据包括病灶部位喘息声、反复发作的下呼吸道感染和肺功能欠佳。

肺移植受者的感染率比其他器官移植受者高出数倍，这很可能与移植物暴露于外界环境有关。下呼吸道细菌性感染是肺感染最常见的表现。常见的细菌为曲霉菌，通过吸入而获得，常定植在肺移植受者的呼吸道，然而曲霉菌仅引起少数患者出现临床感染。

肺移植的急性排异反应很常见，通常发生在移植术后100d内。其临床表现无特异性，包括身体不适、低热、呼吸困难、氧合欠佳和白细胞增多。为明确诊断经支气管肺活检是必要的。急性排异反应的治疗包括静脉注射甲泼尼龙。多数患者临床反应快速，即使没有临床症状和体征，也存在排异反应的组织学证据。

慢性排异反应表现为闭塞性细支气管炎，机制为小气道内纤维增生，导致黏膜下纤维化和管腔闭塞。闭塞性细支气管炎在移植后的最初6个月内较为少见，但在术后生存5年以上的患者中其发生率超过60%。此症状起病隐匿，典型表现是呼吸困难、咳嗽以及与铜绿假单胞菌定植气道有关的反复发作的化脓性气管支气管炎。总体预后不良。对严重的闭塞性细支气管炎，再次移植是唯一的有效治疗方法。

十一、要点

- 术前存在呼吸系统疾病的患者其术中和术后发生呼吸系统并发症的风险增加。

- 近期上呼吸道感染的患者其麻醉管理应注意减少分泌物和减少对潜在的高反应气道的麻醉操作。

- 哮喘治疗包括两部分。首先是控制哮喘，改善气道环境，从而降低急性气道狭窄的发生率。另一个部分是在支气管痉挛时应用缓解药或抢救药。缓解治疗包括应用 β 肾上腺能激动药和抗胆碱药。

- 哮喘患者，麻醉诱导和维持的目标是充分抑制气道反应，从而避免气道机械刺激引起的支气管收缩。
- 戒烟和长期氧疗是可积极改变伴有低氧血症的 COPD 自然进程的两个重要的治疗性干预。
- 肺功能检查在预测术后肺部并发症方面的作用有限，单独的肺功能检测结果不能用来拒绝患者手术。
- COPD 患者需低频率通气以便为呼气提供足够的时间，这可以减少空气滞留和自主 PEEP 的风险。
- 预防 COPD 患者术后肺部并发症发生的基础是恢复减小的肺容量，特别是 FRC，发动有效的咳嗽清除气道分泌物。
- 吸入性肺炎最有效的治疗是充分供氧和采用 PEEP。
- 急性肺栓塞的治疗包括抗凝、溶栓、置入下腔静脉滤器和栓子清除术。
- 肺移植后肺去神经支配的主要影响是丧失咳嗽反射，使患者存在误吸和肺感染的风险。
- 对心肺移植受者，液体管理是一个难题，因为心脏需要足够的前负荷以维持心排血量，但肺发生肺水肿的阈值降低。

（石屹崴　译　喻文立　校）

参 考 文 献

[1] Agnelli G, Becattini C. Acute pulmonary embolism. N Engl J Med, 2010,363:266-274.

[2] Arcasoy SM, Kotloff RM. Lung transplantation. N Engl J Med, 1999,340:1081-1091.

[3] Barrera R, Shi W, Amar D, et al. Smoking and timing of cessation: impact on pulmonary complications after thoracotomy. Chest, 2005,127:1977-1983.

[4] Burns KE, Adhikari NK, Keenan SP, et al. Use of non-invasive ventilation to wean critically ill adults off invasive ventilation: meta-analysis and systematic review. BMJ, 2009,338:b1574.

[5] Kostopanagiotou GMDP, Smyrniotis VMDP, Arkadopoulos NMD, et al. Anesthetic and perioperative management of adult transplant recipients in nontransplant surgery. Anesth Analg, 1999,89:613-622.

[6] Lazarus SC. Emergency treatment of asthma. N Engl J Med, 2010,363(8):755-764.

[7] Qaseem A, Snow V, Fitterman N, et al. Risk assessment for and strategies to reduce perioperative pulmonary complications for patients undergoing noncardiothoracic surgery: a guideline from the American College of Physicians. Ann Intern Med, 2006,144:575-580.

[8] Sadovnikoff N. Anesthesia for patients with severe chronic obstructive pulmonary disease. Curr Opin Anaesthesiol, 2010,23:18-24.

[9] Smetana GW, Lawrence VA, Cornell JE. Preoperative pulmonary risk stratification for noncardiothoracic surgery: a systematic review for the American College of Physicians. Ann Intern Med, 2006,144:581-595.

[10] Thomsen T, Villebro N, Møller AM. Interventions for preoperative smoking cessation. Cochrane Database Syst Rev, 2010(7):CD002294.

[11] Ware LB, Matthay MA. Acute pulmonary edema. N Engl J Med, 2005,353:2788-2796.

[12] Yamakage M, Iwasaki S, Namiki A. Guideline-oriented perioperative management of patients with bronchial asthma and chronic obstructive pulmonary disease. J Anesth, 2008,22:412-428.

第10章

影响脑的疾病

患有影响脑或中枢神经系统疾病的患者可能需经手术治疗此种疾病或其伴随疾病，而对于患有其他疾病的患者，手术的需求则与神经系统无关。不论需手术治疗的原因是什么，共存的神经系统疾病通常会严重影响麻醉药物、麻醉技术和监测的选择。对于这些患者要特别注意脑保护和复苏。这一章回顾了这些方面的问题及各种视网膜和视神经疾病。

一、脑血流量、血容量和代谢

总的来说，脑代谢率、脑灌注压（cerebral perfusion pressure，CPP）[定义为平均动脉压（mean arterial pressure，MAP）和颅内压（intracranial pressure，ICP）的差]、动脉血二氧化碳分压（$PaCO_2$）和氧分压（PaO_2）、各种药物的影响及颅内病理性改变均影响着脑血流量（cerebral blood flow，CBF）。正常情况下脑血流量是可以自我调节的，或者说在一定的灌注压范围内脑血流量是相对恒定的。健康成年人在脑灌注压为50～150mmHg时其脑血流量约为50ml/（100g·min）。

正常的脑代谢率为3.0～3.8mlO_2/（100g·min），通常通过脑氧耗率（cerebral metabolic rate of oxygon，$CMRO_2$）来测量。温度下降和许多麻醉药物可以使脑代谢率下降，而温度升高和癫痫发作则使其升高。

对于患有神经系统疾病的患者的麻醉和重症监护重点是控制颅内容量和颅内压。而颅内压和容量间接被认为受脑血容量（cerebral blood volume，CBV）和CBF影响。实际上，CBV和CBF的变化不是一致的。例如，麻醉所致的血管扩张和高碳酸血症使CBF和CBV都增加。而适度的低血压会使CBF降低，但代偿性的血管扩张使CBV增加。同样，颅内动脉的部分阻塞（例如脑梗死）会使局部CBF降低。然而，为了恢复循环，阻塞远端血管的扩张会使CBV增加。

（一）动脉二氧化碳分压

$PaCO_2$的改变会相应地改变CBF（图10-1）。$PaCO_2$每升高1mmHg，CBF[正常为50ml/（100g·min）]增加1ml/（100g·min）。同样，低碳酸血症时CBF降低，当$PaCO_2$快速降至20mmHg时，CBF约降低50%。$PaCO_2$对CBF的影响是由小动脉壁周围的脑脊液（CSF）pH的变化介导的。CSF的pH降低使脑血管扩张，而CSF的pH升高使血管收缩。血流阻力的相应改变可预测CBF的变化。在麻醉所致的CBV降低的基础上$PaCO_2$还可以调节CBV。总之，使血管收缩的麻醉药减弱了$PaCO_2$对CBV的影响。

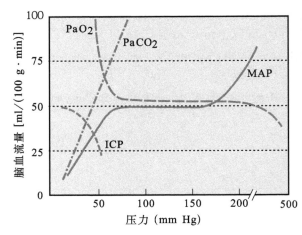

图10-1 颅内压（ICP）、PaO_2，$PaCO_2$，平均动脉压（MAP）对脑血流量的影响

低碳酸血症可以迅速降低 CBF，CBV 和 ICP 对于临床神经科麻醉的实施非常重要。理论上当 $PaCO_2$ 低于 20mmHg 时血管收缩所致的脑缺氧是不存在的。在长时间的低碳酸血症之后，CSF 的 pH 恢复至正常值使低碳酸血症所致的 CBV 及 ICP 降低减弱。这就减弱了诱发的低碳酸血症长时程控制颅高压的效果。这一适应性改变反映了重碳酸盐离子在 CSF 中的转运，CSF 的 pH 需要约 6h 恢复正常。

（二）动脉氧分压

只有当 PaO_2 降至 50mmHg 时才会影响 CBF（图 10-1）。在这个阈值以下，脑血管明显扩张，CBF 增加。此外，动脉低氧血症和高碳酸血症有协同作用，其增加 CBF 的作用超过这两个因素单独作用。

（三）脑灌注压和脑的自我调节

脑的这种维持 CBF 在一个恒定水平的能力称为自我调节。自我调节是血管的活性反应，其特点是：①当血压升高时动脉收缩；②当全身血压下降动脉相应扩张。例如，血压正常的患者其自我调节的 CPP 的低限为 50mmHg，尽管对于这个确切的数值仍有争议。在这个阈值以下，脑血管最大限度地扩张，CBF 下降，与 CPP 直接相关（例如压力依赖性血流）。当 CPP 在 30～45mmHg 时，就会出现脑缺血的症状，表现为恶心、头晕、大脑活动减慢。CBF 的自我调节也存在一个上限，超过此限血流与 CPP 呈直接相关。血压正常的患者其自我调节的 CPP 的高限为 150mmHg。在这个阈值之上，脑血管最大程度地收缩，此后 CBF 增加，成为压力依赖性。这会导致脑血管壁的过度扩张，血管内液体会被迫透过血管壁到脑组织，导致脑水肿。

慢性高血压会影响 CBF 的自我调节，表现为自我调节曲线右移，也就是说出现压力依赖性 CBF 的 CPP 高低阈值都高于正常值。脑血管需要一段时间来适应血压的增高。急性高血压患者，如急性肾小球肾炎的儿童或妊娠期短时间的高血压患者，经常会产生慢性高血压患者在耐受高 MAP 时所出现中枢神经系统紊乱的症状。同样，在血压正常的患者，由于喉镜暴露或手术操作造成的一段时间的高血压会破坏自我调节。慢性高血压患者的自我调节低限也上调，他们不能耐受血压正常患者可耐受的低血压。因此，慢性高血压患者血压过快降低（使用血管扩张药物）至正常值就可能引发卒中。在使用抗高血压药物治疗一段时间后，血压逐渐降低，自我调节曲线就会移至原来的正常位置，大脑对低血压的耐受就会增强。

在很多情况下 CBF 的自我调节都会受影响，包括颅内肿瘤颅脑创伤和使用吸入性麻醉药物。颅内肿瘤周围血管自我调节的消失表现为酸中毒导致最大程度的血管扩张，从而使血流量变成压力依赖性。

（四）静脉压

脑内静脉压的增加可以直接或间接地影响 CBF。直接作用是脑静脉压的增加导致动脉或静脉压梯度下降。间接作用是脑内静脉压的增加使 CBV 和 ICP 增加（见之后的颅内压部分），从而使 CPP 减少。如果 MAP 的增加不能代偿脑内静脉压的改变，CPP 的减少终会影响 CBF。

静脉压的升高源自中心静脉压（central venous pressure，CVP）的改变，传递到脑内静脉压的改变则由患者体位所决定，如果患者为水平体位则 CBV 增加达到最大化，如果患者为头高位则 CBV 增加为最小化。而当静脉压的增加是由于头颈部的因素，那么对脑的影响会更明显。无论是哪种原因造成的脑内静脉压升高，在开颅术中都会使脑体积增大从而影响外科医师进入手术靶位置。

使脑内静脉压增加的因素包括静脉窦栓塞或由于颈部过度弯曲或扭转造成颈静脉受压。上腔静脉综合征会使脑内静脉压长时间增高。咳嗽时胸内压力增加使 CVP 一过性升高。如果是有气管插管的患者出现咳嗽或呛咳，由于气管插管的存在声门一直处于开放状态，它对 CVP 的影响就会和没有气管插管的患者不同。被动呼气时 CVP 一过性增加，被动吸气时 CVP 一过性降低，这一改变使整个呛咳过程中对 CVP 的影响没有意义。但在这种情况下，ICP 仍升高，可能是由于气管插管的刺激对脑的兴奋性导致 CBF 和 CBV 增加，这和琥珀胆碱诱发的 ICP 增高机制相同。

（五）麻醉药物

在正常生理状态下，$CMRO_2$ 的改变通常会导致 CBF 随之发生改变，这个概念被称为 CBF/$CMRO_2$ 耦合。而当使用吸入性麻醉药物（如异氟烷、七氟烷、地氟烷）浓度超过0.6%～1.0%（minimal alveolar concentration，MAC值时，脑血管会明显扩张，从而CBF呈剂量依赖性增加，而同时脑代谢需氧减少。在1MAC以下时，吸入性麻醉药对CBF的影响很小，一部分是因为麻醉药物的任何直接效应能被CBF/CMRO$_2$耦合所平衡。当吸入性麻醉药物诱导的CMRO$_2$降低达到最大程度时（例如同时存在脑电活动的最大抑制），大剂量的吸入麻醉药会进一步使脑血管扩张。这会导致CBF，CBV，ICP升高。氟烷的临床剂量不会像其他吸入麻醉药（异氟烷、七氟烷、地氟烷）一样引起CMRO$_2$降低，主要效应是血管扩张，导致CBV增加，其程度大于使用同等剂量的其他吸入麻醉药物。氟烷导致ICP升高使其不能成为神经科麻醉的理想药物，因为神经科麻醉中CBV和ICP的控制是非常重要的。在使用吸入性麻醉药物时，低碳酸血症可以使CBV的增加降到最小程度，而正常血碳酸水平下这些药物会使CBV增加。有血管收缩作用的麻醉药物（例如戊硫代巴比妥或丙泊酚）同样也可以减轻CBV和ICP增加的效应。

和其他吸入麻醉药相比，氧化亚氮对CBF的影响较小且不会影响CBF的自我调节。氧化亚氮对脑血流动力学的影响很难确定，药物氧化亚氮的MAC值在人类的变化范围很大，且在人类研究中同时使用的其他全麻药物也对此有影响。硬膜关闭后，氧化亚氮可能会造成颅腔积气，因为硬膜关闭后颅腔内可能会存留空气，而氧化亚氮在空气中的溶解性大于氮气，从而导致气体容量增加。临床上，紧张性颅腔积气通常在全身麻醉开颅术延迟出现。

类似吸入性麻醉药，氯胺酮也是一种脑血管扩张药。和吸入麻醉药相比，巴比妥类、依托咪酯、丙泊酚和阿片类药物都被归为脑血管收缩药，前提是患者没有呼吸抑制和高碳酸血症。有脑血管收缩作用的药物可以使CBV和ICP降低。丙泊酚和巴比妥类药物（例如硫喷妥钠）有很强的脑血管收缩作用，可以使CBF，CBV，ICP降低。阿片类药物有收缩脑血管的作用，前提是阿片类药物造成的通气受限不会造成PaCO$_2$升高。

非除极肌松药的使用似乎对ICP没有影响。而为了达到足够的麻醉深度，肌松药可以防止直接喉镜暴露时患者体动或咳嗽造成的ICP急性升高。然而，阿曲库铵、氯筒箭毒碱和甲筒箭毒造成的组胺释放理论上会使脑血管扩张，造成CBV和ICP升高，尤其是在大量快速给药时。氯琥珀胆碱使ICP升高的作用更显著，但只是一过性的ICP升高。这种效应的机制可能是肌肉传入冲动增加，似乎和可见的肌束颤动无关。此效应可以导致脑觉醒并表现在脑电图上，同时造成CBF和CBV增加。如果使用有脑血管收缩作用的麻醉药使患者达到深麻醉状态就可以减轻或防止氯琥珀胆碱的此种脑作用的出现。

二、颅内压增高

颅腔和椎管内包含神经组织（脑和脊髓）、血液和脑脊液（cerebrospinal fluid，CSF），并被硬膜和骨质封闭。这个腔隙的压力被称为ICP。正常情况下，脑组织、颅内CSF和颅内血液总体积为1200～1500ml，正常的ICP为5～15mmHg。颅内容量的任何一个成分增加必然会导致其他成分的减少从而防止ICP增高。正常情况下，这些变化可以很好地代偿；然而，如果超过阈值，即使颅内容物很小的变化就会造成ICP显著升高（图10-2）。这种情况被称为颅内回缩性增加。由于CPP随ICP变化，起初稳态机制可以通过增加MAP，从而克服ICP的升高；然而，最终代偿机制消失，导致脑缺血。

改变CSF流动或其被脉管系统吸收的因素常会导致ICP升高。CSF的产生有两种机制：①脉络丛细胞超滤和分泌；②水、电解液和其他可通过血-脑脊液屏障的物质直接进入。可见，CSF是中枢神经系统细胞外液的直接产物。正常成年人每天产生500～600ml CSF，并储存在脑室系统、中央管、脊髓、蛛网膜下腔，这些也是中枢神经系统的细胞外液间隙。CSF被蛛网膜微绒毛和硬膜的蛛网膜颗粒吸收，分隔静脉窦和窦管。

值得注意的是，颅内的空间是被分隔开的。颅内有许多脑膜屏障来分隔其内容物：大脑镰（硬脑膜的折返，使大脑分成两个半球）、小脑幕（位于小脑边缘的硬膜返折，是幕上和幕下的分隔）。脑的某一区域容量增加可能会导致这一区域ICP升高，进一步发展，这一部分脑就会移动或疝出到另一个腔隙。各种类型的脑疝综合征的分类基于受影响的脑的区域（图10-3）。大脑镰

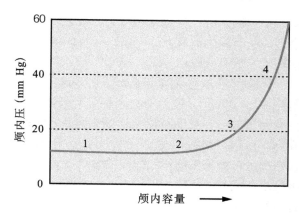

图10-2 颅内回缩性曲线描绘了颅内容量增加对颅压（ICP）的影响

当颅内容量从点1增至点2，ICP不增加，因为脑脊液从颅内转移至脊髓蛛网膜下腔。当患者的情况处于曲线的上升部分时，颅内容量的增加不能得到代偿；ICP开始升高，并引发相关的临床症状。麻醉药物引发的脑血容量增加会使颅内容量在点3额外增加，使ICP突然升高（点4）

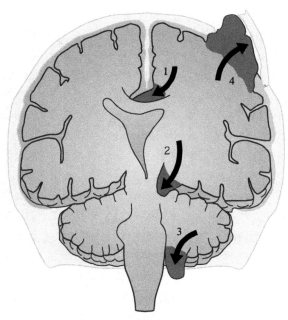

图10-3 脑疝综合征

由于肿物、水肿或血肿造成的幕上脑容量的增加会导致脑疝：①镰下扣带回疝出导致大脑镰疝；②小脑幕上脑组织疝出导致小脑幕切迹疝；③小脑扁桃体疝出枕骨大孔；④脑内容物还可从外伤所致的颅骨缺损处疝出

（摘自Fishman RA. Brain edema. N Engl J Med, 1975, 293: 706-711.）

下的大脑半球疝出称为大脑镰疝。这种情况会导致大脑前动脉的分支受压，且影像学检查可以明显看出中线移位。幕上脑组织疝出小脑幕被称为小脑幕切迹疝，以嘴侧到尾侧的方式出现脑干受压的症状，导致意识改变、凝视、视觉传入反射紊乱，最终导致血流动力学改变和呼吸窘迫直至死亡。钩回（颞叶的中间部分）可能疝出小脑幕导致一种小脑幕切迹疝的亚型，称为钩回疝。特征性表现为：由于动眼神经受脑干压迫使同侧的动眼神经受损，导致瞳孔散大、上睑下垂、受累眼左右偏差，这些都出现在脑干受压症状和死亡之前。幕下压力的增加会导致小脑扁桃体疝出枕骨大孔。典型的体征为延髓受损，出现呼吸循环不稳定，很快导致死亡。

颅高压的非特异性的症状和体征包括头痛、恶心、呕吐和视盘水肿。随着ICP的升高，脑灌注减少，意识水平下降，可能会出现昏迷。最后，急性的ICP升高不能如慢性颅内压升高那样被耐受。

临床上通过上述症状、影像学检查和直接ICP测量来诊断颅高压。由于病因不同，CT和MRI有不同的诊断作用。例如大的肿物和血肿是很明显的。如果导水管狭窄，第三脑室会扩大，而不是第四脑室。

现在有很多种方法来监测和测量ICP。根据临床情况来选择测量方法。可在无菌的情况下将

压力传感器放入硬膜下隙、脑实质或脑室。放入脑室又被称为脑室造口术，优点是不但可以监测压力还可以引流CSF。主要的好处是，可以使CSF在高于某一设定的压力时被引流。这一技术可以控制ICP。脑室造口术的另一个优点是可以很容易地取出CSF做实验室检查。在腰部放置蛛网膜下腔导管是另一种方法。它也具有和脑室造口术相似的优点，可以在ICP升高到某一设定数值时引流或使CSF被动流出。与脑室造口术相比，这一技术的缺点是腰部CSF的压力不能在所有情况下都准确反映ICP，因为颅内容物都是被分隔开的。值得提出的是，在某些临床情况下（如肿瘤），通过腰部蛛网膜下腔引流CSF有发生小脑扁桃体疝的风险。

正常的ICP波是随着心脏搏动和自主呼吸而跳动和改变的。平均ICP应低于15mmHg。在持续监测颅内压时当ICP突然升高至100mmHg，特征性的ICP曲线为高原波。这时患者会出现脑灌注不足的体征，自发地过度通气或意识状态改变。焦虑和疼痛可以刺激ICP突然升高。

（一）降低颅内压的方法

降低ICP的方法包括抬高头部；过度通气；CSF引流；使用高渗药物、利尿药、皮质类固醇类药物和有脑血管收缩作用的麻醉药（例如巴比妥类、丙泊酚）；手术减压。目前没有标准的ICP治疗标准，推荐如果ICP持续高于20mmHg则需治疗。当ICP低于20mmHg时，如果出现一过性的高原波说明患者颅内顺应性增加，也需要治疗。

体位对于保证脑的静脉回流很重要。例如将患者的头部抬高，约高于心脏水平30°可以加快脑的静脉回流，降低ICP。患者头部过度弯曲或旋转会进一步阻塞颈静脉，限制脑的静脉回流。避免头低位，因为这个体位会使ICP升高。

通过过度通气降低$PaCO_2$是快速降低ICP的有效方法。推荐成年人维持$PaCO_2$在30～35mmHg。进一步降低$PaCO_2$并不能进一步降低ICP，且可能导致全身生理状态的不良反应。是否使用血管扩张性麻醉药物可以影响$PaCO_2$降低ICP。即使不考虑麻醉药物，过度通气的效应会在6～12h后逐渐消失。长时间的过度通气一旦停止，ICP反跳性升高是一个潜在的问题，尤其是在血碳酸浓度迅速恢复正常时。

从侧脑室或腰部蛛网膜下腔引流CSF可以减少颅内容量降低ICP。当手术暴露困难时常会保留腰部CSF引流管，例如下垂体手术或颅内动脉瘤手术。腰部CSF引流不能作为颅高压的常规治疗方法，尤其是肿瘤，因为由于引流造成的压力差可能造成脑疝。如果是慢性的颅内压增高，应选择CSF脑室分流术。将CSF引流到右心房称为脑室右心房分流术，引流到到腹膜腔称为脑室腹腔分流术。

使用类似甘露醇的高渗药物可以有效地降低ICP。这些药物可以一过性提高血浆渗透压，使组织（包括脑组织）中的水渗出。渗透性利尿药物的利尿和使全身血容量减少的不良反应类似襻利尿药。使用甘露醇（及其他利尿药物）应注意防止显著的全身低血容量和低血压，因为过度的液体的丢失会造成低血压和脑灌注不足。此外，利尿会造成电解质丢失，尤其是钾离子，需要严密监测和治疗。另外，必须保证血脑屏障的完整性，这样甘露醇就能发挥其减少脑体积的最大作用。如果血脑屏障被破坏，这些药物就会进入脑，引起脑水肿，使脑体积增大。最终，脑组织会适应长时间的血浆高渗，所以长时间的使用高渗药物其效果会降低。

甘露醇的理想剂量是0.25～0.5g/kg，静脉输注15～30min。过大的初始剂量对于降低ICP少有递增效应，反而可能会造成患者ICP反跳性升高。所以，最好以0.25～0.5g/kg静脉输注为初始剂量，如果不能达到想要的效果，可以考虑再次给药或其他治疗。理论上，甘露醇可以使患者脑组织脱水约100ml。给药后，30min内出现ICP降低，1～2h出现最大效应。从开始给药后的1h开始，尿量可达到1～2L。鉴于药物利尿作用的活跃，适当输注胶体液和晶体液可以防止血浆电解质浓度的改变，并维持血管内血容量。相反地，甘露醇一开始会增加血管内血容量，对于心功能储备差的患者应严密监测，例如充血性心力衰竭患者。甘露醇还有直接的血管扩张作用。有趣的是，对于那些颅压正常的患者，它可以使CBV和ICP一过性升高，而对于颅高压患者，甘露醇不会进一步增加ICP。甘露醇产生的高渗作用可以维持约6h。

襻利尿药，尤其是呋塞米，可以用于降低ICP。呋塞米可以用于血管内容量增加和肺水肿的患者，还可以用于并存充血性心力衰竭或肾病综合征的患者，他们都不能耐受最初使用甘露醇时血管内容量的增加。在这种情况下，使用利尿药和全身脱水既可以增加动脉氧合，还可以同时降低ICP。呋塞米对血浆渗透压的影响比甘露醇小，但也会造成低钾。

类固醇类药物，如地塞米松或甲泼尼龙可以有效地降低由于肿瘤引起的局部血管性脑水肿造成的颅高压。其作用机制尚不清楚，可能与稳定毛细血管膜和减少CSF生成有关。在给药后的12～36h，脑肿瘤患者神经状态就会得到改善，并且头痛消失。类固醇药物对治疗脑假瘤（良性颅高压）患者的ICP升高有效。相反地，类固醇药物对于一些其他形式的颅高压无效，例如闭合性颅脑损伤。需注意，类固醇药物会使血糖升高，对已经存在脑缺血的患者会产生不良影响。如上所述，除了一些特殊情况，类固醇药物不可以治疗颅高压。

大剂量的巴比妥类药物对于治疗急性颅脑损伤后的ICP升高有效。丙泊酚在这种情况下也有效。而长时间输注丙泊酚的患者，尤其是儿科患者，应监测与药物相关的酸中毒，因为酸中毒有可能是致命的。

（二）颅高压的原因

ICP升高是颅内病变的一种表现，通常不会单独造成脑功能不全。因此，分析ICP升高的原因也是治疗的一部分。引起ICP升高的原因有很多。肿瘤可以造成ICP升高：①肿瘤的大小与ICP直接相关；②肿瘤造成的周围正常脑组织的水肿间接地使ICP升高；③肿瘤还会引起CSF回流受限，常见于第三脑室肿瘤。颅内血肿引起ICP升高的情况与肿瘤相似。此外，如蛛网膜下腔出血造成的血性脑脊液会阻塞蛛网膜颗粒重吸收CSF。感染（脑膜炎或脑炎）会导致水肿或阻塞CSF的重吸收。一些未提及的引起颅高压的原因会在本章随后的内容涉及。

1. 导水管狭窄 中枢神经系统的狭窄性病变会阻止CSF回流，从而导致ICP升高。导水管狭窄是阻塞性脑积水的常见原因，是由于连接第三和第四脑室的导水管先天狭窄引起的。当狭窄严重时，在婴儿时期就会形成阻塞性脑积水。比较轻的阻塞会导致慢性的渐进性的脑积水，直到成年人才表现出症状。导水管狭窄造成的症状与其他形式的颅高压症状相似。约1/3的这类患者会发生癫痫。头CT可以帮助确定是否有阻塞性脑积水。可以用脑室分流术来治疗有症状的导水管狭窄。脑室分流术的麻醉处理关键是处理已经存在的颅高压。、

2. 良性颅高压（脑假瘤） 是ICP>20mmHg的一种综合征：CSF成分正常，感觉系统正常，没有局部颅内损害。这种失常典型地发生于月经不规律的肥胖妇女。CT扫描提示正常或者轻微减少的脑室系统。会发生典型的疼痛和双向视觉障碍。值得提出的是，妊娠期间其症状会加重。有趣的是，在大多数患者都找不到使ICP升高的原因。然而，其预后通常良好。

良性颅高压的紧急处理包括通过腰部蛛网膜下腔的针或导管抽出20~40ml脑脊液，同时使用乙酰唑胺来减少脑脊液的生成。患者也会对类固醇药物治疗有反应。治疗的主要指征是视力下降。主要的治疗方法是反复的腰穿排出脑脊液，同时也可以测量颅内压。此外，CSF通过硬膜穿刺点的持续漏出也有治疗作用。长期使用乙酰唑胺治疗会造成酸血症，反映了其对肾小管分泌氢离子的抑制。只有在药物治疗无效和患者视力受损时才进行手术治疗，通常采用腰-腹腔分流术。也可以选择视神经鞘开窗术。

腰-腹腔分流手术的麻醉处理包括防止颅高压加重，保证脑灌注。必须避免低氧和高碳酸血症。对于临产患者最好采用椎管内麻醉，因为脑脊液的持续漏出是可以接受的。因为腰-腹腔分流的存在，局部麻醉药可能会流至腹腔，导致麻醉不足。因此，这些患者选择全身麻醉更理想。

3. 正常颅压脑积水 通常表现为痴呆三联征，步态改变，尿失禁，病程为数周至数个月。机制可能与近期蛛网膜下腔出血、脑膜炎或颅脑损伤造成的代偿性，而脑脊液重吸收障碍有关；然而，大多数病例是找不到病因的。腰穿通常是正常或低CSF压力，而CT或MRI通常会出现脑室扩大。治疗通常为脑脊液引流，脑室腹腔分流或脑室心房分流。

三、颅内肿瘤

颅内肿瘤通常分为原发（起源于脑或脑膜）和转移。肿瘤可以起源于中枢神经系统的任意一种细胞类型。幕上肿瘤常见于成年人，通常表现为头痛、癫痫或新的神经损伤，而幕下肿瘤通常见于儿童，表现为阻塞性脑积水和共济失调。肿瘤的类型和位置决定了治疗方法和预后。治疗方法包括手术切除或减瘤手术、化疗或放疗。伽马刀的射线和传统的放疗是不同的，伽马刀需使用多种放射源，可以从多个角度定位肿瘤，使肿瘤接受的辐射量达到最大，而周围正常脑组织却不接受辐射。这一目的还可以通过使用直线性加速器实现。

（一）肿瘤类型

1. 星形细胞瘤 星形细胞是中枢神经系统最常见的神经胶质细胞，可以成为许多种幕上和幕下肿瘤的起源。高分化（低级别）的神经胶质瘤是星形细胞起源的肿瘤中恶性程度最低的。通常发生于年轻人，伴发癫痫。其影像学检查通常表现为低对比强化。低级别的神经胶质瘤通过手术或放疗，患者可以没有症状并长期生存。

纤维状细胞的星形细胞瘤通常发生于儿童和年轻人。通常起源于小脑（小脑星形细胞瘤）、

大脑半球、下丘脑或视路（视神经胶质瘤）。肿瘤通常表现为对比强化，边界清晰，没有周围脑组织的水肿。因为其病理学特征为良性，手术切除的预后通常良好；而某些部位的肿瘤（如脑干）不能切除。

恶性的星形细胞瘤分化低，由于破坏了血脑屏障，影像学表现为对比强化，通常会转变为多形性恶性胶质细胞瘤。治疗方法包括：手术切除、放疗或化疗。预后介于低级别的神经胶质细胞瘤和多形性恶性胶质细胞瘤之间。

多形性恶性胶质细胞瘤（Ⅳ级神经胶质细胞瘤）占成年人颅内原发肿瘤的30%。由于中央坏死和周围脑组织水肿表现为环状强化。治疗包括手术减瘤联合放化疗。由于肿瘤细胞对正常脑组织的侵犯，只是手术切除是不够的。而手术减瘤联合放化疗的目的是减轻症状而不是治愈。不管治疗与否，生存期只有几个星期。

2. 少突神经胶质瘤　起源于中枢神经系统的髓鞘质细胞，少突神经胶质瘤只占颅内原发肿瘤的6%。通常癫痫发作先于影像学表现，甚至提前许多年。肿瘤常会发生钙化并表现在CT检查上。肿瘤通常由少突胶质细胞和星形胶质细胞组成。病理特点决定其治疗方法和预后。早期治疗包括手术切除，放疗对肿瘤中的少突胶质细胞无效。因为肿瘤中有星形胶质细胞，肿瘤的后期表现通常类似恶性星形胶质细胞瘤或多形性恶性胶质瘤。

3. 室管膜瘤　起源于脑室和脊髓中央管的膜细胞，室管膜瘤通常见于儿童和年轻人。最常见的位置是第四脑室底。症状有阻塞性脑积水、头痛、恶心、呕吐和共济失调。治疗包括手术切除和放疗。肿瘤常侵犯周围脑组织，使手术不能完全切除。而手术切除的程度决定了预后。

4. 原始神经外胚层肿瘤　代表了许多种肿瘤，包括视网膜神经胶质瘤、成神经管细胞瘤、成松果体细胞瘤、成神经细胞瘤，这些都起源于原始神经外胚层细胞。成神经管细胞瘤是儿童最常见的原发恶性脑肿瘤，并可以通过脑脊液播散至脊髓。成神经管细胞瘤的表现和室管膜瘤相似。治疗为手术切除联合放疗，它对放疗敏感性很高。如果通过治疗在MRI上未发现肿瘤以及CSF中无肿瘤细胞存在，那么儿童预后非常好。

5. 脑膜瘤　是起源于蛛网膜帽细胞（而不是硬膜）的、轴索外的（起源于脑组织成分之外）、生长缓慢的、界限清晰地良性肿瘤。因为生长缓慢，发现肿瘤时它通常已经长得很大。它可发生于任何蛛网膜帽细胞存在的位置，最常见于矢状窦、大脑镰、大脑凸面。由于有钙化存在，因此，肿瘤在X线片和CT通常都很明显。在MRI和常规的血管造影检查通常会发现这些肿瘤由颈外动脉供血。手术切除是主要的治疗方式。预后通常很好；而有些肿瘤会复发需要再切除。恶性脑膜瘤很少见。

6. 垂体肿瘤　垂体腺瘤通常起源于垂体前叶的细胞。垂体瘤内还可能含有甲状旁腺细胞和胰岛细胞，这些都可能导致多种Ⅰ型内分泌瘤。垂体瘤通常被分为有功能的（例如激素分泌）和无功能的。有功能的垂体瘤患者由于瘤分泌的激素通常表现为内分泌紊乱。有功能的垂体瘤通常在很小（直径＜1cm）时就能被诊断；被称为微腺瘤。大腺瘤通常是无功能的，症状通常和肿块有关（例如头痛、由于对视交叉的压迫出现视觉改变），在诊断时瘤体通常很大，直径＞1cm。由于瘤体对正常功能垂体的压迫，两种类型的垂体瘤都可能引起垂体功能减退。垂体瘤还可能表现为中风，突然出现头痛、视觉改变、眼肌麻痹，由于瘤内出血、坏死或梗死造成精神状态改变。垂体瘤还可以侵犯海绵窦或颈内动脉或压迫各脑神经，引起一系列症状。瘤的类型决定了治疗方式。泌乳素瘤通常先采取溴隐亭药物治疗。经鼻手术切除或开颅切除通常可以治愈大部分垂体瘤。

7. 听神经瘤　是内耳道内包含前庭成分的第Ⅷ对脑神经的良性神经鞘瘤，通常单发。而神经纤维瘤病2型也会出现双侧的肿瘤。通常症状为听力丧失、耳鸣和失去平衡。一些较大的肿瘤超出了内耳道侵入桥小脑角，可能压迫脑神经而引发相应的症状，最常受累的是面神经（第Ⅶ对脑神经）和脑干。治疗包括手术切除联合放疗或不进行放疗。术中需要通过肌电图或脑干听觉诱发电位监测脑神经。预后非常好，几乎不会复发。

8. 中枢神经系统淋巴瘤　是一种非常罕见的原发于脑的肿瘤，通常被称为小神经胶质细胞瘤，或者是通过全身的淋巴瘤播散转移到脑。原发性中枢神经系统淋巴瘤可以生长在脑的任何部位，但最常见于幕上，特别是灰质深部或胼胝体。原发性的中枢神经系统淋巴瘤和许多全身疾病有关，包括系统性红斑狼疮、Sjogren综合征、风湿性关节炎、免疫抑制状态和EB病毒感染。症状由肿瘤的位置来决定。通过影像学检查和活检来诊断。由于这类肿瘤对类固醇激素敏感，因此在等待活检病理结果的过程中，应使用类固醇药物治疗（如地塞米松）。也正因为如此，如果在活检前使用类固醇药物治疗就可能因为肿瘤的消散而不能诊断此病。主要的治疗方法为化疗（包括脑室内给药）和全脑放疗。即使治疗预后也非常差。

9.转移瘤　颅内的转移瘤通常的原发灶是肺或乳腺。恶性黑色素瘤、肾上腺样瘤和结肠癌也可能转移至脑。当颅内出现一个以上的病灶时才可诊断为脑转移瘤。由于转移灶的血管生成异常，所以在手术切除时出血就会多于其他中枢神经系统肿瘤。

（二）麻醉管理

对于接受颅内肿瘤切除术患者的麻醉处理是具有挑战性的，因为患者可能是各年龄段，且手术体位各异。此外，某些操作需要电生理监测，可能会影响麻醉的选择和肌松药的使用。一些操作甚至需要患者保持清醒，因为肿物的部位接近大脑关键的功能区，如运动皮质。主要的麻醉目标包括：①保证脑的正常灌注和氧合；②优化手术条件以利肿瘤切除；③当操作需要进行神经功能评定时保证患者迅速清醒；④适当的时候，使患者的状态适合进行术中电生理监测。

1.术前处理　对于颅内肿瘤患者的术前评价主要是判断是否存在ICP升高。ICP升高的症状包括恶心、呕吐、意识水平改变、瞳孔散大、瞳孔对光反应减弱、视盘水肿、心动过缓、高血压和呼吸紊乱。CT或MRI表现为中线移位（＞0.5cm）提示存在ICP升高。

有颅内病变的患者对阿片类药物和镇静药物的中枢神经系统抑制作用更敏感。药物引发的通气减少会导致动脉二氧化碳蓄积并使ICP进一步升高。且镇静药会掩盖由于颅高压引起的意识水平改变。而相反地，术前镇静还可以揭露一些平时不明显的微小的神经缺陷。这是因为受损神经元对各种麻醉药物和镇静药物的抑制作用的敏感性增加。考虑到所有术前用药的不良反应，我们需不可避免地减少颅内肿瘤患者的术前用药，其

至不用术前药。对于意识水平下降的患者术前避免使用有抑制作用的药物。对于清醒的颅内肿瘤成年人患者使用苯二氮䓬类药物可以减轻焦虑并不影响通气。是否存在ICP升高对是否使用抗胆碱类药物或H_2受体拮抗药没有影响。

2.麻醉诱导　应使用快速使意识消失而并不引起ICP升高的药物（如硫喷妥钠、依托咪酯、丙泊酚）。随后给予插管剂量的非除极肌松药。氯琥珀胆碱会引起轻度的、一过性的ICP升高。机械通气控制患者$PaCO_2$在35mmHg左右。在喉镜暴露前患者需要足够的麻醉深度和足够的肌松，因为一个有害的刺激或体动会使CBF，CBV，ICP突然升高。

通过神经肌肉电刺激消失来判断患者是否已具有足够的肌松接受直接喉镜暴露气管插管。另外静脉给予一些其他诱导药物（利多卡因1.5mg/kg或短效阿片类药物）可以减弱喉镜暴露或其他术中刺激（例如放置头架、切皮）的反应。

突然地持续的血压升高会伴随造成不良的CBF，CBV，ICP升高，尤其是那些脑血管调节功能已丧失的区域，从而造成脑水肿。还需避免持续的低血压，因为如果CPP降低就会出现脑缺血。还应避免持续的低血压以防止脑缺血。呼气末正压通气对ICP的影响不确定，可能会使ICP升高、降低或不变。所以应谨慎使用呼气末正压通气，并在使用时严密监测它对ICP，MAP，CPP的影响。

3.麻醉维持　接受幕上肿瘤切除术的患者的麻醉维持通常是联合应用多种药物，包括氧化亚氮、吸入性麻醉药、阿片类药、巴比妥类药物和丙泊酚。尽管不同药物联合使用对脑血管的影响不同，但对ICP的影响和患者的短期预后并没有显著差异。

虽然理论上氧化亚氮的使用不会影响坐位患者静脉气栓的发生率，但存在有静脉气栓风险的患者（手术采取坐位）使用氧化亚氮是有争议的。一旦发生静脉气栓，为了防止气栓容量进一步扩大、后果更严重，需停止使用氧化亚氮。因为氧化亚氮和其他吸入性药物都有直接扩张脑血管的作用，所以使用时可能使CBV和ICP升高。然而低浓度的吸入麻醉药物（0.6%～1.0%MAC）可以防止或降低由于手术恶性刺激造成的血压升高。此外，吸入麻醉药物

可以使麻醉深度加深并减弱患者对恶性刺激的反应，有助于保持CBV和ICP。使用周围血管扩张药物（硝普钠或硝酸甘油）尽管可以降低血压，但是会使CBV和ICP升高，CPP（由MAP和ICP决定）明显减少。所以，最好在开颅后和打开硬膜后再使用血管扩张药物。

必须防止患者术中体动，因为体动可能有升高ICP、造成脑疝或术区出血（使手术显露困难）的风险，体动还可能造成手术器械对头部或大脑的直接损伤。因此，术中不但要维持足够的麻醉深度，还需足够的肌松。

4.液体治疗 相对等渗的溶液（0.9%生理盐水、乳酸林格液）不会影响脑组织的水含量或脑水肿的形成，前提是血-脑脊液屏障完整且使用剂量适当。相比之下，低渗溶液（0.45%氯化钠）中的水会迅速分布至全身，包括脑，可能会严重影响ICP。高渗溶液（3%氯化钠）可以增加血浆渗透压并使脑组织含水减少。不管是晶体液还是其他溶液，如果大量使用都会增加脑瘤患者的CBV和ICP。因此，术中的输液速度应采用滴定法来维持正常的血容量，并防止低血容量。由于术中失血造成的血容量丢失应用浓缩红细胞或胶体液配以平衡盐溶液来补充。应谨慎使用含糖溶液，因为高血糖会导致中枢神经系统缺血，会加重神经损伤，使预后恶化。

在周围动脉置入导管可以连续监测血压并可以重复进行血样检测。二氧化碳图可以指导通气和$PaCO_2$的管理，并可以监测是否发生了静脉空气栓塞（见"坐位和静脉空气栓塞"）。尽管持续ICP监测不是常规的，但很有价值。鼻咽或食管体温监测可以防止发生体温过高或不可控制的体温过低。尿管可以帮助监测和指导围术期液体容量治疗。如果需采用利尿治疗，尿管就很重要；糖尿病尿崩症、抗利尿激素分泌失调综合征或其他水盐代谢异常的患者也必须下尿管；预计手术时间很长或膀胱膨胀时必须下尿管。

应放置大孔径静脉通路以利于出血时快速输注液体。中心静脉导管即可作为可靠的大孔径的静脉通路，且可以监测液体状态。因为中心静脉导管尖端是多孔的，且放于上腔静脉与右心房交界处，当坐位患者发生静脉空气栓塞时还可以通过中心静脉导管抽吸经静脉进入心腔的空气。经食管超声心动图也可以帮助诊断静脉内空气栓塞

并可以监测心功能。有心脏疾病的患者应考虑放置肺动脉导管。

外周神经刺激器可以帮助监测肌松药的作用时间。如果脑瘤造成了某个肢体麻痹或瘫痪，就必须注意鉴别与正常肢体相比，麻痹肢体对非除极肌松药的抵抗（敏感性下降）见图10-4。因此，监测麻痹肢体的TOF（train-of-four，4个成串刺激）结果就不准确。例如，TOF反应可能被错误地理解为肌松药用量不足。同样，在手术结束时，同样的反应可能被认为肌松恢复，然而神经肌肉阻滞仍然存在。在这些情况下，肌肉对肌松药反应的改变说明去神经后乙酰胆碱反应性胆碱受体上调。

心电监测可以发现患者对颅内肿瘤或手术操作的反应。心电变化可以反映ICP升高或更重要的信息：手术操作侵及了脑干或脑神经。心血管中心、呼吸控制区域、低位脑神经核都位于脑干附近。侵及脑干的操作可能会造成高血压、心动过缓或低血压和心动过速。心律失常可以表现为急性窦性心律失常，也可以表现为室性期前收缩或室性心动过速。

5.术后处理 最理想的状态是，在颅内手术结束时，麻醉药物和肌松药的作用都消失或被药物拮抗。这样就可以检测患者的神经状态并检查手术是否造成了不良结果。当患者清醒后应减弱

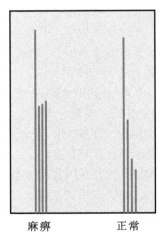

图10-4 局部麻痹肢体的TOF（0.6）高于正常肢体（0.3），说明局部麻痹的肢体对非除极肌松药的作用有抵抗

（摘自Moorthy SS, Hilgenberg JC. Resistance to nondepolarizing muscle relaxants in paretic upper extremities of patients with residual hemiplegia. Anesth Analg, 1980,59:624-627.）

气管插管对患者的刺激。术中镇痛药和其他药物的使用会抑制气管反射，例如利多卡因可以减轻患者对气管插管的生理反应，可以帮助麻醉医师在最佳时间拔除气管插管。然而，必须注意这个局部麻醉药有全身麻醉药的特性，它可以对中枢神经系统产生抑制并减弱上呼吸道的保护性反射。如果患者术前的意识状态差或由于手术操作造成了新的神经缺陷，最好延迟拔管时间，直到确定患者呼吸道反射恢复、自主呼吸足以防止二氧化碳潴留。低体温也是造成术后苏醒延迟的原因之一。其他造成术后苏醒延迟的因素还包括：神经肌肉阻滞残留、镇静药物的残留作用（例如麻醉药、苯二氮䓬类、吸入麻醉药）或中枢神经系统的原发病（缺血、血肿和颅腔积气）。

麻醉之后，之前已经存在的神经缺陷可能会由于麻醉药物的镇静作用而变得明显。这可能是由于受损的神经元对麻醉药物的抑制作用更敏感。通常，一定时间后，这些神经缺陷就会消失，神经功能又恢复到原来的状态。如果出现新的神经功能缺陷，且没有很快恢复就需进一步检查。

6. 坐位和静脉空气栓塞　幕上肿瘤开颅切除术通常采取仰卧位，患者头抬高 10°～15° 以利静脉回流。幕下肿瘤切除术的体位要求比较特殊，可能是侧卧位、俯卧位或坐位。

坐位手术需引起我们注意，麻醉过程中需注意的问题也很多。颅后窝肿物的显露和切除、动脉瘤夹闭、解除脑神经压迫或置入小脑刺激电极、颈椎或颈后部肌肉手术都需采用坐位。坐位的优点包括手术显露好、静脉和 CSF 回流好、减少出血、降低 ICP。可是这些优点都被其血压下降、心排血量减少和发生静脉空气栓塞的风险抵消了。基于以上原因，可采取侧卧位或俯卧位。但是，如果没有禁忌证（例如卵圆孔未闭）坐位患者的预后与水平位相似，甚至比水平位更好。

如果使用坐位，应该注意 CPP 的流体静压梯度。特别是 CPP 应该反映出心脏与大脑间的流体静压差，并校正。我们可以通过动脉内置管测量血压，并把压力传感器放置于外耳道水平（大脑 Willis 环水平）。如果没有流体静压的校正，患者就会有大脑低灌注的风险，因为测得的体循环血压（必然不是大脑水平的实际压力）比放置于心脏水平的传感器测出的数值大。

当手术部位高于患者心脏水平时就有发生静脉空气栓塞的风险，因为显露的静脉内的压力低于大气压。尽管这一并发症在神经科手术最常见，但在其他手术中也可以发生，包括颈部手术、胸部手术、腹部和盆腔手术、心脏手术、肝和腔静脉破口修补术、产科和妇产科手术、全髋置换术。接受开颅手术的患者空气栓塞的可能性更大不仅是因为其手术部位高于心脏水平，还因为颅内的静脉和颅骨或硬膜相连，在手术操作时不塌陷。颅骨切开的边缘（包括颅骨钻孔）是空气进入静脉最常见的区域。

据推测，当空气进入右心房和右心室就会影响右心排血量及进入肺动脉的血流。而最终进入肺动脉的空气会诱发肺水肿和放射性的支气管收缩。由于气阻造成右心排血量骤然下降、急性肺源性心脏病或由于心肺的累及而造成动脉低氧都会导致死亡。

小量的空气有时可以通过肺血管达到冠状动脉和脑循环；大量的空气可以通过先天性卵圆孔未闭或室间隔缺损造成的右向左分流直接进入体循环。这种右向左分流的空气栓塞路径被称为反常的空气栓塞。因此，已知的可能导致右向左分流的心脏缺陷（卵圆孔未闭等）患者是坐位手术的相对禁忌证。

即使没有分流机制或心内缺陷也可能发生经体循环静脉的空气造成致命的脑梗死。这也可能是由于超声心动检查没有发现已经存在的先天性卵圆孔未闭和室间隔缺损。有很多理论上的原因会造成诊断失败。原因之一是 Valsalva 和其他刺激手法不能很好地模拟全身麻醉过程中或真正静脉空气栓塞时的生理改变，这样就有可能低估了发生空气经右向左分流进入体循环的可能性。反常的空气栓塞甚至发生于平均右心房压不高于左心房压时。原因是各心室收缩时间的微小差别，因此而产生一过性的压力差逆转，造成双向分流。非常严重的右向左分流可以使一部分空气气泡进入左心腔，如果这些气泡栓塞在脑就会造成严重的后果。此外，多种麻醉药物还可以减弱肺循环滤除空气栓子的能力，这样就使静脉空气栓子易于到达动脉循环。

坐位时患者正常的动脉间压力差通常会逆转，使神经科手术患者更易发生反常的空气栓塞。当发生静脉空气栓塞的风险增大时，可以于术前放置右心导管，但不是必须的。反常的空气栓塞会造成冠状动脉阻塞，导致心肌缺血和心室颤动。空气栓塞入脑后会造成神经损伤。

静脉空气栓塞早期发现是治疗成功的关键。右心结构的多普勒超声检查是发现心内空气栓塞的最敏感指标之一。且有时超声发现的空气量很小，小到没有临床意义。所以，不能通过超声判断进入静脉循环的空气的量。经食管超声心动检查也有助于发现和量化心内的空气。呼气末 $PaCO_2$ 突然降低说明肺泡死腔增加和（或）由于空气栓塞造成心排血量减少。右心房和肺动脉压力升高说明发生了急性的肺源性心脏病，这和呼气末 CO_2 突然下降有关。尽管这些改变比多普勒超声检查和经食管超声心动检查的敏感性低，但可以反映静脉空气栓塞的量。呼气末氮气浓度的增加可以对空气栓塞定性定量。呼气末氮气浓度的改变通常早于呼气末 $PaCO_2$ 的降低或肺动脉压的升高。在控制呼吸的患者，如果突然出现自主呼吸（"呼吸反射"）可能是发生静脉空气栓塞的第一个指征。静脉空气栓塞的晚期表现是低血压、心动过速、心律失常和发绀。通过食管听诊器发现特征性的"磨轮样杂音"可以确定是发生了静脉空气栓塞，但可惜这是非常晚才出现的症状。

一旦发现静脉内有空气，术者应用水冲洗术区，在所有的颅骨边缘使用封闭材料，并试图找出空气进入的其他来源（例如静脉窦破口）。试着通过右心导管抽吸空气。对于右心导管尖端的最佳位置仍存在争议，但有证据表明，上腔静脉和右心房相接处最佳，因为此处可以最快的速度抽吸空气。多腔右心导管和单腔右心导管相比，可以抽出更多的空气。因为管腔小且血液回流速度慢，肺动脉导管不能用于空气抽吸，但是可以通过发现肺动脉压升高来诊断静脉空气栓塞。停止使用氧化亚氮，以防止其增加静脉空气栓塞的量。事实上，在发现静脉空气栓塞后，为了清除吸入气体中的氧化亚氮清除会导致肺动脉压下降。同时，用氧替代了氧化亚氮，可以使用呼气末正压或直接颈静脉压迫来提高术区静脉的压力。尽管这种操作合乎逻辑，但预防性使用呼气末正压通气对阻止静脉空气栓塞的形成没有价值。

严重的低血压需使用拟交感药物来提高灌注压。同样，显著的心排血量下降需使用 β 肾上腺素受体激动药多巴胺或多巴酚丁胺。需吸入（定量吸入器）或静脉使用 $β_2$ 肾上腺素受体激动药可以解除支气管痉挛。传统方法通过将患者侧卧位尽量抬高右侧胸腔的来治疗静脉空气栓塞很少可行且在颅内手术中不安全。在尝试达到这种体位的过程中可能会失去宝贵的时间，而这段时间最好是能用于抽吸空气和循环支持。

在治疗静脉空气栓塞成功后，可继续进行手术。而是否再使用氧化亚氮则因人而异。如果决定不使用氧化亚氮，则需要大剂量的吸入麻醉药和静脉麻醉药来维持足够的麻醉深度。如果在吸入气体中加入氧化亚氮，在循环中的残余空气可能再次产生症状。

高压治疗对严重的静脉空气栓塞和反常的空气栓塞都有效。如果可以在 8h 内将患者转移至高压舱可以使空气气泡减少并使血流量增加。

四、大脑自主功能紊乱

（一）昏迷

昏迷是由于药物、疾病或外伤而影响中枢神经系统，造成一种无意识状态。通常是由于大脑维持意识的区域功能失调造成的，例如网状上行激动系统、中脑或大脑半球。造成昏迷的原因很多，可以大致分为两类：结构损伤（例如肿瘤、中风、脓肿、颅内出血）或全身紊乱（例如低体温、低血糖、肝性或肾性脑病、癫痫后状态、脑炎、药物作用）。最常见的评价昏迷程度的指标是格拉斯哥量表（表10-1）。

对于任何昏迷患者的首要治疗是建立气道并保证足够的氧合、通气和循环。之后，需判断昏迷的原因。可以向家庭成员或照料者采集病史，如果可能，在诊断后进行体格检查。生命体征很重要，因为它们可能反映了昏迷的原因，例如低体温。呼吸方式也有助于诊断。呼吸不规则反映中枢神经系统的某个部位异常（表10-2）。由于创伤、出血导致延髓神经通路的紊乱或肿瘤压迫延髓，均会导致共济失调性呼吸，其特点是完全随机的潮气量。脑桥损伤会导致长吸呼吸，特点是吸气末停顿超过30s。颅底动脉阻塞造成的脑桥梗死是长吸呼吸常见的病因。陈施氏呼吸的特点是：呼吸逐渐加大，之后潮气量又逐渐减少（增减模式），伴有15～20s窒息。动脉血气也呈循环波动。这种呼吸反映大脑半球、基底节损伤或动脉低氧血症和充血性心力衰竭。对于充血性心力衰竭，从肺毛细血管到颈动脉体循环的

延迟是陈氏呼吸的原因。急性的神经损伤如脑栓塞、梗死或闭合性颅脑损伤是造成中枢性过度通气最常见的原因。这种过度通气是自发的，且$PaCO_2$通常会降至20mmHg以下。基本的神经科检查是诊断的关键，至少应该检查瞳孔、瞳孔对光反应、通过反射检查眼外肌的功能、总体的肢体运动反应检查（表10-3）。

正常情况下，瞳孔直径3～4mm，且等大等圆，对光反应灵敏，但是有将近20%的人瞳孔生理性地不等大（他们两侧的瞳孔有＜1mm的差别）。如果中脑和丘脑受到压迫，瞳孔会缩小至2mm，但对光反射存在，可能是影响了交感神经的传出纤维。中脑受压迫时，瞳孔中等大小（5mm）无对光反射。通常动眼神经受压会导致瞳孔放大（＞7mm）固定，见于脑疝、抗胆碱药物或拟交感药物中毒。针尖样瞳孔（1mm）见于阿片类药物或有机磷中毒，也见于脑桥损伤或神经系统梅毒。

通过眼外肌功能的评价了解动眼神经、滑车神经和展神经（第Ⅲ，Ⅲ，Ⅵ对脑神经）的功能从而了解脑干的功能。昏迷患者可以通过头部被动旋转来进行检查（眼脑反射或洋娃娃眼现象）或用冷水刺激鼓膜（眼前庭反射或冷热试验）。

表10-1　格拉斯哥量表

反应	评分
睁眼	
自发活动	4
言语	3
疼痛刺激	2
无	1
运动反应	
遵嘱	6
定位	5
缩回（屈曲）	4
腹壁反射	3
伸肌反射	2
无	1
言语反应	
正常	5
交谈混乱	4
用词不当	3
费解的发音	2
无	1

表10-2　不正常的呼吸

异常	方式	受损部位
共济失调（Biot呼吸）	呼吸频率和潮气量都混乱	延髓
长吸呼吸	重复喘息，吸气后停顿延长	脑桥
陈施氏呼吸	潮气量循环增减并伴有窒息停顿	大脑半球
		充血性心力衰竭
中枢神经性过度通气	显著的过度通气	脑栓塞或梗死
过度通气后窒息	清醒窒息并伴有$PaCO_2$下降	额叶

表10-3　小脑幕切迹疝时脑干受压的神经表现

受压部位	瞳孔检查	眼脑反射或冷热试验的反应	总体的运动检查
间脑	小瞳孔（2mm）对光反应阳性	正常	有目的或半有目的或去皮质状态（屈曲）
中脑	瞳孔中等大小（5mm）对光无反应	可能受损	去大脑状态（伸直）
脑桥或延髓	瞳孔中等大小（5mm）对光无反应	无	无反应

在早期，间脑受压（如丘脑区域）。由于下丘脑受压而影响交感神经造成小瞳孔。早期动眼反射完整，运动反应是有目的的或半有目的的（例如定位疼痛刺激），但可能发展为对疼痛刺激表现去大脑状态。中脑受压使动眼神经功能丧失导致瞳孔对光反应消失。因为中脑脑神经核支配眼外肌（例如动眼和滑车），如果受影响，则对眼脑反射和冷热刺激试验无反应。此外，这个时期还可以看到去大脑状态。随着压迫进一步加剧，影响到桥脑和延髓，瞳孔无反应，眼动反射消失，患者通常对刺激完全没有反应

（摘自 Aminoff MJ, Greenberg DA, Simon RP. Clinical Neurology. 3rd ed. Stamford, CT: Appleton & Lange, 1996:291.）

脑干功能正常的无反应患者眼脑反射表现为水平动眼，眼前庭反射表现为朝向冷水刺激的外耳道的眼动。单侧动眼神经或中脑损伤会影响外展神经，但对侧外展神经功能正常。完全没有反应提示脑桥损伤或全身紊乱。

评价患者对疼痛刺激的运动反应也可以帮助找到昏迷的原因。轻至中度的弥漫性间脑水平以上脑功能障碍通常对疼痛刺激的反应为有目的性或一侧有目的性。单侧反应提示单侧有损害，如中风或肿瘤。对疼痛刺激的去皮质反应表现为肘屈曲、肩内收、膝和踝伸直，通常提示间脑功能失调。去大脑反应表现为肘伸直、前臂内旋、腿伸直，通常提示大脑功能严重损害。桥脑或延髓损伤的患者通常对疼痛刺激物无反应。

有一些昏迷原因不明的病例需进行实验室鉴别检查，包括电解质和血糖，评估是否存在钠和糖异常。肝功能和肾功能检查可以帮助评价是否出现了肝性脑病或肾性脑病。药物和毒理学检查帮助鉴定是否存在外源性毒物。全血细胞计数和凝血功能检查可提示颅内出血（例如血小板减少或凝血病）。CT或MRI可以提示结构改变，例如肿瘤或中风。如果怀疑脑膜炎或蛛网膜下腔出血需行腰穿。

昏迷患者的预后是由多种因素决定的，但通常和昏迷原因及脑组织损伤的程度有关。

麻醉管理：昏迷患者在手术室不仅包括治疗昏迷的病因（例如颅骨钻孔引流颅内血肿）也包括治疗由于昏迷造成的损害（例如醉酒患者由于车祸造成骨折）。麻醉医师必须注意昏迷的原因，因为昏迷的原因和手术计划决定了麻醉的处理方式。首要的目标是建立安全的气道，提供充足的脑灌注和氧合，并优化手术条件。需注意避免由于刺激事件造成患者ICP升高。需采取措施降低ICP基线，可行颅内压监测。动脉置管可以帮助维持血压在最佳状态，还对过度通气的实施有帮助。应避免使用有ICP升高作用的麻醉药，如氯胺酮和氟烷，但是可以少量使用其他吸入麻醉药（如异氟烷、七氟烷、地氟烷＜1%MAC）或有脑血管收缩作用的静脉麻醉药。如果已知或怀疑患者有颅腔积气（例如近期颅内手术、颅底骨折）应避免使用氧化亚氮。非除极肌松药可以减弱插管刺激，并消除患者体动；由于氯琥珀胆碱可能使ICP一过性升高，应避免使用。

（二）脑死亡和器官捐献

脑死亡的定义为全部脑功能永久停止。脑死亡的传统标准改编自哈佛准则（1968年），具体如下。

由于某种不可逆的原因出现昏迷。在排除一切可逆的致昏迷的因素后，所列的试验和反射都需进行检查。

1. 要注意，即使缺乏自主运动，脊髓反射也可能是完整的。

2. 缺乏所有的脑神经反射和功能都消失。包括如果静脉给予0.04mg/kg阿托品，患者每分钟心率增加不超过5次，提示迷走神经核功能丧失，迷走神经张力消失。

3. 呼吸暂停试验阳性说明患者脑干控制呼吸的神经核功能丧失。这个试验需保证$PaCO_2$在（40±5）mmHg，动脉血pH7.35 ～ 7.45。然后患者用100%纯氧通气＞10min，同时监测生命体征，气管插管套囊100%充气，停止机械通气10min。停止机械通气后5min和10min分别行动脉血气分析，评价患者是否有自主呼吸。因为高碳酸血症（$PaCO_2$＞60mmHg）可以诱发呼吸，如果没有呼吸运动，说明呼吸暂停试验阳性。

其他验证试验包括通过脑电图证明没有电活动，经多种技术（包括经颅多普勒检查、脑血管造影和MRA）检查未发现CBF。

脑死亡诊断确定后，和家属、法定监护人或近亲商议是否停止人为生命支持并采集器官，并确保这是患者本人或家属或法定监护人的意愿。

麻醉管理：对于需采集多个器官的患者的麻醉，其主要目标是维持所采集器官的最佳氧合和灌注。必须注意脑死亡的各种后遗症，这和器官受体的生理指标直接相关，而不是供体。由于没有中枢血流动力学自我调节机制（例如神经源性休克），脑死亡患者通常血压很低。由于糖尿病尿崩症、第三间隙液丢失或药物（例如甘露醇、对比剂）作用导致脑死亡患者血容量低从而致低血压。应考虑液体复苏，在努力避免低血容量时，可能会造成肺水肿、心脏扩张或肝淤血。在用药物控制低血压时，应避免使用周围血管收缩药物。正性肌力药物（多巴胺和多巴酚丁胺）应作为容量正常患者维持血压的首选。对于那些需采集心脏的供体，应尽量减少儿茶酚胺药物的剂量，因为有发生儿茶酚胺心脏病的风险。可能会出现心电图异常（ST和T波改变）和心律失常。可能的原因包括电解质异常、迷走神经功能丧失、ICP升高、心脏挫伤（如果是创伤所致死亡）。可以用药物或电击来处理心律失常。

低氧血症可能是由于心排血量下降或肺部疾病，例如误吸、肺水肿、肺挫伤、肺不张。吸入氧浓度和通气指标的设置应使患者保持正常的血氧和正常的血二氧化碳浓度。应避免过度使用呼气末正压通气，因为它会影响心排血量，同时会增加创伤肺气压伤的风险。通过输注血制品来治疗凝血病和贫血，从而使组织供氧达到最佳状态。

脑死亡的患者通常会发生糖尿病尿崩症，如果不治疗，就会导致低血容量、高渗透压和电解质紊乱，最终导致低血压和心律失常。应使用低张溶液进行容量治疗，滴定输入至正常容量状态并保证电解质浓度正常。重症患者需正性肌力药物支持：加压素（0.04 ~ 0.1U/h静脉输注）或加压素（0.3μg/kg静脉输注）。因为血管活性药物有收缩血管的作用，所以应尽量减少用量，避免出现末端器官缺血。可联合使用各种血管扩张药（如硝普钠），避免血管活性药物的使用造成高血压和末端器官血管过度收缩。

最后，由于脑死亡患者没有体温调节机制，需采取措施避免低体温。尽管轻度的低体温有一定的器官保护作用，但它也会导致心律失常、凝血异常，减少组织氧供，对所采集器官造成损害。对器官供体的处理原则为100原则，即

收缩压 > 100mmHg，尿量 > 100ml/h，PaO_2 > 100mmHg，血红蛋白 > 100g/L。

五、脑血管疾病

由于缺血（88%）或出血（12%）造成的突然地神经功能缺陷称为中风（表10-4）。缺血性中风按病变区域和病因机制分类。出血性中风分为颅内（15%）或蛛网膜下腔（85%）。

在美国，中风在死因中排列第三，而中风的幸存者是残疾的主要原因。中风的发病机制因人种而不同。与颅外颈动脉疾病和心脏病相关的栓塞是非西裔白种人缺血性中风的常见原因；而颅内栓塞疾病是非裔美国人的常见原因。各年龄段女性患者比男性患者中风的发生率都低，而 > 75岁的女性患者中风发生率增加。总之，在过去的几十年里，中风所致的病死率有所下降，原因可能是对并存疾病的控制（如高血压、糖尿病）、戒烟，且人们对中风及其危险因素的预防意识提高了。

其他的脑血管疾病包括颈动脉粥样硬化、脑动脉瘤、动静脉畸形（AVMs）、烟雾病。

（一）脑血管解剖

颈内动脉和椎动脉为大脑供血（占心排血量的20%）见图10-5。血管在大脑底面汇合形成Willis环。两侧颈内动脉进入颅内分支为大脑前动脉，然后继续分支为大脑中动脉。这些起源于颈动脉的血管组成了前循环，为额叶、顶叶和颞叶；基底节和大部分内囊供血。两侧椎动脉形

表10-4 中风各亚型的特点

指标	全身低灌注	栓塞	血栓	蛛网膜下腔出血	颅内出血
风险因素	低血压	吸烟	吸烟	通常没有	高血压
	出血	缺血性心脏病	缺血性心脏病	高血压	凝血异常
	心搏骤停	周围血管病变	周围血管病变	凝血异常	药物
		糖尿病	糖尿病	药物	创伤
		白种人和男性	白种人和男性	创伤	
发病	类似的危险因素	突然	通常先发 TIA	突然，通常发生于用力时	逐渐进展
症状和体征	苍白	头痛	头痛	头痛	头痛
	发汗			呕吐	呕吐
	低血压			一过性意识丧失	意识水平下降
					癫痫
影像学	CT（低密度）	CT（低密度）	CT（低密度）	CT（高密度）	CT（高密度）
	MRI	MRI	MRI	MRI	MRI

（摘自Caplan LR. Diagnosis and treatment of ischemic stroke. JAMA, 1991,266:2413-2418.）

成大脑后下动脉，并在脑桥水平汇合形成基地动脉。基底动脉又分为两个大脑前下动脉和两个大脑上动脉，然后分支形成一对大脑后动脉。从椎-基底动脉系统获得主要供血的血管组成后循环，为脑干、枕叶、小脑、颞叶内侧和大部分丘脑供血。前后循环通过后交通动脉相联系。Willis环的某个动脉远端的阻塞会导致临床神经功能损伤的症状（表10-5）。

（二）急性中风

如果患者突然出现神经功能缺陷或出现神经症状和体征，并持续数分钟至数小时，那么该患者发生了中风。一过性缺血发作（transient ischemic attack，TIA）是由于血管原因引起的局部神经功能障碍，但很快就消失了（24h之内）。TIA不是一个独立的疾病，而是即将发生的缺血性中风的证据。值得注意的是缺血性中风是一种急症，如果栓塞是引发症状的诱因，那么从出现症状到溶栓治疗开始的时间长短是患者预后的决定因素。尽早地治疗，恢复脑血供，才能有好的预后。

急性缺血性中风的最显著的危险因素是高血压，长期地治疗收缩压或舒张压高血压可以明显地降低发生第一次中风的危险性。此外，吸烟、高血脂、糖尿病、过度饮酒和血浆同型半胱氨酸浓度增加都会增加急性缺血性中风的风险。

对于可疑中风的患者，首先应进行非强化CT检查，以鉴别是缺血性疾病还是急性颅内出血。这个鉴别诊断非常重要，因为对于出血性中风和缺血性中风的治疗方式是完全不同的。在中风后的前几个小时，CT对缺血性改变（血管高密度，灰白质界限消失）并不敏感，而对颅内出血非常敏感。

常规的血管造影可以显示动脉阻塞。还可以通过非侵入性的检查CT或MRA来显示血管状况。此外，经颅多普勒检查可以间接地显示主要血管的阻塞，且为接受溶栓治疗的患者提供床旁实时监测。

急性缺血性中风另一个重要因素是来自心脏的栓子，例如心房颤动、心肌梗死后心室无动力、扩张性心肌病、心脏瓣膜病、大血管粥样硬化（粥样硬化造成狭窄，尤其是在大动脉分叉处，如颈部颈动脉分叉）、小血管阻塞疾病（腔隙性梗死）。长期患有糖尿病或高血压的患者由于小血管阻塞疾病常会发生急性缺血性中风。超声心动可以评价患者心脏的状态，并可以寻找造成栓塞的解剖或血管异常。

急性缺血性中风的治疗：阿司匹林通常是急

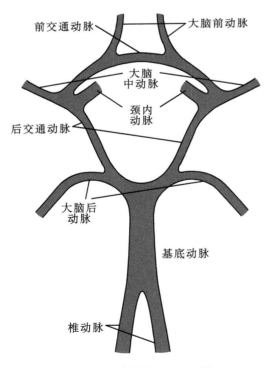

图10-5　脑循环和Willis环

脑供血由椎动脉（起源于锁骨下动脉）和颈内动脉（起源于颈总动脉）提供

表10-5　脑血管阻塞综合征的临床特点

阻塞的动脉	临床症状
大脑前动脉	对侧下肢无力
大脑中动脉	对侧偏轻瘫和感觉缺失（面部和上肢症状重于下肢）
	失语症（优势半球）
	对侧视野缺损
大脑后动脉	对侧视野缺损
	对侧偏轻瘫
深穿支动脉	对侧偏轻瘫
	对侧半身感觉缺失
基底动脉	动眼障碍和（或）共济失调合并交叉感觉和运动障碍
椎动脉	下方颅神经受损和（或）共济失调合并交叉感觉障碍

（摘自 Morgenstern LB, Kasner SE. Cerebrovascular disorders. Sci Am Med, 2000:1-15.）

性缺血性中风患者治疗的推荐药物，且可以预防中风复发。在急性中风开始后的3h内患者可以使用静脉内重组组织纤维蛋白原激活物进行溶栓治疗。还可以向阻塞血管直接注入溶栓药物（尿激酶或重组组织纤维蛋白原激活物），或联合使用静脉内重组组织纤维蛋白原激活物。即使对急性缺血性中风的患者采取治疗，大多数患者仍会有神经功能缺陷。中风开始的严重程度决定了预后，而早期的症状缓解提示预后较好。

治疗的基本首要目标是气道、氧合、通气、血压、血糖和体温。大多数重症中风患者有脑水肿和ICP升高，使临床治疗复杂化。随着梗死的进展可能会引发局部或弥漫的肿块效应，在中风开始后的2～5d达到顶峰。大的半球梗死可能会造成恶性的大脑中动脉综合征，也就是水肿的梗死脑组织对大脑前和大脑后动脉造成压迫，导致继发梗死。同样，小脑梗死也可能导致基底动脉受压和脑干缺血。大脑中动脉综合征和小脑梗死的病死率都是80%。一小部分中风患者可以通过手术减压。开颅行部分大脑切除可以防止继发的脑干和血管压迫从而挽救急性脑中风患者的生命。恶性大脑中动脉综合征需行偏侧颅骨切除术。

对于所有中风患者都应迅速评价其呼吸功能。除了延髓或半球大面积梗死，患者的呼吸中枢功能是完整的。需紧急气管插管的患者肺部保护功能受损，可能发生误吸。大多数患者在足够氧供的情况下，不需气管插管也可保持动脉血氧饱和度高于0.95。

维持血压也是很重要的，因为CPP决定了缺血区域的血供。中风开始通常表现为高血压，之后血压迅速地下降会影响CBF，并使缺血损伤加重。患者的血压通常在急性中风后的前几天内逐渐下降。当血压高于185/110mmHg时，为减少心肌耗氧和兴奋性才需药物治疗高血压（例如静脉使用小剂量拉贝洛尔）。维持急性中风患者的血管内容量可以改善心排血量和脑血供。血液稀释可以在不影响氧输送的情况下降低血黏度，从而增加CBF。

急性缺血性中风患者血糖高会影响预后。中风时细胞缺氧，葡萄糖代谢产生乳酸，导致组织酸中毒并增加组织损伤。推荐维持血糖在正常水平，适当的时候使用胰岛素治疗，肠外营养应避

免使用葡萄糖或尽量减少用量。

根据动物实验数据，低体温可以减少神经元氧耗、脑水肿和神经递质毒性，从而改善急性缺血性中风的预后。目前还缺乏低体温对降低急性中风患者发病率和病死率的效应评价的人类研究。所以对于低体温这种是治疗方式始终存在争议。急性中风的患者需避免发热。即使轻度的体温升高也是有害的，对于近期急性缺血性中风的患者应使用退热药和冰毯来维持正常的体温。

急性缺血性中风患者需从一开始就预防深静脉血栓的形成。常用的治疗方法是每12小时皮下注射5000U肝素。因急性出血不能使用肝素治疗的患者可以使用气动的压力袜治疗。

（三）急性出血性中风

急性出血性中风的病因有大脑内出血和蛛网膜下腔出血两种。

1. 大脑内出血　非裔美国人多发大脑内出血，且大脑内出血的病死率是缺血性中风的4倍。只凭临床标准不能鉴别出血性中风和缺血性中风。通过CT检查可以判断是否是出血性疾病。出血量和意识水平是决定预后的关键。急性出血后的24～48h，由于脑水肿，患者的临床症状通常会加重。晚期的血肿消散并不能降低病死率，而早期手术清除血肿而减轻周围脑组织缺血性损伤和水肿的效果也不清楚。在出现出血症状4h内静脉输注重组活性因子ⅦA不但可以减少出血量，还可以改善临床预后。脑室内出血是一个恶性的并发症，因为血液会阻碍CSF引流，需立即采取脑室引流的方法来治疗脑积水。给患者进行气管插管时可以使用镇静药（丙泊酚、巴比妥类或苯二氮䓬）联合或不联合肌松药。对昏迷患者推荐ICP监测。对于大脑内出血患者高血压的治疗是存在争议的，因为考虑到ICP升高患者的CPP会有所下降。对于严重高血压患者，治疗目标是维持MAP低于130mmHg。

2. 蛛网膜下腔出血　自发性蛛网膜下腔出血的病因通常是颅内动脉瘤破裂。脑动脉瘤的病因有很多，包括高血压、主动脉缩窄、多囊肾、纤维肌肉发育不良、一级亲属患有脑动脉瘤。动脉瘤的大小决定了动脉瘤破裂的风险，动脉瘤直径25mm的患者在第一年有6%的风险会破裂。其他破裂的危险因素包括高血压、吸烟、吸毒、女性和服用口服避孕药。

基于临床症状（例如"最严重的头痛"）和CT显示蛛网膜下腔有血液就可以诊断蛛网膜下腔出血。MRI对于急性出血的显示没有CT敏感，尤其是只有薄层的蛛网膜下腔血液，然而，MRI可以显示亚急性或慢性蛛网膜下腔出血，还可以显示CT检查已经恢复正常的梗死灶。除了严重的头痛，突然出现畏光、颈项强直、意识水平下降和局部神经功能改变都提示蛛网膜下腔出血。快速地诊断和治疗动脉瘤可以降低发病率和病死率。最常见的蛛网膜下腔出血的分级方法是Hunt-Hess分类和世界神经外科医生联盟分级系统（表10-6）。分级系统不但可以帮助判断病情的严重程度和预后，还可以作为评价各种治疗疗效的方法。

蛛网膜下腔出血通常会造成心电图的改变（例如T波倒置和ST段压低）。通常在出血后48h内这种改变最明显，与儿茶酚胺释放有关。儿茶酚胺释放还会导致心律失常，从而产生肺水肿。超声心动还显示蛛网膜下腔出血的患者可能发生与冠状动脉疾病无关的一过性的心肌收缩抑制。需注意，因为心尖没有交感神经支配，所以功能不受影响。

蛛网膜下腔出血的治疗包括通过传统的血管造影或MRA定位动脉瘤，然后手术夹闭动脉瘤囊，同时保留源动脉。出血后72h内是治疗的最佳时机。通过手术夹闭动脉瘤狭窄段是最佳治疗方式。对于没有狭窄段大的或梭形的动脉瘤，可以手术包裹动脉瘤或圈套动脉瘤。第二种手术方式通常用颞浅动脉作为动脉瘤远端的旁路，然后夹闭动脉瘤的近端和远端。还可以在动脉瘤腔内放置柔软的金属线圈代替手术治疗，但不是所有的动脉瘤都可以采用这种治疗方式，尤其是那些没有狭窄处或狭窄不明显的动脉瘤。对于手术治疗病死率高的基底动脉瘤应使用血管内治疗。

对于症状严重（例如昏迷）的患者通常会推迟手术，可以选择放射介入治疗。由于会发生癫痫，应使用抗惊厥药物。必须控制血压，因为高血压会造成再次出血。蛛网膜下腔出血后常会出现脑积水，通过脑室外引流治疗。如果出现意识状态的改变，应迅速行CT检查，判断是否再次出血或发生了脑积水。

蛛网膜下腔出血患者无论是否接受了手术治疗或放射介入治疗，都应预防血管痉挛（颅内动脉狭窄）及其再灌注效应。触发血管痉挛的机制有很多，最重要的机制是游离血红蛋白和脑动脉的内面接触。血管痉挛发生的概率和严重程度与

表10-6　常用的蛛网膜下腔出血分级系统

HUNT&HESS分级		
分数	神经症状	病死率
0	动脉瘤未破裂	0%～2%
1	动脉瘤破裂，轻度头痛，无神经功能缺陷	2%～5%
2	中至重度头痛，只有脑神经麻痹	5%～10%
3	嗜睡，意识模糊，或轻微的局部运动功能缺陷	5%～10%
4	昏迷，明显的偏轻瘫，早期出现去大脑状态	25%～30%
5	深昏迷，去大脑强直	40%～50%
世界神经外科医生联盟分级系统		
分数	GCS[1]	主要病灶缺损
0		完整，动脉瘤未破裂
1	15	无
2	13～14	无
3	13～14	有
4	7～12	有或无
5	3～6	有或无

(1)GCS为格拉斯哥评分

（摘自Lam AM. Cerebral aneurysms: anesthetic considerations. In: Cottrell JE, Smith DS, eds. Anesthesia and Neurosurgery. 4th ed. St Louis, MO: Mosby, 2001.）

CT显示的蛛网膜下腔血量有关。血管痉挛通常发生于蛛网膜下腔出血后3～15d。因此，应每天用经颅多普勒超声检查是否发生了血管痉挛，一旦出现，就采取"三H"治疗（高血压、高血容量、被动血液稀释）。输注晶体液和胶体液，并用血管活性药物支持治疗。研究发现在蛛网膜下腔出血后第1～21天连续使用钙离子通道阻滞药尼莫地平可以改善患者的预后，说明尼莫地平可以预防血管痉挛。但是尼莫地平的这种效应不能在血管造影中表现为血管腔扩大。脑血管造影技术也是机械性（通过球囊）或化学性（动脉内使用罂粟碱）扩张收缩动脉的安全方式。

3.麻醉管理　颅内动脉瘤手术的麻醉目标是降低动脉瘤破裂的风险，预防脑缺血，改善手术显露。

麻醉诱导时的目标是防止动脉瘤囊的透壁压升高，从而防止动脉瘤破裂风险增加。所以，应避免血压显著升高。对于那些无ICP升高和动脉瘤未破裂的患者，在打开硬膜前应避免过度降低ICP（过度通气，降低动脉瘤表面的填塞压力）。术前有ICP升高的患者的麻醉处理是一个挑战，因为患者不能耐受为了防止动脉瘤破裂而降低MAP，有造成脑缺血的风险。对于血管痉挛患者的处理也存在困难，因为虽然高血压可以增加通过痉挛血管的血流，却会增加动脉瘤再出血的风险。在患者发生血管痉挛的高危时期进行动脉瘤夹闭术会增加病死率。所以，对于需接受麻醉的血管痉挛患者，应提高CPP，保证通过痉挛血管的血流量。

需直接动脉压监测，以保证直接喉镜暴露时动脉压不过度升高。为防止喉镜暴露时血压升高，可提前静脉给予短效的β肾上腺素受体阻滞药艾司洛尔、利多卡因、丙泊酚、巴比妥类或短效阿片类药物（芬太尼、舒芬太尼、瑞芬太尼）。静脉给予硫喷妥钠、丙泊酚或依托咪酯使意识消失。常用的肌松药是非除极神经肌肉阻滞药。

考虑到有可能出现血容量降低、术中大量使用高渗或襻利尿药、术中动脉瘤破裂及液体复苏，需放置中心静脉导管。如果患者有心脏病，考虑放置肺动脉导管和经食管超声心动检查。电生理监测（脑电图、体感或运动诱发电位）可以发现术中脑缺血，但由于其复杂性限制了临床的常规应用。

麻醉维持的目标包括：麻醉深度适应手术刺激水平，以利手术显露，维持CPP，在夹闭动脉瘤时降低动脉瘤的透壁压，手术结束时患者迅速清醒以利神经功能评价。准备好药物、液体和血制品以便术中动脉瘤破裂时的复苏。术中动脉瘤破裂的风险为7%，且在手术后期最常见。麻醉管理包括：积极容量复苏保持正常血容量，且控制降压（使用硝普钠）短暂控制出血，使神经外科医生可以控制动脉瘤。还可以短暂夹闭供血血管来控制破裂的动脉瘤，之后使血压恢复正常水平或适当升高血压以增加侧支循环血供。

通常使用吸入麻醉药（异氟烷、地氟烷、七氟烷）联合或不联合使用氧化亚氮，以及间断（芬太尼）或连续输注阿片类药物（瑞芬太尼）来维持足够的麻醉深度。还可以使用全凭静脉技术（丙泊酚和短效的阿片类药物）。有脑血管收缩作用的麻醉药物（例如巴比妥类药物和丙泊酚）可以降低颅内容量，且巴比妥类药物还有一定的缺血保护作用，丙泊酚可能也有此作用。肌松药在夹闭动脉瘤时可防止患者体动。

回顾由于颅内动脉瘤破裂造成蛛网膜下腔出血患者早期行手术治疗的病例，很多患者出现了术中脑水肿。因此，脑放松是麻醉维持的重要组成部分，并联合使用腰部CSF引流，轻度的过度通气，使用襻利尿药和（或）高渗利尿药，及有利于脑静脉回流的体位，这些都有利于手术暴露。术中液体治疗的依据是：术中出血、尿量、心脏灌注压。最好通过平衡盐溶液来维持正常的血容量。不推荐使用含葡萄糖的溶液，因为它可以加重局部或全脑的缺血损伤。尽管动物实验和人类心搏骤停复苏病例研究证明轻度低温有脑保护作用，但动脉瘤夹闭术中低体温无任何益处。必须避免高体温，因为高体温会增加$CMRO_2$和CBV。

传统上，术中使用药物进行控制降压来降低动脉瘤透壁压，防止分离和夹闭过程中动脉瘤破裂。然而，现在使用控制降压的病例减少了，因为蛛网膜下腔出血后自我调节机制受损，脑血管对控制降压的不可预知的反应，及脑缺血的风险。理论上，夹闭供血动脉的时间不能超过10min；如果需要更长的夹闭时间，可以使用抑制脑代谢的麻醉药（巴比妥类）来保护大脑不发生缺血和梗死。在夹闭供血动脉期间，应控制血压高于患者正常水平，以利侧支循环。

手术结束后，患者应迅速清醒，以利神经功能评估。使用短效的吸入麻醉药和静脉麻醉药可以达到这一目的。患者清醒后，可能需增加降压药物（拉贝洛尔、艾司洛尔）的用量。某些患者可以耐受收缩压＞180mmHg，因为动脉瘤可能就是在这一点被从循环中移除的。可以静脉注射利多卡因来抑制气道反射和气管插管刺激。清醒的、自主呼吸和上呼吸道保护反射恢复的患者可在术后立即拔除气管插管。术前意识差的患者术后需继续带管和机械通气。术中动脉瘤破裂的患者康复缓慢，也应在术后带管并进行机械通气。

在麻醉复苏室或重症监护室需多次评估患者的神经功能状态。动脉瘤夹闭术后，患者偶尔会出现迟发的或局部的神经功能障碍，很难鉴别是药物诱发（如差异性苏醒）还是手术（缺血或脑组织机械损伤）造成的。而如果出现新发的局部神经功能缺陷就应该高度怀疑手术损伤，因为麻醉药物不会造成患者原发的脑组织损伤。出现术前不存在的瞳孔不等大也提示手术损伤。如果患者术后没有立即苏醒，需行CT或血管造影检查。即使手术成功，在术后数小时至数天也可能由于血管痉挛出现神经功能缺陷，需积极治疗（高血压、高血容量、被动血液稀释、放射介入治疗）。

血管造影脑动脉内放置线圈的患者，其麻醉目标类似动脉瘤夹闭术。在这个操作中只需使用少量的镇静剂或亚全身麻醉。轻度镇静的优点是：可以在术中进行神经功能检查；然而，操作过程中患者的体动有造成动脉瘤破裂的风险，还有可能使线圈放置的位置错误从而导致线圈栓塞。基于以上原因，在放置线圈使应使用全身麻醉。麻醉目标包括控制ICP，保持足够的脑供血但不过度升高血压（会增加动脉瘤破裂的风险），术后可以迅速进行神经功能评价。

（四）脑血管畸形

有5种影响中枢神经系统的血管畸形，都不是肿瘤。

脑血管畸形（arteriovenous malformations，AVMs）是一团动脉和静脉杂乱的血管，没有毛细血管床。此外，病灶内没有神经组织。它们通常表现为高流、低阻、血管透壁压低于动脉压；所以，临床上，急性或慢性高血压不会造成其破裂。这种疾病是先天的，成年人发病，表现为出血或新发的癫痫。AVM造成癫痫的原因尚不清楚，可能是由于盗血（血流通过旁路从正常脑组织流至低阻力的AVM）或近期出血造成含铁血黄素沉积过多。大多数AVM见于幕上。4%～10%的脑动脉瘤与AVMs有关。新生儿或儿童时期的AVMs通常包括伽林静脉，症状包括脑积水或巨头，额静脉突出，高心排血量状态或心力衰竭。通过MRI或血管造影诊断。

在出现聚焦的、高剂量放射和脑血管造影前，AVMs的传统治疗方式病死率很高。目前，治疗方法包括联合手术切除和高聚焦（伽马刀）放射治疗（见"颅内肿瘤"），或在血管造影引导下进行栓塞。对于AVMs较小的患者，只需放射或栓塞治疗；而对于AVMs较大的患者，可以在手术前用上述两种技术减小AVM的体积，降低手术的难度和风险。Spetzler-Martin AVM分级系统根据AVM的3个特征来分级（表10-7），可以预测患者的预后和围术期风险。

1. 静脉血管瘤　静脉血管瘤或畸形是由一团静脉组成。此疾病通常没有症状，在通过脑血管

表10-7　Spetzler-Martin 动静脉畸形分级系统

分级依据	评分
病灶大小	
小（＜3cm）	1
中（3～6cm）	2
大（＞6cm）	3
周围脑组织受累情况[1]	
未受累	0
受累	1
静脉回流情况	
只有表浅静脉	0
只有深部静脉或表浅和深部静脉	1

依据 Spetzler-Martin 动静脉畸形分级系统判断手术预后

分级	术后无神经功能缺陷的比例
1	100
2	95
3	84
4	73
5	69

[1] 受累脑组织代表感觉、运动、语言或视功能区，还包括下丘脑、丘脑、内囊、脑干小脑脚和深核

（摘自 Spetzler RF, Martin NA. A proposed grading system for arteriovenous malformations. J Neurosurg, 1986,65:476-483.）

造影或 MRI 检查其他疾病时才发现；罕有表现为出血或新发癫痫的病例。低流量、低压力的病灶内常含有脑实质，所以只有在出血或出现难治癫痫时才需治疗。

2. 海绵状血管瘤　是由没有大的供血动脉或静脉的血管组成的良性病变。病灶内没有脑实质。这种低流量、边界清楚地病变通常表现为新发的癫痫，偶尔也表现为出血。病变在 CT 或 MRI 上显影，在脑血管造影表现为流空现象。治疗为手术切除有症状的病灶。此疾病放射治疗无效，且由于它在血管造影时不显影，不能采用栓塞治疗。

3. 毛细血管扩张　表现为低流量、增大的毛细血管，可能是目前了解最少的中枢神经系统血管性疾病。此疾病血管造影不显影且很难在生前诊断。出血的风险很低，除非病变位于脑干部位。通常在尸检时发现此病，与 Osler-Weber-Rendau 综合征和 Sturge-Weber 综合征有关。没有治疗此病的方法。

4. 动静脉瘘　是静脉和动脉不通过病灶血管直接交通的一种疾病。此病通常发生于硬脑膜内脑膜血管之间或海绵窦内颈动脉和静脉窦之间。一些动静脉瘘是自发的，大多数其他病例与近期外伤或近期（可能没有症状）颅内颈动脉瘤破裂有关。硬膜动静脉瘘通常表现为搏动性耳鸣或头痛，24% 的患者会累及枕动脉，因为通常枕动脉是供血动脉。通过血管造影引导栓塞或手术结扎，但应注意手术操作中可能有快速失血的风险。

颈动脉海绵窦动静脉瘘的患者通常表现为眼窝痛或眼窝后疼痛、结膜动脉化或视力改变。通过磁共振或血管造影诊断。有效的治疗方式为栓塞。

5. 麻醉管理　手术切除低流量的血管畸形（例如静脉瘤和海绵窦血管瘤）通常没有类似切除高流量（例如 AVMs 和动静脉瘘）血管瘤的术中和术后并发症。此外，由于 AVMs 通常有许多供血和引流血管，和只有一套供血、引流血管的动静脉瘘不同，因此 AVMs 切除术的术中和术后处理有一定难度。

术前应评价颅内血管畸形患者是否有脑缺血或 ICP 升高。应了解畸形的大小、部位、静脉引流的机制、是否与动脉瘤有关及治疗史，根据这些因素可以评估患者围术期并发症，例如术中出血和术后并发症。应给予辅助药物，如抗癫痫药（如果患者同时有癫痫发作）。术前行血管造影的患者因高渗造影剂的使用可能会出现水电解质异常。

除了基本监测，麻醉诱导前放置动脉导管有利于快速评价血压。控制血压是关键，因为低血压会导致低灌注区域的缺血，高血压会增加相关动脉瘤破裂的风险，还会加重术中出血或颅高压。栓塞或手术切除血管畸形可以只采用麻醉监护。需全身麻醉的病例应首要保证平缓和血流动力学稳定的麻醉诱导。硫喷妥钠、丙泊酚或依托咪酯都是安全、有效的诱导药物。肌松药应选用非除极肌松药，因为除极肌松药，如氯琥珀胆碱可能使 ICP 进一步增加，且如果有运动缺陷会导致血钾升高。需降低患者由刺激（如喉镜暴露、安装头架和切皮）造成的血流动力学反应。可以使用的药物有：利多卡因、短效的 β 肾上腺素受体阻滞药（例如艾司洛尔）、硝普钠或使用高浓度的吸入麻醉药、小剂量诱导药物、短效阿片类药物或静脉利多卡因加深麻醉。由于术中有出血风险，尤其是 AVMs 和动静脉瘘手术，需保证通畅的静脉通路。中心静脉导管既可以监测容量状态，又可以快速补液或输注血制品。患有心脏疾病的患者可以放置肺动脉导管或经食管超声心动探头。

在切除大的或高流量血管畸形的手术时，手术医师和麻醉医师需经常交流，因为病灶的情况和手术的要求会在术中有所改变。例如术前对病灶的评估与术中最终所见情况有一定程度的差别，或者在切除巨大的、复杂的病灶时，不同时期的手术要求不同。麻醉维持的目标是血流动力学稳定、手术显露佳、手术结束时迅速苏醒。静脉和吸入麻醉都可以作麻醉维持，药物的选择需个体化。

避免使用低张溶液和含葡萄糖的溶液，因为低张溶液会加重脑水肿，而含葡萄糖的溶液会使缺血性神经疾病恶化。轻度的过度通气（$PaCO_2$ 30 ～ 35mmHg）有利于手术显露。腰部 CSF 引流可以减少颅内容量，改善手术显露。脑水肿是 AVM 术中会发生的重要问题，因为 AVMs 是高流量、低阻力的血管病变，在切除或栓塞过程中需结扎供血血管，血流直接进入正常脑组织造成脑水肿。治疗脑水肿的机制包括适度地过度通气是临时的治疗方法，使用利尿药（包括甘露醇和呋塞米），降低血压。在一些重症病例，可能需使用大剂量巴比妥类药物或丙泊酚，或临时的开骨瓣减压，也可能需术后机械通气支持。

大多数患者对手术切除反应良好，麻醉苏醒快速、平稳。可以使用β受体阻滞药、利多卡因或硝普钠控制短时间的高血压。麻醉苏醒后迅速进行神经功能评价。

（五）烟雾病

烟雾病的特征是：颅内血管进行性硬化，继发毛细血管网形成。Moyamoya的日文意思为"一股烟雾"，指的是血管造影的表现：一团细小的异常血管。这种疾病的发展具有家族遗传倾向，也可见于头部创伤后或与其他疾病有关，例如多发性神经纤维瘤、结节性脑硬化、纤维肌营养不良。受累动脉内膜增厚，中膜变薄。由于在其他器官也可能发现类似的病理改变，中枢神经系统的病变可能只是全身疾病的一种表现。烟雾病患者颅内动脉瘤的发生率升高。缺血症状（一过性的缺血或梗死）是儿童烟雾病患者最常见的症状，而成年人通常表现为出血。通过传统的血管造影或MRA可以发现一团细小的异常的血管，从而可以诊断此病。而其MRI表现为充盈缺损，CT表现为出血。

内科治疗的目的是减轻出血症状，通常联合使用抗凝治疗和血管扩张药物治疗。手术操作可以将颞浅动脉与大脑中动脉吻合（被称为颅外-颅内短路），还有一些其他的间接的血管重建操作与颅外-颅内旁路联合。手术操作包括脑肌联合术（将颞肌直接覆盖在脑表面）和脑硬膜动脉联合术（将颞浅动脉和硬膜缝合在一起）。无论治疗与否，预后不良，只有58%的患者可以恢复正常的神经功能。

麻醉管理：烟雾病患者术前评价包括：病历记载的已经存在的神经功能缺陷，出血史或目前是否有颅内动脉瘤。需停用抗凝药和抗血小板药，避免术中出血。

麻醉诱导和维持的目标包括：①维持血流动力学稳定，因为低血压会导致异常血管分布区域的缺血，高血压会引起出血；②避免导致脑或外周血管收缩的因素（例如低二氧化碳血症和苯

肾），因为这会对供血或受血血管造成不良影响；③术后迅速苏醒以利神经功能评估。除了基础的监测外，动脉置管可以实时监测血压，如果有可能须在术前建立直接动脉压监测，可以保证诱导过程中血流动力学的稳定。中心静脉导管可以指导液体治疗，还可以通过此通路给予血管活性药物或血制品，但不是必须放置中心静脉导管。除了氯胺酮，其他的静脉诱导药物都是安全的。儿童可以使用七氟烷吸入诱导。已经存在神经功能缺陷的患者使用琥珀胆碱时须注意有造成高血钾的风险。与动脉瘤和AVMs的术中处理相似，这个手术中也要避免刺激事件造成的血流动力学反应。吸入麻醉维持技术理论上具有增强血管扩张的优点。需避免过度地通气，避免造成脑血管收缩。用胶体液或非低渗的晶体液治疗低血压和低血容量。可以使用多巴胺和麻黄碱纠正低血压，这样可以避免使用纯血管收缩药物对脑血管造成的不良反应。避免贫血以防止部分已受损脑区的缺血。

术后并发症包括中风、癫痫、出血。这些都可能表现为苏醒延迟或不能苏醒或苏醒后出现新的神经功能缺陷。

六、创伤性脑损伤

在美国，创伤性脑损伤是导致年轻成年人残疾和病死的主要原因。造成脑损伤的原因包括闭合性颅脑损伤和子弹或异物造成的穿通伤。还可能同时发生颈髓损伤和胸腹外伤，通常伴有急性脑外伤。外伤相关的全身情况还可能使脑损伤进一步恶化，包括大量出血造成的低血压和低氧血症、肺挫伤、误吸或成年人呼吸窘迫综合征。

急性颅脑损伤患者的处理包括颈椎制动，建立气道，防止胃内容物反流造成肺损伤，纠正低血压以保证脑组织血供。CT是最简单、最迅速的诊断手段，须立即进行此项检查。CT可以鉴别硬膜外和硬膜下血肿。复合下列标准的患者可以不进行CT检查：没有头痛或呕吐，<60岁，没有醉酒，无短期记忆障碍，体格检查未发现锁骨上有外伤，无癫痫。

颅脑损伤患者最初病情稳定、清醒或轻度昏迷，尔后迅速恶化的病例并不少见。通常是由于迟发血肿形成或脑水肿。对常规治疗无反应的难治性脑水肿也可能造成神经功能突然恶化。细胞

水平的继发损伤是造成脑水肿和随后不可逆脑损伤的重要原因。

可以用格拉斯哥昏迷评分反复评价脑损伤（分数＜8提示严重损伤）的严重程度和患者的神经功能状态（表10-1）。＜8分的颅脑损伤患者定义为昏迷，此类患者50%病死或持续植物状态。颅脑损伤的类型和患者的年龄是影响低分患者预后的决定性因素。例如急性硬膜下血肿患者的预后比弥漫性脑挫伤患者的预后差。严重颅脑损伤的儿童患者的病死率低于成年人患者。

（一）围术期处理

急性颅脑损伤患者（如摩托车车祸）围术期处理必须考虑到脑缺血造成的继发损伤和外伤对其他器官、系统的影响。损伤最初CBF降低，之后随着时间的推移逐渐增加。造成颅脑损伤患者预后不良的因素包括ICP升高、收缩压低于70mmHg。急性颅脑损伤患者CBF的自我调节机制通常被破坏，但二氧化碳反应通常保留。推荐使用甘露醇或呋塞米降低ICP，一些患者需手术去骨瓣减压。虽然过度通气可以有效地控制ICP，但可能导致颅脑损伤患者脑缺血，因此，除非必须，否则应避免过度通气。当其他传统的控制高血压的方法无效时可以使用巴比妥酸昏迷。轻度低温不能改善成年人急性颅脑损伤患者的预后。高渗盐水和甘露醇可以减少脑容量。并存的肺损伤会影响这些患者的氧合和通气，需机械通气。神经性肺水肿也可能造成急性肺功能不全。其机制尚不清楚，可能与交感神经系统过度兴奋有关，导致肺的Starling力改变以及肺水肿。颅脑损伤患者可能会发生凝血障碍，低体温和大量输血会加重凝血功能障碍。严重颅脑损伤后能发生弥散性血管内凝血。可能与脑组织的促凝血酶原激酶释放至体循环有关。促凝血酶原激酶可以激活凝血级联反应。需补充凝血因子。

（二）麻醉管理

颅脑损伤患者可能需行神经外科手术，包括血肿清除、脑水肿开骨瓣减压或脊柱固定手术。还可能因为非神经科的问题需行手术治疗，包括四肢骨折、腹部损伤。麻醉处理包括改善CPP，减少脑水肿的发生率，避免某些药物或操作使ICP升高。维持CPP＞70mmHg，不采用过度通气，除非需暂时控制ICP。在急性硬膜外或硬膜下血肿的术中，手术减压可能造成血压下降，需积极复苏。严重颅脑损伤的患者可能有氧合和通气障碍，使术中处理更复杂。液体复苏和保证容量是很重要的。高渗晶体液，如3%的生理盐水，可以增加血浆渗透压，使脑间质的水移出。避免使用低渗晶体液，因为它们会降低血浆渗透压，加重脑水肿，甚至造成正常脑组织水肿。除非一些特殊情况（例如实验室检查发现低血糖），尽量避免使用含糖的溶液，因为高血糖会加重神经功能损伤。

1. 麻醉诱导和维持 血流动力学稳定的患者，可以使用静脉药物和非除极肌松药诱导。如果可疑气管插管困难（加重神经功能损伤，例如颈椎损伤）或已有气道损伤，可以选择纤支镜插管或气管切开。对于濒临死亡的患者首先应建立安全有效地气道，因为他们几乎不需要使用麻醉药物。麻醉医生还要注意患者是否有其他系统的损伤（如骨折、气胸），因为这些损伤会导致额外的失血和呼吸循环的不稳定。通常使用持续静脉输注麻醉药或低剂量吸入麻醉药物维持麻醉，并注意优化CPP和防止ICP升高。需避免使用氧化亚氮，因为有造成颅腔积气的风险或一些非神经科损伤（如气胸）。在吸入麻醉药物中，低剂量的七氟烷是唯一一个可以改善受损伤的脑自我调节功能的药物，尽管低剂量的异氟烷也是一个很好的选择。如果发生了急性脑水肿，需立即判断和纠正致病因素，如高碳酸血症、低氧血症、高血压和静脉回流受阻。直接动脉血压监测是很有帮助的，而由于时间限制可能不能进行CVP或肺动脉导管的监测。

2. 术后处理 术后，可能因机械通气需维持肌松。许多患者需连续监测ICP。

（三）血肿

颅脑外伤会导致血肿形成。根据血肿的位置可以分为4型：硬膜外、蛛网膜下、硬膜下和实质内。

1. 硬膜外血肿 动脉出血至颅骨和硬膜之间形成硬膜外血肿。病因通常是由于颅骨骨折造成脑膜动脉撕裂。通常患者表现为：与颅脑损伤相关的意识丧失，随后意识恢复，清醒期时间不定。颅脑损伤几个小时后突然出现偏瘫、瞳孔散大和心动过缓，说明发生了颞叶钩回疝或脑干受压。如果CT显示硬膜外血肿，需立即引流。

2.外伤性蛛网膜下腔血肿 蛛网膜下腔出血通常见于颅内动脉瘤破裂；也可见于外伤导致皮质内血管出血。中至重度颅脑损伤患者40%会发生蛛网膜下腔出血。由于进一步出血，病情会随着时间进展，与动脉瘤造成的蛛网膜下腔出血一样，通常会出现脑血管痉挛。

3.硬膜下血肿 是由于桥静脉撕裂，使血流入硬膜和蛛网膜之间的间隙。因为硬膜下的血不能进入蛛网膜下腔，所以脑脊液是清亮的。通过CT检查诊断硬膜下血肿。颅脑损伤是硬膜下血肿的常见原因。患者可能遗忘了受伤的过程，这种表现在老年患者中尤其明显。还有一些硬膜下血肿是自发的，如血液透析的患者或使用抗凝药物治疗的患者。

因为血肿形成的原因是缓慢地静脉出血，所以硬膜下血肿的症状和体征的特点是在数天内缓慢进展（与硬膜外血肿对比）。主诉通常为头痛，特征性表现为嗜睡或反应迟钝，但是病情会有所波动。最终会出现偏侧神经症状：偏瘫、偏盲和语言混乱。高龄患者还可表现为不可解释的进行性痴呆。

病情稳定的患者可以采取非手术治疗。而最常见的治疗方式是手术清除血肿，因为如果一旦发生昏迷患者的预后非常差。通常大多数硬膜下血肿可以通过颅骨钻孔引流，这个手术可以在全身麻醉、局部麻醉或麻醉监护下进行。如果硬膜下血肿很大或是慢性的且有凝血块就需开颅清除血肿。由于硬膜下血肿的常见原因是静脉出血，血肿清除术中应维持血二氧化碳浓度正常，使脑组织体积略大以利于静脉填塞止血。

4.实质内血肿 脑组织内的异常血液积聚称为实质内血肿。由于其位置深且血肿体积常会突然增大，所以治疗很困难。因此，除非血肿很大或增长速度很快，可能会造成脑疝，否则通常采取非手术治疗。

七、脑的遗传性疾病

神经系统的遗传性疾病通常表现为神经系统发育或结构异常。这些疾病通常有遗传性。其病理改变可以是弥散的或只累及与解剖和功能相关的神经元。

（一）查理畸形

查理畸形是由于遗传性的小脑移位造成的一组症状。查理Ⅰ型为小脑扁桃体下移至颈髓；Ⅱ型为小脑蚓下移，常并发脑脊膜脊髓膨出；Ⅲ型很罕见表现为小脑移位致枕部脑膨出。

查理Ⅰ型的症状和体征可以出现在任何年龄。最常见的主诉是枕部头痛，通常放射至肩臂部，且伴有相应区域皮肤的感觉迟钝。咳嗽和移动头部会加重头痛。主要症状有视觉损害、间歇性眩晕和共济失调。此类患者的50%会出现脊髓空洞症。查理Ⅱ型通常表现为胎儿时期的阻塞性脑积水、低位脑干和脑神经功能异常。

查理畸形的治疗包括通过解除粘连和扩大枕骨大孔达到手术减压的目的。麻醉处理必须注意可能出现ICP升高或术中大量失血，尤其是查理Ⅱ型。

（二）结节性脑硬化

结节性脑硬化（Bourneville病）是一种常染色体疾病，特点是智力低下、癫痫和面部纤维血管瘤。从病理学角度来看，结节性硬化是一组良性错构瘤增生性损害，病变可以累及全身各个器官。脑损害包括皮质结节和大细胞星型细胞瘤。心脏横纹肌细胞瘤虽然罕见，但它是与结节性硬化相关的最常见的心脏良性肿瘤，超声心动和MRI都可以诊断这种肿瘤。还有一种伴有结节性硬化的Wolff-Parkinson-White综合征，血管肌脂肪瘤和肾囊肿同时出现，可能导致肾衰竭。口部病变包括结节性肿瘤、纤维瘤或乳头状瘤，可以出现在舌、上颚、咽、喉。累及器官的多少决定了结节性硬化患者的预后，可以表现为无症状，也可以表现为危及生命的并发症。

麻醉处理需考虑到患者智力低下，以及用抗癫痫药物治疗癫痫。需术前评估上呼吸道异常。心脏病变可能会导致术中心律失常。肾功能损害会影响依靠肾代谢的药物的清除。尽管临床经验有限，这些患者对吸入和静脉注射药物（包括阿片类）的反应似乎正常。

（三）成血管细胞瘤病

成血管瘤病是家族性的，常染色体携带致病基因且外显率不一的疾病。特点是视网膜血管瘤、成血管细胞瘤、中枢神经系统（尤其是小脑）和内脏肿瘤。尽管肿瘤是良性的，这些肿瘤也会通过压迫周围脑组织或出血引起症状。这种疾病患者嗜铬细胞瘤、肾囊肿和肾癌的发病率增加。这些患者需开颅手术切除成血管细胞瘤。

必须考虑成血管瘤病的患者是否有嗜铬细胞瘤。当诊断为存在嗜铬细胞瘤后，需使用降压药物治疗。由于脊髓也可能发生成血管细胞瘤，因此限制了椎管内麻醉的使用，尽管有报道称曾在硬膜外麻醉下行剖宫产术。如果在喉镜暴露时或手术刺激突然改变时血压升高，可以使用艾司洛尔、拉贝洛尔或硝普钠（或这些药物联合使用）降压。

（四）多发性神经纤维瘤

多发性神经纤维瘤是由于常染色体的突变导致，不受种族限制。发病的男女比例和严重程度相似。表达率各异，而外显率则为 100%。临床表现分为经典的（神经纤维瘤病）、听觉的或局部的。

多发性神经纤维瘤的临床表现的多样性说明了这种疾病是千变万化的（表 10-8）。所有此类患者都常见的特点是疾病随着时间进行性发展。

99% 的患者会出现浅褐色的色斑（皮肤的异常色素沉着）；有 ≥6 块、直径 >1.5cm 的色斑可以诊断为多发性神经纤维瘤。通常在出生时即有浅褐色色斑，且在生后 10 年间逐渐增多增大；色斑大小在 1～15cm。色斑的分布式随机的，但脸上很少出现。除了影响容貌，浅褐色色斑对身体无直接伤害。

多发性神经纤维瘤通常累及皮肤，也可累及深部的周围神经和神经根，以及自主神经系统支配的内脏或血管。多发性神经纤维瘤可以是结节性、散在的或弥漫交错分布至周围组织。尽管多发性神经纤维瘤在组织学上是良性的，但它会造成某些功能损害并影响容貌。如果喉、颈椎或纵

表 10-8 多发性神经纤维瘤的表现

浅褐色色斑
神经纤维瘤（皮肤、神经、血管）
颅内肿瘤
脊髓肿瘤
假关节
脊柱后侧突
矮小
癌症
内分泌异常
没有学习能力
癫痫

隔区出现神经纤维瘤会影响患者的气道。多发性神经纤维瘤血供丰富。孕期或青春期会导致其数量和面积增加。

多发性神经纤维瘤患者 5%～10% 会发生颅内肿瘤，是造成发病率和病死率的主要原因。如果考虑诊断为多发性神经纤维瘤，需行 CT 检查排除颅内肿瘤。有浅褐色色斑且出现双侧听神经瘤的患者可以诊断为多发性神经纤维瘤。

先天性假关节（自发骨折且不愈合）的病因通常是多发性神经纤维瘤。通常最常累及的是胫骨，其次是桡骨。通常每个患者只累及一处。假关节的严重程度从无症状的影像学表现到需截肢不等。2% 的多发性神经纤维瘤患者会出现脊柱后侧突，通常累及颈段和胸段。脊柱旁通常会出现神经纤维瘤，但它们和脊柱后侧突的关系尚不清楚。如果不治疗，脊柱后侧凸通常会进行性发展，导致心肺功能和神经功能受累。矮小是多发性神经纤维瘤患者的特点。

多发性神经纤维瘤患者患癌症的概率升高。相关的肿瘤包括神经纤维肉瘤、恶性施万细胞瘤、威尔姆斯瘤、横纹肌肉瘤、白血病。其他的癌症与多发性神经纤维瘤相关性较差，包括成神经细胞瘤、甲状腺髓样癌和胰腺癌。

对于多发性神经纤维瘤病会导致弥漫性内分泌紊乱是一个误解。相关的内分泌紊乱只包括嗜铬细胞瘤、青春期发育迟缓、甲状腺髓样癌和甲状旁腺功能亢进。患神经纤维瘤的成年患者 1% 会伴有嗜铬细胞瘤，儿童的发病率尚不清楚。

神经纤维瘤患者 40% 有智力损害。学习能力低下比智力低下更常见。在学龄时通常智力低下明显，且不随时间进行性发展。神经纤维瘤的常见并发症是癫痫。癫痫可能是自发的或反映了颅内肿瘤的存在。

神经纤维瘤的治疗包括控制症状的药物治疗（如抗癫痫药物）和适时的手术治疗。对于外貌或功能受损的患者不建议手术切除皮肤病灶。手术固定是进行性脊柱后侧凸的最佳治疗方式。神经纤维瘤造成的有症状的神经系统改变或相关的内分泌紊乱是手术治疗的指征。

麻醉管理：对于神经纤维瘤患者的麻醉管理需考虑到患者该疾病的多种临床表现。尽管嗜铬细胞瘤很罕见，仍应对此做术前评估。ICP 升高的症状可能反映患者有颅内肿瘤。喉部的神经纤

维瘤可能会影响气道的开放。神经纤维瘤和脊柱侧突的患者通常有颈椎损害，会影响直接喉镜暴露的体位和手术操作。患者对肌松药的反应存在个体差异，有报道称患者对氯琥珀胆碱既敏感又存在抵抗，对非除极肌松药敏感。如果选择椎管内麻醉，必须考虑到患者将来脊髓也可能发生神经纤维瘤。然而，硬膜外麻醉是剖宫产和自然分娩过程中有效的麻醉方式。

八、脑的退行性疾病

中枢神经系统的退行性疾病通常指某些解剖区域神经功能异常或消失，代表了一大类疾病状态。

（一）阿尔茨海默病

阿尔茨海默病是一种慢性的神经退行性疾病。它是引起年龄＞65岁的老年患者痴呆的最常见原因，在造成＞65岁患者死亡的原因中排第4位。其病理特征为弥漫性淀粉样老年斑和神经纤维原缠结。通常还会有突触和许多重要神经递质活性的改变，尤其是乙酰胆碱受体和中枢神经系统的烟碱受体。阿尔茨海默病分为两型：早发型和迟发型。早发型阿尔茨海默病通常在60岁之前发病，病因为3个以上基因的错义突变导致染色体显性遗传。迟发型阿尔茨海默病通常在60岁以后发病，且遗传因素不是发病的主要风险。这两型疾病的患者都表现为进行性认知功能障碍，包括记忆障碍和运动不能、失语症和失认症。尸检是诊断的金标准，通常尸检会排除一些生前被诊断为阿尔茨海默病的患者。目前，阿尔茨海默病不能治愈，治疗只能控制症状。可以选择的药物包括胆碱酯酶抑制药（他克林）、多奈哌齐、利斯的明、加兰他敏。药物治疗需结合非药物治疗，包括护理者培训和家庭支持。无论治疗与否，阿尔茨海默病的预后非常差。

患有阿尔茨海默病的老年患者通常需接受多种手术治疗。患者通常思维混乱且有时不合作，很难实施麻醉监护或局部麻醉。对于这类患者不能使用单一的麻醉技术或单一的麻醉药。最好选用短效的镇静/催眠药物、麻醉药物，因为这些药物可以使患者更快地恢复至原来的意识状态。最后，麻醉医师须注意药物的相互作用，尤其是由于服用胆碱酶抑制药使氯琥珀胆碱作用时间延长或对非除极肌松药相对抵抗的患者。

（二）帕金森病

帕金森病是一种病因不明的神经系统退行性疾病。发生这种疾病的最重要的危险因素是年龄增长；但目前也发现焊接工接触锰与此病有关，且有许多遗传因素也与此病有关。特征性表现为基底核多巴胺能纤维丢失，从而造成局部多巴胺耗竭。通常认为多巴胺可以抑制控制锥体外系运动系统神经元的纤维传导速度，多巴胺耗竭导致对这些神经元抑制作用消失，不能对抗乙酰胆碱的刺激。

帕金森病的主要症状为骨骼肌颤、强直和运动不能。骨骼肌强直最先出现于颈部近端肌肉。早期表现为行走时没有摆臂运动，转身时没有头部转动。面部不动的特点为瞬目减少，缺乏情绪反应。震颤是有节奏的，拇指和其他手指以每秒4～5次的频率做屈伸运动（搓丸样震颤）。震颤最常见于静止的肢体，而在自主运动时消失。患者通常会有皮脂溢出、油性皮肤、膈肌痉挛和动眼神经危象。通常会出现痴呆和抑郁。

多巴胺治疗的机制为增加基底核多巴胺的浓度或减少乙酰胆碱的神经反应。标准的药物治疗为联合使用多巴胺前体左旋多巴和脱羧酶抑制药（抑制左旋多巴在外周转换为多巴胺，使更多的左旋多巴进入中枢神经系统）。左旋多巴是帕金森病最有效的治疗药物，早期使用该药可以延长寿命。左旋多巴也有很多不良反应，包括运动不能（最严重的不良反应，服药1年后80%患者会出现）和精神失常（包括焦虑、幻觉、躁狂和偏执狂）。服药患者出现心肌收缩力和心率增加说明循环中由左旋多巴转换的多巴胺水平升高。服药患者可能会出现明显的直立性低血压。左旋多巴治疗的胃肠道不良反应包括恶心、呕吐，可能是刺激延髓化学感受器的触发区域的反应。

据报道抗病毒药物金刚烷胺可以控制帕金森病的症状；但是并不清楚其治疗的机制。B型单胺氧化酶抑制药司来吉兰通过抑制中枢神经系统多巴胺的代谢来控制帕金森病的症状。司来吉兰与非特异性单胺氧化酶抑制药相比，优点是司来吉兰对A型单胺氧化酶的抑制作用很弱，其同工酶主要位于胃肠道。因此，司来吉兰不会造成与酪胺相关的高血压危象。如果A型单胺氧化酶被药物抑制，且食物中含有酪胺（如奶酪、红酒），酪胺进入循环系统就会由于酪胺的拟交感作用造成肾上腺素过多的状态，导致高血压危象。

只有那些残疾和药物治疗无效的病例才考虑手术治疗。通过置入脑深部刺激装置来刺激丘脑下核可以减轻或控制震颤。苍白球切除术可以明显地改善左旋多巴诱导的运动障碍，但是这种改善是短暂的。如果移植的胚胎多巴胺能神经元可以在受体内存活就可以移植胚胎组织来治疗帕金森病；然而这种治疗的效果尚不明确。

麻醉管理：帕金森病患者麻醉管理的关键是了解患者疾病治疗的方式及与药物相关的不良反应。左旋多巴和其产物多巴胺的消除半衰期很短，所以停药 6～12h 会导致治疗效果突然消失。突然停药会导致肌肉强直从而影响肺通气。基于此，在围术期应继续服用左旋多巴治疗，包括手术当日早晨的常规剂量。麻醉诱导前 20min 可以口服左旋多巴，术中和术后可以通过口胃管或鼻胃管给药，以防止帕金森症状加重。

麻醉过程中应注意左旋多巴治疗患者可能出现低血压和心律失常。此外，必须注意丁酰苯类药物（氟哌利多、氟哌啶醇）对基底核多巴胺作用的抑制。使用阿芬太尼后的急性张力障碍反映了阿片诱导的中枢多巴胺能传递降低。对于氯胺酮的使用是存在争议的，因为它可能激发交感神经系统的反应增大。而使用左旋多巴治疗的患者可以安全地使用氯胺酮。帕金森病不影响肌松药的选择。

（三）蛋白球色素退变综合征

蛋白球色素退变综合征是罕见的累及基底核的常染色体隐性遗传病。通常在儿童晚期发病，通过缓慢地进展过程至死亡约 10 年。没有特异性的实验室检查可以诊断此病，且没有有效的治疗方法。常见症状为痴呆、肌张力障碍、斜颈和脊柱侧凸。麻醉诱导后，肌张力障碍姿势消失，而一些慢性病例可能伴有骨骼肌收缩和骨骼改变，导致颞下颌关节和颈椎固定，即使在全身麻醉程度很深或药物诱导的骨骼肌麻痹时也不能活动。

麻醉过程中必须注意这类患者在麻醉诱导后可能还不能达到气管插管的理想体位。类似清醒插管这样的有害刺激会使肌张力障碍加重。因此，可以采用吸入麻醉诱导并保留自主呼吸。对于氯琥珀胆碱的使用是有争议的，因为骨骼肌废用和脑内轴突弥漫性改变（包括上神经元）会使

钾离子释放增加；但是也有氯琥珀胆碱安全使用的报道。而慢性的肌肉过度活动会导致类似运动员的肌肉和心血管效应，抵消了中枢性的肌肉失用。可以通过增加吸入麻醉药的浓度或使用非除极肌松药来满足肌松需求。麻醉苏醒时，患者就会恢复肌张力障碍体位。

（四）亨廷顿病

亨廷顿病是早产儿的中枢神经系统变性疾病，特点为尾状核明显萎缩，壳核和苍白球萎缩的患者症状略轻。生化异常包括基底核乙酰胆碱（和它的合成酶胆碱乙酰转移酶）缺乏，γ-氨基丁酸缺乏。γ-氨基丁酸的选择性丢失会减少对多巴胺黑质纹状体系统的抑制。此病为常染色体遗传病，而一些 35～40 岁才发病的迟发病例干扰了有效的遗传咨询。识别基因缺陷可以在出生前和生后（包括成年人），对有基因缺陷的患者预测该疾病的风险。

亨廷顿病表现为伴有进行性痴呆的舞蹈症状。通常认为此病以舞蹈样动作为首发症状；所以这种病通常先诊断为亨廷顿舞蹈病。在不自主动作出现前数年即有行为改变（例如抑郁、攻击性感情暴发、情绪波动）。由于累及咽部肌肉，患者常会误吸。病程持续数年，通常伴有抑郁，这使自杀成为此类患者的主要死因。从开始出现临床症状到死亡，亨廷顿病的生存期限平均为 17 年。

亨廷顿病的治疗主要是减少舞蹈样动作。主要使用氟哌啶醇和其他丁酰苯类药物控制舞蹈样动作和疾病相关的情绪不稳定。最常用的控制不自主动作的药物作用机制是通过拮抗（如氟哌啶醇、氟奋乃静）或多巴胺清除（如利舍平、四苯喹嗪）干扰多巴胺神经递质的作用。

亨廷顿舞蹈病患者可使用的麻醉药物和操作非常有限。术前使用丁酰苯类药物（氟哌利多或氟哌啶醇）镇静可以控制舞蹈样动作。如果累及咽部肌肉，就必须注意误吸的风险。可以使用氧化亚氮和其他的吸入麻醉药。硫喷妥钠、氯琥珀胆碱和美维库安都没有不良反应，但是须注意由于血浆胆碱酯酶活性降低，琥珀胆碱的作用时间延长。这些患者对非除极肌松药敏感。

（五）斜颈

通常认为基底核功能紊乱造成斜颈。最常见的表现形式为颈项肌肉痉挛性收缩，还可能进展

并累及四肢肌和带型肌。可能出现胸锁乳突肌肥厚。脊柱周围肌肉痉挛会导致脊柱前凸、脊柱侧弯，影响通气。此病没有特别有效地治疗方式，但是可以将C_1和C_3双侧的前神经根切断，以及脊柱副神经切断，或许有效。这个手术可能会造成术后膈肌麻痹，导致呼吸抑制。还可以对受累颈部肌肉选择性去神经。麻醉药物的选择没有特殊要求，但是在骨骼肌麻痹前颈项肌肉的痉挛会影响上呼吸道的通气。此外，对于慢性骨骼肌痉挛的患者（颈椎固定）必须选择清醒插管。手术体位可能会采取坐位，那么就须考虑坐位手术的注意事项（参见"坐位和静脉空气栓塞"）。有报道给予麻醉药物后突然出现斜颈，可以静脉注射苯海拉明25～50mg迅速逆转这种药物诱导性斜颈。

（六）传染性海绵状脑病

人类的传染性海绵状脑病包括克雅病（CJD）、库鲁病、格斯特曼综合征和致死性家族性失眠症。这些非感染性中枢神经系统疾病的病因为慢性传染性蛋白病原体朊蛋白的传播。朊蛋白和病毒的区别是它没有RNA和DNA，不能引起免疫反应。传染性海绵状脑病的诊断基础是临床症状和神经病理表现（弥漫性或局部的簇状圆形空泡，也可以融合）。家族性进展性皮质下神经胶质过多和一些遗传性丘脑痴呆也可能是传染性海绵状脑病。牛的海绵状脑病（疯牛病）是发生于动物的传染性海绵状脑病。骨骼肌、牛奶或血液中未检测到致病物质。

CJD是最常见的传染性海绵状脑病，世界的发病率为百万分之一。朊蛋白的传播和致病机制尚不清楚。有一部分人群是CJD朊蛋白的携带者，通常没有临床症状。此外，10%～15%的CJD患者有此疾病的家族史；因此，感染和遗传因素可能都和发病有关。从感染到出现症状的潜伏期为数月至数年。异常蛋白作为中枢神经系统的递质不断积聚，从而引发疾病。编码朊蛋白的特异性基因会发生不定时的随机突变，导致各种各样的CJD。伴有共济失调和肌阵挛的快速进展性痴呆提示该诊断，然而需脑活检才能确诊，没有可靠的、无创的诊断方法。此病很难和阿尔茨海默病鉴别。与毒性和代谢性紊乱相比，肌阵挛在CJD发病的初期罕有发生，癫痫也是该病的晚期症状。没有有效地疫苗和治疗。

照料CJD患者的医护人员需一般感染防护（与照料乙型肝炎患者或艾滋病患者相同），不需特殊防护。接触CSF的医护人员需特殊防护（双层手套、防护镜、标本标有"感染"），因为CSF是唯一可以导致灵长类患病的体液。在进行活检或尸检时需要同样的防护，尽管此病传染的风险比乙型肝炎和艾滋病低。使用的器械应为一次性，或须次氯酸盐浸泡消毒或高压灭菌。

该患者与人之间的传播主要是由于医源性手术操作（角膜移植、用近期使用过的电极进行立体定向、神经外科手术器械受污染、尸体硬膜移植）。还有一些病例是由于使用生长激素和促性腺激素治疗。尽管注射或移植人体组织会导致传染性朊蛋白的传播，但是此病似乎不通过血液传播，因为血友病人群此病的发生率并不高于其他人群。即使如此，仍不能使用已知感染此病患者的血液。

麻醉过程需注意感染防护、使用一次性器械、使用次氯酸钠消毒任何重复使用的器械（喉镜片）。确诊或怀疑此病的患者的手术应安排在最后，以利于手术器械和手术室完全消毒。参加手术和麻醉的人数应尽量少，需穿防护衣、手套、带透明目镜的面罩保护眼睛。人群中可能有部分朊蛋白的携带者，而感染和遗传两种因素同时存在才会导致发生临床症状，所以接触CJD朊蛋白后感染CJD的风险很低。但对此类患者也应采取基本防护措施。

（七）多发性硬化

多发性硬化是一种影响中枢神经系统的遗传性自身免疫疾病。虽然双胞胎同时发病的概率很大，但是如果患者一级亲属患有该病，其患病风险增加；而且患病与地域有关（例如北欧、澳大利亚南部和北美发生率最高）；未发现明显的遗传、环境、感染等致病因素。对于中枢神经系统特定部位损伤的免疫致病过程也不清楚，对疾病演变的过程和致残疾的严重程度不清楚。女性的发病率是男性的2倍。多发性硬化的女性患者在怀孕期间复发率降低，尤其是孕后期；产后前3个月复发率增加。患有病毒性疾病可能会诱发疾病复发。多发性硬化的病理改变的特点是多种中枢神经系统的炎症、脱髓鞘改变和轴突损伤的结合。在形成脱髓鞘斑块后，轴突的髓鞘就开始丢失。多发性硬化不累及周围神经。

多发性硬化的临床表现反映其累及多个病灶。病程可能是亚急性的，缓解期后又复发，也可能是慢性或进行性。多发性硬化的表现反映了中枢神经系统和脊髓脱髓鞘的位点。例如视神经炎会引起视觉障碍，累及小脑会导致步态改变，而脊髓损伤会导致肢体麻木、无力及尿潴留和性功能障碍。视神经炎的表现为视力下降，瞳孔对光反应消失。骨骼肌的痉挛性瘫痪通常很明显。如果病灶出现在颈髓内，则表现为 Lhermitte 征（当颈部弯曲时，突然产生电击样感觉，并从背部向腿部放射）。通常，数天内出现症状，并稳定数周，再加重。因为中枢神经系统的髓鞘不能再生，症状缓解通常是由于短暂地纠正了紊乱的化学和生理环境（由于髓鞘不完整，化学和生理环境会影响神经传导）。此外，体温升高会使症状加重，因为温度的升高使脱髓鞘部位的神经传导进一步改变。多发性硬化患者癫痫的发生率增加。

多发性硬化症状缓解和加重的间隔不一定，可能是数年。缓解期也会残留一些症状，导致视觉障碍、步态异常、骨骼肌痉挛无力和尿潴留。而一些多发性硬化的患者病程是良性的，发病频率低且症状轻，缓解期长，偶尔会永久处于缓解期。35 岁后发病的多发性硬化通常为慢性病程。

多发性硬化诊断的确定程度不一（可能或确定），可以单凭临床特点或临床特点联合 CSF 内出现异常单克隆免疫球蛋白、脱髓鞘造成神经传导减慢导致潜伏期诱发电位延长、头 MRI 白质信号改变。

对于多发性硬化没有有效地治疗方法，只能控制症状或减缓疾病的进程。皮质类固醇激素是多发性硬化急性发作的基本治疗方法，它有免疫调节和抗炎作用，从而保持血脑屏障的完整，减轻水肿，改善轴突传导。皮质类固醇激素的治疗可以缩短发作期，加速康复，但并不清楚其是否可以影响疾病的整个进程。对于发作-缓解期的患者可以采用 β 干扰素治疗。使用 β 干扰素治疗的最常见的不良反应是在注射后出现 24～48h 的流行性感冒症状。还可能出现血清转氨酶浓度升高、白细胞减少或贫血，并加重抑郁症状。格拉默是随机合成的多肽混合物，可以模拟髓鞘基础蛋白。格拉默可以替代 β 干扰素，尤其是对于那些由于血清中和反应造成对 β 干扰素抵抗的患

者。米托蒽醌是一种免疫抑制药，它可以抑制淋巴细胞的增殖。由于其严重的心脏毒性，只限用于急性进展期的患者。硫唑嘌呤是嘌呤类似物，可以抑制细胞免疫和体液免疫。这种药物可以减缓多发性硬化的发作速度，但是不能影响病程。当患者对 β 干扰素或格拉默治疗无反应时可以考虑使用硫唑嘌呤。低剂量的甲氨蝶呤相对无毒，可以抑制细胞免疫和体液免疫达到抗炎效果。这种药物更适合用于继发性进展性多发性硬化的患者。

麻醉管理：对多发性硬化患者实施麻醉必须考虑到手术应激对疾病自然进程的影响。例如不管围术期使用何种麻醉方式或药物，术后多发性硬化的症状都可能加重。这可能是由于感染或发热等。基于此，术后体温升高（即使是 1℃）是多发性硬化加重的主要原因，而不是药物。体温升高可能使脱髓鞘的神经出现完全的传导阻滞。值得注意的是，不可预知的临床症状的加重和缓解循环可能会导致对围术期中疾病严重程度和药物或事件之间的因果关系得出错误的结论。

当选择局部麻醉时，必须注意多发性硬化患者围术期神经科症状的改变。腰部麻醉会导致多发性硬化患者术后症状加重，而硬膜外麻醉或周围神经阻滞不会使该病加重。关于腰部麻醉和硬膜外麻醉作用不同的机制尚不清楚，但可能反应了局部麻醉药的神经毒性。推测认为多发性硬化的脱髓鞘反应使脊髓对局部麻醉药的神经毒性更敏感。硬膜外麻醉之所以比腰部麻醉风险低是由于其脊髓白质局部麻醉药的浓度低于腰部麻醉。然而，对于患有多发性硬化的产妇，腰部麻醉和硬膜外麻醉都使用过。

对于多发性硬化患者最常使用的是全身麻醉。全身麻醉药和多发性硬化之间没有相互作用，也没有证据表明使用哪种吸入或静脉麻醉药更好。在使用肌松药时要注意对这些患者使用氯琥珀胆碱可能会导致肌肉释放钾离子增多从而造成高钾血症。非除极肌松药作用时间延长是因为患者本身就存在骨骼肌无力（类似肌无力）和骨骼肌组织减少。而对非除极肌松药的抵抗效应可能反应了上运动神经元损伤造成的接头外胆碱受体的增殖。

长期使用皮质类固醇激素治疗的患者围术

期不能停药。必须防止患者体温升高（＞1℃），因为即使是轻度的体温升高也可能使症状加重。术后需定期行神经科查体，检查疾病是否加重。

（八）脊髓灰质炎后遗症

脊髓灰质炎是由肠道病毒引起的网状内皮系统感染。有一小部分患者病毒进入中枢神经系统并累及脑干和脊髓前角的运动神经元。在脊髓灰质炎疫苗发明后，全世界的脊髓灰质炎发病率明显下降；但是还有很多地方，如印度、巴基斯坦、尼日利亚仍是病毒的主要发源地。美国1979年仅有6例脊髓灰质炎，且都与疫苗相关。由于脊髓灰质炎很罕见，临床上脊髓灰质炎后遗症患者比急性脊髓灰质炎患者更常见。脊髓灰质炎后遗症表现为疲劳、骨骼肌无力、关节疼痛、不能耐受寒冷、吞咽困难、睡眠和呼吸问题（阻塞性睡眠窒息），反映了由于脊髓灰质炎病毒感染造成的神经损伤。脊髓灰质炎病毒会损伤网状激动系统，导致患者对麻醉药物的镇静作用异常敏感，造成麻醉苏醒延迟。常会出现对非除极肌松药敏感。由于骨骼肌萎缩和脊柱侧凸，患者术后会出现严重的背痛。由于患者对寒冷高度敏感，术后寒战很严重。术后痛敏增加可能是由于脊髓灰质炎病毒损伤了大脑和脊髓的内源性阿片分泌细胞。此类患者不适于接受门诊手术，因为他们并发症风险高，尤其是会出现继发的呼吸肌无力和吞咽困难。

九、癫痫

癫痫是由大脑的一组神经元一过性、阵发性、同时放电引发的。癫痫是最常见的神经系统疾病之一，可发生于任何年龄，约10%的人会在一生中的某个时间发生癫痫。癫痫放电的部位和累及神经元的数量及持续时间决定了临床表现。大脑功能一过性异常，例如低血糖、低钠、体温高和药物中毒，会导致单发的癫痫，调整潜在的异常就可以治疗癫痫。而癫痫病的定义为由于先天的或获得性（例如脑瘢痕）因素造成的反复发作的痉挛；它的发病率约为0.6%。

现在的癫痫分型是基于1981年修订的国际委员会癫痫发作分类。目前癫痫分型基于两个因素：意识消失和癫痫发作的中心。单纯的癫痫没有意识丧失，而复杂癫痫伴有不同程度的意识改变。有一部分人单侧半球神经元受累出现部分癫痫，而全身癫痫是由于双侧大脑半球神经元弥漫受累。部分癫痫只表现于身体的某一部位（如右臂），可能随后进展为全身性的，累及双侧大脑半球，这个过程称为杰克逊步伐。

在检测癫痫患者大脑结构方面，MRI优于其他方法。脑电图可以判断癫痫灶的位置及中心，还可以描述放电特点。使用摄像和脑电图可以同时记录电活动和临床癫痫表现。皮质脑电描记法是通过手术将电极直接放置于大脑皮质，不仅可以更准确地定位癫痫灶，还可以在脑表面解剖（在手术切除时非常有用）背景下描绘电活动。此外，刺激皮质脑电描记电极可以在癫痫灶切除前确认需切除的区域而避免手术中其他部位的损伤。

（一）药物治疗

癫痫治疗通常先使用抗惊厥药物，开始只使用一种药物，必要时通过增加药量来控制癫痫。当一种药物治疗失败时才考虑联合多种药物治疗。根据患者的临床反应（例如效果和不良反应）来调整药物剂量，而不是根据血清药物浓度。如果患者癫痫得到控制且没有药物中毒的表现时不需要监测血清药物浓度。有效的抗惊厥药物可以降低神经元兴奋性或增加神经元抑制。治疗部分癫痫有效的药物包括卡马西平、苯妥英和丙戊酸。治疗全身性癫痫的药物包括卡马西平、苯妥英、丙戊酸、巴比妥、加巴喷丁和拉莫三嗪。除了加巴喷丁，所有的抗癫痫药物在经肾排泄前都需经肝代谢。加巴喷丁不在体内代谢，原型经肾排出。卡马西平、苯妥英和巴比妥有酶诱导作用，长时间使用这些药物治疗会改变患者自身的代谢速率及其他药物的代谢速率。对于使用抗癫痫药物治疗的患者应注意药动学和药物相互作用。

抗惊厥药物最常见的不良反应是剂量依赖性的神经毒性反应。所有的抗惊厥药物都可以抑制脑功能，达到镇静的效果。

苯妥英有很多不良反应，包括低血压、心律失常、齿龈增生、再生障碍性贫血。它还会造成各种各样的皮肤表现：多形性红斑和Stevens-Johnson综合征。血管外或动脉内注射苯妥英会造成严重的血管收缩，最终导致皮肤坏死、间隔综合征和坏疽。磷酸化的磷苯妥英钠没有苯妥英钠的这些不良反应，是一种更好的静脉使用的抗惊厥药物。

使用丙戊酸钠的患者每10 000人会发生1例肝衰竭。对于肝毒性的机制尚不清楚，可能是一种特异性的超敏反应。使用丙戊酸钠时还可能发生胰腺炎。长期使用丙戊酸钠还会使术中出血增加，尤其是儿童。目前其机制尚不清楚，可能是由于血小板减少和丙戊酸钠诱发的von-Willebrand因子和Ⅷ因子减少。

卡马西平会造成复视、剂量依赖性的白细胞减少和低钠（通常无临床意义），还会改变其他药物的肝代谢。

与抗惊厥药物相关的血液系统的不良反应可以表现为轻度贫血到再生障碍性贫血，最常见的相关药物为卡马西平、苯妥英钠和丙戊酸钠。

（二）手术治疗

对于抗惊厥药物无反应的患者考虑手术治疗。现在手术治疗早于过去，尤其是年轻患者，可以避免药物不良反应和持续的癫痫造成的社交能力的退化。切除脑组织的病变区域（例如切除肿瘤、错构瘤或瘢痕组织）可以治疗部分癫痫。胼胝体切断术可以防止部分癫痫发展至对侧脑半球。有时持续的严重的癫痫需大脑半球切除术治疗。

手术准备包括通过皮质脑电图确定癫痫灶的位置，通过MRI获得患者的相关信息。最常见的手术为颞叶切除术。这个手术最严重的不良反应为永久的半身瘫痪。对于药物难治性癫痫的更保守的手术方法为置入左侧迷走神经刺激器。之所以选择左侧迷走神经是因为右侧迷走神经支配心脏，可能导致严重的心动过缓。迷走神经刺激器产生治疗效果的机制尚不清楚。大多数患者疗效很好，但是由于迷走神经对喉的支配某些病例会出现声音嘶哑。

（三）癫痫持续状态

癫痫持续状态是一种危及生命的状态，表现为持续的痉挛或顺序发生的两次或多次痉挛之间意识没有恢复。

癫痫持续状态的治疗目标为：快速建立静脉通路，之后给予抑制癫痫的药物，同时开放气道、通气，维持循环稳定。可以通过快速血糖检查排除低血糖。如果出现低血糖，可以静脉注射50ml 50%葡萄糖注射液。不推荐在确定存在低血糖前常规给予葡萄糖，因为高血糖会加重脑

损害。气管插管可以防止患者误吸，利于氧输送和二氧化碳排出。如果有肌肉活动（不依赖电生理监测）应避免使用长效肌松药，这是评价疗效的主要方法。通常在气管插管时使用抗惊厥麻醉药（丙泊酚或硫喷妥钠）可以使痉挛暂时停止。监测血气分析和pH可以保证足够的氧合与通气。持续的痉挛最常见的后遗症为代谢性酸中毒。这种情况下静脉输注碳酸氢钠可以治疗严重的酸碱平衡失调。癫痫持续状态常会由于肌肉过度活动和脑代谢增加而造成体温升高，需降温。

（四）麻醉管理

癫痫患者的麻醉管理需注意：考虑到抗惊厥药物对器官功能的影响及麻醉药物对癫痫的影响。抗惊厥药物产生的镇静作用会和麻醉药物的作用叠加，而其酶诱导作用会改变其他药物的药动学。

在选择麻醉诱导和维持药物时，必须考虑到它们对中枢神经系统电活动的影响。例如美索比妥可以激动癫痫灶，被推荐用于接受癫痫手术治疗患者术中皮质脑电监测判断癫痫灶。阿芬太尼、氯胺酮、恩氟烷、异氟烷和七氟烷可以引起无癫痫病史患者皮质脑电图出现癫痫样棘波，但也可以抑制癫痫或癫痫样活动。在使用丙泊酚麻醉时，曾出现罕发的痉挛和角弓反张，所以在对癫痫患者使用该药时应特别注意。在选择肌松药时应注意：劳丹素（laudanosine）有中枢神经系统刺激效应，阿曲库铵和顺式阿曲库铵的代谢产物可能诱发惊厥。多种抗惊厥药物（尤其是苯妥英钠和卡马西平）通过药动学使非除极肌松药作用时间延长。托吡酯可能引起无法解释的代谢性酸中毒，因为它可以抑制碳酸酐酶。

大多数吸入麻醉药（包括氧化亚氮）都曾有引发癫痫的报道。卤素和氟是吸入麻醉药物致惊厥的重要因素。

癫痫患者应避免使用有致癫痫作用的药物。可以使用硫代巴比妥、阿片类药物和苯二氮䓬类药物。癫痫患者还可以使用异氟烷、地氟烷和七氟烷。不管麻醉使用了什么药物，在整个围术期都应继续使用抗癫痫药物。

十、视神经疾病

视神经系统疾病是影响视网膜、视神经和颅内视神经系统的疾病。视系统的变性疾病包括

遗传性视神经萎缩、色素性视网膜炎和Kearns-Sayer综合征。最常见的引起术后失明的原因是视神经缺血。其他引起术后视觉障碍的原因包括皮质盲、视网膜动脉阻塞和视静脉阻塞。

（一）遗传性视神经萎缩

遗传性视神经萎缩的特点是视网膜变性和视神经萎缩最终导致失明。这种疾病是迄今发现的第一种人类线粒体遗传疾病。这种罕见疾病通常表现为青春期或青年早期中枢视觉丧失，通常和其他神经疾病有关（包括多发性硬化和肌张力障碍）。

（二）色素性视网膜炎

色素性视网膜炎是遗传性的临床表现为视网膜变性的视网膜疾病。这一疾病代表了人类视觉障碍的一种常见形式，发病率约为1/3000。视网膜检查会发现色素沉着区域，尤其在周边。视觉丧失从视网膜周边进展到中心，直到视觉全部丧失。

（三）Kearns-Sayer综合征

Kearns-Sayer综合征为发生于20岁之前的视网膜色素沉着和进行性眼外肌麻痹。常发生心脏传导阻滞可以表现为束支阻滞到房室传导阻滞。后者可能突然发生导致猝死。还可以发现中枢神经系统广泛变性。这一发现及CSF中蛋白浓度增加提示可能为病毒感染所致。尽管Kearns-Sayer综合征很罕见，这些患者可能需在麻醉下行心脏起搏器置入。

麻醉管理需高度警惕可疑的或新近发生的三度房室传导阻滞，并做好治疗准备。对于高度的心脏阻滞首选经胸起搏。对于麻醉诱导药和维持药物的选择经验很少。由于该疾病不累及神经肌肉接头，推测患者对琥珀胆碱、除极肌松药的反应没有改变。

（四）缺血性视神经疾病

任何术后第1周出现的失明首先怀疑缺血性视神经疾病。缺血性视神经损伤可能导致中央和周围视觉都丧失。

根据供血不同，视神经从功能上被分为前后两个部分（图10-6）。前部的血供为视网膜中央动脉和睫动脉的小分支。而后部的血供是眼动脉和视网膜中央动脉的小分支。后部的供血明显比前部少。因此，视神经前部和后部缺血事件的风险因素不同，且表现也不同；但视力恢复的预后都很差。如果怀疑缺血性视神经病变，需紧急眼科会诊，排除其他可治疗的围术期失明的原因。

1.前部视神经缺血性病变　与视神经前部缺血相关的视觉丧失是由于短的后睫动脉小分支之间的分水岭区域梗死。常见的症状包括突然出现疼痛，单眼视力损害，程度从轻度视力改变到失明。最早出现的体征为无症状的视盘水肿。通常会发现先天性小视盘。预后不同，最常见的是视力恢复甚微。

术后非动脉性的前部视神经缺血比动脉性的更常见。通常与低血压和（或）贫血造成视盘氧

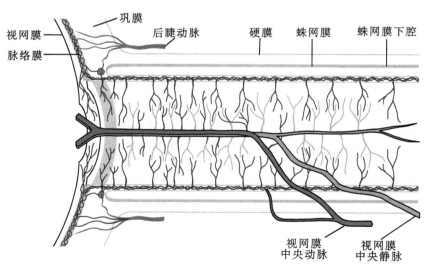

图10-6　视网膜和视神经的血供

注意中央视网膜动脉为视神经前部提供大部分血供。视神经的后部由软膜的穿支血管供血，明显少于前部供血

（摘自Hayreh SS. Anatomy and physiology of the optic nerve head. Trans Am Acad Ophthalmol Otolaryngol, 1974,78:240-254.）

输送减少有关。这种形式的视觉丧失与失血性低血压（胃肠道出血）、贫血、心脏手术、头颈外伤、心搏骤停、血液透析有关，也可能是自发性的。比动脉性少见的非动脉性视神经前部缺血与短的后睫动脉炎症和栓塞有关。颞动脉活检发现巨细胞动脉炎可以确诊此疾病。通常使用大剂量的皮质类固醇激素来治疗动脉缺血性前部视神经病变，同时也可以预防对侧眼出现相同的疾病。

2.后部视神经缺血性病变　表现为视觉突然丧失，视觉缺损区域和前部缺血性视神经病变相似。病因为视神经孔和视网膜中央动脉入口处的后部视神经氧供不足。其自发性的情况少于前部视神经缺血性病变；而在围术期失明的原因中后部视神经缺血性病变多于前部视神经缺血性病变。初期眼底检查无异常，说明病变累及的是球后视神经。数天后出现轻度的视盘水肿，眼眶CT显示眶内视神经增大。

后部视神经缺血的病因是多因素的，包括低血压、贫血、先天性视网膜中央动脉缺如，视盘解剖改变、空气栓塞、静脉阻塞和感染。出现在长时间的俯卧位脊柱手术后、心脏手术后、颈清术后和髋关节成形术后。与手术无关的一些因素包括心搏骤停、恶性高血压的急性治疗、钝挫伤和严重贫血（例如与胃肠道出血有关）。可以推测（尽管这些推测尚未被证实），如果要降低后部视神经缺血的风险就需避免贫血、低血压、过度补液。

（五）皮质盲

皮质盲是继严重的低血压或循环骤停之后（是心脏复苏的并发症），由于顶叶或枕叶分水岭区域低灌注和梗死造成的。在一些手术后（例如心脏手术、开颅手术、喉头切除术、剖宫产术）也可能发生皮质盲，可能是由于心肺转流时空气或特定栓子的栓塞。皮质盲的特点是视觉丧失，但对光反射存在，眼底检查正常。患者可能不能发现局部视野的缺损，而视野缺损随着时间的推移可以好转。顶叶或枕叶CT或MRI检查的异常可以确定这一诊断。

（六）视网膜动脉阻塞

视网膜中央动脉阻塞表现为无痛性单眼失明，视网膜动脉某一分支阻塞导致局部视野缺损或视力下降。开始时视野缺损通常很严重，但不同于缺血性视神经损害，随着时间的推移，症状

将有所好转。眼底检查可见苍白水肿的视网膜。与缺血性视神经损害不同的是，视网膜中央动脉阻塞通常是由于同侧颈动脉溃疡的粥样硬化斑块脱落形成的栓子。大多数视网膜动脉阻塞是由于栓子在心脏手术打开心脏时迅速分解造成的。颈清手术后由于术中出血和低血压造成的血管痉挛或栓塞会引起视网膜中央动脉阻塞。在鼻腔内注射α肾上腺素受体激动药也会造成同样的后果。星状神经节阻滞可以改善一些患者的视力。

（七）眼静脉阻塞

如果患者术中体位使眼眶受压会阻塞眼静脉的回流。在俯卧位神经外科手术使用头垫时须保证患者眼眶不受压。眼底检查可以发现静脉充血肿胀、黄斑水肿。

十一、要点

- 神经科手术的主要麻醉目标包括保持脑部足够的氧输送，优化手术条件，苏醒快速平稳，以利于术后迅速进行神经功能检查。

- 围术期影响CBF的因素包括动脉氧分压和二氧化碳分压、动脉血压和脑的自我调节、静脉压及各种药物。

- 降低ICP的主要措施包括抬高头部，过度通气，CSF引流，使用高渗药物、利尿药、皮质类固醇激素及脑血管收缩药。

- 在很多情况下都会发生静脉空气栓塞，最常见的是坐位患者。可以监测空气进入颅内的方法为经胸的多普勒超声检查、经食管超声心动检查、呼气末氧和氮气的含量。治疗包括停止使用氧化亚氮、用液体冲洗手术区域、通过中心静脉导管抽吸空气及血流动力学支持。

- 神经科患者使用琥珀胆碱时应格外小心，因为ICP会一过性升高，更重要的是有造成去神经疾病患者高钾血症的风险，造成神经肌肉接头乙酰胆碱受体上调。

（张媛媛　杨永妍　译　于泳浩　校）

参 考 文 献

[1] Adams H, Adams R, Del Zoppo G, et al. Guidelines for the early management of patients with ischemic stroke: 2005 guidelines update a scientific statement from the

Stroke Council of the American Heart Association/American Stroke Association. Stroke, 2005,36:916-923.

[2] Bederson JB, Connolly Jr. ES, Batjer HH, et al. Guidelines for the management of aneurysmal subarachnoid hemorrhage: a statement for healthcare professionals from a special writing group of the Stroke Council, American Heart Association. Stroke, 2009,40:994-1025.

[3] Brott TG, Hobson RW, Howard G, et al. Stenting versus endarterectomy for treatment of carotid artery stenosis. N Engl J Med, 2010,363:11-23.

[4] Browne TR, Holmes GL. Epilepsy. N Engl J Med, 2001,344:1145-1151.

[5] Lee LA, Roth S, Posner KL, et al. The American Society of Anesthesiologists Postoperative Visual Loss Registry: analysis of 93 spine surgery cases with postoperative visual loss. Anesthesiology, 2006,105:652-659.

[6] Leipzig TJ, Morgan J, Horner TG, et al. Analysis of intraoperative rupture in the surgical treatment of 1694 saccular aneurysms. Neurosurgery, 2005,56:455-468.

[7] Lukovits TG, Goddeau Jr. RP. Critical care of patients with acute ischemic and hemorrhagic stroke: update on recent evidence and international guidelines. Chest, 2011,139:694-700.

[8] Mayer SA, Brun NC, Begtrup K, et al. Recombinant activated factor VII for acute intracerebral hemorrhage. N Engl J Med, 2005,352:777-785.

[9] Mendelow AD, Gregson BA, Fernandes HM, et al. Early surgery versus initial conservative treatment in patients with spontaneous supratentorial intracerebral haematomas in the International Surgical Trial in Intracerebral Haemorrhage (STICH): a randomised trial. Lancet, 2005,365:387-397.

[10] Practice advisory for perioperative visual loss associated with spine surgery: a report by the American Society of Anesthesiologists Task Force on Perioperative Blindness. Anesthesiology, 2006,104:1319-1328.

[11] Todd MM, Hindman BJ, Clarke WR, et al. Mild intraoperative hypothermia during surgery for intracranial aneurysm. N Engl J Med, 2005,352:135-145.

[12] Wass CT, Lanier WL. Glucose modulation of ischemic brain injury: review and clinical recommendations. Mayo Clin Proc, 1996,71:801-812.

第11章

脊髓疾病

创伤是急性脊髓损伤的最常见原因，其他的疾病包括肿瘤及各种脊髓和脊柱的先天性疾病、退行性疾病也能导致脊髓损伤。

一、急性创伤性脊髓损伤

在车祸等意外事故发生时，由于颈椎的移动性使其极易受到损伤，尤其是过伸性损伤。据统计，在所有的外伤患者中颈椎损伤的发生率在1.5% ~ 3%。有4% ~ 5%的头部创伤患者合并有颈椎损伤，尤其是发生在颈椎上段（如颈1 ~ 3），创伤同样可以导致胸段以及腰段脊髓损伤。

急性脊髓损伤的临床表现取决于损伤的位置和范围。急性脊髓横断最先导致弛缓性瘫痪，同时伴有脊髓受伤平面以下的感觉丧失。损伤的程度通常是根据美国脊髓损伤协会（ASIA）分级系统进行描述（表11-1），这个分级系统是根据感觉和运动的损害对脊髓损伤进行描述（表11-2，图11-1）。A评分表示完全性损伤，即损伤平面以下感觉和运动功能全部丧失，包括骶4和骶5节段，这是通过评估直肠的张力和感觉得出的结论。评分B ~ D表明不完全性损伤，即损伤平面以下脊髓的完整性得到了一定程度的保留。评分E表明脊髓功能正常。

脊髓损伤对生理功能的影响程度取决于损伤的脊髓平面，颈段脊髓损伤可造成最严重的生

表11-1　美国脊髓损伤协会损伤评分

分类	类型	定义
A	完全性	损伤平面以下/骶4与5节段无运动功能
B	不完全性	损伤平面以下包括骶4与骶5节段的感觉功能存在
C	不完全性	损伤平面以下运动功能存在、多于一半以上的肌肉肌力＜3级
D	不完全性	损伤平面以下运动功能存在、多于一半以上的肌肉肌力在3级或3级以上
E	正常	感觉和运动功能均完整

表11-2　主要肌肉的神经支配

肌肉	功能	神经根	神经
前锯肌	肩部旋前	C_5,C_6,C_7	胸长神经
斜方肌	肩胛骨内收	C_4,C_5	肩胛背神经
三角肌	手臂内收	C_5,C_6	腋神经
肱二头肌	前臂屈曲和旋后	C_5,C_6	肌皮神经
尺侧腕屈肌	手屈曲	C_7,C_8,T_1	尺神经
拇内收肌	拇指内收	C_8,T_1	尺神经
旋前圆肌	前臂旋前	C_6,C_7	正中神经
拇外展肌	拇指外展	C_8,T_1	正中神经
肱三头肌	前臂外伸	C_6,C_7,C_8	桡神经
桡侧腕伸肌	手外伸	C_5,C_6	桡神经
髂腰肌	髋屈曲	L_1,L_2,L_3	股神经
股四头肌	膝外展	L_2,L_3,L_4	股神经
长收肌	大腿内收	L_2,L_3,L_4	闭孔神经
臀中肌	大腿外展和旋内	L_4,L_5,S_1	臀上神经
臀大肌	大腿外展	L_5,S_1,S_2	臀下神经
股二头肌	腿屈曲	L_5,S_1,S_2	坐骨神经
胫前肌	足背屈	L_4,L_5,S_1	腓深神经
胫后肌	足跖曲	L_4,L_5	胫神经
腓肠肌	膝弯曲和足跖曲	S_1,S_2	胫神经
比目鱼肌	足跖曲	S_1,S_2	胫神经
直肠括约肌	直肠括约肌收缩	S_2,S_3,S_4	阴部神经

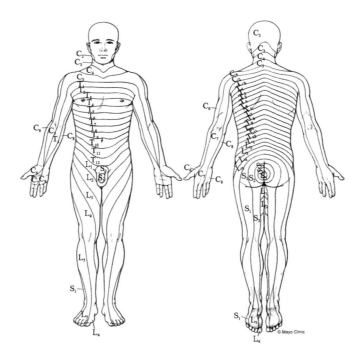

图11-1 感觉皮区分布
（经梅奥医学教育研究委员会允许，版权所有）

理功能紊乱，而骶尾部脊髓损伤则造成较小的生理功能损害。在急性创伤性脊髓损伤中经常出现血压下降，尤其是伴有颈段脊髓损伤时。血压的变化主要受以下两方面因素的影响：①交感神经系统活性的消失和血管阻力降低；②心脏失去$T_{1\sim4}$交感神经支配从而出现的心动过缓。胸腰段脊髓损伤也可以导致低血压，但是血压下降的程度没有颈段脊髓损伤严重。这种血流动力学紊乱被称为脊髓休克且通常持续1～3周。在颈段和上胸段脊髓损伤患者中，出现并发症乃至死亡的主要原因是肺泡通气不足合并清除支气管分泌物能力的丧失。在下胸段和腰段脊髓损伤时呼吸肌并未受到影响，因此在这类损伤中呼吸功能受损很少出现。然而，在脊髓休克过程中，胃液及胃内容物的误吸、肺炎、肺栓塞是常见的危险因素。

为了避免对隐匿性颈段脊髓损伤的漏诊，对于大多数的多发性创伤的患者通常要进行颈椎的X线片检查。符合以下5项标准的患者发生颈段脊髓损伤的可能性则较小：①无颈椎压痛；②无局部神经功能缺失；③感觉正常；④无中毒；⑤无疼痛性损伤。符合以上标准的患者不需要为了排除隐匿性颈段脊髓损伤而进行常规的影像学检查。

大约有2/3的多发性创伤的患者，因为其他各种损伤的存在而影响了对颈段脊髓损伤的评估。评估的手段通常包括CT和MRI检查。然而，对于一些不便于进行转移的高危患者及病情不稳定的患者进行常规的影像学检查是不切实际的。由于这个原因，经常需要使用便携式的X线设备为患者拍颈椎的X线片，从而对是否存在颈段脊髓损伤和相关的脊柱不稳定进行评估。为了保证颈椎影像学检查的有效性，整个颈椎包括第1胸椎的椎体都必须被成像。根据X线检查，对脊椎的排列、椎骨的骨折、椎间盘及软组织的情况进行综合的分析和评估。但是，X线平片检查的敏感性并不是100%的，因此，必须要结合其他临床症状和危险因素去评估颈段脊髓损伤的可能性。如果存在任何疑问，对急性颈段脊髓损伤，都要把其作为潜在的危险因素并进行谨慎的地处理。

颈椎骨折易位的处理原则是立即进行固定，以限制颈部的活动。另外，柔软的颈圈对于限制颈部活动几乎不起任何作用，硬颈圈大约只能限制25%的颈部活动。通过颈托固定装置进行固定和牵引对于预防颈部活动是最有效的手段。对此类患者进行喉镜直视下气管内插管时，为了减少颈椎的屈曲和伸展则推荐手动的方法以维持线性稳定（助手将手置于患者脸部两侧，手指固定于乳突上，通过向下的压力使头部固定于中线位置而不能移动）。直视喉镜操作时，由于颈椎的活动主要集中在枕骨的中轴区域，即使是使用手动方法维持线性稳定的情况下，也会增加患者脊髓受到损伤的可能性。

在颈段脊髓损伤时，由于颈部的活动不仅导致了脊髓在力学上的变形，同时有可能因为对脊髓的牵拉造成血管的纵向狭窄从而影响脊髓的血供，这将是一个更加严重的危险因素。事实上在颈椎损伤时，为了预防脊髓损伤，保证足够的灌注远比维持体位重要得多。

麻醉管理：急性脊髓损伤患者的气道管理往往需要特殊的预防措施。在直视喉镜下进行气管内插管时，必须将颈部活动减少到最小，同时避免低血压以保证脊髓的灌注压。减少颈部的活动是首要的原则。但是，即便担心会出现脊髓压迫也不能影响进行必要的气道干预。如果可以保证以下两个条件并且具有丰富的临床经验的话，可以进行直视下的经口气管插管术：①为了避免患者颈部的过度伸展，在插管过程中要保持头部的固定；②对患者的气道条件进行评估并且没有证据显示存在相关技术困难的可能性。

如果患者合并有气道损伤并伴有出血、分泌物以及解剖学畸形等情况，在不影响纤维支气管镜视野以及患者合作的前提下，局麻条件下进行纤维支气管镜检查是直视喉镜检查的一种替代方法。值得注意的是，常规气管内插管或是纤维支气管镜下气管插管过程中，咳嗽可能导致颈椎的移位。在进行这些操作时，由助手始终维持颈椎的线性稳定是必要的。另外一种选择就是使用静脉麻醉药和肌松药进行快速/非快速全麻诱导。然而，仅对于医生判断在气管内插管失败时，通过面罩可进行有效肺通气的患者来说，可以优先于气管内插管进行全麻诱导尝试。根据医生的临床经验和患者的解剖条件，可以在全麻诱导下使用普通喉镜、可视喉镜、纤维支气管镜或其他气道设备进行插管。当颈椎不稳定或高度怀疑存在颈椎损伤，小心谨慎的操作显得十分重要，因为颈椎的过度伸展可能进一步导致脊髓损伤。然而，如果对颈椎不稳定的患者采取合理以及安全

的措施减少颈部的活动，没有证据表明对其进行清醒或者是麻醉状态下的选择性或紧急经口气管内插管会增加神经病学的发病率。清醒气管切开术多用于那些非手术不能确保气道安全的极为困难的气道条件，包括合并面部骨折的颈部损伤或者是气道解剖结构严重异常。综合考虑所有因素，对于存在颈椎损伤患者的气道管理要遵循各种常识，而不是通过武断的方法去解决。当然，丰富的临床经验可以保证实施各种气道管理的安全性。

由于没有代偿性交感神经系统应答，在出现体位、失血以及气道正压的急性改变之后，颈段脊髓损伤以及上胸段脊髓损伤的患者极易出现血压显著下降。为了将这些因素的影响降到最低，通过晶体液的输注，快速扩充血容量，进行容量替代治疗是必要的。急性的血液丢失应立即进行替代治疗。在脊髓损伤的急性期，常出现心电图的异常，尤其是颈段脊髓出现损伤时。最佳的呼吸管理是进行机械通气，因为全麻可以影响腹肌以及肋间肌的功能，甚至使其麻痹，从而增加呼吸衰竭及随之而来的低氧血症和高碳酸血症的发生率。如果脊髓横断面以下出现体温改变，则应该进行体温的监测和管理。麻醉的维持要以能确保生理功能稳定和可以耐受气管内插管为目标。挥发性气体麻醉药和静脉麻醉药均能满足这些需求。对于有复合型损伤和有可能存在封闭空间的情况下，或者伴有颅骨骨折和肋骨骨折，氧化亚氮的使用应注意可能导致颅腔积气扩增或者气胸。脊髓损伤后动脉低氧血症较常出现，因此，也增加了对持续血氧饱和度监测和持续输氧的要求。

肌松药的应用取决于手术部位和脊髓横断的水平。如果需要使用肌松药，泮库溴铵的拟交感效应使其成为一个有吸引力的选择。然而，其他非去极化肌松药也能安全应用。氯琥珀胆碱在脊髓损伤的前几个小时不会导致细胞内钾的大量释放。即使在这些情况下，氯琥珀胆碱的优点远远超过其潜在的不良反应，包括起效快、作用时间短。在麻醉诱导和气管内插管前，使用非去极化肌松药并通过面罩进行通气则是另外一种气道管理方式。非去极化肌松药对于摆放患者体位是非常有利的。

二、慢性脊髓损伤

慢性脊髓损伤的后遗症包括：肺泡通气功能

受损、心血管功能紊乱表现为自主神经反射亢进、慢性呼吸道和泌尿生殖道感染、贫血、体温失调（表11-3）。

在急性期，发生在更靠近头侧的脊髓损伤倾向于出现较明显的系统性反应。慢性泌尿生殖系统的感染反映患者膀胱完全排空能力的丧失和形成结石的倾向。对于慢性脊髓损伤的患者，有可能发生肾衰竭，并且是常见的病死原因之一。另外，长时间卧床可能会导致骨质疏松、骨骼肌萎缩和压疮。更重要的是，卧床可能增加患者形成深静脉血栓的可能性。预防性的措施包括静脉曲张袜、低剂量抗凝和静脉腔滤网置入。病理性骨折可能在转移患者的时候发生。为了将皮肤损伤的可能性和压疮的发展降到最小，受压部位应该给予严格的保护。

抑郁和慢性疼痛是脊髓损伤中常见的问题，神经根性痛发生在脊髓横断的水平及其附近。内脏痛是由于膀胱的扩张或是肠扩张产生的。幻觉痛发生在感觉完全丧失的部位。因为精神抑郁及

疼痛的存在，这些患者可能需要抗抑郁药和强效阿片类药物的治疗，这些在麻醉管理计划中都是需要考虑的因素。

在急性脊髓损伤几周之后，脊髓反射逐渐恢复，患者进入慢性期，这一时期的特点是自主神经系统过度兴奋和不自主的骨骼肌痉挛。在这些患者中，巴氯芬是一种治疗痉挛的有效方法，其可以起到强效抑制 γ-氨基丁酸的效应。巴氯芬治疗的突然中断可能会导致显著的撤药反应，包括癫痫，因此住院患者可能出现这种情况。地西泮和其他苯二氮䓬类药物可以易化对 γ-氨基丁酸的抑制作用，并且对于接受巴氯芬治疗的患者可能发挥作用。难治性痉挛状态可能需要进行外科治疗，通过背部神经根切断术、脊髓切开术，或者是置入脊髓刺激器和蛛网膜下腔的巴氯芬泵。

第5颈椎或其以上的脊髓横断，因为横膈膜失去神经支配（$C_{3\sim5}$），有可能导致呼吸暂停。当横膈膜的功能未受损伤时，可以保持足够的潮气量。伴有颈、胸脊髓损伤的患者，咳嗽和清除气道分泌物的能力通常是受损的，这是因为肋间肌和腹肌失神经支配使呼气量下降所导致的。颈脊髓的急性横断性损伤伴有肺活量的显著下降时，在损伤的早期会出现动脉低氧血症。气管支气管吸痰多同时引起心动过缓和心律失常，在吸痰之前应保证最佳的动脉血氧合状态。

麻醉管理：慢性脊髓横断性损伤患者的麻醉管理应该集中在预防自主神经反射亢进。当进行全麻时，肌松药的应用有利于气管内插管的进行，并且可以预防外科刺激造成的反射性肌痉挛。非去极化肌松药是全麻的首选用药，因为氯琥珀胆碱可能导致高钾血症，尤其是在脊髓横断的前6个月。综合所有因素，对于发生颈段损伤超过24h的患者，避免应用氯琥珀胆碱是合理的选择。

麻醉医师必须注意血流动力学发生改变的可能性，尤其是伴有颈段和高胸段脊髓损伤。血流动力学改变表现为血压和心率的广泛变化。长期卧床的患者如果血流动力学和氧合均发生改变，应高度警惕肺栓塞的发生。如果患者的肋间肌功能受损，则围术期低通气、咳嗽能力下降以及随之产生的分泌物不能排出的发生风险会很高。巴氯芬以及苯二氮䓬类在围术期应继续使用以防止

表11-3　脊髓损伤患者的早、晚期并发症

并发症	发生率（%）
损伤后2年	
泌尿生殖系感染	59
骨骼肌痉挛	38
寒战	19
压疮	16
自主神经反射亢进症	8
骨骼肌挛缩	6
异位骨化	3
肺炎	3
肾衰竭	2
术后伤口感染	2
损伤后30年	
压疮	17
骨骼肌、关节痛	16
胃肠功能紊乱	14
心血管功能紊乱	14
泌尿生殖道感染	14
感染性疾病、癌症	11
视、听觉障碍	10
尿潴留	8
男性不育	7
肾结石	6

戒断效应的发生。

三、自主神经反射亢进症

自主神经反射亢进症出现在脊髓休克之后，并且与脊髓反射的恢复具有相关性。这种反射性的反应可以通过对脊髓横断水平以下进行各种皮肤或内脏的刺激而被启动。中空脏器的扩张（如膀胱、直肠）及外科手术都是常见的刺激因素。

脊髓横断水平以下的刺激激发了进入脊髓的传入冲动（图11-2）。因为反射完全属于脊髓水平，这些冲动通过内脏神经的传出通路引起交感神经系统活动增强。对于神经未受损伤的患者，这一传出通路可以通过来自中枢神经系统的高级中心的抑制性冲动而被调节。然而，由于脊髓横断性损伤的存在使损伤以下平面传出通路失去了上级抑制性冲动的调节，就导致了脊髓损伤平面以下血管收缩的发生。

高血压和反射性心动过缓是自主神经反射亢进症的主要特征，刺激颈总动脉窦可出现心动过缓。在脊髓横断水平以上出现反射性血管扩张，鼻塞就是这种血管扩张的表现。严重高血压的患者可能主诉有头痛、视野模糊。血压急剧上升可能导致大脑、视网膜以及蛛网膜下腔出血，同时也会增加手术中的失血量。另外，还可能会出现意识丧失、癫痫及各种心律失常也常有发生。在这类患者中，由于心脏后负荷的增加所导致的急性左心衰竭可以引起肺水肿的发生。

自主神经反射亢进症的发生率取决于脊髓横

断的水平。T_6以上水平的脊髓横断损伤的患者大约85%出现这种反射，而T_{10}以下水平的损伤与这种反射几乎没有相关性（图11-3）。因为大、下及最小的内脏神经分别受$T_{5 \sim 9}$，$T_{10 \sim 11}$，T_{12}的支配，失去高级中枢对这些神经和交感神经系统的传入冲动，将会增加身体大部分区域出现自主神经反射的风险性。尤其是在$T_{5 \sim 6}$以上水平的脊髓损伤使内脏神经完全失去高级中枢的控制，而腰脊髓损伤则会保持周围交感神经系统的完整性。

对高危患者的管理应该从预防自主神经反射亢进症的发展开始。有相关病史的患者在外科手术期间存在发病的风险，因为外科手术会产生强烈的刺激。在进行外科手术和其他刺激之前，应该给予全麻或是在失去感觉神经支配的区域进行局麻。硬膜外麻醉可以治疗分娩过程中子宫收缩而引起的自主神经反射亢进。然而，硬膜外麻醉对于预防自主神经反射亢进的效果没有腰麻显著，这是因为硬膜外麻醉对骶尾部的阻滞相对较差。在膀胱镜检查中，硬膜外麻醉不能阻滞膀胱的本位感受器，这种感受器是通过感受膀胱扩张而发生冲动。

不管选择何种麻醉方法，为了能治疗突发性的高血压应该随时准备好血管扩张药（如硝普

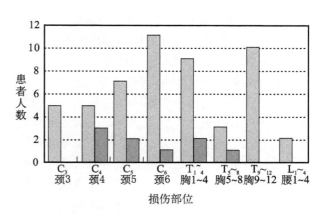

图11-3 脊髓损伤患者在体外冲击波碎石术中自主神经反射亢进的发生率

T_9以下的脊髓横断性损伤的患者和体外冲击波碎石的患者不会发生自主神经反射亢进。蓝色代表有脊髓横断性损伤的患者数（$n=52$）；橘色代表发生自主神经反射亢进的患者数（$n=9$）

（摘自 Stowe DF, Bernstein JS, Madsen KE, et al. Autonomic hyperreflexia in spinal cord injured patients during extracorporeal shock wave lithotripsy. Anesth Analg, 1989,68:788-791.）

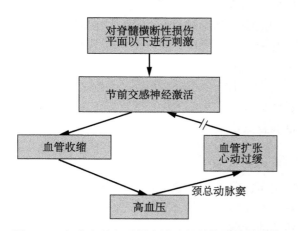

图11-2 与自主神经反射亢进症相关的连续性事件

因为控制血管扩张压力感受器活性增加导致传入冲动无法达到失去脊髓神经支配的部位，所以脊髓横断平面以下的血管收缩进而导致高血压

钠）。如果高血压持续存在则可以静脉连续输注短效血管扩张药，同时也可以用长效的药物作为替代治疗（如肼屈嗪）。值得注意的是，当麻醉药的作用开始减退时，术后最先出现的表现可能就是自主神经反射亢进。

四、脊髓肿瘤

脊髓肿瘤分为两大类，在所有影响到脊柱的肿瘤中，髓内肿瘤约占10%，其中神经胶质瘤和室管膜瘤占髓内肿瘤的大部分。髓外肿瘤包括硬膜内肿瘤和硬膜外肿瘤。神经纤维瘤和脑膜瘤占硬膜内肿瘤的大多数。硬膜外肿瘤最常见的病因是转移性肿瘤，通常是从肺癌、乳腺癌、前列腺癌及骨髓瘤转移而发病的。其他的脊髓占位性病变，包括脓肿和血肿，也表现出与肿瘤相类似的临床症状和体征。

脊髓肿瘤的主要症状是脊髓压迫。疼痛是常见的表现，并且疼痛会因咳嗽和运动过度而加剧。也可能出现运动症状、括约肌功能失调以及脊柱的触痛。对脊髓肿瘤的诊断通常是在症状和影像学检查的基础上进行的，MRI是首选的影像学技术。治疗和预后则取决于病变的性质，治疗方法包括激素治疗、放疗、化疗、外科减压和切除术。

麻醉管理：麻醉管理包括确保脊髓充分的氧合及灌注。可以通过保证足够的PaO_2，避免低血压及贫血来完成。具体的麻醉管理则需要根据损伤的脊髓水平和神经损伤的程度来实施。

颈脊髓肿瘤可能会影响到安全气道的建立。颈椎的显著移动通过对脊髓的压迫及减少脊髓的灌注将导致脊髓更严重的损伤。如果病变本身有造成颈椎受到新的损伤的危险，那么气道管理方法就与之前讨论的急性脊髓损伤的气道管理相类似。其中包括直视喉镜下、可视喉镜或是清醒气管内插管时应注意保持颈椎的线性稳定。如果患者的管理方法尚不明确，在给予镇静药和麻醉药之前，将患者置于有利于进行气道管理的体位（如将患者转移到手术床上），然后进行实际的气道管理操作，在麻醉诱导之前谨慎的移动患者的头及颈部到理想的体位，这样做对保证患者安全是十分有利的。移动所导致的症状的出现或加剧提示临床医生使用纤维支气管镜进行气管内插管或采用其他方式来减少移动对脊髓造成损伤的可能性。如光导喉镜或可视喉镜可以在不使颈部过伸的前提下完成气管内插管。

安全的切除肿瘤可能要求术中进行神经电生理学监测。而肌电图、躯体感觉诱发电位、运动诱发电位等监测对于麻醉药的应用有一定的反应，所以监测方法的选择也会因情况而定。

脊髓肿瘤患者应用氯琥珀胆碱时应注意，因为有发生高钾血症的风险。同时，应使用4个成串刺激（TOF）对神经肌肉功能进行监测。上级运动神经元的损伤可能导致乙酰胆碱受体的上调，因此，下级对非去极化阻滞产生相对拮抗。肿瘤导致的脊髓功能失调可能导致对神经肌肉阻滞反应性的改变，如果有任何相关因素存在的话，对面神经进行TOF监测是一个合理的选择。应该注意的是监测的指标是引发的肌颤，而不是直接监测对肌肉的刺激。

五、椎间盘疾病

背部疼痛是最常见的就医原因之一，仅次于上呼吸道疾病排列第二位。约有70%的成年人都有过背部疼痛的经历。在各种慢性疾病中，背部疼痛是导致45岁以下的患者出现活动受限的最常见病因。原发性或转移性肿瘤是最常见的影响椎体的系统性疾病，尽管它在所有背部疼痛的原因之中只占不足1%的比例。

背部疼痛最常见的原因是椎间盘疾病。椎间盘由髓核、纤维环和上、下软骨板构成，纤维环是围绕在髓核周围的纤维软骨。椎间盘可以缓冲椎体间的震动。创伤或是退行性改变导致了椎间盘的改变。当髓核从纤维环中突出时，将会导致神经根或脊髓受压。单一的神经根受压，患者通常主诉相应的皮区疼痛或者是肌肉乏力。脊髓受压将会导致受损伤平面及以下出现复杂的感觉、运动以及自主神经症状。CT或MRI检查有助于椎间盘突出的诊断和定位。

（一）颈椎疾病

颈椎间盘侧突常发生在$C_{5\sim6}$，$C_{6\sim7}$间隙。突出可能是创伤导致的，也可以是自发性的，症状会在咳嗽时加重，骨赘压迫神经根也会表现出相同的症状。

颈椎间盘突出的最初治疗通常是非手术治疗，包括休息、控制疼痛、激素硬膜外注射。如果非手术治疗不能使症状得到缓解，那么外科减压则是必要的治疗手段。

麻醉管理：颈椎病患者围术期管理中首先要关心的问题是气道管理。临床医生应该根据病史、体格检查、影像学资料，并且与外科医生讨论之后确定气道管理方法。如果患者在颈部活动（尤其是伸展）、脊柱不稳或者存在其他气道畸形的情况下并没有表现出明显的神经病学症状的加重，那么可以选择使用直接喉镜下气管内插管，也可以考虑使用可视喉镜或者有助手帮助下保持脊柱的正中位置。如果有证据表明喉镜检查可以诱发脊髓损伤，那么在成功进行清醒纤维支气管镜气管内插管之后可以考虑做一个简单的神经病学检查。

在颈椎前路手术中，为了到达颈椎会对气道结构进行牵拉，因此有可能损伤同侧的喉返神经。许多神经损伤的病例都是无症状的，但是有可能表现为声嘶、喘鸣，或者更少见的术后直接气道损伤。神经损伤的原因可能是直接压迫/牵拉喉返神经，或者是压迫气道内神经纤维。造成压迫神经纤维的原因可能有：①气管内插管本身，因为气管内插管通过充气套囊被牢牢的放置在口腔中；②充气套囊，因此就需要常注意给套囊放气然后再重新充气以防止漏气。

（二）腰椎疾病

腰椎间盘突出最常见于$L_{4\sim5}$，T_5至S_1。这两个间隙椎间盘突出均会出现背部疼痛。疼痛向下放射至大腿的后、外侧以及小腿（坐骨神经痛）。症状的分布和表现方式取决于受累的脊髓水平和神经根。患者多忽视创伤病史，其通常会引起背部的突发性疼痛和椎间盘突出的症状。咳嗽以及过度牵拉坐骨神经的动作可使疼痛加重，直腿抬高试验就是对坐骨神经进行过度牵拉，这些体征将有助于椎间盘突出和周围神经疾病的鉴别诊断。如糖尿病相关周围神经病变也会表现出相同的症状，但是并没有椎间盘突出的体征。

急性腰椎间盘突出症的治疗通常包括卧床、镇痛和使用作用于中枢的肌肉松弛药。在急性背部疼痛的患者中，在疼痛允许的范围内进行持续的日常活动要比卧床或单纯的背部练习恢复更快。当非手术治疗不能缓解持续的神经病学症状时，则应该考虑通过椎板切除术或小关节盘切除术为受累的神经根进行减压。对于有些患者来说，皮质激素硬膜外注射可以代替外科治疗。皮质激素可以减轻周围神经的炎症和水肿。抑制下丘脑-垂体-肾上腺素轴是治疗和麻醉管理中值得参考的一种选择。有外科手术指征的患者可以使用外源性皮质激素进行治疗。尽管皮质激素硬膜外注射可以在短时间内缓解坐骨神经痛的症状，但这种治疗方法并没有使功能得到明显改善，同时也不能降低对外科手术的需求。

六、脊柱的先天性缺陷和后天性疾病

隐性脊柱裂是一种常见的先天性脊柱疾病，椎体脱位和脊椎前移是脊柱退行性疾病。多种退行性疾病同时存在并不罕见，这种情况将会导致神经病学症状的快速进展，并且需要外科手段的干预。

隐性脊柱裂（腰骶部椎板的缺如，无其他异常）是一种先天畸形，发生率大约在20%。因为隐性脊柱裂通常没有临床症状，是在对其他疾病进行评估影像学检查结果中发现的。因为该疾病并没有潜在的异常，所以进行脊麻的风险并未增加，大多数患者可以安全地接受脊髓麻醉。但是对伴有椎管闭合不全的变异性隐性脊柱裂可能会有不止一个椎板的缺如，这些缺陷的数量可能与脊髓栓系相关（脊髓终止于$L_{2\sim3}$间隙以下），有缺陷的椎板数量可能直接影响神经病学症状的进展。50%以上脊髓栓系的患者有皮肤表现，包括毛发过多、色素沉着过度、皮肤脂肪瘤、皮肤粗糙等，给此类患者实施脊麻会增加脊髓损伤的风险。

椎体脱位是一种常见的非先天性疾病，可以导致骨赘形成和椎间盘退行性疾病。椎体脱位和椎管狭窄可以视为同义词，在椎间孔存在椎管狭窄、骨赘压迫脊髓、骨刺压迫神经根。脊髓功能受损可能是骨性压迫椎动脉造成脊髓的继发性缺血及梗死。症状大约从50岁以后就开始潜在的发展。颈椎脱位表现为颈部疼痛，并伴有肩膀、手臂的放射痛、感觉丧失以及骨骼肌萎缩。接着大腿会出现运动和感觉的变化，如步态不稳。腰椎脱位的疼痛会向下肢放射，并伴有下肢骨骼肌的萎缩，而括约肌功能紊乱在各种脊椎脱离中都不常见。脊柱的影像学检查结果显示骨关节的改变，但这些改变与神经病学症状并没有很大的相关性。外科治疗对于缓解症状是必要的选择，尤其是在伴有运动障碍时。

脊椎前移是指一个椎体与另外一个椎体相比较而言向前的不全脱位，最常见于腰骶关节。放射性的症状通常涉及半脱位的椎体前方的神经根。如果症状仅表现为下背部的疼痛，通常采用的治疗方法包括镇痛、抗炎及理疗。外科治疗通常适用于脊髓病、神经根病及伴有神经性跛行的患者。

七、脊髓的先天性缺陷和后天性疾病

（一）脊髓空洞症

脊髓空洞症是脊髓的一种囊性空洞，其实质是一种瘘管。脊髓空洞症常见于先天性疾病，但也可能继发于脊髓创伤之后或与各种肿瘤有关（如神经胶质瘤），空洞向头侧扩展至脑干时成为延髓空洞症。脊髓空洞症的两种主要形式取决于病灶是否与蛛网膜下腔或中央管相交通。交通性脊髓空洞症一种情况是单纯的中央管扩张即脊髓积水，另一种情况是病灶与脊髓实质及脑脊液相交通。交通性脊髓空洞症通常与基板蛛网膜炎或希阿里（Chiari）畸形病史相关，没有与蛛网膜下腔相交通的脊髓空洞症即非交通性脊髓空洞症，通常与创伤、肿瘤以及蛛网膜炎病史相关。

脊髓空洞症通常在30—40岁发病，早期的主诉是感觉障碍，包括上肢的痛、温觉，这是因为中央管附近痛、温觉神经通路受到破坏。随着脊髓空洞症的发展，继而破坏下肢运动神经元，导致骨骼肌萎缩和反射消失。脊柱侧凸可能是由于椎管旁的肌肉萎缩所导致。延髓空洞症的主要特征是腭、舌、声带麻痹及面部感觉丧失。MRI检查是主要的诊断方法。

目前尚没有已知的可以有效终止脊髓变性的治疗方法。外科手术重建正常的脑脊液流通也没有被证实是有效的治疗方法。

脊髓空洞症或延髓空洞症患者的麻醉管理应该考虑到与该疾病相关的神经病学损害。胸椎侧突导致了通气/血流比例失调。下肢运动神经系统的疾病导致了骨骼肌萎缩，这种情况下应用氯琥珀胆碱可能诱发高钾血症。同样，患者对非去极化肌松药的反应性增强，体温调节的能力也受到损害。但是麻醉诱导和维持用药的选择并未受到限制。对于延髓空洞症的患者，任何一种保护性气道反射的减弱或缺失都可能影响到术后的拔管时间。

（二）肌萎缩性侧索硬化症

肌萎缩性侧索硬化症（amyotrophic lateral sclerosis，ALS）是一种退行性疾病，该疾病涉及脊髓灰质前角的运动神经元及下级运动神经元和皮质脊髓束，因此该病会导致上、下运动神经元变性，常发生在40—60岁男性。当变性仅局限在大脑皮质的运动区，称为原发性侧索硬化，局限于脑干者即为延髓麻痹。Werdnig-Hoffmann综合征与ALS类似，只是发病年龄在3岁以下。尽管ALS的病因尚不清楚，但偶尔会表现出一种遗传倾向，该疾病的病因学非常值得去探究。

ALS的症状和体征主要表现为上、下运动神经元的功能障碍，同时伴有重症肌无力相似的肌电图改变。最开始的表现通常包括骨骼肌萎缩、震颤，这些表现常从手部肌肉开始出现。随着病程的进展，患者大多数的骨骼肌均受累及出现萎缩和无力，包括舌、咽、喉和胸。延髓的早期症状包括舌肌震颤、吞咽困难，这些症状可能导致误吸，眼肌并未受到累及，病因不明。自主神经系统的功能障碍表现为直立性低血压和安静状态下的心动过速。同时伴有失去控制情绪的能力。常见的主诉为痛性痉挛和疼痛，尤其是大腿。肺癌与ALS具有相关性。与慢性多发性肌炎不同的是，ALS的血浆肌酸激酶的水平正常。ALS无有效的治疗方法，可能在临床症状出现后的6年内死亡，患者主要死于呼吸衰竭。

ALS患者的全麻可能会出现严重的通气抑制。ALS是低级运动神经元疾病，给此类患者应用氯琥珀胆碱也极易出现高钾血症。同时，非去极化肌松药作用时间也会有所延长。咽部的肌肉功能障碍可能是导致误吸的原因。没有证据显示某种麻醉药或联合用药对ALS患者是最佳的选择。因为担心会加重症状通常避免进行局部麻醉。但目前有对还没有神经病学及肺功能改变的ALS患者成功进行硬膜外麻醉的病例报道。

（三）遗传性共济失调

遗传性共济失调是一种常染色体隐性遗传病，以脊髓小脑和锥体束的变性为主要特点，并且有10%～50%的患者伴有心肌病。有将近80%的患者会出现脊柱侧凸，并导致肺功能的持续恶化，共济失调是最主要的症状，其他可能出现的表现包括构音困难、眼球震颤、骨骼肌无力麻痹和糖尿病。遗传性共济失调通常在患者刚成年时即致命，患者常死于心力衰竭。

遗传性共济失调的麻醉管理方法与ALS类似。如果患者合并有心肌病，选择麻醉药时应注意其是否存在负性肌力作用。尽管临床经验比较有限，但遗传性共济失调患者对肌松药的反应性是正常的，脊柱后侧凸使硬膜外麻醉较为困难，但是有成功进行腰麻的病例。遗传性共济失调的患者术中发生呼吸衰竭的可能性会增加，尤其是伴有脊柱后侧凸的患者。

八、要点

- 脊髓损伤的生理学改变取决于损伤水平，其中颈段脊髓损伤的生理学改变最严重。血压的变化主要受以下两方面影响：①交感神经系统活性的消失和血管阻力的降低；②心脏失去$T_{1\sim4}$交感神经支配从而出现心动过缓。这种血流动力学改变被称为脊髓休克并且通常持续1～3周。

- 当处理脊髓疾病或是进行脊髓或脊柱外科手术时，为了能立即做出神经功能的评定，应该注意以下几个方面，包括维持足够的氧供、优化手术条件、给予快速平稳的麻醉。

- 脊髓损伤患者应用氯琥珀胆碱应给予注意，因为氯琥珀胆碱使此类患者神经肌肉接头处的乙酰胆碱受体的表达上调，有出现高钾血症的风险。

- 对于急性脊髓损伤的患者，在建立气道过程中一定要避免颈部的过度活动。氯琥珀胆碱可以在损伤的前几小时应用，该期间并没有发生高钾血症的显著风险。

- 慢性脊髓损伤的后遗症包括肺泡通气功能受损、心血管功能紊乱表现为自主神经反射亢进、慢性呼吸道和泌尿生殖道感染、贫血、体温失调。

- 颈、胸脊髓损伤的患者对于包括外科手术、肠扩张、膀胱扩张等刺激会有发生反应性自主神经反射亢进症的风险。预防自主神经反射亢进是最主要的目标，全麻和腰麻均能有效阻滞该通路的传入冲动。膀胱镜检查目前应用硬膜外麻醉，而这种麻醉方法不能有效预防自主神经反射亢进症。

- 脊髓肿瘤分为两大类，在所有影响到脊柱的肿瘤中，髓内肿瘤大约占10%，其中神经胶质瘤和室管膜瘤占髓内肿瘤的大部分。髓外肿瘤包括硬膜内肿瘤和硬膜外肿瘤。神经纤维瘤和脑膜瘤占硬膜内肿瘤的大多数。硬膜外肿瘤最常见的原因是转移性肿瘤，通常从肺癌、乳腺癌、前列腺癌以及骨髓瘤转移而发病的。

- 背部疼痛是最常见的就医原因之一，仅次于呼吸道疾病排列第二位。大约有70%的成年人都存在背部疼痛的经历。

（王艳平　译　单世民　校）

参 考 文 献

[1] Hindman BJ, Palecek JP, Posner KL, et al. Cervical spinal cord, root, and bony spine injuries: a closed claims analysis. Anesthesiology, 2011,114:782-795.

[2] Hoffman JR, Mower WR, Wolfson AB, et al. Validity of a set of clinical criteria to rule out injury to the cervical spine in patients with blunt trauma. National Emergency X-Radiography Utilization Study Group. N Engl J Med, 2000,343:94-99.

[3] Jung A, Schramm J. How to reduce recurrent laryngeal nerve palsy in anterior cervical spine surgery: a prospective observational study. Neurosurgery, 2010,67:10-15.

[4] Lennarson PJ, Smith D, Todd MM, et al. Segmental cervical spine motion during orotracheal intubation of the intact and injured spine with and without external stabilization. J Neurosurg, 2000,92:201-206.

[5] Loftus RW, Yeager MP, Clark JA, et al. Intraoperative ketamine reduces perioperative opiate consumption in opiate-dependent patients with chronic back pain undergoing back surgery. Anesthesiology, 2010,113:639-646.

[6] Lotto ML, Banoub M, Schubert A. Effects of anesthetic agents and physiologic changes on intraoperative motor evoked potentials. J Neurosurg Anesthesiol, 2004,16:32-42.

第12章

自主神经系统和外周神经系统疾病

外周神经系统是由脑和脊髓以外的神经系统组成，主要包括自主神经系统和周围神经系统。自主神经系统紊乱可能导致血流动力学的显著变化，对于那些通过肾上腺素受体而发挥作用的药物也会发生异常的反应。周围神经疾病往往会影响到对围术期患者的管理，包括肌肉松弛药的选择和神经性疼痛的控制。

一、自主神经紊乱

（一）Shy-Drager 综合征

Shy-Drager综合征属于一组异质性紊乱，其特征为多系统性萎缩。在过去的几年中，多系统萎缩被认为是由3个互不相关的因素组成：纹状体黑质变性、橄榄体桥脑小脑萎缩和Shy-Drager综合征。多系统萎缩的标志是多种中枢神经系统结构的变性和功能障碍，如基底核、小脑皮质、蓝斑、锥体束、下橄榄、迷走神经运动核和脊髓小脑束。不同区域的变性会表现出各自的症状和体征。Shy-Drager综合征的主要特征是自主神经系统功能障碍及蓝斑、脊髓中间外侧柱和周边自主神经元变性。上述中枢神经系统的其他区域也可能受到影响，只不过是程度较低。具体来说，纹状体黑质病变和橄榄体桥脑小脑萎缩也可能存在于Shy-Drager综合征的患者中，导致帕金森病和共济失调。目前认为在没有中枢神经系统变性而发生自主神经系统功能障碍时会出现特发性直立性低血压，而不是Shy-Drager综合征。

Shy-Drager综合征的症状和体征与自主神经系统功能障碍有关，主要表现为直立性低血压、尿潴留、排便功能障碍和性功能障碍。往往严重的直立性低血压可以导致晕厥。血浆去甲肾上腺

素浓度不能在站立或运动后升高。瞳孔反射可能变得迟缓，对于呼吸的控制出现异常。自主神经系统功能障碍的进一步证据是当血压下降时，压力感受器未能使机体做出心率增加或血管收缩的反应。

直立性低血压的治疗主要是对症处理，包括弹力袜、高钠饮食以增加血管内的液体量和药物治疗，包括使血管收缩的α_1肾上腺素受体激动药，如米多君或α_2肾上腺素受体拮抗药，如育亨宾。这些药物能够促使节后神经元释放去甲肾上腺素。被诊断为Shy-Drager综合征的患者通常预后不良，在确诊后往往在8年之内死亡，主要是由于长期低血压导致脑缺血所造成的。

麻醉管理：围术期评估可能显示直立性低血压和与深呼吸相关的心率变异性的缺失。麻醉管理应该考虑到自主神经系统活性下降会影响到心血管对如体位改变、正压通气和急性失血的反应。麻醉药物的负性肌力作用也应被考虑在内。

尽管这些患者面对围术期突发事件时存在明显的生理缺陷，但大多数能够耐受全身麻醉和局部麻醉而没有出现意想不到的风险。麻醉处理的关键包括连续性的血压监测和通过补充晶体或胶体液及时的纠正低血压。如果需要使用血管升压药，直接作用于血管的升压药如去氧肾上腺素应该作为首选药物，因为这些患者可能对那些通过刺激去甲肾上腺素释放而间接发挥作用的药物异常敏感。药物应从小剂量开始使用，直至患者出现反应。这是因为在Shy-Drager综合征中由于长期相对的去自主神经支配α肾上腺素受体表达上调，使得一个小剂量的药物就能够产生异常的生理反应。持续输注去氧肾上腺素可用于维持全麻

过程中患者的血压。也可以考虑腰麻或硬膜外麻醉，不过血压下降的风险会使麻醉医师付出更大的努力，因而要更加谨慎。挥发性麻醉剂可以降低心肌收缩力和心排血量，导致异常的低血压。这是由于在缺少颈动脉窦的活动时，诸如血管收缩和心率增快等代偿性反应被削弱。导致低血压的心动过缓最好用阿托品或格隆溴铵来治疗。浅麻醉的指征可能不太明显，因为这些患者的交感神经系统对伤害性刺激的反应下降。肌松药应选择对血流动力学影响较小或没有影响的药物，如维库溴铵可作为首选。硫喷妥钠或丙泊酚的剂量和给药速度应加以调整，以适应患者已被削弱的代偿反应。相反，给予氯胺酮后加重血压升高只存在理论上的可能性。

（二）直立耐受不能综合征

直立耐受不能综合征是一种慢性特发性自主调节紊乱性疾病，它主要以出现与血压改变无关的短暂性或直立性的心动过速为特征。它表现出的生理反应与体位性心动过速综合征、疲劳综合征、高动力β肾上腺素能状态、高动力性直立性心动过速、特发性的血容量减少、激惹性心脏、二尖瓣膜脱垂综合征和神经性循环衰弱症相似。直立耐受不能综合征常见于年轻女性，症状通常包括心悸、发抖、轻度头晕、乏力和晕厥。该综合征的病理生理机制尚不清楚，但可能的解释包括β_1肾上腺素受体敏感性增加、低血容量、站位时静脉过度充盈、原发性自主神经功能异常和下肢的去交感神经支配。医学上治疗直立耐受不能综合征的方法包括增加血管内液体量（增加钠和水的摄入，应用盐皮质激素）以增加静脉回流。长期应用α_1肾上腺素受体激动药（如米多君）来治疗可以代偿患者下肢交感神经神经系统活性降低和站立时迟钝的心率反应。

麻醉管理：直立耐受不能综合征患者的麻醉处理包括术前输注晶体液以增加血管内的液体量。考虑到下肢的去交感神经系统支配可能导致α_1肾上腺素受体上调和敏感性增加，小剂量的去氧肾上腺素应谨慎的使用。扩容的同时配合使用小剂量的去氧肾上腺素可以提高外周血管张力，维持血压，当患者面对有血管舒张作用的麻醉药物和麻醉方法时可以降低自主神经系统的不稳定性。β肾上腺素受体拮抗药可能对处理钝性心动过速是有作用的，但应注意避免由于这些药物的使用所引起的过度低血压。椎管内的阿片类药物可能对术后疼痛的处理很有作用。

（三）头和颈部的血管球瘤

血管球瘤是一种在胚胎上源于神经嵴细胞的副神经节瘤。这些肿瘤在临床上出现在头部和颈部，在依附于颈动脉、主动脉、舌咽神经和中耳的神经内分泌组织内。这些肿瘤很少是恶性的。肿瘤的位置决定了症状和体征，通常表现为中耳和脑神经的侵袭。单侧搏动性耳鸣、传导性耳聋、耳胀、鼓膜后出现蓝红色团块是中耳被侵袭的典型特征。面瘫、发声困难、听力丧失和疼痛是脑神经受累的典型症状。反复误吸、吞咽困难和上呼吸道阻塞也可能是脑神经受累的表现。颅后窝入侵可能阻碍脑水导管，造成脑积水。颈静脉球瘤常侵犯颈内静脉。

颈静脉球瘤能分泌一种激素类物质。最常见的分泌物是去甲肾上腺素，产生类似嗜铬细胞瘤的症状。胆囊收缩素的分泌被认为与肿瘤切除术后肠梗阻的高发生率有关。5-羟色胺或激肽释放酶的释放可以产生类癌症候群的症状，如支气管收缩、腹泻、头痛、面部潮红和高血压。组胺或缓激肽的释放可引起支气管收缩和低血压。

放射或栓塞是小血管球瘤最常采取的治疗方法，均可作为在外科手术之前的初步或者辅助治疗的方法。如果出现骨质破坏则建议手术治疗。术前血清去甲肾上腺素和儿茶酚胺代谢物含量的测定，可用于对那些有嗜铬细胞瘤表现的患者进行鉴别。然而，与嗜铬细胞瘤不同，血管球瘤不分泌肾上腺素，因为他们缺乏必要的转移酶，不能将去甲肾上腺素转变为肾上腺素。术前应用酚苄明或哌唑嗪可用于降低血压，并且利于对那些血清去甲肾上腺素浓度升高的患者进行扩容。对于那些血清5-羟(基)吲哚乙酸浓度升高，特别是与类癌综合征症状相似的患者，术前应接受奥曲肽治疗。

麻醉管理：这些患者的麻醉管理是一个艰巨的挑战。麻醉风险包括：儿茶酚胺分泌导致血流动力学剧烈变化，5-羟色胺分泌产生类癌综合征的症状，脑神经功能障碍导致肿瘤切除后误吸，迷走神经功能障碍导致胃排空减少，静脉空气栓塞以及大量失血的风险。手术操作过程中组胺和缓激肽的释放可引起异常的血压下降。脑神经损害（迷走神经、舌咽神经、舌下神经）可在手术前出现，也可能因肿瘤切除而引发。脑神经损伤导致单侧声带麻痹，可出现气道阻塞的风险。这在成年人中通常不会导致完全的气道阻塞，但当其与气道水肿或喉变形相互叠加时就能导致完全气道梗阻。

在麻醉期间，有创动脉和静脉压监测是必要的，同时还需要留置尿管监测尿量。当术中出现类嗜铬细胞瘤和类癌样症状时，用于治疗高血压（如硝普钠、酚妥拉明）和类癌样症状（如奥曲肽）的药物应即刻应用。

静脉空气栓塞是一种风险，尤其是在开放颈内静脉切除肿瘤时。如果在切除已侵入颞骨的肿瘤时导致了那些由于骨性附属物而不能塌陷的静脉大量暴露，会使风险加大。当存在静脉空气栓塞的风险时，一种适当的监测静脉中空气的装置被认为是必要的。在肿瘤切除过程中，突然出现的原因不明的心血管虚脱和死亡，可能表明机体出现了静脉空气或肿瘤栓塞。如果外科医生需要分辨面神经，那么应该避免过深的肌肉麻痹，以便维持肉眼可见的肌颤搐。颈静脉球瘤的出现并不影响麻醉药物的选择，不过发生静脉空气栓塞时，氧化亚氮会产生潜在的不利影响。

（四）颈动脉窦综合征

颈动脉窦综合征是一种罕见的疾病，它是由于正常活动中压力感受器对机械刺激产生异常反应造成的。例如，外部按摩刺激颈动脉窦时，正常人仅会产生轻度的心率和血压下降，而对于颈动脉窦综合征的患者就可产生晕厥。受累及的个体周围血管疾病的发病率上升。颈动脉窦综合征是一种公认的继发于颈动脉内膜切除术的并发症。

当发生颈动脉窦过敏症时会有两种不同的心血管反应。在大约80%的受累及个体中，由迷走神经介导的心动抑制反射，造成明显的心动过缓。在大约10%的受累及个体中，由交感神经系统介导的血管减压反射导致的血管紧张度受抑制，造成体循环血管阻力下降和深度低血压。其余10%表现为上述两种反射。

颈动脉窦综合征可使用药物、人工心脏起搏器或颈动脉窦消融治疗。抗胆碱能药和血管升压药物的使用由于它们的不良反应而受到限制，同时它们对应用血管减压药物或合并颈动脉窦过敏症的患者很少有效。由于大多数患者所患的是心动抑制型颈动脉窦综合征，所以通常人工心脏起搏器的置入是最初的治疗。对于那些血管减压反射对心脏起搏无效的患者，可以尝试颈动脉窦的去神经支配。既然舌咽神经为颈动脉窦综合征提供了能够产生其症状反射的传入支神经，那么可以选择阻断此神经来治疗那些对于人工心脏起搏或药物治疗无效的患者。当舌咽神经途经茎突前方时，可以用神经刺激针接近此神经。当电神经刺激时，患者主诉此神经所支配的区域（如外耳和咽部）有模糊的感觉，即成功定位。起初可以使用局部麻醉阻断，如果得到颈动脉按摩的症状减轻这样一个预期的效果时，就可以使用乙醇消融此神经。

麻醉管理：颈动脉窦综合征患者的麻醉管理往往由于低血压、心动过缓和心律失常的出现而变得复杂。在解剖分离之前在颈动脉窦周围使用局部麻醉药浸润，通常能改善血流动力学的稳定性，但也可能干扰了确定消融的完整性。

（五）多汗症

多汗症是一种罕见疾病，患者会大量排汗。这种疾病可能是原发性（特发性），也可能继发于其他疾病，如甲状腺功能亢进、嗜铬细胞瘤、下丘脑功能障碍（包括下面提及的中枢神经系统创伤）、脊髓损伤、帕金森病或更年期。这种疾病是由于促汗神经纤维过度活跃刺激汗腺所导致的。继发性多汗症患者排汗增加的部位取决于其特殊的病因。原发性多汗症患者多汗部位通常在手掌和腋窝，这经常会给他们带来社交时的尴尬。非手术治疗包括局部应用收敛剂，如高锰酸钾、鞣酸或者止汗药。尽管这些促汗神经纤维属于交感神经系统，但汗腺里的主要神经递质是乙酰胆碱。患者可能会对抗胆碱药物或者肉毒杆菌毒素注射剂有反应。肉毒杆菌毒素可以暂时阻滞促汗神经纤维。严重的病例可能需要进行交感神经切除术。

麻醉管理：通过视频辅助的胸腔镜可以观察到分布在胸腔的交感神经链。双侧多汗症通常需要进行双侧交感神经切断术，这种手术可以分2次进行，但更常见于一次手术同时完成。每一侧胸腔均需进入，因此需要借助双腔气管内导管完成单肺通气。成功的交感神经切断术会引起同侧上肢血管扩张，该侧肢体温度突然上升至少1℃。因此切断交感神经链前，经手指或手掌进行皮温监测，对于明确术前基础体温及术后体温十分必要。对于未合并其他疾病的患者，这种手术可以在门诊完成。患者通常有轻微的术后疼痛，阿片类或者非甾体类抗炎药对于控制这种疼痛均有很好的效果。常见的手术并发症包括感染、Horner综合征及其他部位代偿性多汗症（如躯干或下肢）。

二、外周神经系统疾病

（一）特发性面神经麻痹（Bell Palsy）

特发性面神经麻痹的特征是：急性发作，所有由面神经支配的肌肉麻痹或肌动力不足。通常，面部症状最初是在晨起照镜子时发现。其他症状可包括舌体前2/3的味觉丧失，听觉过敏及唾液和泪液的分泌减少。由于是三叉神经而不是面神经控制面部的感觉，因此受累皮肤并没有感觉丧失。特发性面神经麻痹可能的机制是面神经的炎症和水肿，在颞骨的面神经管内最为频发。病毒引发的炎性反应（也许单纯疱疹病毒）可能是其病因。事实上，在单脑神经病变发病之前往往出现一个病毒性前驱症状。在怀孕期间，特发性面神经麻痹发生率会增加。这种疾病的存在并不影响麻醉技术的选择。

自然恢复通常发生在大约12周之后。如果在16～20周没有恢复的迹象出现，那么临床的症状和体征也可能不是由于特发性面神经麻痹所引起的。泼尼松［1mg/（kg·d），口服，持续5～10d，视面神经麻痹的程度而定］显著减轻疼痛，同时减少完全性去面神经神经支配的发生率。如果患者不能眨眼，应该包扎受累及的眼睛以防止角膜脱水。

对于持久或严重的病例，或继发于创伤的特发性面神经麻痹可能需要行面神经减压术。在对无意识患者的上呼吸道的保护过程中，由于下颌角的过度牵拉可造成面神经出现牵张性损伤。葡萄膜腮腺炎（Heerfordt综合征）是一种结节病的变异体，它的特征是双侧前葡萄膜炎、腮腺炎、轻度发热及面神经麻痹（在50%～70%的患者中出现）。与术后葡萄膜腮腺炎相关联的面部神经麻痹可能被错误地归因于全身麻醉过程中对神经的机械压迫所造成的。

（二）三叉神经痛（tic douloureux）

三叉神经痛的特点是：由患侧局部的感官刺激所促发的急性短暂发作的单侧面部剧烈疼痛。仅根据临床症状和体征就可诊断三叉神经痛。患者主诉在面或口部的一个或多个三叉神支配的区域发生短暂性的单个或一连串的刺痛，最常发生于下颌骨的区域（图12-1）。三叉神经痛最常发生于较年长的中年健康人。这种神经痛出现在年龄较小的患者时应该怀疑多发性硬化症。尽管与三叉神经痛有关的病理生理学机制还不清楚，但神经根受到血管压迫是其主要原因。引起这种压迫的最常见血管是小脑上动脉的分支。抗癫痫药物对于三叉神经痛的治疗有作用。抗惊厥药卡马西平是可选择的治疗药物，但巴氯芬和拉莫三嗪也同样有效。对于药物治疗无效的难治性疼痛建议采取手术治疗（三叉神经纤维的选择性射频销毁、三叉神经感觉神经根的离断、三叉神经根显微减压）。

接受手术治疗的患者可能由于三叉神经-心脏反射被激活而出现心动过缓。在接受显微外科减压术时，当牵张器接近三叉神经根可能牵拉前庭蜗神经（脑神经Ⅷ），导致听力丧失。因此，术中监测脑干听觉诱发电位可被用于评估第Ⅷ脑神经的完整性。由于脑干听觉诱发电位可被麻醉药物所抑制，因此，应该使用能够减小这种抑制的麻醉技术。在预测药物的作用时，必须要考虑到抗癫痫药物的潜在的酶诱导作用。卡马西平可导致肝功能异常，白细胞减少和血小板减少。

（三）舌咽神经痛

舌咽神经痛的特点是在喉、颈、舌和耳部偶发的剧烈性疼痛。吞咽、咀嚼、咳嗽、或说话

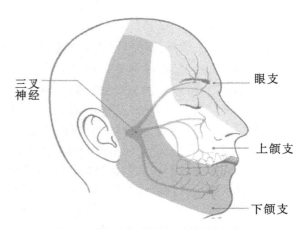

图12-1 三叉神经的3支感觉神经分布

可以触发疼痛。这种神经痛也可以与严重的心动过缓和晕厥伴随出现，很可能与舌咽神经和迷走神经关联密切有关，尤其是舌咽神经的分支（Hering 神经），其可传入来源于颈动脉窦的冲动。脑缺血可造成低血压、癫痫发作，某些患者甚至可能出现心搏骤停。

舌咽神经痛通常是特发性的，但也可见于小脑桥脑角血管畸形和肿瘤、椎动脉和颈动脉闭塞、蛛网膜炎和源于咽、喉、扁桃体的颅外肿瘤的患者。如果舌咽神经分布的区域疼痛，并且可由口咽部（通常是扁桃体弓和窝处）的表面麻醉得到缓解，则支持舌咽神经痛的诊断。

在没有疼痛的情况下，与舌咽神经痛有关的心脏症状可能与病窦结综合征或颈动脉窦综合征混淆。病窦综合征可能由于心电图上缺乏特征性的改变而被忽视。如果颈动脉窦按摩未能引出相应的心脏症状，可排除颈动脉窦过敏。舌咽神经阻滞有助于区分舌咽神经痛和非典型性三叉神经痛，但是不能区分舌咽神经痛与颈动脉窦综合征，因为这两种病症的传入路径都是由所舌咽神经介导的。

应积极的治疗与舌咽神经痛相伴随的心脏症状，因为它有发生猝死的风险。紧急治疗心血管症状方法是应用阿托品、异丙肾上腺素、人工体外心脏起搏器，或这些方法的联合使用。与此相关的疼痛可以应用抗癫痫药物长期治疗，如卡马西平和苯妥英钠。心血管症状的防治和缓解疼痛有望通过颅内手术横断舌咽神经和上部的两个迷走神经根来实现。尽管反复的舌咽神经阻滞可以长期缓解疼痛，但因为这种神经痛可能危及生命，所以针对那些对药物治疗无反应的患者行颅内的神经离断术是必要的。

麻醉管理：术前对舌咽神经痛患者要进行血管内液体量和心脏状况的评估。该类患者可能存在低血容量，因为这些患者通过禁食减小与其相关的咽部刺激，以免触发疼痛。此外，流涎和唾液的损失也会导致血容量减少。如果术前就有与阵发性疼痛同时发作的晕厥或心动过缓的病史，那么在麻醉诱导前可能需要紧急经皮心脏起搏或预防性放置经静脉心脏起搏器。连续监测动态的心电图和通过动脉导管监测血压是有益的。用利多卡因对口咽部进行表面麻醉，有助于预防心动过缓和低血压，因为它们的发生可能是由于

直接喉镜的刺激引起的。在开始喉镜检查之前静脉给予阿托品或格隆溴铵对于有些患者可能是有益的。

应该预计到手术操作和颅内离断舌咽、迷走神经根时的心血管变化。在迷走神经手术操作的过程中很可能出现心动过缓和低血压。立即给予抗胆碱能药物有利于拮抗迷走神经反射。高血压、心动过速后室性期前收缩可能在离断舌咽神经和上部的两个迷走神经根时出现，这可能是由于突然失去了源于颈动脉窦的感觉传入。高血压通常是暂时出现的，但由于交感神经系统活性的增加，也可能持续至术后。在这种情况下，肼屈嗪可能是有用的。由于经验有限，不推荐特殊的麻醉药物或肌肉松弛药。当气管拔管后出现呼吸道阻塞，应该考虑到继发于迷走神经离断而出现的声带麻痹的可能性。

（四）Charcot-Marie-Tooth 病

Charcot-Marie-Tooth 病 1A 型（CMT1A），也叫作腓骨肌肉病，是遗传性周围神经病中最常见的类型，发病率为 1/2500。它多为常染色体显性遗传，但是也存在着一个 X - 连锁变异体。这种疾病主要表现为远端骨骼肌无力、萎缩和腱反射消失，通常在青少年中期发病。这种神经疾病通常表现为腿部的下 1/3 受累，形成足畸形（高足弓和畸形足）和腓骨肌萎缩（"鹤立腿"的表现）。这种疾病可能进展缓慢，包括股四头肌肌肉、手及前臂的肌肉萎缩。许多患者可能出现手套样感觉丧失。妊娠可能与 CMT 的病情加重有关。

CMT1A 的治疗只限于支持性的措施，包括夹板、腱移植术和各种关节融合术。虽然寿命并不减少，但是导致许多 CMT1A 患者终身的残疾。

麻醉管理：CMT1A 的麻醉管理应关注患者对神经肌松药的反应和术后由于呼吸肌无力出现呼吸衰竭的可能性。这种神经病变所引起心脏症状包括传导障碍、心房扑动和心肌病，但这始终没有受到关注。众所周知，引发恶性高热的药物已被安全用于 CMT 患者。CMT1A 患者对神经肌肉阻滞药物的反应似乎是正常的。对于患有神经肌肉疾病的患者应用氯琥珀胆碱后会引起血钾的过度释放，基于这种理论避免使用琥珀胆碱似乎是合理的。然而，氯琥珀胆碱已被安全的用于一

些患者而没有产生高钾血症或引发恶性高热。在分娩时硬膜外麻醉的应用已描述。

（五）臂丛神经病变

臂丛神经病变（特发性臂丛神经炎、Parsonage-Turner综合征、肩胛带综合征）的特点是上臂急性发作的重度疼痛。在急性发作时，疼痛强度最大。当疼痛减轻时，由臂丛神经分支所支配的骨骼肌会出现片状麻痹或无力的表现。累及肩胛带和手臂的骨骼肌肉萎缩是较常见的。臂丛神经病变多见于右侧，不过有10%～30%的患者，病变和疼痛累及双侧，且双侧同时或连续受累及。虽然此神经病变似乎更好发于臂丛神经的上干（腋神经、肩胛上神经、胸长神经），但也可以累及多种上肢的神经。据估计，70%的患者腋神经受累。臂丛神经病变的次要原因包括颈或上肢的创伤。对于新生儿，分娩过程中肩难产是臂丛神经病变的另一个原因。

电生理研究可以很好地诊断臂丛神经病并证实去神经支配的多病灶模型。我们可以观察到肌纤维震颤和神经传导速度减慢。最常受到累及的骨骼肌，向下（按递减）排序依次是三角肌、冈上肌、冈下肌、前锯肌、二头肌和三头肌。隔膜也可能受累。大多数患者会出现感觉障碍，但表现很轻微并且随时间而消退。这种病变的发生率男性比女性高2～3倍。臂丛神经病变的年发病率估计是1.64/100 000。

遗传性臂丛神经病变和Parsonage-Turner综合征的神经活检表明，这些神经丛存在炎症-免疫的发病机制。自身免疫性神经病变也可能会发生在术后而与手术部位无关。可能与手术的刺激激活了一种潜伏于神经根的尚未查明的病毒有关，这种情况与手术后发生带状疱疹的情况类似。此外，剧烈运动或怀孕可能是臂丛神经病变的诱发因素。

（六）Guillain-Barré 综合征（急性特发性多神经炎）

Guillain-Barré综合征的特点是骨骼肌无力或麻痹突然发作，最初从腿开始，随后的几天逐步遍及臂、躯干和面部骨骼肌。实际上，除脊髓灰质炎之外，这种病症已成为引起急性全身瘫痪的最常见的病因，它的年发病率为（0.75～2.0）/100 000。累及延髓的病变通常表现为双侧面瘫。由于咽部肌肉无力所导致的吞咽困难和由于肋间肌麻痹所导致的通气功能障碍是这种病变最为严重的症状。由于累及下位运动神经元，所以出现弛缓性麻痹及相应的腱反射减弱。感觉障碍一般先于瘫痪，并在四肢远端最突出。疼痛通常表现为头痛、背痛或骨骼肌的深压痛。

自主神经系统功能障碍是Guillain-Barré综合征患者的显著表现，通常表现为血压波动、突然大量出汗、周围血管收缩、静息时心动过速和心脏传导异常。直立性低血压可能会非常严重，以至于枕头所引起的患者头部的提高都会导致晕厥。制动又可能引起血栓栓塞。与此疾病有关的猝死很可能是由于自主神经系统功能紊乱造成的。

当节段性脱髓鞘作为主要的病理改变时，急性特发性多神经炎可在几个周内完全恢复。轴索变性（被肌电图扫描所检测到）可能导致今后几个月恢复缓慢，并遗留某种程度的永久性肌无力。Guillain-Barré综合征的病死率为3%～8%，最常见的死因是败血病、急性呼吸衰竭、肺栓塞和心脏骤停。

Guillain-Barré综合征的诊断主要是根据临床症状和体征（表12-1）。脑脊液蛋白浓度增加可支持诊断。脑脊液细胞计数通常保持在正常范围内。大约有50%的患者是继发于呼吸系统或胃肠道感染而发病的，基于这样的观察，诊断此种疾病需要寻找病毒病因学或支原体感染的证据。

Guillain-Barré综合征主要是对症治疗。进行肺活量监测，当其下降到低于15ml/kg时，考虑

表 12-1　Guillain-Barré综合征的诊断标准

诊断必需的要点
双侧腿和臂渐进性无力
反射消失
强烈支持诊断的要点
症状进展超过2～4周
对称性的症状
轻度的感觉症状或体征（有明确的感觉平面时，诊断是被怀疑的）
脑神经受累（尤其是双侧面神经无力）
自然恢复开始于病程进展结束后的2～4周
自主神经系统功能障碍
不发热
脑脊液中蛋白质（蛋白）浓度升高

机械支持患者的通气。动脉血气监测有助于评估通气和氧合是否充足。如果咽部肌肉无力，甚至于在没有出现通气不足的情况下，也可能需要在气管内插入一根带套囊的导管或行气管切开，以防止分泌物和胃液吸入肺。自主神经系统功能障碍可能需要高血压或低血压的治疗。对于此种病症的治疗，皮质类固醇被认为是无效的。血浆置换或注射丙种球蛋白可能对一些患者有益。

麻醉管理：Guillain-Barré综合征患者的麻醉管理计划应该考虑到自主神经系统功能的改变和下位运动神经元病变这两个主要因素。代偿心血管反应丧失将会使由于体位变化、血液丢失或正压通气所导致的低血压进一步恶化。相反，诸如直接喉镜操作的伤害性刺激会导致血压的异常升高，这反映出自主神经系统的不稳定性。鉴于全身血压不可预知的变化，我们需要小心谨慎的通过动脉内导管进行连续性血压监测。患者可能对间接作用的血管升压药物出现异常增强的反应，这可能与突触后受体的表达上调有关。

氯琥珀胆碱不应该应用于这些患者，因为它可能引起去神经支配的骨骼肌过度释放钾。对循环影响最小的非去极化肌松药，如顺阿曲库铵或维库溴铵，似乎是一个合理的选择。即使是术前存在自主呼吸，术中也可能由于麻醉药物的呼吸抑制作用而需要机械通气，术后也通常需要持续的呼吸支持。

（七）压迫性神经病变

压迫性神经病变通常的解剖位置出现在周围神经途经狭窄通道的部位（腕部的正中神经和腕管、肘部的尺神经和肘管），因为在那里神经很可能受压。合并全身性的多发性神经病变（例如糖尿病或遗传性周围神经病变）的患者，其周围神经对受压（缺血）更为敏感。如果同一外周神经同样的纤维在近端被部分损伤后，它可能会对受压更为敏感（双重挤压假说）。例如，脊神经根的压迫（颈部神经根病）很可能会增加远端神经纤维的易损性，如腕部的腕管。骨关节炎可以解释双重挤压现象所引起的症状。由压迫所致的周围神经的损伤取决于压迫的严重程度和神经的解剖。在大多数情况下，最外层的神经纤维（即那些支配更近端组织的神经纤维）与那些位于神经束中更深处的神经纤维相比更容易受压缺血。周围神经中不同束的损伤使得准确定位神经受损的部位非常困难，不过对神经传导的研究是有帮助的。局灶性神经纤维脱髓鞘使通过受损区域的神经冲动传导减慢或被阻断。肌电图可以辅助神经传导的研究，它可反应去神经冲动的出现和最终通过残存的轴突肌纤维恢复神经支配。

1.腕管综合征　是一种最常见的压迫性神经病变，它是由于在腕部走形于腕横韧带和腕骨之间的正中神经受压所引起的。这种压迫性神经病变最常发生在健康妇女（女性发病率是男性的3倍），通常是双侧发病，最初先累及优势手。患者表现为腕部和正中神经分布的手部（拇指、示指和中指）区域反复发作的疼痛和感觉异常，常常在睡眠或睡醒时发生。基于人口的研究表明，大约有3%的成年人有电诊断的症状，被证实患有腕管综合征。

腕管综合征的病因还不清楚，不过患者可能从事那些需要手和手指反复活动的职业。神经传导检查是明确诊断的方法。有些患者先前没有症状，但是在做了一种不相关的手术之后出现了腕管综合征的症状，这很可能是由于第三间隙的液体积聚，导致组织压力升高，压迫神经所致。对于这一类患者，随后进行的神经检查和神经生理学检测会发现他们所患的腕管综合征，而这在术前的评估中是没有症状的。妊娠及相关的外周神经水肿也可能引发腕管综合征的初期表现。颈部的神经根病变也可能产生类似的症状，但通常是单侧的，双侧非常罕见。

用夹板固定腕部是一种常见的腕管综合征的治疗方法，而适用于此方法的腕管综合征可能是很短暂的（怀孕）或是由某种医学上可以治疗的疾病（甲状腺功能减退症、肢端肥大症）引起的。向腕管内注入皮质类固醇激素可以减轻症状，但很少能够治愈。腕管综合征确切的治疗是手术切割腕横韧带行正中神经减压术。

当尺神经穿过髁沟进入肘管后受压可能导致出现临床症状，这被认为是典型的尺神经病变。尺神经在髁沟内受压所产生的临床症状与在肘管内卡压所产生的症状难以区分。手术治疗肘管卡压综合征（通过肘管减压术和神经移位）可能有助于缓解症状，但也可能使症状恶化，这可能与影响神经的血液供应有关。

2.感觉异常性股痛　股外侧皮神经（一种单纯的感觉神经）当经过腹股沟韧带下方、靠近髂前上棘的韧带附着处时出现受压情况。患者主诉沿大腿侧面的灼痛，但也可能有感觉丧失，表明受压部位敏感。感觉异常性股痛常见于超重的患者，并可因穿着紧身服装而加重，如BELTS（腰带）。它也可能出现在腹部手术或髂骨移植之后、怀孕期间或液体负荷过重的情况下（如腹水或充血性心力衰竭）。鉴于感觉异常性股痛倾向于自行恢复，治疗方法通常是非手术治疗。治疗选择包括减轻体重、去除不合适的衣物、避免髋关节屈曲、局部冷却、服用非甾类镇痛药。难治病例可能需要受压部位局部麻醉和皮质类固醇注射，及尽可能的外科减压。

（八）与周围神经病变相关的疾病

1. 糖尿病　通常与周围多发性神经病变有关，而这种神经病变的发病率随着糖尿病的患病时间延长与低胰岛素血症的程度加重而增加。糖尿病性神经病的病因是多方面的，包括微血管损伤导致神经元缺血，突触蛋白糖基化，蛋白激酶C激活，谷胱甘肽抑制导致活性氧增加，山梨糖醇醛糖还原酶通路激活。在此通路上的神经元（如视网膜和肾细胞）不需要胰岛素就可允许葡萄糖进入细胞内，通过醛糖还原酶更多的细胞内葡萄糖被转变为山梨糖醇，由于山梨糖醇不能通过细胞膜，这就导致细胞内渗透压力增加，随即发生神经元功能障碍。

高达7.5%的非胰岛素依赖型糖尿病患者在被诊断时就已出现临床神经病变。神经肌电图可提供去神经支配的证据，神经传导速度有可能减慢。最常见的神经病变是远端的、对称性的并且主要是感觉性的。主要表现是令人不快的刺痛、麻木、灼痛、下肢疼痛、骨骼肌肉无力和远端的感觉丧失。有时，一个孤立的坐骨神经病变暗示了椎间盘突出的存在。合并糖尿病的坐骨神经病变患者，并不出现与直腿抬高相关的疼痛，这区别于腰椎间盘突出症。不适症状主要出现在夜间，走路时缓解。症状常进展，并可延伸至上肢。阳萎、尿潴留、胃轻瘫、休息性心动过速、直立性低血压是常见的，提示自主神经系统功能障碍。基于某些不明的原因，糖尿病患者的周围神经在压迫或牵张性损伤（如可能发生在术中及术后定位阶段）后更容易缺血，尽管在这期间已接受了填充和定位的处理。

2. 酗酒　慢性乙醇中毒性多发性神经病几乎均与营养和维生素的缺乏有关。典型症状从下肢开始，伴随足部的疼痛和麻木。早期表现为足部内在肌无力和压痛、跟腱反射消失和套袜样痛觉减退。恢复适当的饮食、乙醇戒断和多种维生素治疗可促进神经病变恢复过程缓慢，但预后良好。

3. 维生素B$_{12}$缺乏　维生素B$_{12}$缺乏症的最早表现类似于在酗酒患者中所见过的神经症状。腿部感觉异常伴随着袜样的感觉丧失和跟腱反射消失是典型的表现。长期暴露于氧化亚氮的牙科医生和那些由于非医学目的长期暴露于氧化亚氮的个人都有发生类似的神经病学改变的报道。氧化亚氮可灭活某些维生素B$_{12}$依赖性酶，它可以导致神经功能改变的症状。

4. 尿毒症　慢性肾衰竭患者多发性神经病通常发生在四肢远端伴随感觉和运动异常。腿部的症状往往比臂部的更加明显。据推测，代谢异常导致轴突变性和节段性脱髓鞘，并伴随着神经病变的发生。神经传导速度减慢与甲状旁腺激素和肌醇（一种髓鞘的成分）的血浆浓度增加有关。神经传导速度的改善往往出现在肾移植后的几天之内。但血液透析似乎并不能同样有效的逆转这种多发性神经病变。

5. 癌症　周围感觉和运动神经病变可发生在各种恶性肿瘤的患者，特别是肺癌、卵巢癌和乳腺癌的患者。发生多发性神经病变的老年患者需考虑未确诊的癌症。肌无力Eaton-Lambert综合征可发生在肺癌患者中。这种副肿瘤综合征是由于胆碱能神经元突触前的钙通道抗体的非正常的产生所致。由于钙通道的阻断，神经肌肉接头处神经末梢所释放的乙酰胆碱的量下降，从而导致肌无力。肌无力综合征与对去极化和非去极化神经肌肉阻断剂的敏感性增加有关。肺尖肿瘤侵袭臂丛神经的下干（Pancoast综合征）会产生手臂疼痛、感觉异常及手和臂的肌无力。

6. 胶原血管疾病　通常和周围神经病变有关联。最常见的情况是系统性红斑狼疮、结节性多动脉炎、类风湿性关节炎和硬皮病。多种单一神经病变的发现表明神经主干血管炎的出现，应该提示我们对胶原蛋白性血管疾病进行检查。

7. 结节病　是一种病因不明的疾病，即非干酪样肉芽肿发生在多个器官系统，最常见的是肺、淋巴系统、骨、肝和神经系统。由于周围神经肉芽肿病变的存在，多发性神经病变是一个在结节病患者中经常发生的表现。单侧或双侧面神经麻痹可能是由于该神经在腮腺被结节病所累及而出现的，这往往是结节病最初的表现形式之一。

8.获得性免疫缺陷综合征相关性神经病　周围神经病变在患有获得性免疫缺陷综合征（acquired immunodeficiency syndrome, ARDS）的患者中很常见，但是在被人类免疫缺陷病毒感染而未合并ARDS的患者中却不常见。ARDS相关性神经病的典型表现是末梢对称性多发性神经病变，患者主诉麻木、刺痛，并且有时脚部疼痛。出现震动感和轻触感丧失。尽管确切的病因还不清楚，但是巨细胞病毒或鸟-胞内分支杆菌感染、周围神经淋巴瘤侵袭或抗反转录病毒药物治疗的不良反应都是可能的原因。

（九）围术期周围神经病变

围术期周围神经病变已经在多种手术中有所报道，它影响着诸多神经。尽管这种神经病变最终被认为与术中患者的错误体位有关，流行性学调查数据显示，很多情况下，已经存在的解剖学及生理学紊乱的患者更倾向于出现这种病变。术中体位一直被认为是重要因素，但是其他重要因素还包括体重、骨性异常、水肿、代谢紊乱、术后需要频繁改变体位的躁狂和疼痛患者（因此无法解除对部分神经的压力）。尺神经损伤是最为常见的周围神经病变，通常会发生在进行腹部或者盆腔手术的肥胖男性患者。尺神经损伤的体征在术后48h内通常都不典型。患者常会觉得对侧神经传导异常，这提示患者可能出现尺神经损伤。术后臂丛神经损伤最初可能会与尺神经损伤相混淆，也可能与正中胸骨切开术后由于胸骨回缩所致臂丛神经伸展，垂头仰卧体位（Trendelenburg体位），肩外展及对侧头旋转体位有关。下肢神经损伤常见于截石位，由于这一体位会使腓总神经穿过股骨头处受压，从而损伤腓总神经。坐骨神经损伤和骨神经损伤通常也和截石位有关，但它的发生率要低于腓总神经损伤。

出现围术期周围神经病变的患者管理需要从以下几个方面入手：①采集病史，体格检查，关注和神经损伤病史有关的高危因素；②明确损伤类型：感觉型、运动型、混合型；③确定损伤的分布。绝大多数感觉损伤在5d内可以恢复，因此，如果该损伤属于单纯感觉型，观察即可。如果运动神经出现定位异常，提示更广泛的损伤存在。这种情况下，有必要联系神经病学专家会诊。

三、要点

· 当护理自主神经系统疾病患者时，应小心监测，并准备治疗快速发作的心率和血压的（有时极端）变化。

· 在自主神经紊乱的情况下，可能发生儿茶酚胺释放和肾上腺素受体浓度变化。因此，如果可能，应注意滴定直接作用肾上腺素能药物，避免间接长效肾上腺素能药物。

· 琥珀胆碱应谨慎用于外周神经受累的神经疾病患者，由于这种情况会出现高钾血症的风险，导致神经肌肉交界处乙酰胆碱受体上调表达。

· 有些疾病累及周围神经系统可能与显著的神经性疼痛相关。麻醉药品和非麻醉疼痛管理方案均应予以考虑。

（翁亦齐　彭玉娜　译　喻文立　校）

参 考 文 献

[1] Lupski JR, Chance PF, Garcia CA. Inherited primary peripheral neuropathies. Molecular genetics and clinical implications of CMT1A and HNPP. JAMA, 1993,270:2326-2330.

[2] Ropper AH. The Guillain-Barré syndrome. N Engl J Med, 1992,326:1130-1136.

[3] Scrivani SJ, Mathews ES, Maciewicz RJ. Trigeminal neuralgia. Oral Surg Oral Med Oral Pathol Oral Radiol Endod, 2005,100:527-538.

[4] Warner MA. Perioperative neuropathies. Mayo Clin Proc, 1998,73:567-574.

第13章

肝和胆道疾病

临床上显著肝疾病的整体发病率在手术患者群体中相对较低。然而，肝功能紊乱的复杂性使深入理解这个话题变得很必要。肝在多个机体系统功能中扮演了重要角色，如胃肠道的运动；新陈代谢，包括主要化合物的合成、降解或解毒；麻醉药和麻醉辅助药物的药动学；止血等。因此，需要麻醉医生熟悉肝各种病理生理状况，并能够预测肝功能障碍的后果。

一、肝功能的评估

大多数肝功能异常最初通常表现为全身乏力或类流感症状，随后出现黄疸。因此，用来评估疾病原因和程度的实验室检测是必不可少的。

（一）胆红素

胆红素是血红蛋白和肌红蛋白的降解产物。在外周形成的未结合胆红素被转运到肝，在葡萄糖醛酸转移酶的作用下结合成单（和）双葡萄糖醛酸。这大大增强了胆红素的水溶性，促进了它

从体内排泄同时降低了其通过生物膜（包括血-脑脊液屏障）的能力。高未结合胆红素血症发生于胆红素生成增加，肝摄取胆红素降低，或胆红素结合降低时。高结合胆红素血症发生于胆红素小管转运降低，急或慢性肝细胞功能障碍，或胆道梗阻时（表 13-1）。

正常总胆红素浓度低于17.1 μmol/L（1mg/dl）。血清胆红素浓度54.3 μmol/L（3mg/dl）可导致巩膜黄疸，68.4 μmol/L（4mg/dl）会导致明显黄疸。

（二）转氨酶

丙氨酸转氨酶（ALT）和天冬氨酸转氨酶（AST）是参与肝糖异生的酶。ALT是肝细胞特异性胞质酶；但AST为细胞胞质和线粒体同工酶，也存在于肝外组织。通常，肝细胞受损导致转氨酶释放，使这些酶血浆浓度显著增加。AST/ALT比值可能是有用的测定值。当两种酶均升高时，比值＜1是非酒精性脂肪肝的特征，

表 13-1 根据肝功能实验分析肝功能障碍的病因

肝功能障碍	胆红素	转氨酶	碱性磷酸酶	病因
肝前的	未结合升高	正常	正常	溶血
				血肿吸收
				输血导致胆红素超载
肝内的 （肝细胞的）	结合升高	显著升高	正常或轻度升高	病毒感染
				药物
				脓毒症
				低氧血症
				肝硬化
肝后的 （胆汁淤积）	结合升高	正常或轻度升高	显著升高	胆道结石或肿瘤
				脓毒症

比值在2～4是典型的酒精性肝病特征，比值超过4是Wilson病的特征。

（三）碱性磷酸酶

因为血清碱性磷酸酶的同工酶存在于全身的浆膜中，所以其浓度增加对肝疾病不是特异性诊断检查。然而在胆汁淤积性疾病，碱性磷酸酶增加可能表明存在胆盐诱发的肝细胞膜损伤。碱性磷酸酶血浆半衰期为1周，因此，在胆道梗阻解除后的最初几天此酶浓度仍维持高水平。

（四）国际标准化比值

国际标准化比值（INR）的延长与肝功能的日益恶化存在很强的相关性，是预测肝病患者预后的一个可靠指标。INR并不能全面反映凝血功能。可表明肝合成凝血因子功能受损，但对整个凝血级联的评估还需要其他检测。

（五）白蛋白

白蛋白是含量最多的血浆蛋白。完全由肝细胞合成并且占所有肝合成蛋白质的15%。因为底物通常与白蛋白结合进行运输，所以白蛋白浓度是多数代谢过程和各种物质生物利用度的决定性因素。降低的白蛋白浓度可能指示蛋白质营养不良、白蛋白丢失的疾病（如肾病综合征）或肝合成功能严重降低。

（六）血清学和基因检测

抗原和抗体检测是病毒和（或）自身免疫性肝炎鉴别诊断的基础。同样，蛋白质标志物水平异常可诊断 α_1-抗胰蛋白酶缺乏症、Wilson病和肝细胞癌。并且对于疑似某些遗传性肝疾病的明确诊断，基因检测可能是一个有价值的辅助手段。

二、高胆红素血症

（一）Gilbert综合征

Gilbert综合征是遗传性高胆红素血症最常见的类型（占一般人群的10%），为伴有可变外显率的常染色体显性遗传病。主要的缺陷是葡萄糖醛酸转移酶的变异，但通常仍有大约1/3的正常酶活性。血浆胆红素浓度很少超过85.5μmol/L（5mg/dl），但如禁食或疾病状态将有2～3倍的增加。

（二）Crigler-Najjar综合征

Crigler-Najjar综合征是严重高未结合胆红素血症一种罕见的遗传类型，起因于葡萄糖醛酸转移酶的变异。典型葡萄糖醛酸转移酶活性降低至不足正常的10%。缺乏有效酶功能的患儿在围生期出现黄疸。胆红素脑病可能发生。对于神经系统未受损的患儿最佳的治疗包括在新生儿期换血治疗，在幼年时每天光疗，并且在脑损伤发生前尽早进行肝移植。长期苯巴比妥治疗通过刺激葡萄糖醛酸转移酶活性而减少黄疸。

对患此综合征的患儿做胆红素光疗法的麻醉处理是可行的。由于禁食的压力可增加血浆胆红素浓度，应减少禁食时间。吗啡经过不同于Crigler-Najjar综合征缺乏的葡萄糖醛酸转移酶系统代谢，因此，能被安全的用于这些患儿。此外巴比妥类药物、吸入麻醉药和肌松药都可选用。

（三）Dubin-Johnson综合征

Dubin-Johnson综合征是由于肝细胞转运有机离子到胆道系统的能力降低导致高结合胆红素血症。尽管是高结合胆红素血症，但这些患者不存在胆汁淤积。此综合征是常染色体显性遗传，预后较好。

（四）良性术后肝内胆汁淤积症

良性术后肝内胆汁淤积症常发生在持续长时间手术，特别是同时并存低血压、低氧血症和需要输血时。胆红素生成过多（输注红细胞的破坏或血肿的吸收）和（或）肝清除胆红素减少可导致高胆红素血症。高结合胆红素血症的黄疸常出现在24～48h内。除外胆红素和碱性磷酸酶，肝功能化验常是正常的或仅有轻微异常。这些情况随着基本的手术和医疗条件的改善相继解决。

（五）进行性家族性肝内胆汁淤积症

进行性家族性肝内胆汁淤积症是一种罕见的遗传代谢疾病，婴儿期表现为胆汁淤积，成年以前出现终末期肝硬化。瘙痒很严重。导致此疾病的明确的代谢缺陷仍没有被证实。肝移植是唯一有效的治疗。进行性家族性肝内胆汁淤积症患者的麻醉管理可由下列因素影响：营养不良、门静脉高压、凝血异常、低蛋白血症和慢性低氧血症。

三、胆道疾病

胆结石和炎性胆道疾病构成了美国的主要健康问题。大约3000万美国人患有胆结石。胆结石的发病率，女性明显高于男性。此外，发病率随着年龄、肥胖、体重快速下降和妊娠而增加。

胆结石的形成更可能与胆汁的各种成分理化性质的异常相关。在高蛋白质和脂肪的西方国家饮食条件下，大约90%的胆结石是射线可透的，其主要由胆固醇组成。其余的胆结石通常是不透射线的，通常由胆红素钙组成。这些胆结石更常发生在患有肝硬化或溶血性贫血的患者。

（一）急性胆囊炎

胆囊或者胆道结石的患者可能是无症状（沉寂性疾病）、急性症状或慢性症状性疾病。被胆结石梗阻的胆囊管或者胆总管常引起急性炎症。95%急性胆囊炎患者存在胆石症。胆结石导致胆囊管梗阻产生急性胆囊炎。

急性胆囊炎的症状和体征包括恶心、呕吐、发热、腹痛和右上腹压痛。剧烈的疼痛开始于中上腹，转移至右上腹，并且可能放射到后背，由位于管道内的结石引起，被定义为胆绞痛。这种疼痛异常强烈并且通常突然开始并且逐渐消退。患者可出现酱色尿和巩膜黄疸。手术中多数黄疸患者可见胆总管内有结石。化验检查常显示白细胞增多。

诊断为急性胆囊炎的患者实行液体治疗并且使用阿片类药物镇痛。白细胞增高的发热患者给予抗生素。当患者病情稳定后通常考虑手术治疗。常选择腹腔镜胆囊切除术。大约5%的腹腔镜胆囊切除术改为开腹胆囊切除术。手术期间，可以施行胆管造影术，胆总管结石可同时被清除或者后期通过内镜逆行胰胆管造影术（endoscopic retrogrado cholangio panceatography，ERCP）清除。

腹腔镜胆囊切除术的麻醉相关因素与其他腹腔镜手术相似。腹腔内部注入气体（气腹）导致腹内压的增加，从而导致通气和静脉回流受限。由于腹腔内注气导致的心血管功能改变包括静脉回流和心排血量的即刻降低，同时平均动脉压和体循环阻力增加。在接下来的几分钟，心排血量部分恢复，但血压和心率保持不变。稳定的心血管反应主要是腹压增加、神经体液反应及二氧化碳吸收之间相互作用的结果。头高位有利于腹内容物移离手术部位并且改善通气。

因为阿片类药物能引起奥狄括约肌的痉挛，该手术麻醉使用这类药存在争议。然而，阿片类药物经常被应用而未发生不良反应，表明并不是所有患者对阿片类药物存在奥狄括约肌痉挛反应。已证实阿片类药物诱发奥狄括约肌痉挛的发生率是相当低的（＜3%）。可以通过静脉注射胰高血糖素，或纳洛酮或硝酸甘油解除此痉挛。

（二）胆总管结石

胆总管结石位于胆总管。通常结石位于胆管进入肝胰管壶腹的部位。存在胆总管结石的患者存在胆管炎的症状（发热、寒战、黄疸、右上腹疼痛）或仅有黄疸和提示胆囊炎的疼痛病史。并不是所有结石阻塞在胆总管。一些进入十二指肠或进入胰管而导致急性胰腺炎。当结石梗阻在胆总管血清胆红素和碱性磷酸酶浓度通常明显并急剧地升高。转氨酶浓度仅轻度增加。

因为疼痛的部位和严重程度相似，结石导致胆总管的急性梗阻类似于输尿管结石，但肝功能检查可鉴别二者。胰腺的急性炎症也可产生胆总管梗阻，CT或ERCP有助于鉴别胰腺炎和胆总管结石。急性心肌梗死或病毒性肝炎可以产生与胆道疾病相似的腹痛症状。上腹部疼痛与胰腺癌患者疼痛相似。急性间歇性卟啉病也可引起严重腹痛，但碱性磷酸酶和胆红素浓度是正常的。

内镜括约肌切开术是胆总管结石患者的初始治疗方法。ERCP既能确定胆总管梗阻的病因，也能移除结石或放置支架。括约肌切开术也被推荐用于胆囊或胆道术后残余胆道结石的治疗。对于个别内镜括约肌切开术失败的患者可施行胆总管探查。

肝炎：肝炎是肝实质炎症性疾病。通常是由于病毒感染，但也可以由自身免疫机制或化学物质的摄入，如药物、乙醇或有毒溶剂。

肝炎很少有症状，但通常伴随着全身乏力和黄疸。急性肝炎可以是一种自限性疾病，但也可以进展为慢性肝炎、肝硬化、肝细胞癌或肝衰竭。

四、病毒性肝炎

在美国急性病毒性肝炎绝大多数病例是由下列五种病毒中一种引起：甲型、乙型、丙型、丁型或戊型肝炎病毒。然而，其他病毒如单纯疱疹病毒、巨细胞病毒和EB病毒也可能导致急性肝炎。甲型肝炎病毒是急性病毒性肝炎最常见病因（50%），其次是乙型肝炎病毒（35%）和丙型肝炎病毒（15%）。丁型肝炎病毒仅存在乙肝患者中，以协同感染的形式存在。

仅仅根据临床表现和常规实验室肝功能检测（AST，ALT和胆红素、碱性磷酸酶水平）很难区分各种病毒性肝炎，需要血清学试验（表13-2）和必要时肝活检来明确诊断。

急性病毒性肝炎应对症治疗。避免饮酒、限制体力活动和合理营养是必要的。此外，必须监视进展为暴发性肝衰竭或慢性肝炎症状的出现。

通过避免高危病毒暴露和疫苗主动免疫能预防病毒性肝炎。接种成功后，定期进行血清抗体效价监测。如需要，加强免疫能确保提供有效的保护作用。急性病毒暴露时建议采用混合丙种球蛋白被动免疫。

慢性乙型和丙型肝炎有发展为进展期肝硬化和原发肝细胞癌的风险，尽管这些不良后果可能需要经过数十年的时间才发生。

（一）药物诱发性肝炎

大量药物（镇痛药、抗惊厥药、抗生素、抗高血压药及很多其他药物）可引起肝炎症，归因于特异反应或剂量相关毒性。临床症状通常出现在药物治疗开始后2～6周，但也可延迟长达6个月。由于临床症状和体征、肝组织学表现与病毒性肝炎可能完全相同，及时准确的诊断很必要。未能识别和终止问题药物可能导致严重的后果。

过量对乙酰氨基酚是肝细胞毒性和肝坏死一个众所周知的诱因。高浓度的该化合物有毒代谢产物通过耗尽肝谷胱甘肽储备来击垮肝结合能力。在对乙酰氨基酚摄入第一个8h内口服N-乙酰半胱氨酸可显著降低肝细胞损害程度（见第25章）。

（二）自身免疫性肝炎

顾名思义，自身免疫性肝炎是由抗肝自身抗原细胞免疫反应导致的一种肝炎性疾病。发病率（10～20）/100 000人，女性发病率（70%）较男性高。常并存其他自身免疫性疾病。确诊需要结合临床表现、实验室检查结果（胆红素、肝酶、血浆自身抗体、免疫球蛋白G浓度）和组织学评估。

对于自身免疫性肝炎没有有效的干预治疗手段，因此，治疗目的仅是使用皮质激素和（或）其他免疫抑制药物持续缓解。如果进展到终末期肝病，可考虑肝移植。

（三）氟烷肝炎

对于麻醉医生，氟烷肝炎是肝炎一种特别重要而且独特的形式。对于遗传易感个体，某些挥发性麻醉药（氟烷、安氟烷、异氟烷、地氟烷）能引起免疫介导的肝毒性反应。免疫介导机制最可靠证据是在确诊氟烷性肝炎的多数患者体内存在免疫球蛋白G抗体。这些抗体主要是针对肝细

表13-2　病毒性肝炎的特征

项目	甲型	乙型	丙型	丁型
传播途径	粪口 被污水污染的贝类	经皮肤 性接触	经皮肤	经皮肤
潜伏期	20～37d	60～110d	35～70d	60～110d
血清抗原和抗体检测结果	IgM在早期产生 IgG在恢复期产生	HBsAg和抗HBc抗体早期产生并一直存在携带者体内	抗HCV抗体在6周至9个月内产生	抗HDV抗体产生晚且存留时间短
免疫	45%的人产生抗体	5%～15%的人产生抗体	未知	人体如果对乙型产生免疫可受到保护
病程	不会进展为慢性肝病	1%～5%成年人和80%～90%儿童进展为慢性肝病	超过75%的人会进展为慢性肝病	与乙型协同感染
暴露后防疫	γ-球蛋白混合液 甲肝疫苗	乙肝免疫球蛋白 乙肝疫苗	干扰素加利巴韦林	未知
病死率	< 0.2%	0.3%～1.5%	未知	急性黄疸性肝炎： 2%～20%

HBcAg.乙型肝炎核心抗原；HBsAg.乙型肝炎表面抗原；HCV.丙型肝炎病毒；HDV.丁型肝炎病毒；IgG.免疫球蛋白G；IgM.免疫球蛋白M

（引自Keefe EB. Acute hepatitis. Sci Am Med, 1999：1-9.）

胞表面的微粒体蛋白，此种蛋白已被氟烷具有氧化活性的三氟乙酰卤化代谢产物共价修改为新抗原。实际上，肝蛋白乙酰化将这些蛋白由自己的变为非己的（新抗原），导致针对这些新抗原形成抗体和形成自身免疫性肝炎。抗三氟乙酰基抗体试验是高度特异性的。由于氟烷相对较高的药物代谢水平，因此成为引起肝炎最常见的吸入麻醉药，预计大约在成年患者中每 20 000 人中有 1 人发病。敏感的个体可以和其他氟化吸入麻醉药产生交叉反应。然而，七氟烷例外，因为它有不同的化学结构，不产生三氟乙酰化代谢产物。

（四）术后肝功能障碍

系统化方法适用于评估新发术后黄疸。首先，应考虑到预示良性术后肝内胆汁淤积的表现——多为相对常见的现象；随着长时间手术、低血压、低氧血症和大量输血会增加此疾病发生率。其次，考虑是否存在大的隐匿性血肿、溶血或脓毒血症。最后，考虑是否存在药物或免疫介导的肝细胞毒性。一旦黄疸原因确立，可停用所有可能加重病情的药物和疗法（血管内容量复苏、供氧、病理积液引流、静脉抗生素注射等）。

（五）慢性肝炎

慢性肝炎定义为任何超过 6 个月的肝炎症。此诊断被逐渐升高的血浆肝酶和（或）胆红素浓度和不断进展的炎症组织学证据所证实。在美国酒精性肝病是慢性肝疾病和肝硬化最常见诱因。慢性丙型肝炎病毒感染是慢性肝炎第二常见诱因。慢性肝炎病变程度跨度大，预后变化大。轻微慢性肝炎可不影响生活。然而，稍重或进展性肝炎将影响日常活动。严重慢性肝炎演变为肝硬化同时伴随着多器官系统损害。

五、肝硬化

进行性肝实质损伤和组织再生并存破坏了肝正常结构，导致结节性改变。这些形态改变可通过计算机断层扫描、磁共振成像和超声观测到。组织学检查有助于鉴别肝硬化诱因（酒精性肝硬化、坏死后肝硬化、原发性或继发性胆汁性肝硬化、非酒精性脂肪性肝炎、血色病、Wilson 病、α_1-抗胰蛋白酶缺乏或其他疾病）。

疲劳、全身乏力和黄疸是典型的症状，之后可出现晚期肝病症状和体征如蜘蛛痣、男性乳腺发育、睾丸萎缩和腹水。

实验室检查结果包括胆红素、转氨酶和碱性磷酸酶浓度升高，INR 增加，血小板减少和血清白蛋白浓度降低。由于糖异生不足低血糖很常见。

（一）肝门静脉高压

肝硬化随着肝纤维化的进展导致肝内血流阻力增加，门静脉血流减少和门静脉压力升高。常存在腹水、肝大、脾大和周围性水肿。

（二）腹水和自发性细菌性腹膜炎

腹水通常合并肝硬化，导致腹水产生的因素包括肝门静脉高压、低蛋白血症和水钠潴留（图 13-1）。

腹水形成时具有重要意义，药物治疗目的是纠正潜在的低白蛋白血症和钠水潴留。坚持低盐饮食和服用醛固酮拮抗药，如螺内酯，可以增加渐进性利尿和减少腹水体积。每天利尿量不应该超过 1L 以防出现低血容量和氮质血症。对于药物治疗抵抗的腹水，可考虑穿刺引流或采取经颈静脉肝内门体分流术。通过 LeVeen 分流器将多余腹水反流入血管内，此分流是腹膜腔和颈内静脉之间的皮下单向管道。

腹水患者临床状况突然恶化，必须对腹水浊度、白细胞增多和细菌繁殖进行分析。自发性细菌性腹膜炎具有很高的发病率和病死率，因此应及时采用抗生素治疗。

（三）胃食管静脉曲张

由于肝门静脉高压干扰内脏静脉血流，胃食管交界处黏膜下静脉扩张以便增加奇静脉和半奇静脉侧支血流。不是所有的肝硬化都会出现静脉曲张，也不是所有的静脉曲张都会发生出血。然而如果静脉曲张出血发生，血流动力学波动明显。患者大出血或同时存在肝性脑病可能需要气管插管以保护呼吸道通畅、防止误吸。

静脉曲张破裂出血可通过内镜，包括静脉套扎和硬化剂注入来治疗。为防止再出血，有条件的患者可施行经颈静脉肝内门体分流（TIPS）或外科门体分流。这些分流不能延长整体生存期，但能有效预防再出血。食管静脉曲张的药物治疗包括服用普萘洛尔或纳多洛尔，可以降低肝门静脉高压和再出血的风险。

（四）肝性脑病

随着肝功能不断下降经常出现神经精神变化。影响范围包括认知、运动功能、人格和意

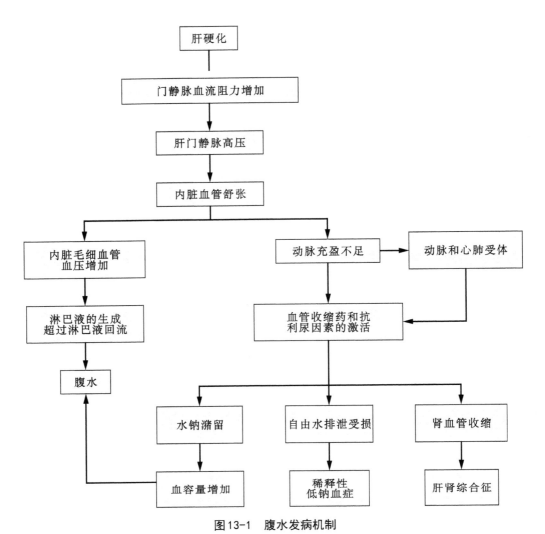

图 13-1　腹水发病机制

（引自 Gines P, Cardenas A, Arroyo V, Rades J: Management of cirrhosis and ascites. N Engl J Med, 2004,350:1646–1654. Copyright 2004 Massachusetts Medical Society.）

识。扑翼样震颤和慢或扁平波的脑电图是晚期肝性脑病的特异病理性征象。门体静脉分流由于允许氨等代谢产物绕过肝的清除而加重肝性脑病。

　　肝性脑病的治疗包括限制蛋白质摄入来减少氨的产生，肠内给予不可吸收的二糖（乳果糖）或抗生素（新霉素）减少氨的吸收，纠正电解质平衡，尽量避免各种类型的阿片类药物、镇静催眠药物和麻醉药物。

（五）高动力循环

　　肝硬化经常合并着高动力循环，其特点是全身血管阻力减少和心排血量代偿性增加。据推测，肝硬化时出现的血管舒张物质如前列腺素或白介素的蓄积对心排血量增加和动静分流至少负部分责任。低蛋白血症和贫血降低了血黏度可能也起到一定的作用。

　　肝硬化也可能与心肌病或舒张功能障碍相关，因此术中血流动力学管理具有挑战性。

（六）肝肺综合征

　　肝硬化时除了有周围血管扩张，高达 3/4 的患者存在明显肺内分流和通气/血流比例失调。症状和体征包括呼吸困难和低氧血症，直立体位时可能会加剧。可以通过超声造影鉴别肺内分流和心脏水平的右向左分流。

　　对于重度肝肺综合征唯一明确的治疗手段是肝移植。生长抑素和辅助吸氧作为支持治疗，直到有捐赠的器官可用。

（七）肝门静脉肺动脉高压

　　有少于 4% 的肝硬化患者存在肝门静脉高压合并肺动脉高压。肝硬化确诊后几年内常出现典型的肝门静脉肺动脉高压，症状包括呼吸困难、乏力和晕厥。右心功能障碍很常见。肝门静脉肺动脉高血压严重程度独立于肝硬化严重程度。

合并肝门静脉肺动脉高压的肝硬化患者寿命有限。肝移植是唯一有效的治疗方法，但仅适用于肺血管阻力轻度增加时。肺动脉压力超过45mmHg的终末期肝病患者不适于肝移植治疗。此类患者无论是否手术其1年的病死率为80%。较少病例其严重肺动脉高压对药物治疗例如前列腺素或一氧化氮有反应，可尝试施行肝移植。此类患者的术中监测和治疗应该同有经验的肺科专家协同进行。

（八）肝肾综合征

伴随着严重肝疾病的肾衰竭称为肝肾综合征。即使肾本身没有异常此类疾病的预后也很差。肝肾综合征的确切病理、生理机制尚不清楚，但出现脱水和肾血流减少常早于肾小球滤过率降低和氮质血症的进展。

肾替代治疗是主要的支持疗法，直到肝功能异常被纠正或有可用的肝移植捐献器官。

根据血清肌酐水平升高和肌酐清除率下降的速度，肝肾综合征可被分成Ⅰ型和Ⅱ型。两种类型肝肾综合征短期病死率非常高。

（九）凝血

肝合成凝血级联的大多数凝血因子。同时，肝细胞产生大量抗凝蛋白（蛋白S，蛋白C，蛋白Z，抗凝血酶Ⅲ）和抗纤溶酶原激活物抑制药。肝对于循环中活化凝血因子的清除至关重要。终末期肝病会对血块形成和溶解形成明显影响。

需要借助大量定量和定性凝血功能检查结果反映及解释终末期肝病患者复杂的凝血异常情况，从而综合评估其凝血功能。

六、急性肝衰竭

（一）定义

急性肝衰竭定义为之前肝功能正常或肝疾病有良好代偿的患者出现快速进展的严重肝损伤合并合成功能受损及肝性脑病。根据定义，急性肝衰竭进展（从如黄疸这样的体征首次出现到肝功能80%～90%丧失）短于4周。急性肝衰竭包括暴发性肝衰竭，即出现症状后的8d内发生肝衰竭。急性肝衰竭常发生在年轻人，并伴随着很高的病死率。潜在病因和脑病分级是预后的决定

性因素。

合成功能受损和肝性脑病是此类疾病的严重之处。急性肝衰竭在大多数情况下存在广泛肝细胞坏死和大量肝实质炎症。该病患者有由轻度肝性脑病进展为脑水肿、颅压增高和昏迷的风险。

（二）病因学

急性肝衰竭的常见原因是过量服用对乙酰氨基酚、特异性药物反应、急性病毒性肝炎、酒精性肝炎、妊娠急性脂肪肝。较少见原因包括Wilson病和Reye综合征。

（三）治疗

该病常合并凝血功能障碍、肾衰竭、心肺并发症、严重代谢紊乱。需要进入重症监护病房并且密切观察；支持治疗必须包括恢复循环血量、调整电解质平衡，并且必要时施行机械通气。"肝透析"（通过体外系统类似肾透析机将血泵过一系列的过滤器移除不需要的物质）正在发展为一种治疗手段，在某些机构用作实验性治疗。

颅内压监测是有争议的。监测数值有助于控制颅内压力，但当存在严重凝血功能障碍时颅内压传感器的放置将带来严重颅内出血的风险。

（四）预后

尽管可得到多学科重症监护的帮助，急性肝衰竭的病死率仍居高不下，可达80%。患者存活显著依赖于肝衰竭诱因的诊断以及是否存在已知的针对特定诱因的解毒药物，如N-乙酰半胱氨酸对于对乙酰氨基酚中毒。如果有可用的供体器官，肝移植是一种选择，但即使移植治疗，其短期病死率仍高于65%。

七、肝功能减低患者的麻醉管理

辨别肝疾病患者具有挑战性，因为仅在肝功能发生大幅下降后，才出现肝功能不全的临床表现。然而，为发现少数肝功能不全的患者而对所有术前患者常规行肝功能检查并不是实用的方法。目前，随着酒精性和丙肝性肝硬化发病率的升高，肝功能受损而需行手术的患者数量不断上升。预计每700例择期手术患者中有1例患者存在肝酶水平异常，围术期与肝功能不全相关的患病率和病死率存在增长的风险。

（一）风险评估

患有肝病的患者对手术应激的生理储备降低，因此，导致出血、感染、肝功能失代偿和死

亡风险增加。肝功能损害程度和手术类型是决定围术期风险的两个主要因素。

（二）Child-Pugh分级

制订Child-Pugh分级目的是预测肝硬化患者手术死亡率。5个变量（总胆红素、血清白蛋白水平、腹水、INR和肝性脑病）被赋予相应分值，根据总分将患者分为A，B或C级（表13-3和表13-4）。在不同分级患者中行腹腔内手术的死亡率分别为10%，30%和80%。

通常当术前状态稳定和具备完善的围术期管理时，Child-Pugh分级A和B级的患者适于手术。如果病情允许，Child-Pugh分级C级患者通常接受内科治疗。必要时手术应该推迟至肝功能改善后（图13-2）。

良好的术前管理可以减少围术期并发症和病死率。除了标准的询问病史、体格检查、用药回顾和实验室检查，对于急性或持续性肝恶化程度的评估至关重要。

（三）围术期管理

1.营养、代谢和电解质平衡　营养不良和肠道吸收障碍常见于晚期肝病。维生素缺乏和低蛋白血症影响多个器官功能以及药动学。改善饮食，尤其是提高热量，可耐受的蛋白富集和补充维生素是有益的。

作为肝糖异生减少的结果，发生低血糖可能性较大。需要监测血糖，并且在手术中可能需要输注葡萄糖。

因为自由水潴留大于钠潴留，尽管体内总钠含量增加但仍常见低血钠症。服用醛固酮拮抗药结合低钠饮食有助于纠正这种异常。接受利尿药治疗的患者应监测肌酐和电解质水平。

2.脑病　术前肝性脑病的程度与肝功能障碍程度可平行或不平行。脑病可因感染、消化道出血、经颈静脉肝内门体分流存在而加重。新出现的神经系统症状和体征，需要查明潜在原因。昏睡或昏迷患者可能需要气管插管保护气道。术前已存在脑病并接受非肝手术患者围术期病死率明显增加。

3.肺部并发症和气道管理　除了对可能存在的肝肺综合征和（或）肺动脉高压的评估，肺功能的术前评估还必须包括误吸风险的评估和患者呼吸室内空气时血氧饱和度的测定、肺功能测试和条件允许时行肺动脉压测定。

患有慢性肝病尤其合并腹水的患者，常存在胃容量增加和胃排空延迟。因此，全身麻醉快速诱导同时压迫环状软骨是利于气管内插管和气道保护的恰当方法。

4.肾功能　肝硬化患者存在发生肾功能不全的风险。胃肠道出血、低血压、低灌注、大量穿

表13-3　评估肝疾病严重程度的Child-Pugh评分系统

肝功能异常症状	1分	2分	3分
肝性脑病（等级）	无	I～II级	III～IV级
腹水	无	少量	大量
胆红素 [μmol/L (mg/dl)]	＜34.2 (＜2)	34.2～51.3 (2～3)	＞51.3 (＞3)
白蛋白（g/L）	＞35	28～35	＜28
国际标准化比值	＜1.7	1.7～2.2	＞2.2

表13-4　根据Child-Pugh分级评估生存率

分值	分级	1年生存率	2年生存率
5～6	A	100%	85%
7～9	B	81%	57%
10～15	C	45%	35%

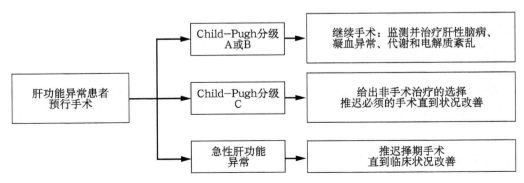

图13-2　肝功能异常患者手术处理流程

刺放液和给予潜在肾毒性药物都增加急性肾功能恶化的可能性。血清肌酐浓度的增加和肌酐清除率的降低是临界肝功能患者不祥的征兆。肝肾综合征没有有效的治疗措施。然而当患者试图从潜在肝功能障碍恢复时，维持体内容量和肾替代治疗是必需的。

患者受益于代谢性酸中毒、特别是乳酸性酸中毒的监测，及酸碱和电解质失衡的纠正。

5.循环 高动力循环是肝功能不全的一个显著特征。在某种程度上，全身血管阻力降低是对心排血量增加的代偿。然而低蛋白血症和血浆胶体渗透压降低导致体液转移至组织间隙，常见水肿表现。对于低血压患者，有创监测（动脉测压，监测心排血量）、血管内容量替代和血管升压药物治疗是必要的。在等容且血管扩张患者，使用升压药物可维持血压而不减少组织灌注。在肝移植手术中常采用去氧肾上腺素、去甲肾上腺素和血管加压素来达到此目的。

6.凝血 凝血功能障碍很常见。凝血因子生成减少同时合并抗凝调节因子浓度降低通常会导致大量失血。凝血因子浓度、纤维蛋白原含量、血小板计数和其他参数的实验室检查，结合临床出血观察和血栓弹力图有助于诊断出血倾向的原因和制订最佳的治疗方案。

如果存在营养不良，补充维生素K用以产生维生素K依赖性凝血因子有助于增强止血效果。输注新鲜冰冻血浆、冷沉淀凝血因子、血小板，或这些制剂可联合输注。输血治疗最好基于实验室分析指导下，而不是凭借经验简单应用各种血液制品输注。功能异常肝对柠檬酸（输注血液制品和悬浮红细胞中的成分）的代谢能力减弱，因此必须监测钙离子浓度。需要经常静脉给予钙剂。

7.药动学 存在肝功能障碍的患者肝合成功能受损、分布容积增加、药物血浆蛋白结合能力降低和药物清除率下降导致药动学改变。例如，由于分布容积增加，为了获得有效的血浆浓度，非去极化肌松药需要较大的初始剂量，但随后的追加剂量应减少，反映了肝药物清除率降低。由于顺式阿曲库铵的清除不依赖与肝，可适用于肝病患者。

（四）术后康复

肝衰竭是肝硬化患者术后病死最常见原因。

为了获得最佳的术后监测和护理，特别是如果患者在术中情况不稳定，应进入重症监护病房。除了监测术后肝功能，重症监护还包括维持血流动力学稳定、确保满意的氧供和通气、经常评估神经功能、控制电解质紊乱和凝血功能障碍并监测肾功能。

早期肠内营养已被证实可以改善预后，应予以考虑。

八、肝移植

在美国每年大约有7000例肝移植手术。术后患者1年存活率为85%以上，目前3年存活率超过80%，5年存活率达70%以上。肝移植一度被认为是一种实验性手术，目前已成为各种严重程度或不可逆肝功能异常的首选治疗方法。

超过90%的移植肝是尸体器官。活体肝移植通常涉及肝一整叶（尤其是右叶）切除，对儿童可产生良好的效果。然而，成年人-成年人活体肝移植由于肝大小不匹配而出现多种问题。小肝综合征并不少见，在手术后第1周表现为肝功能不全。因此，肝硬化患者适于接受与其自身肝大小相仿的供肝。

（一）适应证

乙醇中毒、慢性进行性肝炎（尤其是丙型肝炎病毒引起的）和肝细胞癌在既往都被认为是肝移植禁忌，而现在这些病例已成为此种手术最常见适应证。不常见的适应证包括原发性硬化性胆管炎、α_1-胰蛋白酶缺乏症、非酒精性脂肪性肝炎、血色素沉着症、Wlison病、急性肝衰竭。

（二）器官分配

为了在17 000名患者或全国肝移植等待名单中公平分配有限的供体，美国国立器官分配网和欧洲器官移植国际基金会采用终末期肝病(MELD)评分系统，取代了Child-Pugh分级作为肝移植评估。MELD评分用来预测未接受肝移植患者90d病死率，根据3个实验结果计算得到：

$3.8 \times \log_e($白蛋白 mg/dl$)+11.2 \times \log_e($INR$)+9.6 \times \log_e($肌酐 mg/dl$)+0.643$

MELD分值范围6～40，患者根据评分排列在等候名单上。最高评分的患者排列在名单的顶部。随着肝移植受者的潜在条件经常变化，MELD评分定期被重新计算。MELD评分不能反映潜在肝疾病的严重程度及其预后，如肝细胞癌患者，因此MELD评分根据肝癌分级（常根据米兰标准）分配，此标准将5cm或更小的单一肿瘤或者3个或以下但均＜3cm的肿瘤归为适合行肝移植治疗。

（三）手术过程

自身肝的切除和新肝植入手术分为3个阶段：切肝期、无肝期及再灌注或新肝期。

切肝期包括剥离肝周围的血管结构（肝动脉、门静脉、上下腔静脉），分离胆总管，然后移除自身肝。由于出血腹内压降低所致静脉淤血，手术结扎所致的静脉回流受阻引起的心血管不稳定在此阶段很常见。

无肝期开始于肝动脉和门静脉被钳夹，自身肝血供被中断。为了避免静脉回流和心排血量明显减少及在下腔静脉夹闭期间内脏静脉淤血，常使用一个静脉-静脉转流系统。供肝安置时可能需要膈肌明显回缩上抬，因此可能干扰通气和氧合。因为无肝期肝代谢功能的缺失，可能发生代谢性酸中毒、药物代谢降低及枸橼酸盐中毒。静脉输注钙可治疗低钙血症。

再灌注或新肝期开始于供肝主要血管结构再次吻合后。在血管钳移除前，冲洗移植物以清除空气、组织碎片和保护液。尽管如此，接下来的开放也可能引起血流动力学不稳定、心律失常、严重心动过缓、低血压及高钾性心搏骤停。一旦移植物开始起作用，血流动力学和代谢稳定逐渐恢复并且尿量增加。药物代谢能力在移植物再灌注后很快恢复。凝血参数随着凝血因子的输注通常趋于正常。术后可能需要通气和氧合的支持。

成功行肝移植后，肝功能化验恢复正常。肝移植也会逆转肝衰竭所致的高动力循环状态。虽然肺内分流可能存在并且导致通气血流比例失调，但是氧合仍可改善。正常保护肝血流的生理机制在肝移植术后变迟钝。肝通常作为休克状态时自身输血保持血容量的重要来源，其机制是缩血管反应，此机制在肝移植后受损。

（四）肝移植研究进展

关于肝移植最多的进展包括输血策略和术后早期拔管。

1.输血　目前对止血机制复杂性的理解和凝血功能先进检测诊断的广泛应用使每个病例输血量大幅减少。输血量的减少降低了枸橼酸中毒和

高血容量发生率，有益于术后的康复。重症监护室和住院时间明显缩短。

2.术后早期拔管　在一些手术时间短，手术过程顺利的患者，可考虑缩短术后机械通气时间。为了优化术后管理和围术期资源利用，移植中心对适合快通道的患者越来越感兴趣。

九、要点

- 肝和胆道疾病可分为实质性肝病（肝炎和肝硬化）和胆汁淤积症具有或不具有肝外胆道梗阻。

- 胆红素是血红蛋白和肌红蛋白的降解产物。在外周形成的未结合胆红素被转运到肝，在葡萄糖醛酸转移酶的作用下结合成单和双葡萄糖醛酸。高未结合胆红素血症发生在胆红素生成增加、肝摄取胆红素降低、胆红素结合降低时。高结合胆红素血症发生在胆红素小管转运降低、急或慢性肝细胞功能障碍、胆道梗阻时。

- 因为阿片类药物能引起奥狄括约肌的痉挛，胆囊或胆总管手术麻醉时使用这些药存在争议。然而可以通过静脉注射胰高血糖素、纳洛酮或硝酸甘油解除此痉挛。

- 急性肝炎最常见是病毒感染的结果，但也可是药物和毒素引起的。在美国，大约50%成人急性病毒性肝炎是由于感染了甲型肝炎病毒，35%感染了乙肝病毒，15%感染了丙型肝炎病毒。

- 乙型和丙型肝炎病毒感染的主要并发症包括进展为慢性肝炎、肝硬化和肝细胞癌。

- 药物（止痛药、吸入麻醉药、抗生素、抗高血压药、抗惊厥药、镇定药）可引起组织学上同急性病毒性肝炎难鉴别的肝炎。许多药物的反应是千变万化的；也就是说是罕见的、不可预测的、并且不是剂量依赖性的。不能终止有问题的药物可能导致进行性肝炎，甚至死亡。

- 氟烷肝炎，肝功能不全的罕见形式，在遗传易感个体伴随着吸入麻醉药的使用，特别是氟烷。肝细胞表面的微粒体蛋白被氟烷具有氧化活性的三氟乙酰卤化代谢产物共价修改为新抗原。生成针对这些抗原的抗体从而产生了一种自身免疫性肝炎。

- 安氟烷、异氟烷和地氟烷可以产生三氟乙酰基代谢产物，同氟烷产生交叉致敏。然而因

为这些麻醉药代谢的比例非常小，吸入这些麻醉药后发生肝炎的发生率较之氟烷相当低。七氟烷不会被代谢为三氟乙酰化代谢产物。因此，不同于其他氟化吸入麻醉药七氟烷不会引发免疫介导的肝毒性。

- 慢性肝炎特征是长期肝生化指标的升高和肝组织活检证实存在炎症。慢性肝炎常持续6个月或更长。最常导致慢性肝炎的疾病是自身免疫性肝炎和慢性病毒性肝炎（HBV感染或HCV感染）。

- 肝门静脉高压是纤维性肝硬化进展导致通过门脉系统血流的阻力增加的结果。肝门静脉高压协同低蛋白血症和血管收缩物、抗利尿因子及抗利尿激素分泌增多导致腹水增加。

- 肝移植手术分为3个阶段：切肝期、无肝期及再灌注或新肝期。切肝期包括剥离肝周围的血管结构（肝动脉、门静脉、上下腔静脉），分离胆总管，然后移除自身肝。无肝期开始于肝动脉和门静脉被钳夹，自身肝血供被中断。再灌注或新肝期开始于供肝主要血管结构再次吻合后。

（刘伟华 译 王清平 校）

参 考 文 献

[1] Child CG, Turcotte JG. Surgery and portal hypertension. Major Probl Clin Surg, 1964,1:1-85.

[2] del Olmo JA, Flor-Lorente B, Flor-Civera B, et al. Risk factors for nonhepatic surgery in patients with cirrhosis. World J Surg, 2003,27(6):647-652.

[3] Faust TW, Reddy KR. Postoperative jaundice. Clin Liver Dis, 2004,8:151-166.

[4] Friedman LS. The risk of surgery in patients with liver disease. Hepatology, 1999,29(6):1617-1623.

[5] Gines P, Cardenas A, Arroyo V, et al. Management of cirrhosis and ascites. N Engl J Med, 2004,350:1646-1654.

[6] Hannaman MJ, Hevesi ZG. Anesthesia care for liver transplantation. Transplant Rev, 2011,25(1):36-43.

[7] Keegan MT, Plevak DJ. Preoperative assessment of the patient with liver disease. Am J Gastroenterol, 2005,100(9):2116-2127.

[8] Mandell MS, Lockrem J, Kelley SD. Immediate tracheal extubation after liver transplantation: experience of two transplant centers. Anesth Analg, 1997,84:249-253.

[9] Millwala F, Nguyen GC, Thuluvath PJ. Outcomes of patients with cirrhosis undergoing non-hepatic surgery: risk assessment and management. World J Gastroenterol, 2007,13(30):4056-4063.

[10] O'Leary JG, Friedman LS. Predicting surgical risk in patients with cirrhosis: from art to science. Gastroenterology, 2007,132(4):1609-1611.

[11] Rizvon MK, Chou CL. Surgery in the patient with liver disease. Med Clin North Am, 2003,87(1):211-227.

[12] Teh SH, Nagorney DM, Stevens SR, et al. Risk factors for mortality after surgery in patients with cirrhosis. Gastroenterology, 2007,132(4):1261-1269.

第14章

胃肠疾病

胃肠道的主要功能是为人体提供持续的水、营养、电解质等。胃肠道的每一部分如食管、胃、小肠、大肠都有其特定的功能，分别来完成对食物的运输、储存、消化、吸收等功能。胃肠道的任何一个部位受到损伤都会对外科手术患者产生重要的影响。

一、食管疾病

吞咽困难是所有食管疾病的典型症状，为了对吞咽困难进行评估，常推荐进行钡利试验，必要时进行食管镜检查，食管镜检查可以直接观察食管的情况，同时也能获取组织和细胞学活检标本。

（一）弥漫性食管痉挛

弥漫性食管痉挛大多数发生在老年人，主要是因为自主神经功能的减弱。弥漫性食管痉挛的疼痛与心绞痛相似，因而常使用硝酸甘油进行错误的治疗，从而导致临床上出现更加复杂的情况。硝苯地平和异山梨醇可以降低食管下端括约肌压力，从而缓解由于食管痉挛产生的疼痛。

（二）失弛缓症

失弛缓症是一种食管神经肌肉性疾病。该疾病导致食管肌层和食管下端括约肌均失去功能。该病的发生率每年为6/100 000。目前的病因学认为，该病是发生在食管功能退化之后使食管下段括约肌的神经支配遭到破坏的病理过程。该病理过程导致括约肌压力上升，吞咽时食管不能松弛，蠕动减少，从而食管扩张。临床三联征包括吞咽困难、体重下降和反刍。病程较长则会增加食管癌的发生风险。误吸以及随之出现的肺炎、肺脓肿和（或）支气管炎也很常见。该病可通过食管X线诊断，经典的表现为"鸟嘴征"。然而，该病的确诊方法是通过测压法。

治疗：所有的治疗方法都是姑息法，因为治疗仅能减轻食管下段的梗阻，但是不能纠正食管的动力下降。药物治疗包括硝酸盐、硝酸甘油和钙通道阻滞药，可以使食管下段括约肌松弛。内镜干预包括扩张和（或）注射内毒素。外科食管切除术比内镜扩张的效果要好。现在经典的术式是腹腔镜Heller术。食管切除术在疾病的进展期或者晚期可以考虑，在减轻症状的同时能够消除癌变的风险。失弛缓症患者围术期误吸的风险增高，所以应视为饱胃的病人进行处理。

（三）食管切除术

食管切除术是食管恶性疾病的治愈性或者姑息性治疗方法。如果非手术治疗不能使良性疾病得到缓解，例如梗阻，那么也可以考虑食管切除术。

1. 发病率和病死率　食管切除术的发病率和病死率高达10%～15%。大多数术后并发症是呼吸道并发症，并且预后差。术后发生急性肺损伤和（或）成年人型呼吸窘迫综合征（ARDS）高达10%～20%。如果发生ARDS病死率将接近50%。ARDS的病因尚不清楚，但是认为与炎性介质及肠相关内毒素的刺激有关。其他的因素可能包括长时间单肺通气导致的缺血再关注损伤、吸烟史、低体重指数、手术时间长、心肺功能不稳定、术后发生吻合口瘘也可能增加ARDS的风险。其他术后并发症包括吻合口瘘（11%～12%）、倾倒综合征和食管狭窄。

2. 麻醉影响　患者术前可能存在营养不良并且持续数日。然而，通过对Barrett食管患者进行长期的常规监测可以使食管癌在早期得到诊断。

这样的患者在好的营养条件下可以进行手术。部分患者术前已经接受过化疗和（或）放疗，所以可能会有全血细胞减少、脱水和肺损伤存在。

术后早期患者可能需要再次回到手术室，他们可能出现任何一种早期的并发症，包括急性肺损伤、吻合口瘘的患者可能发生脓毒症和（或）休克。术后发生误吸的风险很高并且将终身存在这个风险。

（四）胃食管反流病

1. 生理学和病理学　目前，胃食管反流病被描述为"胃内容物反流（到食管）"引起的相关症状。

抗反流机制是由括约肌、膈肌角和位于膈肌孔以下的胃食管连接部的解剖结构组成的。正常情况下，当吞咽时食管下端括约肌松弛，然后关闭以防止胃内容物反流入食管。静息状态下，括约肌存在一定程度的压力，防止胃内容物反流。当括约肌出现不恰当的松弛或无力，胃酸反流入食管产生刺激症状（表14-1）。

最开始的潜在的损害是导致食管炎，患者在静息状态下的括约肌压力降低（平均为13mmHg，正常人为29mmHg）。胃酸反流到食管所导致的慢性消化性食管炎会有胸骨后的不适（"烧心"）。胃酸反流到咽、喉、气管支气管树可能导致慢性咳嗽、支气管缩窄、咽炎、喉炎、支气管炎或肺炎。也有可能会出现早晨声嘶，反流

表14-1　不同的药物对食管下端括约肌压力的影响

增加	降低	无影响
甲氧氯普胺	阿托品	普萘洛尔
多潘立酮	格隆溴铵	氧烯洛尔
丙氯拉嗪	多巴胺	西咪替丁
赛克力嗪	硝普钠	雷尼替丁
依酚氯铵	神经节阻滞药	阿曲库铵
新斯的明	硫苯妥	？一氧化氮
氯琥珀胆碱	三环类抗抑郁药	
泮库溴铵	β肾上腺素受体	
	激动药	
美托洛尔	氟烷	
α肾上腺素受体	异氟烷	
激动药		
抗酸药	？氧化亚氮	
	异丙酚	

到肺可能会出现吸入性肺炎、肺纤维化或哮喘。

2. 发病率　反流性食管炎是一种常见的临床问题，有超过1/3的健康成年人每个月至少会出现1次"烧心"的症状。对于麻醉管理来说，胃食管反流病意味着存在误吸的风险。术中可能发生误吸的危险因素包括急诊手术、困难气道、麻醉深度不足、截石位、自主神经病、胰岛素依赖型糖尿病、妊娠、情绪低落、肥胖增加腹压。

从早期通过直接将抽吸物注入恒河猴肺部的研究可以推断，如果最小的胃内容量为0.4ml/kg，且胃内容物的pH低于2.5，那么患者则普遍存在发生吸入性肺炎的风险。

3. 并发症　麻醉医师除了要关注胃食管反流患者的误吸问题，其他问题也会影响到麻醉管理，包括黏膜合并症如食管炎和狭窄，食管外或呼吸道合并症如喉炎、气管炎、支气管痉挛、反流性肺炎、肺纤维化。大约有50%的哮喘患者有食管炎的内镜学证据或者是24h流动pH监测显示食管的胃酸增加。

4. 治疗和预防　术前用药包括抗胆碱药，但是必须考虑到抗胆碱药降低括约肌压的作用。理论上，抗胆碱药通过降低括约肌压增加了静息状态下发生反流以及发生吸入性肺炎的可能性。然而，这种潜在的副作用并未被报道过。琥珀酰胆碱可能增加括约肌压和胃内压，但是导致反流的压力阈值未发生改变（括约肌压小于胃内压）。

根据外科手术性质和麻醉方法，术前要尽可能的应用预防性药物。西咪替丁和雷尼替丁可以减少胃液的分泌并增加胃液pH。西咪替丁的起效时间为1～1.5h，有效作用时间为3h。雷尼替丁的作用强度是西咪替丁的4～6倍，而且不良反应较少。法莫替丁和尼扎替丁可以通过静脉给药，作用与雷尼替丁相似，但作用时间较长。如果应用质子泵抑制药，通常应该在手术前1d晚上和手术日早晨进行口服。近期有证据表明，质子泵抑制药抑制氯吡格雷和阿司匹林的抗血小板作用。这一点对于冠心病患者或者有血管内支架的患者尤其应该予以重视。因为可能增加支架血栓形成或血管闭塞的风险。枸橼酸钠是一种口服的抑酸药，可以增加胃内压。枸橼酸钠应该与胃动力药如甲氧氯普胺一起口服。但是对于糖尿病、肥胖症以及妊娠患者应慎用。

在环状软骨和颈椎之间给以一个环状的压

力，这一措施通常是在麻醉医师的指导下由助手来完成，直至完成气管内插管。这一压力应该可以满足预防误吸，但又不会造成气道梗阻或者是在呕吐时出现食管破裂的可能性。

气管内插管是为了保护麻醉患者的气道免受误吸的最佳手段。尽管在对气管内插管的患者的研究中观察到了亚甲蓝的渗漏，但是当换了限制压力的气管内插管套囊后再进行评估，受试患者均未表现出可察觉的渗漏。

（五）食管裂孔疝

食管裂孔疝是胃的一部分从膈食管裂孔向胸腔突出而形成的。滑疝是指胃食管连接部和胃的基底部向上滑出。尽管现在的观点认为这些患者可能并没有症状（如没有反流等症状），但大约有30%的患者可以在进行上消化道影像学检查时发现滑疝。食管裂孔疝的病因可能有膈角、胃十二指肠连接部解剖结构的薄弱、食管狭窄和腹内压增高。食管旁疝是指胃食管连接部仍固定在正常的解剖部位，但是胃的一部分从食管裂孔突出到胃食管连接部的旁边。食管裂孔疝只有很少一部分被修复。然而，大部分食管裂孔疝的患者并没有反流性食管炎的症状，也说明了保持括约肌结构完整的重要性。

（六）食管憩室

食管憩室是食管壁向外突出形成的。最常见的食管憩室是咽食管憩室（Zenker憩室）、食管中段憩室和膈上憩室。

Zenker憩室表现为下咽部后壁中央区的薄弱，导致明显的口臭，这是唾液和若干天前食物残渣混合物的反流共同导致的。这些食物同时还能反流。当憩室变大并充满食物时可能压迫食管并引起出现吞咽困难或者吸入性肺炎。当给食管憩室患者下胃管或进行超声心动检查置入探头时必须注意要小心操作，因为有可能会导致憩室穿孔。食管中段憩室可能是对陈旧性粘连/炎性淋巴结的牵拉或者是食管异常运动所导致的。膈上的憩室可能与失弛缓症有关，小或中等的Zenker憩室、食管中段憩室和膈上憩室通常均无临床表现。

治疗：有症状的Zenker憩室通过食管括约肌切除，同时进行或者不进行憩室切除来进行治疗。有严重临床表现的食管憩室需要外科切除。

（七）黏膜撕裂（马－韦综合征）

这种撕裂通常是呕吐、干呕或者剧烈的咳嗽导致的，通常发生在鳞状交界处的胃黏膜。患者伴有上消化道出血，对于大多数患者来说出血可以自行停止。但是持续的出血可以通过压迫疗法或血管栓塞来治疗。

二、消化性溃疡

上腹部灼烧痛快速加重或者是进食后缓解是消化性溃疡的一种复合性症状。在美国，消化性溃疡男女发病率分别在12%，10%左右，每年大约有15 000人死于复杂性消化性溃疡。如果发生穿孔将伴有出血、腹膜炎、脱水、穿孔、脓毒症，尤其是对于老年人、严重营养不良的患者，麻醉将会面临极大的挑战。

（一）胃黏膜的保护机制

黏液-碳酸氢盐屏障作为物理化学屏障可以阻挡很多物质对胃黏膜的破坏，包括氢离子、胃和十二指肠表面上皮细胞分泌黏液，黏液层阻止离子以及分子的扩散，如胃蛋白酶、胃十二指肠表面的上皮细胞分泌HCO_3^-，HCO_3^-进入到黏液层，这样在胃液和上皮细胞间就形成了pH梯度，胃液的pH为1～2，上皮细胞表面的pH为6～7。HCO_3^-的分泌可以被Ca^{2+}，前列腺素、胆碱能物质及胃液酸化等因素所诱发。

上皮细胞是胃十二指肠黏膜防御机制的第二个保护层，其作用包括分泌黏液，通过上皮细胞对离子的运输维持一定的pH，分泌HCO_3^-，保持细胞间的紧密连接。如果上皮前的屏障受到破坏，损伤部位附近的上皮细胞及时移行到损伤部位，并对其进行修复。

前列腺素在胃上皮防御和修复中发挥重要作用，前列腺素是花生四烯酸在环氧合酶的作用下的代谢产物。环氧合酶-1表达于胃、血小板、肾及内皮细胞，调节HCO_3^-的分泌、抑制壁细胞的分泌，同时对于维持黏膜血流和上皮细胞的恢复也是十分重要的。

（二）损伤原因

胃液中的胃酸和胃蛋白酶原是引起黏膜损伤的两种重要的物质。胃酸的分泌包括基础分泌和消化期分泌。基础胃酸分泌具有昼夜节律，通常在夜间分泌达到高峰而清晨的分泌量最少。胃源性的组胺释放和来自迷走神经的乙酰胆碱是引起基础胃酸分泌的主要刺激因素。消化期的胃液分泌根据有关感受器的部位人为的分为三期（头期、胃期、肠期）。头期的胃液分泌是由食物的形象、气味和声音等通过迷走神经感受刺激而发生。食物进入胃后则激活了胃期的胃液分泌，胃壁的扩张可以引起促胃液素和胃酸的分泌。食物进入小肠后启动胃液分泌的最后一个时相，主要是通过感受食物的机械性扩张刺激。这就解释了阻滞一种类型受体（H_2受体）却可以减少不同通路下的胃液分泌（促胃液素、乙酰胆碱）。

幽门螺杆菌：许多证据表明，幽门螺杆菌（HP）是十二指肠溃疡的一个病因：HP感染与慢性活动性胃炎具有高度相关性，但是只有10%～15%的HP感染的患者会发展成为消化性溃疡。研究表明，胃酸分泌异常是HP感染的直接结果。但是矛盾的是，在HP感染的早期却伴有胃酸分泌的显著下降。HP感染可能通过直接和间接作用于G，D，B细胞和炎症细胞因子（IL-1，IL-8，TNF）导致胃酸分泌增加。同时，HP感染也可以减少HCO_3^-的分泌。

（三）并发症

1. **出血**　是十二指肠溃疡最主要的死亡原因，尽管在H_2受体拮抗药广泛应用的情况下该并发症的发病率也未发生改变。对未接受外科手术和长期持续药物治疗的十二指肠溃疡患者，其一生中出血的发生率大约为35%，而出血所导致的死亡率在10%～20%。

2. **穿孔**　未接受治疗的十二指肠溃疡患者大约有10%的人会发生穿孔。穿孔的患者会伴有突发的剧烈上腹部疼痛，这是因为具有高度腐蚀性的胃液刺激腹膜而引起的。而溃疡急诊手术患者的死亡率与是否存在术前休克、是否合并有内科疾病以及穿孔是否超过48h等因素相关。

3. **梗阻**　十二指肠溃疡的患者可能发生急、慢性幽门梗阻，因此，当患者需要进行外科手术时应该被视为饱胃来进行处理。急性梗阻是由于幽门和十二指肠起始部的水肿和炎症所导致的。反复呕吐、脱水及胃液流失所导致的低氯性碱中毒均提示幽门梗阻存在的可能性。治疗包括胃管吸引、补水及静脉给予抑制分泌的药物。对于大多数患者，如果采取这些治疗急性梗阻将在72h内解除。然而，溃疡的反复发作以及幽门瘢痕的形成和狭窄会导致慢性梗阻的发生。

（四）胃溃疡

良性胃溃疡是消化性溃疡的一种，其发病率

是十二指肠溃疡的1/3（表14-2）。

（五）应激性胃炎

当创伤伴有休克、脓毒症、呼吸衰竭、出血、大量输血及多个器官损伤，常发生急性应激性胃炎。急性应激性胃炎在烧伤（范围超过35%）、中枢神经系统损伤及颅内高压等损伤之后更容易发生。应激性胃炎最主要的并发症是出血。以下是与出血相关的高风险临床因素：凝血障碍、血小板减少症、国际标准化时间超过1.5，部分凝血活酶时间超过正常的2倍。

（六）治疗

1. **抗酸药**　很少作为治疗的首选用药，但是患者经常服用抗酸药来缓解消化不良的症状。最常用的抗酸药就是镁铝合剂。氢氧化铝可以导致便秘和磷酸盐的丢失；氢氧化镁可能导致腹泻，为了避免这些不良反应的出现，许多常用的抗酸药（如Maalox，Mylanta）都是镁铝合剂。任何一种含有镁/铝的制品均不能用于慢性肾衰竭患者。镁剂在肾衰竭患者中可导致高镁血症的出现，而铝剂对于慢性肾衰竭的患者具有慢性的神经毒性。其他的强效的抗酸药包括碳酸钙和氢氧化钠。长时间使用碳酸钙能导致milk-alkali综合征（高钙血症和高磷血症）并可能伴有肾钙质沉着症及肾功能不全的发展。碳酸氢钠可能导致系统性碱中毒。

2. **H_2受体拮抗药**　目前使用的4种H_2受体拮抗药包括西咪替丁、雷尼替丁、法莫替丁和尼扎替丁，它们的结构与组胺具有同源性，并且都可以显著抑制胃酸的基础分泌和消化期分泌。H_2受体拮抗药可以有效地治疗活动性溃疡（4～6周），同时可以作为控制HP感染的辅助用药并与抗生素一起应用。西咪替丁是第一种应用于胃酸性消化性疾病的H_2受体拮抗药，用药4周的治

表14-2　胃溃疡的分类

类型	位置
I	胃小弯侧切迹附近，不伴有胃酸分泌过多
II	2个溃疡，分别发生在胃体和十二指肠，常伴有胃酸分泌过多
III	幽门溃疡伴胃酸分泌过多
IV	胃小弯侧胃十二指肠结合部附近，不伴有胃酸分泌过多
V	任何部位，常有服用NSAID药物的病史

愈率高达80%。与西咪替丁相比，雷尼替丁、法莫替丁、尼扎替丁的作用效果更强。西咪替丁和雷尼替丁可与肝的细胞色素P450相结合。因此，如果长期使用华法林、苯妥英和茶碱等药物应注意监测。

3.质子泵抑制药　奥美拉唑、埃索美拉唑、兰索拉唑、雷贝拉唑和泮托拉唑是苯丙拉唑的衍生物，与H^+，K^+-ATP酶共价结合并对其产生不可逆的抑制。这类药物是目前应用的作用最强的抑酸药，质子泵抑制药可以强有力地抑制各期的胃液分泌。这类药物起效快，给药后的2～6h作用达到最强，作用时间持续72h。质子泵抑制药可以导致严重的低氯血症，同时影响酮康唑、氨苄西林、铁剂和地高辛等药物的吸收。早期使用的质子泵抑制药也可以抑制肝的细胞色素P450（奥美拉唑、兰索拉唑）。冠脉支架术后或者其他血管支架术后的患者在服用氯吡格雷期间应避免服用质子泵抑制药，因为两者联合应用将降低氯吡格雷的抗血小板作用。

4.前列腺素类似物　因为前列腺素类似物具有保持黏膜完整性和修复作用，所以用于治疗消化性溃疡。目前，前列腺素E_1的衍生物米索前列醇是唯一一种通过美国食品药品监督局批准的用于临床上预防NSAID药物导致的胃十二指肠黏膜的损伤。前列腺素类似物可以促进黏膜分泌HCO_3^-，增加黏膜的血流，减少黏膜细胞的死亡。这类药物最主要的副作用是腹泻，其他的不良反应包括子宫收缩和出血。因此，米索前列醇禁用于孕妇和哺乳期妇女。

5.细胞保护药　硫糖铝是一种复合的糖盐，它的羟基被硫酸盐所取代。硫糖铝可能有多种作用机制。其在胃内蠕动时被解离，其阴离子可以与带正电的蛋白质相结合，从而作用于溃疡所在的部位。硫糖铝通过这一过程产生一个物理化学屏障从而阻止组织受到胃酸和胃蛋白酶的进一步损伤。硫糖铝也可能通过与生长因子如内皮生长因子相结合，促进前列腺素合成，促进黏液和碳酸氢盐的分泌，从而增强黏膜的防御和修复能力。它的不良反应较少，其中以便秘较为常见。为了防止铝剂的神经毒性，该药物禁用于慢性肾功能不全的患者。

在铋剂中，枸橼酸铋钾（铋诺）和Pepto-Bismol最常用。这种药物促进溃疡愈合的机制尚不清楚。可能的机制包括包裹溃疡，预防胃酸和胃泌素引起的损伤，与胃蛋白酶结合，促进前列腺素的合成及HCO_3^-和黏液的分泌。长期大量的应用铋剂，尤其是枸橼酸铋钾则可能出现神经毒性。

6.其他药物　抗胆碱药抑制壁细胞M受体的活化，对于溃疡的愈合仅起有限的作用，因为抑酸作用较差并具有明显的不良反应（眼干、口干、尿潴留）。

7.幽门螺杆菌的治疗　国际卫生组织、美国消化卫生委员会、欧洲马斯垂克和亚洲太平洋组织的一致意见是对消化性溃疡的患者进行HP根除治疗。据文献报道，根除HP与溃疡复发的显著减少具有相关性。单一用药不能有效的根除HP。联合用药2周可以达到最佳的效果。常用的药物包括阿莫西林、甲硝唑、四环素、克拉霉素和铋合剂。治疗方案包括一种质子泵抑制药，通常是奥美拉唑，两种抗生素，克拉霉素和甲硝唑或阿莫西林。阿莫西林最严重的并发症是假膜性结肠炎，但发生率不到1%～2%。

8.外科治疗　外科干预适合于复杂性溃疡患者的治疗。需要进行外科手术的情况包括最常见的并发症出血、穿孔、梗阻，及复发性溃疡药物治疗无效和（或）不能排除恶性疾病。手术的首要目的是去除溃疡使其愈合并请将复发的可能性降到最低。其次是解决合并存在的异常情况，如幽门狭窄或穿孔，最后是要保证患者的安全以及防止出现慢性并发症。

广泛应用于消化性溃疡的外科治疗手段主要包括以下3种方式：迷走神经干切除加引流、迷走神经干切除加胃窦切除术、胃近端的迷走神经切除术。随着外科手术的开展，外科手术可以直接准确的解决问题（如十二指肠穿孔），同时保留胃部的神经支配，切除食管裂孔处的迷走神经干则导致分泌胃酸的胃底部黏膜以及其他受迷走神经支配的内脏失去神经支配。因为失去神经支配会导致胃排空障碍，所以迷走神经干切除术的同时必须进行其他手术以消除幽门括约肌的功能，常用的术式是幽门成形术。为进一步减少胃酸的分泌，可以通过去除胃窦部胃蛋白酶的来源，即采用迷走神经干切除加胃窦切除术。胃肠结构的重建是通过胃十二指肠吻合术实现的（Billroth Ⅰ式），近端胃迷走切除（或壁细胞迷走神经切除）与迷走神经干切除的区别在于前者仅切除了支配胃底部分泌胃酸的黏膜的神经纤维。迷走神经切除也降低了壁细胞对胃蛋白酶和组胺的反应性。而在术后胃酸分泌将会减少大约80%。

三、佐林格－艾莉森综合征

在1955年，Zollinger和Ellison共同发现了2个病例，在胃十二指肠溃疡存在的同时伴有胃酸分泌过多和胰腺的非胰岛细胞肿瘤（胃泌素瘤）。消化性溃疡的患者佐林格-艾利森综合征的发病率在0.1% ～ 1%。男性比女性的发病高，大多数患者在30—50岁发病。

（一）病理学

胃泌素通过壁细胞上的胃泌素受体刺激胃酸分泌，同时促进组胺的释放，胃泌素也作用于胃上皮细胞。长时间高胃泌素血症通过刺激壁细胞和增加壁细胞的数量两种途径导致了胃酸分泌的显著增加，从而导致了消化性溃疡、腐蚀性食管炎和腹泻。

（二）临床表现

90%以上的患者有腹痛和消化性溃疡形成，50%患者有腹泻的症状，10%的患者仅表现出腹泻的症状。50%以上的患者有胃食管反流症状。最开始的表现和溃疡的位置（十二指肠壶腹）可能与普通的消化性溃疡不同，特殊的位置（十二指肠的第二段及其以下）、难治性溃疡、伴有并发症（出血、梗阻、穿孔）的溃疡、怀疑是胃泌素瘤的溃疡。多发性内分泌瘤病 I 型（multiple endocrine neoplasia I，MENI）的患者可发生胃泌素瘤，该疾病涉及3个最主要器官：甲状旁腺（80% ～ 90%）、胰腺（40% ～ 80%）和垂体（30% ～ 60%）。因为Ca^{2+}对胃酸的分泌具有刺激作用，所以MENI患者因为高甲状旁腺素血症和高钙血症有可能直接导致溃疡性疾病。通过切除甲状旁腺解决高钙血症的问题，同时减少了胃癌患者胃泌素和胃酸的分泌。

（三）诊断

对佐林格-艾利森综合征疑似患者进行评估的第一步是检查空腹的胃泌素水平（表14-3）。许多疾病会导致空腹胃泌素水平的上升。胃酸对胃泌素的释放具有负反馈抑制作用，所以胃酸水平的下降使其失去了负反馈作用，从而导致高胃泌素血症。在进行诊断的时候有50%以上的胃

表14-3　导致空腹胃泌素水平上升的原因

胃酸缺乏（伴有/不伴有恶性贫血）	保留胃窦
G-细胞增生	胃流出道梗阻
肾功能不全	广泛小肠梗阻
类风湿关节炎	白癜风、糖尿病
嗜铬细胞瘤	使用抑制分泌药物的患者
幽门螺杆菌	

泌素瘤患者已经出现了转移性的病灶。

（四）治疗

佐林格-艾利森综合征患者中有十二指肠溃疡，可以在对胃酸水平进行检测的基础上给以质子泵抑制药进行治疗，并根据胃酸的水平给以适当的维持量。研究表明，MENI综合征和转移性疾病存在是进行根治性外科手术的手术指征。

胃泌素瘤切除术患者的麻醉管理必须要考虑到在麻醉诱导时会有大量胃酸的分泌及胃内液体量增加的可能性。尽管胃泌素增加括约肌压，但患者常出现食管反流。因为血管容量不足和电解质紊乱（高钾血症、碱中毒）可能同时伴有水样腹泻。MENI相关的内分泌异常也会对麻醉管理产生一定的影响。在外科手术之前要进行持续的预防性抗酸治疗，包括质子泵抑制药和H_2受体拮抗药。术前应进行凝血功能和肝功能的检查，因为脂肪吸收异常，可能影响到凝血因子。在外科手术期间静脉给予雷尼替丁可以有效预防胃酸分泌过多。

四、胃切除术后综合征

胃部的手术之后，包括治疗消化性溃疡和胃肿瘤的手术，有可能会发生一些综合征。幸运的是，严重的术后综合征的总体发病率较低，在1% ～ 3%，但是这些综合征可能具有致残的可能性。其中，最常见的两种胃切除术后综合征是倾倒综合征和碱性反流性胃炎。

（一）倾倒综合征

倾倒综合征是由一系列血管舒张性和胃肠道的症状和体征组成。倾倒综合征由早期和晚期两个时相组成。倾倒综合征是高渗性的胃内容物进入到近段小肠的结果，这将导致肠腔内液体的移位、血浆容量减少及小肠扩张。肠源性血管活性肽的释放也可能发挥作用。早期倾倒综合征在

进食后15～30min发生，患者可出现恶心、腹泻、上腹部不适、出汗、痉挛性腹痛、心动过速心悸，甚至头晕、晕厥。晚期倾倒综合征在餐后1～3h出现症状，表现为血管舒缩性症状，这是大量胰岛素释放导致低血糖后的结果。饮食疗法是非常有效的，少食多餐、减少糖类及水分的摄入。奥曲肽可以改善饮食疗法难治性的倾倒综合征的症状，该药在餐前经皮下注射。生长抑素对血管舒缩性症状的缓解被认为是对内脏血管所产生的加压作用的结果。另外，生长抑素类似物抑制肠源性血管活性肽的释放、降低血浆胰岛素的最高水平、减慢小肠运输。a-葡萄糖苷酶抑制药阿卡波糖可以延迟糖类的消化，这对晚期倾倒综合征是有益的。

（二）碱性反流性胃炎

碱性反流性胃炎的临床三联征表现为：①伴有恶心、呕吐的胸骨后、上腹部疼痛；②胆汁反流入胃；③胃炎的组织学证据。唯一证实的有效的治疗方法是用外科手术的方法使与胃黏膜接触的肠内容物的反流减少，为实现这一目的最常采用的外科手术是Roux-en-Y胃肠吻合术。

五、应激性肠综合征

应激性肠综合征（痉挛性结肠炎或黏液性结肠炎）的患者经常主诉全腹部不适。通常表现为排便次数增加并且为黏液便。许多患者表现有与血管舒缩不稳定相关的症状，包括心动过速、过度通气、疲劳、出汗、头痛。脾曲积气可能导致左肩部疼痛，并向左上肢放射（脾曲综合征）。尽管应激性肠综合征经常发生，但是并没有已知的、具体的病因学或解剖学及生物化学缺陷。

六、炎症性肠病

炎症性肠病是仅次于类风湿性关节炎排列于第二位的慢性炎症性疾病。对溃疡性结肠炎和克罗恩病的诊断的不同主要基于非特异性的临床表现和组织学证据，组织学的表现可能被流行性感染或医源性事件用药和手术所掩盖。在美国，炎症性肠病的发病率为18/100 000。

（一）溃疡性结肠炎

溃疡性结肠炎的病变累及直肠以及部分或全部结肠黏膜。有40%～50%的患者病变局限在直肠和直肠乙状结肠，仅有20%患者为全结肠炎。病变向临近蔓延将会累及一系列黏膜。如果病变较严重，会有黏膜出血、水肿、溃疡。如果病程较长，可能会有炎性息肉（假息肉）。同时患者的黏膜萎缩，结肠狭窄、缩短。溃疡性结肠炎最主要的症状是腹泻、直肠出血、里急后重、黏液便、痉挛性腹痛。中、重度患者的其他症状包括厌食、恶心、呕吐、发热和体重减轻。该疾病的活动期可能会有急性期反应物的增加（C反应蛋白、血清黏蛋白），血小板计数、血栓细胞沉降率和血细胞比容下降。严重的患者血清白蛋白水平会快速下降并可能伴有白细胞增多。

并发症：仅有15%的溃疡性结肠炎的患者在最开始就表现出严重的症状。1%的患者在一次严重发作时可能伴有大量的出血，大出血通常终止了对潜在的其他疾病的治疗。然而，患者如果在24～48h内需要6～8U的输血，这时结肠切除术常是备选的治疗方案。中毒性巨结肠是结肠横向扩张、结肠袋消失，约有5%的患者会发作，中毒性巨结肠可以因为电解质紊乱和麻醉药的刺激而发作，约有50%的急性结肠扩张的患者可以通过药物治疗得到缓解，但是紧急结肠切除术适用于连续药物治疗无效的患者。穿孔是最危险的局部并发症（病死率约为15%），而且腹膜炎的体征可能并不明显，尤其是应用糖皮质激素治疗的患者，也有可能在形成穿孔前并没有结肠扩张。有10%的患者会因为良性狭窄的形成而导致梗阻。

（二）克罗恩病

尽管克罗恩病通常表现为急性或慢性炎症，炎症过程包括两种发展方式：一种是形成穿透性的瘘管，另一种是导致梗阻，不同情况的治疗和预后也各不相同。

回肠炎最常见的病变部位是末段回肠，所以，回肠炎常表现出右下腹反复疼痛和腹泻的慢性病史。最初的临床症状有时与急性阑尾炎很相似，因为有右下腹的疼痛、可触性的肿块、发热和白细胞增多。发热体温达到高峰时常说明腹内有脓肿的形成。因为腹泻、厌食及害怕进食等原因常伴有体重下降，下降显著者可达10%～20%，炎性肿块可能在右下腹被触及。肿块的增大可能导致右输尿管的梗阻及膀胱炎，表现为排尿困难和发热。肠梗阻可能有多种表现形式。回肠炎的早期，肠壁水肿、痉挛从而产生间断性梗阻的表现，而且餐后痛的症状加重。经过数年的病程，持续的炎症将逐渐发展到纤维性的缩窄和狭窄、腹泻的症状将会减少而且被肠梗阻所代替。回盲肠的严重炎症可能会导致局部肠壁变薄形成微小的穿孔和瘘管形成，包括与临近的小肠、皮肤、膀胱等形成瘘管，或在肠系膜形成一个脓腔。

严重的炎症导致肠道消化和吸收面积的减少，导致吸收障碍和脂肪泻。营养不良可能是吸收障碍及肠道蛋白质和其他营养物质的丢失导致低蛋白血症、低钙血症、低镁血症、凝血病及伴有肾结石的高草酸盐尿。椎骨骨折是维生素D缺乏、低钙血症和长期应用糖皮质激素共同作用的结果。广泛的小肠病变会导致烟酸缺乏而出现粗皮病，维生素B$_{12}$缺乏会导致巨幼红细胞性贫血和神经病学症状。

腹泻是疾病活动期的表现，因为在梗阻部位有细菌的增殖或者是瘘的形成，胆汁酸的吸收障碍是因为回肠的病变或末端回肠切除，小肠的炎症伴有水分吸收的减少和电解质丢失的增加。

结肠炎患者表现有低热、不适、腹泻、腹部痉挛性疼痛，有时会伴有便血。肉眼可见的便血在溃疡性结肠炎并不常见，广泛的结肠病变患者中大约有50%的人会出现便血，只有1%～2%的患者会大量便血。疼痛是由于粪便通过狭窄的和炎性病变的大肠排出时所引起。中毒性巨结肠较罕见，但是可见于严重的炎症。狭窄可能导致梗阻，结肠性疾病可以与胃、十二指肠形成瘘管，导致粪便样物质的呕吐，或者与近、中段的小肠形成瘘，使细菌增殖而出现吸收障碍。

上消化道疾病的症状和体征包括恶心、呕吐和上腹部疼痛，患者常伴有HP阴性的胃炎。十二指肠第二节段的病变较十二指肠球部病变常见。伴有胃十二指肠克罗恩病的患者可能发生胃流出道的梗阻。

有高达1/3以上的患者会有肠外表现。伴有肛周病变的克罗恩病患者是出现肠外表现的高危人群（表14-4）。

（三）治疗

1.外科治疗　克罗恩病是一种复发性疾病，所以外科切除术也无法达到治愈。外科手术的目的是为了减轻症状。目前的治疗梗阻性克罗恩病的手术包括病变节段的切除和狭窄肠段成形术。结肠造口术有助于治愈严重的肛周疾病或直肠阴道瘘。这种疾病复发的可能性很大。克罗恩病患者常需要全直肠结肠切除术和回肠造口术。切除1/2～2/3的小肠是手术的上限。因为切除2/3以上的小肠将会发生短肠综合征，而且患者将需要长期全胃肠外营养。

大约有50%以上的慢性广泛性溃疡性结肠炎患者在其发病前10年进行手术治疗。手术并发症择期患者发生率为20%，急诊手术为30%，抢救手术为40%。外科治疗的风险有出血、脓毒症和神经损伤。尽管传统的手术会选择全直肠结肠切除术和回肠切除术，但是当需要切除直肠黏膜时则需要新的手术方式（表14-5）。

2.药物治疗　柳氮磺吡啶是治疗轻、中度疾病的主要药物。该药物主要对关节的结缔组织和直肠黏膜发挥抗菌（磺胺吡啶）和抗炎（阿司匹林）作用。阿司匹林可以有效缓解溃疡性结肠炎和克罗恩病，并维持症状的缓解。有高达30%的患者对磺胺吡啶发生过敏反应或不能耐受其不良

表14-4　炎症性肠病的肠外表现

皮肤表现	10%～15%炎症性肠病患者有结节红斑
	1%～12%炎症性肠病患者有脓皮病性坏疽
风湿病表现	15%～20%炎症性肠病患者有周围关节炎
眼科表现	1%～10%炎症性肠病患者有结膜炎；前葡萄膜炎/前虹膜炎；巩膜外层炎
肝胆管表现	大约50%炎症性肠病患者有肝大；脂肪肝；营养不良；糖皮质激素治疗；胆汁酸吸收异常引起的胆石症；原发性硬化性胆管炎导致胆管硬化和肝衰竭
泌尿系统表现	10%～20%炎症性肠病患者有结石；尿路梗阻
其他表现	血小板增多所致的血栓栓塞疾病（肺栓塞、脑血管事件、动脉栓塞）；纤维蛋白A，V，Ⅷ和纤维蛋白原增多；凝血活酶形成加速；消化道丢失增加/分解代谢增加导致的抗凝血酶Ⅲ减少；蛋白S缺乏；心内膜炎、心肌炎、胸膜心包炎、肺间质性疾病、继发性/反应性淀粉样变

表14-5 炎症性肠病的手术指征

溃疡性结肠炎
大量出血、穿孔、中毒性巨结肠、梗阻、难治性和爆发性疾病、肿瘤
克罗恩病
狭窄、梗阻、出血、脓肿、瘘管形成、难治性和爆发性疾病、肿瘤、非反应性肛周疾病

反应如头痛、厌食、恶心、呕吐。高敏反应包括皮疹、发热、肝炎、粒细胞缺乏、过敏性肺炎、胰腺炎、结肠炎加重及叶酸吸收障碍。新的磺胺基氨基水杨酸盐释放更多的具有柳氮磺吡啶药理学活性的成分（阿司匹林、5-氨基水杨酸），这些成分作用于小肠的病变部位，同时减少了系统性毒性。最常用的新型药物还有 asacol 和 pentasa，它们都具有氨基水杨酸的成分。asacol 是 5-氨基水杨酸的肠溶剂型，其释放与 5-乙酰水杨酸在 pH > 7.0 条件下解离相比有些不同。

口服或是胃肠外途径给予糖皮质激素对于大多数中、重度溃疡性结肠炎的患者有效。对于氨基水杨酸制剂治疗无效的活动性溃疡性结肠炎患者通常开始使用泼尼松进行治疗，剂量为 40 ~ 60mg/d。胃肠外途径的糖皮质激素或是促肾上腺皮质激素偶尔也会应用于对糖皮质激素反应良好的患者，尽管有肾上腺出血的风险。糖皮质激素同样对远端结肠炎有效，同样也可作为伴有直肠病变的辅助治疗。糖皮质激素在直肠被显著吸收，但是长时间应用会导致肾上腺抑制。

糖皮质激素是对中、重度克罗恩病有效的治疗方法。对于治疗克罗恩病，作用于回肠局部的布地奈德与泼尼松是等效的，不良反应较少。类固醇对于溃疡性结肠炎或克罗恩病的维持治疗都不起作用。一旦实现临床症状的缓解，就应该停止糖皮质激素的应用。

抗生素对于活动期和静息期的溃疡性结肠炎均无治疗作用。然而，大约有 1/3 的溃疡性结肠炎的患者在结肠切除术后会发生隐窝炎，这时患者对于甲硝唑或环丙贝特的治疗通常是有反应的。对于应用氨基水杨酸制剂的活动期克罗恩病患者这两种抗生素可以作为二线治疗药物，同时也可以作为伴有肛周受累和瘘管形成的克罗恩病患者的一线用药。

硫唑嘌呤和巯嘌呤常用于糖皮质激素依赖的应激性肠综合征的嘌呤类似物。硫唑嘌呤吸收速度快并迅速转化为巯嘌呤，代谢产生最终的活性成分，其作用时间长达 3 ~ 4 周。有 3% ~ 4% 的患者可能发生胰腺炎，尤其是在疗程的前几周，胰腺炎可在停药后完全恢复。其他的不良反应包括恶心、发热、皮疹和肝炎。骨髓抑制（尤其是白细胞减少）与剂量相关，而且它的出现可以被人为的推迟。

甲氨蝶呤抑制二氢叶酸还原酶，导致 DNA 合成受损，另外它的抗炎作用可能与 IL-3 的产生减少相关。甲氨蝶呤潜在的毒性包括白细胞减少、肝纤维化、高敏反应和局限性肺炎。

环孢素通过抑制 T 细胞介导的反应来改变免疫反应。环孢素主要通过抑制辅助 T 细胞产生 IL-2 来发挥作用，同时也减少毒性 T 细胞的聚集及抑制其他细胞因子，包括 γ-干扰素和肿瘤坏死因子。环孢素比硫唑嘌呤和巯嘌呤的起效时间快。但应注意对肾功能进行监测。高血压、牙龈增生、多毛症、感觉异常、震颤、头痛和电解质紊乱是常见的不良反应。如果肌酐水平上升则应减量或直接停药。

七、假膜性肠炎

假膜性肠炎的病因尚不清楚，但常与以下因素有关：抗生素治疗、肠梗阻、尿毒症、充血性心力衰竭和肠缺血。临床表现包括发热、水样泻、脱水、低血压、心律失常、肌无力、肠梗阻和代谢性酸中毒。

八、类癌

临床上类癌每年的发生率在百万分之 7 ~ 10，类癌几乎可以发生在所有的胃肠道组织。目前大多数（7%）类癌来源于以下 3 种组织：支气管、空回肠或结/直肠。这些肿瘤通常会分泌胃肠肽和（或）血管活性物质（表14-6）。

（一）不伴有类癌综合征的类癌

类癌（表14-7）常常是在怀疑有阑尾炎的外科手术中偶然发现的。因为类癌没有明确的症状，所以从症状出现开始到疾病的诊断往往需要大约 2 年的时间。

（二）因为类癌分泌而伴有系统性症状的类癌

类癌肿瘤可以分泌多种胃肠肽，包括胃泌

素、胰岛素、生长激素释放抑制因子、能动素、神经紧张素、速激肽（P物质、K物质、神经肽K）、胰高血糖素、胃泌素释放肽、血管活性肠肽、胰肽、其他生物活性肽（促肾上腺皮质激素、降钙素、生长激素）、前列腺素和生物活性胺（5-羟色胺）。这些物质可能充分的释放或是不充分释放从而导致症状的产生。与中肠的类癌相比，前肠类癌更有可能产生各种胃肠肽。

（三）类癌综合征

大约有20%的类癌患者会发生类癌综合征，这是因为大量的血清素和血管活性物质进入体循环。其中两种最常见的症状是潮红和腹泻。典型的潮红是突然开始的，表现为深红色的红晕，尤其是在颈部和面部，同时常伴有发热，偶尔会伴有瘙痒、流泪、腹泻或面部水肿。潮红可能因以下因素突然诱发，如应激、乙醇、运动、某些特殊的食物、药物如儿茶酚胺、五肽胃泌素和5-羟色胺再摄取抑制药。可能存在心脏表现，原因是因为心内膜的纤维化，主要发生在右心。左心的损伤主要是因为肺动脉或是心内右向左分流引起（房间隔缺损、室间隔缺损、卵圆孔未闭）。肺动脉狭窄三尖瓣常反流是典型的瓣膜受损的表现。类癌的三联征即心脏受累、潮红和腹泻。其他的临床表现包括哮鸣或是哮喘样症状和粗皮病样的皮肤损伤。另外，纤维组织的增加可能会导致腹膜后纤维化，从而导致尿道梗阻。

类癌综合征的患者大多数会伴有血清素分泌过多，血清素通过其对肠蠕动性和小肠分泌功能的促进是导致腹泻的主要原因。血清素受体拮抗药（尤其是5-HT$_3$拮抗药）可以缓解大多数患者的腹泻。血清素对于潮红的形成似乎不起作用。胃类癌的患者伴有瘙痒的潮红是因为组胺的释放，H$_1$和H$_2$受体拮抗药可以预防其出现。组胺和血清素都可能在支气管狭窄中发挥作用。

类癌综合征的并发症中最危险的是类癌危象。临床上常表现为严重的潮红、腹泻、腹痛和心血管表现（包括心动过速、高血压或低血压）。如果治疗不充分，类癌危象则是致命性的。危象可能是自发的或是被应激、化疗或活检所诱发。表14-8是与危象具有相关性的麻醉药物。

类癌综合征的诊断依赖于对尿或血液中5-羟色胺水平的测量或是尿液中5-羟色胺代谢产物水平的测定。其中最常用的是对5-吲哚乙酸的水平进行监测。如果患者食用了富含5-羟色胺的食物将会导致假阳性的结果的出现。

1.治疗　包括避免接触诱发潮红的因素，治疗心力衰竭、喘鸣、饮食补充烟酰胺和控制腹泻。如果患者的症状仍不能得到缓解，5-羟色胺受体拮抗药或生长抑素类似物可以作为选择用药。它们的半衰期很短，所以必须持续输注。

表14-6　不同部位的类癌产生的物质

	前肠		中肠	后肠
5-HT	低		中	罕见
其他物质	ACTH，5-HTP，GRF		速激肽、5-HTP、ACTH罕见	5-HTP，ACTH罕见
				包括许多种肽
类癌综合征	非典型		典型	罕见

ACTH.促肾上腺皮质激素；GRF.生长激素释放激素；5-HT.5-羟色胺；5-HTP.5-羟色胺酸

表14-7　类癌的好发部位和临床表现

发生部位	表现
小肠	腹痛（51%）、肠梗阻（31%）、肿瘤（17%）、胃肠出血（11%）
直肠	出血（39%）、便秘（17%）、腹泻（17%）
支气管	无症状（31%）
胸腺	前纵隔肿块
卵巢和睾丸	体检或是超声发现肿块
转移病灶	肝，常表现有肝大

表14-8　与类癌危象相关的药物

可能刺激介质释放的药物

　　氯琥珀胆碱、米库氯铵、阿曲库铵、筒箭毒碱、肾上腺素、去甲肾上腺素、多巴胺、异丙肾上腺素、硫苯妥

对于介质释放无明确作用药物

　　丙泊酚、依托咪酯、维库溴铵、顺式阿曲库铵、罗库溴铵、舒芬太尼、阿芬太尼、芬太尼、瑞芬太尼、所有的吸入麻醉药；地氟醚因为代谢率低所以对肝转移的患者可能是一个较好的选择

5-HT$_1$和5-HT$_2$受体拮抗药二甲麦角新碱、盐酸赛庚啶、酮色林均可用于控制腹泻，但是通常不能减轻潮红。二甲麦角新碱的应用可能会导致或加重腹膜纤维化从而使其应用受到一定的限制。5-HT$_3$受体拮抗药（昂丹司琼、托烷司琼、阿洛司琼）可以控制大多数患者的腹泻和恶心，同时也可能改善部分患者的潮红。组胺H$_1$和H$_2$受体拮抗药（苯海拉明和西咪替丁或雷尼替丁）可能对于控制前肠类癌患者的潮红是有效的。

生长抑素类似物奥曲肽可以控制80%以上患者的症状。兰瑞肽（lanreotide）是目前用于控制类癌综合征症状的最广泛用药。这些药物对于减轻症状有效，并且降低了尿液中5-羟色胺的水平。对于类癌综合征的患者，生长抑素类似物可以有效治疗和预防其发展，已知的可以导致其发展的因素包括手术、麻醉、化疗和应激。奥曲肽应该在手术前24～48h给予，然后术中持续输注。40%～60%的患者会出现短期的不良反应。包括注射部位疼痛和腹部不适和恶心。远期的不良反应最主要的有胆石症、脂肪泻和糖耐量异常。

手术治疗是唯一一种可以治愈非转移性类癌的治疗手段。

2. 麻醉管理　昂丹司琼是一种5-羟色胺受体拮抗药，是一种有效的止吐药，选择昂丹司琼是合理的。在对肿瘤操作之前给予奥曲肽可以缓解其引起的大多数血流动力学不良反应。这类手术通常需要全身麻醉并且麻醉用药配伍并没有任何限制。然而血清素水平的上升与麻醉苏醒延迟有关。

对于给予足量奥曲肽治疗的患者来说进行硬膜外麻醉是安全的，但应保证给予局部麻醉药同时进行仔细的血流动力学监测。因为类癌综合征患者血流动力学迅速改变，所以有创的动脉血压监测对于术中管理是必要的。

九、急性胰腺炎

急性胰腺炎是一种胰腺的炎症性疾病，去除引起胰腺炎的病因后胰腺则恢复其正常的功能。胰腺的自我消化是急性胰腺炎最有可能的病理学原因。从1960年起急性胰腺炎的发病率增加了10倍，这可能与饮酒增多和（或）诊断技术的提高有关。

（一）病因学

胰腺中有许多的消化酶（蛋白酶）。胰腺的自我消化是通过以蛋白酶前体的形式存在、合成蛋白酶抑制药以及降低胰腺内钙的浓度从而降低胰蛋白酶的活性来预防的。任何一种保护机制受到破坏都将导致酶的激活、自我消化，从而发生急性胰腺炎。胆石症和嗜酒是60%～80%急性胰腺炎的病因学因素。研究认为，胆石症可能通过暂时使Vater壶腹梗阻导致胰管压力增高，从而导致胰腺炎。急性胰腺炎常发生于AIDS患者和甲状旁腺功能亢进患者，并且与高钙血症相关。创伤性急性胰腺炎一般与上腹部的钝性创伤有关而不是穿透性损伤，损伤会导致脊柱压迫胰腺。术后胰腺炎常见于胸、腹部外科手术，尤其是进行心肺分流的手术。医源性胰腺炎见于进行逆行胰胆管造影的患者，发病率为1%～2%。

（二）症状和体征

几乎所有急性胰腺炎患者均会出现剧烈而持续的中腹部疼痛，疼痛向背部放射。坐位和前倾位可以缓解疼痛。剧烈疼痛时可伴有恶心、呕吐，腹彭隆和肠梗阻常有发生。呼吸困难可能反映了胸膜渗出液和腹水的存在。低热、心动过速和低血压都很常见。休克可能是以下原因导致的：①血液向腹膜后渗透导致低血容量；②激肽的释放导致血管扩张和毛细血管通透性增加；③胰酶释放进入全身血液循环。

意识模糊和精神错乱都是与酒精戒断相关的症状。低钙血症可能导致手足抽搐。大多数急性胰腺炎患者的病程都是良性的。钙与自由脂肪酸结合形成皂性物质。

（三）诊断

急性胰腺炎的特异性指标是血浆淀粉酶上升。血浆脂肪酶的浓度也会上升。强化CT检查是对急性胰腺炎的形态学改变进行判断的最佳无创性检查。逆行胰胆管镜检查对于评估创伤性胰腺炎（定位）和严重的胆石性胰腺炎（乳头切开、取石引流）是有用的。

急性胰腺炎的鉴别诊断包括十二指肠溃疡穿孔、急性胆囊炎、肠系膜缺血、肠梗阻。急性心肌梗死可能会伴有剧烈的腹痛，但血清淀粉酶水平通常不会升高。伴有肺炎的患者可能会有剧烈的上腹部疼痛和发热。

Ranson标准：①年龄＞55岁；②白细胞计

数 $> 16 \times 10^9/L$；③血尿素氮浓度 $> 16mmol/L$；④谷草转氨酶浓度 $> 50U/L$；⑤动脉血氧低于 $60mmHg$；⑥液体量丢失 $> 6L$；⑦血糖浓度超过 $11.1mmol/L$（$200mg/dl$），无糖尿病病史；⑧乳酸脱氢酶 $> 350U/L$；⑨ $Ca^{2+} < 8mg/dl$；⑩血细胞比容下降超过10；⑪代谢性酸中毒，碱缺超过 $4mmol/L$；值得注意的是，血浆淀粉酶浓度不是标准之一。

在Ranson评分系统中，病死率与阳性标准的数量呈正相关。其中，0～2项标准阳性病死率 $< 5\%$；3～4:项准阳性病死率 20%；5～6项标准阳性病死率 40%；7～8项标准阳性病死率 100%。

（四）并发症

约有25%的急性胰腺炎的患者会伴有严重的并发症。严重的急性胰腺炎患者在病程的早期可能发生休克，这是一个主要的致命因素。胰腺周围的空间积聚大量的液体，出血和血管扩张下降会导致低血压的发生。动脉低氧血症常在病程的早期出现，有20%的患者发生急性呼吸窘迫综合征。25%的患者发生肾衰竭并且预后较差。弥散性血管内凝血会导致胃肠道出血和凝血障碍。胰腺坏死物质感染或脓腔形成是一种严重的并发症，病死率达50%以上。

（五）治疗

大量输液是十分必要的，因为所有的急性胰腺炎患者都会伴有明显的血容量下降，即使是轻型的急性胰腺炎患者。如果伴有明显的出血或白蛋白丢失，那么胶体的替代治疗是必要的。禁食可以使胰腺得到休息并且预防肠梗阻的加重。有数据表明，通过鼻空肠管或者空肠造口给予进食可能是有帮助的，尤其是对于ARDS或是肾衰竭进行气管内插管和机械通气的患者。不能耐受肠内营养的患者将给予胃肠外营养。胃肠减压仅适用于治疗持续呕吐或肠梗阻患者。静脉给予阿片类药物对于控制剧烈的疼痛是必要的。坏死性胰腺炎的患者应该进行预防性的抗生素治疗。为了降低发生胆管炎的风险，在症状出现后的24～72h可以进行内镜下取出导致梗阻的胆石。腹腔积液或坏死物质可以通过引流排出体外而不需要外科手术。如果需要的话ERCP介入的导管型号是可以调整的（逐渐调大型号）。

十、慢性胰腺炎

慢性胰腺炎的发病率很难去估计，因为其有可能没有任何临床表现或者是将腹痛归咎于其他病因。慢性胰腺炎的特征是将会导致胰腺的不可逆性损伤，外分泌和内分泌功能都将受到损伤。

（一）病因学

慢性胰腺炎最常见的病因是长期饮酒。高蛋白饮食是长期饮酒患者发生胰腺炎的诱因。在美国，自发性的慢性胰腺炎成年患者的发病率上升到25%。有证据表明，自发性的病例与基因缺陷有关。慢性胰腺炎有时与囊性纤维化或者甲状旁腺功能亢进（高钙血症）具有相关性。

（二）症状和体征

慢性胰腺炎最常见的特征性表现是向背部放射的上腹部疼痛、餐后痛，但是有10%～30%的患者不会有疼痛的表现。当有90%以上的胰腺受到损害时会出现脂肪泻。糖尿病的表现是内分泌功能受损的结果。大多数长期饮酒的胰腺炎患者会伴有胰腺的钙化。

（三）诊断

慢性胰腺炎的诊断可能是在长期饮酒和胰腺钙化病史的基础上进行的。慢性胰腺炎的患者常表现有消瘦；血清淀粉酶浓度常是正常的。一旦酶进入到十二指肠，十二指肠的外分泌将会减少到正常水平的10%～20%。蛋白质和脂肪消化异常也可作为诊断依据。腹X线平片可能显示出胰腺的钙化。超声检查有助于判断胰腺是否肿大或者识别是否有充满液体的假性囊肿的存在。CT检查会显示出胰管扩张和胰腺大小的改变。逆行胰胆管镜检查是诊断慢性胰腺炎早期胰管改变的最灵敏的检查方法。

（四）治疗

慢性胰腺炎的治疗包括以下几个方面：控制疼痛、吸收障碍和糖尿病。为了保证足够的镇痛作用可能需要应用阿片类药物，部分患者可以考虑进行腹腔镜神经阻滞。对于药物治疗无效的患者可以进行外科引流手术（胰管空肠吻合术）或在内镜下放置支架并且取出结石。为了能消化脂肪和蛋白质应补充消化酶。如果有必要可以给予胰岛素。

十一、吸收障碍和消化障碍

脂肪吸收受损（脂肪泻）反映出营养物质的吸收障碍，在脂肪泻出现的情况下其他物质（铁、钙、胆汁酸盐、必需氨基酸、糖类）可能只是选择性的吸收障碍。脂肪泻主要见于小肠疾病、胆道疾病或胰腺的外分泌不足。小肠疾病的患者可能会出现低蛋白血症，这可能是由于蛋白质从病变的小肠黏膜丢失所致。脂溶性维生素（A，D，E，K）缺乏、低钙血症和低镁血症可能是肝胆疾病患者的表现。

（一）麸质-敏感性肠病

麸质-敏感性肠病（旧称儿童乳糜泻和成年人脂肪泻）是一种小肠吸收障碍所导致的疾病，临床表现有体重下降，腹痛和疲劳，治疗方法是从饮食中去除麸质成分（小麦、黑麦、大麦）。

（二）小肠切除

过长的小肠切除（肠系膜缺血、肠扭转、克罗恩病）术后，如果剩余的小肠吸收表面减少到临界水平以下则有可能导致吸收障碍。短肠综合征的临床表现为腹泻、脂肪泻、微量元素缺乏和电解质紊乱（低钠血症、低钾血症）。如果多种营养物质均不能被吸收则需要进行全胃肠外营养。

十二、胃肠道出血

消化道出血（表14-9）主要来自上消化道（消化性溃疡）。肠憩室病或肿瘤导致下消化道出血占所有消化道出血的10%～20%，主要发生在老年人。

（一）上消化道出血

急性上消化道出血的患者如果失血量超过全部血容量的25%可能出现低血压和心动过速。大多数急性血容量减少血压下降10～20mmHg会出现直立性低血压和反射性心率加快，患者血细胞比容＜0.3。在急性出血的早期血细胞比容可能是正常的，因为没有足够的时间去平衡血浆容量。液体复苏后贫血将会变得更加明显。黑便通常是盲肠以上部位出血的表现。

血尿素氮的浓度通常＞14.3mmol/L（40mg/dl），这是从小肠出血中吸收氮所导致的。伴有食管静脉曲张破裂出血、恶性疾病或合并有其他疾病、入院后再次出血的老年人病死率高达30%以上。

导致这些患者死亡的常见原因是多个脏器衰竭而不是出血。对于急性上消化道出血的患者在其血流动力学稳定之后可以进行内镜检查或是治疗。

伴有出血的消化性溃疡患者当有肉眼可见的活动性出血时可进行内镜下止血（温热疗法、注射肾上腺素或是硬化剂）。接受抗凝药治疗的患者可以安全进行内镜下止血。进行内镜下止血的患者穿孔的发生率大约为0.5%。内镜下结扎止血和硬化疗法的效果相近。

对于食管静脉曲张破裂出血的患者内镜止血或硬化治疗无效时可以进行肝内门体循环分流，但是因为分流可能会导致脑病的加重。三腔两囊管或者Minnesota管可以用来填塞治疗出血的静脉曲张，它们是通过套囊发挥作用的。然而现在已经不常应用，因为内镜治疗已经非常成熟。外科手术可以用于非静脉曲张性的上消化道出血（巨大溃疡、弥漫性出血性胃炎）患者，当患者接受了最佳的支持治疗仍继续出血或内镜止血无效时即可进行外科手术。

（二）下消化道出血

下消化道出血（结肠）通常发生在老年患者并且以突发的大量鲜血和血凝块为特点。出血的原因包括肠憩室、肿瘤、缺血性结肠炎、结肠炎

表14-9　上、下消化道出血的病因

病因	发病率（%）
上消化道出血	
消化性溃疡	
十二指肠溃疡	36
胃溃疡	24
黏膜腐蚀性疾病	
胃炎	6
食管炎	6
食管静脉曲张	6
Mallory-Wesis撕裂伤	3
恶性疾病	2
下消化道出血	
结肠憩室病	42
结肠恶性疾病	9
缺血性结肠炎	9
病因不明的急性结肠炎	5
痔	5

（摘自Young HS. Gastrointestinal bleeding. Sci Am Med,1998, 1-10.）

感染。一旦患者的血流动力学达到稳定以后则需要进行乙状结肠镜检查以排除肛门直肠的病变。乙状结肠镜检查必须在灌肠之后才能进行。如果出血一直持续并活跃，可以尝试进行血管造影和栓化疗法。高达15%的下消化道出血患者需要外科手段的干预来控制出血。

（三）隐性胃肠道出血

隐性的胃肠道出血可能表现为原因不明的缺铁性贫血或粪便隐血试验间歇性的阳性反应。隐性胃肠道出血最常见的原因包括消化性溃疡病和结肠赘生物的形成。出血部位可以通过胃镜或结肠镜检查来进行定位。其他的检查方法包括红细胞示踪检查和血管造影。

十三、憩室病和憩室炎

结肠憩室是从肌层向黏膜下层、黏膜层形成的疝。结肠憩室和疝最常发生于低纤维饮食的人。一个或多个憩室伴发炎症的最好发部位是乙状结肠和降结肠。轻微的憩室炎表现为发热、下腹部疼痛和触痛。恶心、呕吐、便秘、腹泻、排尿困难、心动过速和白细胞计数增多等症状也可能出现。右半结肠的憩室炎通常很难与阑尾炎进行鉴别诊断。严重的憩室炎的特征性表现是形成憩室脓肿，同时有可能破裂而导致化脓性腹膜炎。也可能形成瘘管，最常见的是乙状结肠膀胱瘘。腹部CT是对可疑性憩室炎进行早期评估的最有效的方法。

对于可以进食的患者可以给以7～10d的口服广谱抗生素进行治疗，包括抗厌氧菌。需要入院治疗的严重憩室炎患者可以给予静脉输液、胃肠休息、广谱抗生素以及镇痛治疗。如果进行了充分的治疗，患者的症状在48h内仍未得到缓解则有可能会出现并发症需要进一步的治疗包括外科手术。急性憩室炎的外科治疗是将病变结肠切除。

十四、阑尾炎

（一）发病率和流行病学

急性阑尾炎的高发病率人群是20—30岁的青年人，儿童和老年人较少发病。但是婴儿和老年人阑尾炎患者常发生穿孔并且病死率高。<2岁的婴儿穿孔和全腹膜炎的发生率为70%～80%。而老年人，由于痛觉和触痛均较迟钝导致诊断延误，所以70岁以上的老年人穿孔的发生率为30%。欧洲和美国阑尾炎的病死率从1941年的8.1/10万下降到1970年的不足1/10万。在经济不发达的国家和低收入群体中阑尾炎的总体发病率是较低的。

（二）病理形成

肠腔梗阻仅见于30%～40%的病例，大多数患者最初会有黏膜溃疡形成。如果出现梗阻，最常见的诱因是粪石。病毒感染导致的淋巴结肿大（如麻疹病毒）、浓缩钡、蠕虫（蛲虫、蛔虫）和肿瘤（类癌）也可能使肠腔梗阻。肠腔内的细菌增殖并且侵入到阑尾壁使肠腔的压力增高导致静脉充血肿胀、动脉受压，最后甚至可能发生坏疽和穿孔。如果病程较长，邻近的器官如回肠、盲肠和网膜可能与阑尾粘连形成局部脓肿。如果病程发展较快则可能导致血管损伤并向腹膜形成穿孔。

（三）临床表现

病史和一系列的临床症状对于阑尾炎的诊断是十分重要的。最初的症状通常都是轻微的腹痛（内脏痛）伴有痛性痉挛，这可能是阑尾腔收缩或是扩张所导致的。疼痛通常会固定于脐周和上腹部，伴有里急后重和排气。随着炎症发展到腹膜表面，疼痛将会持续存在并且更加剧烈，体位改变和咳嗽会使疼痛加重，最后固定于右下腹。食欲缺乏经常出现恶心、呕吐的发生率在50%～60%。如果阑尾与膀胱毗邻则可能出现尿频或是排尿困难。体温通常是正常的或是稍微升高，超过38.3℃常提示有穿孔。在症状出现的早期很少发生穿孔，48h之后穿孔的发生率高达80%。白细胞增多达（10～18）×10⁹/L（10 000～18 000/mm³）是较常见的，但没有白细胞增多并不能排除急性阑尾炎的可能性。白细胞超过20×10⁹/L（20 000/mm³）提示可能存在穿孔。孕妇发生阑尾炎的概率是1/1000，阑尾炎是孕妇最常见的在妊娠期间需要子宫外腹部外科手术的病因。急性阑尾炎的鉴别诊断见表14-10。

（四）治疗

一旦患者做好准备应尽早进行阑尾切除术。唯一不能进行外科手术的情况是在症状出现后的3～5d发现有可触及的肿块。不适合进行手术的患者应该给予广谱抗生素、补液和休息，通常肿块和症状会在1周内消失，间隔几个月之后应该可以安全进行阑尾切除术。

十五、腹膜炎

腹膜炎是一种腹膜的炎症性疾病，腹膜炎可能是局部的或是弥漫性的、急性或是慢性、感染性或无菌性的病理过程。急性腹膜炎最常见的形式是感染性的并且常与内脏穿孔有关（称为继发性腹膜炎）。当尚未发现细菌来源时，感染性的腹膜炎则称为原发性或自发性腹膜炎。

（一）病因学

内脏穿孔、腹壁的穿透性损伤或者是外源性的物质的置入并发生感染（如慢性腹膜透析的导管），这些感染性因素均可累及腹腔。如果没有免疫抑制，自主防卫反应可以清除小的感染病灶。表14-11是最常见的导致腹膜感染细菌的病因。细菌性腹膜炎也可以发生在无明显的腹膜细菌感染的情况下（原发性或自发性细菌性腹膜炎），这种情况常发生在腹水和肝硬化的患者，尤其是腹水患者的腹水蛋白浓度较低（＜1g/L）。自发性细菌性腹膜炎以腹腔内积液自发感染为特点。自发性细菌性腹膜炎的发展仅次于来自肠腔的细菌移植到局部淋巴结导致继发性菌血症和腹水感染所引起的腹膜炎。

无菌性腹膜炎可能是由于各种生理性液体（胃液、胆汁、胰酶、血、尿）的异常外漏对腹膜刺激或者是腹膜内的外源性物质（外科海绵、器械、外科手套表面的淀粉）所导致的，或是一些系统性疾病如红斑狼疮、卟啉尿或者是家族性地中海发热等的并发症。

（二）临床特点

腹膜炎最主要的临床表现是急性腹痛、触痛常伴有发热。全腹膜炎和炎症的扩散有关，并且呈弥漫性的触痛和反跳痛。局限性或者全腹膜炎常伴有腹壁的强直、肠鸣音消失。心动过速、低血压以及脱水等表现也是常见的。实验室检查常发现白细胞增多和酸中毒。当有腹水存在时，诊断性的穿刺是必要的，以进行细胞计数、蛋白质和乳酸脱氢酶水平的监测和腹水培养。对于老年人和免疫抑制的患者腹膜刺激征可能较难发现。

（三）治疗和预后

治疗包括补水、纠正电解质紊乱、抗生素的应用和外科治疗。对于无其他疾病的患者来说非全腹膜炎的病死率＜10%。当腹膜炎持续超过48h以上，对于合并有其他疾病的老年人病死率可达40%以上。

十六、急性结肠假性梗阻

急性结肠假性梗阻是以结肠在没有机械性梗阻的情况下强烈扩张为特点的临床综合征。这种疾病的特点是有效的结肠蠕动的消失从而导致邻近的结肠扩张。该综合征常见于因其他原因入院的患者或是非胃肠手术后的患者。这些患者存在电解质紊乱、制动或者已使用过麻醉药或抗胆碱药。如果没有给及时的处理，大范围的结肠扩张可能导致右半结肠和盲肠的缺血和穿孔。目前的假说认为远端结肠与脾曲的传入神经的不平衡，即交感神经过度兴奋而副交感神经兴奋性降低，从而导致远端结肠的强制收缩和功能性梗阻。腹X线平片显示近端结肠的扩张伴有直肠乙状结肠积气则高度提示急性结肠假性梗阻的可能性。对于盲肠的直径＜12cm的患者（盲肠直径＞12cm则穿孔的风险较大）可进行非手术治疗，包括纠正电解质紊乱，避免使用麻醉药和抗胆碱药，补水、灌肠、活动以及放置胃管。70%的患者在发病2d内进行非手术治疗均可好转。这说明在48h内进行非手术治疗是必要的。然而，经过48h非手术治疗无效的患者则应该考虑实施积极的干预治疗，即在

表14-10　阑尾炎的鉴别诊断

肠系膜淋巴结炎	肾结石	盆腔炎症性疾病
急性胰腺炎	急性胆囊炎	黄体囊肿
囊状卵泡破裂	急性胃肠炎	绞窄性肠梗阻
穿孔性溃疡	急性憩室炎	非器质性疾病

表14-11　腹膜炎的病因

肠穿孔
　创伤、医源性原因（内镜穿孔、缺血、吻合口瘘、导管穿孔）
　吞下异物、炎症性肠病、血管原因（栓子、缺血）、绞窄疝、肠扭转、肠套叠
其他器官
　胰腺炎、胆囊炎、输卵管炎、活检后胆汁外漏、膀胱破裂
腹膜损伤
　腹膜透析、腹腔内化疗、术后异物、渗透性瘘管、创伤

非手术治疗的前提下同时静脉输注胆碱酯酶抑制药新斯的明。静脉给予2～2.5mg的新斯的明3～5min可以使80%～90%的患者的结肠内的压力下降。因为新斯的明的主要不良反应是心动过缓，所以应该对应用该药物的所有患者进行心电监护。如有必要的话，减压性结肠镜检查或者盲肠造口术也可以作为积极的干预治疗。

十七、要点

· 抗反流机制是由括约肌、膈肌角和位于膈肌孔以下的胃食管连接部的解剖结构组成的。

· 导致胃食管反流的因素包括尿急、气道问题、麻醉深度不足、截石位、自主性神经病、胰岛素依赖型糖尿病、妊娠、情绪低落、病情加重同时肥胖会增加腹内压。

· 患者发生误吸而未被发现时可能会出现支气管哮喘。

· 食管切除术后的患者发生误吸的风险很高。

· 当创伤伴有休克、脓毒症、呼吸衰竭、出血、需要大量输血以及多个器官损伤时，急性应激性胃炎则常发生。

· 西咪替丁和雷尼替丁可与肝的细胞色素P450相结合。因此，如果长期使用华法林、苯妥英和茶碱等药物应该注意监测。

· 胃部手术之后包括治疗消化性溃疡和肿瘤的手术，术后可能发生倾倒综合征和碱性反流性胃炎。

· 炎症性肠病是仅次于类风湿关节炎排列第二位的慢性炎症性疾病。溃疡性结肠炎和克罗恩病通常伴有腹痛，水和电解质紊乱、肠出血穿孔、腹膜炎、瘘管形成、胃肠道梗阻、肿瘤以及其他肠外炎症表现。

· 类癌综合征是由于大量的血清素和血管活性物质进入血液循环，从而出现潮红、腹泻、心动过速、高血压或者低血压。

· 胆石症和嗜酒是急性胰腺炎的主要病因。慢性胰腺炎的最主要的病因是长期饮酒，但是有高达25%的慢性胰腺炎是自发的。

· 消化道出血最常见的原因是消化性溃疡导致的上消化道出血。下消化道出血占消化道出血的20%，主要病因是肠憩室、肿瘤、缺血性结肠炎或者是结肠炎感染。

· 腹膜炎是一种腹膜的炎症性疾病，可能是局限性或是弥漫性的、急性或是慢性、感染性或是无菌性的。急性腹膜炎最常见的形式是感染性的并且与内脏穿孔有关。

（王艳平　译　单世民　校）

参 考 文 献

[1] Aitkenhead AR. Anaesthesia and bowel surgery. Br J Anaesth, 1984,56:95-101.

[2] Cortinez FLI. Refractory hypotension during carcinoid resection surgery. Anaesthesia, 2000,55:505-506.

[3] Dierdorf SF. Carcinoid tumor and carcinoid syndrome. Curr Opin Anaesthesiol, 2003,16:343-347.

[4] Hunter AR. Colorectal surgery for cancer: the anaesthetist's contribution?. Br J Anaesth, 1986,58:825-826.

[5] Kasper DL, Fauci AS, Longo DL, eds. Part 13. Disorders of the alimentary track. In Harrison's Principles of Internal Medicine. 16th ed New York, NY: McGraw-Hill, 2005.

[6] Mulholland MW, Lillemoe KD, Doherty GM. Greenfield's Surgery: Scientific Principles and Practice. Philadelphia, PA: Lippincott Williams & Wilkins, 2006.

[7] Ng A, Smith G. Gastroesophageal reflux and aspiration of gastric contents in anesthetic practice. Anesth Analg, 2001,93:494-513.

[8] Redmond MC. Perianesthesia care of the patient with gastroesophageal reflux disease. J Perianesthesia Nurs, 2003,18:535-544:quiz 345-347.

[9] Sontag SJ, O'Connell S, Khandewal S, et al. Most asthmatics have gastroesophageal reflux with or without bronchodilator therapy. Gastroenterology, 1990,99:613-620.

[10] Steinberg W, Tenner S. Acute pancreatitis. N Engl J Med, 1994,330:1198-1210.

[11] Young HS. Diseases of the pancreas. Sci Am Med, 1997:1-16.

[12] Young HS. Gastrointestinal bleeding. Sci Am Med, 1998:1-10.

第15章

先天性代谢紊乱

患者合并营养紊乱或先天性代谢紊乱将会明显影响麻醉管理（表15-1），本章关注于最常见的此类疾病的病生理学及麻醉所涉及相关问题。先天性代谢紊乱表现为使麻醉管理更为复杂的多种代谢性缺陷，在某些情况下，这些缺陷在临床上可无症状，而仅仅表现为对特定诱发事件如摄食某些药物或食物的反应。

一、卟啉症

卟啉症是一组代谢性障碍疾病，它们都是由于血红素合成途径中某一种特异性酶缺乏所致，因此，这类先天性代谢障碍的特点是产生过多的卟啉。卟啉对于很多重要的生理功能，包括氧的运输和储存，是必不可少的。卟啉产生所涉及的合成途径是由一系列酶来决定的，其中任何一种酶的缺乏都导致前面的中间产物蓄积，从而形成一种类型的卟啉症（图15-1）。从人体生理学来讲，血红素是最重要的卟啉，它与蛋白质结合，形成包括血红蛋白和细胞色素P450同工酶在内的血红素蛋白。血红素的产生受氨基酮戊酸（aminolevulinic acid, ALA）合成酶作用的调控，该酶存在于线粒体中，ALA合成酶的形成是由内源

性血红素浓度来控制的，以确保血红素生成量满足需要。ALA合成酶很容易激活，因此其能对血红蛋白需求的增加，如那些因药物使用而需要细胞色素P450同工酶参与其代谢的情况，迅速做出反应。当存在卟啉症时，任何血红素需求的增加均导致卟啉合成途径中中间产物的蓄积，也就是说，这些化合物立即到达酶缺失位点前。

（一）分类

根据卟啉前体或卟啉过度产生或蓄积的基本位点，卟啉症分为肝性卟啉症或红细胞生成性卟啉症（表15-2），只有急性型卟啉症与麻醉管理有关，因为它们是可以对某些药物产生危及生命反应的唯一类型。

（二）急性卟啉症

急性卟啉症是常染色体显性遗传的变异性表达紊乱。卟啉症的酶缺陷是酶的不足，而不是酶完全短缺，虽然性别对遗传类型无直接影响，但更常见于妇女，而年龄以20—40岁最为多见，青春期前或更年期开始后很少发病。卟啉症的急性发作大多由血红素浓度降低状态促成，由此导

表15-1　先天性代谢紊乱

卟啉症
卟啉代谢紊乱
高脂血症
糖类代谢紊乱
氨基酸代谢紊乱
黏多糖增多症
神经节苷脂累积病

表15-2　卟啉症的分类

肝性卟啉症
急性间歇性卟啉症
多样性卟啉症
遗传性粪卟啉症
ALA脱水酶缺乏性卟啉症
迟发性皮肤卟啉症
红细胞生成性卟啉症
先天性红细胞生成性卟啉病
红细胞生成性原卟啉症

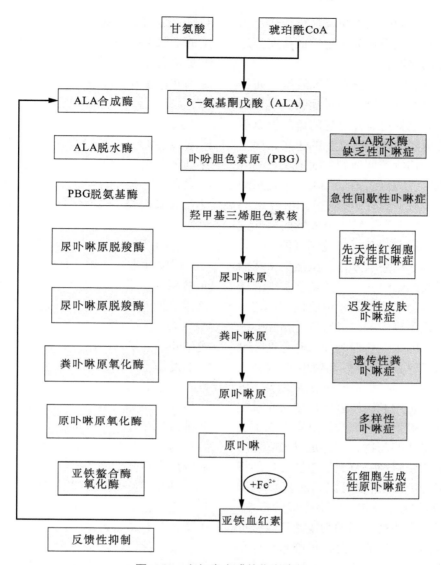

图15-1　血红素合成的代谢途径

注意反馈性抑制序列环路中的酶，而与酶缺乏有关的卟啉症类型被标明于右侧，例如在方框中标明急性卟啉症。CoA. 辅酶A

（摘自James MF, Hift RJ. Porphyrias. Br J Anaesth, 2000,85:143-153.）

致ALA合成酶的活性增加并刺激卟啉原的生成。酶诱导性药物是导致急性卟啉症的最重要的诱发因素，生理激素的波动，如伴有月经、禁食（例如选择性外科手术前）、脱水、应激（例如麻醉及手术伴发）及感染，也可以引起这些急性发作。这些患者妊娠后常伴有自发性流产，此外妊娠可能并发全身性高血压，而出生低体重婴儿的发生率增加。

1. 体征和症状　卟啉症急性发作的特点为剧烈的腹痛、自主神经系统不稳定、电解质紊乱，以及神经精神病学从轻度紊乱到发生危及生命的暴发性事件的表现。骨骼肌无力，可进一步发展为四肢轻瘫及呼吸衰竭，这是卟啉症急性发作最具有潜在致命性的神经病学表现。中枢神经系统累及上运动神经元损害、脑神经麻痹，而小脑和基底神经节异常较少见，但这些损害合并自主神经病和低血容量可导致心血管的不稳定。急性卟啉症发作时可以发生癫痫，精神病学障碍也可出现，虽然有典型传说中的狼人行为及其他稀奇古怪的精神问题，但精神错乱却并不很常见。胃肠道症状包括腹痛、呕吐和腹泻。然而，尽管腹痛严重，其可能很像急性阑尾炎、急性胆囊炎、肾绞痛，但腹部临床检查却非常正常，因而认为腹痛直接与自主神经系统的神经病变有关。脱水及包括钠、钾、镁在内的电解质紊乱可能较为明显，心动过速和高血压或较为少见的低血压都是心血管不稳定性的表现。

发作间期有可能完全缓解和延期缓解，而许多有遗传缺陷的个体从来没出现过症状，但特别需要注意的是，对已知道有卟啉症的危险但以前无症状（静息性或隐匿性卟啉症）的患者，围术期可因使用诱发性药物而使他们首次出现反应症状。所有卟啉症急性发作期间，ALA 合成酶浓度均增高。

2.诱发药物　通过诱发 ALA 合成酶的活性或干扰作为最后共同通路的负反馈控制（图 15-1），药物可以诱发卟啉症的急性发作。虽然化学基团如存在于巴比妥类的烯丙基，以及某些类固醇结构已被认为与产生卟啉症有关，但要预测哪些药物具有卟啉源性是不可能的，只有急性型卟啉症受药物诱发酶诱导的影响，而为什么非急性卟啉症的表现明显地不受酶诱导性药物的影响仍不清楚。例如，ALA 合成酶的有效酶诱导药，包括抗惊厥药，都不加剧或促使迟发性皮肤卟啉症或红细胞生成性卟啉症发生。被冠以安全或不安全的用于卟啉症患者的药物，往往是以无对照的对卟啉症患者药物使用经验及诱发急性发作的报道为依据。用细胞培养模型可以检验药物诱导 ALA 合成酶活性的能力或其对卟啉合成的影响，另一个可供选择的方法是利用动物模型可以进行药物对卟啉合成路径作用的研究，但细胞培养和动物模型对药物的致卟啉源性均评估过高。

要评定麻醉药物潜在的致卟啉源性是困难的，因为其他因素如败血症或应激也可以促使围术期卟啉危象突然发生。根据致卟啉源性对麻醉药物的任何分类都是不完善的（表 15-3），当为急性间歇性卟啉症或临床活动型卟啉症患者选择用药及联合使用处方药时，需要特别注意，因为在这些情况下，更可能使卟啉症加重。

（三）急性间歇性卟啉症

在所有的急性卟啉症中，急性间歇性卟啉症影响中枢和周围神经系统而引起最严重的症状（系统性高血压、肾功能不全），而且是最有可能危及生命的一种类型，其缺乏的酶是胆色素原脱氨酶，该酶的基因编码位于 11 染色体。

（四）多样性卟啉症

多样性卟啉症以神经毒性及皮肤的光过敏为特征，是由于卟啉原转变为卟啉，致使在日光暴露的皮肤上出现大疱斑疹。该症缺乏的酶是初卟啉原氧化酶，而此酶的基因编码位于 1 染色体。在南非，多样性卟啉症的发病率最高。

（五）遗传性粪卟啉症

遗传性粪卟啉症的急性发作较急性间歇性卟啉症或多样性卟啉病少见，且严重程度较轻。虽然其体征轻于多样性卟啉症患者之所见，但这些患者仍有典型的神经毒性和皮肤过敏表现。其缺乏的酶是粪卟啉原氧化酶，基因编码位于 9 染色体。

（六）迟发性皮肤卟啉症

迟发性皮肤卟啉症是由于一种酶的缺陷（尿卟啉原脱羧酶的肝内活性降低）所致的以常染色体显性遗传为特征的疾病。在此型卟啉症中，ALA 合成酶的活性并不重要，而能够促使其他类型卟啉症发作的药物也不引起迟发性皮肤卟啉症的发作，而且这种类型的卟啉症不伴有神经毒性。迟发性皮肤卟啉症的体征和症状，大多常表现为光过敏反应，35 岁以上年龄的男子尤甚。卟啉蓄积在肝伴有肝细胞的坏死，虽然选择药物时应考虑到可能存在的肝疾病，但麻醉药物对受累的患者不会带来危害。

（七）红细胞生成性尿卟啉症

红细胞生成性尿卟啉症是卟啉症的一种罕见类型，具有常染色体隐性遗传特性。与在肝的卟啉合成不同，在红细胞生成系统的卟啉合成对血细胞比容和组织氧合的变化迅即感应，经常出现溶血性贫血、骨髓增生和脾大。常见感染，而光过敏可较为严重，最为明显的是，当暴露于光线之下时，患者尿液变红。无神经毒性及腹痛发生，而使用巴比妥类药物对病程无不利改变，幼童时期常发生病死。

（八）红细胞生成性原卟啉症

红细胞生成性原卟啉症是一种更常见、但虚弱乏力较少出现的红细胞生成性卟啉症的类型，体征和症状包括对光的过敏、泡状皮疹、荨麻疹和水肿，偶见患者继发于原卟啉分泌增加而出现胆石症，给予巴比妥类药物对病程无不利影响，通常存活至成年人期。

（九）术前评估

对卟啉症患者进行安全麻醉管理的原则包括对敏感个体的辨别及对潜在的致卟啉源性诱发药

表15-3　急性卟啉症推荐使用的麻醉药

药物	推荐	药物	推荐
吸入麻醉药		**阿片类拮抗药**	
氧化亚氮	安全	纳洛酮	安全
异氟烷	可能安全[1]	**抗胆碱能类**	
七氟醚	可能安全[1]	阿托品	安全
地氟烷	可能安全[1]	格隆溴铵	安全
静脉麻醉药		**胆碱酯酶抑制药**	
异丙酚	安全	新斯的明	安全
氯胺酮	可能安全[1]	**局部麻醉药**	
硫喷妥钠	避免	利多卡因	安全
硫戊巴比妥	避免	丁卡因	安全
美索比妥	避免	丁哌卡因	安全
依托咪酯	避免	甲哌卡因	安全
镇痛药		罗哌卡因	无相关资料
对乙酰氨基酚	安全	**镇静药和止吐药**	
阿司匹林	安全	氟哌利多	安全
可待因	安全	咪达唑仑	可能安全[2]
吗啡	安全	劳拉西泮	可能安全[2]
芬太尼	安全	西咪替丁	可能安全[2]
舒芬太尼	安全	西咪替丁	可能安全[2]
痛力克	可能避免[2]	甲氧氯普胺	可能安全[2]
非那西汀	可能避免[2]	昂丹司琼	可能安全[2]
喷他佐辛	避免	**心血管药物**	
神经肌肉阻滞药		肾上腺素	安全
氯琥珀胆碱	安全	α受体激动药	安全
泮库溴铵	安全	β受体激动药	安全
阿曲库铵	可能安全[1]	β受体剂拮抗药	安全
顺-阿曲库铵	可能安全[1]	地尔硫䓬	可能安全[1]
维库溴铵	可能安全[1]	硝普盐	可能安全[1]
罗库溴铵	可能安全[1]	硝苯地平	可能安全[2]
米库氯铵	可能安全[1]		

(1)即使安全性没有被最终确定，该药物不太可能引起急性卟啉症；(2)仅在预期利大于弊时使用

（摘自 James MFM, Hift RJ. Porphyrias. Br J Anaesth, 2000,85:143-153.）

物的测定。通过实验室鉴定卟啉患者并不容易，因为在无症状期，很多表现仅仅是细微的或无生物化学方面的异常。当提示存在有家族史时，对可疑急性间歇性卟啉症的患者测定红细胞胆色素原的活性是最适当的筛选试验。要仔细了解家族史并进行全面的身体检查（尽管常无临床迹象或仅有皮肤细微的病损），并注意有无周围神经病变和自主神经系统的不稳定。

其药物选择指南如下：①有证据表明，给予单个的潜在性诱导药物是可耐受的，但在急性发作时不耐受。②接触多种潜在性的诱导药物比单独接触任何一种新的药物更危险。③一些麻醉药物及辅助药的"安全"和"不安全"列表，是根据动物或细胞培养实验列出的，因此其实际临床效果尚未可知。值得注意的是，美国卟啉症基金会（American Porphyria Foundation）保持对这些疾病全面信息及药物资料的更新，要了解药物及急性卟啉症的相关信息可登陆 http://www.drugs.porphyria.com。

如果术前怀疑卟啉症急剧加重，对骨骼肌肉

强度及脑神经功能必须要给予特别的关注，因为这些症状和体征可预示即将来临的呼吸衰竭及肺误吸的危险性增加。心血管检查可显示系统性高血压及心动过速，这在麻醉诱导前必需予以治疗。在急性卟啉危象期间，患者术后可能需要进行机械通气，当病情急性加重时，腹痛剧烈可酷似急腹症。对急性卟啉危象患者，必须要对其体液平衡和电解质情况进行仔细评估，尤其当患者有低钠血症时更应如此。

因为热量限制与导致急性卟啉症发作相关，所以应该将术前饥饿降到最低，但是如果持续长时间的禁食不可避免，术前可考虑给予葡萄糖盐水输注。

1. 术前用药　常选择苯二氮䓬类药物治疗术前焦虑状态，预防误吸的可取方法包括使用抗酸药和（或）H_2受体拮抗药。有趣的是，西咪替丁已被推荐用治疗急性卟啉危象，因为该药可降低血红素消耗并抑制ALA合成酶的活性，但西咪替丁却不能预防卟啉症的急性发作。

2. 预防性治疗　尚无已被证实有利于预防性治疗的特殊方法，然而，因为用糖类能抑制卟啉合成，故推荐术前给予口服补充糖类（20g/h）。如果不能经口进食，那么可选择输入10%葡萄糖盐水。

（十）麻醉管理

麻醉牵涉到可诱发卟啉症的急性发作，但是如果给予适当的关注，大多数卟啉症患者能够安全地施行麻醉。患者有活动性卟啉症迹象或有急性卟啉危象的病史，必须考虑到其危险性增加。据推测短效药是安全的，因为它们的快速消除限制了发生酶诱导的接触时间，但反复或长时间使用这些药物，如连续静脉内输注，可能会导致不同的临床结果。有很多病例报道显示，间断给予丙泊酚可成功地用于卟啉症患者，但尚无充分的资料对丙泊酚连续输注用于卟啉症患者予以证实。暴露于多种对酶产生潜在诱导作用的药物，很可能会比暴露于其中任何一种药物更具有危险性。

1. 区域麻醉　对卟啉症患者施行区域麻醉无绝对禁忌证，但是如果考虑使用区域麻醉，开始阻滞前有必要进行神经病学的检查，以使任何先前存在的神经病变恶化被错误地归因于区域麻醉的可能性降到最低。区域麻醉引起的自主神经系统阻滞能够暴露出心血管的不稳定性，特别是在自主神经系统存在神经病变、血容量不足或二者均有时。对患卟啉症的个体，无证据表明任何局部麻醉药曾经诱发卟啉症的急性发作或神经病学的损害。区域麻醉已被安全地应用于伴有急性间歇性卟啉症的产妇，然而，因顾虑血流动力学的不稳定性、精神错乱及卟啉症相关的神经病变，对急性间歇性卟啉症发作的患者很少使用区域麻醉。

2. 全身麻醉　对易受伤害的患者，药物使用的总剂量以及接触时间的长短可以影响诱发卟啉危象的危险性（表15-3），使用相对短效的麻醉药可有助于提高卟啉症患者的麻醉安全性。围术期的监测应该考虑到时常发生自主神经系统功能障碍及血压不稳定的可能性。

（1）麻醉诱导：虽然长时间连续输注丙泊酚的安全性尚未证实，但该药已安全地用于卟啉症患者的麻醉诱导。氯胺酮用于静止型急性间歇性卟啉症也是安全的，而依托咪酯的使用尚有争议。对于所有巴比妥类药物用于麻醉，即使是用于卟啉症的静止期，也一定要想到其是不安全的。

（2）麻醉维持：氧化亚氮被确定为是用于卟啉症患者的一种安全吸入麻醉药，对异氟烷的安全使用也有报道，七氟烷和地氟烷的作用时间相对较短，具有合乎此类患者用药需求的药物特性，但限于使用经验太少，不能作为推荐药物。阿片类已安全地用于这些患者，神经肌肉阻滞药用于这些患者时，似乎并未引起预料中的危险。

（3）心肺转流术：从理论上来讲，心肺转流术对卟啉症患者是一种潜在的危险，因为低体温引发额外的应激，转流泵引起的溶血、失血及由此使机体对通过骨髓产生的血红素需求增多，以及大量的经典药物使用等。但有趣的是，这些患者施行心肺转流术时，临床经验却不支持其卟啉危象的发病率增加。

（十一）卟啉危象的治疗

治疗急性卟啉危象的第一步是去除任何已知的诱发因素。经由肠道内途径或非肠道途径给予足够的液体和糖类是必需的，可使用吩噻嗪进行镇静，常需用阿片类药物止痛，恶心和呕吐可用常规的止吐药治疗，用β肾上腺素能阻滞药控制心动过速和高血压。因为传统的抗惊厥药被认为是不安全的，因此，必需使用苯二氮䓬类药物或丙泊酚来治疗其发作。电解质紊乱，包括低镁血症一定要渐进性予以治疗。

如果患者非手术治疗 1 ~ 2d 后急性卟啉危象未见好转，可给予亚铁血红素（每日 3 ~ 4mg/kg，IV，连续 4d），亚铁血红素可以像高铁血红素、白蛋白血红素、精氨酸血红素一样使用。据推测，亚铁血红素补充细胞内的血红素池，因而抑制 ALA 合成酶的活性。精氨酸血红素较高铁血红素更稳定，而无高铁血红素相关的潜在不良反应（如肾衰竭、凝血病、血栓性静脉炎）。促生长素抑制素降低 ALA 合成酶的形成进度，与血浆置换术结合使用可以有效地减少疼痛并减缓病情。

二、嘌呤代谢紊乱

（一）痛风

痛风是一种嘌呤代谢紊乱，可以分为原发性或继发性。原发性痛风是由于遗传性代谢缺陷导致尿酸产生过剩所致，继发性痛风一般源于某种明显的诱发因素，如使用导致含有嘌呤细胞快速溶解从而引起高尿酸血症的化学治疗药物。痛风的特点为高尿酸血症伴有因尿酸盐结晶沉积于关节而反复发作的急性关节炎，尿酸盐结晶的沉积典型地引发一种炎性反应，导致疼痛并使关节的运动受限，痛风的初始发作至少有 50% 限于第一跖趾关节，即大踇趾基底部关节。持续的高尿酸血症也导致尿酸盐结晶沉积于关节以外的部位，大多常表现为肾结石，尿酸盐结晶沉积也可出现在心肌、主动脉瓣及硬膜外的脊椎区域。在痛风患者中，系统性高血压、缺血性心脏病和糖尿病的发病率均升高。

1. 治疗　痛风的治疗是有计划的通过使用尿酸排泄药（如丙磺舒）或抑制嘌呤类经黄嘌呤氧化酶（别嘌醇）转换为尿酸来降低尿酸的血浆浓度。秋水仙碱对嘌呤代谢无任何影响，处理急性痛风性关节炎可考虑选用该药，推测其通过改变白细胞游出和吞噬作用而减轻关节疼痛。秋水仙碱的不良反应包括呕吐和腹泻，大剂量的秋水仙碱也能引起肝肾功能障碍及粒细胞缺乏症。

2. 麻醉管理　当患者存在痛风时，麻醉管理重点在于预先补液以促进肾排除尿酸，给予碳酸氢钠碱化尿液也有助于尿酸的排泄。即使给予适当的防范，有痛风病史的患者仍可能在术后出现痛风急性发作。

当制定麻醉管理计划时，痛风关节外的表现以及用来控制疾病的药物的不良反应应予以考虑。应对肾功能进行评估，因为痛风的临床表现常常加剧肾功能的恶化。尿酸沉积于心肌则可表现为心电图检查的异常，在痛风患者中，系统性高血压、缺血性心脏病和糖尿病的发病率升高，必须应予以注意。虽然罕见，但应用丙磺舒和秋水仙碱亦可引起相关的肝肾不良反应。痛风性关节炎可使颞下颌关节活动受限，如果存在这种情况，可能造成直接喉镜置入困难。

（二）Lesch-Nyhan 综合征

Lesch-Nyhan 综合征是一种遗传性嘌呤代谢障碍，只发病于男性。从生物化学上来看，该病的特点为次黄嘌呤 - 鸟嘌呤磷酸核糖转移酶活性降低或缺乏，导致嘌呤产生过多和全身尿酸浓度增高。患者临床表现常有智能发育迟缓并有痉挛状态和自残特征，自残常导致口周组织损伤，而后形成瘢痕，致使直接喉镜气管插管困难。与该综合征相关的癫痫发作，常用苯二氮䓬类药物治疗。有手足徐动症样的吞咽困难者，如果发生呕吐，可增加误吸的可能性。本病常有营养不良，高尿酸血症伴有肾病、尿路结石和关节炎，常因肾衰竭导致死亡。

麻醉管理应考虑到并发肾功能不全和麻醉期间所用药物对代谢可能产生损害的影响。有骨骼肌痉挛病症出现时，提示使用琥珀酰胆碱要小心。这些患者交感神经系统应激反应增强，因此，使用外源性儿茶酚胺类药物时需要慎重。

三、糖类代谢紊乱

糖类代谢紊乱典型地反映了由遗传决定的酶的缺陷（表 15-4），该缺陷可导致正常情况下与葡萄糖产生糖原有关的代谢前体或终产物产生不足或过多。在某些情况下，替代代谢途径发生作用。最终，因酶缺陷所致的代谢前体和终产物数量的改变表现为特异性的糖类代谢紊乱的症状和体征。

（一）糖原贮积症 I a 型

糖原贮积症 I a 型（von Gierke 病）是因葡萄糖 6- 磷酸酶缺乏或不足所致，结果使糖原在

表15-4　糖类代谢紊乱

糖原贮积症Ⅰa型（von Gierke病）
糖原贮积症Ⅰb型
Pompe病
McArdle病
半乳糖血症
果糖1,6-双磷酸脂酶缺乏症
丙酮酸脱氢酶缺乏症

肝细胞、嗜中性粒细胞和其他可能的细胞内不能被水解，导致糖原贮积于细胞内。低血糖可能很严重，为维持适当的血糖浓度，患者需要每2～3h进食1次。有慢性代谢酸中毒并可导致骨质疏松，可出现智力迟钝、生长障碍和低血糖引起的癫痫发作。因糖原贮积于肝，故有肝大。糖原贮积也导致肾扩大，可表现为慢性肾盂肾炎。因血小板功能障碍，可有出血倾向、反复鼻出血和较小损伤及手术后发生出血。面部和躯干部出现肥胖，虽然门腔分流手术可能有益于某些患者，但患儿多于2岁前病死。

麻醉管理必须包括供给外源性的葡萄糖，以防止术中低血糖。由于这些患者不能将乳酸转化为糖原而常出现酸中毒，所以监测动脉血pH和血糖浓度十分有益。也应避免静脉输注含乳酸的溶液，尽量减少围术期因使用乳酸所致的理论上的代谢性酸中毒的可能性。

（二）糖原贮积症Ⅰb型

糖原贮积症Ⅰb型是一种罕见的常染色体隐性遗传病，由于其转运系统缺陷导致糖原裂解代谢产物葡萄糖6-磷酸盐不能转运至微粒体的内面，因此，该病是糖原贮积症Ⅰa型的一种变异。糖原贮积症Ⅰb型，糖原贮积于肝、肾和肠黏膜，而组织对葡萄糖的利用受损，随之出现低血糖及乳酸性酸中毒。临床体征和症状类似于糖原贮积症Ⅰa型的表现，此外，糖原贮积症Ⅰb型患者由于中性粒细胞活性受损，可出现反复感染。

如果拟行手术，应尽量减少术前禁食的影响，整个围术期应予静脉输注含葡萄糖液。严格的无菌要求很重要，而术前应使血糖浓度达到正常，以改善血小板功能，并减少术中出血的可能性。因全身麻醉期间低血糖可被掩盖而难于发现，建议术中监测血糖浓度。糖原的转换不完全

可导致乳酸性酸中毒，因此，监测动脉血pH十分有益，同时不推荐使用含乳酸的溶液。医源性过度通气及其相关的呼吸性碱中毒，可以刺激骨骼肌释放乳酸，并使代谢性酸中毒加重，明显代谢性酸中毒的治疗应包括给予碳酸氢钠。

四、氨基酸代谢紊乱

虽然已知有70种以上的氨基酸代谢紊乱，但其发病率大多数均极低。典型的临床表现有智力迟钝、癫痫发作和氨基酸尿症（表15-5），此外，也可出现代谢性酸中毒、高氨血症、肝衰竭和血栓栓塞。

氨基酸代谢紊乱患者的麻醉管理在于维持血管内液体容量的和酸碱内环境的稳定，由于这些患者可出现癫痫发作，因此，可诱发癫痫的麻醉药物应避免使用。

（一）苯丙酮尿症

苯丙酮尿症是因氨基酸代谢异常所致的典型疾病，由于苯丙氨酸羟化酶缺乏，使苯丙氨酸出现贮积。临床特征包括智力迟钝和癫痫发作，皮肤脆弱，易因贴敷材料的压力或摩擦而引起损伤。这些患者，尤其是严格控制饮食者，也可能出现与之相关的维生素B_{12}缺乏。如果出现此种情况，而患者由于补充维生素治疗不足导致维生素B_{12}缺乏，那么应该尽可能避免使用氧化亚氮，这些患者对麻醉药可能也更为敏感。

（二）高胱氨酸尿症

高胱氨酸尿症是由于胱氨酸前体的转硫过程障碍引起，该物质为胶原组织的重要交联成分。由于血和尿中高胱氨酸的浓度增高，此病表现为胶原无力，并有晶状体脱位、骨质疏松、脊柱后侧凸、头发色浅易脆和颧颊潮红，以及冠状动脉、脑动脉和肾动脉等血管性疾病，血管性疾病所致并发症是患者早年患病和病死的最常见原因，也可见明显的智力迟钝。尿中检出高胱氨酸，则可确诊为高胱氨酸尿症。血浆中的高胱氨酸具有致动脉粥样化和嗜血栓剂的作用，本病出现血管栓塞可危及生命，推测为高胱氨酸使接触因子活性增加，导致血小板黏着度增加而引起。尽量减少围术期血管栓塞危险的措施应包括给予维生素B_6或甜菜碱，这两者均降低高胱氨酸浓度及血小板黏附性。术前进行补液，输注右旋糖酐和早期下床活动也有助于预防深静脉血栓

表15-5　氨基酸代谢紊乱

代谢紊乱	智力迟钝	癫痫发作	代谢性酸中毒	高氨血症	肝功衰竭	血栓栓塞	其他
苯丙酮尿症	有	有	无	无	无	无	皮肤脆弱
高胱氨酸尿症	有/无	有	无	无	无	有	
高缬氨酸血症	有	有	有	无	无	无	低血糖
瓜氨酸血症	有	有	无	有	有	无	
支链酸尿症（枫糖尿症）	有	有	有	无		有	围术期神经病学的损害
甲基丙二酰辅酶A变位酶缺乏		有	有				酸中毒 术中避免使用氧化亚氮?
异亮氨基酸血症	有	有	有	有	有	无	血容量过低
甲硫氨酸血症	有	无	无	无	无	无	热不稳定性
组氨酸尿症	有	有/无	无	无	无	无	红细胞脆性
中性氨基酸尿症（Hartnup病）	有/无		无	无	无	无	皮炎
精氨酸血症	有		无	有	有	无	

形成。

（三）枫糖尿症

枫糖尿症是因支链氨基酸的羧化作用缺陷而引起的一种罕见的先天性代谢异常，在缺乏足够的酶活性情况下，消化含有支链氨基酸的食物致使这些氨基酸和酮酸贮积于组织和血液中。因为亮氨酸在大多数蛋白质中是主要的氨基酸，故而过高浓度的亮氨酸通常大于异亮氨酸或加压素的浓度，尿液中存在的这些氨基酸使其有枫树糖浆的气味。

该慢性代谢性异常的结果常表现为生长障碍及精神运动发育迟缓。感染或禁食常导致急性代谢性失代偿，因内源性蛋白质分解使血浆中支链氨基酸和酮酸浓度升高，血浆酮酸浓度的增加促使产生代谢性酸中毒。可能因血浆亮氨酸浓度增加刺激胰岛素释放，而有发生低血糖的可能性。该病可伴发潜在性脑病而导致死亡。

该病的治疗可通过腹膜透析或血液透析，直接降低支链氨基酸和酮酸的血浆浓度，经肠胃外营养法给予不含支链氨基酸制剂也可见效。

外科手术和麻醉给枫糖尿症患者的围术期管理带来一些风险，例如，因手术或感染使机体蛋白质出现分解代谢，能够导致支链氨基酸血药浓度增高。即使是进入胃肠道内的血液（因扁桃腺切除术时可发生此现象），也使枫糖尿症患者的代谢负荷增加。支链氨基酸贮积于循环系统，可加重其围术期的神经学病变。枫糖尿症患者因选择性手术术前禁食，出现低血糖的危险加大，因此，术中静脉输注含葡萄糖溶液对患者是有益的，监测动脉血pH有助于发现因酮酸贮积所致的代谢性酸中毒。

（四）甲基丙二酰辅酶A变位酶缺乏症

甲基丙二酰辅酶A变位酶缺乏症是一种先天性代谢性疾病，该病可导致发生甲基丙二酸血症。该病的紧急治疗可静脉内给予含有碳酸氢钠的晶体液，围术期有增加蛋白质分解代谢的情况（禁食、出血进入胃肠道、应激反应、组织破坏）易于出现酸中毒。

鉴于对该病的麻醉经验有限，故而提供的建议更多都是基于理论而非临床经验，例如，根据理论上的考虑，应避免使用氧化亚氮，因为氧化亚氮引起维生素B_{12}辅酶的抑制，吸入该麻醉药能够诱使易感患者发生甲基丙二酸血症。在术前2h，允许饮用清质液体，以减少术前禁食对氨基酸代谢及血管内液体容量的影响，大量给予静脉液体和葡萄糖也有助于减少低血容量和蛋白质分解代谢的发生。

五、要点

• 卟啉症的急性发作特点为剧烈的腹痛、自主神经系统不稳定、电解质紊乱以及神经精神病学表现，这些症状可能是轻度紊乱到危及生命的暴发性事件。

• 骨骼肌肉无力，可发展为四肢轻瘫及呼吸衰竭，这是卟啉症急性发作潜在的最致命性的神经病学表现，患者也可能出现癫痫。

• 因为给予糖类能抑制卟啉合成，故推荐术前补充糖类以降低急性卟啉症发作的风险。

• 苯丙酮尿症及维生素 B_{12} 缺乏的患者，应该尽可能避免使用氧化亚氮。

（刘金柱　译　喻文立　校）

参 考 文 献

[1] American Porphyria Foundation. http://www.porphyriafoundation.com.

[2] Diaz JH, Belani KG. Perioperative management of children with mucopolysaccharidoses. Anesth Analg, 1993,77:1261-1270.

[3] Gorcheln A. Drug treatment in acute porphyria. Br J Clin Pharmacol, 1997,44:427-434.

[4] Herrick IA, Rhine EJ. The mucopolysaccharidoses and anaesthesia: a report of clinical experience. Can J Anaesth, 1988,35:67-73.

[5] James MF, Hift RJ. Porphyrias. Br J Anaesth, 2000,85:143-153.

[6] Jensen NF, Fiddler DS, Striepe V. Anesthetic considerations in porphyrias. Anesth Analg, 1995,80:591-599.

第 16 章

营养性疾病：肥胖症和营养不良

营养性疾病是因必需营养素的消耗不足或微量营养素的过度消耗所致，两者均可导致营养不良的形成。目前，世界上最普遍的营养性疾病为肥胖症，因为其对整体健康及功能状态的有害影响，肥胖被认为是当今世界上导致的可预防性疾病原因之一。美国军医署长（The U.S Surgeon General）认为肥胖症是一种"全国性流行性的"和"一个严重的公共健康威胁"。大多数证据表明，肥胖症是由综合因素所致，包括遗传、环境、心理及社会经济等因素。控制肥胖症的蔓延，有赖于更好地了解其原因，也有赖于一支基于系统全面的团队进行医学管理。

一、肥胖症

（一）定义

脂肪组织的量和瘦体肌肉量相比异常增高（等于或大于理想体重的20%）则被定义为肥胖症，大量的内外科疾病发病率和病死率增长与其相关（表16-1）。体重指数（BMI）是肥胖症最常用的量化指标，虽然实际上其并未直接测量脂肪组织。BMI是根据千克体重除以身高米的平方来计算的（$BMI=kg/m^2$），这种BMI比值因简单易行而被采用。但当临床上使用BMI时，应考虑到该公式仍有缺陷，例如，那些瘦肉质量百分比非常高的人，如健身者，可能BMI较高，但其与脂肪组织比例较高无关。一般而言，计算出BMI提供了一个有用的预测可能导致健康问题体重类型的指标（表16-2），值得注意的是体重类型中"病态肥胖症"一词已被"临床重度肥胖症"一词所取代。

（二）流行病学

在过去的20年里，肥胖症明显增多，目前其已被视为一种国家公共健康威胁。据估计，2007年和2008年美国大约有2/3的成年人（7300万）超重或肥胖，肥胖症发病率稳定上升。2007年和2008年，约32%的男性及35%的女性受其影响。在过去的几年里，儿童期肥胖症发病率已几乎增至3倍，而目前估计约为25%。随着肥胖症发病率的增加，与之相关的医疗费用也增多，一个肥胖患者平均每年的健康医疗费用较正常体重的患者要高出约42%，2008年，肥胖症相关的医疗费用为1470亿美金。

目前，在世界范围内，肥胖症已成为第六大疾病危险因素，除了与主要的共存疾病情况如糖尿病、高血压及心血管疾病等相关外，肥胖症也与预期寿命减少有关。肥胖人群过早死亡的风险加倍，与不肥胖者相比，肥胖者因心血管疾病导致的死亡风险增加5倍。

（三）病理生理学

当热量摄入超过能量消耗时导致体重增长，能量消耗主要是由基础代谢率所决定，其作用是维持身体功能的内环境稳定。大多数代谢活动发生在非脂肪组织内而所涉及能源消耗少，包括体力活动的热效应及食物消化、吸收和储存所产生的热量，运动不仅能增加活动期间的能量消耗，而且能持续到18h后，增加体力活动的热效应也是如此，而经过一段时间的规律锻炼，身体的基础代谢率增加。另一方面，缺乏运动的热量限制（如禁食）促使身体努力去储存能量而导致基础代谢率降低。

1.脂肪储存　正向的热量平衡以脂肪储存于

表16-1　与肥胖症相关的内外科情况

器官系统	共存疾病情况
呼吸系统	阻塞性睡眠呼吸暂停
	肥胖症低通气综合征
	限制性肺疾病
心血管系统	系统性高血压
	冠状动脉病
	充血性心力衰竭
	脑血管疾病、脑卒中
	外周血管病
	肺动脉高压
	高凝综合征
	固醇血症高胆
	高三酰甘油血症
	猝死
内分泌系统	代谢综合征
	糖尿病
	Cushing综合征
	甲状腺功能低下
胃肠道系统	非酒精性脂肪性肝炎
	食管裂孔疝
	胆结石
	脂肪肝浸润
	胃食管反流病、胃排空延迟
肌肉骨骼系统	承重关节的骨性关节炎
	后背痛
	腹股沟疝
	关节痛
恶性肿瘤	胰腺肿瘤
	肾肿瘤
	乳房肿瘤
	前列腺肿瘤
	宫颈部、子宫、子宫内膜肿瘤
	结肠直肠肿瘤
其他	肾衰竭
	抑郁
	所有预期寿命缩短

（修改自 Adams JP, Murphy PG. Obesity in anaesthesia and intensive care. Br J Anaesth , 2000, 85:91-108.）

身体的脂肪细胞中，这种脂肪的主要形式为三酰甘油，三酰甘油提供了一种有效的能量储存方式，因为其具有高热量密度及疏水特性。脂肪细胞能够增长至最大形态，而后开始分裂，可以确信的是，直到BMI为40kg/m²时，脂肪细胞只是

表16-2　体重指数（BMI）重量类型

类型	BMI范围（kg/m²）
成年人	
低体重	< 18.5
正常	18.5 ~ 24.9
超重	25 ~ 29.9
肥胖Ⅰ级	30 ~ 34.9
肥胖Ⅱ级	35 ~ 39.9
肥胖Ⅲ级（重度肥胖，病态肥胖）	≥ 40
儿童（2 ~ 18岁）	
超重	第85 ~ 94百分位数
肥胖	第95百分位数或 ≥ 30
重度肥胖	第99百分位数

大小增加了，而对于临床上的重度肥胖症来说，其脂肪细胞总数却有绝对的增加。三酰甘油的储存由脂蛋白脂酶调节，该酶的活性在身体不同部位有所不同，其活性在腹部脂肪较高于臀部脂肪，腹部脂肪代谢活动的增加，可导致中心性肥胖相关的代谢紊乱发生率较高。腹部肥胖在男性更为常见，因此也被称为男性脂肪分布；髋部、臀部周围的外周脂肪更多见于女性，因而被称为女性脂肪分布。目前，人们认为腰臀比男性 > 1.0、女性 > 0.8是缺血性心脏病、脑卒中、糖尿病及不依赖于体内脂肪总量而死亡的一项强的预测指标。环境因素如应激和吸烟，刺激皮质醇生成，可以促进过多的热卡储存为腹部脂肪。

2.细胞障碍　肥胖引起严重的代谢紊乱，主要是因为胰岛素调节失调。在细胞水平，脂肪浸润胰腺导致胰岛素分泌减少，同时脂肪细胞的充盈引起胰岛素抗药性，此外，充盈的脂肪细胞能够分泌包括白介素-1（IL-1），IL-6及肿瘤坏死因子-α在内的多种细胞因子，这些细胞因子减少强效胰岛素激活剂脂连素的分泌，使葡萄糖耐受不良变得更为严重。脂肪组织分泌的另一种激素——瘦素，经中枢到达腹内侧下丘脑，并调节神经肽的分泌，从而调节能量消耗和食物摄取。当瘦素浓度较高时，引起饱食感，瘦素分泌后通过活化单核细胞并减少中性白细胞的迁移和活化能力而加速炎症改变。与瘦素作用相反，激素葛瑞林（ghrelin）增加食欲，葛瑞林通过影响胃迷走神经传入的机械敏感性，减少其对膨胀的敏

感，而使得进食过量，因而表现为从外周和中枢两方面调节进食欲。有一种抗肥胖疫苗，可直接对抗激素葛瑞林，但目前尚在开发研制中，研发者希望生产出一种疫苗，诱发抗葛瑞林自体免疫反应，防止其到达中枢神经系统，从而抑制其对食欲的作用。腹部肥胖者，网膜脂肪细胞（通常缺乏脂肪）的高度脂肪浸润导致脂肪酸、激素及细胞因子内流增加，所有这些物质最终刺激肝，使得极低密度脂蛋白和载脂蛋白B水平增高，因而刺激胰腺分泌更多的胰岛素和更多的胰腺多肽，最终导致弥漫性细胞内的炎症改变。

3. 遗传因素　从达尔文的进化论角度来看，身体保存和储藏能量的能力可以赋予一种生存优势，然而，在富裕社会里，食物热量密度高，而供应量异常丰富，事实证明这种保存和储藏能量的能力可能有害于生存，因此，科学家们正在寻找一种有利于能量储存而减少能量消耗的特殊基因，以尽可能解释当前肥胖症的流行。已发现多种激素与大脑饱食信号有关并以此维持正常体重，这使得科学家相信，进食过量导致的肥胖可能是由于基因突变所致。实际上，研究提示很多重度肥胖症的形成可能与遗传基因组合突变有关，遗传因素已显示出对体重增长程度的影响，并可预测哪些个体更可能增加体重。统计学分析表明，多于半数的个体BMI变异是受遗传影响的，例如，下丘脑黑皮质素受体与食欲抑制有关，大约5%的重度儿童早期肥胖症可解释为其控制基因突变所致，负责瘦素和葛瑞林分泌及受体活性的基因发生纯合子突变也与儿童期极度肥胖有关。但有一点是清楚的，即来自不适基因遗传的代谢结果并不能完全说明当前的肥胖症流行。

4. 环境因素　在肥胖症的发展过程中，环境因素包括高热量食物的消费，再加上体力活动减少，以及年龄等也要给予足够的重视。过去50年的技术发展使得体力活动明显减少，从汽车和电视遥控到电子游戏系统，我们的现代环境变得越来越适于静坐的生活方式。随着"快餐"的发展和强化的食品销售及工业竞争，我们的饮食习惯也发生了改变，而这些新的饮食习惯恰恰加重了肥胖问题。

一些人通过吃所谓有助于减肥的流行时尚餐来试图解决他们的体重问题，尽管这些"快速减肥"餐刚开始还有效，但其不可能用来维持体重减轻。蛋白质和糖类都能代谢转化为脂肪，无证据表明只改变饮食中蛋白质、糖类和脂肪的相对比例，而不减少热卡的摄入，能促使体重下降。底线很简单：如果一个人要减肥并保持体重减少，那么每天的能量消耗一定要大于每天的热量摄入，如果每天的热量（能量）摄入只超过能量消耗的2%，那么1年后其累积作用使体重增加约2.3kg（5lb）。减少体重的关键因素是饮食和锻炼，对于一个久坐不动的成年人，即使轻度活动也会带来一些益处，而这些益处不只是与体重减少有关，运动对心血管健康及血糖控制有积极作用，它限制了瘦体组织随着年龄而渐进性的减少，降低骨质疏松发生的风险，并全面提高心理健康。

5. 心理学及社会经济因素　过去，很多社会曾把肥胖视为财富和高贵社会经济地位的象征。然而现在，人们更多注重于外表的苗条和健美，媒体和销售市场正在引导超重的人们（特别是女人）去试验快速减肥方案，为了避免被歧视，而发展为强迫性的、不健康的进食紊乱。在美国，接近37%的妇女有发生肥胖症相关性重度抑郁的风险，与抑郁和肥胖症都有关联的进食紊乱，包括贪吃症和夜间进食综合征（表16-3），很大

表16-3　常见进食紊乱的标准

贪吃症
迅速进食大量食物而不加节制
有3项或3项以上的下列情况：快速进食，独居或偷偷摸摸进食，饱了仍吃，不饿也吃，厌恶自己、内疚、抑郁
进食时特别痛苦
无补偿性特点，也就是无过度锻炼、导泻或禁食
持续6个月，每周＞2d
如果出现呕吐，则归类为贪食症
夜间进食综合征
摄食过度（晚餐后进食量＞每天摄入量的50%）
进食时内疚、紧张和焦虑
进食较多时经常醒
早晨厌食
在不恰当的时间消耗糖和其他糖类
持续时间多于2个月

（摘自Stunkard AJ. Binge-eating disorder and the night-eating syndrome. In: Wadden TA, Stunkard AJ, eds. Handbook of Obesity Treatment. New York, NY: Guilford Press, 2002: 107-121.）

比例的肥胖症门诊患者可见到这些进食紊乱，重要的是识别进食紊乱的特征及抑郁和焦虑的体征，因为心理评估和咨询对治疗这些情况是必不可少的。使用抗抑郁药治疗肥胖症相关性抑郁可能是危险的，因为这些药物很多都与体重增长有关（表16-4）。

美国食品药品管理局（FDA）没有标贴食品营养内容的规定，这使得食品工业去销售富含潜在的有害化学成分的食品以延长食品贮存期限，并添加增加食品热量密度的成分，但却并未增加其常量营养物的含量。快餐店用富含脂肪、炼糖及精制淀粉的甜咸食品吸引顾客而赚取巨额利润，所有这些可能吃起来味道好，但当大量食用时却有害于身体，精明的营销方式趋于用"超大容量"的膳食成分去愚弄顾客，让其相信他们的花费物超所值，这也导致不健康且不必要的对热量食品消费的增加。

（四）肥胖相关性疾病

肥胖会对很多器官系统带来不利作用，而对内分泌、心血管、呼吸、胃肠道、免疫、肌肉骨骼及神经系统的影响最大，临床上的重度肥胖者其活动已受限，因而即使伴有明显的呼吸和心血管的损害，也可无症状出现。

1.内分泌紊乱　很多由肥胖引起的共存疾病情况与代谢综合征（也称X综合征）有关，该综合征有多种方法加以定义，而最为人接受的定义至少需要具备以下体征中的3项：腰围粗、三酰甘油水平高、高密度脂蛋白胆固醇水平低、葡萄糖耐受及高血压。

表16-4　引起体重增加的药物

抗惊厥药：苯妥英、丙戊酸钠

抗抑郁药：三环类、选择性血清素再摄取抑制药、单胺氧化酶抑制药、米塔扎平（米氮平）、锂

抗组胺药

抗精神病药

皮质类固醇

胰岛素

口服避孕药和复方促黄体素及阻滞药

口服低血糖症类药物：格列酮（非内脏性而是外周性增加）、磺脲类

（摘自 Haslam DW, James WPT. Obesity. Lancet , 2005,366:1197-1209.）

（1）葡萄糖耐量和2型糖尿病：多余的重量是发生非胰岛素依赖型糖尿病（2型）的一个重要因素，脂肪组织的增多使得外周组织对胰岛素作用的抗药性增加，最终导致葡萄糖耐受和糖尿病。这些患者发生应激水平增高的事件，如外科手术，可能必需要使用外源性胰岛素。3/4以上的肥胖患者通过减肥，能够使2型糖尿病得以解决。

（2）内分泌病引起的肥胖：某些内分泌系统疾病可以促进肥胖症的产生，例如甲状腺功能低下和Cushing病，重要的是在评估肥胖患者时，要考虑到内分泌紊乱的可能性。

2.心血管紊乱　心血管疾病是肥胖患者发病和病死亡的一个主要原因，并可表现为高血压、冠状动脉病及心力衰竭。临床上重度肥胖症患者最好的心脏功能是在休息时，而对运动的耐受性差，体力活动可引起劳累性呼吸困难和（或）心绞痛，通过心率增快而非提高每搏量或射血分数，来达到心排血量的增加。从坐位到仰卧位的体位变化，伴随有肺毛细血管楔压和平均肺动脉压的增高及心率和全身血管阻力的降低。伴有心功能障碍的肥胖者愿意坐在椅子上睡觉，以避免端坐呼吸和阵发性夜间呼吸困难的症状，有这种睡眠方式病史的患者，应高度关注其心血管状态。

（1）系统性高血压：肥胖患者患轻度至中度系统性高血压的概率较瘦患者高3～6倍，而50%～60%的肥胖患者可见此症。肥胖症高血压的机制是多因素的（图16-1），肥胖症引起的高血压与胰岛素对交感神经系统的作用及细胞外液体容量有关。高胰岛素血症表现为血循环内去甲肾上腺素水平增高，去甲肾上腺素具有直接的加压作用并增加肾小管对钠和钙的重吸收，导致血容量过多。据估计每增加1kg重量的脂肪组织，心排血量会增加100ml/min。在细胞水平上，胰岛素激活脂肪细胞释放血管紧张素原，血管紧张素原激活肾素-血管紧张素-醛固酮通路，这反过来导致钠潴留并出现高血压。肥胖症可见循环内细胞因子增多，而这可引起动脉壁的损伤和纤维化，因此导致动脉的僵硬度增加，如果高血压未被很好地控制，可发展为离心性和向心性混合的左心室肥厚，最终导致心力衰竭和肺动脉高压。体重减轻能够明显改善甚至完全消除高血

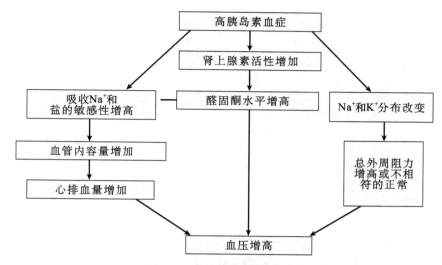

图16-1 肥胖症高血压的发生

（摘自 Thakur V, Richards R,Reisin E. Obesity, hypertension, and the heart. Am J Med Sci, 2001,321（4）:242-248.)

压，一般来说，体重减少1%，可以降低1 mmHg收缩期血压及2mmHg舒张期血压。

（2）冠状动脉病：肥胖对发生缺血性心脏病似乎是一种独立的危险因素，而这种冠状动脉病在脂肪中央（腹部）分布型的肥胖者中更为常见，这种风险可合并有血脂异常、慢性炎症状态、高血压和糖尿病，胰岛素抗药及葡萄糖耐量异常与关节硬化的进展有关。年青的肥胖患者可见其单只血管的冠状动脉病发生率较高，特别是右冠状动脉。男性肥胖者看起来较女性早患病10～20年，这表明雌激素可能具有一种保护作用，而绝经后其作用消失。

（3）心力衰竭：肥胖症是心力衰竭的一项独立危险因素，发生这种心力衰竭的可能机制是因容量超负荷和血管硬化所致的心脏结构性和功能性改变，肥胖患者的这些改变引起压力负荷过大，导致向心性左心室肥厚，渐进性左心室顺应性减低，左心室舒张功能障碍，而最终出现左心室功能障碍。代谢需求增加及循环血容量较大导致一种高动力循环，因伴随的睡眠障碍性呼吸及左心室功能的改变，右心室后负荷可能增加（图16-2)，胰岛素抗药性对心力衰竭的发生也起了明显的作用。心脏的脂肪变态、脂肪细胞凋亡及特异性心脏基因的激活促使左心室重塑，并出现肥胖症相关性心肌病。因肥胖使心血管系统的需求增加，降低了心血管的储备，并使运动耐量受限。肥胖者因动脉低氧血症、高碳酸血症、缺血

性心脏病、肥胖症低通气综合征及心脏传导系统的脂肪浸润，可突然出现心律失常。更为重要的是，要注意心室肥厚和功能障碍会随着肥胖症的持续时间而加重，但如果体重明显减轻，一些结构和功能性的改变是可逆的。

3.呼吸紊乱 肥胖症相关的呼吸紊乱归因于上呼吸道、胸部和腹部存在的多余组织，从而影响肺容量、气体交换、肺顺应性及呼吸做功。

（1）肺容量：因胸廓或胸壁及腹部重量的增加，肥胖症可引起外部限制性通气障碍。体重的增加阻碍了膈膜运动，在仰卧位尤甚，这导致功能残气量（FRC）、补呼气量和总肺容量的全面下降。随着BMI的增加，FRC呈指数下降，FRC可降到小气道出现闭合的点值，即闭合容积变得大于FRC，这导致通气/血流失调、右向左肺内分流及动脉低氧血症。全身麻醉使这些变化更为明显，肥胖患者麻醉后FRC减少50%，相比之下，非肥胖患者其FRC只减少20%。使用呼气末正压通气（PEEP）可改善FRC和动脉氧合作用，但对心排血量及氧运输可带来潜在的损害。

FRC的降低削弱了肥胖患者耐受呼吸暂停时间的能力，如直接喉镜行气管插管期间，尽管已预先吸氧，但肥胖者麻醉诱导后可能会出现氧饱和度下降，这种现象表明氧储备的降低继发于FRC的减少，而因多余的脂肪组织代谢活动增加导致氧耗增加。

（2）气体交换和呼吸做功：因为肥胖患者体

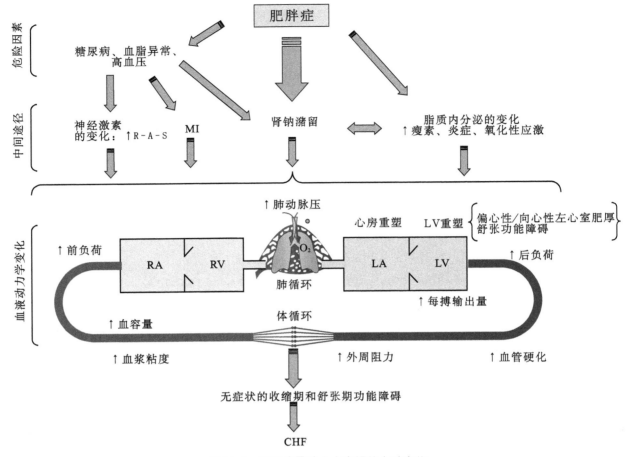

图 16-2　肥胖症导致心力衰竭的心脏变化

↑.增加的；CHF.充血性心力衰竭；LA.左心房；LV.左心室；MI.心肌梗死；RA.右心房；RAS.肾素-血管紧张素系统；RV.右心室
(摘自 Vasan RS. Editorial: cardiac function and obesity. Heart, 2003,89:1127-1129.)

重增加，其氧耗及二氧化碳生成增多，要维持血中正常的二氧化碳，肥胖患者必须要增加分钟通气量，这也使呼吸做功增加。肥胖患者通过典型的浅、快呼吸来增加分钟通气量，因为这种呼吸方式能量消耗最少，并可预防因呼吸作功增加所致的疲劳。临床上，重度肥胖者可能只表现为动脉氧合作用的适度减低和肺泡-动脉氧差的适度增大，肥胖患者的 $PaCO_2$ 和对二氧化碳的通气反应仍维持在正常范围内，反映出二氧化碳的高度弥散能力及良好的解离曲线特性。然而，麻醉诱导时动脉氧合作用可能明显降低（氧耗增加而氧储备减少），以至于需要吸入高浓度氧气（F_1O_2）来维持 PaO_2 水平在可接受范围，同时通过脉搏氧测量法监测氧饱和度。

（3）肺顺应性与阻力：BMI 增加使肺顺应性降低而气道阻力升高，肺顺应性降低是因胸壁及其周围和腹部的脂肪组织蓄积，以及肺动脉血容量增多的附加作用所致，肺顺应性的降低与 FRC 的减少和气体交换的受损有关。当肥胖患者采取仰卧位时，肺顺应性与阻力的这些变化表现得更为明显。

（4）阻塞性睡眠呼吸暂停：阻塞性睡眠呼吸暂停（obstructive sleep apnea，OSA）的定义为睡眠期间呼吸停止时间 > 10s，睡眠期间可有频繁出现的呼吸暂停和低通气。与正常通气相比，低通气是呼吸幅度或次数的减少，并存在一定程度的动脉氧饱和度下降。当咽喉部气道塌陷时会发生呼吸暂停，咽部的开放依赖于扩张肌的作用，它可防止上呼吸道塌陷，睡眠期间这种咽部肌肉张力降低，而这种张力降低使很多个体出现明显的气道狭窄，导致湍流和打鼾，对易感者其可发展为重度打鼾，并最终导致呼吸暂停。睡眠破碎是日间催眠状态最可能的原因，其可引起睡眠呼吸暂停患者的注意力不集中、记忆力问题，甚至发生机动车交通事故。气道梗阻可导致生理学的改变，包括动脉低氧血症、动脉高碳酸血症、红细胞增多症、系统性高血压、肺动脉高压和右心衰竭。此外，患者可主诉因夜间二氧化碳潴留及脑血管扩张所致的晨间头痛。在睡眠实验室，用多导睡眠描记法可确诊阻塞性睡眠呼吸暂停，于那里观察睡眠期间呼吸暂停的发作，并通过平均每小时发作次数对OSA严重程度进行定量测量，每小时出现5次以上，应考虑为睡眠呼吸暂停综合征。易发生OSA的主要因素为男性、中年及肥胖（BMI > 30kg/m²），其他因素，如晚间饮酒或借助药物睡眠等会使该问题更加恶化。OSA的治疗目的在于经鼻罩用足够的气道正压去维持患者睡眠期间的上呼吸道开放，患者通过正压通气治疗而表现为神经精神功能的改善及日间催眠状态的减少。轻度睡眠呼吸暂停的患者，不能耐受正压通气，夜间经口放置专门设计的使舌头保持前位或使下颌骨前移的矫治器来扩大气道，对患者更为有利。使用药物如普罗替林、氟西汀等来治疗OSA，尚未显示出确切效果，对于出现过动脉氧饱和度明显下降的患者，夜间氧气疗法是另一个可行的办法。对重度呼吸暂停的患者，可施行外科手术治疗，包括悬雍垂腭咽成形术、气管造口术或颌面外科手术（如颏舌前移术）。在很多实例中，体重减轻可使得OSA症状明显改善甚至完全消失。

（5）肥胖通气不足综合征：肥胖通气不足综合征（obesity Hypoventilation Syndrome, OHS）是长期阻塞性睡眠呼吸暂停的结果，其特点为夜间出现中枢性呼吸暂停（无呼吸努力的呼吸暂停），这表明呼吸中枢对夜间高碳酸血症逐渐不敏感。最终，OHS发展为Pickwick综合征，其特征为肥胖、白天嗜睡、动脉低氧血症、红细胞增多症、高碳酸血症、呼吸性酸中毒、肺动脉高压及右心室衰竭。患有OHS者即使是轻度镇静也可引起气道的完全塌陷和（或）呼吸骤停，所有有OHS或OSA病史的患者一定要进行全面的术前评估。

4. 胃肠道紊乱

（1）肝胆疾病：肥胖患者发生胆囊及胆管疾病的风险增加3倍，可能为胆固醇代谢异常所致。因常见肝功能试验结果异常和脂肪肝浸润，所以应该谨慎选用已知可引起肝功能障碍的药物。有趣的是，可见到肥胖患者对挥发性麻醉药的代谢（脱氟）增加，但尚未显示其会引起肝功能异常。

（2）非酒精性脂肪肝病/非酒精性脂肪肝炎：肥胖是与非酒精性脂肪肝病（nonalcoholic fatty liver disease, NAFLD）相关的最重要的危险因素，非酒精性脂肪肝病也称非酒精性脂肪肝炎。肥胖导致肝内三酰甘油过多、胰岛素活性受损及炎性细胞因子释放增加，这些因素可导致肝细胞的破坏和肝生理及结构的损害。因为肥胖症的发病率增高，在美国NALFD已成为终末期肝病最常见的原因之一。大约1/3的超重儿童、青少年和成年人患有非酒精性脂肪肝炎，重度肥胖成年人中约85%患有NAFLD。对大多数病例，此型肝炎的进展为良性过程。然而，在重症患者中，它可发展为肝硬化、肝门静脉高压和（或）肝细胞癌，需要肝移植。多数患者没有症状，但一些人可能有疲劳及腹部不适，肝功能试验结果可为正常。在NAFLD患者中，22%发展为糖尿病，22%发展为系统性高血压，而25%在5～7年内病死于冠心病。减少体重，尤其是减肥手术所致的体重减轻，可明显改善与脂肪肝病相关的代谢异常，甚至治愈此型肝炎。

（3）胆囊疾病：胆囊疾病与肥胖密切相关，最为常见的是肥胖患者伴有胆石症，这是因为胆固醇代谢异常使胆汁中的胆固醇过度饱和所致。与瘦人相比，BMI > 32kg/m²的女性，患胆结石的风险高3倍，而那些BMI > 45kg/m²者，患胆结石的风险高7倍。令人感到矛盾的是，快速减肥，特别是减肥治疗手术后，却增加了患胆结石的风险。

（4）胃排空及胃食管反流病：肥胖本身并不是胃排空延迟或胃食管反流病（gastroesophageal reflux disease, GERD）的一个危险因素，虽然肥胖患者的胃内液体容量较大，但大多数肥胖患者胃排空实际上确实是增快的，并非所有的肥胖患者都需要常规预防性使用质子泵抑制药、抗酸药及快速诱导全身麻醉。

5. 肥胖炎性综合征　肥胖人群围术期的感染发生率较高，这种现象可能是因为嗜中性粒细胞的活化、迁移和黏附于炎症位置的能力失活，因此脂肪组织分泌各种促炎症反应细胞因子或"脂肪因子"，脂肪细胞释放炎性标记物，如C反应蛋白、白介素（IL-6，IL-18）和肿瘤坏死因子等，这些浓度升高的炎性标记物在减肥手术后持续降低，脂连素是一种脂肪组织衍生的与胰岛素敏感性有关的细胞因子，其在肥胖状态下降低，而在体重减轻时增高。

6. 癌症　肥胖患者的免疫功能受抑，明显增加了某种癌症发生的风险。世界卫生组织国际癌症研究机构估计，25%～33%的乳腺癌、结肠癌、子宫内膜癌、肾癌及食管癌与肥胖和缺乏体力活动有关，超重患者患前列腺癌及子宫癌的百分率也比较高，脂肪组织内经芳香酶性激素的外周转换，再加上性甾体结合球蛋白的血浆浓度降低，可导致一些此类癌症的发病率增高。

7. 血栓栓塞性疾病　接受外科手术的肥胖患者，其深部静脉血栓形成的危险大约是非肥胖者的2倍。肥胖患者出现血栓栓塞性疾病的危险增加，推测为红细胞增多症、腹压增高、与慢性炎症状态相关的纤维蛋白原水平增高以及运动受限导致静脉停滞等综合影响所致。在细胞水平上，脂肪细胞产生过多的纤溶酶原激活物抑制物，而组织合成组织纤溶酶原激活物的能力降低，导致纤维蛋白溶解减少，使得肥胖患者易于出现深静脉血栓形成或致命性肺动脉栓塞，此现象在围术期更为严重。现已提倡在此期间使用低分子量肝素以降低血栓栓塞性并发症，一些人建议按总体重计算肝素剂量，因其与药物清除率相关，围手术期也适于使用连续压迫性长筒袜。

肥胖患者脑卒中的风险增加。有研究报道，脑卒中和BMI增高及腰/臀围比率相关，在正常BMI之上，每增加1个单位，缺血性脑卒中的风险增加4%，而出血性脑卒中的风险增加6%，这种脑卒中风险的增加，可能与伴有过多脂肪组织累积所致的趋血栓阻塞性和慢性炎症状态有关。

8. 肌肉骨骼紊乱　退行性关节病：骨关节炎和退行性关节病更常见于年龄40—60岁的男性和女性，其趋势与肥胖症的流行密切相关。肥胖导致关节疼痛和髋部、膝盖及手的腕掌部关节炎，这不仅是因为负重关节的机械负荷，也因为伴发的炎症和脂肪组织代谢作用的增加所致。葡萄糖耐受、脂代谢、高尿酸血症、痛风和维生素D缺乏等并存紊乱，可能进一步加剧肥胖患者的骨关节炎问题。当患者伴有关节炎或退行性关节病时，在手术室里必须予以特别关注。

9. 神经系统　肥胖患者，尤其是那些患有糖尿病者，可有自主神经系统功能障碍和周围神经病变症状。必须的微量营养元素，如维生素（B_{12}、B_1）、叶酸、微量矿物质、铁和钙等缺乏，加之合并高糖血症，可导致自主神经系统功能障碍，重度肥胖患者的体重减轻能明显改善心脏的自主调节功能。因为超级肥胖和糖尿患者群更常见压疮和神经损伤，所以手术期间一定要特别注意骨端垫塞并保护易受压区域。

（五）肥胖症的治疗

肥胖症的成功治疗有赖于患者动机的明显程度，据估计有足够动机去接受治疗的肥胖患者少于20%。只有当患者已了解了他们的体重问题，并表现出自己能够遵从于一项减肥计划后，才应该考虑药物或手术治疗。要达到持久的肯定效果，就需要患者有真诚的动机，因为最终肥胖症的治疗，需要终身保证按照增加体力活动并减少热量摄入的方式来改变生活方式。肥胖症患者减肥的益处显而易见，药物和手术减肥计划的目的应该是降低发病率，而不是为了符合美容瘦体的标准，体重只减轻5～20kg，却可相应地降低体循环血压和血浆脂质浓度，并可更好地控制糖尿病。

1. 非药物治疗　任何减肥计划的第一步都是控制饮食，热量限定为少于常规饮食2092～4184kJ/d（500～1000kcal/d）可促进体重减轻，而限制热量摄入超过此量，起初可能有助于更快地减肥，但长期坚持这种限制饮食的可能性很低。要帮助患者保持动机并坚持生活方式的改变可能需要行为矫正疗法，饮食限制计划加上运动锻炼方案有助于保持成功而长期的体重减轻，不幸的是，随着时间的推移，若无药物或手术干预，大多数重度肥胖患者不能保持体重的减轻。

2. 药物治疗　国立卫生研究院和欧洲联盟目前推荐，对于BMI≥27kg/m²并有持续的并发症，如高血压或葡萄糖耐受的患者，以及BMI＞30kg/m²而无并发症的患者，建议其体重管理方案中加入药物治疗。若减肥药物使用正确，1年内重量减轻至少达5%患者的比例增加3～4倍。

用来控制热量摄入的药物包括血清素再摄取抑制剂（芬特明）和复合血清素/去甲肾上腺素/多巴胺再摄取抑制药，当开具这些药物处方时必须要注意，因为它们可升高血压和心率，对某些患者会导致肺动脉高压。芬氟拉明/芬特明（"fen-phen"）及右芬氟拉明，是选择性血清素再摄取抑制药，2009年被FDA禁止销售，因为有证据表明这些药物与心脏瓣膜病有关。西布曲明是一种复合血清素/去甲肾上腺素/多巴胺再摄取抑制药，在2010年10月退出市场，因为有证据显示，其明显增加包括心脏病发作和脑卒中在内的严重心血管事件的风险。目前，只有芬特明（一种与苯丙胺有关的食欲抑制药）被FDA批准用于治疗肥胖症。

其他类用于治疗肥胖症的药物，包括与肠道内胃和胰腺的脂肪酶结合并防止饮食中脂肪被水解为可吸收的游离脂肪酸的药物，其通过脂肪吸收障碍而促使体重减轻。唯一被FDA批准的脂肪酶抑制药是奥利斯特。另一类减肥药，包括增加能量消耗和可能含有麻黄碱或麻黄属生物碱的那些药物，在非处方类节食药和草药补品中常可发现有麻黄类，这些药物可引起心血管意外事件，包括严重的高血压、心律失常、心肌梗死、脑卒中，甚至死亡，FDA于2004年禁止出售此类药物。

3.外科治疗　成年人肥胖症治疗手术使重度肥胖患者的体重显著而持续减轻，肥胖症治疗手术也可改善肥胖相关并发症的情况，特别是高血压和糖尿病，这种手术对于BMI > 40kg/m^{2}的患者或BMI ≥ 35kg/m^{2}并伴有明显并发症的患者而言，是最具效价比的治疗。随着对临床重度肥胖患者长期受益于这种手术的认识，现在肥胖症治疗手术较10年前做得越来越多，在美国做肥胖症治疗性手术就像胆囊切除术一样常见。Roux-Y形吻合胃旁路术后，可见多余重量平均减少百分比为68%，胃囊带术则为62%，而患者糖尿病消失的可能性为77%，高血压消失的可能性为62%。

目前，有助于减轻体重的外科手术策略分为三类：胃容量限制、小肠吸收不良或容量限制-吸收不良联合肥胖治疗性手术（表16-5）。这些手术大多采用腹腔镜施行，腹腔镜技术具有减少疼痛、降低并发症（如肺部并发症、血栓栓塞、伤口感染及疝形成等）的发生率和恢复时间较快等优点，而其效果等同于开刀手术。

（1）肥胖治疗性手术的类型

①限制性肥胖治疗手术：腹腔镜下的可调节性胃囊带术、袖套式胃切除术和垂直遮断胃成形

表16-5　最常见的肥胖症治疗手术

	限制-吸收不良联合手术	限制性手术	吸收不良性手术
	Roux-Y形吻合胃旁路术	可调节性胃囊带术（有缝带环手术）腹腔镜下袖套式胃切除术	空回肠旁路或胆胰分泌转流术
怎么使胃变小	胃上部与小肠下部吻合，只保留小胃囊	胃囊带术：放置聚硅酮带环围绕于胃上端，并调节胃到所要求的大小 袖套式胃切除术：胃大弯切除，使剩余胃减少25%	80%的胃转移连接到小肠的有效部分，使其后留下较小的吸收面积
住院时间	2～3d	1夜之间	1～2d
手术时间	2h	1h	1.5h
优点	所有手术类型中体重减轻最多，肥胖相关性健康问题得到改善	囊带术的病死率和患病率较低，因为囊带可调节，并不需要切除、缝合器缝合或重新使胃改道。因为小肠保留完整，通常不会出现营养缺乏	体重减轻明显
缺点	需要终生不断地监测和补充营养	需要更多次门诊访视，而体重减轻见效的时间最长	必须的维生素和营养物质如维生素B$_{12}$及叶酸和铁的吸收障碍，以及蛋白质-热卡营养不良

术是胃限制性手术的代表，它们通过手术做成一个小排出口（直径10～12mm）的小胃囊，这种手术使体重减轻的机制可能与食欲抑制和很快饱胀、迷走神经可能受压或胃激素如葛瑞林（ghrelin）分泌减少等有关。现在已很少再做胃成形术，因为其体重减轻效果不佳。可调节性胃囊带术是欧洲、拉丁美洲、澳大利亚最常施行的肥胖症治疗手术，美国自2001年已开展这一手术，而且正在得到普及。该手术必需放置可调式聚硅酮带环围绕于胃上端，借此造成一个小囊袋和限制性细孔，以减缓食物输送到小肠。该手术不需切开或进入胃及小肠，因此，与之相关的并发症发生率比较低。术后通过一个皮下端口（手术时放置的）注入盐水来调节胃的带环，以调整细孔的大小。袖套式胃切除术涉及胃大弯，保留约75%的胃，较小的胃储存腔产生较早的饱胀感，而残余胃分泌胃激素的水平降低。在所有此类手术中，全部小肠的正常吸收生理功能保留完整，所以除非明显改变饮食习惯，或发生并发症如胃造口狭窄，很少出现特异性营养不良。

②吸收不良性肥胖治疗手术：吸收不良性手术包括远端胃或空回肠旁路术；胆胰分泌转流术（biliopancreatic diversion，BPD）；十二指肠转换术。这些手术一般都是与不同小肠长度的旁路胃容量缩减术联合，小胃囊造好后（容量200～250ml），在回盲瓣近端分离小肠并直接连接到胃囊，行胃回肠吻合术，保留的小肠近端（胰胆管）与近回盲瓣处的回肠远端侧面吻合，这在回肠内提供了一条使营养物与消化酶混合的共同通道，共同通道的长度决定了吸收减少的程度。这些手术是通过大范围的小肠改道并产生吸收障碍而引起体重下降，因此术后第一年，与之相关的贫血、脂溶性维生素缺乏和蛋白质-热量营养不良等发病率较高。因为这些营养及代谢性并发症的风险增加，所以这些手术做得不像限制性手术那样多。

③联合性肥胖治疗手术：联合性肥胖治疗手术，称为Roux-Y形吻合胃旁路术(Roux-en-Y gastric bypass，RYGB)，包括胃容量限制和一定程度的吸收障碍两个方面，它是治疗临床重度肥胖症的首选外科手术方法。在RYGB操作中，外科医生造一个很小的（15～50ml）近端胃囊，通过靠近十二指肠悬韧带的空肠形成肠肠吻合术

而与Roux端相连。这种手术形成胃远端、十二指肠和空肠近端的旁路，因此营养物质、电解质和胆盐的吸收表面积明显减少。与其他类型的肥胖治疗性手术相比，RYGB过程所需手术时间和术后住院时间都最长，但其所致的体重减轻也最多，并可改善肥胖相关性健康问题。

（2）手术并发症：肥胖治疗性手术的并发症和病死率取决于几个因素：患者年龄、性别、体重指数、并存疾病情况、手术类型及复杂程度，以及外科医师和手术中心的经验，BMI $\geqslant 50kg/m^2$，腹部肥胖症、男性、糖尿病、睡眠呼吸暂停、年龄较大，及手术在患者容纳量较少的肥胖治疗手术中心施行等，其病死率较高。最近，可能是因为应用腹腔镜技术和更好的麻醉、监测及围术期护理，其病死率得以减少。所有肥胖治疗性手术30d内的病死率为0.1%～2%，胃囊带术的病死率最低，胃旁路术和袖套式胃切除术的病死率为0.5%，吸收不良性手术的病死率较高，RYGB的病死率为0.5%～1.5%。肥胖治疗性手术最严重的并发症包括吻合口漏、狭窄形成、肺栓塞、败血病、胃脱垂及出血等，较少见的并发症有伤口裂开、疝气、血肿形成、淋巴囊肿和缝线排出等。

吸收不良性和联合性肥胖治疗手术后可出现营养性并发症，这些并发症是因维生素和矿物质的摄入显著减少所致。RYGB术后大多数患者能维持相对正常的营养状况，但常见铁、维生素B_{12}和叶酸缺乏，一些患者可出现临床症状不明显的微量营养素不足，服用多种维生素和矿物质补充剂可减轻铁、叶酸和维生素的缺乏，但不能完全避免其发生。慢性维生素K缺乏可导致凝血酶原时间异常，而部分促凝血酶原时间正常。对于前来进行择期手术而伴有维生素K缺乏和凝血病的患者，在6～24h内使用维生素K类，如植物甲萘醌有效，对急症手术或活动性出血可能需要给予新鲜冰冻血浆，以纠正凝血酶原时间。

此外，肥胖治疗性手术的并发症尚包括某些患者发生其不愿见到的倾倒综合征，而其他患者会经历严重的营养性并发症。临床上最重要的3个营养性并发症是：①蛋白质-热量营养不良；②Wernicke脑病；③周围神经病变。时间较长，患者也有出现代谢性骨病的危险。孕妇和青少年因为对营养的生理需求较高，RYGB术后其发生

营养性并发症的危险也较高。因此，减肥手术后进行长期的营养随访，对促进健康生活是很有必要的。有几项研究已表明，即使是考虑到手术相关的病死率，施行过肥胖治疗性手术的患者与未施行手术的那些患者相比，存活情况明显受益，这种存活情特别得益于心肌梗死发病率的降低、糖尿病的消失以及癌症相关性死亡的减少。

①蛋白质-热量营养不良：重度营养不良是肥胖症治疗手术最严重的代谢性并发症。肥胖症治疗手术后对红色肉类耐受性较差，因为其更难于分解并通过小胃囊的排出口，如果该出口被塞，会导致呕吐，而如果患者没有摄入足够的其他蛋白质，如牛奶、酸乳、鸡蛋、鱼和禽类，就会发生蛋白质营养不良。蛋白质-热量营养不良一般更常见于胆胰分泌转流术，而很少见于垂直遮断胃成形术。据报道，行BPD的患者蛋白质-热量营养不良的发病率为7%～12%，已有行BPD仅1年后出现低白蛋白血症的报道。把回肠内的共同通道从50cm修正到200cm，对体重减轻过多所致的低白蛋白血症具有纠正作用。对重度营养不良者，肠道内或胃肠外营养治疗可能是必需的，轻度到中度营养不良者适于对饮食进行咨询，对于易于发生蛋白质-热量营养不良的患者，可能需要进行更多的监测。

②脂肪吸收不良：脂溶性维生素吸收不良及脂肪吸收不良（由脂肪泻可证实）常见于RYGB及BPD。实际上，BPD是以这种现象为主要手段来促进体重减轻的。在BPD中，共同通道的长度调节着脂肪吸收的程度，并决定着吸收不良的严重程度，有证据表明100cm比50cm共同通道具有更好的耐受性，与其相关的腹泻和脂肪泻较少，而对蛋白质的代谢增加。脂溶性维生素失衡和脂肪吸收不良问题很少见于垂直遮断胃成形术。

（3）肥胖治疗性手术用于儿科和青少年患者的考虑：现在，有10%以上的儿童被归类为超重或肥胖，人们正在考虑肥胖治疗性手术对青少年的可适用性。2005年，一项国立卫生研究院共同声明指出，肥胖治疗性手术对于青少年长期保持体重减轻及消除并存疾病是安全有效的。美国肥胖病外科学会已经将适于肥胖治疗性手术的患者群体，扩大到包括青少年和BMI为30～34.9kg/m² 而可能并合相关疾病者。尽管这

些最新的指南建议青少年可考虑施行肥胖治疗性手术，但必须要由经验丰富的肥胖病治疗外科中心的综合专家小组来权衡这种侵入性干预措施的利弊。

（六）肥胖患者的麻醉管理

1. 术前评估　对于所有前来手术的临床重度肥胖患者，必需要进行全面的术前评估，病史采集和体格检查应着重于对心血管、呼吸系统及气道的评估。这些患者中很多具有久坐的生活方式，所以要发现与心血管疾病相关的症状可能是困难的，即使全面询问病史，并行心电图（ECG）检查，也可能会低估这些患者心血管疾病的程度。在某些情况下，要充分评估肥胖患者的健康状态，可能必需进行更多的诊断性测试，如规范的血液检查、胸部X线片、睡眠监测、心脏应激试验、经胸超声心动图及在室内空气下抽取动脉血气样本等。

麻醉医师应询问有无胸痛、休息或稍微用力时呼吸急促、心悸及患者睡眠时的体位，肺动脉高压最常见的症状是劳累性呼吸困难、疲劳和晕厥，这表明活动期间其心排血量不能增加，如果怀疑有肺动脉高压，那么应确保避免低氧血症、氧化亚氮及其他可能使肺血管收缩更加严重的药物。在术中，吸入麻醉药可能是有益的，因为其引起支气管扩张并减少缺氧性肺血管收缩。

应注意发现如打鼾、睡眠期间的呼吸暂停发作、日间催眠状态、晨间头痛及睡眠时经常惊醒等OSA症状，若诊断疑似重度OSA或OHS，可能需要进一步评估。胃酸反流、咳嗽、不能无咳平卧及胃灼热等症状可提示GERD或胃排空延迟，如果这些症状尚未用抗酸药或质子泵抑制药加以控制，术前可能需要给予这些药物。把术前禁食时间从标准的8h延长至12h，并于术前8h开始禁止清质液体的摄入，这样可能较为慎重。对于有高血压病史的患者，其引发症状如经常头痛及视觉改变，可能提示血压控制是否较好，对那些未经控制的高血压患者，应该考虑安排初级保健医生进行优化治疗。对于糖尿病患者，跛行、周围神经病变、肾功能不全、视网膜病变、血红蛋白A_{1c}水平增高等症状，应该预示着糖尿病加重、血糖水平控制不佳以及微血管和大血管疾病的可能。

肥胖患者可因心血管、肺、血栓栓塞等并发

症而出现特殊问题，术前应尽早识别高危患者，以确保对其并存疾病进行最佳处理。查看以前的麻醉和外科手术记录，并特别注意诱导和气管插管时，这可能有助于识别气道管理问题，并提供以前手术时患者的体重。

（1）体格检查和气道检查：体格检查应尽量识别提示心脏和呼吸性疾病的体征。因为体型的原因，病态肥胖患者左心室或右心室衰竭的体征，如颈静脉压增高、心脏杂音、啰音、肝大、外周性水肿等，可能很难被发现。肥胖患者常见足部水肿，可能是因为右侧心力衰竭、静脉曲张、流动性降低所致的血管内液体渗出等。

必须要对上呼吸道进行详细评估，以便发现下列解剖特点：肥胖面颊、颈短、舌大、扁桃体大、腭咽部软组织过多、开口受限、颈部和（或）下颌骨运动受限、乳房大、甲状软骨水平颈围增粗或Mallampati评分≥3。

有睡眠性呼吸暂停的病史，可增加上呼吸道异常的可能性，例如调节舌向前移位的解剖空间减少等，这些异常可易使面罩通气及直接喉镜声门开放暴露困难。这些患者清醒时通过增大头颈部的角度，增加下颌骨与颈椎间的空间，伸延舌部及颈部软组织，来代偿其异常的气道解剖，当这些患者意识丧失时，该种代偿作用也消失。

研究尚未发现肥胖症本身与困难插管可能性之间有统计学意义的联系，进一步来说，体检所见如颈部较厚或Mallampati评分＞3却能够可靠预测困难插管的可能性。对择期手术患者，用纤维喉镜行清醒气管内插管可能是保证气道安全的最恰当方法，但重要的是要记住，临床重度肥胖和高MBI值均非清醒插管的绝对适应证，实际上，随着最近可视喉镜的出现，清醒纤维光镜下的插管做得越来越少。

对肥胖患者，还应评估其外周静脉置管是否容易，如果预料到开放静脉通路特别困难，那么诱导前应告知患者有放置中心静脉导管的可能性，如果发现患者术中或术后深静脉血栓形成的风险很高，则应考虑术前放置下腔静脉过滤器。

（2）术前诊断检测：心电图检查所见，可提示右心室肥厚、左心室肥厚、心律失常、心肌缺血或梗死。因为重度肥胖患者有如下形态学特点：①横膈升高导致心脏移位；②伴随着心脏肥厚，心肌工作负荷增加；③因胸壁脂肪组织过多

及心脏外脂肪可能增加，使心脏和记录电极之间的距离加大；④相关的慢性肺部病患使心电图发生潜在改变。所以对于临床重度肥胖患者，心电图不一定总是可靠的，谨记这一点很重要。X线胸片检查可显示心力衰竭、血管纹理增多、肺充血、肺动脉高压、肺过度膨胀或其他肺部疾病。经胸超声心动图有助于评估左、右心室的收缩和舒张功能及鉴别肺动脉高压。对于重度OSA患者，在呼吸室内空气时，抽取样本行动脉血气分析，其结果有助于指导术中和术后的通气管理。

（3）家庭用药：术前，除降血糖药、血管紧张素转化酶抑制药、血管紧张素受体阻滞药、抗凝血药（华法林、阿司匹林、氯吡格雷）及非甾体类抗炎药外，大多数的家庭用药应连续服用，对服用H_2受体阻滞药如法莫替丁、非颗粒型抗酸药或质子泵抑制药的患者，应告知在术日早晨服用这些药物。因为肥胖患者处于慢性炎症状态，其发生急性术后肺栓塞的风险较高，所以适于使用非分次量或低分子量肝素，以预防围术期的深静脉血栓形成。

如果患者在家中使用连续气道正压通气(continuous positive airway pressure，CPAP)或双相气道正压通气(bilevel positive airway pressure, BIPAP)，应建议患者在手术日把面罩带来，以便术后期间能继续进行这种治疗。目前，对于睡眠性呼吸暂停的患者，尚无资料支持术前即开始给予CPAP或BIPAP以改善其术后结果。

2.术中管理

（1）体位：对于肥胖症治疗性手术，可能需要特殊设计的手术台（或两张常规手术台拼接在一起）。常规手术台对最大体重的限制约为205kg，但是现在，可以买到能够托起455kg的重量、同时宽度增加以适应肥胖患者腹围的手术台。要将患者从平车转运到手术台，可以使用一种空气转运垫装置（如Hover-Matt垫），从侧面转移而重新摆放患者，并减少对工作人员的损伤。对一些重度肥胖患者，则需要"修整斜坡"，这是放置患者体位的一种方法，即用一个斜型坡道伸到腰部至颈部之后，在胸骨切迹与外耳道之间形成的平面，使头部位置处于胸部之上，这种体位具有更好的通气力学，并利于气管插管（图16-3）。应该特别注意的是要保护好受压区域（肘部、足跟部），因为超级肥胖及伴有糖尿病的

肥胖患者，压疮和神经损伤更为常见，对BMI增加的患者已有臂丛神经、坐骨神经及尺神经损伤麻痹的报道。上下肢因其重量增加，滑出手术台的可能性较大，这可引起外周神经的损伤，令人满意的位置是保持手臂中立位于手臂架板上，以便能够监管其位置，并避免手受压和包裹过紧所致的压力过高。

（2）腹腔镜手术：气腹对静脉回流、心肌工作能力和通气状态的影响取决于腹内压的高低，腹内压增高对心血管具有双相效应。当腹内压约为10 mmHg时，可能由于脏器内存留血减少，导致静脉回流增多，此与心排血量和动脉压增高相关。然而，血容量过低会减弱该反应。当腹内压约为20mmHg时，出现下腔静脉受压，身体下部的静脉回流减少，这导致心排血量降低、肾血管阻力增加、肾血流量及肾小球滤过降低。与此同时，肥胖患者表现为全身血管阻力不成比例的增高，这不仅是因为主动脉受压，也是加压素分泌增加所致。这些患者在气腹前（由于左心室收缩末期容积增加所致）和气腹期间，左心室收缩末期室壁张力较高。因较高的左心室收缩末期室壁张力是心肌氧需量的一个决定因素，所以对临床重度肥胖的患者，需要采用更有效的措施控制血压（心室后负荷），以使心肌氧供和需求达到最佳。气腹及头低足高位均可使股静脉血流量减少，而与之相关的下肢血栓形成的风险增高。腹内压增高，再加上头低足高位，使得胸内压增加，并妨碍正常通气。此外，二氧化碳的吸收可加重高碳酸血症并引起酸中毒，从而逐渐增加肺动脉高压。

（3）麻醉选择：根据美国麻醉医师学会（ASA）的临床实践指南，对肥胖患者手术的麻醉，应首选局部麻醉或区域麻醉，只有必要时才采用全身麻醉，放置硬膜外或周围神经阻滞导管明显有助于术后疼痛的管理，并能减少麻醉药品的需求，从而降低术后呼吸抑制的发生率。

（4）区域麻醉：区域麻醉包括脊髓麻醉、硬膜外麻醉及周围神经阻滞，对肥胖患者施行区域麻醉可能存在技术上的困难，因为脂肪组织过多使其体表标志不清。据估计，与BMI值低的患者相比，BMI ≥ 30 kg/m² 的患者其阻滞失败的风险大约高1.5倍，发生与阻滞相关性并发症的可能也大，当使用超声引导帮助确定穿刺针位置时，阻滞的成功率明显提高。肥胖患者行区域麻醉的明显好处是，能够限制术中及术后阿片类药物的使用量，因此减少呼吸抑制的风险，并提高患者的安全性和满意度。令人感兴趣的是，肥胖患者腰麻及硬膜外麻醉的局部麻醉药需要量较非肥胖患者少20%，推测为腹内压增高引起脂肪浸润及血管充血，从而使硬膜外腔容量减少所致，要可靠预测这些患者神经轴索阻滞所达麻醉的感觉平面是困难的。

（5）全身麻醉：肥胖患者的全身麻醉诱导具有风险性，术前应与患者和外科医师详细讨论麻醉计划，包括所有的风险、优点、全麻的替代方法，也要讨论术后需要CPAP, BIPAP或机械通气进行呼吸支持的可能。

（6）术前用药：肥胖者术前使用抗焦虑药如苯二氮䓬类尚存争议，应根据上呼吸道梗阻的个体化风险决定给予术前用药。

（7）气道管理：气道管理是肥胖患者全身麻醉最大的挑战之一，应备有紧急气道处理车，即时提供抢救用插管设施，如声门上装置、可曲式支气管镜、光棒和抢救药等。对96%的肥胖患者应用插管型喉罩可成功完成气管插管，而且对100%的肥胖患者可在1min内成功施行通气。使用可视喉镜可使气管插管更加容易，因为引进了可视喉镜，使得行清醒纤维支气管镜引导下的气管插管大大减少，但其仍是某些患者气道管理的一个选择。对于严重的肺储量受限及气道解剖异常的高危患者，如果需要，耳鼻喉科医师应该立即能够施行紧急气管切开术。

插管前一定要有足够的时间摆放体位和预吸氧。正确的患者体位对气管插管的成功至关重要，较大的体型，特别是胸廓大、短颈、颈部软组织过多等，常使喉镜置入及声门暴露受限，成功的气管插管需要口腔、咽部和喉部轴线排成一条直线，也称为"嗅花"位，为了达到这种体位，肥胖患者可能需要"修整斜坡"，即于躯干后面放一楔形装置，而头后放一枕头让颈部轻度展开，使胸骨颈静脉切迹与耳道处在一条平面线上（图16-3）。预吸氧对肥胖患者至关重要，因为这些患者FRC减少，而氧耗较高，所以当其发生呼吸暂停时，出现氧的去饱和作用较非肥胖患者更快。有研究显示，患者经过FiO₂为100%、压力为10cmH₂O的CPAP预充氧5min后，耐受

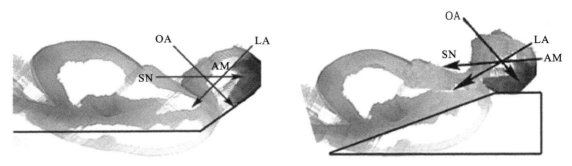

图16-3 "修整斜坡"以达到气道管理的适当体位

AM.耳道；LA.咽轴线；OA.口轴线；SN.胸骨切迹

（来源Illustration by Brooke E. Albright, MD.）

呼吸暂停而未发生氧去饱和的时间增加50%，这为直接喉镜检查和气管插管提供了更多的时间。

要依据个体化情况，决定是否施行快速诱导气管插管。肥胖人群可能存在多种因素导致肺误吸：胃残余容量较大、胃内容物pH较低、腹内压较高及GERD和糖尿病的发病率较高等，但尚无研究证明肺内误吸的发生率增加与单独BMI增高有关。

（8）通气管理

对于肥胖群体，有几种因素使其在手术室内施行机械控制通气出现问题。肥胖患者已经存在FRC减少及肺氧储量降低，在通气不足或呼吸暂停期间，出现氧饱和度下降的速度较非肥胖者更快；为了术野充分暴露，患者体位（俯卧位或头低足高位）使胸壁顺应性降低，可能进一步加重通气问题；如果手术暴露需要气腹（腹腔镜或机器人手术），因腹压增高可能使通气受到损害，这使肺顺应性变得更差。可以采用恢复性方法，如Valsalva手法，来防止肺不张。无相关资料表明在手术室内哪一种通气模式更好，PEEP可改善肥胖患者的通气/血流比值及动脉氧合作用，但其较高时（15～20cmH$_2$O的PEEP）对心排血量和氧输送的不利影响却可抵销这些优点，采用压力控制通气及变换吸/呼比有助于限定气道压力。在手术结束，自主通气重新恢复时，最好保持患者于半垂直位，并应用PEEP压力支持通气，这有助于降低肺不张的风险。对于自主呼吸的肥胖患者，仰卧位常可引起缺氧。

3.麻醉的诱导和维持　任何药物组合都可以用于临床重度肥胖患者的全身麻醉诱导和维持，但有一些药物对肥胖患者表现出更好的药物代谢分布特点。

（1）麻醉药物的药动学：与肥胖症相关的生理学变化可导致很多药物的分布、结合及消除发生改变，肥胖者的药物分布容积受许多因素影响，包括血容量及心排血量增加、全身含水量减少（与其他组织相比，脂肪含水较少）、药物蛋白结合改变以及所用药物的脂溶性。肥胖对药物蛋白结合的影响是可变的，虽然偶有肝功能异常，而肥胖者对药物的肝清除率通常不会改变，心力衰竭和肝血流量减少可使高度依赖于肝清除的药物消除减缓，肥胖者因肾血流量及肾小球滤过率增加，所以药物的肾清除率也可增加。

难以预知肥胖对所注射药物剂量的影响，总血容量可能增多，这使得静脉注射药物后所达血浆浓度趋于下降；但是，脂肪的血流量相对较低，所以根据总体重量计算的药物剂量增加，这可导致血浆浓度过高。肥胖患者的心排血量增加，这可影响用药后1min时的药物分布和稀释。因为心排血量和血浆容积都增加，所以可能需要一个较高的初始负荷剂量，以达到血浆浓度峰值。临床上最适用的方法是根据"瘦体重量"计算肥胖患者所用注射药物的初始剂量，而非根据其总体重量去计算，瘦体重量等于总体重量减去脂肪重量（图16-4）。对临床上的重度肥胖症而言，其瘦体重量是增加的，并占多余体重的20%～40%，而"理想体重"没有考虑到重度肥胖患者瘦体重量的增加，因此瘦体重量与心排血量和药物清除率的相关性更高，应该用其来计算初始剂量，要根据对初始剂量的药理学反应确定药物的后续剂量。然而，反复注射药物可导致药物的蓄积效应及延时反应，表明药物储存于脂肪，而后当药物血浆浓度下降时，再从这个静止的贮藏场所释放出来进入体循环。需要特别注意的是，肥胖不影响药物的口服吸收。

肥胖患者脂肪肝浸润的发病率增高，当选择可引起术后肝功能障碍相关的药物时应予注意。肥胖患者对吸入麻醉药的脱氟作用增加，但尚未表现出可导致肝脏或肾脏功能障碍，肥胖患者使用某种吸入麻醉药后所见的脱氟作用增加，在应用七氟烷时并不会发生。肥胖患者吸入地氟烷或七氟烷较给予异氟烷或丙泊酚苏醒更快，氧化亚氮的迅速消除对肥胖患者是有利的，但常常需要增加补充供氧量，这使其用于肥胖患者受到限制。

麻醉维持最好使用在脂肪组织内蓄积最少的药物。丙泊酚、苯二氮䓬类、巴比妥类、阿曲库铵、顺-阿曲库铵和麻醉性镇痛药如舒芬太尼和芬太尼具有高度亲脂性，当长时间输注给药时可蓄积于脂肪组织。通常情况下，对于肥胖患者，高度亲脂性药物表现为分布容积明显增高，而药物剂量似乎可依据总体重量计算。然而，随着时间的增加，这些药物大多有蓄积于脂肪组织的可能，可出现延迟效应。瑞芬太尼除外，该药也具有高度亲脂性，但其被血浆酯酶迅速代谢，很少蓄积于脂肪组织，因此较其他用于术中镇痛的麻醉药更具有优势。对于因麻醉药诱发而易于出现呼吸抑制的患者，氯胺酮和右美托咪啶也是有用的麻醉辅助用药。常用麻醉药物推荐剂量见表16-6。

应依据瘦体重量使用亲水性药物，如肌肉松弛药，因为其血浆浓度峰值不依赖于分布容积，

而肥胖患者的分布容积大大增加，较大的分布容积是由于高细胞外液与细胞内液体比率所致，因为脂肪组织的所含水分几乎全部为细胞外液。这些增加的细胞外液对神经肌肉阻滞的影响尚不清楚，因此，推荐神经肌肉阻滞剂的剂量应以瘦体重量为依据，并注意监测其阻滞深度。

氯琥珀胆碱具有独特的药动学特点。因为血浆拟胆碱酯酶水平和分布容积增加，临床上重度肥胖的患者较正常体重的患者，需要绝对较大的氯琥珀胆碱剂量。因此要达到较深的神经肌肉阻滞，便于气管插管，应根据总体重量而非瘦体重量给予氯琥珀胆碱。

（2）监测：外科手术范围和并存疾病情况应该是决定其监测范围是否需要超出常规监测的主要因素。对于在适度镇静局部麻醉或区域麻醉下施行的手术，ASA临床实践指南推荐行连续二氧化碳监测，以降低意外气道梗阻的风险，这在肥胖人群尤为常见。对于在全身麻醉下施行的手术，对所选患者可能需要行血流动力学监测。这一患者群体，放置有创性血流动力学监测装置的技术难度可能会增高。如果使用无创性血压袖带，选用合适大小的袖带尤为重要，若袖带过小，血压测量值则过高而不准。可使用无创血压监测系统来监测桡动脉或示指的血压，来替代标准的血压袖带。如果不适于进行无创监测或肥胖患者有严重的心肺疾病，则应插入动脉导管。当静脉通路开放困难时，采用超声引导放置外周和（或）中心静脉导管，可提高其成功率，并可降低这些操作相关并发症的发生率。对于有

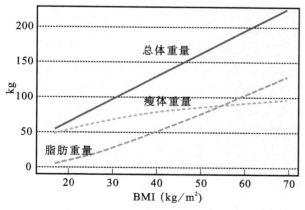

图16-4 一位标准身高而体重指数（BMI）增高的男性，
其总体重量、瘦体重量和脂肪重量的比较

（摘自 Lemmens H. Perioperative pharmacology in morbid obesity. Curr Opin Anaesthesiol, 2010,23:485-491.）

表16-6 肥胖患者常用麻醉药物剂量的推荐体重依据

总体重量	瘦体重量
丙泊酚：负荷剂量	丙泊酚：维持剂量
咪达唑仑	硫喷妥钠
氯琥珀胆碱	维库溴铵
顺-阿曲库铵和阿曲库铵：负荷剂量	顺-阿曲库铵和阿曲库铵：维持剂量
泮库溴铵[1]	罗库溴铵
	瑞芬太尼
	芬太尼
	舒芬太尼

（1）对于肥胖患者，需要较高的泮库溴铵剂量以维持90%颤搐抑制，但较高剂量时其作用时间也较长

心力衰竭、肺动脉高压或其他内科情况的患者，术中可行经食管超声心动图（transesophageal echocardiography，TEE）和肺动脉导管置管，以便连续评估容量状态及必要的心脏功能。连续TEE监测可即刻检测出心脏功能的改变，同时精确评估容量状态并指导液体管理，但TEE监测需要昂贵的设备和受过培训的人员，不是所有医院都可能配备。

（3）液体管理：肥胖患者所需液体应根据其瘦体重量来计算，以达到等量补液的目的。但对于肥胖症者而言，要达到这一目的，可能十分困难，因为肥胖症和舒张期功能障碍具有高度的相关性。合并心脏病的患者，不能很好地耐受较大的液体负荷，更易于发生肺水肿。腹腔镜手术期间，尿排出量减少，不一定表明血容量不足，而给予大量液体可能对总体结果产生负面影响。

4. 术后管理　虽然从术后即刻到术后 2 ～ 5d 的任何时间都可能发生动脉低氧血症，但尚无资料支持常规收住重症监护室，以降低其发病率和病死率。早期出现的低氧血症可能是围术期使用阿片类药物所致，术后低氧血症发生风险最高的是那些有 OSA 病史的患者，坐位姿势有利于改善动脉氧合作用。术后期间常规给予氧气尚有争议，因为给氧使动脉低氧血症产生的唤醒效果延迟，可能增加呼吸暂停的持续时间，因此，只有当动脉血氧饱和度下降时，才给予补充供氧会更好。患者在吸入室内空气并保持良好镇痛下，一旦其血氧饱和度能够维持在基线水平或高于 0.90，就可以撤掉脉搏血氧监测。

（1）转运：从手术室转运到苏醒室前，肥胖患者应完全清醒，保持半垂直坐位，给予吸氧及脉搏氧监测，运送过程中应保持语言交流，以判定其清醒状态和足够的呼吸动度。

（2）恢复：当肥胖患者完全清醒，而麻醉药的抑制作用已经恢复后，可以考虑气管拔管。虽然没有特殊的研究来指导肥胖患者的气管拔管临床实践，但有一些方法有助于维持拔管时较好的呼吸力学状态，这包括使患者处于半垂直位（30°或更高）、提供 PEEP 或 CPAP 压力支持通气直至拔出气管导管、吸氧及放置鼻咽通气道以助于气道开放等。有 OSA 或 OHS 病史者应加强呼吸监测，以保证上呼吸道的开放，并确保足够的氧合和通气。对某些高危患者，在拔管前为谨慎起见，可以置入换管导芯，一般情况下即使保留其几个小时，患者也可以很好地耐受。

有关挥发性麻醉药从存储的脂肪缓慢释放，致使病态肥胖的患者全身麻醉作用恢复慢的观念是不准确的，脂肪总血流量较少限制了的挥发性麻醉药的传送储存。总之，对于所需麻醉时间少于 4h 的外科手术，胖瘦个体之间的恢复时间常相似。

（3）术后镇痛：因考虑到阿片类所致的通气抑制作用，所以常采用多种方法进行术后镇痛，其中包括使用降低麻醉性镇痛药需求量的技术。可加用或不加用小剂量阿片类药物，给予连续输注局部麻醉药，进行外周和中枢神经阻滞，这对肥胖患者是一种有效的术后镇痛方法。推荐补充给予非类固醇性抗炎药 (NSAIDs)、α_2 受体激动药、N- 甲基 -D- 天冬氨酸受体阻断药 (NMDA)、钠通道阻滞药及其他非阿片类镇痛药，因为这些药物不会引起呼吸抑制。酮咯酸是一种 NSAID 类药物，用于降低术后疼痛，效果良好，其主要不良反应是胃肠道不适和可能引起手术部位出血增多。酮咯酸不适用于已做过肥胖症治疗性手术的患者，因为这些患者出现胃肠道出血的风险特别高。最近，对乙酰氨基酚的静脉制剂已被 FDA 批准使用，体重 > 50kg 的患者，静脉内给予对乙酰氨基酚的剂量应为 1g，必要时每隔 6h 1 次，24h 内不超过 4g。因为对乙酰氨基酚在肝代谢、在尿中排出，对合并肝肾疾病的患者，其剂量应减低。现已发现，如果围术期连续输注选择性 α_2 受体激动药右美托咪啶和部分选择性 α_2 受体激动药可乐定，可减少对阿片类药物的需求量。氯胺酮抑制 NMDA 受体阿片样物质的活化，从而表现出增强吗啡的镇痛作用。术后应用小剂量的氯胺酮，能够减少疼痛，并促进觉醒状态，提高氧饱和度。如果最终需要阿片类药物进行术后镇痛，那么最好选择患者自控镇痛术，而阿片类药物的剂量最好根据瘦体重量计算。

（4）呼吸和心血管的监测和管理：术后应对足够的通气状态进行评估和监测至少 24 ～ 48h。如果患者在家中已行 CPAP 或 BIPAP 通气，那么术后应重新开始恢复这种通气模式，如果患者术前未被诊为睡眠呼吸暂停，但在恢复室经常出现气道梗阻和低氧血症发作，则可考虑采用 CPAP 或 BIPAP，但在胃分流术后早期，采用这些无创通气模式应非常谨慎，因为其可导致造口裂开的一些风险。术后最初的几个小时应加强呼吸监测，任何呼吸乏力或心血管不稳定的迹象都应立即予以评估和治疗。如果需要对肥胖患者重新进行气管插管，最好是在情况控制好转后再施行，而不是在出现紧急情况时就施行。

（5）转出到无监测的环境：对于肥胖患者，可能很难决定何时将其转到普通病房或出院回家。当镇痛效果满意，而患者无明显术后呼吸抑制的风险时，将患者转出至一个没有监测的环境（普通病房或家中），可以认为是安全的。

（6）术后并发症：肥胖患者的术后发病率和病死率高于非肥胖患者，这主要是因为其先前并存疾病和气管插管期间发生误吸的风险所致。肥胖患者的伤口感染率是普通人的2倍，对于伴有二氧化碳潴留病史和经长时间手术的肥胖患者术后常需机械通气。OSA和OHS所致的危险可持续至术后数日，PaO_2于术后$2 \sim 3h$出现最大程度的明显降低。因为呼吸作功增加、肺容量减少及通气与血流比值失调，要停掉机械通气可能很困难。深静脉血栓形成和肺栓塞的可能性也增加，因此应强调术后早期下床活动的重要性，并可能需要预防性地抗凝治疗。肥胖患者病情危重时，不易于动用其储存脂肪，而需要糖类来补充能量，这种糖类代谢的增加，使呼吸商升高，并加速蛋白质的分解代谢，如果这些患者长期不进食任何东西，可出现蛋白质营养不良综合征。

在全球范围内，肥胖症的发病率越来越高，其有损健康，并增加医疗费用。坚持不懈地努力研究、加强教育并使公众知晓，将有助于识别和了解肥胖症的原因、改善其管理并发现新的治疗方法，最终降低肥胖症的不利影响。临床上，重度肥胖患者的麻醉管理给麻醉医师带来了巨大的挑战。

二、营养不良和维生素缺乏症

（一）营养不良

营养物质对于维持诸如心脏功能、呼吸、免疫反应和认知等控制系统的生物化学途径是必不可少的，蛋白质对肌肉和组织的合成尤其重要，而其组分氨基酸具有广泛的生物学作用。营养不良是因营养摄入失衡或热量供给不足所致，它可因食欲缺乏、食物中的营养物质过度消耗或消耗不足、或吸收障碍而引起。据估计，营养不良患者的住院时间要长于营养良好患者的50%，而其发生伤口感染、免疫抑制、肾功能不全和其他并发症的风险较高，贫血和维生素B_{12}缺乏病进一步影响其康复。为了减少营养不良带来的风险，推荐对所有住院患者进行营养不良体征的筛查和监测。提示营养不良的生物学指标包括血清白蛋白浓度$<30g/L$，转铁蛋白水平低于$2g/L$以及前白蛋白水平低于$150g/L$，营养不良患者的胆固醇、锌、铁、维生素B_{12}和叶酸水平也可明显降低。在所有这些指标中，前白蛋白水平最为有用，因为其半衰期仅为2d，在营养状态发生变化时可很早地被测出。但前白蛋白水平总是和C反应蛋白一起来测定，因为炎症可使前白蛋白水平升高，而影响对其结果的解释。当前白蛋白和C反应蛋白水平都低时，患者可能存在营养不良。营养不良的治疗目的在于根据患者的身体活动或心理压力水平，使营养摄入与能量需求达到均衡。如果必需给予营养治疗，那么可以开始进行肠道喂养或胃肠外营养。

1. 肠道内营养　当胃肠道功能起作用时，可通过鼻胃管饲、胃造口管饲或幽门下的方法，如鼻空肠管或喂养用空肠造口管等提供肠道内营养。施行肠道喂养常用的方法是连续输注，应根据患者的化验数据给予个体化的速度、成分及喂养液容量。对于需要手术的患者，何时停止经幽门后导管喂养这一问题尚不清楚，但是术前8h应停止鼻饲或经口管饲，患者进入手术室前应该抽吸干净胃内。肠道喂养的并发症很少，但尚包括高血糖症导致的渗透性利尿和血容量过低，如果血糖浓度升高时，可考虑给予外源性胰岛素，成分营养法的渗透量（如管饲）高达$550 \sim 850mmol/L$，而此常可引起腹泻。

2. 胃肠外营养　胃肠道功能障碍是施行胃肠外营养的指征。周围静脉营养法是通过外周静脉输入一种等渗溶液，但其受重量摩尔渗透压浓度和容量限制所限，作为口服摄入的补充或预期需要营养支持$<14d$时，可采用此法。当每日热量需要超过8368kJ（2000kcal）或需要营养支持的时间延长时，可采用全胃肠外营养（total parenteral nutrition, TPN），在这种情况下，应置入中心静脉导管，以便输注每日容量约40ml/kg的高渗溶液。

TPN潜在的并发症很多（表16-7）。必须要监测血糖浓度，因为高糖血症很常见，而且可能需要外源性胰岛素治疗。如果TPN输注突然中断，血循环中内源性的胰岛素浓度持续增加时，可以发生低血糖。因为大多数静脉营养液在氨基酸代谢时会释放盐酸，所以可能出现高氯性代谢性酸中毒。

胃肠外喂养的患者心脏功能下降，可导致因液体过剩而发生充血性心力衰竭的风险。由于大量的葡萄糖代谢引起二氧化碳生成增加，因此，可能需进行机械通气，或导致已插管的患者不能脱机。

（二）维生素缺乏症

表16-8列出多种常见的维生素缺乏症。

表16-7　全胃肠外营养及周围静脉营养的并发症

低钾血症
低磷酸盐血症
胃肠道细菌易位畸变
肾功能不全
非酮症高渗性高血糖性昏迷
低镁血症
静脉血栓形成
骨量减少
高氯性代谢性酸中毒
低钙血症
感染、败血病
肝酶升高
液体过剩
再喂养综合征

表16-8　维生素缺乏症

维生素缺乏	缺乏原因	缺乏的体征
维生素B_1（脚气病）	慢性乙醇中毒，导致维生素B_1摄取减少	全身血管阻力下降、心排血量增高、多发性神经病（脱髓鞘、感觉短缺、感觉异常）、对出血的血压反应过剧、体位改变、正压通气
维生素B_2	几乎全是因为饮食缺乏、牛奶的光降解作用、其他乳制品所致	洋红舌、口角炎、脂溢性皮炎、唇损害
烟酸（B_3）（糙皮病）	类癌瘤，烟酸是由色氨酸合成，类癌瘤利用色氨酸形成5-羟色胺而取代烟酸，使得这些肿瘤患者更易患病	精神错乱、易怒、神经病变、无胃酸、腹泻、水疱皮炎、口腔炎、舌炎、尿道炎，分泌唾液过多
维生素B_6	乙醇中毒，异烟肼治疗	脂溢性皮炎、舌炎、惊厥、神经病变、抑郁、意识错乱、小红细胞性贫血
叶酸（B_9）	乙醇中毒，用柳氮磺吡啶、乙胺嘧啶或氨苯蝶啶治疗	巨幼红细胞性贫血、萎缩性舌炎、抑郁、高半胱氨酸水平增高
维生素B_{12}	胃萎缩（恶性贫血）、末端回肠病、绝对的素食主义	巨幼红细胞性贫血、丧失振动和位置感、异常步态、痴呆、性无能、丧失对膀胱及肠的控制、高半胱氨酸和甲基丙二酸水平增高
维生素H	摄入生的鸡蛋蛋白，含抗生物素蛋白，其牢固地结合维生素并降低其生物利用度	精神的变化（抑郁、幻觉）、感觉异常；眼、鼻、口的周围可出现鱼鳞状疹，脱发
维生素C（坏血病）	吸烟、乙醇中毒	毛细血管脆性、点状出血、关节及骨骼肌出血、创伤愈合较差、分解代谢状态、牙齿松动及坏疽性牙槽炎、低钾、低铁
维生素A	饮食中缺乏多叶蔬菜和动物肝，吸收不良	暗视觉丧失，结膜干燥，角膜破坏，贫血
维生素D（佝偻病）	日光照射受限，炎性肠病及其他吸收不良综合征	胸椎后凸可导致通气不足，碱使钙吸收降低，甲状旁腺素激活，可导致骨破坏活动和骨质吸收增强
维生素E	只有合并脂肪吸收障碍或维生素E代谢或输送的遗传异常时才会发生	周围神经病变、脊髓小脑性共济失调、骨骼肌萎缩、视网膜病变
维生素K	长时间抗生素治疗消灭了形成维生素的这些肠道细菌；脂肪吸收障碍	出血症

三、要点

- 肥胖是最常见的营养性疾病，其被认为是全球最可预防的疾病原因之一。

- 肥胖导致葡萄糖耐受不良、糖尿病、系统性高血压、冠状动脉病、心力衰竭、癌症及血栓栓塞等的发病率升高。男性腰/臀比＞1.0、女性＞0.8高度预示着会出现缺血性心脏病、脑卒中、糖尿病及与总体脂肪无关的死亡。

- 与正常体重群体相比，肥胖群体发生过早死亡的风险是其2倍，而因心血管疾病导致死亡的风险增加5倍。

- 肥胖症治疗性手术可使体重明显而持续地减轻，并可降低肥胖相关性并发症，有利于患者的生存。

- 对重度肥胖患者，首选的麻醉方法是区域麻醉。在临床操作中，采用超声引导可显著提高区域麻醉的成功率。

- 气道管理是肥胖患者全身麻醉的最大挑战之一。因头颈部和胸部软组织增加，导致面罩通气困难；可视喉镜提高了麻醉诱导后气管插管的安全性，因此，现在很少需要清醒气管插管。

- 腹腔镜手术期间，气腹对肥胖人群可能带来明显的不利影响，表现为心排血量及每搏输出量降低、全身血管阻力增加和FRC下降。

- 很难预测肥胖对静脉麻醉药适宜剂量的影响，临床上可用的方法是根据瘦体重量计算肥胖患者所注射药物的初始剂量，而非根据其总体重量去计算。

- 常采用多种方法进行术后镇痛，以降低阿片类药物对肥胖患者所致的通气抑制风险。

- 目前的指南推荐，对所有住院患者进行营养不良体征的筛查和监测。在不能口服摄入的情况下及需要营养治疗时，可以经肠道内营养或胃肠外营养来予以补充。

（刘金柱　译　喻文立　校）

参 考 文 献

[1] Adams KF, Schatzkin A, Harris TB, et al. Overweight, obesity, and mortality in a large prospective cohort of persons 50 to 71 years old. N Engl J Med, 2006,355(8):763-778.

[2] Bergland A, Gislason H, Raeder J. Fast-track surgery for bariatric laparoscopic gastric bypass with focus on anaesthesia and peri-operative care. Experience with 500 cases. Acta Anaesthesiol Scand, 2008,52:1394-1399.

[3] Flegal KM, Carroll MD, Ogden CL, et al. Prevalence and trends in obesity among US adults, 1999-2008. JAMA, 2010,303:235-241.

[4] Gonzalez H, Minville V, Delanoue K, et al. The importance of increased neck circumference to intubation difficulties in obese patients. Anesth Analg, 2008,106:1132-1136.

[5] Haslam DW, James WPT. Obesity. Lancet, 2005,366:1197-1209.

[6] Lemmens H. Perioperative pharmacology in morbid obesity. Curr Opin Anaesthesiol, 2010,23:485-491.

[7] Levi D, Goodman ER, Patel M, et al. Critical care of the obese and bariatric surgical patient. Crit Care Clin, 2003,19:11-32.

[8] McCullough PA, Gallagher MJ, Dejong AT, et al. Cardiorespiratory fitness and short-term complications after bariatric surgery. Chest, 2006,130:517-525.

[9] Mears E. Outcomes of continuous process improvement of a nutritional care program incorporating serum prealbumin measurements. Nutrition, 1996,12:479-484.

[10] Poirier P, Cornier MA, Mazzone Ton behalf of the American Heart Association Obesity Committee of the Council on Nutrition and Physical Activity, and Metabolism, et al. Bariatric surgery and cardiovascular risk factors: a scientific statement from the American Heart Association. Circulation, 2011,123:1683-1701.

[11] Vasan RS. Editorial: cardiac function and obesity. Heart, 2003,89:1127-1129.

第17章

肾疾病

肾的基本功能包括调节水、电解质和酸碱平衡，及分泌几种神经介质和激素。了解肾如何发挥这些重要的功能可以帮助我们理解肾疾病的临床表现、症状、体征和它的治疗措施。

肾是体内需要灌注量最多的器官，灌注量占心排血量的20%～25%。每个肾大约由100万个肾单位组成，每个肾单位拥有不同的解剖部分：肾小囊，近端肾小管，髓襻，远端肾小管和集合管。当平均动脉压处于50～150mmHg时肾血流可以自身调节。肾小球是被肾小囊包围着的一簇毛细血管，由入球小动脉供血，经稍细的出球小动脉排血。肾小球旁器是位于入球小动脉和远端小管之间的特殊结构，它的主要功能是参与肾灌注和肾外血流动力学的调控。肾小球滤过血浆的速率可达180L/d，除蛋白质和多糖外，其他所有物质都可以通过肾单位。事实上，随着血浆流过肾单位，通过许多主动和被动转运系统的作用，所有的溶液和溶质都被重新吸收了。肾的主要功能是通过一系列的反馈回路和激素控制来联系和调整水、钠的动态平衡。

一、肾功能的临床评估

许多实验对评估肾功能和诊断疾病有帮助（表17-1）。

（一）肾小球滤过率

由于肾小球滤过率（GFR）与肾单位功能的变化是紧密联系的，所以被认为是评估肾功能最好的方法。GFR可以通过定时尿量与血尿肌酐浓度（肌酐清除率），或者也可以通过内源性或者外源性物质（肌酐和菊粉）清除率的直接测定来进行估计。另外，有许多公式可以通过利用各种血清和尿液的指标来估算GFR(表17-2)。GFR的正常值是125～140ml/min，并且受性别、体重和年龄影响。20岁以后GFR以每年大约1%比例下降。

当GFR下降至15ml/（min·1.73m²）［正常

表17-1 评估肾功能的试验

试验	正常值
肾小球滤过率	
血尿素氮浓度	3.57～7.14mmol/L（10～20 mg/dl）
血清肌酐浓度	53～114.9 μmol/L（0.6～1.3 mg/dl）
肌酐清除率	110～140 ml/min
蛋白尿（白蛋白）外排	＜150 mg/d
肾小管的功能和（或）完整性	
尿比重	1.003～1.030
尿渗摩尔浓度	50～1400 mmol/L
尿钠外排	＜40 mmol/L
糖尿	
酶尿	
N-乙酰（基）-β-氨基葡萄糖苷酶	
α-谷胱甘肽-S-转移酶	
影响评估的因素	
脱水	
不同蛋白质摄入量	
胃肠道出血	
分解代谢	
高龄	
骨骼肌质量	
精确定时尿量测量	

表 17-2　用于测量或估计的肾小球滤过率的计算公式

肌酐清除率

肌酐清除率 $(ml/min) = (U_{Cr} \times U_{Volume})/[P_{Cr} \times$ 时间 $(min)]$

Cockcroft–Gault 公式

$GFR(ml/min) = \{[(140 - $ 年龄$) \times$ 净体重 $(kg)]/(P_{Cr} \times 72)\} \times 0.85($女性$)$

肾病 (MDRD) 公式的饮食校正

$GFR[ml/ (min \cdot 1.73m^2)] = 170 \times (P_{Cr})^{-0.999} \times ($年龄$)^{-0.176} \times (P_{BUN})^{-0.170} \times (P_{Albumin})^{0.318} \times 0.762($女性$) \times 1.180[$黑种人$]$

（摘自 Cockcroft DW, Gault MH. Prediction of creatinine clearance from serum creatinine. Nephron . 1976;16:31-41; and Levey AS, Bosch JP, Lewis JB, et al. A more accurate method to estimate glomerular filtration equation from serum creatinine: a new prediction equation. Ann Intern Med , 1999,130(6):461-470.）

肌酐和 BUN 在尿和血浆中浓度的计算单位为 mg/dl；血浆白蛋白浓度的计算单位为 g/dl；尿量的计算单位为 ml

GFR. 肾小球滤过率；$P_{Albumin}$. 血浆白蛋白浓度；P_{BUN}. 血浆尿素氮浓度；P_{Cr}. 血浆肌酐浓度；U_{Cr}. 尿肌酐浓度；U_{Volume}. 尿量

$\geqslant 90ml/ (min \cdot 1.73m^2)]$ 以下时，一般尿毒症的临床表现就会显现出来。GFR 的改变也与促红细胞生成素活性的可预测变化相关。

（二）肌酐清除率

肌酐作为肾滤过的内源性标志物，是由骨骼肌肌酐被肝以相对恒定的速率转换而生成。肌酐可以自由的被肾滤过而并不被重吸收。所以，肌酐清除率是测定 GFR 最可靠的方法（表 17-1）。而且肌酐清除率并不依靠年龄的校正和稳态的存在。

（三）血清肌酐

血清肌酐水平可以被用来估计 GFR。女性正常血清肌酸酐的浓度是 0.6 ～ 1.0mg/dl，而男性正常血清肌酸酐的浓度是 0.8 ～ 1.3mg/dl，这种差异反映了骨骼肌量的不同。在不伴有 GFR 下降的情况下，许多因素（肌酐生成增多，肾小管分泌肌酐减少，血液中色原的存在）都能够增加血清肌酐浓度。相反，血清肌酐水平很轻微的下降就能够造成肾小球滤过率明显的降低。举例来说，老年人在 GFR 下降的情况下却可以维持正常的血清肌酐浓度，主要是因为，随着年龄的增长，骨骼肌逐渐萎缩引起了血清肌酐生成的减少。血清肌酐值对于急性肾功能变化的反应也是比较缓慢的。例如，当发生急性肾衰竭时，即使 GFR 从 100ml/min 下降至 10ml/min，血清肌酐值在大约 7d 内并不随之相应升高。

（四）血尿素氮

血尿素氮（BUN）浓度的变化与 GFR 有关。然而，受饮食吸收、合并症和血容量对 BUN 浓度的影响，血尿素氮对肾功能的评估具有潜在误差。例如，高蛋白饮食和胃肠道出血导致尿素的生成增加，这时尽管 GFR 正常，BUN 的浓度也会升高。其他引起 GFR 正常而 BUN 浓度升高的情况包括脱水和分解代谢增强，如发热性疾病。脱水时 BUN 浓度的升高，主要是由于流经肾小管的血液流速减缓而引起了尿素重吸收的增加。而后者引起的 BUN 浓度升高，血肌酐水平可以保持正常。当低蛋白饮食时（如血液透析的患者），尽管 GFR 降低，BUN 浓度也可能正常。即使存在外在因素的影响，当 BUN 浓度高于 50mg/dl 时，通常也反映了 GFR 降低。

（五）肾小管的功能和完整性

肾小管的功能主要是通过测定尿液的浓缩能力来进行评估。蛋白尿的出现可以反映肾小管受损。在接受七氟烷麻醉患者的尿液中检测出肾小管细胞中的酶 (N-乙酰基-β-氨基葡萄糖苷酶，α-谷胱甘肽-S-转移酶)，这大概反映了药物引起的短暂肾小管功能障碍并不伴有 BUN 和血肌酐浓度的变化。

1. 尿的浓缩能力　肾小管功能障碍的诊断是通过证明抗利尿激素所释放的生理刺激不能使肾产生合适的浓缩尿液来确定的。在没有使用利尿药和不存在糖尿的情况下，尿比重 > 1.018 表明肾小管的浓缩尿液能力是足够的。利尿治疗、低钾血症或高钙血症可能会干扰肾小管的尿液浓缩能力。七氟烷代谢所产生的无机氟化物理论上具有干扰肾小管浓缩尿能力的功能；然而，这个实验观察的临床意义并没有被确定。

2. 尿蛋白　是比较常见的，5% ～ 10% 的成年人在尿液镜检中都可检测出尿蛋白。短暂的蛋白尿可能与发热、充血性心力衰竭、癫痫发作、胰腺炎和运动有关。这种蛋白尿治疗原发病就能解决。直立位的青少年体位性蛋白尿的发生可达到5%，当卧位时就能减少，通常体位性蛋白尿可以很快消除，与肾功能的损害无关。持久的蛋白尿通常表明有明显的肾疾病。微白蛋白尿是糖尿病性肾病变的最早标记，严重的蛋白尿可引起低蛋白血症，其与血浆渗透压的减少和药物的蛋白结合减少有关。

3. 钠排泄分数（Fe_{Na}）　是排入尿液中钠离子滤过的百分比（表17-3）。它是区分肾前性氮质血症和肾性氮质血症最有效的办法。当$Fe_{Na} > 2\%$（或者尿钠浓度$> 40mmol/L$）时，反映了肾小管保钠能力的下降与肾小管的功能障碍。若出现$Fe_{Na} < 1\%$（或者尿钠排泄$< 20mmol/L$），提示此时肾小管保钠功能正常并且出现了肾前性氮质血症。

4. 尿液分析　尿液检验对诊断肾和尿路疾病是有帮助的。尿液分析目的是检测是否存在蛋白质、葡萄糖、乙酸乙酯、血液和白细胞。尿液pH和溶质浓度（比重）可以被测定出来，并且利用沉渣显微镜可以识别尿液中存在的细胞、管型、微生物和晶体。肾小球和尿道间的任何出血都能引起血尿。血尿可以是良性的（局灶性肾炎），也可反映出肾小球肾炎，肾结石或泌尿生殖道肿瘤。慢跑的人可能会经历短暂的血尿，大概是尿路创伤的结果。美籍非洲人出现血尿可考虑为镰状细胞病。由于尿中并没有蛋白或红细胞管型，所以肾小球疾病不可能是这种血尿的原因。红细胞管型是急性肾小球肾炎的特异性表现，白细胞管型常见于肾盂肾炎。

5. 肾功能的新型标志物　胱抑素C是所有有核细胞产生的一种蛋白质，它可以从肾自由滤过但并不被重吸收。它的血清浓度与年龄、性别或肌肉质量无关，因此，它可能是比肌酐更好的GFR标志物。中性粒细胞-相关载脂蛋白是在肾损伤引起肾小管细胞产生的一种蛋白质，它已经

表17-3　钠排泄分数的计算（Fe_{Na}）

Fe_{Na} $(\%) = [(P_{Cr} \times U_{Na})/(P_{Na} \times U_{Cr})] \times 100$
血尿肌酐和钠离子浓度单位为mg/dl
P_{Cr}. 血肌酐浓度；P_{Na}. 血钠浓度
U_{Cr}. 尿肌酐浓度；U_{Na}. 尿钠浓度

被确认为是急性肾损伤的早期指标。

二、急性肾损伤

急性肾损伤(acute kidney injury，AKI)是指数小时或几天内的肾功能恶化，导致肾排泄含氮废物以及维持水、电解质平衡功能障碍。AKI的确诊通常包括血清肌酐浓度升高超过基础值0.5mg/dl，肌酐清除率下降50%，或者在急性损伤的48h内，血清肌酐浓度变化$> 0.3mg/dl$。AKI可能出现少尿（尿量$< 400ml/d$）或不出现少尿（尿量$> 400ml/d$）。尽管最近在透析治疗和重症监护方面有了重大进展，但是需要透析治疗的重症AKI患者病死率仍然很高。当AKI并发多器官功能障碍时，患者的病死率通常超过50%。最常见的病死原因是脓毒症、心血管功能障碍以及肺部并发症。

（一）病因

AKI的发病率取决于它的诊断标准和对患者的流行病学研究。所有的住院患者中有5%～7%都不同程度的受到AKI的影响。AKI与许多系统性疾病、急性临床症状、药物治疗及介入治疗有关。几乎所有的危重患者都伴有多器官功能衰竭综合征。

一般AKI的病因可以分为肾前性、肾性（或内在的）和肾后性3种类型（表17-4）。任何原因引起的含氮化合物（如BUN和肌酐）浓度异常升高的状态被称为氮质血症，它是AKI的标志。

1. 肾前性氮质血症　医院获得性AKI病例中肾前性氮血症约占近50%。如果根本病因得到纠正，肾前性氮质血症是快速可逆的。但是如果不及时治疗，持续的肾前性氮质血症是患者发生缺血性肾小管坏死的最常见原因。老年患者特别容易出现肾前性氮血症，因为他们容易合并低血容量（液体摄入不足）及肾血管疾病。在住院患者中，充血性心力衰竭、肝功能障碍或脓毒性休克常引发肾前性氮质血症。麻醉药物引起的灌注压降低可以导致肾血流减少，特别是当患者合并有低血容量和外科失血时更加明显。

确诊急性少尿的肾前性原因需要对患者容量状态、血流动力学和药物治疗进行评估。有创监测（中心静脉导管、肺动脉导管）对于评估血管内容量状态可能是必要的。尿指数通常有助于区

分肾前性和肾性AKI（表17-5）。使用尿指数是基于假设在肾前性因素所导致的AKI时，肾小管对水和钠的重吸收能力保持正常，而在肾小管间质疾病或急性肾小管坏死时这些功能受损。用于测定尿指数的血尿标本必须在输液、应用多巴胺、甘露醇或其他利尿药之前采集。

2.肾性氮质血症　导致AKI的原发性肾病可以根据损伤部位进行分类（肾小球、肾小管、间质、肾血管）。肾小管损伤最常见的原因是缺血或肾毒性（氨基糖苷类、X线造影剂）。肾前性氮质血症和缺血性肾小管坏死是紧密联系的，因为肾血流的减少可以导致肾小管细胞的缺血。虽

然去除病因后一些缺血性AKI是可逆的，但是严重或长期缺血会出现皮质的不可逆坏死。大量炎症细胞、细胞因子和氧自由基的注入也会造成再灌注损伤。

对于危重患者，比如合并有脓毒败血症或获得性免疫缺陷病（AIDS）的患者，缺血和毒素往往共同作用导致AKI。间质性肾炎所引起的AKI最常见于药物引起的过敏反应。肾性氮质血症其他原因还包括肾小球肾炎、肾盂肾炎、肾动脉栓塞、肾静脉血栓形成以及血管炎等。

3.肾后性氮质血症　前列腺增生或者宫颈或前列腺癌症会造成患者尿液流出道梗阻，这时会导致AKI。尽早诊断肾后性因素所造成的AKI是非常重要的，因为恢复的可能性与梗阻时间成反比。肾脏超声检查对于诊断梗阻性肾病是有帮助的。经皮肾穿刺造瘘术可解除梗阻，改善预后。

（二）危险因素

导致AKI进展的危险因素包括预先存在的肾疾病、高龄、充血性心力衰竭、周围血管疾病、糖尿病、急诊外科手术和复杂外科手术如冠状动脉搭桥术和主动脉瘤修复术（表17-6）。创伤所引起的脓毒症与多器官功能衰竭是诱发AKI的危险因素。引起AKI的医源性因素包括透析不充分、低血压、脓毒症的延误治疗与肾毒性药物或造影剂的滥用等。

适当的液体治疗和恰当的血容量维持对于维持肾灌注来说是最基本的要求。维持足够的血压

表17-4　急性肾衰竭的病因学

肾前性氮质血症
　出血
　胃肠液丢失
　创伤
　手术
　烧伤
　心源性休克
　脓毒症
　肝衰竭
　主动脉和肾动脉阻断
　血栓栓塞

肾性氮质血症
　急性肾小球性肾炎
　间质性肾炎（药物过敏、浸润性疾病）
　急性肾小管坏死
　　缺血
　　肾毒性的药物（氨基糖苷类、非甾体抗炎药）
　　溶剂（四氯化碳、乙二醇）
　　重金属（汞、顺铂）
　　造影剂的染料
　　肌红蛋白尿
　　肾小管内晶体（尿酸、草酸）

肾后性氮质血症
　肾结石
　良性前列腺增生症
　血块滞留
　膀胱癌

（摘自Klahr S, Miller SB: Acute oliguria. N Engl J Med 1998; 338:671–675; and Thadhani R, Pascual M, Bonventre JV: Acute renal failure. N Engl J Med, 1996,334:1148–1169.）

表17-5　由于肾前性或肾性引起急性少尿患者的特异性尿指数

指数	肾前性原因	肾性原因
尿钠浓度(mEq/l)	< 20	> 40
尿渗透压(mOsm/kg)	> 500	< 400
钠分次排泄率(%)	< 1	> 1
血尿素氮与肌酐浓度比值	> 20	10 ~ 20
尿肌酐与血肌酐浓度比值	> 40	< 20
尿渗透压与血浆渗透压比值	> 1.5	< 1.1
沉积物	正常的	肾小管
	偶然的	上皮细胞
	透明管型	颗粒管型

（摘自Klahr S, Miller SB. Acute oliguria. N Engl J Med, 1998, 338(10):671-675; and Schrier RW, Wang W, Poole B, et al. Acute renal failure: definition, diagnosis, pathogenesis, and therapy. J Clin Invest ,2004,114(1):5-14.）

表17-6　围术期肾功能衰竭的危险因素

高龄	高风险的外科手术
预先存在的肾功能不全	肾血管再造
充血性心力衰竭	主动脉阻断
糖尿病肾病	体外循环
高血压肾病	泌尿外科手术
肝衰竭	移植
妊娠高血压综合征	创伤
脓毒症	肾毒性
休克	氨基糖苷类抗生素
	造影染色
	非类固醇
	抗炎药物

（摘自 Sladen RN. Oliguria in the ICU: systemic approach to diagnosis and treatment. Anesthesiol Clin North Am , 2000,18(4):739-752.）

和心排血量，防止外周血管收缩也是非常重要的。低血压可能导致肾灌注不足和肾自动调节功能的丧失。对于肾前性少尿的患者，理论上应该避免使用肾毒性药物（非类固醇类抗炎药物、氨基糖苷类、造影染色剂）与利尿治疗。

（三）诊断

AKI的症状和体征在早期阶段并不明显。对于AKI进展过程中出现的微小变化需要保持高度的警惕。患者可能表现出全身不适或出现液体负荷过重的症状，如呼吸困难、水肿、高血压等。蛋白质和氨基酸代谢产物的积累，使患者变得昏昏欲睡、恶心、和困惑。高钾血症和酸中毒可能影响心脏节律和收缩。患者也可能发生脑病、昏迷、惊厥或死亡。AKI的其他症状和体征与它的特定病因有关，如低血压、黄疸、尿血或尿潴留。

AKI诊断的确定主要是依赖于能够反映血肌酐浓度急性升高的实验室数据。患者尿量可能减少也可能不减少，根据这种现象，经常用少尿或非少尿来描述AKI。少尿有许多定义，最常用的是尿量少于0.5 ml/（kg·h）或400ml/d。尿量少于100ml/d被称为无尿，完全的无尿非常少见。

尿液分析对于诊断肾前性、肾性及肾后性AKI具有一定的帮助（表17-4）。

（四）并发症

AKI的并发症主要表现在中枢神经系统、心血管系统、血液系统和胃肠道系统，代谢紊乱也

十分常见。此外，AKI的患者经常会并发感染，这是发病与病死的最主要原因。

1.AKI的神经系统并发症　包括焦虑、扑翼样震颤、嗜睡、癫痫和多发性神经病。这些变化可能与血液中蛋白质和氨基酸的聚集有关，透析通常可以改善这些症状。

2.心血管系统并发症　包括水钠潴留所引起的高血压、充血性心力衰竭和肺水肿。充血性心力衰竭或肺水肿的存在表明需要减少患者的血容量。心律失常也会出现；T波高尖和宽大的QRS波群提示高钾血症的存在。患者也可能发生尿毒症性心包炎。

3.血液系统并发症　包括贫血和凝血功能障碍。患者的血细胞比容下降至20%～30%主要是由于血液稀释和促红细胞生成素减少。由于尿毒症引导的血小板功能障碍，肾功能不全患者的出血风险也不断增加。术前透析患者常提示高风险的存在。另外，术前给予1-脱氨-8-D-精氨酸加压素（去氨加压素[DDAVP]）可以临时提高血管性血友病因子（vWF）和Ⅷ因子的浓度并且改善凝血功能。

4.代谢紊乱　包括高钾血症和代谢性酸中毒。水钠潴留导致高血压和水肿。建议对动脉血气和电解质水平进行频繁的监测。

5.胃肠道并发症　包括厌食、恶心、呕吐、肠梗阻。多达1/3的AKI患者并发消化道出血并有可能导致贫血。出现胃轻瘫可能是尿毒症的结果。应用H_2受体拮抗药和（或）质子泵抑制药可以减少患者胃肠道出血的风险。

6.感染　通常会影响呼吸道，泌尿道和那些因为留置导尿管使正常的解剖屏障发生破坏的部位。尿毒症所引起的免疫应答受损可能会增加AKI患者感染的可能性。

（五）治疗

AKI没有专门的治疗方式。治疗的目的是控制肾损伤的进展和纠正水、电解质和酸碱紊乱。如果可能的话应该尽量逆转和治愈患者的基础病。特别是应当纠正血容量减少，低血压，低心排血量和治疗败血症。平均动脉压要达到65mmHg，但没有证据支持高于生理值的血压或心排血量会带来更好的治疗效果。

在AKI的预防和治疗中普遍强调液体复苏和应用升压药。没有证据支持胶体优于晶体。事实

上，一些研究已经证明，使用羟乙基淀粉可以加剧肾损伤。之前认为，0.9%的盐水比较适合用于治疗肾功能不全患者，因为它含钾量低。然而，最近的研究表明，它可能会导致高氯性酸中毒，其次会导致高钾血症。因此，乳酸林格液等含有碳酸氢盐的平衡盐溶液可能是一个更好的选择。

至于在败血症相关AKI的治疗中使用升压药，有人认为肾血管收缩可能加剧肾小管损伤。α_1受体激动药如去甲肾上腺素确实可以减少健康志愿者的肾血流。

然而，对于败血症相关AKI的患者，其效果依赖于多种因素的平衡。在一般情况下，患者血压的改善似乎伴随着肾交感神经张力的降低和血管舒张，从这方面来看，直接由α_1受体激动药介导的肾血管收缩并不重。因此，在脓毒症患者中使用去甲肾上腺素的整体效果是增加GFR和尿量。在脓毒性休克的治疗中，精氨酸加压素可以用来替代传统的升压药，当其他药物治疗失败时它很可能是有效的。这种药物似乎可以选择性地收缩肾出球小动脉；因此，它可以比α_1受体激动药更好的保护GFR和尿量。然而，它在感染性休克的治疗优势还有待证实。

应用多巴胺治疗或者预防AKI并不被文献支持；事实上，应用多巴胺可以带来许多不希望看到的不良反应。非诺多泮是一种类多巴胺物质，具有选择性多巴胺-1受体激动药活性。在低剂量下，非诺多泮引起肾血管舒张，而在高剂量，可以引起周围血管扩张。初步证据表明，非诺多泮可以为那些正在接受心脏、血管和移植手术的高危患者提供肾保护。

不建议尝试使用利尿药使少尿型AKI转换成非少尿型AKI，这种做法实际上可能会增加病死率和造成永久性肾损伤。然而，在患者的液体治疗中加用甘露醇可能会降低移植后急性肾小管坏死发生率。其作用机制大概与甘露醇通过产生肾前列腺素使肾血管扩张的能力有关。甘露醇还常用于色素诱导性肾病的治疗；然而，它在这方面优点的临床证据很少。

预防性给予N-乙酰半胱氨酸，一种作用形式为自由基清除剂的含硫醇抗氧化剂，可以在造影剂肾病中提供肾保护。然而，由于有争议的数据和存在如过敏等并发症，它并不被广泛推荐。

使用碳酸氢钠碱化尿液对于如横纹肌溶解引起的色素诱导肾病的治疗是有帮助的，因为它增加了肌红蛋白溶解度，防止了肾小管沉淀物的形成。碳酸氢钠预处理也可以通过减少有害自由基的形成降低对比剂肾病的发生率。

在严重脓毒症的治疗中，应用活化蛋白C和激素替代治疗（对于肾上腺皮质功能不全的患者）可降低患者的病死率。

透析（又称为血液过滤或肾替代疗法）仍是当前严重AKL的主要疗法。使用该疗法的主要症状为：容量超负荷、高钾血症、严重代谢性酸中毒、尿毒症和可透析药物过量。透析疗法有两种：血液透析和腹膜透析。两种疗法都是为了移除血液中多余的液体和溶质，优化电解质平衡。透析可以作为连续或间歇性疗法，至于两者中哪种疗法更有效仍存在争议。

（六）预后

医院获得性AKI的总体预后不佳。许多关于AKI的系列研究报告的病死率超过了20%，然而，一旦需要采用透析疗法时，病死率总会超过因其他器官系统损伤导致的正常病死人数（经过长期复杂的医院治疗）的50%。只有15%的AKI患者经过治疗能够完全恢复肾功能。5%的患者留有一定程度的稳定性肾功能不全，还有5%的患者的肾功能将会在后半生持续恶化。另外，15%的患者将会在一定时期内保持稳定性肾功能不全，但在后半生发展成为慢性肾衰竭的风险很大。

（七）肾功能损害患者的药物剂量

肾功能损害会影响身体其他大多数器官系统，从而会影响许多药物的药效。采用不依靠肾排泄的药物是最理想的选择，但这一做法有时候并不可行。

由于肾对药物的排泄率与GFR成正比，因此，要对肾功能损害患者定用药剂量首先需要判断患者的内生肌酐清除率。若患者少尿，则内生肌酐清除率约为5ml/min。若为了快速达到疗效水平，患者一开始就以负荷剂量正常用药，可根据以下指导方针用药：经过临床诊断，若细胞外液量正常，则对患者使用与肾功能正常的患者相同的负荷剂量。若细胞外液收缩，应减少负荷剂量，若细胞外液增多，以更高的负荷剂量用药。另外，也可以通过基于肾功能状况的公式来计算负荷剂量和维持剂量，要么根据患者尿道排泄的药物含量计算，或者根据肾功能健全患者与肾功能损害患者之间的药物半衰期的差异计算。

对于治疗范围广或血浆半衰期长的药物，一般情况下应该延长给药间隔时间。而治疗范围小或血浆半衰期短的药物，应在保持正常的给药时间间隔的同时减少剂量。在现实情况下，这两种制定药物剂量的方法经常会被结合使用（表17-7）。

（八）麻醉管理

由于AKI发病率和病死率很高，所以只有患者面临生命危险时才可对其进行手术。对AKI的手术治疗中，应当采取和AKI辅助治疗相同的麻醉管理原则，即维持适当的系统性血压和心输出量，避免因血容量不足、缺氧或接触肾毒素对肾功能造成进一步损伤。手术中需要不断进行血气分析和电解质测量，所以必须进行有创血流动力学监测。

一般情况下，对尿量正常的患者给予利尿药以维持尿量的做法既不能改善肾功能也无法提高患者存活率。然而，对于由过度水钠潴留引起的稀释性贫血，使用利尿药可将由血液或血液产物控制引起液体过剩的风险降到最低。对于符合标准的患者，只要其术后血流动力学稳定，应对其做术后透析。

三、慢性肾疾病

慢性肾疾病（chronic kidney disease，CKD）是由多种疾病（表17-8）引发的持续性的，不可逆转的肾衰退病症。在美国，糖尿病是引起晚期肾疾病（end-stage renal disease，ESRD）的首要原因，其次是系统性高血压。最初的损伤通常不会在CKD的临床表现中显现，而是通过肾排泄含氮物质，水电解质失衡，以及激素分泌功能下降而得到反映。对于大多数患者，无论由何种原因引起的CKD，其GFR会降低到25ml/min并最终恶化为ESRD（需要透析或移植手术治疗）见表17-9。

美国国家卫生研究院的肾病数据系统是CKD和ESRD发病率和病因最好的数据资源。该系统数据显示，2008年每百万人中有1699人患有ESRD，ESRD患者总人数约为50多万。由于人口老龄化和ESRD患者的生命周期得到延长，ESRD的患者比例还在不断上升。然而，2008年ESRD的发病率已经得到了抑制，平均每百万人中有351人在2008年患有ESRD，新患者总人数超过112 000。

ESRD的患病和发病率存在着显著的种族和民族差异。数据显示，2008年ESRD在非洲裔美国人和美国土著居民人群中的发病率分别为白种人发病率的3.6倍和1.8倍。在西班牙裔美国人群当中的发病率是非西班牙裔美国人群的1.5倍。此外，非洲裔美国人和西班牙裔美国人得ESRD的平均年龄均小于白种人。在非洲裔美国人当中，由高血压肾病引起的ESRD的比例相对于其他种族偏高。上述差异有可能是由遗传因素差异

表17-7　肾功能不全患者的镇痛药剂量调整

药物	调整方法	GFR＞50ml/min	GFR 10～50ml/min	GFR＜10ml/min
对乙酰氨基酚	↑ 间隔	4h1次	6h1次	8h1次
阿司匹林	↑ 间隔	4h1次	4～6h1次	避免
阿芬太尼	↔剂量	100%	100%	100%
可待因	↓ 剂量	100%	75%	50%
芬太尼	↓ 剂量	100%	75%	50%
酮咯酸	↓ 剂量	100%	50%	25%～50%
哌替啶	↓ 剂量	100%	75%	50%
美沙酮	↓ 剂量	100%	100%	50%～75%
吗啡	↓ 剂量	100%	75%	50%
瑞芬太尼	↔剂量	100%	100%	100%
舒芬太尼	↔剂量	100%	100%	100%

（摘自Schrier RW, ed. Manual of Nephrology . 7th ed. Philadelphia, PA: Lippincott Williams & Wilkins; 2009.）

↑.增加；↓.减少；↔. 无升跌；GFR.肾小球滤过率

表17-8 慢性肾病的病因

肾小球病
 原发性肾小球疾病
 局灶性肾小球硬化症
 膜增生性肾炎
 膜性肾病
 免疫球蛋白A肾病
 糖尿病
 淀粉样变
 感染后肾小球肾炎
 系统性红斑狼疮
 Wegener肉芽肿
肾小管间质疾病
 镇痛药肾病
 反流性肾病与肾炎
 骨髓瘤肾病
结节病
 遗传性疾病
 多囊肾
 Alport综合征
髓质囊性病
全身性高血压
肾血管疾病
尿路梗阻
人类免疫缺陷病毒感染

（选自Tolkoff-Rubin NE, Pascual M. Chronic renal failure. Sci Am Med ,1998,1-12.）

表17-9 慢性肾病的阶段

阶段	描述	GFR ml/（min·1.73 m²）
1	肾小球滤过率正常或增加的肾损害	≥90
2	有轻度肾小球滤过率下降的肾损害	60～89
3	肾小球滤过率中度下降	30～59
4	肾小球滤过率严重下降	15～29
5	肾衰竭	＜15或需要透析

（改编自美国国家肾脏基金会。慢性肾病的KDOQI临床实践指南：评估，分类和分层。网址：http://www.kidney.org/professionals/kdoqi/guidelines_ckd/toc.htm.2011年8月5日获得.）

慢性肾疾病被定义为肾损伤或GFR＜60ml/（min·1.73 m²）的时间≥3个月。肾损伤的诊断可根据的病理异常，实验室生物标志物，或影像学检查的确诊的证据

GFR.肾小球滤过率

和医疗条件差异共同造成的。

（一）诊断

CKD通常无法提前预知（表17-10）。当病症确实出现时，也只是表现为乏力，精神低迷和食欲缺乏，并不具有典型性。对大多数患者而言，他们患有CKD都是在常规检查中被发现的。除了血清肌酐水平，尿沉渣分析也有助于肾功能障碍确诊和病因分析。

（二）慢性肾疾病的进展

肾内血流动力变化（肾小球性高血压，肾小球高滤过和渗透率变化，肾小球硬化症）有可能和肾疾病的发展有关。ACE抑制药和（或）ARBs可以缓解系统性和肾小球性高血压。ACE抑制药和ARBs除了对肾小球内血液动力和系统压力有积极效果之外，具有肾保护功能，具体表现为：降低糖尿病患者和非糖尿病肾病患者的尿蛋白和肾小球硬化症的进展速度。其他与ACE抑制药和ARBs具有相同降压作用的抗高血压药

表17-10 慢性肾病的临床表现

电解质失衡
 高钾血症
 高镁血症
 高磷血症
 低钙血症
代谢性酸中毒
不可预知性血管内流体体积状态
 贫血
 心排血量增加
 氧合血红蛋白解离曲线右移
尿毒症性凝血功能障碍
 出血时间延长
 血小板功能异常
神经系统的变化
 自主神经功能紊乱
 脑病
 周围神经病变
心血管变化
 充血性心力衰竭
 血脂异常
 全身性高血压
肾性骨病
瘙痒症

物不具备上述同等的肾保护功能。

经过动物实验发现，蛋白质的摄入会影响肾疾病的进展，因此，建议所有肾功能损伤的患者适当控制蛋白质的摄入。对于糖尿病患者，严格控制血糖浓度可以延缓蛋白尿的出现和减缓肾疾病，精神性疾病和视网膜疾病的进展。对人类而言，没有证据证明限制磷酸盐和脂质摄入量可以降低肾疾病的进展速度。

（三）慢性肾疾病代偿

无论日常饮食摄入量变化有多大，功能正常的肾总可以准确地调节细胞外液的溶质浓度和水分。鉴于肾具有较强的储备功能，CKD患者的肾功能只有在下降到不及正常肾功能的10%时才会出现病症，而在这之前，患者都处于相对的无病症状态。

肾通常要经过3个阶段来适应肾功能进行性损害。第一阶段涉及肌酐和尿素等物质，这些物质很大程度上与肾小球对尿排泄的过滤功能有关。当GFR下降时，这些物质的血浆浓度将会上升，但是上升幅度并不与GFR的下降幅度直接成正比。例如，虽然GFR功能下降了50%，但血清肌酐浓度经常保持在正常范围内。然而，当超过某一程度，当肾储备完全耗尽后，只要GFR功能进一步下降（即使下降幅度很小）便会导致血清肌酐和尿素浓度显著上升。

第二阶段与溶质相关，例如钾。在GFR功能下降到正常功能的10%之前，血钾浓度会维持在正常范围内，一旦GFR功能低于正常功能的10%，就会出现高钾血病症。随着肾单位的损失，通过流向集合小管的血流量和钠输送量的增加，肾单位会增加其钾分泌量。此外，由于肾功能损害患者的胆固醇分泌量会增加，进而导致其胃肠道钾分泌量增加。胃肠道钾分泌量的增加是对通过饮食摄入钾欠缺的有效补偿机制，但是这一机制很容易被急性外源钾负载（如围术期补充钾离子）或急性内源钾负载（如由手术造成的溶血和组织创伤）所抑制。

第三阶段与钠体内平衡和细胞外液体积调节有关。不同于其他溶质水平，虽然肾功能持续下降和饮食中钠摄入量发生变化，钠平衡始终保持不变。然而，这一平衡会被钠摄入量的突然增加（导致容量负荷过重）或突然减少（导致容量衰竭）打破。

（四）并发症

1. 尿毒症综合征　是一个症状和体征（厌食、恶心、呕吐、皮肤瘙痒、贫血、疲劳、凝血障碍）的集群，可以反映出肾在排泄、分泌和调节功能方面的渐进性衰退。虽然业界对是否是尿素自身导致了以上这些症状和体征（尿素浓度过高的情况除外）还存在争议，但BUN浓度是一项判断尿毒症综合征严重程度和患者对治疗反应的有效临床指标。BUN浓度与血清肌酐浓度不同，血清肌酐浓度与尿毒症综合征关联性不大。传统的尿毒症综合征疗法主要是控制饮食蛋白的摄入量，以降低蛋白质分解代谢和尿素的产生。

2. 肾性骨营养不良　CKD患者的骨性结构和矿化程度通常会发生变化。骨性结构和矿化程度发生变化的最显著特征是继发性甲旁腺功能亢进和肾维生素D分泌量减少。肾维生素D分泌量的减少会影响肠道的钙吸收功能。低钙血症会促进甲状旁腺素（PTH）分泌，从而导致骨质吸收以恢复血清钙浓度。GFR功能下降的同时，磷酸盐清除率随之下降，而血清磷酸盐度随之上升，从而导致血清钙浓度经过相互作用而降低。射线照片展示了骨质脱钙的证据，而血清碱性磷酸酶浓度的增加可以作为骨质吸收的进一步证据。肾性骨营养不良的治疗方法主要包括限制食物中磷酸盐的摄入，口服补充钙和维生素D，目的是为了防止骨骼并发症的发生。抗酸药物可用来固定肠道内的磷；然而，含镁抗酸药物会增加患高镁血症的风险，同时，含铝抗酸药物也同样具有致病的风险。若药物治疗无法控制由继发性甲旁腺功能亢进引发的低钙血症，通常推荐采用部分甲状旁腺切除术。

长期接收肾透析治疗（虽然透析频率降低）的患者体内的铝积累会导致骨痛，骨折和骨质疏松。甲旁腺功能亢进似乎可以防止由铝引发的骨骼疾病。若出现铝中毒，可以采用去铁胺螯合疗法。

3. 贫血　经常伴随CKD一起出现，也被认为与尿毒症的许多症状特征有关，如疲劳，乏力，运动耐力下降等。此类贫血血色素和红细胞均正常，主要由肾分泌的红细胞生成素减少所致。多余PTH的出现会导致纤维组织取代骨髓，从而也会导致贫血。

CKD贫血可用重组人促红细胞生成素或达

贝泊汀 （darbepoetin） 治疗。治疗过程中尽量避免给患者输血，因为输血会引起患者对 HLA 抗原复合物过敏，进而降低以后肾移植手术的成功率。建议对患者间断性注射铁剂来最大限度地促进对促红细胞生成素的反应。高血压的进一步恶化会对促红细胞生成素的治疗造成风险。

4. 尿毒性出血　对 CDK 患者而言，不论其血小板数量、凝血酶原时间和血浆凝血活酶时间是否正常，出血倾向都会增强。出血时间是同出血倾向性关联最佳的筛查实验。出血（胃肠出血、鼻出血、出血性心包炎、硬脑膜下出血）在患有 CKD 的患者具有显著的发病率，也会造成持续贫血。

尿毒性出血的治疗包括使用冷沉淀以提供 Ⅷ-vWF 复合物或使用去氨加压素。使用冷沉淀剂一个最大隐患是可能导致病毒性疾病传播。去氨加压素同抗利尿激素类似，可以增强 ⅤⅢ-vWF 复合物循环内水平，进而改善凝血。在需要进行创伤性治疗（如外科手术）时，对尿毒症患者进行去氨加压素静脉注射或皮下注射可以有效防止临床出血。去氨加压素具有见效快、药效持续时间短的特点，在注射后 2 ~ 4h 效果最佳，药效可持续 6 ~ 8h。在频繁注射的情况下会出现快速耐药反应，这一耐药反应有可能会导致 vWF 内皮储存耗损（表 17-11）。

合成雌激素也被证明可以延长尿毒症患者的出血时间。药物使用后约 6h 开始生效，药效持续时间为 14 ~ 21d。此外，红细胞生成素被证明可以增强血小板凝聚和增加血小板数量，从而缩短出血时间。

5. 神经系统变化　可能是渐进性肾衰退的前期征兆。最初，症状可能较轻（抽象思维能力下降、失眠、易怒），但随着疾病的恶化，会相继出现更多的变化（痉挛、尿毒症脑病、意识不清、甚至昏迷）。晚期肾衰竭并发症的发展结果是肢体远端对称性混合运动障碍和感官多发性神经病。具体特征为感觉异常、感觉过敏或下肢远端无力。胳膊也有可能受到影响，但发病率比腿部发病率小。糖尿病性神经并发症有可能会与尿毒性神经并发症同时出现。血液透析对尿毒性精神疾病的某些病症具有缓解作用，同时可以减轻外围神经系统症状。

6. 心血管变化　高血压是 CKD 最重要的危险因素，有可能引起患者充血性心力衰竭、冠状动脉疾病和脑血管疾病。失控的高血压会加速肾功能衰退的速度。患者高血压的发病机制包括由水钠潴留所引起的血管内容量的膨胀和肾素-血管紧张素醛固酮系统的激活。

血脂异常通常会出现在 CKD 的每个发展阶段，并会增加心血管疾病发病风险和病死率。在对生活方式和饮食习惯进行调整的过程中，若患者的空腹三酰甘油水平达到 5.7mmol/L （500mg/dl）或者更高，且（或）低密度脂蛋白水平达到 2.6mmol/L （100mg/dl）或更高，建议进行治疗。

由于周围性神经疾病的存在，无症状性心肌缺血可能会经常出现。由于肾衰竭患者通常不能够进行充分锻炼，所以通常通过化学压力测试来检测患者的运动负荷。然而，双嘧达莫铊试验对尿毒症患者可能会不准确，这可能是由于其微血管系统对双嘧达莫的敏感度降低所致。基线心电图可能被代谢性紊乱所改变。至于是什么引起 CKD 患者的基础血浆肌酸激酶浓度上升仍不得而知。由于该浓度增加主要是因为 MM 同工酶含量增加造成，所以，用于诊断急性心肌梗死的指标 MB 成分的含量没有发生变化。

透析被推荐用来治疗由血容量过多（容量被移除以达到"干重"）引起的高血压和尿毒症性心包炎。透析不太可能控制由于肾素-血管紧张素醛固酮系统激活所导致的高血压，因此建议此类患者增加抗高血压药物剂量。对由血管紧张

表 17-11　尿毒性出血的治疗

药物	剂量	对起效时间	峰值作用时间	作用时间
冷沉淀	10U，IV，30min	<1 h	4 ~ 12h	12 ~ 18h
去氨加压素（DDAVP）	0.3 μg/kg，IV 或 SC	<1 h	2 ~ 4h	6 ~ 8h
合成雌激素	0.6 mg/(kg·d)，IV，5d	6h	5 ~ 7d	14d

（选自 Tolkoff-Rubin NE, Pascual M. Chronic renal failure. Sci Am Med ,1998,1-12.）

IV.静脉注射；SC.皮下注射

素Ⅱ调节的出球小动脉血管收缩（双侧肾动脉狭窄，单侧肾动脉狭窄的移植肾）而维持GFR的患者应该谨慎使用ACE抑制药。对此类患者使用ACE抑制药会引起出球小动脉扩张和降低GFR，进而会导致肾功能突然恶化。

心脏压塞和与血流动力学不稳的尿毒症心包炎是迅速引流心包积液的指征，通常通过经皮心包腔内置入导管进行引流。对于有些患者，如果需要，偶尔也可以通过心包开窗术或心包切除术排出积液。若血管内液容量的变化不能降低血压，则表明很有可能出现了心脏压塞。

（五）治疗

对CKD患者的治疗包括对根本病因的积极治疗，延缓病情恶化和防止其他并发症的药物治疗，以及为ESRD做肾移植准备。

1.血压 由于高血压既是CKD的病因又是其结果，而且与肾功能恶化有直接联系，所以必须控制高血压。CDK高血压治愈难度很大，对大多数患者而言，需要3种或者更多的降压药才能达到目标血压值（＜130/80mmHg）。鉴于肾素-血管紧张素-醛固酮系统是CDK病理生理学中的一项驱动因素，大多数医疗指南都建议使用ACEI或ARBs（不论是否存在高血压）。许多临床试验表明，这些药物可以减少尿蛋白，延缓肾功能损伤，以及降低病死率和心脏病发生率。此外，通常情况下也可以使用β受体阻滞药（尤其是卡维地洛）和利尿药治疗。

2.营养 许多对糖尿病和非糖尿病性CKD患者的研究表明，适度控制蛋白质摄入有助于延缓肾疾病恶化进程。然而，过于控制饮食会给患者带来营养不良和与营养不良相关并发症的风险。当前，建议患者每天蛋白质摄入量应控制在0.6～0.8g/kg。

当患者血清磷浓度或PTH水平升高时，每天摄入的磷应该控制在800～1000mg。若控制磷摄入量没有明显效果，则可以同时服用磷结合剂。此外，还可以通过服用维生素D来帮助磷和钙水平正常化。对于晚期疾病和慢性代谢性酸中毒患者，可以使用碱性盐治疗。同时，为了防止高血压和体液超负荷，患者每天的钠摄入量应该控制在2.4g以下。

通过长期对存在CKD的糖尿病患者进行跟踪研究表明，正常血糖水平与糖尿病性肾病典型病变的逆转和蛋白尿的减少有关。然而，这一改善需要很长时间，一般需要5～10年才能显示出好转的迹象。当前医学指导方案建议，将患者的糖化血红蛋白水平控制在7%以下。对大多数2型糖尿病和正处于CKD 1，2或3稳定阶段的患者，推荐使用二甲双胍治疗。然而，由于服用二甲双胍存在乳酸蓄积的风险，所以当患者出现急性肾功能变化或出现例如生病或在围术期这些变化时应停止服用。

3.贫血 经常伴随CKD出现，并且导致患者与健康相关的生活质量下降。是否需要进行治疗，需要根据不同患者的不同情况在充分考虑治疗效果和潜在风险的基础上做决定，不论患者处于CKD的哪一阶段，贫血对红细胞生成素都存在反应。通常，目标血红蛋白水平应该处于110～120g/L。

4.肾替代治疗 当患者GFR下降到15ml/（min·1.73m²）或者更低时，建议进行透析治疗。有明确证据表明透析剂量与患者存活率显著相关。由于临床症状和体征不能准确反映透析的充分性，因此需要对患者所做的透析剂量进行常规测量监测（表17-12）。透析剂量可通过许多不同的公式和模型计算。所有这些公式和模型都主

表17-12 血液透析不充分的表现

临床
　厌食、恶心、呕吐
　营养状况差
　感觉减退
　心包炎
　腹水
　治疗期间最小的体重增加或减轻
　液体潴留和高血压
化验
　血液透析过程中血尿素氮浓度降低＜65%
　白蛋白浓度＜4g/dl
　血液透析前尿素浓度＜50mg/dl
　（营养不良的迹象）
　血液透析前血清肌酐浓度＜5mg/dl
　（营养不良的迹象）
　尽管采用促红细胞生成素治疗仍持久性贫血（血细胞比容＜0.30）

（选自 Ifudu O. Care of patients undergoing hemodialysis.N Engl J Med, 1998,339(15):1054-1062.）

要是通过估计患者透析前后的血浆BUN水平来测定尿素清除率。之所以利用尿素来计算透析剂量，是应为尿素体积小，属于容易透析的溶质，且占据了血液透析治疗期间积累的废氮的90%。此外，尿素清除率被证明与透析患者的病死率和发病率相关。

（1）血液透析和其临床挑战：在透析过程中，溶质需要穿过血液和透析液之间的半透膜进行扩散。在这一过程中，代谢物和多余体液会得到清理，同时体内缓冲区得到补充。在这一过程中，血液被肝素化并穿过塑料透析器。对于透析，透析剂量、透析膜类型和溶质清除率是最重要的可控因素。一次典型的透析治疗通常持续3～4h，能对BUN起到65%～70%的降低作用。接受血液透析治疗的患者的年病死率约为25%，死亡主要由心血管疾病和感染导致。

（2）血管通路：通过手术建立血管通路对有效血液透析很有必要。比起人工血管移植，自身动静脉瘘管（头静脉与桡动脉吻合）使用寿命更长，形成血栓和感染的概率更低，因此更适合用于血管通路建立。静脉吻合处狭窄近端内膜增生是建立血管通路最常见的并发症。与血管通路相关的其他并发症包括血栓、感染、动脉瘤形成和肢体缺血。当急需对患者进行透析治疗时，最常利用颈静脉或股静脉血管的双腔透析导管建立血管通路。

（3）并发症

（4）透析中并发症：低血压是血液透析治疗过程中最常见的不良反应，主要是反应了渗透压改变和超滤诱导血容量不足。低血压的发作也有可能与心肌缺血、心律失常、心包积液所致心脏压塞有关。心律失常有可能是由钾浓度的突然改变引起。大多数低血压可以通过降低超滤速率和（或）静脉注射生理盐水得到成功治愈。

对用于透析机消毒的环氧乙烷产生超敏反应，以及对特定血液透析膜丙烯腈产生不良反应。服用ACE抑制药的患者对聚丙烯腈最容易发生反应。当血液与聚丙烯腈膜接触之后，膜表面的高负电荷会降低酶的活性，导致缓激肽的产生。通常情况下激酶会分解缓激肽，但是ACE抑制药会抑制此反应，从而导致严重的末梢血管舒张和低血压。

透析失衡综合征的表现为恶心、头痛和乏力，但有可能发展成为抽搐和昏厥。这种情况被认为主要是由中枢神经系统的pH和溶质浓度突然改变引起的。对此，可以通过降低透析液和血流速度，以及使用表面积较小的透析机来治疗。

肌肉痉挛是最常见的并发症，主要反应了钾浓度的改变。

（5）营养和液体平衡：在肾衰竭过程中，分解代谢和厌食症会导致患者瘦体重下降，但是伴随的液体潴留掩盖了体重丢失，甚至导致患者体重增加。由于饮食减少，血液透析诱发的分解代谢以及激素失调等原因，蛋白质-热能营养不良在患者中极其常见。在透析过程中，患者体内的氨基酸和水溶性维生素被清除，这也导致了患者的营养不良。建议使用血浆生物指标（白蛋白，前白蛋白）对患者的营养状况进行评估，许多患者通过口服或肠外营养的方式改善营养状况。

血液透析患者不必严格控制饮食钾的摄入。ESRD患者体内总钾储备下降，而且能够不明原因的适应高钾血症。接受血液透析的患者对高血钾的预期反应没有肾功能正常人的反应显著。血液透析能够有效清除患者体内的钾，同时，由于大多数钾都在细胞内，所以在血液透析完成之后到跨细胞平衡之前的时间内提取的血样很有可能会显示出低钾血症。

患者应该获得有关如何控制钠和液体摄入量的建议。在透析治疗过程中患者体重增加的正常幅度为3%～4%。

许多接受透析的患者体内胰岛素分解代谢降低导致患者对胰岛素的需求较之接受血液透析治疗开始之前减小。糖尿病性酮症酸中毒症状不典型，存在呼吸性酸中毒和碱中毒，但不存在代谢性酸中毒和血容量不足。

（6）感染：是造成ESRD患者病死的第二个主要原因。导致感染的因素包括细胞吞噬和中性粒细胞趋化能力受损，和营养不良。

建议所有接受血液透析的患者接种抗肺炎球菌、乙型肝病毒和流感病毒疫苗。营养不良和不充分透析可能会损伤疫苗的抗体反应。然而，要诊断患者是否存在感染很困难，因为许多患者在发生感染时并不会出现典型症状，如发热。

接受血液透析治疗患者的肺结核通常属于肺外性的，并且会出现与不充分透析相似的非典型症状。由于很多时候患者对皮试没有反应，所以对不明原因的体重下降和厌食症状（持续或非持续性发热）应该进行进一步检测以排除肺结核。

接受血液透析患者出现乙肝或丙肝病毒感染时通常不会出现相应症状，而且肝转氨酶浓度有可能也不会上升。有相当一部分接受血液透析的患者具有丙肝病毒抗体。值得注意的是，在血液透析治疗过程中，不必调整抗人类免疫缺陷病毒（HIV）药物的剂量。

（7）腹膜透析：做腹膜透析时，需要在患者腹膜腔插入一根固定的塑料导管以向腹膜腔内注入透析液，透析液注入后会在腹膜腔内停留数小时。在透析膜停留时间段内，扩散性溶质会不断穿透腹膜进行运动，直到腹膜腔内的液体完全被新鲜液体代替为止。许多患者会采用自动腹膜透析（依靠一台机械化循环仪在夜间注入和抽出腹膜透析液）。

腹膜透析更适用于患有充血性心力衰竭或不稳定型心绞痛的患者，因为他们很难忍受体内液体迅速更换和由血液透析引起的血压急剧变化。腹膜透析还可用于治疗患血管疾病（导致无法在血管上建立血管通路以进行血液透析）的患者。

对于患有糖尿病的患者，可以在透析液中加入胰岛素来精确调节血糖浓度。

腹壁疝或腹壁粘连会妨碍腹膜透析治疗。以腹痛和发热为表现的腹膜炎是腹膜透析最常见的严重并发症。对此可以采用包括头孢霉素、氨基糖苷类抗生素和万古霉素在内的抗生素治疗。腹膜透析的病死亡率和年均费用与血液透析不相上下，但是经腹膜透析治疗的患者的住院比率高于血液透析。

（8）透析患者的药物清除：对于接受透析治疗的患者给药间隔要做特殊安排。由于透析会清除患者体内的药物，所以可能需要对患者进行补充性给药。在可行的情况下，最好在每一次透析完成之后对患者的药物剂量进行调整。

透析影响药物清除作用的药物特性包括蛋白结合率、水溶性和分子质量。低分子质量（＜500Da），可溶，不具有蛋白结合性的药物很容易被透析清除。连续的肾替代疗法，如连续静脉血液滤过和动脉血液滤过，能有效的清除患者体内的药物（除非药物与蛋白质结合）。

（9）围术期血液透析：患者在做择期手术之前24h之内做适当透析可以尽可能地降低容量超负荷，血钾过高和尿毒性出血的风险。根据手术需要，在术前血液透析时可以不使用或最少使用肝素。在接受腹膜透析的患者进行腹部手术后，一般需立即转为血液透析。

对于正在接受常规血透的患者，对其做完造影检查之后不需要再做紧急血透。虽然造影剂会被血透清除，但对于保持适当透析治疗的患者，大多数研究中发现容量治疗不会导致肺水肿，而且，对于ESRD患者，也不存在肾毒性发生的风险。

（六）麻醉管理

对CDK患者的麻醉管理需要了解其肾疾病的病理变化，并存病和肾功能下降对药动学研究的影响（表17-13）。为了将进一步肾损伤风险降到最低对可变风险因素的优化管理和制定麻醉计划是必须的。

表17-13 对肾消除显著依赖的麻醉用药

分类	药物
诱导剂	苯巴比妥
	硫喷妥钠
肌肉松弛药	戈拉碘铵
	甲筒箭毒
	泮库溴铵
	维库溴铵
胆碱酯酶抑制药	依酚氯铵
	新斯的明
心血管药物	阿托品
	地高辛
	格隆溴铵
	肼屈嗪
	米力农
抗菌药物	氨基糖苷类
	头孢菌素类
	青霉素
	磺胺类药物
	万古霉素
止痛药	可待因
	哌替啶
	吗啡

（选自 Malhotra V, Sudheendra V, O'Hara J, et al. Anesthesia and the renal and genitourinary systems. //Miller RD, Eriksson LI, Fleisher LA, et al, eds. Miller's Anesthesia . 7th ed. Philadelphia, PA: Churchill Livingstone, 2009.）

1. 术前评估　对 CDK 患者的术前评估包括肾功能，主要是病理过程和其他并存疾病评估。除了确诊已经患有肾功能损害的患者以外，对在围手术期病情极易发展成为肾衰竭的患者进行确诊也非常重要。

对患者血浆肌酐浓度的变化趋势进行评估可以有效判断患者的肾功能是否稳定。对于患者血容量状态的评估可以通过对比血透前后患者体重变化，监测患者生命体征（直立性低血压、心动过速）和测量心房充盈压来实现。通常情况下，此类患者同时患有糖尿病，因此需要考虑控制患者的血糖。同时，在做择期手术之前，首先需要控制好患者的血压。抗高血压治疗通常需持续进行，然而，在手术当天患者需要暂停使用 ACE 抑制药和 ARBs 以降低在手术过程中患者出现低血压的风险。术前用药必须要根据患者的不同情况进行，由于患者有可能会对中枢神经镇静药物出现不可预测的敏感性，所以术前用药必须要根据每一位患者的不同情况进行。

在手术当天，建议将患者的血清钾浓度控制在 5.5mmol/L 以下。在进行手术之前，需要检查确认患者是否患有贫血，但是重组人红细胞生成素疗法的引入降低了血细胞比容低于 0.30 进行择期手术的肾衰竭患者的数量。对于术前凝血功能障碍者，可以使用去氨加压素治疗。应考虑预防胃误吸，尤其是对糖尿病患者。然而，由于所有 H_2 受体阻断药都需要经过肾排出，所以要对药量进行适当调整。依靠透析治疗的患者应该在做择期手术前做透析。

2. 麻醉诱导　大多数的静脉注射药物（丙泊酚、依托咪酯、硫喷妥钠）可被用来完成麻醉诱导和气管插管。在 CKD 患者硫喷妥钠分布容积和蛋白结合率低，因此，建议减小其剂量。大多数 ESRD 患者在麻醉诱导时出现貌似低血容量的反应。尿毒症和抗高血压药物的使用会增加低血压出现的概率。麻醉诱导药物中枢神经系统效应的扩大也反映了尿毒症导致患者血-脑屏障的破坏。

若钾浓度低于 5.5mg/dl，提示可以使用氯琥珀胆碱对患者进行快诱导。对于 CKD 患者，使用氯琥珀胆碱之后的钾释放不会被增加。除此之外，也可以在麻醉开始前不久使用非去极化肌肉松弛药（如罗库溴铵）进行诱导。

交感神经系统敏感性下降会损害代偿性末梢血管收缩，因此，患者血容量的少量减少，正压通气治疗，体位的突然变化，或药物引起的心肌抑制会导致血压的大幅度下降。应用 ACE 抑制药和 ARBs 对患者治疗可能会增加手术中低血压的风险，尤其在急性手术失血和椎管内麻醉过程中。

3. 麻醉维持　采用吸入麻醉药、肌松药和阿片类药物的平衡麻醉技术是常用的麻醉维持方式。吸入麻醉药不需要经过肾清除。虽然没有证据显示对合并肾疾病的患者使用七氟烷会增加肾功能受损的风险，但考虑到氟化肾中毒和化合物 A 的产生，还是建议避免使用七氟烷。此外，也可以选择进行全静脉麻醉。

吸入麻醉药可以有效控制手术中出现的高血压，还可以降低手术所需肌松药的剂量。吸入麻醉药的潜在危害是过度抑制患者心排血量。应尽量降低吸入麻醉药对心排血量的抑制而减少组织缺氧。

术中维持肌松的非去极化肌松药的选择主要是受它们在体内清除机制的影响。肾疾病会减缓维库溴铵和罗库溴铵的排泄速度，然而，血浆中米库氯铵、阿曲库铵和顺-阿曲库铵的排出不需要依靠肾功能。肾衰竭会延长劳丹碱（阿曲库铵和顺阿曲库铵的主要代谢物）的清除率。劳丹碱对于神经肌肉接头无作用，但在高血浆浓度情况下，会刺激中枢神经系统。不论选择什么药物，都应该降低初次用药剂量，并根据患者的反应（通过周围神经刺激器）调整后期用药剂量。

阿片类药物应用广泛，主要是因为它对心脏功能抑制小，可以减少吸入麻醉药的用量。吗啡和哌替啶都会代谢成为对神经系统具有毒害性质的化合物（分别为吗啡-3-葡糖苷酸和去甲哌替啶），这些化合物也需要经过肾清除。吗啡-6-葡糖苷酸（一种比其母体化合物药效更强的吗啡代谢物）也可能会在 CKD 患者体内积累，从而导致严重的呼吸困难。此外，氢吗啡酮-3-葡糖苷酸（氢吗啡酮的活性代谢物）也有可能在 CKD 患者体内积累，然而，通过适当监测和剂量调整，氢吗啡酮可以被安全使用。阿芬太尼、芬太尼、瑞芬太尼和舒芬太尼不会产生活性代谢物。然而，芬太尼在 CKD 患者体内的清除半衰期可能会被延长。

肾可以排出患者体内大约50%的新斯的明和75%的依酚氯铵和溴吡斯的明。因此，肌肉松弛药反转后再筒箭毒化风险较低（这些药物的半衰期被延长了，且远大于非去极化肌肉松弛药的半衰期）。

（1）液体管理和尿排出：对于不需要血透治疗的严重肾功能损伤患者和肾功能正常但要施行易诱发术后肾衰竭手术的患者，术前采用平衡盐溶液进行液体治疗有助于缓解病情。事实上，大多数进入手术室的患者都存在血液浓缩。在低血容量的情况下，给予一个负荷剂量的平衡盐溶液（500ml IV）可以恢复循环容量、增加患者尿量。乳酸林格溶液（钾4mmol/L）或其他含钾溶液应该谨慎使用。通常情况下，患者尿排量控制在至少$0.5ml/（kg \cdot h）$被认为是有科学依据的。

在缺乏适当血管内容量补偿的情况下，不建议使用渗透性（甘露醇）或肾小管（呋塞米）利尿药进行利尿。术中尿量并没有被证明可以预测术后肾功能不全。患者少尿的最有可能原因是循环血量不足，而且在对患者少尿进行治疗的过程中使用利尿药会进一步对患者肾功能造成损伤。初步结果显示，非诺多泮（一种多巴胺-1受体激动药）对接受心脏、血管或移植手术的高危患者具有肾保护作用。在麻醉诱导时可以考虑给予$0.1\mu g/（kg \cdot min）$。

对于依赖于血透治疗患者的围术期液体管理需要格外谨慎。肾功能的丧失缩小了液体不足和液体过剩之间的安全范围。对于无创手术只需要对隐性水分丢失进行补充。患者的少量尿量可用浓度为0.45%的氯化钠溶液进行补充。胸部和腹部手术可以造成患者丢失大量血管内与组织间隙的液体，这一液体损失主要由平衡盐溶液或胶体补充。在需要增强患者血液携氧能力或患者大量出血的情况下，可考虑对患者进行输血。测量患者中央静脉压力可以有效指导患者液体补充。

（2）监测：为了保护患者血管以便以后建立透析血管通路，应该避免在患者的整个非优势臂和优势臂的上半部分进行静脉穿刺操作。同样，为了不影响以后提取动静脉瘘管，应避免对患者进行尺、桡动脉套管置入。此外，在患者的肱动脉，甚至是腋动脉处也不应进行上述操作。在患者股动脉除进行上述操作有可能会引起管路感染，特别因为这些患者免疫功能已经受损的情况

下。其余包括足背动脉或胫后动脉不常用，主要由于这两处动脉位置的原因或水肿和组织硬化导致穿刺置管困难。无论选择哪个部位，值得注意的是：若导管放置在功能或部分人工瘘管一侧，动脉血压和动脉血气值都将会不准确。

由于即使患有轻微肾功能损伤的患者都不能很好地适应容量负荷，所以对患者进行静脉压监测非常有必要。对心房或肺动脉压监测应该根据患者基础心脏疾病选择。由于CKD患者极易感染，所以在插入导管时必须保证严格无菌操作。对已经带有隧道式静脉通路的患者或暂时安装了透析导管或之前多次插管导致血管狭窄的患者，建立中央静脉血管通路会比较困难。除此之外，还可以利用食管超声心动图监测患者血流动力状态。

虽然不建议，但是如果静脉血管通路建立困难的话，可以暂时使用透析导管。然而，必须牢记：①和透析操作一样，必须保证透析导管无菌连接；②在接入静脉导管或压力传感器之前，必须将肝素吸出；③在透析导管断开后，必须再次加入肝素，然后对导管进行无菌密封。

（3）相关问题：注意使患者在手术台上保持正确体位。营养不良使得患者的皮肤极易擦伤和脱落，所以需要对患者做额外防护以防肘部、膝盖和脚踝周围的脆弱神经受损。要尽一切可能防止瘘管受损，要做好垫护以防压损。不应将血压袖带捆在安装了瘘管的胳膊上。如果可能，最好不要弯曲接入瘘管的胳膊，应将其摆放在便于观察的位置以便在整个手术过程中实时观察瘘管的搏动状态。

（七）区域麻醉

可以考虑对CKD患者使用椎管内麻醉。理论上，$T_{4 \sim 10}$水平的交感神经阻断可以通过降低儿茶酚胺引发的肾血管收缩和抑制手术压力反应提高肾血灌注。然而，对于接受血液透析治疗的患者而言，还必须考虑血小板功能异常和患者体内剩余肝素的影响。此外，还需要保持适量的血管内液体容量以降低出现低血压的风险。

臂丛神经阻滞可用于长期血透所需的血管分流手术。除了具有镇痛作用以外，该形式的区域麻醉不但可以避免血管痉挛，还可以促使血管舒张从而有助于手术的进行。在CKD患者身上臂丛麻醉的持续时间会被缩短的说法还没有被对照

研究证实。在对患者进行区域麻醉之前，首先需要检查确认患者没有得尿毒性神经疾病。患者身上并存的代谢性酸中毒会使得患者在进行区域麻醉时出现抽搐的可能性增大。

（八）术后管理

虽然非去极化肌松药在使用抗胆碱酯酶类药物拮抗之后，残余神经肌肉阻滞现象很少见，但是需要考虑对在术后早期表现出骨骼肌肉无力症状的无肾患者进行进一步诊断。当肾功能损伤患者出现持续性或复发性肌无力时，还需考虑其他可能原因（抗生素、酸中毒、电解质紊乱）。

考虑到会对患者中枢神经系统造成过度抑制和会导致的肺换气不足（即使剂量很小）的风险，在对患者使用注射类阿片类药物进行术后镇痛时要格外谨慎。若肺通气功能抑制严重的情况下，可以使用纳洛酮进行治疗。应该尽可能选择不会产生活性代谢物和不依靠肾排泄的阿片类药物。最好避免使用非甾体类抗炎药，因为此类药物会加剧高血压，加重水肿和增加心血管并发症的风险。

对患者心电图进行连续监测有助于检测患者心律异常，如高钾血症。可以考虑在术后继续对患者补充供氧，尤其是在患者患有贫血的情况下。此外，谨慎起见，应当在术后对患者的电解质水平、BUN 及肌酸酐、血细胞比容进行检查。在怀疑患者出现肺水肿时，可以借助胸部 X 线片进行确认检查。业界对于哪种维持液对 CKD 患者更适用仍然存在争议。传统疗法更倾向于使用浓度为 0.9% 的生理盐水（不含钾），但生理盐水有可能会加剧患者之前存在的酸中毒。

四、肾移植

肾移植的候选人选自长期进行肾替代治疗的 ESRD 患者。对于成年人，引发 ESRD 的主要原因是糖尿病、高血压和肾小球性肾炎。尽管肾疾病在移植肾上有可能出现复发，但通常情况下发展速度会很慢。从尸体上取得的肾可通过灌注方式在低温环境下保存长达 48h，这可以使得移植成为半选择性手术。要努力对捐献者的 HLA 抗原和 ABO 血型与患者进行匹配。让人感到惊讶的是在肾移植接受者的血液中发现了某种共享 HLA 抗原的存在，这诱发患者对器官捐献者抗原的耐受性，从而提高了移植器官的存活率。被

移植的肾通常被安置在患者腹部较低的位置，以便接受来自髂血管的血液供给。尿管直接与膀胱连接。在围术期对患者开始免疫抑制治疗。

（一）麻醉管理

1. 全身麻醉　虽然区域麻醉和全身麻醉在肾移植手术中都已经被成功运用，但是全麻更常用，因为在手术过程中，患者膈肌运动可能受到外科手术的影响，而通过全麻可以有效控制患者的呼吸。移植后的肾功能不会受到吸入麻醉药物的影响。吸入麻醉药物负性肌力作用引起的心血输出量减少被最小化，以避免影响身体组织的氧供（尤其在出现贫血症时），同时可以提高肾血灌注水平。在血容量正常的情况下，需要比正常高的血压来维持患者足够的尿量。在选择肌松药时，要考虑药物排泄对肾的依赖程度。鉴于此，阿曲库铵和顺 - 阿曲库铵是最理想的选择，因为将它们从患者血浆中排出时不需要依赖肾功能。移植肾可以同健康原肾相同的速度从患者体内排出神经肌肉阻滞药和抗胆碱酯酶类药物。

中心静脉压监测有助于调控患者输液速度和输液量。围术期最佳液体治疗是将肾血流量维持在最大限度并促进移植肾前期的功能。通常对患者施用甘露醇来促进移植肾利尿，并降低急性肾小管坏死的风险。甘露醇是一种渗透性利尿药，可以通过减少多余组织和血管　液来促进患者尿液排出。此外，它还可以借助患者前列腺素释放增加肾血流量。在向患者移植尸体肾后，白蛋白可也以用来扩大血管内容积和促进排尿。

取下血管夹后，来自移植肾的肾防护液和腿部静脉回流会被释放到体循环系统。在对移植肾血管连接完成并松开血管夹后会出现心搏骤停现象。这一现象最有可能是由于从新灌注肾中排出的含钾保护液引起突然血钾过高导致的。松开血管夹后患者出现低血压的原因主要是由于血管内空间突然增加 300ml，同时之前缺血组织释放的舒血管化学物质。

2. 区域麻醉　与全身麻醉相比，区域麻醉具有不必使用气管插管和肌松药的优点。然而，如果在进行区域麻醉时必须使用静脉或吸入性药物进行大量辅助，则区域麻醉将不再具有上述优点。此外，区域麻醉对患者末梢交感神经系统的抑制会使血压控制变得更加复杂，对于此类患者不可预知的血管内液体容积状态来讲更是如此。

会出现凝血异常的情况下，业界对区域麻醉的使用，尤其是硬膜外麻醉的使用颇具争议。

（二）术后并发症

新移植肾可能会出现急性免疫排斥反应，这一排斥反应会在移植肾的脉管系统得到反映。排斥反应会很快表现出来，以至于在向移植肾刚开始供血时就会立即出现明显血液循环不足的现象。应对这种急性排斥反应唯一的方法是移除移植肾，尤其是在伴随排斥反应出现弥散性血管内凝血症的情况下。术后，移植器官上还有可能出现血肿，这会导致血管或输尿管阻塞。

移植肾排斥反应的迟发性症状包括发热，局部压痛和尿量减少。出现上述症状时可以用高剂量的类固醇和抗淋巴细胞球蛋白治疗。移植肾出现的由长时间缺血引起的急性肾小管坏死会对血透产生反应。环孢素毒性也会导致AKI。超声检查和针刺活检可以用来区分造成肾损伤的可能原因。

肾移植后因长期的免疫抑制导致的机会性感染很常见。进行了肾移植手术患者的免疫力受到限制，同时还携带了乙肝表面抗原，所以他们的长期生存还是会受到威胁。经过肾移植后，患者得癌症的概率比普通人高出30~100倍，这有可能是患者免疫力下降导致的。大细胞淋巴瘤是移植手术导致的一种很常见的并发症，几乎出现在所有接受过肾移植的患者身上，其具体症状为EB病毒感染。

（三）肾移植受体术中的麻醉考虑

接受肾移植手术的患者通常是年龄较大，且同时患有心血管疾病和糖尿病。在对这类患者进行麻醉时必须要考虑免疫抑制药物的不良反应（高血压、癫痫发作可能性增大、贫血、血小板减少症）。移植肾功能正常的情况下，患者的血清肌酐浓度水平也可能会呈现正常水平。但是，GFR和肾血流量很可能会低于正常人，另外，移植肾对药物的排泄速度可能会比正常肾速度更慢。手术后也有可能出现慢性排斥反应，表现为氮质血症、蛋白尿和高血压。

对肾有潜在危害或要依靠肾排泄的药物应该避免使用，并且只有在对患者的血管内容量状态进行仔细评估检查后才可使用利尿药。要最大限度地降低由血容量减少或其他原因导致的肾血流量下降。

五、原发性肾疾病

许多病理过程会涉及肾或协同其他身体器官系统的功能损害。对相关病理特征或疾病特点的了解有助于在围术期对患者进行相关治疗。

（一）肾小球肾炎

急性肾小球肾炎通常是由抗原抗体复合物在肾小球内沉积导致。这些抗原既有可能是外源性的（链球菌感染所致）也有可能是内源性的（胶原血管病）。肾小球疾病的临床表现包括血尿、蛋白尿、高血压、水肿和血清肌酐浓度升高。尿红细胞管型的出现也很有可能说明肾小球疾病给肾功能带来了损害。同时，蛋白尿的出现反映了肾小球通透性的增加。鉴于此，及时诊断特别重要，因为使用免疫抑制药物对患者进行治疗可以防止永久性肾损伤。

有两种肾小球疾常见类型。一种与炎症，含有红细胞和白细胞的尿沉渣，以及不定量的蛋白尿相关；另一种以明显蛋白尿和相对不活跃的尿沉渣为特点。

（二）肾病综合征

肾病综合征被定义为日尿蛋白排泄超过3.5g，是与钠潴留、高脂蛋白血症和血栓栓塞和感染并发症相关的病症。糖尿病性酮症酸中毒是造成肾病蛋白尿的最主要病因。在没有糖尿病的情况下，成年人的肾病综合征主要是由与肿瘤（恶性上皮肿瘤、恶性间叶肿瘤、淋巴瘤、白血病）联系紧密的膜性肾小球肾炎引发的。HIV感染有可能会导致肾病蛋白尿和肾功能损害；对有些患者而言，这是AIDS的第一个临床表现。此外，肾病综合征也经常和怀孕引发的高血压有关。

1. 体征和症状　肾病综合征患者身上出现的钠潴留和水肿一直被认为是血浆胶体渗透压降低（伴随血容量减少出现）的表现。肾小管对钠再吸收的增加被认为是患者对血容量减少做出的保持机体稳定的反应。更多近期证据表明钠潴留是促使蛋白尿发展首要因素。末梢肾小管对钠的再吸收可能是由肾对心房钠尿肽的利钠反应过低引发的。肾病综合征患者有可能会出现血容量减少、直立性低血压、窦性心动过速、末梢血管收缩，偶尔甚至会出现由利尿药引发的AKI。在老年患者和使用了非甾体类抗炎药的患者出现AKI

的风险会增大。对患者注入白蛋白可以纠正血容量减少的临床症状。高脂血症会伴随肾病综合征出现，也有可能增加血管疾病发生的风险。

2. 血栓栓塞并发症　例如肾静脉血栓，肺动脉栓塞和深静脉血栓，是肾病综合征患者的主要威胁，尤其是患有膜性肾小球肾炎的患者。虽然此类患者患急性心肌梗死的风险会增大，但动脉血栓较静脉血栓少见。可以考虑对高危患者使用肝素或口服抗凝药进行相关预防。

（1）感染：肺炎球菌性腹膜炎是造成未成年肾病综合征患者死亡的主要原因。病毒感染在免疫功能下降的患者身上更易发生，然而，细菌感染似乎与免疫球蛋白G水平的下降有关。

（2）蛋白结合：蛋白尿会导致肾病综合征患者的激素和血浆维生素水平下降。低白蛋白血症会减少许多药物的结合位点，同时增强非结合药物的循环水平。鉴于此，当对药物血浆浓度被监测时，高蛋白结合药物的低结合水平并不代表低治疗浓度。

（3）肾病性水肿：全身性水肿是患者身体钠总含量增加的结果。此时需要强效利尿药来抑制肾保留钠的倾向。此外，可以增加使用噻嗪类或保钾利尿药以降低末梢肾单位对钠的再吸收作用。目的是缓慢消除水肿，因为突然尿钠排泄会导致血容量下降，甚至AKI；此外，还有可能引发血液浓缩，进而增加血栓栓塞并发症出现的风险。如果仅仅出现了血容量减少，则可以用白蛋白溶液来扩充血浆容量。在紧急情况下，可考虑进行血滤。

（三）肺出血肾炎综合征

肺出血肾炎综合征是一种罕见的自身免疫疾病，其主要症状是迅速发展的肾小球性肾炎，同时伴有肺出血症状。该综合征最有可能在年轻男性患者身上出现。抗肾小球基底膜抗体会对肾功能造成损伤，而且会和与其相似的其他抗原产生反应引发牙槽炎以及导致患者后期咯血。一般情况下，咯血会先于肾疾病临床证据出现。血浆置换有时会被用来清除患者体内的致病抗原。同时，也可以用类固醇降低患者的炎症性损伤。此类疾病的预后比较差，大多数患者在诊断后1年出现肾衰竭。

（四）间质性肾炎

经过观察发现，间质性肾炎主要是由药物（包括磺胺类药物、别嘌醇、苯妥英和利尿药）敏感引起的。其他不常见的病因包括自体免疫性疾病（系统性红斑狼疮）和渗透性疾病（结节病）。患此类疾病的患者会表现出尿浓缩能力下降，蛋白尿和高血压。由急性间质性肾炎引发的肾衰竭通常在消除致病因素和治愈基本疾病之后会变得可逆。此外，皮质类固醇疗法可能对治疗该疾病有所帮助。

（五）遗传性肾炎

听觉下降和眼睛异常经常会伴随遗传性肾炎（Alport综合征）出现。比起女性，男性更容易患这种功能异常疾病。而且，该疾病在女性患者表现比较温和，然而对于男性患者病症则更严重，发展速度更快。虽然利用ACE抑制药降低肾小球毛细血管压力可以减缓肾疾病的恶化速度，但经过证明，药物治疗对此类疾病的疗效并不显著。该疾病在患者50岁之前很有可能恶化为ESRD。

（六）多囊肾疾病

多囊肾疾病是一种主要由染色体显性遗传导致的遗传性疾病。主要症状为肾和其他器官（肝和胰腺）上出现囊肿，也可能出现颅内动脉瘤和心脏瓣膜异常。此外，通常还会出现轻微的高血压、血尿、肾结石和尿道感染。一般情况下，该疾病在患者中年出现肾衰竭之前发展比较缓慢。对大多数患者而言，都最终需要经过血液透析或肾移植进行治疗。

（七）Fanconi综合征

Fanconi综合征是由继承性或获得性近端肾小管功能异常所致。该病出现时通常会导致由近端肾小管保留的物质（包括钾、碳酸氢盐、磷酸盐、氨基酸、葡萄糖和水）流失。主要症状包括多尿症，代谢性酸中毒和骨骼肌肉无力。此外，由磷酸盐损失引起的侏儒症和软骨病也是常见的病症，同时患者还有可能出现维生素D-佝偻病。在对此类患者进行麻醉时需要注意体液和电解质异常，同时还要注意继发于尿毒症的左心室心力衰竭常会在疾病早期出现。

（八）Bartter和Gitelman综合征

Bartter综合征和Gitelman综合征是由远曲小管升支粗段的钠、氯化物和钾离子通道缺陷引发的继发性肾性盐耗障碍。其主要病症包括近肾小球增生，醛固酮增多症和低血钾酸中毒。对该疾病的治疗主要依靠ACE抑制药，螺内酯以及钠和钾补充。仅靠这些综合征无法引发肾衰竭。然而，如果其他病因导致患者恶化为ESRD，则需要移植健康肾来处理肾溶质。

（九）肾小管酸中毒

肾小管酸中毒（RTA）是一种会引发（尿液不正常酸化）代谢性酸中毒的综合征。目前，关于该疾病有几种亚型疾病被确定。RTA亚型1是由近端肾小管的碳酸氢盐再吸收功能受损导致的。RTA亚型2是由远端肾小管的氢离子分泌功能受损引发的。无论上述哪种功能损失都会造成低血钾症，高氯性代谢性酸中毒和基本尿液异常。这些症状有可能会遗传或继发于某个潜在的系统性疾病。RTA亚型3也会造成代谢性酸中毒，但是与其他亚型不同的是它与高钾血症有关，而不是低钾血症。RTA亚型4在血浆醛固酮水平异常低或肾不能正常对醛固醇产生反应时出现。RTA亚型4在CKD患者身上很常见。

（十）肾结石

虽然目前人们对肾结石的发病机制不甚了解，但主要的5种肾结石（表17-14）的一些发病诱因已经被确定了。大多数结石的成分是草酸钙，并且是由肾过多的钙分泌造成的。对于此类患者，必须谨慎考虑导致血钙过多的原因（甲状旁腺功能亢进、结节病、癌症）。伴有可产生氨的尿素分解微生物的尿道感染会促使磷酸镁铵结石的形成。持续酸性尿液（pH < 6.0）会促使尿酸结石的形成，进而导致尿酸溶解度降低。大约50%的尿酸结石患者患有痛风症。

肾盂中的结石一般不会造成疼痛，除非出现感染或梗阻。相反，肾结石转移到输尿管时会导致剧烈的腰痛，通常情况下疼痛还会辐射到腹股沟部，同时还伴有恶心呕吐现象，并出现类似于外科急腹症的症状。在结石通过输尿管时会引发血尿，然而，输尿管阻塞会加速肾衰竭。

治疗：要治疗肾结石首先需要了解结石成分，并纠正发病诱因，例如甲状旁腺功能亢进，尿道感染或痛风。作为治疗的一部分，患者应该每天保证足量饮水（足以保持每天2 ~ 3L排尿量）。体外冲击波碎石术是一种运用聚焦、高强度超声波将结石击碎为可以随尿液排出的碎片的非创伤性疗法。作为经皮肾镜取石术的替代疗法，体外冲击波碎石术的优点在于可以有效降低发病率，并且可以在门诊进行。在进行体外冲击波碎石术过程中患者有可能会出现心律失常现象，这可能是由于每段超声波之前的放电对患者心房造成过早刺激引发的。碎石设备配有心电图门控以限制由"R-on-T"现象引发心室颤动的风险。

（十一）肾性高血压

肾疾病是造成继发性高血压的最常见原因。激进型或恶性高血压很可能与肾疾病有关。而且，年轻患者出现的高血压更多考虑肾性高血压而不是原发性高血压的诊断。由肾功能损伤引发的高血压表明患者患有肾实质性疾病和肾血管性疾病。

慢性肾盂肾炎和肾小球肾炎是两种经常与高血压相关的肾实质性疾病，尤其对年轻患者而言。可以导致高血压的其他非常见肾实质性疾病包括糖尿病性肾病、肾囊肿疾病和肾淀粉样病变。

肾血管疾病是由肾动脉变窄（由肌纤维发育

表17-14　肾结石的组成及特点

结石的种类	发生率（%）	影像表现	成因
草酸钙	70	不透明	原发性甲状旁腺功能亢进
			特发性高钙尿症
			高草酸尿症
磷酸铵镁（鸟粪石）	15	不透明	碱性尿（通常是由慢性细菌感染引起的）
磷酸钙	8	不透明	肾小管性酸中毒
尿酸	5	半透明	酸性尿
			痛风
			高尿酸尿症
胱氨酸	2	不透明	胱氨酸尿症

不良或动脉粥样化引发）导致的。若突然出现血压明显增高现象或患者在30岁之前出现高血压，则患者有可能患有肾血管疾病。使用听诊器在患者肾上方腹部应该能够听到杂音。抗高血压药物对由肾血管疾病引发的高血压疗效不佳。

伴有肾实质性疾病或肾血管疾病的高血压的发病机制还未被确定。肾素-血管紧张素-醛固酮系统受到刺激是一种可能机制，但未被证实。暂且不谈发病机制，具有抑制肾肾素释放功能的抗高血压药物（β肾上腺素受体拮抗药）常被用来治疗由肾实质疾病引发的系统性高血压。然而，肾血管性高血压则需要通过肾动脉内膜切除术或肾切除术治疗。

（十二）尿酸性肾病

尿酸性肾病是由尿酸结晶在肾集合小管和输尿管内沉淀导致的，会引发严重的少尿性肾衰竭。当酸性尿液的尿酸浓度达到饱和值时便会形成尿酸结晶沉积。当在进行化疗的骨髓增殖性疾病患者尿酸激增时，一般会出现该病症。由热量摄入减少导致出现脱水或酸中毒时，此类患者会变得格外易患尿酸性肾病。

（十三）肝肾综合征

以失代偿性肝硬化为体征的急性少尿疾病被称为肝肾综合征。肝硬化与先于明显的肾功能损伤数周出现的GFR下降和肾血流量减少有关。此类疾病的典型患者通常患有严重肝炎且濒临死亡；同时伴有腹水，低蛋白血症和凝血酶原血减少症。此类患者的肾衰竭表现为有效循环容量下降，利尿药和内脏小动脉扩张是造成上述病症的主要原因。治疗该疾病的目标是恢复血管内容量。用生理盐水治疗可能会加重腹水。因此，全血或红细胞更适用于对患者进行容量代替治疗。使用抗利尿激素类药物（如鸟氨加压素和特利加压素）可能会导致内脏血管收缩，同时还有可能增加肾血灌注和GFR。采用腹膜静脉分流术治疗有助于改善患者肾功能。

接受手术的阻塞性黄疸患者患术后AKI的概率会升高。造成此类患者肾衰竭的原因尚不明确，但是在术前对患者使用甘露醇有可能会对患者起到一定的防护作用。

（十四）良性前列腺增生症

良性前列腺增生症（benign prostatic hyperplasia，BPH）是一种由前列腺腺体和间质成分增多引发的良性前列腺增大现象。尿压迫和正常排尿中断是导致症状出现的主要原因。在世界范围内，BPH对40岁以上的男性而言是一种常见疾病。

1.*药物治疗*　由于前列腺组织生长对雄性激素很敏感，所以抑制雄性激素可以减小前列腺体积，从而降低前列腺尿道排尿的阻力。非那雄胺（一种5α-酶抑制药）对治疗BPH有一定疗效。5α-酶抑制药的不良反应很小。可以使用α肾上腺素拮抗药（特拉唑嗪、多沙唑嗪、坦索罗辛）对增生的前列腺组织（前列腺包膜和膀胱颈）上的肾上腺素受体进行抑制，进而降低平滑肌紧张性和排尿阻力。由于这些药物同时具有降血压作用，有可能会导致部分患者出现直立性低血压。

2.*创伤性治疗*　经尿道微波热疗（transurethral microuave thremothreapy，TUMT）和经尿道针刺消融术（transurethral needle ablation，TUNA）是治疗BPT最常用的微创疗法。这些疗法主要通过产生热量致使组织坏死和前列腺收缩以达到治疗效果。

BPH的外科疗法包括经尿道前列腺切开术（transurethral incision of the prostate，TUIP）和经尿道前列腺电切术（transurethral resetion of the prostate，TURP）。通常情况下，TUIP对前列腺重量为30g或更低的患者和主要排尿阻塞位于膀胱颈的患者有效。由于TUIP的切口较深，膀胱颈和前列腺尿道会被打开，从而膀胱出口阻塞会被清。TURP需要用电刀或锋利的刀片切除前列腺组织。在切除过程中，会出现较大量的出血，术后患者需要持续清洗膀胱以防止形成阻塞凝血块。

使用激光破坏前列腺组织的新疗法已研发成功。用激光烧灼前列腺组织的疗法具有操作时间短（≤20min）且手术期无出血的优点。

（1）TURP综合征：在TURP中，一种灌洗液（甘氨酸、山梨醇、甘露醇）被用来保证手术可视化以及清除血液和被切除的组织。TURP手术过程中，灌洗液会通过血管通路被前列腺静脉丛直接吸收，或者被腹膜后空间和膀胱周围空间缓慢吸收。TURP综合征的主要症状为血管内液体量转移和血浆溶质吸收（表17-15）。血浆溶质的变化会改变神经系统功能（不受血管血容量影响）。在TURP过程中对血清钠浓度进行监测有助于评估患者的血管内液体吸收状态，同时对血清渗透压的监测也很有必要。低渗透压是造成神经系统变化和血容量减少（TURP综合征症状）的主要因素。支持性疗法是控制由TUPR引起的心血管并发症，中枢神经系统并发症和肾并发症最重要的方法。

椎管内麻醉是TURP的传统麻醉方式，因为该麻醉方式有助于在手术过程中对TURP综合征症状进行监测。

（2）血管内液体容量扩张：由灌洗液吸收（吸收速度有可能达到200ml/min）导致的血管内液体容量迅速膨胀会导致高血压和反射心跳过缓。对于左心室功能受损的患者，急性循环容量超负荷还有可能引发肺水肿。影响灌洗液吸收量的因素包括血管内压（压力大小取决于灌洗液袋距前列腺接管的距离：前列腺上方40cm处）和打开的前列腺接管的数量（切除时间应控制在1h以内且组织的边缘应该留至被膜）。灌洗液在膀胱压力低于15cmH$_2$O时吸收程度最小。

低钠血症是血管内液体容积增加最常见的反应。在用高渗盐水对TURP综合征进行治疗时，应该将血浆钠浓度控制在近似正常的水平，以消除高血容量。肺水肿引起的心血管损害和动脉氧化作用受损需要进行及时干预治疗，可用治疗药物包括正性肌力作用药物和利尿药。

（3）血容量减少：患者在TURP围术期出现低血压之前有可能会首先出现高血压。可想而知，与高血压相关的低钠血症会导致液体随渗透和静水压力梯度从血流流向肺部，从而导致肺水肿和低血容量性休克。区域麻醉导致的交感神经系统抑制会引发低血压，也有可能在手术过程中引发内毒素血症（在TURP中很常见）。

（4）低钠血症：由不含钠灌洗液血管吸收导致的急性低钠血症有可能会造成患者思维混乱、烦躁、视觉障碍、肺水肿、心力衰竭和痉挛。患者心电图异常变化会伴随血清钠浓度持续降低出现。与低血压相关的脊髓麻醉可能会导致患者出现恶心呕吐症状，这一症状与急性低钠血症导致的恶心呕吐没法区分。而且，有些低钠血症患者不会表现出水中毒迹象。

（5）低渗透压：在TURP综合征中，低渗透压（而不是低钠血症）是一种可以引发中枢神经系统损伤的严重的生理紊乱现象。该症状具有可预测性，因为钠基本上无法渗透血-脑脊液屏障，而水完全可以渗透。由急性低渗压造成的脑水肿能够导致患者颅内压升高，进而引发心跳过缓和高血压。

在TURP过程中使用利尿药治疗高血容量症会加重低钠血症和低渗透压病症。在进行TURP之后，由于持续从血管周围和腹膜后空间吸收灌洗液，患者的血清钠浓度和渗透压度可能会继续降低。若血清渗透压接近正常水平时，不再需要对无症状性患者的血清钠浓度进行干预调整（即使是出现低钠血症的情况下）。在无症状时进行调整具有很高风险，因为调整率很难控制。由调整低钠血症状引发的最可怕的并发症是桥脑中央髓鞘溶解症，该病症被证明在对接受TURP的患者进行快速和缓慢血清钠浓度调整之后都会出现。

表17-15　经尿道前列腺切除术（TURP）综合征的症状和体征

系统	症状和体征	成因
心血管系统	高血压、反射性心动过缓、肺水肿、心血管衰竭、ECG改变（宽QRS波ST段抬高、室性心律失常）	快速液体吸收、反射性心动过缓（继发的高血压或增加的ICP）、第三间隙继发低钠血症和低渗透压
呼吸系统	呼吸急促，低氧血症，潮式呼吸	肺水肿
神经系统	恶心、烦躁、视力障碍、意识模糊	低钠血症和低渗透压引起脑水肿和颅内压增高，高甘氨酸（甘氨酸是一种抑制性神经递质，增强NMDA受体活性），高氨血症
血液系统	播散性血管内凝血、溶血	低钠血症和低渗透压
肾	肾衰竭	低血压，高草酸尿症（草酸是甘氨酸的代谢产物）
代谢系统	酸中毒	甘氨酸脱氨为乙醛酸和氨

ECG.心电图；ICP.颅内压；NMDA.N-甲基-D-氨基转移酶

（6）高血氨症：是使用含甘氨酸灌洗液及其随后的甘氨酸吸收和对乙醛酸和氨的氧化脱氨基作用引发的。伴随着高血氨症有可能会出现中枢神经系统异常，但高血氨症在 TURP 综合征中的角色尚不明确。肝中的内源性精氨酸可以防止肝安排放和加速氨向尿素的转换。消耗内源性精氨酸储存消耗可能会在 12h 内完成，与术前禁食时间大致相等。静脉注射精氨酸的预防性施用能够抑制由循环系统中出现甘氨酸导致的血清氨浓度的上升。

（7）高甘氨酸血症：甘氨酸是一种抑制性氨基酸递质，在脊髓和大脑中能够产生和 γ 氨基丁酸相似的功能。使用含甘氨酸灌洗液可能会导致患者出现视觉障碍，包括在患在 TURP 期间出现暂时性失明，这反映了甘氨酸作为抑制性递质对视网膜产生的抑制作用。因此，甘氨酸会独立于脑水肿（由低钠血症和低渗透压引起）对视网膜造成影响。随着血清甘氨酸浓度恢复基本值，患者视力也会在 24h 之内恢复正常。患者视力毫无损伤地恢复到正常水平表明治疗达到了最佳水平。

由于甘氨酸具有加强 NMDA（一种神经传导递质）效果的作用，因此，也有可能引起脑疾病和癫痫病。镁会对 NMDA 受体产生负控制，同时，由稀释（由 TURP 过程中的系统性灌洗液吸收或呋塞米利尿药的使用导致）引起的低镁血症有可能会增加癫痫的易感性。鉴于此，可以对癫痫病患者和已经使用了含甘氨酸灌洗液的患者尝试使用镁剂进行治疗。

甘氨酸还有可能对肾具有毒性作用。由甘氨酸经过代谢（产生草酸和乙醛酸）引发的高草酸尿症会对先前存在肾疾病的患者造成进一步肾功能损伤。

六、要点

• 肾与人体水分保持，电解液体内平衡，酸碱平衡以及一些神经体液和内分泌功能有关。部分或所有这些功能都会受到肾疾病的影响。

• AKI 手术过程中的危险因素（患者方面）包括高龄、先期肾功能损伤、糖尿病、高血压和周围性血管疾病。高风险外科手术包括主动脉交叉夹闭和心肺转流手术。AKI 预防主要通过维持足量肾灌注和避免肾毒素实现。非诺多泮（一种多巴胺 -1 受体激动药）对高危患者也具有保护作用。

• 对 AKI 的治疗是支持性的治疗，治疗目标是通过维持血流稳定和足够血容量限制进一步肾损伤。甘露醇和碳酸氢钠对治疗由色素或造影剂引起的肾疾病有帮助作用。

• 应该将基线肾功能和共存性疾病的高患病率（包括心血管疾病和糖尿病）纳入对 CKD 患者的术前评估当中。

• 国家相关指导方针建议 CKD 患者的血压应该被控制在低于 130/80mmHg 的水平。ACE 抑制药和（或）ARBs 药物治疗是一线疗法，但是大多数患者需要多种降压药物进行辅助治疗。

• 对 CKD 患者的麻醉主要集中在对体液和电解质的精确控制，酸碱平衡的维护，以及肾衰竭对药物处理的功能上。非优势前臂血管应该为预期的血透治疗保留。

• 在肾移植过程中，松开血管夹时可能会出现低血压和节律失常症状。上述症状可能是由新灌注肾中含钾肾保护液排出，血容量突然增加和前期缺血性组织中舒血管活性物质释放所致。

（李津源　译　喻文立　校）

参 考 文 献

[1] Graven stein D. Transurethral resection of the prostate (TURP) syndrome: a review of the pathophysiology and management. Anesth Analg, 1997,84(2):438-446.

[2] Josephs SA, Thakar CV. Perioperative risk assessment, prevention, and treatment of acute kidney injury. Int Anesthesiol Clin, 2009,47(4):89-105.

[3] Kelly AM, Dwamena B, Cronin P, et al. Meta-analysis: effectiveness of drugs for preventing contrast-induced nephropathy. Ann Intern Med, 2008,148(4):284-294.

[4] Kheterpal S, Tremper KK, Heung M, et al. Development and validation of an acute kidney injury risk index for patients undergoing general surgery: results from a national data set. Anesthesiology, 2009,110(3):505-515.

[5] Prowle JR, Bellomo R. Fluid administration and the kidney. Curr Opin Crit Care, 2010,16(4):332-336.

[6] Sear JW. Kidney dysfunction in the postoperative

period. Br J Anaesth, 2005,95(1):20-32.

[7] Singri N, Ahya SN, Levin ML. Acute renal failure. JAMA, 2003,289(6):747-751.

[8] Sladen RN. Oliguria in the ICU: systemic approach to diagnosis and treatment. Anesthesiol Clin North Am, 2000,18(4):739-752.

[9] Sprung J, Kapural L, Bourke DL, et al. Anesthesia for kidney transplant surgery. Anesthesiol Clin North America, 2000,18(4):919-951.

[10] Wagener G, Brentjens TE. Anesthetic concerns in patients presenting with renal failure. Anesthesiol Clin, 2010,28(1):39-54.

[11] Zacharias M, Conlin NP, Herbison GP, et al. Interventions for protecting renal function in the perioperative period. Cochrane Database Syst Rev, 2008(4):CD003590.

第18章

水、电解质和酸碱平衡紊乱

水、渗透压和电解质成分和分布的改变及酸碱平衡紊乱常出现于围术期，由于其自身相互关联的特性而较少孤立发生。此种改变和紊乱影响不同组织器官的功能及稳定性，反之亦然。中枢神经系统、心脏和神经肌肉功能更易受到损伤。不同的围手术期事件会加重水、渗透压、电解质及酸碱平衡紊乱（表18-1）。对于出现此类情况患者的管理基于对病因及紊乱严重程度的评估；了解水、渗透压、电解质及酸碱平衡紊乱之间的内在联系以及对患者并发症的认知。

一、水、渗透压及电解质异常

水、渗透压平衡

在正常体重的成年人，体液占到体重的60%（肥胖会降低这一比例），根据其相对于细胞膜的位置，体液可以分为细胞内液（intracellular fluid，ICF）和细胞外液（exera cellular，fluid，ECF）见图18-1。细胞外液包括组织间隙内的间质液（3/4）和血管内的血液（1/4）。水在血管内外的移动依赖于静水压和胶体渗透压的平衡，因此，水平衡的调节取决于渗透压维持在一个狭窄生理范围内。细胞生理完整性既依赖于水平衡的稳定，又依靠细胞内外离子（即电解质）浓度的耗能维持。电解质离子维持渗透压和酸碱平衡，同时也是细胞膜电位产生的驱动力。电解质平衡的改变会影响依赖于动作电位的中枢神经系统和肌肉组织中可兴奋细胞对信息迅速有序的传导能力。

水和体内渗透压平衡主要靠渗透压感受器和位于下丘脑前部的神经元来调节，渗透压升高后，这些神经元刺激口渴中枢导致脑垂体释放垂

表18-1 围术期水、渗透压、电解质和酸碱平衡紊乱的常见病因

病源性
内分泌系统疾病
肾病
消化系统疾病
药源性
利尿药
皮质激素
胃管引流
外科手术
经尿道前列腺电切
组织创伤导致体液易位
胃肠道部分切除
麻醉管理
静脉补液
肺泡通气
低体温

体后叶激素（抗利尿激素）。垂体后叶激素以颗粒的形式储存于垂体后叶并通过作用于肾集合管的G蛋白耦连受体起到水潴留的作用，因而降低血浆渗透压。肾是垂体后叶激素作用的主要靶器官，当总渗透压有较大变化时，肾通过调节排尿量来维持体内水平衡。一般情况下，血浆渗透压是受口渴中枢和肾排尿来严格控制的。其正常范围是280～290mmol/L。

血浆渗透压是由每千克溶剂中的全部渗透活性离子（如溶质）的数量来体现的。当估算渗透压时，有一个快速简便的间接计算血浆渗透压的计算公式：$2[Na] + [葡萄糖]/18 + BUN/2.8$，而这

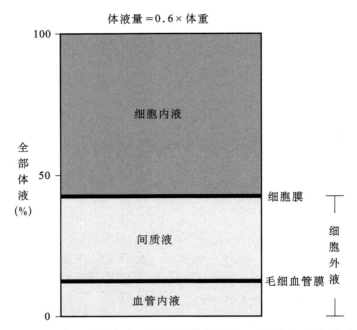

体液量＝0.6×体重

图18-1 全部体液（约占公斤体重的60%）依据相对于细胞膜的位置，分隔为细胞内液（ICF）和细胞外液（ECF）。ECF又由血管壁分隔为间质液和血管内液。体液的2/3为ICF，ECF75%为间质液，25%为血管内液。

个估算值应随时与实验室直接测得的血浆渗透压值相比较。估算值与测定值的重要差异在于"渗透间隙"，即无法测定的渗透性活性粒子的存在，应引起临床医生的注意。我们认为血浆渗透压升高是由游离水消耗（如脱水或尿崩症）或由于溶质增加（最常见的如乙醇和其他毒素的摄取、血糖过高或医源性渗透性负荷如甘露醇或氨基己酸）引起的。术前应考虑到患者血浆渗透压，围手术期通过控制液量仔细调整渗透负荷，以避免血浆渗透压过度增高（＞320mmol/L）。对于颅内压升高的醉酒患者，如果没有考虑到体内已有的乙醇分子和水利尿作用对渗透压的影响，不宜应用甘露醇。

垂体后叶激素主要依靠渗透压升高刺激其分泌，并依靠等渗性有效循环血量大量减少来刺激其释放。此外，围术期的疼痛和应激反应使垂体后叶激素的释放上调，危重疾病的应激反应包括水潴留、少尿、稀释性低钠血症（表18-2）。

相比于渗透压的体内平衡，体内总水量等渗变化的自稳态调整依赖于肾小球旁感受器感知有效循环血量变化及继发的肾素分泌。肾素使血管紧张素原转变为血管紧张素Ⅰ，在肺部血管紧张素Ⅰ转化为血管紧张素Ⅱ，促使肾上腺释放醛固酮，醛固酮可促进远端肾小管对钠的重吸收和钾

表18-2 影响加压素释放的因素及药物

刺激加压素释放	抑制加压素释放	刺激加压素释放和（或）加强加压素作用于肾功能的药物
细胞外液容量浓缩	细胞外液容量增多	阿米替林
高钠血症		巴比妥类
低血压	低钠血症	卡马西平
恶心呕吐	高血压	氯磺丙脲
充血性心衰		氯贝丁酯
肝硬化		吗啡
甲状腺功能减低		尼古丁
血管紧张素Ⅱ		酚噻嗪类
儿茶酚胺		选择性5-羟色胺
组胺		再摄取抑制药

的排出，并增加水的重吸收。循环血量的增加也引起利钠肽释放增加，后者促使水平衡恢复。

低血容量患者液体复苏应考虑到病因、严重程度和并发症。对于电解质和酸碱平衡紊乱的患者应给予晶体液，同时也应考虑到额外增加的容量负荷对心血管系统的即刻作用以及容量、渗透压、血糖水平改变对神经系统的影响。

需要考虑到失血过程及患者健康状况予以胶体液，包括血液制品，这些处理目的是补充血色

素、血小板和凝血因子。相比于补充晶体液，人工扩容也许能减少组织水肿。

二、钠代谢紊乱

钠离子是细胞外液中浓度最高的离子，因此，它对维持血浆渗透压起主要作用。血浆钠离子浓度和渗透压的潜在关系是理解钠离子平衡紊乱的关键。在正常情况下，主要通过垂体后叶激素对水和渗透压平衡的调节作用使血浆钠离子浓度维持于136～145mmol/L。钠离子浓度变化常常伴随水平衡整体的紊乱。

因此，评估和治疗钠离子浓度的改变必须同时考虑到渗透压以及患者的体液总量。在钠离子浓度紊乱的情况下，体液总量可能出现增加、正常或下降，而且血浆钠离子代谢紊乱的原因和治疗依赖于患者的渗透压和容量状态。

（一）低钠血症

当水潴留或水分摄入超过肾通过稀释尿液排出水的能力时出现低钠血症，且通常伴有低渗透压。大约15%的住院患者存在低钠血症，大多由于垂体后叶激素释放增加引起的稀释作用。门诊患者发生低钠血症大多是慢性病的结果。

1.体征和症状　低钠血症的体征和症状取决于低钠血症发展的速度，慢性病例表现不明显。此外，年轻患者对血钠下降的耐受性要比老年患者好。

在低钠血症病程的早期可能出现厌食、恶心、全身不适，但病程晚期或急性恶化性低钠血症患者是以中枢神经系统症状、体征为主（表18-3）。如前所述，低钠血症通常伴有细胞外液低渗状态。相应的渗透梯度使水进入脑细胞，并

表18-3　低钠血症的症状和体征

症状	体征
食欲减退	感觉异常
恶心	定向障碍/焦虑
嗜睡	潮式呼吸
肌肉痉挛	低体温
	病理反射
	假性延髓性麻痹
	癫痫
	昏迷
	死亡

导致脑水肿和颅内压升高。随着时间的推移，脑细胞可能通过细胞内钾离子和有机溶质移出来补偿细胞内降低的渗透压，这样会减少水分进入到细胞内。但当调节机制无效或低钠血症进展时，中枢神经系统的症状开始表现，包括神志异常、痉挛、脑疝甚至死亡。

2.诊断　尽管低钠血症通常伴有低渗透压，但是所有低钠血症患者都需要监测渗透压，特别要避免忽略掉那些由于危险的葡萄糖浓度、外源性毒素或医源性输入渗透性负荷引起的病理性高渗状态。

在上述高渗状态，由于腔隙和细胞内水进入血管内引起血浆容量扩张，导致血清钠浓度的相对稀释而不伴有钠总量的减少。总水量也许增加、不变或减少，这取决于水和渗透负荷的相互竞争作用以及可能存在的渗透性利尿。

在严重高脂血症或高蛋白血症患者，当血浆容量增加而血浆钠浓度正常时，实验室监测结果表现为假性低钠血症，而这些患者渗透压正常。因此，我们需要测量血清钠浓度而非血浆钠浓度以避免这类非电解质问题。

一旦高渗透压和正常渗透压这两种状态被除外，诊断低渗性低钠血症患者需要评估其电解质紊乱的严重程度和患者潜在容量状态。高血容量低钠血症可能是由于肾衰竭、心力衰竭，或由于肝硬化或肾病综合征造成的低白蛋白血症状态。正常血容量低钠血症常见于抗利尿激素分泌不当综合征或习惯性的摄入低渗物质如心源性烦渴。低血容量性低钠血症常由于自由水的丢失包括肾丢失（如使用利尿药、盐皮质激素缺乏或其他失盐性肾病）或肾外丢失（如胃肠道或第三间隙丢失）。

有时临床经过可给出答案。例如，在经尿道前列腺切除手术过程中，大量吸收不含钠的灌注液，这是常见的术中低钠血症原因。如果根据临床经过难以作出诊断，取即时尿样检测尿钠浓度可以进一步区分各种低钠血症的原因（图18-2）。

3.治疗　低渗性低钠血症的治疗取决于患者的容量状态。低血容量性低钠血症可给予生理盐水进行适度容量复苏。如果怀疑存在肾钠丢失，则不应忽视盐皮质激素缺乏症和肾上腺皮质功能不全的可能性。胰腺炎或烧伤合并第三间隙液体大量丢失时，应根据电解质和血液紊乱程度进行

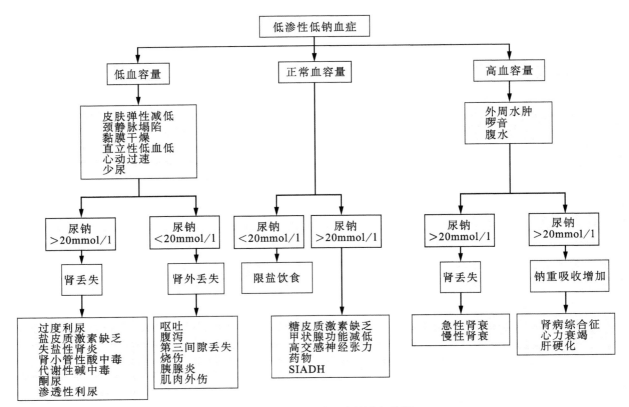

图 18-2　低渗性低钠血症的诊断流程

SIADH：抗利尿激素分泌异常综合征；尿钠指新鲜尿标本中的尿钠浓度

(改写自 Schrier RW.Manual of Nephrology.6th ed.Philadelphia,PA:Lippincott Williams & Wilkins,2006.)

个体化复苏。

对于正常容量及高血容量患者，应限制自由水摄入，并使用襻利尿药促进自由水排出。只有当症状明显时采用生理盐水治疗，对于所有这些低钠血症患者，低钠血症纠正速度取决于病情进展是急性（48h内）或慢性的。

急性有症状低钠血症必须立即治疗。需限制自由溶质液体，并应用高张钠（3%氯化钠）及应用呋塞米增加自由水的肾排除。经常测定血电解质，并持续治疗直至症状消失，往往在血钠浓度恢复正常之前也许症状已经消失了。

有症状慢性低钠血症需要缓慢纠正，以避免发生渗透性脱髓鞘。随着慢性低钠血症病情的进展，脑细胞通过有效渗透压输出保持正常的细胞内液量。有效渗透压大约一半成分为钾离子和阴离子，其余的为小分子有机化合物。当低钠血症被纠正，大脑细胞需要重新形成有效渗透压或者水从细胞内进入到现在相对高渗的细胞外液，从而引起细胞皱缩。这种细胞皱缩会导致中心性脑桥髓鞘破坏并可引起四肢麻痹、癫痫、昏迷甚至死亡。营养不良或钾缺乏患者发生渗透性脱髓鞘的风险更高。指南建议纠正有症状慢性低钠血症初始血钠纠正量为大约10mmol/L。因此，补钠纠正量不应超过每小时1～1.5mmol/L或每日最大纠正量不超过12mmol/L。

治疗无症状慢性低钠血症需要考虑引起电解质紊乱的根本原因，适量的钠摄入和限制液量是治疗的基础。联合应用血管紧张素转化酶抑制药和襻利尿药治疗继发于充血性心力衰竭的稀释性低钠血症患者会取得良好效果。

4.麻醉管理　需尽可能在外科手术前纠正低钠血症，特别是有症状低钠血症。如果是紧急外科手术，那么需要在手术全过程以及术后进行有效的纠正治疗。要经常测量血钠以避免由于低钠血症纠正过快导致渗透性脱髓鞘或补钠过度导致的高钠血症。由于在外科手术中失液需要用标准晶体、胶体液来替代，那么术中低钠血症的治疗包括输入高张钠时，最好应用输液泵来输入。对引起低钠血症根本原因的治疗需要贯穿围术期始终。

低血容量的低钠血症患者进行麻醉诱导和维持中随时会出现低血压风险。除了液体治疗外，也可能会用到加压素和（或）血管收缩性药物，应在麻醉诱导开始之前使用。高血容量性低钠，特别是合并心力衰竭的患者可在有创血流动力学监测下进行心功能评估及指导液体治疗。

（二）经尿道前列腺切除术（TURP）综合征

良性的前列腺增生常通过经尿道前列腺切除术（TURP）来治疗。其操作包括通过可视的膀胱内镜进行切除，并持续灌洗膀胱以带走血液和切除的组织而使膀胱镜显示更清晰。灌洗液通常是等渗的非电解液，包括甘氨酸或山梨醇与甘露醇混合液，这种液体可经过前列腺开放的静脉窦被快速吸收，引起容量负荷过重和低血钠。低渗灌洗液已很少使用，但也会导致低渗透压。由于灌洗液被膀胱吸收而出现的系列症状被称为经尿道前列腺切除术综合征。在切除手术时间延长（>1h）、灌洗液悬吊高于手术区域上方40cm，使用低渗灌洗液或膀胱内压升高超过15cmH$_2$O的情况下，更易发生此综合征。其表现主要是心血管系统液体超负荷、神经系统症状及低钠血症表现（表18-4）。使用低渗灌洗液可导致低渗细胞外液游离水大量进入血管而出现血细胞比容。高血压和肺水肿是常见表现。如果使用甘氨酸灌洗，由于甘氨酸抑制神经递质的作用可出现短暂失明，甘氨酸分解为乙醛酸和氨，已知体内过高的氨浓度会导致脑病发生。

术中监测此综合征的发生发展包括区域阻滞患者直接进行神经系统评估或全麻患者监测血流动力学指标、血清钠浓度和渗透压。治疗包括中止手术以便停止吸收灌洗液，如果需要减轻心血管系统症状可使用利尿药，如果表现出严重的神经系统症状或血清钠浓度低于120mmol/L可应用高张钠治疗。

（三）高钠血症

高钠血症是指血清钠高于145mmol/L，由于人体加压素引导的口渴机制能够有效调节高钠血症的高渗状态，因此，高钠血症比低钠血症更少见。即使在钠潴留或水分丢失的肾功能紊乱患者中，只要他们可以喝水就能将血清钠调节在正常或接近正常范围。因此，高钠血症在婴幼儿、老年人和衰弱、神志改变、昏迷患者中更常见。在围术期，高钠血症大多由医源性引起，如治疗低钠血症矫枉过正，或应用碳酸氢钠治疗酸碱平衡紊乱。尿崩症、肾外胃肠游离水大量丢失也可引起高钠血症。由于钠离子是维持细胞外液渗透压的主要物质，高钠血症可促使水分透膜运动进入细胞外液。因此，高钠血症及继发高渗透压可导致细胞脱水和皱缩。

1. 体征和症状　高钠血症的体征和症状可从轻微表现变化到威胁生命（表18-5）。最初的体征和症状包括烦躁、易怒、嗜睡。随着高钠血症的进展，可能出现肌肉抽搐、反射亢进、颤抖和共济失调。如果渗透压升高超过325mmol/L体征

表18-4　经尿道前列腺切除术（TURP）综合症的体征和症状

系统	体征和症状	原因
心血管系统	高血压、反射性心动过缓、肺水肿、心血管性虚脱	液体迅速吸收（反射性心动过缓可继发于高血压、颅内压升高）
	低血压	继发于低钠血症、低渗透压的第三间隙变化；心血管性虚脱
	心电图改变（QRS增宽、ST段抬高、室性心律失常）	低钠血症
呼吸系统	呼吸急促、氧饱和度降低、潮式呼吸	肺水肿
神经系统	恶心、烦躁、视觉障碍、精神紊乱、嗜睡、抽搐、昏迷、死亡	低钠血症及低渗透压导致脑水肿、颅内压升高、高甘氨酸血症（甘氨酸是一种抑制性神经递质，增强N-甲基-D-氨基转移酶受体活性），高氨血症
血液系统	播散性血管内溶血	低钠血症、低渗透压
肾	肾衰竭	低血压、高草酸盐尿（草酸盐是甘氨酸代谢产物）
代谢系统	酸中毒	甘氨酸对乙醛酸、氨的脱氨基作用

和症状继续进展，肌肉痉挛，癫痫发作和死亡可能会接踵而至。在相同的血清钠浓度和高渗透压程度下，婴幼儿、高龄和先前存在中枢神经系统疾病的患者会出现更为严重症状。

高钠血症中最突出的异常表现是神经系统异常。脑细胞脱水时，水分从细胞内移出进入到高渗间隙。已有报道出现毛细血管和静脉充血以及静脉窦血栓形成。由于脑细胞皱缩，脑血管出现

伸长、断裂可导致颅内出血。

通常急性高钠血症以及血清钠浓度过高较之慢性者体征和症状更严重。据报道，成年人重症急性高钠血症（血清钠＞160mmol/L）病死率可达75%，且幸存者往往存在永久性神经系统后遗症。随着慢性高钠血症进展，脑细胞产生"不明渗透"，在血钠升高期间增加细胞内水并防止细胞脱水。但是，如果慢性高钠血症纠正过快，这些"不明渗透"易使脑细胞出现水肿。

2.诊断　高钠血症的诊断和治疗应着眼于评估患者紊乱的程度和确定容量状态。高血容量、容量正常或低血容量状态决定着不同的诊断和治疗方法（图18-3）。

低血容量性高钠血症患者，经肾或肾外途径排水多于排钠。可见于过度低渗利尿、胃肠道丢失或烧伤、出汗造成的体液不感丢失。

高血容量性高钠血症患者出现细胞外液量过多表现，如颈静脉怒张、外周水肿、肺充血。鉴

表18-5　高钠血症的症状和体征

症状	体征
多尿	肌肉抽搐
烦渴	反射亢进
立位晕厥	震颤
烦躁	共济失调
易激惹	肌痉挛
嗜睡	局灶性及全身性癫痫发作
	死亡

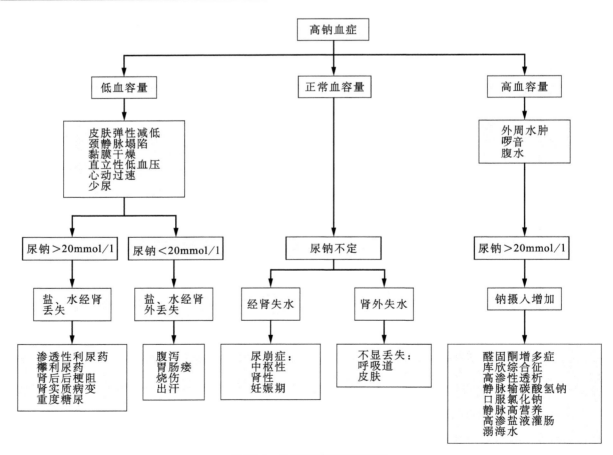

图18-3　高钠血症的诊断流程

尿钠指新鲜尿标本中的尿钠浓度

（改写自 Schrier RW.Manual of Nephrology.6th ed.Philadelphia,PA:Lippincott Williams & Wilkins,2006.）

别诊断包括高渗液输注史、经口摄入盐剂、醛固酮分泌过多导致内分泌明显异常。正常血容量及低血容量性低钠血症继发于不伴随盐丢失的失水，常见于肾外性病理情况（如胃肠道丢失或烧伤、出汗造成的体液不感丢失）。如同低钠血症的诊断，检测即时尿样钠浓度和渗透压有助于鉴别诊断高钠血症的病因（图18-3）。

3.治疗　取决于高钠血症的严重程度及进展快慢，以及是否出现细胞外液量增加或减少。

在低血容量性高钠血症，用生理盐水补充水分的丢失，直到患者血容量正常，血浆渗透压的纠正应用低渗盐或5%葡萄糖溶液。

高血容量性高钠血症患者，主要应用襻利尿药利尿治疗。但如果是由肾衰竭引起的高血容量性高钠血症，则可能需要应用血滤和血透治疗。

正常血容量的高钠血症患者，需要口入补水或静脉输入5%葡萄糖注射液。尿崩症的治疗需要区分是否为中枢性抗利尿激素分泌不足或肾对抗利尿激素不敏感，详见19章。

急性高钠血症的纠正需要数小时以上。但是，为了避免脑水肿，慢性高钠血症需要更为缓慢地纠正，需要2~3d或以上的时间。纠正过程中丢失的水和钠也需要计算在内并予以补充。

4.麻醉管理　如果允许的话需尽可能推迟手术直到高钠血症被纠正或至少症状减轻。围术期需要频繁检测血清钠，有创血流动力学监测有助于评估容量状态。麻醉诱导和维持可能会加剧血容量不足，需要补液、应用血管升压药和（或）强心药以迅速纠正低血压状态。在低血容量和高血容量状态下亲水性药物分布容积将会改变，需要强调的是低血容量患者对麻醉药物的血流动力学反应更多的是以血管扩张、心脏抑制为主，而非容量分布变化的结果。

三、钾紊乱

钾是细胞内的主要阳离子。正常人体总钾量取决于肌肉量，在青壮年阶段总钾量最高并随年龄逐渐减少。<1.5%的人体总钾含量分布于细胞外，因此，血清钾浓度更依赖于跨细胞钾分布的调节而非机体总钾含量。人体钾主要依赖于肾脏远端肾单位的缓慢调节，醛固酮可以促使远端肾单位排钾，导致尿量、非吸收阴离子增加及代谢性碱中毒。超过90%的钾通过饮食摄入并经

尿排出，其余的经粪便排出。肾衰竭时肾小球滤过率降低，胃肠道成为主要排钾途径。

（一）低钾血症

1.体征和症状　低血钾的症状和体征，一般仅限于心脏和神经肌肉系统，包括心律失常、肌肉无力、痉挛、麻痹和肠梗阻。

2.诊断　血清钾浓度低于3.5mmol/L为低钾血症，其原因为摄入减少、钾向细胞内转移或失钾增加。其鉴别诊断需要确定是否为急性并继发于钾向细胞内转移，如可见于过度通气或碱中毒；或者是与体内钾储备消耗有关的慢性低钾血症（表18-6）。如果为失钾性低钾血症，尿钾检测有助于判断是否为肾源性或肾外性。肾源低钾血症性的尿钾检测可>15~20mmol/L。尿钾浓度无明显增高，意味着肾功能正常而存在有钾摄

表18-6　低钾血症的病因

肾钾丢失引起的低钾血起
　噻嗪类利尿药
　髓襻类利尿药
　盐皮质激素
　大剂量糖皮质激素
　大剂量抗生素（青霉素、萘夫西林、氨苄西林）
　药物相关性镁缺乏（氨基糖苷类）
　手术创伤
　高血糖
　醛固酮增多症
胃肠道过度丢失钾导致的低钾血症
　呕吐腹泻
　佐-埃综合征
　空肠回肠旁路术
　吸收不良
　化疗
　鼻胃管吸引
细胞内外转移引起的低钾血症
　β受体激动药
　保胎药物（利托君）
　胰岛素
　呼吸性或代谢性碱中毒
　家族性周期性麻痹
　高钙血症
　低镁血症

改写自Gennari JF.Hypokalemia.N Engl J Med,1998,339:451-458.

入不足或胃肠道丢失。肾功能不全的患者中，评估跨肾小管钾浓度梯度、血流动力学指标、酸碱平衡状态有助于指导进一步诊断。低钾血症合并高血压常是醛固酮增高的表现。肾小管性酸中毒、糖尿病酮症酸中毒会造成肾功能不全合并酸血症，而肾功能不全合并碱血症常见于利尿药反应或遗传性疾病如Liddle综合征（伴有高血压）、Bartter综合征（类似于襻利尿药对肾小管的影响）。低镁血症也可加剧肾钾的丢失。家族性低钾性周期性麻痹可出现低钾血症而不伴有机体总钾含量改变。少见的原因如恶性贫血治疗起效后或其他合成代谢状态导致细胞快速增殖引起细胞内液变化而出现低钾血症。

3.治疗　低钾血症的治疗取决于低钾程度和潜在病因。如果是重度低钾血症或出现危及生命的迹象，必须静脉补钾。如出现麻痹或恶性心律失常，可在30～45min补钾20mmol，必要时重复。如果补钾后出现恶性心律失常，应鉴别是否为补钾的原因。因此，快速补钾需要应用心电监护。紧急补钾时载体宜使用葡萄糖溶液，因为胰岛素分泌会促进钾向细胞内转移。鉴于静脉补钾的高风险性，在非紧急状态时首选胃肠道补钾。如果非紧急状态下选择静脉补钾，则补充速度应控制在<20mmol/h。外周静脉补钾可能会引起输注部位疼痛或静脉损伤，所以首选中心静脉通路。

4.麻醉管理　术前是否纠正低钾血症仍存在争议，取决于低钾的长期性和严重程度。由于补钾速度的局限及低钾血症继发机体钾含量的严重不足，安全补充机体钾储备常需数天时间。虽然血清钾浓度不能直接反映机体储备量，但低于3.0mmol/L的慢性低钾血症需要补充600mmol以上的钾离子已使其达到正常状态。因此，术前小剂量补钾不会立即使钾平衡得到有效改善。此外这种补钾治疗增加了无意识高钾血症所致围术期恶性心律失常易感性。但是有学者认为即使钾平衡小的改善也有助于跨膜电位正常化，并减少围术期心律失常的发生。对这一争议问题的建议多是依据专家意见、临床判断和具体处理方法，而非回顾性研究。

需慎重治疗合并其他心律失常危险因素的重度低钾血症，如合并充血性心力衰竭、正在进行洋地黄药物治疗及有心电图表现的低钾血症患者。钾紊乱相关的心电图异常详见图18-4。低钾血症的

心电图出现U波。重度低钾血症患者麻醉管理中应尽量避免使用胰岛素、葡萄糖、β肾上腺素受体激动药、碳酸氢盐和利尿药以及过度通气和呼吸性碱中毒引起的血清钾浓度进一步降低。

由于低钾血症对骨骼肌的影响，理论上可以延长肌松药的作用时间。需要使用神经刺激仪来指导肌松药物的使用。

补钾过程中或调整药物、术中及调整通气时，需要经常监测钾水平。

（二）高钾血症

高钾血症是指血清钾浓度＞5.5mmol/L。如同低钾血症，钾离子跨膜运动出细胞外或摄入及排出的变化均可造成高钾血症。住院患者的高钾血症通常由于医源性钾过量造成（表18-7）。

1.症状和体征　高钾血症的症状及体征取决于血钾升高的程度。慢性高钾血症常无症状，透析依赖患者能耐受在透析间期（通常2～3d）血清钾浓度的显著变化而且症状表现轻微。慢性高钾血症患者可以出现非特异性症状如全身不适及轻度胃肠功能紊乱。更为快速或显著的血钾升高由于细胞膜去极化而表现出心脏和神经肌肉变化，包括虚弱、麻痹、恶心、呕吐、心动过缓或心搏骤停。

2.诊断　高钾血症的第一步是排除继发于标

表18-7　高钾血症的病因

机体钾离子含量增加
急性少尿性肾衰竭
慢性肾疾病
醛固酮减少症
减少钾排出的药物
氨苯喋啶
螺内酯
非甾体抗炎药
抑制肾素-血管紧张素-醛固酮系统的药物
细胞内外钾转移引起的改变
琥珀酰胆碱
呼吸性或代谢性酸中毒
化疗后细胞溶解
医源性快速注射
假高钾血症
血标本溶血
血小板增多/白细胞增多

本溶血的假性血钾升高。血小板增多症、白细胞增多时细胞内钾渗出至试管，也会出现假性血钾升高。真性高钾血症的心电图首先可以观察到高尖T波，在严重患者中继而会出现P波消失、QRS波延长，继续发展会出现正弦波，最终心搏停止（图18-4）。

围术期高钾血症的常见病因包括酸中毒、横纹肌溶解、使用氯琥珀胆碱。如果血清钾升高与体内总钾存贮增加相关，可能是由于肾排钾减少或钾摄入过多造成，尿钾排泄率检测有助于鉴别诊断细胞内钾转移或钾代谢异常。

3. 治疗 出现致命性心律失常或心电图表现出严重高钾血症征象时需立即治疗。治疗目的在于对抗高钾对跨膜电位及对细胞内钾再分布的作用。可静脉注射氯化钙或葡萄糖酸钙稳定细胞膜，其作用起效迅速。胰岛素或胰岛素复合葡萄糖可促进钾进入细胞内，有效时间维持在10～20min。其他辅助方法包括应用碳酸氢钠及过度通气形成碱血症利于钾进入细胞内。已进入细胞的钾最终仍会再次移出细胞，所以急性症状纠正后仍需要持续治疗。

继发于体内钾总量增加的高钾血症需清除体内钾离子，可使用襻利尿药如呋塞米，补充盐水增加尿量，或使用阴离子交换树脂。常用的是聚苯乙烯磺酸钠（kayexalate）口服或灌肠。严重高钾血症或肾功能不全患者可使用透析治疗。

4. 麻醉管理 择期手术患者血钾浓度应低于5.5mmol/L。宜在术前纠正高钾血症，如果情况紧急，则在麻醉诱导前应采用前述方法降低血钾水平。术前治疗会导致低碳酸血症及酸中毒，加重细胞内钾移出，因此血钾水平会影响麻醉诱导及维持药物的选择。健康患者使用氯琥珀胆碱会增加约0.5mmol/L的血清钾浓度，除非紧急情况应避免使用。高钾血症致肌无力患者肌肉松弛药作用被扩大。代谢性酸中毒和呼吸性酸中毒会加重高钾血症及其症状，应避免出现。不

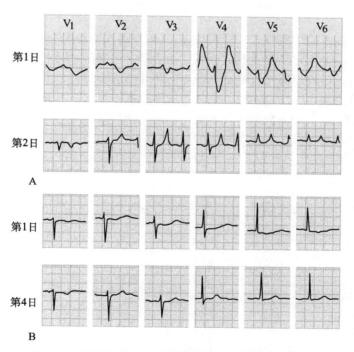

图18-4 高钾血症（A）及低钾血症（B）的心电图改变

A. 第1日，血钾8.6mmol/L，P波识别困难，QRS宽大延长。QRS始末段延长是K⁺诱发室内传导减慢的特点，在V2、V6导联更为明显

第2日，血钾5.8mmol/L，P波可识别伴PR间期0.24s，QRS持续约0.10s，T波典型高尖表现

B. 第1日，血钾1.5mmol/L，T波和U波融合，U波增大，QU间隔延长

第4日，血钾3.7mmol/L，心电图正常

（来源于Bonow R，Mann D，Zipes D，eds，Braunwald's Heart Disease:A Textbook of Cardiovascular Medicine，9th ed.Philadelphia，PA，Saunders，Courtesy Dr.C.Fisch.2011.）

应输注含钾液体如乳酸林格液（含4mmol/L钾）、normosol（含5mmol/L钾）。透析患者行择期手术，可通过减少术前透析液中钾含量使得术中血清钾浓度调整在可控范围内。

四、钙的紊乱

全身钙含量的1%位于细胞外液中，其余存贮在骨骼中。细胞外液中的钙60%是游离状态或与阴离子结合并可滤过，其余40%与蛋白（主要是白蛋白）结合。细胞外环境中只有离子钙具有生理活性，离子钙浓度受到白蛋白浓度及血浆pH影响。饮食中吸收的钙与尿便中排出的钙相等称为净钙平衡。钙代谢受到多种激素调节：甲状旁腺素可以增加骨质吸收和肾小管重吸收钙；降钙素可抑制骨质的钙吸收；维生素D可增加肠道吸收钙。这些激素的活性随着血浆钙离子浓度的变化而改变。其他激素如甲状腺素、生长激素、肾上腺素及性激素也可影响钙的平衡，但调节它们分泌的因素与血浆钙浓度无关。

（一）低钙血症

低钙血症是指血浆钙离子浓度降低。需要注意的是许多血化学分析系统测定的是总钙量而非离子钙量。多个计算公式可将总钙量转换成离子钙量，但尚不完全准确。

钙与白蛋白的结合取决于pH，酸碱平衡紊乱会影响钙结合，从而影响钙离子浓度但不改变体内总钙量。碱中毒可降低钙离子浓度，所以在使用碳酸氢盐或过度通气后钙离子会显著减少。一些住院患者存在低蛋白血症，因此结合钙的减少也会降低血浆钙测定值。如果在低白蛋白水平状态下测量血浆钙浓度，需依据如下公式计算：钙实测值（mg/dl）+0.8[4-白蛋白（mg/dl）]。

1.体征和症状　低钙血症的体征和症状取决于钙离子减低的速度和程度。大部分体征和症状表现在心血管系统和神经肌肉系统，包括感觉异常、烦躁、抽搐、低血压和心肌抑制。低钙血症的心电图变化表现为QT间期延长（图18-5）。甲状旁腺手术后低钙血症诱发的喉痉挛可危及生命。

2.诊断　造成低钙血症的常见原因包括甲状旁腺激素分泌减少、终末器官对甲状旁腺激素抵抗、维生素D代谢紊乱。临床常见于甲状腺或甲状旁腺手术并发症、镁离子缺乏及肾衰竭。手术室中常由于大量输血，钙与血制品中防腐用枸橼酸盐结合而发生急性低钙血症。

3.治疗　急性低钙血症出现癫痫、抽搐和（或）心血管抑制症状时须立即静脉注射钙剂来治疗。治疗持续时间取决于连续的钙检测。当合并低镁血症时，单纯治疗低钙血症是无效的，需将镁也补足。应纠正代谢性或呼吸性碱中毒。如果代谢性或呼吸性酸中毒合并低钙血症，那么在

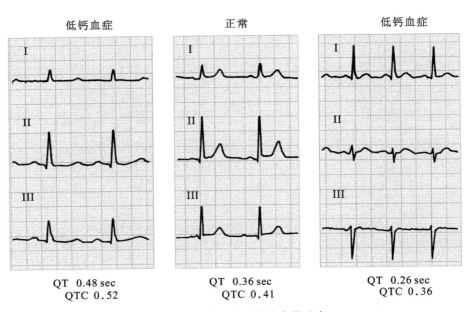

图18-5　钙离子紊乱的心电图改变

低钙血症典型表现为QU间期（ST段部分）延长，高钙血症可出现ST段消失及QT间期延长

（数据来源：Goldberger AL.Clinical Electrocardiography:A Simplified Approach.6th ed.St Louis，MO:Mosby;1999.）

治疗酸中毒之前需要先纠正低钙血症，因为应用碳酸氢盐或过度通气治疗酸中毒会加重低钙血症。

非急性的和无症状的低钙血症可予以口服补充钙和维生素D治疗。

4.麻醉管理 有症状的低钙血症必须于术前治疗，务必使围术期血浆钙水平的减少降低到最小程度。这种离子钙降低也可在过度通气或应用碳酸氢盐后出现。输入大量含有柠檬酸的血制品时应监测钙离子水平。由于低体温、肝疾病或肾衰导致的柠檬酸代谢障碍，会进一步加重受血者的低钙血症。

甲状腺切除术或甲状旁腺切除术术后早期可出现钙离子浓度突然降低并可导致喉痉挛。

（二）高钙血症

高钙血症是由于胃肠道吸收钙增加（乳碱综合征、维生素D中毒、肉芽肿疾病如类肉瘤病），或由于肾功能不全使钙排出减少，或骨钙吸收增加（原发性或继发性甲状旁腺功能亢进、恶性肿瘤、甲状腺功能亢进和骨钙固定）。

1.体征和症状 高钙血症常伴有神经系统和胃肠道体征和症状，如意识不清、张力减退、深反射受抑制、嗜睡、腹痛、恶心呕吐，尤其在血钙相对急性升高时更易出现。心电图可见ST段和QT间期缩短（图18-5）。慢性高钙血症常伴有多尿、高尿钙症和肾结石。

2.诊断 几乎所有的高钙血症患者伴有甲状旁腺功能亢进或癌症。原发性甲状旁腺功能亢进通常血清钙浓度低于5.5mmol/L（11mEq/L）且无症状，而恶性肿瘤常出现急性症状且血清钙浓度高于6.5mmol/L（13mEq/L）。

3.治疗 高钙血症应增加尿钙排出，抑制骨钙吸收及胃肠道进一步吸收钙。

高钙血症常合并由于多尿引起的低血容量，应用盐水扩容不仅可以补液还可以增加钙伴随钠经尿排出。襻利尿药将会增加钠和钙经尿排出，应在补充容量后使用。

当破骨细胞骨吸收相关疾病可应用降钙素、双磷酸盐或普卡霉素。肉芽肿病、维生素D中毒、淋巴瘤、骨髓瘤应用氢化可的松可减少胃肠道吸收钙。在肾功能正常时，口服磷酸盐可减少胃肠道吸收钙。致命性的高钙血症可行透析治疗。治疗原发性或继发性甲状旁腺功能亢进需要

手术切除甲状旁腺。

4.麻醉管理 伴有高钙血症患者行急症手术，其麻醉管理主要在于麻醉诱导前补充血容量并通过应用襻利尿药（由于氢氯噻嗪可增加肾小管重吸收钙应避免使用）增加尿钙排出。更为理想的是将手术推迟直至血钙恢复正常。

需要应用液体复苏的患者及围术期应用利尿药治疗高钙血症的患者适合应用中心静脉压或肺动脉压监测。如果出现肌无力、肌张力减退或深反射丧失需要在神经肌肉功能监测指导下应用肌松药。

五、镁的紊乱

镁主要存在于细胞内和骨质内。60%～70%的血清镁是离子状态，10%与柠檬酸盐、碳酸氢盐或磷酸盐结合，约30%与蛋白（主要是白蛋白）结合。细胞内和细胞外镁离子浓度差别很小，所以，镁离子的跨膜梯度很小。离子镁决定了其临床效应。

镁在胃肠道吸收并分泌，通过肾滤过、重吸收和排出。镁被动的伴随钠和水被肾重吸收和排出。

（一）低镁血症

约10%的住院患者出现不同程度的低镁血症。重症监护病房的患者，尤其是接受肠外营养或透析者，出现低镁血症的百分比更高。冠心病监护病房中伴有低镁血症的患者较血清镁正常的患者病死率更高。

1.体征和症状 低镁血症患者的体征和症状与低钙血症患者相似，主要表现在心脏和神经肌肉系统方面。可见心律失常、虚弱、肌肉痉挛、手足抽搐、淡漠和癫痫发作。在纠正低镁血症之后，对顽固低钾血症和（或）低钙血症的治疗也会见效。

2.诊断 低镁血症常见于胃肠道摄入减少（饮食摄入减少或胃肠道吸收减少）或肾排镁增多。可以通过检测尿镁排泄率来鉴别病因。少见的低镁血症是由于细胞内镁的转移而不伴有身体总镁量的改变，出现于甲状旁腺切除术后的"骨骼饥饿综合征"或见于烧伤后渗出性皮肤缺失。

3.治疗 低镁血症的治疗取决于镁缺乏的严重程度和表现出的体征及症状。如果出现了心律失常或癫痫则需立即以快速注射方式补镁（2g硫

酸镁相当于8mEq/L镁），需重复剂量直至症状缓解。在去除了致命性的体征之后，需要持续数天缓慢输入硫酸镁来保障细胞内镁和体内镁储存总量的平衡。如果出现肾排镁，补镁剂量必须增加以补充从尿液丢失的镁。

治疗低镁血症的潜在不良反应可能出现高镁血症，所以需要监测患者是否出现低血压、面色潮红、深反射丧失等症状。

4.麻醉管理　对伴有低镁血症的患者的麻醉管理包括监测镁缺乏的体征、镁的补充、必要时还需治疗顽固性低钾或低钙血症。如果低镁血症是继发于营养不良或乙醇中毒，还需考虑到麻醉与这些疾病的相互影响。

需要预先考虑到室性心律失常并必须给予治疗。由于低镁血症可同时引起肌无力和肌肉兴奋，可应用周围神经刺激器来指导肌松药的使用。由于肾是伴随排钠被动性排镁，所以应避免液体负荷（特别是含钠溶液）及利尿药的使用。

（二）高镁血症

如果肾功能正常，镁负荷可被迅速排出，所以高镁血症［即血清镁浓度>1.25mmol/L（2.5mEq/L）］较低镁血症少见。肾衰竭的患者也很少出现症状性高镁血症，除非通过饮食或输液摄入显著增加。但是，在重症监护病房和透析的患者中常可见轻度的血清镁升高。应用硫酸镁治疗先兆子痫/子痫，或者早产时保护神经系统预防性给药时可出现高镁血症并发症。在一些医疗中心嗜铬细胞瘤术中常给予镁剂，也可能造成高镁血症。

1.体征和症状　当血清镁水平达到2～2.5mmol/L（4～5mEq/L）时，开始出现高镁血症的体征和症状，包括嗜睡、恶心呕吐和面色潮红。血清镁水平超过3mmol/L（6mEq/L）时，会出现深反射丧失和低血压。如果血清镁水平超过5mmol/L（10mEq/L），可能出现瘫痪、呼吸暂停、心传导阻滞和（或）心搏骤停。

2.诊断　评价高镁血症包括评估肾功能（肌酐清除率）以及查明任何镁摄入过量的来源，如肠外输入、口服抗酸药及以镁为主的灌肠剂或泻药。一旦除外了这些原因，需要考虑到高镁血症的少见病因，包括甲状腺功能减退、甲状旁腺功能亢进、Addison病和锂治疗。

3.治疗　高镁血症出现致命性的体征可经静脉补钙暂时拮抗治疗，而远期可能需要血液透析治疗。较轻程度的高镁血症可以强力利尿，应用盐水和襻利尿药以增加肾排镁。

4.麻醉管理　在围术期需要应用有创心血管监测来监测和治疗高镁血症引起的低血压和血管扩张、指导液体复苏和强力利尿时液体替代。酸中毒会加重高镁血症，所以需要特别注意通气状态和动脉血的pH。当出现肌无力时需减少肌松药的首次剂量和维持剂量并应用周围神经刺激器指导用药。重症监护患者特别是肾衰竭患者，高镁血症和骨骼肌无力常会导致呼吸机脱离失败。

六、酸碱平衡紊乱

动脉血酸碱平衡是指pH控制于7.35～7.45，以确保细胞酶功能的最适环境。动脉血pH低于7.35被称为酸血症，超过7.45为碱血症。酸血症或碱血症造成酸碱平衡紊乱，分别产生过量H^+或OH^-离子，而动脉血pH可能反映不出相应变化。细胞内pH低于细胞外，维持在7.0～7.3。酸碱调控表现在持续产生约1mmol/L［1mEq/(kg·d)］的酸性代谢产物可被正常新陈代谢处理。

细胞内外的缓冲系统，主要是HCO_3/CO_2缓冲对，维持pH稳定。二氧化碳可经肺；碳酸氢盐可经肾进入或离开人体。正常的碳酸氢盐浓度与二氧化碳分压最适比例维持在约为20∶1。这一比例使得即使碳酸氢盐浓度或二氧化碳分压存在偏差，pH仍可维持在相对正常范围内。其他缓冲系统包括蛋白、骨磷灰石、磷酸盐离子。

CO_2/HCO_3缓冲对与pH之间的关系通过亨-哈二氏方程式表达为：$pH=6.1+log$（血清碳酸氢盐浓度/$0.03×PaCO_2$）。

呼吸的变化可调节二氧化碳分压，肾可调节碳酸氢盐的浓度。这些变化既可以引发原发性酸碱平衡紊乱，也可以作为另一种潜在平衡紊乱的代偿机制而出现。在非机械通气及非镇静患者中，呼吸变化及肾调节可以纠正变化的pH，而不会出现调节过度及逆转。但术中情况并非如此，这使得了解患者病史及最初的酸碱平衡异常成为避免对酸碱平衡紊乱矫枉过正的关键。

肾对酸碱平衡紊乱的纠正机制包括增加近端肾小管对滤过碳酸氢盐的重吸收或分泌。此外，质子（如氢离子）可经远端小管和集合管重吸收或排入尿液中。排出的氢离子使得曾缓冲细胞外液中氢离子的碳酸氢盐重新生成。氢离子经过肾的可滴定缓冲剂（主要是氨基）进行自身缓冲，并经尿排出。

评估酸碱平衡紊乱首先需通过测量动脉血pH，$PaCO_2$，HCO_3确定pH变化，pH升高或降低表明存在有原发的酸碱平衡紊乱，以及可能存在有轻度代偿。pH正常，仍可能存在慢性代偿性酸中毒或碱中毒，需要进一步了解患者合并症情况。

按照以下步骤确定是否存在酸碱平衡紊乱。

（1）确定是否存在pH升高或降低。pH升高为碱中毒，降低为酸中毒。

（2）通过与$PaCO_2$和碳酸氢盐的正常水平（40mmHg和24mEq/L）相比较，分别确定是否存在改变。

（3）如果$PaCO_2$和碳酸氢盐同向改变（两者都升高或降低），则是原发的酸碱平衡紊乱伴有继发的代偿紊乱，以使碳酸氢盐/二氧化碳分压比率回到20：1。

（4）如果$PaCO_2$和碳酸氢盐呈反向改变，则是混合酸碱平衡紊乱。

（5）需要通过比较$PaCO_2$和碳酸氢盐的测量值与正常值之间变化的部分来确定原发性酸碱平衡紊乱。

（6）酸碱平衡涉及3个参数（pH，$PaCO_2$和碳酸氢盐），其中两个参数之一存在已知的改变，可以通过方程和列线图计算出第3个参数的预期变化值（图18-6）。如果实际测量值与预期值显著不同，则存在混合酸碱平衡紊乱。

（7）最后，需要通过计算阴离子间隙确定是否存在阴离子间隙性酸中毒。阴离子间隙升高需要继续确定未识别的阴离子。

图18-7，图18-8，图18-9概括了在pH正常、升高或降低时酸碱平衡紊乱的诊断方法。

体征和症状：不论酸中毒来源于呼吸性、代谢性或混合性，当发生严重的系统性酸中毒（pH＜7.20）其不良后果可独立出现（表18-8）。酸中毒对心血管系统损害尤为严重。酸中毒主要使心肌收缩力降低，尽管在pH低于7.2之前其临床表现很有限，这可能反映了儿茶酚胺释放对抗酸中毒的作用。当pH低于7.1时，心脏对儿茶酚

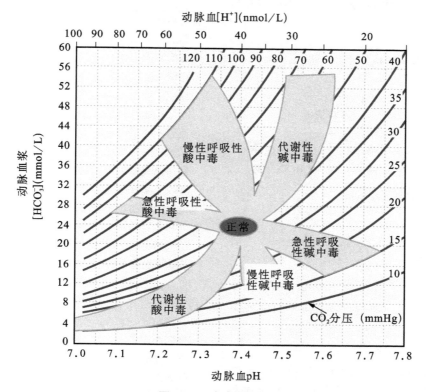

图18-6 酸碱列线图

阴影区域代表酸碱平衡紊乱初期正常的呼吸、代谢代偿的95%可信区间。除外实验室检查错误，则阴影外数据表明混合性紊乱

（数据来源：Brenner B，Clarkson M，Oparil S，et al，eds.Brenner and Rector's The Kidney.8th ed.Philadelphia，PA：Saunders；2007.）

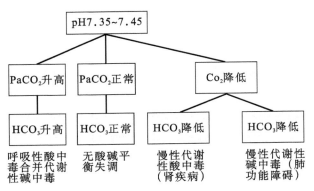

图18-7　PaCO₂和碳酸氢盐浓度基础上正常动脉血pH的诊断方法

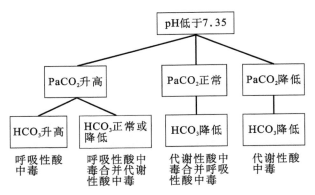

图18-8　PaCO₂和碳酸氢盐浓度基础上动脉血pH＜7.35的诊断方法

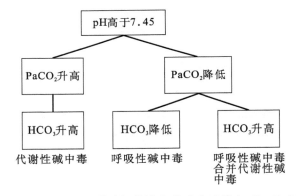

图18-9　PaCO₂和碳酸氢盐浓度基础上动脉血pH＞7.45的诊断方法

胺的反应下降且代偿性正性肌力作用减小。存在潜在左心功能不全、心肌缺血或β肾上腺素能阻滞或全身麻醉时引起的交感神经系统活性受抑制患者中，酸中毒不良作用可加重。

　　严重的系统性碱中毒（pH＞7.60）的不良后果主要表现为由于动脉血管收缩引起的脑和冠状动脉血流减少（表18-9）。系统性碱中毒伴有离子钙浓度下降可能会加重神经系统异常。碱

表18-8　严重酸中毒的不良后果

神经系统
　　迟钝
　　昏迷
心血管系统
　　心肌收缩力受损
　　心输出量减低
　　动脉血压下降
　　易导致折返性心律失常
　　室颤阈值降低
　　对儿茶酚胺类反应降低
通气功能
　　过度通气
　　呼吸困难
　　呼吸机疲劳
代谢系统
　　高钾血症
　　胰岛素抵抗
　　抑制无氧酵解

改写自 Adrogué HJ, Madias NE: Management of life-threatening acid-base disorders. N Engl J Med 1998, 338:26-34.

表18-9　碱中毒的不良后果

神经系统
　　脑血流量减少
　　癫痫发作
　　嗜睡
　　谵妄
　　手足抽搐
心血管系统
　　动脉收缩
　　冠脉血流减少
　　心绞痛阈值降低
　　诱发顽固性心律失常
通气功能
　　通气不足
　　高碳酸血症
　　低氧血症
代谢系统
　　低钾血症
　　低钙血症
　　低镁血症
　　低磷血症
　　无氧酵解增强

改写自 Adrogué JH, Madias NE: Management of life-threatening acid-base disorders. N Engl J Med 1998, 338:107-11.

中毒易诱发顽固性室性心律失常，尤其在合并心脏病的患者。碱中毒抑制呼吸并可使患者呼吸机脱离失败。代谢性和呼吸性碱中毒都可出现低钾血症，但在代谢性碱中毒中低钾血症更显著。碱中毒增加无氧酵解并使乳酸、酮酸生成增多。尽管碱中毒使氧和血红蛋白紧密结合而使释放到组织中的氧减少，但慢性碱中毒使红细胞的2,3-二磷酸甘油酸浓度升高从而抵消了这种作用。

（一）呼吸性酸中毒

肺泡通气下降导致$PaCO_2$升高，使动脉血pH下降至低于7.35即为呼吸性酸中毒（表18-10）。围术期最常见的引起呼吸性酸中毒的原因是阿片类药物、全麻药物、肌松药物引起的呼吸抑制。当肾灌注下降使肾小管重吸收机制受损时，呼吸性酸中毒可与代谢性酸中毒合并存在。例如慢性阻塞性肺病和肺源性心脏病患者的心排血量和肾血流严重下降可导致代谢性酸中毒。

呼吸性酸中毒的治疗需要纠正通气不足。当$PaCO_2$显著升高时必须应用机械通气，CO_2麻醉可以加重已存在的通气障碍。需要注意的是，应用机械通气快速降低缓慢潴留的$PaCO_2$水平，会导致体内二氧化碳储备降低，其下降速度远高于肾产生相应的血清碳酸氢盐浓度降低的速度。其结果导致代谢性碱中毒，可造成神经肌肉系统应激并使中枢神经系统兴奋，表现为癫痫。因此应缓慢降低$PaCO_2$以使肾小管有充足时间排出碳酸氢盐。

当体内氯和钾降低时，代谢性碱中毒可与呼吸性酸中毒合并存在。例如，血清氯离子浓度降低时促使肾小管重吸收碳酸氢盐，导致代谢性碱中毒。低钾血症刺激肾小管泌氢产生代谢性碱中毒，或加重并发于氯化物缺乏导致的碱中毒。治疗合并上述电解质紊乱的代谢性碱中毒需要应用氯化钾。

（二）呼吸性碱中毒

肺泡通气增加导致$PaCO_2$下降，使动脉血pH升高至高于7.45即为呼吸性碱中毒（表18-11）。围术期最常见的引起急性呼吸性碱中毒的原因为全麻时可能出现的医源性通气过度。妊娠期间呼吸性碱中毒可视为正常表现，呼吸性碱中毒作为重要的代偿反应可见于高海拔地区。

表18-10　呼吸性酸中毒的病因

药物致呼吸抑制
允许性高碳酸血症
呼吸道上段梗阻
哮喘持续状态
通气受限（肋骨骨折/连枷胸）
神经肌肉功能紊乱
恶性高热
高营养溶液

表18-11　呼吸性碱中毒的病因

医源性（过度机械通气）
大气压降低
低氧血症
中枢神经系统损伤
肝疾病
妊娠
水杨酸药物过量

治疗呼吸性碱中毒主要在于纠正潜在的导致肺泡过度通气因素。麻醉过程中常通过调整呼吸机来降低肺泡通气。当低钾血症和低氯血症与呼吸性碱中毒合并存在时也需要进行针对治疗。

（三）代谢性酸中毒

代谢性酸中毒时血pH降低，刺激呼吸中枢过度通气，使二氧化碳分压降低。呼吸性代偿不能抵消增加的全部酸性产物，但可使pH趋于正常。

代谢性酸中毒根据来源一般被划分为阴离子间隙正常型和阴离子间隙升高型。

细胞外隙中固定酸增加时出现阴离子间隙升高。酸解离、氢离子与碳酸氢盐结合形成碳酸、碳酸氢盐浓度下降可升高阴离子间隙。乳酸性酸中毒、酮症酸中毒、肾衰竭以及中毒相关酸中毒是阴离子升高型酸中毒的典型。

阴离子间隙正常型酸中毒是氯化物浓度净增加的结果。碳酸氢盐的丢失与氯离子的净获得相平衡，以维持电中性。因此，正常阴离子间隙的酸中毒常被称为高血氯性代谢性酸中毒。其最常见的原因是经静脉输入氯化钠和经胃肠道、肾丢失碳酸氢盐（腹泻、肾小管性酸中毒、肾衰竭早期）。

1.体征和症状　由于代谢性酸中毒是继发于潜在的功能紊乱，所以原发病的体征和症状使得酸中毒的表现更加复杂。pH紊乱对组织、器官和酶功能有广泛的影响，酸中毒的体征和症状与这些影响相关。代谢性酸中毒的临床特征也取决于酸中毒的进展速度，快速进展的酸中毒且呼吸性代偿或肾代偿不能限制pH下降的情况下，其表现更为严重。

2.诊断　诊断依赖于高度可疑及实验室检测。最常见的是分析动脉血pH、二氧化碳分压、碳酸氢盐浓度和阴离子间隙。最常见的引起代谢性酸中毒的原因如表18-12所列。

代谢性酸中毒可为肾源性或肾外性。肾源性代谢性酸中毒包括原发的肾酸化功能紊乱。如果肾不能再生足够的碳酸氢盐来补充用来缓冲正常内源性酸性代谢产物所消耗的碳酸氢盐（远端肾小管性酸中毒）或由于碳酸氢盐滤过部分异常增多且不能在近端小管重吸收，其后随尿排出（近端肾小管性酸中毒或应用乙酰唑胺）则会发生代谢性酸中毒。肾衰竭时两种缺陷联合出现。代谢性酸中毒最常见的肾外原因是胃肠道丢失碳酸氢盐、酮症酸中毒和乳酸酸中毒。

3.治疗　治疗代谢性酸中毒包括病因治疗，例如，应用胰岛素和补液治疗糖尿病酮症酸中毒，乳酸酸中毒时改善组织灌注。应用碳酸氢钠治疗急性代谢性酸中毒有很大争议。多数学者推荐只有在pH低于7.1或碳酸氢盐浓度低于10mmol/L（10mEq/L）时才应用碳酸氢盐。这是因为在碳酸氢钠起治疗作用之前，碳酸氢盐与氢离子发生反应产生二氧化碳，并弥散进入细胞，降低细胞内pH。也有假说认为应用碳酸氢盐治疗慢性代谢性酸中毒的患者可能会导致组织一过性缺氧。pH迅速恢复正常（或进展为碱中毒）可能阻断由酸中毒（波尔效应）引起的氧合血红蛋白分离曲线右移并导致血红蛋白对氧的亲和力增加，从而减少在组织水平的氧输送。

2005年，美国心脏病协会关于心肺复苏和心血管急症的治疗指南指出，在心搏骤停和心肺复苏的治疗中不推荐常规应用碳酸氢钠。但是，对于致命性高钾血症、由高钾血症引起的心搏骤停或已经存在代谢性酸中毒者出现的心搏骤停，可应用碳酸氢钠。

4.麻醉管理　择期手术需被推迟直至酸中毒被纠正。伴有代谢性酸中毒患者行急症手术，需要应用有创血流动力学监测来指导液体复苏，并

在出现显著酸中毒时监测心功能。围术期需要频繁检测酸碱参数，因为pH可能迅速变化，并显著依赖于通气、容量状态、循环和给药的变化。

酸中毒可影响药物的离子化和非离子化状态比例。合并未纠正低血容量的患者体内药物分布也可能会受影响。

（四）代谢性碱中毒

代谢性碱中毒是指血浆碳酸氢盐浓度升高，常有二氧化碳分压代偿性增高。代谢性碱中毒的常见原因见表18-13。

代谢性碱中毒可为肾源性或肾外性，即可由氢离子的净丢失引起（如呕吐丢失胃酸）也可由碳酸氢盐的净获得引起（如因肾小管缺陷导致碳酸氢盐重吸收）。为维持电中性，氯化物伴或不伴氢离子的异常丢失（如囊性纤维病、绒毛状腺瘤）也会促使肾重吸收碳酸氢盐增加。因此，代谢性碱中毒可被特分为氯化物反应型或氯化物抵抗型。代谢性碱中毒的另一种划分方法是分为容量不足性碱中毒（由于呕吐、腹泻或氯化物丢失）和容量负荷过重性碱中毒（由于原发的或继发的盐皮质激素过量）。

代谢性碱中毒也可继发于肾对伴有高碳酸血症的慢性呼吸性疾病的代偿。这些患者的碳酸氢盐水平可能很高，同时与排尿中氯离子的丢失连

表18-12　代谢性酸中毒的病因

乳酸性酸中毒
糖尿病酮症酸中毒
肾衰竭
肝衰竭
甲醇及乙二醇中毒
阿司匹林中毒
骨骼肌运动增加
氰化物中毒
一氧化碳中毒

表18-13　代谢性碱中毒的病因

血容量不足
呕吐
鼻胃管吸引
利尿治疗
服用碳酸氢盐
醛固酮增多症
氯化物消耗性腹泻

同钠和钾的强制排出有关。如果经机械通气治疗呼吸系统疾病且二氧化碳分压迅速降低,可能会出现严重的代谢性碱中毒。

1.*体征和症状* 随着碱中毒的进展,与白蛋白结合的钙逐渐增多,所以,碱中毒的体征和症状,尤其是相关的神经肌肉系统和中枢神经系统表现与低钙血症的表现非常相似。依据病因不同,代谢性碱中毒可能伴随容量降低、低氯血症、低钾血症,或容量超负荷和钠潴留。

2.*诊断* 如同代谢性酸中毒一样,代谢性碱中毒的诊断取决于高度可疑和实验室检查。代谢性碱中毒继发于氯化物丢失,并与尿氯降低(典型的<10mmol/L)且容量浓缩有关。相反的,与盐皮质激素过量相关的代谢性碱中毒典型表现为容量负荷过重,尿氯高于20mmol/L。

3.*治疗* 治疗容量不足性代谢性碱中毒时,在补充氯离子的同时需要应用盐水进行液体复苏,这种治疗本身是弱酸性的。如果是由胃丢失盐酸引起的碱中毒,需要应用质子泵抑制药来终止持续的碱中毒。髓襻利尿药相关的代谢性碱中毒可加用保钾利尿药或用其替代襻利尿药来改善。容量负荷过重的代谢性碱中毒且伴有盐皮质激素过量,如果不能去除盐皮质激素的分泌来源,应用螺内酯加氯化钾可能有效。

4.*麻醉管理* 主要是正确补充容量并根据需要充足补充氯、钾和镁。有创监测也许对某些患者有所帮助。必须关注伴有慢性肺病和显著二氧化碳潴留的患者,以免使代偿性代谢性碱中毒恶化。

七、要点

• 根据相对于细胞膜的位置,全部体液被分为细胞内液和细胞外液。电解质的分布与浓度在不同液体空间中变化很大。可兴奋细胞的电生理现象依赖于细胞内、外液体中钠、钾、钙离子浓度差异。

• 水平衡的调节主要靠渗透压感受器和位于下丘脑前部的神经元来调节,神经元刺激口渴中枢导致脑垂体释放垂体后叶激素(抗利尿激素)。垂体后叶激素以颗粒的形式储存于垂体后叶并通过作用于肾集合管的G蛋白偶联受体起到水潴留的作用。因而降低血浆渗透压。

• 随着低钠血症的加重,细胞外液逐渐表现低渗性,导致水分进入细胞而出现明显的脑水肿及颅内压增高。早期的代偿机制是细胞外液进入脑脊液中。后期的代偿机制通过钾和有机溶质移出脑细胞来降低细胞内渗透压。这将减少水分进入到细胞内。但是,当这些代偿机制无效或低钠血症进展时,中枢神经系统会出现低钠血症的表现。

• 经尿道前列腺切除术可出现容量超负荷、低钠血症、低渗透压,被称为经尿道前列腺切除术综合征。在切除手术时间延长(>1h),灌洗液悬吊超过手术区域上方40cm,或膀胱内压升高超过15cmH$_2$O的情况下,更易发生经尿道前列腺切除术综合征。经尿道前列腺切除术综合征的表现主要是容量超负荷的心血管系统症状及低钠血症的神经系统症状。

• 低钾血症的诊断依靠检测血清钾浓度,其鉴别诊断需要确定是急性并继发于细胞内钾的改变的低钾血症,如可见于过度通气或碱中毒,还是慢性的与体内钾总量消耗相关的低钾血症。

• 如果因高钾血症出现致命性的心律失常或心电图表现出严重高钾血症的征象需立即进行治疗。治疗的目的在于对抗高钾对跨膜电位及对细胞内钾再分配的作用。应用氯化钙或葡萄糖酸钙可稳定细胞膜。过度通气、应用碳酸氢钠和胰岛素可促进钾离子进入细胞内。

• 钙与白蛋白的结合取决于pH,酸碱平衡紊乱会影响这一结合,因此,会影响离子钙浓度而不改变体内总钙量。碱中毒会使离子钙浓度降低,所以,在应用碳酸氢盐或过度通气后离子钙可能会显著减少。

• 当血清镁水平达到2～2.5mmol/L(4～5mEq/L)时,高镁血症的体征和症状开始出现,包括嗜睡、恶心呕吐和面色潮红。当血清镁水平超过3mmol/L(6mEq/L)时,会出现深反射丧失和低血压。如果血清镁水平超过5mmol/L(10mEq/L)时,可能出现瘫痪、呼吸暂停和(或)心搏骤停。

• 不论酸中毒来源于呼吸性、代谢性或混合性,当发生严重的系统性酸中毒(pH<7.20)其不良后果可独立出现。酸中毒使心肌收缩力降低,尽管在pH低于7.2之前,其临床表现轻微,这可能反映了儿茶酚胺释放对抗酸中毒的作用。当pH低于7.1时,心脏对儿茶酚胺的反应下降且

代偿性正性肌力作用减小。在存在潜在左心室功能不全、心肌缺血或者由诸如β肾上腺素能阻滞或全身麻醉引起的交感神经系统活性受抑制的患者中，酸中毒不良作用可加重。

- 严重的系统性碱中毒（pH＞7.60）的不良后果主要表现为由于动脉血管收缩引起的脑和冠状动脉血流减少。系统性碱中毒伴有钙离子浓度下降可能会加重神经系统异常。碱中毒易诱发顽固的室性心律失常，尤其在合并心脏病的患者。碱中毒也可抑制呼吸。

（王清平　译　喻文立　校）

参 考 文 献

[1] Adrogué HJ, Madias NE. Hyponatremia. N Engl J Med, 2000,342:1581-1589.

[2] Adrogué HJ, Madias NE. Management of life-threatening acid-base disorders. N Engl J Med, 9th ed. 1998,338:26-34:107-111.

[3] Bonow R, Mann D, Zipes D, et al. eds. Braunwald's Heart Disease: A Textbook of Cardiovascular Medicine.9th ed Philadelphia, PA: Saunders, 2011.

[4] Brenner B, Clarkson M, Oparil S, et al. eds. Brenner and Rector's The Kidney. 8th ed. Philadelphia, PA: Saunders, 2007.

[5] Fauci AS, Braunwald E, Hauser SL, et al. eds. Harrison's Principles of Internal Medicine. 17th ed. New York, NY: McGraw Hill, 2007.

[6] Gennari FJ. Hypokalemia. N Engl J Med, 1998,339:451-458.

[7] 2010 American Heart Association guidelines for cardiopulmonary resuscitation and emergency cardiovascular care science. Circulation, 2010,122:S729-S767.

[8] Wahr JA, Parks R, Boisvert D, et al. Preoperative serum potassium levels and perioperative outcomes in cardiac surgical patients. JAMA, 1999,281:2203-2210.

第19章

内分泌疾病

一、糖尿病

正常葡萄糖代谢是葡萄糖利用和内源性生成或饮食供给之间的平衡（图19-1）。通过肝糖原分解和糖原异生方式，肝是产生内源性葡萄糖的主要来源场所。进餐时，升高的血糖刺激血浆中胰岛素水平增加（胰岛素水平在30min内升至最高），升高的胰岛素促进葡萄糖的利用。进餐后期（即进食后2～4h），葡萄糖利用超过葡萄糖的生产时，外源性葡萄糖转化为内源性葡萄糖对维持正常血糖水平是十分必要的。肝释放的葡萄糖70%～80%由胰岛素不敏感的组织（如脑、胃肠道、血红细胞）所代谢。在此期间，升糖激素（胰高血糖素、肾上腺素、生长激素、皮质醇）构成葡萄糖的反馈调节系统和支持葡萄糖的生成。胰高血糖素在肝糖原分解，糖异生，抑制糖酵解方面起主要作用。胰高血糖素分泌缺乏时升糖作用以肾上腺素为主。

糖尿病是由于胰岛素分泌不足或组织对胰岛素反应不够敏感所致。导致循环中葡萄糖水平增加最终产生微血管和大血管并发症。1a型糖尿病由于胰岛B细胞自身免疫性破坏导致胰岛素水平完全缺乏或水平很低。1b型糖尿病为非免疫介导的，是一种胰岛素完全缺乏的罕见疾病。2型糖尿病亦为非免疫介导，其由于胰岛素受体和受体后细胞内信号通路缺陷所致。

（一）症状和体征

1.1型糖尿病　5%～10%的糖尿病患者属于1型糖尿病。在美国有140万1型糖尿病，全世界有1000万～2000万。如今，1型糖尿病的发病率还在以每年3%～5%的速度递增。1型糖尿病通常在40岁前被诊断出，并且是一种很常见的儿童期慢性疾病。

1型糖尿病是由T细胞介导的胰腺B细胞自身免疫性破坏引起的。虽然环境触发因素如病毒（尤其是肠病毒），膳食蛋白质以及药物/化学品可能引发有遗传倾向的易感宿主的自身免疫反应，但是确切病因并不明确。长达9～13年的临床前阶段是以抗体抗B细胞抗原导致B细胞功能丧失为特点的。大多数糖尿病患者的发病要晚于此阶段。高血糖发生时至少有80%～90%B细胞功能已经丧失。自体免疫最初表现为胰腺炎，伴随免疫细胞浸润胰岛细胞。循环中出现抗体意味着胰岛细胞受损。

临床疾病的出现往往是突发且严重的，继发

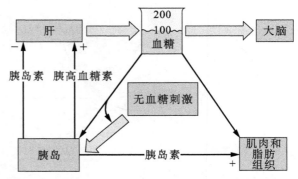

图19-1　胰岛充当葡萄糖感受器，以平衡肝对胰岛素不敏感组织（如大脑）和胰岛素敏感组织（脂肪、肌肉）葡萄糖的释放。胰岛素抑制肝葡萄糖的释放和刺激胰岛素敏感组织对葡萄糖的利用。高血糖时，胰岛素分泌增加，低血糖时，胰岛素分泌减少

（摘自 Porte D Jr. Beta-cells in type II diabetes mellitus. Diabetes, 1991,40:166-180.）

于B细胞大量丢失。患者高血糖症超过数天至数周后会表现出相关的症状：疲劳、体重减轻、多尿、烦渴、视物模糊，血容量丢失。诊断基于以下症状：随机血糖超过11.1mmol/L（200mg/dl）和糖化血红蛋白值＞7.0%。酮症酸中毒的存在表明了严重的胰岛素缺乏和过度的脂肪分解。在大多数幼童，B细胞在诊断糖尿病后3年内完全破坏，成年人的进程较缓慢。

2.2型糖尿病　90%的糖尿病患者属于2型糖尿病。2000年，全球约1.5亿2型糖尿病患者，预计到2025人数将翻1倍。在过去10年间，虽然2型糖尿病患者中年轻病患者甚至儿童患者的概率显著增加，但是仍以中老年和超重人群常见。由于2型糖尿病症状不是很明显，因此经常被延误诊断。据估计，大多数患者被诊断为2型糖尿病前4～7年就已经患病。

2型糖尿病的特点是B细胞功能相对不全和胰岛素抵抗。在患病初期阶段，外周组织对胰岛素不敏感，为维持正常的血糖水平，胰岛分泌胰岛素代偿性增加。随着病情进展和胰岛细胞功能下降，胰岛素水平无法代偿，导致高血糖发生。2型糖尿病的3个重要缺陷：①肝释放葡萄糖率增加；②胰岛素分泌受损；③外周组织对葡萄糖

低效利用（即胰岛素抵抗）（图19-2）。胰岛素正常的抑制作用降低以及胰高血糖素异常调节导致肝释放葡萄糖增加。虽然2型糖尿病中存在B细胞功能相对不全，但是其特征仍以骨骼肌、脂肪组织和肝的胰岛素抵抗为主。胰岛素抵抗的原因包括胰岛素分子不正常，循环中存在胰岛素受体拮抗剂包括反调节激素、游离脂肪酸、抗胰岛素和胰岛素受体抗体和细胞因子，胰岛素受体和（或）受体后位点靶组织缺陷。胰岛素抵抗的遗传来自2型糖尿病肥胖和糖尿病危险生活方式的组合。糖耐量受损与体重增加、胰岛素分泌减少、外周胰岛素作用降低密切相关。发展到临床意义上的糖尿病除了这些因素以外还有肝葡萄糖生产增加。

儿童和青少年中2型糖尿病逐渐增加的患病率与肥胖相关，85%的患儿确诊时是超重或肥胖的。肥胖患者表现代偿性高胰岛素血症以维持正常血糖。这些增加的胰岛素水平可能使靶组织对胰岛素作用敏感性下降。对于超重导致的高胰岛素血症和胰岛素抵抗的机制仍然是难以捉摸的。

代谢综合征或胰岛素抵抗综合征是临床和生化特征的整合，这些特征经常出现在2型糖尿病患者或2型糖尿病罹患的危险人群中（表19-1）。

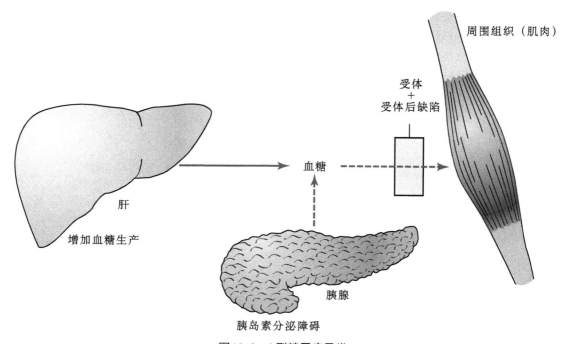

图19-2　2型糖尿病异常

（摘自 Inzucchi S, ed. The Diabetes Mellitus Manual: A Primary Care Companion to Ellenberg and Rifkin's Sixth Edition. New York, NY: McGraw-Hill,2005:79.）

胰岛素抵抗伴随高血压、高血脂、高凝状态，过早动脉粥样硬化的肥胖和继发的心血管疾病共同存在。在美国，这种综合征影响了至少25%的人口。

（二）诊断

1997年，美国糖尿病协会确定了糖尿病诊断标准（表19-2）。空腹血糖被推荐作为糖尿病筛查和诊断的测试。正常空腹血糖上限为5.55mmol/L（100 mg/dl）。正常空腹血糖值为3.89～5.55mol/L（70～100 mg/dl）。血糖升高水平不足以诊断为糖尿病时可诊断为空腹血糖受损或糖耐量受损，诊断取决于是通过检测空腹血糖水平确定的还是口服糖耐量确定的。空腹血糖5.6～6.9mmol/L（101～125mg/dl）认定为空腹血糖受损。2型糖尿病患者，血糖水平从正常范围发展到糖耐量受损，最后到临床意义的糖尿病通常需要几年到几十年的时间。虽然口服糖耐量试验临床中不常使用，但是当血糖值模棱两可时用此法可进行诊断。

表19-1 代谢综合征

至少有以下3个
空腹血糖≥6.1mmol/L（110mg/dl）
腹部肥胖[腰围＞40（男性），35（女性)]
血清三酰甘油≥1.7mmol/L（150 mg/dl）
血清高密度脂蛋白胆固醇＜1.04mmol/L [40 mg/dl（男)]，＜1.3mmol/L [50 mg/dl（女)]
血压≥130/85 mmHg

[摘自Expert Panel on Detection, Evaluation, and Treatment of High Blood Cholesterol in Adults: Executive summary of the Third Report of the National Cholesterol Education Program (NCEP) Expert Panel on Detection, Evaluation, and Treatment of High Blood Cholesterol in Adults (Adult Treatment Panel Ⅲ). JAMA, 2001,285:2486-2497.]

表19-2 糖尿病的诊断标准

糖尿病症状（多尿，多饮，不明原因的体重下降），以及随机血浆葡萄糖浓度≥200 mg/dl
或
空腹血糖（禁食≥8h）≥126mg/dl
或
口服糖耐量试验2h血糖＞200mg/dl

[摘自Diagnosis and classification of diabetes mellitus. American Diabetes Association. Diabetes Care, 2010,33(suppl 1):S62.]

糖化血红蛋白测试可反映较长时间的血糖控制情况。红细胞血红蛋白可被自由通过红细胞膜的葡萄糖糖基化。在60～90d，血红蛋白分子参加此反应的比例与平均血浆葡萄糖浓度成正比。糖化血红蛋白的正常值范围为4%～6%。糖化血红蛋白超过6.5%或更高时，微血管和大血管疾病的患病风险增加。

（三）治疗

2型糖尿病患者的治疗基础是饮食调节伴随控制体重，运动疗法，口服降糖药物。通过节食和运动控制体重是治疗2型糖尿病的第一个措施。脂肪的减少可提高肝及外周组织对胰岛素的敏感，增强受体后胰岛素的作用，并可增加胰岛素的分泌。美国糖尿病协会推荐的营养指南强调应保持最佳血糖和血脂水平。

1. 口服抗糖尿病药物 四大类口服药物包括：①刺激胰岛素分泌的促分泌素（磺脲类、氯茴苯酸类）；②抑制肝糖原过度释放的双胍类（二甲双胍）；③增加胰岛素敏感性的噻唑烷二酮类或格列酮类药物（罗格列酮、吡格列酮）；④延迟肠胃道葡萄糖吸收的α-葡萄糖苷酶抑制药（阿卡波糖、米格列醇）见图19-3。在疾病初期，当空腹血糖水平为90～130 mg/dl，餐后血糖低于（180 mg/dl），糖化血红蛋白低于7%时，这些药物均可用于控制血糖水平。

磺脲类药物通常作为2型糖尿病治疗初期的药物。通过刺激胰岛B细胞分泌胰岛素发挥作用。第二代药物（格列本脲、格列吡嗪、格列苯脲）比第一代更有效且不良反应少。遗憾的是，由于2型糖尿病B细胞功能降低这一自然病程的进展，这些药物效果并不是长期有效。低血糖是最常见的不良反应。磺脲类对心脏的不利影响是存在争议的。三磷腺苷钾通道参与心肌缺血预处理，对保护心肌和限制梗死面积是至关重要的。磺脲类可能抑制这种保护作用，并可能延迟收缩复苏以及造成更大范围的心肌梗死。

双胍类药物减少肝糖异生，并在一定程度上，通过增加葡萄糖的跨膜转运增强骨骼肌和脂肪组织对葡萄糖的利用。除了能降低血糖水平，双胍类药物还可降低血浆三酰甘油和低密度脂蛋白胆固醇水平，降低餐后高血脂和血浆游离脂肪酸水平。发生低血糖的风险比磺脲类少。乳酸性酸中毒是双胍类的一种罕见但严重的不良反应；

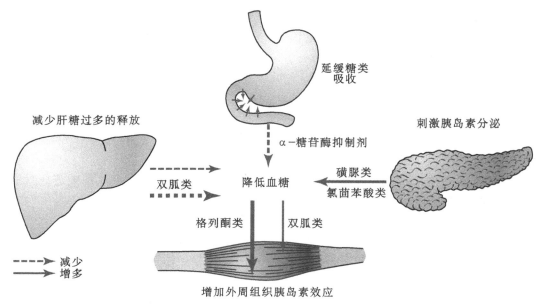

图19-3　口服抗糖尿病药物：作用部位

（摘自 Inzucchi S, ed. The Diabetes Mellitus Manual: A Primary Care Companion to Ellenberg and Rifkin's Sixth Edition. New York, NY: McGraw-Hill, 2005:168.）

特别是肾功能不全患者。二甲双胍比苯乙双胍导致乳酸酸中毒的风险低。

噻唑烷二酮类及格列酮类药物作为胰岛素增敏药，可通过结合骨骼肌、肝和脂肪组织上的氧化物酶增殖体活化受体来降低胰岛素抵抗。这些药物可影响某些为葡萄糖和脂质代谢、内皮功能和动脉粥样硬化编码蛋白的基因表达，因此，除了影响高血糖之外还影响糖尿病患者的血脂。

α-葡萄糖苷酶抑制药抑制近端小肠上皮刷状边缘的α-葡萄糖苷酶，使肠腔内葡萄糖的产生速度减慢，减缓肠道内葡萄糖的吸收。此类药物需要在进餐前服用，以确保药物出现在作用位点。

大多数患者，口服药物治疗时最初选用磺脲类或双胍类就能达到美国糖尿病协会建议的空腹和餐后血糖值（图19-4）。作用于多个机制的口服药物的联合应用是有效的。如果联合口服治疗无效，可加用睡前剂量的中效胰岛素，因为肝糖生产过多多数在夜里。如果口服药物加单剂量胰岛素治疗无效时，2型糖尿病患者需转换单独应用胰岛素治疗。严密控制2型糖尿病对预防微血管疾病的进展和大血管疾病有显著效果。除了治疗高血糖，胰岛素抵抗（代谢症候群）的

所有异常情况必须达到治疗目标，包括Hb A1c ＜7%，低密度脂蛋白＜2.6mmol/L（100mg/dl），高密度脂蛋白男性＞1.04mmol/L（40 mg/dl），女性＞1.3mmol/L（50 mg/dl），三酰甘油低于2.26mol/L（200mg/dl），血压低于17.3/10.6kPa（130/80mmHg）。

2.胰岛素　所有1型糖尿病和多数2型糖尿病患者应用胰岛素都是必要的（表19-3）。在美国，30%的2型糖尿病患者应用胰岛素治疗。常规胰岛素治疗每天2次注射。胰岛素强化治疗需每日注射3次或更多甚至连续输注（图19-5～图19-9）。

胰岛素形式多样，包括基础胰岛素和短效胰岛素，前者包括每日注射2次中效胰岛素（NPH，胰岛素锌悬液、鱼精蛋白胰岛素、门冬精胰岛素）和每日注射1次的长效胰岛素（特慢胰岛素锌悬液、甘精胰岛素），后者包括常规胰岛素和速效胰岛素（赖脯胰岛素和门冬胰岛素），此类胰岛素控制进餐时的血糖。常规胰岛素治疗通常需要每天2次注射中效胰岛素和短效或速效胰岛素的混合液。典型的每日胰岛素总量等于体重（千克）×0.3，总量除以24为每小时剂量。

低血糖是胰岛素治疗最常见和最危险的并发症。同时给予乙醇、磺脲类、双胍类、噻唑烷二

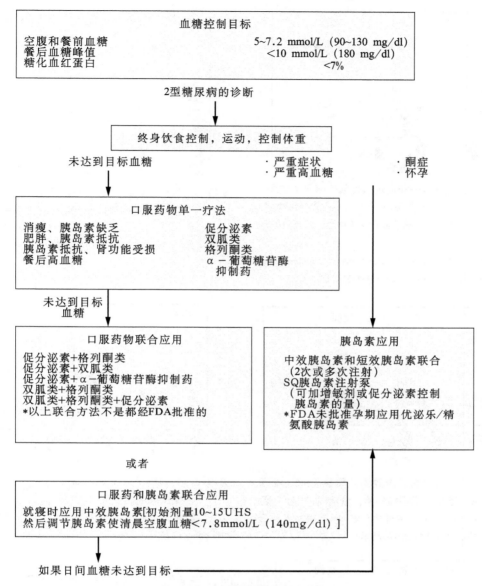

图19-4　2型糖尿病的治疗方案

（摘自 Inzucchi S, ed. The Diabetes Mellitus Manual: A Primary Care Companion to Ellenberg and Rifkin's Sixth Edition. New York, NY: McGraw-Hill, 2005:193.）

表19-3　胰岛素

胰岛素	起效时间	峰值	持续时间
短效			
常规胰岛素	30min	2～4h	5～8h
赖脯胰岛素（Humalog）	10～15min	1～2h	3～6h
门冬胰岛素（Novolog）	10～15min	1～2h	3～6h
中效			
人低精蛋白锌胰岛素（NPH）	1～2h	6～10h	10～20h
胰岛素锌悬液	1～2h	6～10h	10～20h
长效			
特慢胰岛素锌悬液	4～6h	8～20h	24～48h
甘精胰岛素（Lantus）	1～2h	—	24h

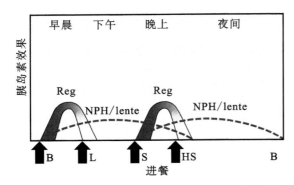

图19-5　每日2次注射NPH和常规胰岛素的胰岛素效果

↑.胰岛素注射时间；B.早餐；L.午餐；S.晚餐；HS.就寝；Reg.常规胰岛素；lente.胰岛素锌悬液；NPH.中性鱼精蛋白哈格多恩（胰岛素）

（摘自 Hirsch IB, Farkas-Hirsch R, Skyler JS. Intensive insulin therapy for treatment of type I diabetes. Diabetes Care,1990,13:1265-1283.）

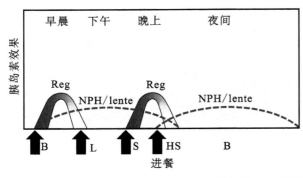

图19-6　每日3次注射的胰岛素效果：早餐前NPH+常规胰岛素，晚餐前常规胰岛素，就寝时NPH胰岛素

↑.胰岛素注射时间；Reg.常规胰岛素；lente.胰岛素锌悬液；NPH.中性鱼精蛋白哈格多恩（胰岛素）

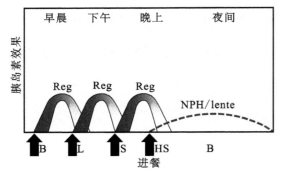

图19-7　每日4次注射的胰岛素效果：三餐前短效胰岛素合并就寝时NPH

↑.胰岛素注射时间；B.早餐；L.午餐；S.晚餐；HS.就寝；Reg.常规胰岛素；lente.胰岛素锌悬液；NPH.中性鱼精蛋白哈格多恩胰岛素

酮类、血管紧张素转化酶（ACE）抑制药、单胺氧化酶抑制药和非选择性β受体阻断药等药物

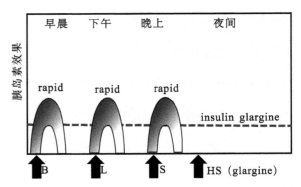

图19-8　多重给药方案的胰岛素效果：速效（赖脯胰岛素/门冬胰岛素）+基础胰岛素（甘精胰岛素）

↑.胰岛素注射时间；B.早餐；L.午餐；S.晚餐；HS.就寝；rapid.速效；insulin glargine.甘精胰岛素

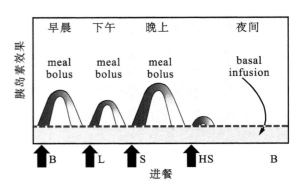

图19-9　餐前持续皮下注射短效/速效胰岛素的给药方案的胰岛素效果

↑.胰岛素注射时间；B.早餐；L.午餐；S.晚餐；HS.就寝；meal bolus.进餐剂量；basal infusion.基础量输注

时，降糖作用会被增强。脂肪组织在患者血糖降低时作为替代能量来源，β受体阻断药可能通过抑制脂肪组织分解导致低血糖加剧。胰高血糖素和肾上腺素的反调节作用有利于缓解此并发症。

尤其是在夜间，重复发作的低血糖能够导致未察觉的低血糖症，即患者出现神经低血糖症前无相应的交感神经兴奋。低血糖的成年人诊断要求血浆血糖值低于2.8mmol/L（50mg/dl）。症状包括肾上腺素样（出汗、心动过速、心悸、烦躁不安、脸色苍白）和神经低血糖样（疲劳、精神错乱、头痛、嗜睡、抽搐、昏迷）。治疗上，如果患者有意识，可给予方糖，葡萄糖片或软饮料，如患者失去意识，可给予葡萄糖0.5g/kg静脉输注或胰高血糖素0.5～1.0mg静脉输注，肌内注射，或皮下注射。

（四）并发症

1. **糖尿病酮症酸中毒**(diabetic ketoacidosis，DKA) 是糖尿病失代偿的并发症。糖尿病酮症酸中毒的症状和体征是糖类和脂肪代谢异常的结果。DKA较常见于1型糖尿病患者中，由感染或急性疾病引发。高血糖水平超过了肾糖阈导致渗透性利尿伴随显著的低血容量。肝糖异生与生酮作用之间的代谢耦联致使肝生产过多的酮酸。DKA导致升糖激素如胰高血糖素分泌过多，激活脂肪分解，游离脂肪酸水平增加，给酮体的产生提供了大量前体。酮酸产生增加（β-羟丁酸、乙酰乙酸、丙酮）造成代谢性酸中毒（表19-4）。尽管水、钾、磷等电解质化验值可能正常或升高，但是实质上体内这些电解质是大量欠缺的。高血糖和高渗导致低钠血症。钾的大量不足（3～5mmol/L），和磷的不足可能会导致膈肌和骨骼肌功能紊乱和心肌收缩力减弱。

在DKA的治疗包括给予大量生理盐水，有效剂量的胰岛素以及补充电解质。此外，胰岛素的初始剂量包括静脉输注0.1U/kg负荷剂量的常规胰岛素加上0.1U/（kg·h）低剂量胰岛素。胰岛素的作用是非常有限的，主要通过抑制肝糖的生产发挥作用。酸碱状态达到正常前必须继续给予胰岛素。高血糖控制平稳，pH>7.3，HOC_3^->18mmol/L时降低胰岛素量。钾和磷由KCl和K_2PO_4补充。必要时需要补充镁。pH<7.1时可给予碳酸氢钠。纠正高血糖而不同时提高血浆钠浓度可导致罕见但凶险的脑水肿。DKA的总体病死率为5%～10%，但是，以昏迷为表现的65岁以上老年患者病死率大大增加。

2. **高血糖高渗综合征** 特征为严重的高血糖、高渗、脱水。此综合征通常好发于合并急性疾病的60岁以上2型糖尿病患者。整个综合征可持续几天至数周伴随持久的糖尿。由于葡萄糖负荷超过了肾小管再吸收葡萄糖的最大能力，大量溶质利尿导致体内水分流失。患者表现为多尿、烦渴、低血容量、低血压、心动过速、器官灌注不足。高渗透压性血清状态（>340mmol/L）是导致精神状态改变或昏迷的原因（表19-5）。患者可能有一定程度的代谢性酸中毒，但无法证实为酮症酸中毒。血管闭塞继发低血流量状态和弥散性血管内凝血是高血糖高渗综合征的严重并发症。

治疗包括液体复苏治疗，给予胰岛素和电解质补充。如果血浆渗透压>320mmol/L时，应给予大量的低渗盐水（1000～1500ml/h），直到渗透压<320mmol/L时，改用大量等渗盐水（1000～1500ml/h）。胰岛素应用以静脉推注15U常规胰岛素作为开始，而后以每小时0.1U/kg输注。当血糖降低到13.9～16.65mmol/L（250～300mg/dl）时，胰岛素输注量降低至2～3U/h。电解质显著缺乏，但通常比DKA的严重性低。高血糖高渗综合征的病死率为10%～15%。

3. **微血管并发症** 微血管功能障碍是糖尿病患者特有的，具有的特征为非闭塞性的，微循环疾病以及血流量和血管张力自动调节障碍。高血糖是这些疾病进展必不可少的因素，所有的结果表明，严格的血糖控制可延迟微血管病变的发生和发展。

（1）肾病：30%～40%的1型糖尿病患者和5%～10%的2型糖尿病会发展为终末期肾病。肾表现为肾小球硬化伴肾小球基底膜增厚，动脉硬化，肾小球硬化和肾小管间质疾病。临床表现为高血压、蛋白尿、周围水肿、肾小球滤过率进行性降低。当肾小球滤过率下降到15～20ml/min时，肾的排钾及排酸能力受损，患者出现高血钾及代谢酸中毒。高血压、高血糖、高胆固醇及微量蛋白尿加速肾小球滤过率的下降。控制高血压可以显著缓解肾功能不全的发展。ACE抑制药对糖尿病患者额外的好处因为它可延缓蛋白尿及肾小球滤过率下降的发展。如果发展成终末期肾病，有4种处理措施：血液透析、腹膜透析、持续性非卧床腹膜透析和移植。接受肾移植

表19-4 糖尿病酮症酸中毒的诊断特点

血糖水平 [mmol/L（mg/dl）]	≥16.65（300）
pH	≤7.3
HCO_3^-（mmol/L）	≤18
血清渗透压（mmol/L）	<320
血清和尿酮水平	中等至高

表19-5 高糖高渗综合征的诊断

血糖 [mmol/L（mg/dl）]	≥33.3（600）
pH	≥7.3
HCO_3^-（mmol/L）	≥15
渗透压（mmol/L）	≥350

的患者，特别是器官来自活体 HLA 相同的捐赠者时，其生存期比透析者长。肾/胰腺联合移植比透析或单独肾移植的病死率低，并且可能防止肾移植后糖尿病肾病复发。

（2）周围神经病变：患糖尿病超过 25 年的患者中超过 50% 将发生周围神经病变。最常见的形式是远端对称弥漫性感觉神经病变。感官缺失通常出现在足趾或双足以"手套－长袜"样的分布向近心端延伸。感觉和运动大纤维损伤导致触觉和本体感觉丧失，肌无力。小纤维损伤导致痛温觉的感知能力下降和产生感觉迟钝，感觉异常和神经病理性疼痛。力学和外伤性创伤导致的皮肤痛温觉敏感性丧失和灌注不足使足部溃疡恶化。显著的发病率源于反复感染、足骨折（夏科关节）和截肢。周神经病变的治疗包括控制理想的血糖和应用非甾体抗炎药、抗抑郁药、抗惊厥药控制疼痛。

（3）视网膜病：糖尿病视网膜病变源于微血管的各种改变（包括血管闭塞、扩张、通透性增加、小动脉瘤）导致的出血、渗出、异常血管和纤维组织增生。视觉障碍的范围可以从色觉细微的变化到完全失明。严格的血糖控制和血压控制可以减少患病风险和视网膜病变恶化的进展。

（4）自主神经：糖尿病自主神经病变可以影响自主神经系统的任何部位，它是血管收缩神经纤维受损，压力感受器功能受损和心血管反应丧失的结果。症状性自主神经病变是罕见的，仅 <5% 的糖尿病患者会出现。发病机制尚不完全清楚，可能涉及代谢，微血管和（或）自发病因。心血管自主神经病变的表现包括异常心率以及中央和外周血管动力学。深呼吸时损失心脏的心率变异是早期迹象。心率对运动失去反应表示明显的心脏失神经并很可能导致显著的运动耐力丧失。心脏显示出收缩和舒张功能障碍伴随射血分数下降。心律失常可能是猝死发生的原因。在后期，会出现严重的直立性低血压。心血管自主神经病变可表现在直立时心率和血压的改变以及血流动力学对运动的反应。

糖尿病自主神经病变可能影响胃液分泌和削弱胃肠蠕动，甚至导致 25% 的糖尿病患者发生糖尿病性胃轻瘫。虽然在许多情况下没有临床症状，但是有症状的患者将出现恶心、呕吐、饱腹感、腹胀、上腹疼痛。胃轻瘫的治疗包括严格的血糖控制，少食多餐，减少食物中的脂肪含量，给予促动力药，如甲氧氯普胺。糖尿病患者腹泻和便秘也是常见的，并可能与糖尿病自主神经病变相关。此外，糖尿病自主神经病变患者可能表现为呼吸反射改变和通气受损导致缺氧和高碳酸血症。

4. 大血管并发症　心血管病是糖尿病患者病死的首要原因。20% ~ 30% 以心肌梗死就诊的患者患有糖尿病。血糖控制不好的患者表现为三酰甘油升高，高密度脂蛋白胆固醇水平降低，低密度脂蛋白胆固醇水平正常或轻度升高。这种血脂异常是由缺乏适当的胰岛素引起的，并由控制不良的血糖水平加重。糖尿病患者冠状动脉疾病的预防措施包括积极处理高血脂、高血糖、高血压。阿司匹林和降血脂治疗被认为应该应用于所有糖尿病患者。

（五）麻醉管理

1. 术前评估　重点在于心血管系统、肾系统、神经系统和肌肉骨骼系统。应高度警觉心肌缺血和梗死的发生。如果已发生自主神经病变，在多个心脏危险因素和运动试验不好的患者可能出现无症状性缺血。对于肾疾病，控制高血压是很重要的。密切关注水合状态，避免肾毒性药物的使用，保证肾灌注也是必要的。自主神经病变患者易出现围术期心律失常和低血压。此外，代偿性交感神经反应的丧失干扰了血流动力学异常的察觉和治疗。肌肉骨骼系统的术前评价应侧重于颈部关节活动受限，此受限源于蛋白的非酶糖基化和胶原蛋白的异常交联。后颈部和上背部（糖尿病硬肿症）僵硬、木质感、非凹陷性水肿加上关节灵活性受损限制颈部的活动，并使气管插管困难。

围术期胰岛素的应用依赖于患者应用胰岛素的类型和用药时间。如果患者每晚睡前皮下注射胰岛素，手术前的晚上应给予剂量 2/3 [NPH（neutral protamine Hagedron，中性鱼精蛋白哈格多恩）和常规胰岛素]，手术当天应给予 NPH，NPH 的剂量为平常早晨的剂量的 1/2。每天早上应照常给予常规胰岛素，量不变。如果患者使用胰岛素泵，夜间基础率应该减少 30%。手术当天早晨，以基础率泵注或以同样的速度连续静脉输注胰岛素，或者可以给予皮下注射甘精胰岛素，在 60 ~ 90min 后将泵停止。如果患者每天使用甘精胰岛素合并 Humalog 或 Novolog 控制血糖，那么手术前患者应给予早晨剂量再加上2/3往日剂量的甘精胰岛素和全部剂量的Humalog或Novolog。口服降糖药应术前24～48h停止。在整个围术期中也应避免应用磺脲类，因为它们阻止ATP通道，此通道参与缺血和麻醉诱导的预处理。

2.术中管理 术中积极的血糖控制是重要的（表19-6）。理想情况下，胰岛素持续输注应

表19-6 住院患者胰岛素算法

目标血糖（BG）：_____ mg/dl

标准输注：常规胰岛素100U/100ml 0.9%NaCl静脉输入

开始输注

单次剂量：常规胰岛素0.1U/kg =_____U

算法1：大多数患者从这里开始

算法2：如果W/P冠状动脉搭桥术，S/P器官移植或胰岛细胞移植，接受糖皮质激素，升压药或门诊糖尿病患者胰岛素用量＞80U/d从此开始

算法1		算法2		算法3		算法4	
BG	U/h	BG	U/h	BG	U/h	BG	U/h
＜60=低血糖(请参阅下面的治疗)							
＜70	无	＜70	无	＜70	无	＜70	无
70～109	0.2	70～109	0.5	70～109	1	70～109	1.5
110～119	0.5	110～119	1	110～119	2	110～119	3
120～149	1	120～149	1.5	120～149	3	120～149	5
150～179	1.5	150～179	2	150～179	4	150～179	7
180～209	2	180～209	3	180～209	5	180～209	9
210～239	2	210～239	4	210～239	6	210～239	12
240～269	3	240～269	5	240～269	8	240～269	16
270～299	3	270～299	6	270～299	10	270～299	20
300～329	4	300～329	7	300～329	12	300～329	24
330～359	4	330～359	8	330～359	14	＞330	28
＞360	6	＞360	12	＞360	16		

算法间转换

上调：血糖超出目标范围2h时即为失败（参见以上目标值），1h内血糖水平改变＜60mg/dl

下调：2次检测血糖均＜70 mg/dl或血糖1h内降低＞100mg/dl

鼻饲或TPN：如果摄入营养（鼻饲或全胃肠外营养）减少了50%或明显减少。每4小时检查血糖以重新开始

患者监测：每1小时检测1次毛细血管血糖，直到连续4h血糖水平在目标范围内，然后降到每2小时检测1次血糖，如果连续4h血糖水平仍在目标范围内，可能减少到每4个小时检测1次

低血糖的治疗（血糖＜60mg/dl）

    停止滴注胰岛素

    静脉给予D₅₀W

    患者有意识：25ml（½安瓿）

    患者无意识：50ml（1安瓿）

每20分钟重新检测1次血糖，如果血糖＜60mg/dl每25分钟重复给予D₅₀W。当2次检测血糖＞70mg/dl时重新滴注胰岛素（参见下调）

静脉注射液

大多数患者每小时需要5～10g的葡萄糖 [D₅W 或 D₅ ½ NS 100～200ml/h或等量的（全肠外营养，肠内营养）]

BG.血糖；CABG.冠状动脉旁路移植术；D₅W.5%的葡萄糖液；D₅ ½ NS.5%的葡萄糖液加1/2张盐水；D₅₀W.50%的葡萄糖液；IV.静脉输注；TPN.全肠外营养

开始于手术前至少2h。术中血糖水平应维持在6.7～10mmol/L（120～180mg/dl）。围术期超过11.1mmol/L（200mg/dl）容易导致糖尿和脱水，抑制吞噬细胞功能及伤口愈合。通常，1U的胰岛素可降低1～1.7mmol/L（25～30mg/dl）的血糖。初始胰岛素的每小时输注率等于每日所需胰岛素总量除以24。标准率为每小时0.02U/kg或70kg的患者1.4U/h。可将100U常规胰岛素混合生理盐水配成100ml混合液(1 U/ml)进行输注。胰岛素需求在以下几方面较高：冠状动脉搭桥术患者、应用类固醇者、严重感染患者以及接受高营养支持或应用升压药者。胰岛素注射的同时，还应以100～150ml/h输注5%葡萄糖½NS和20mmol的氯化钾混合液，以提供足够的糖类（至少150g/d）抑制肝产生葡萄糖，蛋白质分解代谢。应至少每隔1h监测血糖水平，胰岛素需求较高的患者或行冠状动脉搭桥手术患者应每30分钟检测1次。

避免低血糖的发生尤为重要，因为低血糖的表现可能会因为应用麻醉药、镇静药、镇痛药、β受体阻断药或交感神经阻滞药以及自主神经病变而延迟。低血糖一旦发生，可以给予50ml 5%葡萄糖入液，此可以将血糖水平升高5.55mmol/L（100mg/dl）。

3.术后护理　糖尿病患者的术后管理需要对胰岛素的量进行精心的监测。高血糖与术后危重患者预后较差有关。然而，对于围术期最佳的血糖值尚未规定。此外，该值对于高血糖初诊患者和先前存在的糖尿病患者是不同的。低血糖的风险也必须被考虑。目前，美国糖尿病协会建议危重患者血糖水平维持在7.8～10mmol/L（140～180mg/dl），如果血糖水平超过10mmol/L（180mg/dl）应开始应用胰岛素治疗。

二、胰岛素瘤

胰岛素瘤是罕见的，良性的分泌胰岛素的胰岛细胞肿瘤。它们通常被独立发现，但可能表现为Ⅰ型多发性内分泌腺瘤综合征的一部分（胰岛素瘤、甲状旁腺功能亢进和垂体肿瘤）。疾病的发生率女性是男性的2倍，通常发生在50或60岁时。诊断可表现为惠普尔三联征：①空腹低血糖症状；②血糖水平＜2.8mmol/L（50mg/dl）；③给予葡萄糖症状缓解。空腹48～72h出现不

合理的高胰岛素水平（＞5μU/ml）可确认诊断。通常术前定位这些小的病变是具有挑战性的，几项检查通常结合来提高肿瘤定位：计算机断层扫描（CT）、磁共振成像（MRI）、内镜下或经腹超声检查，经肝门静脉采样和（或）动脉内钙刺激。

术前，患者常常使用二氮嗪、二氮嗪是一种直接抑制B细胞胰岛素释放的药物。其他的药物治疗包括维拉帕米，苯妥英、普萘洛尔、糖皮质激素和生长抑素类似物奥曲肽和兰瑞肽。手术治疗有效果。90%的胰岛素瘤是良性的，肿瘤摘出术是首选的方法。在选定的情况下可使用腹腔镜切除。

严重的低血糖可能发生，特别是在处理肿瘤时，而肿瘤成功切除后又会出现明显的高血糖。在少数医疗中心，能够连续不断地分析血糖浓度并自动注入胰岛素或葡萄糖的人工胰已应用于这些患者的术中管理。但大多数机构，应用血糖仪测定血糖水平（每15分钟）。由于麻醉期间可能掩盖低血糖的迹象，静脉输液中加入葡萄糖是可取的。

三、甲状腺疾病

甲状腺重约20g，是由峡部连接两个叶组成。腺体紧贴在气管前部和侧部。峡部位于环状软骨下方。甲状旁腺位于每叶的背面。丰富的毛细血管网贯穿整个腺体。肾上腺素能和胆碱能神经系统支配腺体。喉返神经及喉上神经运动支紧邻腺体。组织学上，甲状腺由许多填充了蛋白质胶质的滤泡组成。胶质的主要成分是甲状腺球蛋白，一种碘化糖蛋白，是甲状腺激素的合成底物。甲状腺也包括能产生降钙素的滤泡旁C细胞。

甲状腺激素的正常量取决于可获得的外源碘。碘的离子形式碘化物从胃肠道吸收，迅速进入血液（图19-10）。甲状腺球蛋白结合碘的过程（即有机化）由碘化酶催化。形成无活性的一碘酪氨酸和二碘酪氨酸。大约25%的一碘酪氨酸和二碘酪氨酸通过甲状腺过氧化物酶耦联成有活性的T_3和T_4。剩余的75%不成为激素，最终被裂解和回收。T_3和T_4结合在甲状腺球蛋白上，并作为胶质储存在滤泡中，直到他们释放进入循环。因为甲状腺含有大量激素而周转率低，所以可防止因合成障碍或中断导致激素耗尽。

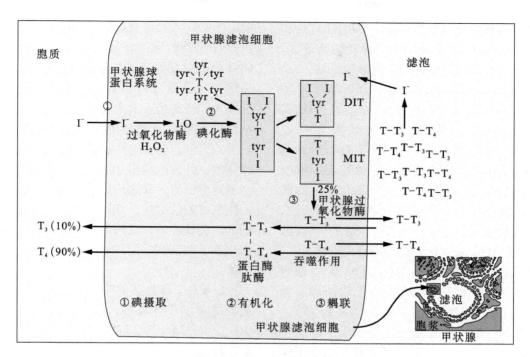

图19-10 甲状腺滤泡细胞
DIT.二碘酪氨酸；MIT.一碘酪氨酸；T.甲状腺球蛋白；T_3.3，5，3'-三碘酪氨酸（三碘甲状腺原氨酸）；T_4.3，5，3'，5'-四碘甲状腺原氨酸（甲状腺素）；tyr.酪氨酸

T_4/T_3 分泌的比率为10/1。一旦进入血液，T_4 和 T_3 与3种主要蛋白可逆地结合：甲状腺素结合球蛋白（80%）、前白蛋白（10%～15%）、白蛋白（5%～10%）。只有小部分游离形式的激素有生物活性。虽然只有10%的甲状腺激素为 T_3，但单位重量的 T_3 的活性是 T_4 的3～4倍，并可能是在周边组织中唯一有活性的甲状腺激素。

在周围组织中，T_3 穿越细胞膜，并与细胞核内的受体结合，刺激mRNA合成以控制蛋白质合成。此外，与线粒体结合刺激三磷腺苷的氧化磷酸化。在细胞膜水平，T_3 影响阳离子和底物的跨膜量。事实上，甲状腺激素刺激所有代谢过程。他们影响组织的生长和成熟，增强组织功能，促进蛋白质的合成和糖类及脂质代谢。

甲状腺激素直接作用于心肌细胞和血管平滑肌细胞。在心脏，T_3 经由特殊蛋白穿过心肌细胞膜进入细胞核，与结合了特定的靶基因的核受体结合。T_3 的反应基因编码心脏的结构和调节蛋白（肌球蛋白、β受体、钙激活腺苷三磷酸酶、磷蛋白和钙离子、钠离子、钾离子通道），这些甲蛋白对于心肌的收缩和舒张功能十分重要。甲状腺激素直接增加心肌收缩力，增加血容量，通过血管舒张降低全身血管阻力。最近的研究强调 T_3 对心脏和血管平滑肌的直接作用应对甲状腺功能亢进时较大的血流动力学效应负责。尽管甲状腺功能亢进患者似乎有较多的β受体，这些受体对肾上腺素的刺激敏感性很少或根本没有增加，令人惊讶的是，这些患者的儿茶酚胺浓度正常或较低。

甲状腺功能的调节由下丘脑、垂体、甲状腺腺体共同构成。促甲状腺激素释放激素（TRH）是由下丘脑分泌，经垂体门脉运至腺垂体并促进促甲状腺激素（TSH）的释放。TSH与结合甲状腺细胞膜特异受体，提高 T_4 和 T_3 的合成和分泌。TSH的减少造成 T_4 和 T_3 的合成和分泌减少，滤泡细胞减少，腺体血管减少。TSH的增加导致激素生成和释放增加及腺细胞结构和血管增加。除了TRH，通过负反馈调节TSH的分泌还受 T_4 和 T_3 血浆水平的影响。除了反馈系统，甲状腺还有自动调节机制，维持激素储存水平。

（一）诊断

第三代TSH检测法是目前从细胞水平检测甲状腺激素作用最好的方法。甲状腺功能微小的变化导致TSH分泌显著变化。TSH的正常水平为

持续10～14d。X线造影剂碘番酸（0.5～3.0g）含有碘，其同样拥有类似的无机碘作用。此外，胺碘苯丙酸抑制外周T_4向T_3的转换，并且抑制甲状腺激素与其受体结合。抗甲状腺药物治疗应最先开始应用，因为碘会增加甲状腺激素的贮存从而使甲亢恶化。如果患者碘过敏，可以每6小时口服碳酸锂300mg代替碘化物或碘酸盐钾。

β肾上腺素受体拮抗药不影响甲状腺的病理基础，但可以减轻由于肾上腺素活性增加所致的症状和体征，如焦虑、出汗、怕热、震颤和心动过速。普萘洛尔能抑制外周T_4向T_3转化。

药物治疗失败的Graves病患者以及毒性多结节性甲状腺肿或毒腺瘤患者建议应用放射性碘131（^{131}I）消融治疗或手术治疗。标准剂量提供大约8500rad破坏甲状腺滤泡细胞。缓解率为80%～98%。主要缺点是，40%～70%的患者在10年内会变成甲状腺功能减退。

外科手术（即甲状腺次全切除或甲状腺全切除）可以快速地对疾病进行控制，与放射性碘相比，能够进一步降低甲状腺功能减退的发病率（10%～30%）。甲状腺次全切除纠正了超过95%的甲亢患者，其病死率不到0.1%。手术的并发症包括甲状腺功能减退，出血压迫气管，单侧或双侧喉返神经损伤和喉上神经运动支损伤，损伤或误切甲状旁腺。

怀孕期间的甲亢治疗应降低抗甲状腺药物剂量。然而，这些药物可通过胎盘引起胎儿甲状腺功能减退。如果母亲应用小剂量的抗甲状腺药即可维持甲状腺功能正常，胎儿甲状腺功能低下症的发生率极低。放射性碘治疗在孕期视为禁忌，口服碘治疗引起胎儿甲状腺肿大和甲状腺功能减退，因此也是禁忌的。普萘洛尔的长期使用是有争议的，因为其可导致胎儿宫内发育迟缓。幸运的是，怀孕似乎减弱甲状腺功能亢进严重程度，所以药物剂量可以很低（即PTU＜200mg/d）。在怀孕最初3个月中如果PTU的需要量＞300mg/d，在孕中期应行甲状腺次全切除。在怀孕期间发生的甲状腺危象与未孕患者处理一样。

4.麻醉的处理 甲亢患者手术，术前一定保证甲状腺功能恢复正常。择期手术可能意味着需要应用6～8周抗甲状腺药物才能起效。紧急情况，静脉注射β受体阻滞药、碘番酸、皮质醇或地塞米松及应用PUT通常都是必要的。没有

静脉制剂的PTU是可用的，所以药物必须口服，经鼻胃管或直肠。给予糖皮质激素（地塞米松2mg，IV，每6小时1次），可减少激素的释放和降低外周T_4转换为T_3。麻醉医师应准备处理甲状腺危象，尤其是对失控或控制不佳的患者。

评估甲状腺肿导致的气管受压或偏移的上气道评估是术前评估的重要部分。胸部X线片和CT扫描是在这方面有帮助。术中有创监测依据手术类型和患者身体状况而定。一项对照研究证明，甲亢动物对麻醉要求的增加没有临床意义（如最低肺泡有效浓度）。维持适当的麻醉深度对避免过强的交感神经系统的反应是非常重要的。刺激交感神经系统的药物应避免使用（如氯胺酮、泮库溴铵、阿托品、麻黄碱、肾上腺素）。硫喷妥钠由于亚硫脲基核能降低了外周T_4向T_3的转换，可能比其他麻醉诱导药略占优势。眼睛保护（眼药水、润滑剂、眼垫）是重要的，特别是对突眼患者。

任何强效吸入麻醉药都可以用来维持麻醉。甲亢患者的一个问题是药物代谢的增加引起的器官毒性。尽管动物实验表明，在甲亢大鼠接触异氟醚后可增加肝毒性的风险，但是这些结果并没有在人类上被证实。笑气和阿片类药物对甲亢患者是安全的。甲亢患者常患有肌肉疾病（如重症肌无力）可能对非除极肌松药需求减少，因此需要小心给药。对于术中低血压的治疗，直接血管收缩药（去氧肾上腺素）是首选。麻黄碱、肾上腺素、去甲肾上腺素和多巴胺应避免使用或极低剂量使用以防止剧烈的血流动力学改应。局部麻醉可以安全地进行而且是首选技术。含肾上腺素的局部麻醉方案应该避免。

甲状腺毒性结节去除并不意味着立即解决甲亢。T_4的半衰期是7～8d，因此，β受体阻滞药治疗可能需要在术后期间继续进行。

5.甲状腺危象 为威胁生命的甲状腺功能亢进症，由外伤、感染、内科疾病或手术加剧。甲状腺危象和恶性高热在术中及术后的体征和症状表现类似（即高热、心动过速、高代谢）；因此，鉴别两者可能是非常困难的。令人惊讶的是，甲状腺危象时甲状腺激素水平可能不会显著高于单纯甲亢。甲状腺功能检测在诊断上可能并不有用。其病因可能是由循环抑制药导致蛋白质结合甲状腺激素释放激素所致。

甲状腺危象通常发生在紧急手术后未经处理或处理不当的患者。患者表现为极度焦虑、发热、心动过速、血流动力学不稳定、意识改变。治疗包括迅速缓解甲亢和一般支持治疗。脱水处理包含静脉注射含晶体液的葡萄糖溶液和降温措施（如冷却毯、冰袋、冷湿氧）。β受体阻滞药滴注使心率降至90/min以下。每6小时给予地塞米松2mg或每8小时给予皮质醇100～200mg可减少激素的释放以及T_4转换为T_3。抗甲状腺药物（PTU 200～400mg/8h），可通过鼻饲管、口服或直肠给药。如果存在循环性休克，需要静脉直接输入血管收缩药（去氧肾上腺素）。建议使用β受体阻滞药或洋地黄处理心房颤动伴随快速心室率。血清甲状腺激素水平一般在24～48h恢复正常，1周内痊愈。甲状腺危象的病死率令人难以置信高达约20%。

（三）甲状腺功能减退

1.症状和体征 甲状腺功能减退（简称甲减）或黏液性水肿是一种比较常见的疾病，影响0.5%～0.8%的成年人。原发性甲减占所有甲减患者的95%，尽管TSH水平充足或更高，但甲状腺激素生产仍减少。在美国最常见的原因是放射性碘或手术导致腺体减少。甲减的第二大常见原因是先天的或自身免疫性的，自身抗体阻断甲状腺的TSH受体。与Graves病不同的是，这一免疫反应是破坏受体而不刺激受体。桥本甲状腺炎是自身免疫性疾病，主要表现为中年妇女的甲状腺肿大和甲状腺功能减退。

在成年人中，甲状腺功能减退为缓慢、隐匿、渐进的过程。脑力和体力活动渐进性的变慢。轻度甲减患者容易疲倦和体重增加。中度至重度患者出现疲劳，嗜睡，冷漠和无精打采。他们的语速放缓、智力变得迟钝。随着时间的推移，出现畏寒、出汗减少、便秘、月经过多和由肌肉僵硬和痉挛导致的运动功能障碍。食欲减低但体重增加。在身体上，表现出皮肤干燥增厚，颜面粗糙，毛发稀疏、干枯，舌大，声音嘶哑，眼睑及周围水肿。真皮层和其他组织内亲水性黏多糖的聚集致使出现非凹陷性水肿。

生理学方面，每搏输出量和心率降低导致心排血量降低。压力感受器功能受损。明显甲减患者心电图示T波变平或倒置，P波和QRS波低振幅以及窦性心动过缓。周围血管阻力增大，血容量减少导致面色苍白、皮肤发冷。后期，心肌收缩和舒张功能障碍致使心肌收缩力降低，心脏扩大（甲状腺功能减退性心肌病）。心包积液是常见的。甲状腺功能低下的患者通常患高胆固醇血症、高三酰甘油血症以及冠心病。与抗利尿激素（ADH）分泌不当有关，低钠血症和水的排泄障碍也很常见。最大通气量和弥散量均有所下降，缺氧和高碳酸血症的换气反应能力受抑制。胸腔积液可能会导致呼吸困难。胃肠功能障碍可能会出现麻痹性肠梗阻。深部肌腱反射松弛期延缓。

2.诊断 60岁以上岁的女性20%患有亚临床甲低。亚临床疾病与TSH水平超过10mU/L的冠状动脉心脏病患者相关。虽然大多数患者几乎没有任何症状和体征，但是由于心脏收缩和舒张功能障碍，心肌结构和收缩会发生变化。尽管这些变化是可被左甲状腺素逆转，但是应用甲状腺素的替代治疗亚临床甲状腺疾病仍然存在争议。

继发性甲减的诊断依据FT_4，TSH，T_4，T_3，和RT_3U水平的降低。TRH兴奋试验能够确诊甲低是否继发于垂体疾病。此试验测量下丘脑对静脉注射TRH（TSH的下丘脑刺激物）的反应。在原发性甲低中，静脉注射TRH后基础TSH水平显著升高。垂体功能障碍时，注射TRH后，TSH水平无变化或反应迟钝。

甲状腺功能正常的病态综合征非甲状腺疾病的危重患者甲状腺功能检查结果异常。特征性的表现包括：T_3和T_4水平正常，TSH水平低。随着病情的进展，T_3和T_4水平进一步降低。这种表现的病因是无法解释的。正常甲状腺病态综合征能是应激的生理反应，并且它可以通过外科手术来诱发。没有治疗甲状腺功能是必要的。从甲状腺功能正常的病态综合征鉴别甲减非常困难。血清TSH水平是最好的辅助手段。超过10μU/L时表示甲状腺功能减退，而水平低于5.0mU/L，表明甲状腺功能正常。

甲状腺功能检测结果的变化可记载单纯性的急性心肌梗死、充血性心力衰竭和体外循环。虽然T_3水平的显著低下，但给予T_3并非有效。此外，T_3作为正性肌力药物的使用尚未显示任何实质性改善心脏的性能。

3.治疗 左甲状腺素（左甲状腺素钠）通常用来治疗甲减。甲状腺激素治疗效果的最初迹象是钠、水排除和TSH水平在下降。甲状腺功能减退性心肌病的患者中，通过治疗实现了可衡量的改善心肌功能。

虽然心绞痛在甲状腺功能减退症中是罕见的，但是甲状腺激素治疗甲减时它可以出现或加剧。此类患者的管理是特别困难的。因此，同时患甲状腺功能减退症及心绞痛患者在激素替代治疗前应进行冠状动脉造影评价。如果证实疾病可手术治疗，尽管甲状腺功能减退，但是冠状动脉搭桥手术也可以成功实施。冠状血管再生允许必要的甲状腺激素替代治疗并重新建立甲状腺功能正常的状态。

4.麻醉管理　无论行局部麻醉还是全身麻醉，甲低患者都可能有较高的风险。口腔肿胀，声带水肿或甲状腺肿大可加大气道风险。胃排空能力降低增加反流和吸入的危险。心排血量、每搏输出量、心率、压力感受性反射、血容量的减少是心血管系统的特征。手术应激和麻醉药物的心肌抑制作用会损害脆弱的心血管系统。缺氧和高碳酸血症通气反应的减低会被麻醉药物加重。很快发生低温并且难以预防和治疗。血液学异常，如贫血（25%～50%的患者）、血小板和凝血因子（特别是Ⅷ因子）功能障碍、电解质失衡（低钠血症）、低血糖等是常见的，需要在术中密切监测。麻醉药还会进一步降低神经肌肉的兴奋性。

这些患者可能对麻醉药和镇静药非常敏感，甚至可能昏睡。因此，术前镇静应该谨慎进行。尽管甲状腺的作用对挥发性麻醉药的最小肺泡浓度的影响是微不足道的，但是甲状腺患者似乎也会增加对麻醉药物的敏感性。敏感性增高可能是继发于心排血量减少，血容量减少，异常的压力感受器功能，肝代谢降低，药物的肾排泄降低。

全身麻醉应当给予气管插管，通过快速诱导或是存在困难气道时的清醒插管。甲低患者对强效吸入麻醉药的心肌抑制作用很敏感。在低血容量和压力感受器受损的情况下，血管扩张可导致明显的低血压。术中低血压的药理学支持最好选择麻黄碱、多巴胺或肾上腺素，而不是单纯的α肾上腺素受体激动药（去氧肾上腺素）。处理后低血压无反应，可能需要补充类固醇激素。

对于心血管来说，泮库溴铵是首选的肌肉松弛药；但是，患者骨骼肌松弛合并肝代谢降低必须谨慎用药。建议所有病例应用控制通气，因为这些患者自主呼吸时往往通气过低。建议应用葡萄糖生理盐水静脉滴注以避免低血糖和最大程度减少由自由水清除障碍继发的低钠血症。

如果需要紧急手术，术中严重的心血管不稳定及术后黏液性水肿昏迷的可能性很大。静脉注射甲状腺替代治疗应尽早开始。虽然静脉给予左甲状腺素需要经过10～12d才能使基础代谢率达到高峰，但是静脉注射三碘甲状腺氨酸6h内即可有效，基础代谢率达到高峰需要36～72h。静脉注射300～500μg左甲状腺素或25～50μg三碘甲状腺氨酸可以作为初始量。因为肾上腺皮质功能降低往往伴随着甲低，给予氢化可的松或地塞米松等类固醇是必要的。磷酸二酯酶抑制药如米力农可有效地缓解心肌收缩力降低，由于其作用机制不依赖于β受体，甲低时β受体数量可能会减少并且敏感性可能会减低。

5.黏液性水肿昏迷　是罕见的严重的甲状腺功能减低特征，表现为谵妄或意识丧失、通气不足、低体温（80%患者）、心动过缓、低血压和严重的稀释性低钠血症。常见于慢性甲状腺功能减退的老年女性。感染、创伤、感冒和神经系统抑制药物易诱发黏液性水肿昏迷。但是大部分患者不会昏迷。下丘脑（甲状腺激素靶组织）功能障碍导致体温调节中枢受损引发的低体温（低于27℃）为主要特征。黏液性水肿昏迷属于急症，病死率高于50%。感染、外伤、受凉、中枢神经系统抑制易使甲状腺功能低下的患者发生黏液性水肿昏迷。可以选择静脉注射L-甲状腺激素或L-三碘甲状腺原氨酸。静脉注射含有葡萄糖的盐水溶液，对于体温调节、纠正电解质平衡、稳定心肺系统都很重要。机械通气经常是必要的。心率、血压、体温通常在24h之内会改善，3～5d甲状腺功能会相对正常。静脉注射氢化可的松100～300mg/d也可以用于治疗可能会出现的肾上腺皮质功能不全（adrenal insufficiency，AI）。

（四）甲状腺肿和甲状腺肿瘤

甲状腺肿是由于甲状腺激素分泌减少，继发卵泡上皮代偿性肥大和增生所致。病因可能是碘摄取不足、食用致甲状腺肿的食物（如木薯）或药物（如保泰松、锂）或激素合成途径缺陷。甲状腺激素不足的程度和持续时间决定了甲状腺肿的大小。在大多数情况下，由于细胞增生和功能活跃克服了甲状腺激素合成缺陷，使甲状腺肿患者的甲状腺功能处于正常状态。然而，在某些情况下也会发生甲减或甲亢。单纯性非毒性甲状腺肿患者的甲状腺功能是正常的。然而，单纯性非毒性甲状腺肿是多结节性甲状腺肿伴甲亢的先兆。在美国，大多数单纯性非毒性甲状腺肿的病因不明，治疗上给予L-甲状腺素。如果药物治疗无效、肿物压迫气道或影响美观，需要手术治疗。

存在气道压迫而需要手术切除的巨大甲状腺肿物，对麻醉医师来说是一个巨大挑战。颈部CT可以显示解剖异常。在气管插管前和插管中，禁用或慎用镇静药和麻醉药。在评估气道梗阻程度和建立气道过程中，应用可视纤维支气管镜清醒插管可能是最安全的方法。肿物手术切除后，可能引起潜在的气管软化和气管塌陷。气管拔管应和气管插管一样要小心谨慎。

如果肿物延伸到胸骨下（如前纵隔肿物），可能会压迫上腔静脉、大气道和（或）心脏。后两者仅可能在全麻诱导时表现得更为明显。呼吸道梗阻的病因是由于患者体位改变或肌松开始时引起肺和胸壁的力学改变。患者自主呼吸时，大气道由胸腔内负压所支持，外界的压迫可能仅在危重症患者中表现得较为明显。打断患者自主呼吸后，丧失了代偿机制，可能会发生呼吸道梗阻。此外，正压通气可能引起整个气道的闭塞。术前直立位或仰卧位呼吸困难的病史，预示全麻过程中可能会产生气道梗阻。必须通过CT检查来评估肿瘤的大小。直立位和仰卧位上呼吸道中的循环气流可以反映呼吸道梗阻的位置和程度。循环回路中，吸入管路中的通气限制反映了胸腔外气道梗阻，呼吸管路中的延迟气流反映了胸腔内的气道梗阻。直立位和仰卧位的超声心动图可以评估心脏受压的程度。

如果可能的话，需要手术的此类患者推荐局部麻醉。如果患者必须采用全麻，推荐术前给予放疗或化疗减小肿瘤体积后再给予全麻，除非放化疗引起的组织学改变影响了组织活检的正确诊断。不幸的是，甲状腺肿对放射治疗不敏感。处理这类病例时，推荐使用可视纤维支气管镜清醒插管。患者采取semi-Fowler体位，在自主呼吸下给予吸入麻醉药笑气和氧气，避免使用肌松药。保证能够改变患者体位。

肿瘤切除术后，应用纤维支气管镜探查气管软化，决定是否和何时进行气管拔管是合适的。如果发生气管塌陷，可以方便的应用支气管镜精确地进行气道重建。这类患者随时准备心肺分流术。

（五）甲状腺手术的并发症

甲状腺手术并发症的发病率接近13%。喉返神经的损伤可能是单侧的或双侧的，可能是暂时的或永久的。损伤原因可能是由于对神经［喉返神经支配外展肌和（或）内收肌纤维］的过度损伤，不慎结扎或切断。声带外展肌的麻痹会导致声带处于中位或旁正中位。如果继发于一侧损伤，患者会表现为声音嘶哑，但不会气道梗阻。功能通常在3～6个月恢复。结扎或切断会导致永久性声音嘶哑。双侧损伤更严重，患者通常会气道梗阻，可能会出现呛咳和呼吸困难。根据损伤的程度来确定行暂时或永久气管造口术是很重要的。如果损伤了喉返神经的内收肌纤维（不如损伤外展肌纤维常见），会导致内收肌的麻痹，增加了吸气时的风险。在分离甲状腺的过程中，也可能会损伤喉上神经的运动支，它支配咽下缩肌和环甲肌。损伤后可能会导致声音低弱和无法发出高亢的音调。

甲状腺手术后甲状旁腺功能减退，最常见的病因是损伤了甲状旁腺的血供而不是将甲状旁腺切除。保证一个功能正常的甲状旁腺有充足的血供对于避免甲状旁腺功能减退非常必要。手术后24～48h会发生低钙血症的症状和体征。焦虑、口唇麻木、指尖麻刺感、肌肉抽搐、Chvostek征和Trousseau征都可能是低钙血症的预兆。Chvostek征阳性是指用手叩击下颌角处的面神经诱发面部肌肉抽搐。Trousseau征阳性是指用止血带使肢体缺血3min后出现手足痉挛。可能会发生喘鸣，甚至进展到喉痉挛。必须立即静脉注射葡萄糖酸钙（1g，10%溶液10ml）或氯化钙（1g，10%溶液10ml）。推荐连续静脉输注钙剂数天。长期治疗为口服钙剂和维生素D_3或移植甲状旁腺。

术后早期，逐渐扩大的血肿可能会压迫气管引起呼吸道梗阻。如果发生出血，通常来自于甲状腺下动脉或甲状腺上动脉。立即移除血肿是治疗的首要原则。如果时间允许的话，患者应该回到手术室接受治疗。如必要应该在床旁打开伤口、清除血块、结扎出血血管解除气管梗阻。术后，应床旁备好甲状腺托盘包括气管造口设备，以便能随时拆除缝线和打开伤口。如能伤口早期减压，是不需要气管造口的。

四、嗜铬细胞瘤

嗜铬细胞瘤是交感肾上腺系统的嗜铬细胞分泌儿茶酚胺的肿瘤。虽然嗜铬细胞瘤在所有高血压的患者中不到0.1%，但其及时诊断非常重要，因为它具有潜在的致命性，并且是少数几个可治愈的高血压的原因之一。无限制的释放儿茶酚胺可导致恶性高血压、脑血管意外和心肌梗死。

嗜铬细胞瘤的确切病因未明。90%嗜铬细胞瘤为散发性，常为单个。10%的嗜铬细胞瘤是常染色体显性遗传（家族性）。家族性嗜铬细胞瘤通常会发生双侧肾上腺肿瘤，或连续数代同一部位的肾上腺外肿瘤。两种性别发生的概率相等，多见于3—50岁。儿童患者约占10%，在这个群体中，肿瘤的多发性、肾上腺外的肿瘤、双侧肾上腺的肿瘤要比成年人多见。本病的临床表现差异甚大，造成了诊断困难。最近随着基因检测的进步，家族性嗜铬细胞瘤可以在症状和体征出现前得到早期诊断。

部分家族性嗜铬细胞瘤也可能是多重性内分泌肿瘤综合征，与神经外胚层发育不良有关（如von Hippel Lindau综合征）。ⅡA型多重性内分泌肿瘤综合征患者会表现为嗜铬细胞瘤、甲状腺髓样癌和甲状旁腺功能亢进。ⅡB型多重性内分泌肿瘤综合征患者会表现为嗜铬细胞瘤、甲状腺髓样癌、消化道神经节瘤、角膜神经增厚和马方综合征。几乎100%的两种类型的多重性内分泌肿瘤综合征会有或会发展为双侧良性肾上腺髓质嗜铬细胞瘤。

80%的嗜铬细胞瘤位于肾上腺髓质内。肾上腺外嗜铬细胞瘤最常见的发生部位是主动脉旁嗜铬体。2%的肾上腺外嗜铬细胞瘤发生在颈部和胸部。儿童期嗜铬组织的退化不全是发生肾上腺外嗜铬细胞瘤的最好解释。大多数肾上腺外嗜铬细胞瘤为良性。恶性嗜铬细胞瘤通常是通过静脉和淋巴系统扩散的，肝和骨骼是最易受累的部位。恶性肿瘤5年生存率是44%。良性肿瘤切除后，5%～10%的患者会复发。

大部分嗜铬细胞瘤分泌去甲肾上腺素，可以单独分泌，或更常见的是以85∶15的比例混有少量的肾上腺素，而正常腺体分泌的比例与之相反。大约15%的嗜铬细胞瘤主要分泌肾上腺素。也有些嗜铬细胞瘤分泌多巴胺。大多数嗜铬细胞瘤不受神经支配自主地分泌儿茶酚胺。

（一）症状和体征

嗜铬细胞瘤的临床表现差异甚大，发病频率可能从不频繁（如每个月1次或更少）到频繁（如1天很多次），持续时间可能从不到1min到几个小时。他们可以自主发生，也可被物理刺激、精神刺激或药物所诱发。最常见的临床表现是持续或阵发性高血压。其他典型症状和体征有头痛、出汗、面色苍白和心悸。直立性低血压也是一个常见症状，是继发于血容量不足和血管收缩障碍所致。

血流动力学的改变主要是由于儿茶酚胺的分泌。去甲肾上腺素即α肾上腺素受体占主导地位，患者通常会表现为收缩期和舒张期的高血压及反射性心动过缓。肾上腺素即β肾上腺素受体占主导地位，患者通常会表现为收缩期高血压、舒张期低血压和心动过速。尽管嗜铬细胞瘤患者循环中儿茶酚胺比正常情况高10倍，但其与普通高血压患者在血流动力学方面没有显著差异。两组患者外周血管阻力均增加，通常有正常的心输出量和轻微的血容量减少。长期处于高水平儿茶酚胺状态下的患者，在应激情况下不会有血流动力学的改变，心血管系统的脱敏作用和肾上腺素受体的减少可能解释这种现象。

心肌病也是嗜铬细胞瘤的并发症之一。病因是多方面的，包括儿茶酚胺诱导使肌纤维膜渗透性发生改变而导致的过度钙内流、儿茶酚胺氧化产物的毒性和氧自由基的损害。此外，通过α肾上腺素途径，高水平的儿茶酚胺会导致冠状动脉血管的收缩，使冠状动脉血流量减少，有潜在心肌缺血的可能。超声心动图显示，扩大型和肥厚型心肌病都会使左心室流出道受阻。心电图异常可能包括ST段抬高或压低、T波低平或倒置、Q-T间期延长、P波高尖、电轴左偏和心律失常。在心肌纤维改变以前，早期去除儿茶酚胺的刺激，心肌病是可逆的。与心肌病不同，嗜铬细胞瘤患者会发展为心肌肥大、持续性的高血压会导致充血性心力衰竭。

尽管嗜铬细胞瘤患者很少真正有糖尿病，但大多数患者由于儿茶酚胺刺激肝糖原分解和胰岛素释放受抑会继发血糖升高。

（二）诊断

当临床怀疑嗜铬细胞瘤时，必须证实儿茶酚胺是否分泌过多。如果患者发生嗜铬细胞瘤的可能性不大，测量24h尿液中甲氧基肾上腺素和儿茶酚胺是有效的筛选方法。高危患者（家族性嗜铬细胞瘤或有典型症状）最敏感的实验是测血浆中游离的甲氧基肾上腺素。肿瘤细胞内儿茶酚胺代谢生成游离的甲氧基肾上腺素，这些代谢产物持续地释放到循环系统中。血浆中去甲肾上腺素超过400pg/ml和（或）甲氧基肾上腺素超过200pg/ml可以诊断为嗜铬细胞瘤。如果去甲肾上腺素低于112pg/ml，甲氧基肾上腺素低于61pg/ml，可以排除嗜铬细胞瘤。

5%～10%患者的结果是可疑的，在这些病例中可以应用可乐定抑制试验。可乐定是α_2受体激动药，作用于中枢神经系统可以减少交感传出。嗜铬细胞瘤患者血浆中儿茶酚胺升高是由于肿瘤释放而引起的，没有遵循正常的储存和释放机制。可乐定可导致无嗜铬细胞瘤患者中儿茶酚胺水平降低，而对嗜铬细胞瘤患者儿茶酚胺水平没有影响。

过去，应用组胺和酪胺兴奋实验来刺激肿瘤中儿茶酚胺的过度释放。然而，这种实验因死亡率太高而被淘汰。现在认为，胰高血糖素激发试验是最安全和最特异的激发试验，胰高血糖素直接作用于肿瘤细胞而释放儿茶酚胺类物质，实验阳性表现为在给予胰高血糖素1～3min血浆中儿茶酚胺水平比基础值升高3倍以上或超过2000pg/ml。此实验仅限于舒张压＜100mmHg的患者。

儿茶酚胺类物质的成分可以提示肿瘤的位置（表19-7）。CT可以检测出95%以上直径＞1.0cm的肾上腺肿物。MRI强于CT的优势，包括可以更好地鉴别小的肾上腺病变，更好地区别不同类型的肾上腺病变，不需要静脉注射对比剂，并且无

辐射。与CT和MRI主要提供组织学信息相比，[131]I-MIBG和[123]I-MIBG可提供功能信息。MIBG是胍乙啶的类似物，与去甲肾上腺素结构相似，由肾上腺素能神经元所吸收，集中在分泌儿茶酚胺的肿瘤中。MIBG由闪烁扫描术检测。

MIBG在检测肾上腺外嗜铬细胞瘤和转移性肿瘤方面尤为有用。CT，MRI和[131]I-MIBG是定位嗜铬细胞瘤的补充性研究。其他有效的检测包括正电子发射扫描和通过选择性静脉导管从肾上腺静脉或其他部位进行儿茶酚胺取样。

（三）麻醉管理

1. 术前准备　因为大多数嗜铬细胞瘤主要分泌去甲肾上腺素，所以医疗上主要依靠α受体阻滞药来降低血压、增加血容量、防止阵发性高血压发作、抗肾上腺素能受体增敏作用和减少心功能障碍。虽然嗜铬细胞瘤可能会伴有显著血容量不足，但大多数患者血容量正常或只是轻微减少。α受体阻滞药可以逆转儿茶酚胺的作用，从而保护心肌作能力和组织氧供。

酚苄明是术前最常用的α受体阻滞药。它是一个非竞争性的α_1受体阻滞药，同时阻滞部分α_2受体。作为一个非竞争性拮抗药，过量的儿茶酚胺类很难克服这种阻滞作用。它是一个长效药，一天仅需要口服2次。治疗目标是血压正常，消除症状、减少心电图ST-T改变及心律失常。过度治疗会导致严重的直立位低血压。α受体阻滞药最佳的治疗时间还没有定论，可能3d到2周或更长。因为对α受体的持久作用，推荐术前停用24～48h，以免去除肿瘤后即刻出现血管无应答反应。有些麻醉学者认为处理这类问题时，术前早晨可以服用1/2～2/3的剂量。一些外科医生认为术前48h应停药，这样可允许他们在术中高血压发作时作为治疗用药来迅速纠正。哌唑嗪和多沙唑嗪，是纯粹的α_1受体竞争性拮抗药，可作为酚苄明的替代治疗。它们作用时间短，心动

表19-7　儿茶酚胺类物质的成分和肿瘤的位置

	肾上腺	肾上腺外	肾上腺+肾上腺外
去甲肾上腺素	61%	31%	8%
肾上腺素	100%	—	—
去甲肾上腺素+肾上腺素	95%	—	5%

（改编自 Kaser H. Clinical and diagnostic findings in patients with chromaffin tumors: Pheochromocytomas, pheochromoblastomas. Recent Results Cancer Res,1990,118:97–105.）

过速发生率低，比酚苄明更容易达到预期效果。

如果由酚苄明的α_2受体阻滞作用引起心动过速（如率＞120/min）或别的心律失常后果，建议使用β肾上腺素受体阻滞药。在应用α受体阻滞药之前不应该使用非选择性β受体阻滞药，因为阻滞β_2受体后会导致α受体激动增强，引起血管收缩和高血压危象的发生。普萘洛尔经常被使用，它是一个非选择性β受体阻滞药，半衰期＞4h。阿替洛尔、美托洛尔和拉贝洛尔也已经被成功应用。拉贝洛尔（β效应强于α效应）α和β受体阻滞的程度可能不太适合一些嗜铬细胞瘤的患者。在很少情况下，β受体阻滞药先于α受体阻滞药之前被选择。如果患者的嗜铬细胞瘤只分泌肾上腺素，选择性β_1受体阻滞药艾司洛尔可能对冠心病治疗更有益。艾司洛尔起效迅速，清除半衰期短，手术前期可以静脉注射。

α-甲基对位酪氨酸（甲基酪氨酸）抑制了合成儿茶酚胺途径的限速酶酪氨酸羟化酶，可能会使儿茶酚胺类物质减少50%～80%。手术前期联合使用酚苄明，有益于围术期血流动力学的管理。其对于恶性的、不能手术的肿瘤尤为有用。锥体外系反应和结晶尿症等不良反应限制了它的使用。

可以应用钙通道阻滞药和ACE抑制药来控制高血压。钙是从肿瘤释放出的儿茶酚胺类的触发剂，过量的钙进入心肌细胞会导致儿茶酚胺性心肌病。硝苯地平、地尔硫䓬、维拉帕米和ACE阻滞药卡托普利都可以用来控制高血压。对于顽固性高血压，α_1受体阻滞药联合钙通道阻滞药是非常有效的。

2.术中管理　理想的手术具备的基本条件是应用α受体阻滞药±β受体阻滞药±α-甲基对位酪氨酸和纠正血容量不足。术中目标是避免使用促使儿茶酚胺释放增加或作用增强的药物或操作，维持心血管的稳定性，最好选择短效药物。在气腹和肿瘤操作过程中容易发生高血压。另一方面，在肿瘤静脉结扎后容易引发低血压。术中监护除基本监护外，还应有有创血压监测。动脉导管可以监测每次心跳的血压。对于没有心血管症状或没有临床证据显示心血管受累的患者，中心静脉压导管通常是足够的。对于需要大量液体、较多容量的改变和有潜在心肌损伤但肿瘤活跃的患者，需肺动脉导管监测和食管超声心动图

监测。需要大量正液体平衡来处理低血压和保持血容量在正常范围内。

术中超声检查可以定位小的、有功能的肿瘤，可以实施保留肾上腺的手术或部分肾上腺切除术。当切除双侧肾上腺嗜铬细胞瘤时，保留肾上腺的手术是尤为有价值的。腹腔镜可以用于直径＜4～5cm的肿瘤，成为许多内分泌外科医生的选择。

手术期间必须降低或避免能够刺激儿茶酚胺分泌的因素，如恐惧、应激、疼痛、寒战、低氧和高碳酸血症。尽管所有的麻醉药物都已经获得一定程度的成功，但是对于某些在理论上可能产生血流动力学不利影响的药物应该避免使用。吗啡和阿曲库铵能够引起组胺释放，组胺可以诱发肿瘤中儿茶酚胺的释放。阿托品、泮库溴铵和氯琥珀胆碱是迷走神经抑制药或拟交感神经药，可以兴奋交感神经系统。

不考虑术前α受体阻滞药的应用，事实上所有的患者手术期间收缩压都会有超过200mmHg的时候。必须备好许多抗高血压药物来应对紧急处理。可以选择硝普钠，它是直接血管扩张药，且起效迅速，作用时间短。虽然酚妥拉明会引起快速耐受和心动过速，但是作为一个竞争性α受体阻滞药和直接血管扩张药，是非常有效的。硝酸甘油有效，但是需要大剂量来控制高血压发作，也会引起心动过速。对于主要分泌肾上腺的肿瘤，可以选择拉贝洛尔，它阻滞β受体强于α受体。硫酸镁是直接的血管扩张药和抗心律失常药，可以抑制肾上腺髓质和外周神经末梢释放儿茶酚胺，减少α受体对儿茶酚胺的敏感性。然而，像所有的抗高血压药一样，不适合在肿瘤操作过程中控制高血压。顽固性高血压，推荐联合使用抗高血压药，如硝普钠、艾司洛尔、地尔硫䓬和酚妥拉明。也可以选择加深麻醉深度，虽然可能会在肿瘤静脉结扎后发生低血压。

心律失常常是室性的，治疗上可以给予利多卡因或β受体阻滞药。利多卡因是短效药，且负性肌力作用很小。普萘洛尔虽然被广泛应用，但艾司洛尔作为选择性β_1受体阻滞药有自己的优势。艾司洛尔起效迅速，作用时间短（消除半衰期是9min），可以充分控制心率，保护儿茶酚胺诱导的心肌病和心肌缺血，还可预防术后低血糖。胺碘酮是抗心律失常药，可以延长心房和心

室的动作电位时间，和β受体阻滞药交替使用可以治疗肾上腺髓质相关的室上性心动过速。

肿瘤静脉被结扎后，低血压通常是很明显的，原因包括血浆中儿茶酚胺的迅速减少（去甲肾上腺素和肾上腺素的半衰期1～2min），酚苄明残留的α受体阻滞作用导致血管扩张，术中液体和血液的丢失，以及麻醉深度的加深。收缩压在70～79mmHg并不罕见。为防止突然发生低血压，在肿瘤静脉结扎前需将肺毛细血管楔压增加到16～18mmHg。肿瘤切除前推荐给予林格液或生理盐水。升压药和强心药应作为辅助治疗。残留的α受体阻滞作用和受体减量调节使一些患者对血管升压药不敏感。术中血液回收时，由于血液中含有儿茶酚胺会导致肿瘤切除后的高血压。减浅麻醉深度也有助于控制低血压。肿瘤切除后血浆中儿茶酚胺迅速减少，胰岛素水平增加，可能会发生低血糖。所以肿瘤切除后应该加入含糖的液体。如果实施双侧肾上腺切除术或肾上腺功能存在减退的可能性时，应该给予糖皮质激素。

3. 术后管理　大多数患者在肿瘤完全切除后血压恢复正常。由于外周神经储存的儿茶酚胺缓慢释放，直到手术后7～10d血浆中儿茶酚胺才能恢复正常。50%的患者在手术后几天表现为高血压，25%～30%的患者表现为永久高血压。这种高血压是持久的而不是阵发的，比手术前要低，且不伴有嗜铬细胞瘤的典型特征。持续性高血压的鉴别诊断包括漏诊的嗜铬细胞瘤、术后合并肾继发缺血和潜在的原发性高血压。

在术后早期，低血压是最常见的死亡原因。扩容是必要的，因为外周血管对降低后的儿茶酚胺无反应。使用血管加压药是次要选择。当怀疑肾上腺功能减退时，需要补充激素。含糖溶液应该作为液体治疗的一部分，应该监测24h血糖水平。

五、肾上腺功能障碍

肾上腺包括肾上腺皮质和肾上腺髓质两部分。肾上腺皮质主要合成3种激素，分别是糖皮质激素（生命所必需的皮质醇）、盐皮质激素（醛固酮）和雄激素。下丘脑合成促肾上腺皮质激素释放激素（CRH），通过垂体门脉系统作用于垂体前叶分泌的促肾上腺皮质激素（ACTH）。

ACTH刺激肾上腺皮质分泌皮质醇。皮质醇在肾上腺髓质中由去甲肾上腺素转化为肾上腺素对维持全身血压发挥着重要作用。皮质醇通过糖异生及对外周细胞抑制血糖利用提高血糖。皮质醇有保钠排钾作用。当血浆中皮质醇和其他糖皮质激素（可的松、泼尼松、甲泼尼龙、地塞米松、曲安西龙）浓度增高时，其抗炎作用会表现得尤为明显。肾素-血管紧张素系统和血钾浓度调节醛固酮的分泌。醛固酮通过肾小管对钠的重吸收来调节细胞外液容量。此外，醛固酮促进肾小管对钾的排出。

肾上腺髓质是交感神经系统的特殊组成部分，有合成去甲肾上腺素和肾上腺素的功能。目前与肾上腺髓质相关唯一重要的疾病是嗜铬细胞瘤。肾上腺髓质功能不全不知是否会发生。

手术是最有效、研究最彻底的下丘脑-垂体-肾上腺轴(HPA)激活物之一，该轴的激活程度依赖于手术大小、持续时间、手术方式以及麻醉深度。对于功能完整、正常的HPA轴的患者，CRH，ACTH和皮质醇水平在手术过程中都明显升高。深度的全身麻醉和局部麻醉缓解但是不会消除该反应。ACTH在手术切开时升高并在手术中居高不下，在给予肌松拮抗药和拔管时达到高峰。术后几天内激素水平仍保持高水平。在大手术中，皮质醇可由术前的15～20mg/d上升到75～150mg/d，这导致皮质醇血浆浓度到达30～50μg/dl。在行不太复杂的胆囊切除而其他方面健康的患者，手术开始30min后血浆皮质醇水平由27～34μg/dl上升到术后5h的46～49μg/dl。重症监护患者的血浆皮质醇水平可能超过60μg/dl。

（一）皮质醇增多症（库欣综合征）

库欣综合征分为ACTH依赖性和ACTH非依赖性。前者，血浆中ACTH浓度异常升高刺激肾上腺皮质产生过多的皮质醇。后者是由于不受CRH和ACTH调节的异常肾上腺组织产生过多的皮质醇，同时抑制CRH和ACTH的分泌。库欣病这个词一直为由脑垂体ACTH肿瘤（微腺瘤）分泌过量的ACTH所引起的库欣综合征保留着。这些微腺瘤为几乎70%ACTH依赖性库欣综合征的患者做出了解释。急性异位ACTH综合征是ACTH依赖性库欣综合征的另一种形式，常常合并小细胞肺癌。良性或恶性肾上腺皮质瘤是

ACTH非依赖性库欣综合征的最常见原因。

1.诊断　没有特异体征或症状能够诊断库欣综合征。最常见的症状是体重突然增加为开始表现，常常是中心性肥胖伴有面部脂肪增厚，面部轮廓变圆（满月脸），且因毛细血管扩张而面色红润。常见的伴随症状有系统性高血压、葡萄糖耐受不良、月经过少或女性绝经前闭经、男性性欲减退和自发性瘀斑。骨骼肌萎缩和无力，表现为爬楼梯困难。常出现抑郁和失眠。库欣综合征的诊断方法是通过检测24h尿中皮质醇的含量来确定皮质醇分泌是否过多。判断皮质醇增多症是ACTH依赖型还是ACTH非依赖型，可靠的方法是通过免疫放射法来测定血浆中的ACTH。大剂量地塞米松抑制试验可以鉴别诊断库欣病和异位库欣综合征（呈完全抵抗状）。成像检查不能提供肾上腺皮质功能信息，只能定位肿瘤的位置。

2.治疗　如果库欣综合征患者的微腺瘤边界清晰，并可以清除，最好方法是行经蝶骨微小腺瘤切除术。另一种方法是切除85%～90%的垂体前叶。一些患者需要垂体放射治疗和双侧肾上腺完全切除术。肾上腺腺瘤或癌的治疗方法是行肾上腺切除术。

3.麻醉处理　皮质醇增多症患者的麻醉处理必须考虑皮质醇过量分泌的生理效应（表19-8）。术前评估全身血压、电解质平衡和血糖是非常重要的。术中体位的摆放要考虑患者是否有骨质疏松症。术前用药、麻醉诱导和麻醉维持时，要选择不受皮质醇增多症影响的药物。依托咪酯可以短暂的减少肾上腺皮质醇的合成和释放。骨骼肌无力常合并有皮质醇增多症，故应减少肌松药的用量。此外，低钾血症可能会影响非除极肌松药的反应。在手术过程中推荐机械通气，因为骨骼肌无力伴或不伴低钾血症，可能会减弱呼吸肌的

表19-8　皮质醇过量分泌的生理效应

| 全身高血压 |
| 高血糖 |
| 骨骼肌无力 |
| 骨质疏松症 |
| 肥胖 |
| 月经失调 |
| 伤口愈合差 |
| 易于感染 |

肌力。可以实施区域阻滞麻醉，但是应考虑到骨质疏松症可能合并椎体塌陷。

微小腺瘤切除术或双侧肾上腺切除术后，血浆皮质醇浓度会迅速降低，推荐使用替代疗法。就此而言，持续的注射皮质醇（100mg/d，静脉输注）应该从手术开始时开始。同样，肾上腺转移癌的患者可能会发展为肾上腺皮质功能不全，需要替代疗法。微小腺瘤切除术后可能会出现暂时性尿崩症和脑膜炎。

（二）原发性醛固酮增多症（Conn综合征）

原发性醛固酮增多症（Conn综合征）是指功能性肿瘤（醛固酮瘤）不依赖生理刺激而过量分泌醛固酮。醛固酮瘤女性比男性多见，儿童很少发生。有时，原发性醛固酮增多症会合并嗜铬细胞瘤、原发性甲状旁腺功能亢进或肢端肥大症。肾血管性高血压时，血循环中肾素浓度增加，刺激醛固酮释放，会出现继发性醛固酮增多症。醛固酮增多症合并巴特综合征（近球小体病理性增生）时，不伴有全身高血压。原发性高血压患者中原发性醛固酮增多症的患病率不到1%。

1.症状和体征　原发性醛固酮增多症的临床症状和体征是非特异性的，有些患者完全无症状。症状可表现为高血压（头痛）或低钾血症（多尿症、夜尿症、骨骼肌痉挛、骨骼肌无力）。高血压（舒张压通常在100～125mmHg）是由于醛固酮导致钠潴留和细胞外液容量增加。这种高血压的治疗较困难。醛固酮促进肾对钾的排泄会导致低钾性代谢性碱中毒。低钾血症，同时存在尿中钾的排泄增加（＞30mg/d），应该考虑原发性醛固酮增多症。低钾血症性肾病会导致多尿症和尿浓缩功能降低。低钾血症可表现为骨骼肌无力，可能会出现低镁血症和葡萄糖耐量异常。

2.诊断　患者自发性低钾血症合并系统性高血压时，应该高度考虑醛固酮增多症。几乎所有未治疗的原发性醛固酮增多症患者和许多原发性高血压患者血管肾素活性被抑制；然而继发性醛固酮增多症患者血管肾素活性是很高的。血浆醛固酮浓度低于9.5ng/dl时，可以输注生理盐水来治疗原发性醛固酮增多症。一种可能是缘于长期甘草（甘草酸）摄入不足的综合征包含醛固酮增多症的所有特征（系统性高血压、低钾血症、肾

素-血管紧张素系统抑制)。

3.治疗 醛固酮增多症的起始治疗包括补充钾和给予竞争性醛固酮拮抗药,如螺内酯。由低钾血症导致的肌无力治疗可能需要静脉补钾。系统性高血压需要降压药治疗。使用保钾利尿药如氨苯蝶啶可以减少药物利尿导致的低钾血症。醛固酮分泌性肿瘤的确定性治疗方法是手术切除。如果发现多发性醛固酮分泌性肿瘤,必须行双侧肾上腺切除术。

4.麻醉管理 术前纠正低钾血症和治疗系统性高血压有利于醛固酮增多症的麻醉处理。持续性低钾血症可能会改变机体对非除极肌松药的反应。术中过度换气会降低血钾浓度,应予以避免。麻醉维持可以选用吸入或静脉药。然而,如果患者术前有低钾血症性肾病或多尿症,应慎用七氟烷。

术中通过心房或肺动脉导管来测量心脏充盈压有价值,它可以充分评估血容量和对静脉输注液体的反应。确实,过度的术前准备可以将这类患者过度的血容量转换为意外的血容量不足,表现为使用血管扩张性麻醉药、肺部正压通气、体位改变或手术失血后的低血压。术前评估出现直立性低血压,可能提示这类患者出现了潜在的血容量不足。术中应常规测量酸碱和电解质浓度。

单独切除肾上腺皮质腺瘤可能不需要补充激素。然而,多发功能性肿瘤而切除双侧肾上腺时,可能需要补充激素。如果考虑由于外科操作而出现了暂时性肾上腺皮质功能减退,可经验性静脉持续输注氢化可的松100mg/24h。

(三)醛固酮减少症

没有肾功能不全时出现高钾血症,提示可能存在醛固酮减少症。有时,因为高血糖导致血钾突然增加。高氯性酸中毒可能预示醛固酮减少症的存在。可能存在继发于高钾血症的心脏传导阻滞、直立性低血压和低钠血症。

单独的醛固酮分泌不足,可能是由于先天性球旁器缺陷而导致醛固酮合成酶或血管紧张肽原酶不足,或使用ACEI抑制药使血管紧张素刺激减少。低肾素性醛固酮减少症常发生于45岁以上合并慢性肾病和(或)糖尿病的患者。吲哚美辛诱导的前列腺素缺乏是这类综合征的一个可逆因素。治疗醛固酮减少症包括摄取充足的钠和每日给予氟氢可的松。

(四)肾上腺皮质功能不全

1.症状和体征 肾上腺皮质功能不全(AI)有两种类型:原发性和继发性。原发病(Addison病),肾上腺不能合成足够的糖皮质激素、盐皮质激素和雄激素。这种罕见的内分泌疾病最常见的病因是由于自身免疫病导致的双侧肾上腺受损。在肾上腺皮质功能不全症状出现前,一定有 $>90\%$ 的腺体受累。Addison病的隐匿表现是疲劳、无力、厌食、恶心、呕吐、皮肤黏膜色素沉着、血容量减少、低钠血症和高钾血症。在继发性肾上腺皮质功能不全中,由于下丘脑/垂体疾病或下丘脑垂体轴受抑制导致CRH和ACTH合成障碍,不同于Addison病,继发性疾病中只有糖皮质激素缺乏。最常见的原因是医源性的,包括垂体手术、垂体照射和经常使用合成糖皮质激素。这类患者没有皮肤色素沉着,只有轻微的电解质异常。

皮质醇是为数不多的生命所必需的激素。它参与糖与蛋白质代谢、脂肪动员、水电解质平衡和抗炎反应。它促进儿茶酚胺合成和发挥作用、调整 β 受体的合成、调节、耦合和应答;有助于维持正常血管渗透性、血管紧张度和心肌收缩力。皮质醇占肾上腺糖皮质激素活性的95%,皮质酮和可的松也有一些活性。可的松每天分泌量相当于氢化可的松15～25mg/d或泼尼松5～7mg/d。

2.诊断 AI的典型诊断包括基础血浆皮质醇浓度低于 $20\mu g/dl$,及ACTH兴奋试验皮质醇浓度低于 $20\mu g/dl$ 。 $250\mu g$ ACTH兴奋实验是测试HPA轴完整性的可靠实验。除地塞米松外,所有的类固醇必须在实验前停用24h。给予ACTH30min和60min后测试皮质醇浓度。正常ACTH兴奋实验,血浆皮质醇水平 $>25\mu g/dl$ 。实验阳性表明对ACTH反应差和肾上腺皮质功能受损。肾上腺皮质功能绝对不全是指基础皮质醇水平低和ACTH兴奋实验阳性。肾上腺皮质功能相对不全是指基础皮质醇水平较高但ACTH兴奋实验阳性。

3.治疗 AI最常见的原因是使用外源性类固醇(表19-9)。患者使用类固醇治疗一系列疾病,包括关节炎、支气管哮喘、恶性肿瘤、过敏反应、胶原血管病以及炎性疾病。长期使用类固醇的患者在应激情况下如手术刺激或者急性疾病会出现AI的症状和体征。长期使用类固醇的患者，停用皮质醇后肾上腺功能恢复正常需要6～12个月。短期使用类固醇的功能恢复可能需要几天。例如，口服泼尼松25mg，2/d，服用5d，会导致对外源性ACTH反应降低5d。

ACTH兴奋实验阳性、库欣综合征、AI或HPA轴可能受抑制或基于糖皮质激素治疗的AI患者，术前应给予糖皮质激素。手术和麻醉的应激可造成肾上腺功能抑制较肾上腺功能不全更常见，因为可出现明显的肾上腺功能不全，尽管不常见，所以更值得关注。使用泼尼松＜5mg/d（晨量）的患者，不论使用多长时间，甚至几年，临床上没有表现出显著地HPA轴抑制，围术期也不需要术前予以替代疗法，但是他们每天需要

服用正常剂量的类固醇。使用类固醇的量大于相当剂量的泼尼松20mg/d，在过去1年内使用超过3周的患者，有HPA轴抑制风险，术前应该给予替代疗法。使用类固醇的量在两者之间的患者，可能会有HPA轴抑制，或许应该给予替代疗法。同样，如果患者长期局部应用类固醇超过2g/d或长期吸入类固醇超过0.8mg/d，应该给予替代疗法。

如果已知或怀疑者有肾上腺抑制或肾上腺皮质功能不全，在围术期应该接受基础疗法加替代疗法。替代疗法根据手术不同有个体差异性（表19-10）。过量和（或）长期的替代疗法没有益处。当使用氢化可的松超过100mg/d时，临床医生应该考虑使用甲泼尼龙来替代，因为它盐皮质激素效应小，可以避免液体潴留、水肿、低钾血症等不良反应。

4. 麻醉处理 急性肾上腺功能不全应该与常见的血流动力学不稳相鉴别，特别是对常规静脉内治疗剂量无反应的患者。治疗包括治疗原发病、补充糖皮质激素、水钠不足替代疗法。需要ACTH兴奋实验来诊断原发性或继发性疾病，首选地塞米松，因为它不会改变皮质醇水平。

推荐方法是快速输注氢化可的松100mg，然后连续输注10mg/h。每6小时快速输注氢化可的松100mg也是一种选择方法。连续输注的优势是使血浆皮质醇应力水平超过830nmol/L（30μg/dl）。当患者情况稳定时，可以减少皮质醇用量，为最后改为口服做准备。可能存在容量不足（2～3L），可以选择5%葡萄糖生理盐水。用血管加压剂进行血流动力学的支持也是必要的。补充液体和类固醇通常可以解决代谢性酸中毒和高

表19-9 糖皮质激素制剂

| 类固醇 | 效能 | | 剂量 |
	抗炎作用（糖皮质激素）	保钠作用（盐皮质激素）	（口服或静脉注射，mg）
短效			
皮质醇	1	1	20
可的松	0.8	0.8	25
中效			
泼尼松	4	0.8	5
泼尼松龙	4	0.8	5
甲泼尼龙	5	0.5	4
曲安西龙	5	0	4
长效			
地塞米松	30～40	0	0.75

（改编自Stoelting RK, Dierdorf SF. Endocrine disease//Stoelting RK, ed. Anesthesia and Co-Existing Disease. New York, NY: Churchill Livingstone, 1993:358.）

表19-10 类固醇（氢化可的松）替代疗法

浅表手术	无
牙科、活组织检查	
小手术	25mg静脉注射
腹股沟疝、结肠镜检查	
中手术	50～75mg静脉注射，剂量递减1～2d
胆囊切除术、结肠手术	
极大手术	100～150mg静脉注射，剂量递减1～2d
心血管、肝、惠普尔手术	
重症监护室	每6～8小时50～100mg，2d至1周，剂量递减
脓毒症、休克	

钾血症。对于原发性疾病，不必要急需补充盐皮质激素氟氢可的松，因为等渗盐水取代了钠的丢失。

没有可供建议使用的特殊麻醉药和（或）麻醉技术来处理AI患者或存在AI风险的患者。然而，依托咪酯能短暂地抑制皮质醇的合成，在这类患者中应避免使用。患者未经治疗AI就行急症手术时，应该进行有创操作，包括有创监测，给予静注皮质醇，水和电解质复苏。因为临床表现常常是心肌抑制和骨骼肌无力，麻醉药和其他药品推荐使用最小剂量。

5. 重症监护室治疗 在危重症患者中，AI常见并且常存在未诊断的情况。患者有由结核病、脑膜炎球菌血症、人类免疫缺陷病毒、脓毒症和（或）弥散性血管内凝血等引起感染和全身炎症反应的危险。有AI的高风险、危重症患者，低血压、休克、脓毒症的发生率接近30% ~ 40%。ICU中近33%人类免疫缺陷病毒感染患者有AI，大多是由细胞因子（白介素-1，白介素-6，干扰素-α）和炎性介质升高损伤垂体细胞和抑制HPA轴引起的。细胞因子也会影响糖皮质激素受体亲和力而产生糖皮质激素抵抗。常见表现是低血压，皮质醇对于维持血管紧张度、内皮细胞完整性、正常血管渗透性、β受体功能和儿茶酚胺的合成和作用是必要的。

当怀疑患者有AI，尤其是应激压力不确定时，应该测试血浆皮质醇水平和做ACTH兴奋实验。游离血浆皮质醇水平，而不是总量，可以更好反映低蛋白血症危重症患者的HPA轴功能。要为除加压药依赖型休克的患者以外的确诊有AI的患者准备大剂量的糖皮质激素。

研究表明，大于生理剂量的糖皮质激素可以改善脓毒血症休克患者的生存率。应该给予200 ~ 300mg/d的氢化可的松至少5 ~ 7d，然后剂量逐渐递减5 ~ 7d。生理剂量对不伴休克的脓毒症患者或不依赖血管加压素的休克是否有益还需要进一步研究。

六、甲状旁腺功能障碍

4个甲状旁腺位于甲状腺后方的上下极，分泌甲状旁腺素，一种多肽激素。甲状旁腺素根据血钙浓度的负反馈调节机制释放到体循环中。低钙血症促进甲状旁腺素的释放，而高钙血症抑制甲状旁腺素的合成和释放。甲状旁腺素通过促进钙离子在胃肠道、肾小管和骨骼三者中的移动，维持血钙浓度在正常水平2.25 ~ 2.75mmol/L（4.5 ~ 5.5mEq/L）。

（一）甲状旁腺功能亢进

当甲状旁腺素分泌增加时会出现甲状旁腺功能亢进。血钙浓度可能会增加、降低或不变。甲状旁腺功能亢进分为原发性、继发性或异位性。

1. 原发性甲状旁腺功能亢进 是源于良性甲状旁腺腺瘤、甲状旁腺癌、一个或者多个甲状旁腺增生而导致甲状旁腺素的过量释放。良性甲状旁腺腺瘤占原发性甲状旁腺功能亢进的将近90%；不到5%的患者是甲状旁腺癌。增生常常累及所有4个甲状旁腺体，虽然每个腺体增生程度不同。腺瘤或增生导致的甲状旁腺功能亢进最常见的症状是多发性内分泌肿瘤综合征。

（1）诊断：原发性甲状旁腺功能亢进的特点是高钙血症［血钙浓度＞2.75mmol/L（5.5mEq/L）或游离钙离子浓度＞1.25mmol/L（2.5mEq/L）］。一般人群中，甲状旁腺功能亢进是高钙血症最常见的原因，而在住院患者中最常见的原因是癌症。无症状的患者中偶然发现血钙浓度适度增加多是由于甲状旁腺腺瘤，而显著地高钙血症［＞3.75mmol/L（7.5 mEq/L）］多是由于癌症。使用自动化方法检测血钙浓度发现大量人群有原发性甲状旁腺功能亢进，尤其是绝经后女性。长时间在外科ICU治疗的患者可能会有高钙血症，可能是由于脓毒症、休克和输血导致低钙血症反复发作而引起甲状旁腺素的分泌增加。原发性甲状旁腺功能亢进患者尿液中单磷酸腺苷升高。检测血清甲状旁腺素浓度不一定是诊断原发性甲状旁腺功能亢进的可靠依据。

（2）症状和体征：原发性甲状旁腺功能亢进伴随有高钙血症，表现为广泛的症状及体征（表19-11）。高钙血症的症状反映了离子钙浓度的改变，离子钙是血钙的活性形式，占总钙浓度的将近45%。离子钙浓度取决于动脉pH和血浆白蛋白浓度。由于这个原因，选用离子专属电极直接检测离子钙浓度更好一些。

原发性甲状旁腺功能亢进及其伴随的高钙血症早期的症状和体征是镇静状态和呕吐。最常见的主诉是骨骼肌无力和肌力减退，严重时可出现重症肌无力。

表19-11 甲状旁腺功能亢进性高钙血症的症状和体征

器官系统	症状和体征
神经肌肉	骨骼肌无力
肾	多尿和烦渴
	肾小球滤过率减少
	肾结石
血液系统	贫血
心血管系统	P-R间期延长
	Q-T间期缩短
	系统性高血压
胃肠道	呕吐
	腹痛
	消化性溃疡
	胰腺炎
骨骼系统	骨骼脱钙
	椎体塌陷
	病理性骨折
神经系统	嗜睡
	痛阈降低
	精神病
眼睛	钙化（带状角膜病）
	结膜炎

下肢近端骨骼肌肌力减退和肌肉萎缩应特别引起注意。骨骼肌无力是神经病变（肌肉组织活检示肌萎缩性侧索硬化）而不是肌肉病变。痛觉和振动觉也可能消失。神经病变的原因还不清楚，但与高钙血症无关；它是可逆的，当手术切除产生过量甲状旁腺素的组织后，肌力常常会改善。

血浆钙离子浓度持续增加可干扰尿的浓缩功能，导致多尿症。高钙血症晚期可发生少尿型肾衰竭。出现肾结石，尤其是有多尿和烦渴表现，都应该怀疑原发性甲状旁腺功能亢进。血清氯离子的增加（＞102 mmol/L）多是由于甲状旁腺素影响肾排泄碳酸氢盐，导致轻微的代谢性酸中毒。即使不存在肾功能不全，原发性甲状旁腺功能亢进也会导致贫血。消化性溃疡较常见，可能是钙离子使胃酸分泌增加。急性和慢性胰腺炎也可能与原发性甲状旁腺功能亢进有关。即使没有消化性溃疡和胰腺炎，高钙血症引起的腹痛也类似于急腹症。系统性高血压较常见，心电图表现为P-R间期延长而Q-T间期缩短。当血钙浓度超过4mmol/L（8mEq/L）时，可能会发生心脏传

导阻滞。原发性甲状旁腺功能亢进典型的骨骼表现是纤维囊性骨炎。骨骼的X线表现包括全身性骨质流失、指骨和锁骨末端皮质下骨骨质吸收和出现骨囊肿。也可能出现骨痛和病理性骨折。

可能会出现记忆和思考的缺乏，伴或不伴有人格改变或情绪障碍，包括幻觉。

（3）治疗：原发性甲状旁腺功能亢进及其伴随的高钙血症初始治疗是药物治疗，其次是手术切除病患或异常的甲状旁腺部分。

①药物治疗：所有高钙血症患者最基本的治疗是输注盐水（150ml/h）。由于呕吐、多尿和尿中钠的丢失，血管内容量可能会耗竭。单独输注盐水降低血钙水平效果是有限的，常常需要使用髓襻利尿药（每2～4小时静脉注射呋塞米40～80mg）。髓襻利尿药可以抑制襻近端对钠和钙的重吸收。目标是使日常尿量控制在3～5L。输注充足的盐水补充血容量对于将钙离子输送到肾小管是必要的，只有这样加入髓襻利尿药才能增加钙的排泄。治疗高钙血症不应给予噻嗪类利尿药，因为这类药物会增加肾小管对钙的重吸收。监测中心静脉压可能对这类患者的补液有益。

危及生命的高钙血症可以选择静注依替膦酸二钠等二磷酸盐。这类药物结合骨中羟磷灰石，可以强有力的抑制破坏骨的重吸收。血液透析可用来迅速地降低血钙浓度。也可以用降钙素，但这类激素的作用是短暂的。普卡霉素能够抑制甲状旁腺素破坏骨的能力，可以迅速降低血钙浓度。然而，普卡霉素的毒性作用（血小板减少、肝肾毒性）限制了它的应用。

②外科治疗：原发性甲状旁腺功能亢进的有效治疗是手术切除病变或异常的部分甲状旁腺。成功的外科治疗体现在3～4d使血钙水平达到正常和尿中环磷腺苷减少。手术后，首位的潜在并发症是低钙性抽搐。术后低镁血症使低钙血症恶化并难于治疗。甲状旁腺切除术后可能会发生急性关节炎、短暂的代谢性高氯性酸中毒合并肾功能恶化。

（4）麻醉处理：没有证据显示，在择期手术治疗原发性甲状旁腺功能亢进时哪种特定的麻醉药或麻醉技术是必要的。围术期治疗高钙血症时，补充液体和维持尿量十分重要。有必要注意甲状旁腺功能亢进患者的体位，因为这类患者可

能存在骨质疏松而容易导致病理性骨折。患者在麻醉诱导前存在嗜睡时，可能要减少术中麻醉药的用量。由于氯胺酮能影响精神，长期高钙血症合并人格改变时，不应该选择氯胺酮。七氟烷可损害尿浓缩功能导致高钙血症和多尿，因此可能并存有肾功能不全时慎用。合并骨骼肌无力时，应考虑减少肌松药的用量，而高钙血症可能会拮抗非除极肌松药的作用。考虑到对肌松药的反应是不可预知时，应该减少这类药物的初始计量，并用滴定法测定随后的有效剂量。

虽然有证据显示麻醉期间 Q-T 间期可能不是显示血钙浓度的可靠指标，仍建议选用心电图来监测高钙血症导致的心血管的不良作用。理论上讲不应该过度通气，因为呼吸性碱中毒会降低血钾水平，使血钙活性得不到拮抗。然而，适度碱中毒也会是有益的，因为它可以降低钙离子水平。

2. 继发性甲状旁腺功能亢进　是指有导致低钙血症的疾病时，甲状旁腺代偿而分泌更多的甲状旁腺素。例如，慢性肾病时减少磷的排泄、降低维生素D的羟基化会导致低钙血症，此时甲状旁腺代偿性增生使甲状旁腺素分泌增加。因为继发性甲状旁腺功能亢进是适应性改变而不是自发性病变，它很少产生高钙血症。继发性甲状旁腺功能亢进最好的治疗方法是控制原发性疾病，如对肾疾病患者通过给予口服磷酸盐制剂使血磷浓度达到正常。

有时，成功的肾移植术后后也会出现暂时性高钙血症。这种现象是由于先前亢进的甲状旁腺没有快速适应正常肾功能对钙、磷的排泄和维生素D的羟基化。虽然有时需要切除甲状旁腺，但一段时间后甲状旁腺通常会恢复到正常大小和功能。

3. 异位甲状旁腺功能亢进（恶性肿瘤的体液高钙血症、假性甲状旁腺功能亢进症）　是源于有类似内分泌功能的组织而不是甲状旁腺分泌甲状旁腺素（或者有相似内分泌作用的物质）。肺、乳腺、胰腺或肾的癌症和淋巴增生是最常见的异位分泌甲状旁腺素的原因。异位甲状旁腺功能亢进比原发性甲状旁腺功能亢进易合并贫血和血浆碱性磷酸酶升高。给予这类患者前列腺素的抑制药——吲哚美辛，可以降低血钙水平，说明前列腺素可以升高血钙。

（二）甲状旁腺功能减退

当甲状旁腺素不能分泌、分泌不足或外周组织对其抵抗时，会出现甲状旁腺功能减退。（表19-12）。甲状旁腺素不能分泌或分泌不足大多是医源性的，如甲状腺切除术时不慎切除甲状旁腺。假性甲状旁腺功能减退是先天性疾病，这类患者甲状旁腺素释放是正常的，但肾对其无反应。这类患者表现为智力低下、基底神经节钙化、肥胖、身材矮小及掌骨、跖骨短小。

1. 诊断　诊断甲状旁腺功能减退最好的标志是检测血钙浓度和游离钙离子。血钙浓度低于2.25mmol/L（4.5mEq/L）和游离钙离子浓度低于1mmol/L（2.0mEq/L）即表明甲状旁腺功能减退。

2. 症状和体征　甲状旁腺功能减退的症状和体征依赖于发生低钙血症的速度。甲状腺切除术时不慎切除甲状旁腺会发生急性低钙血症，表现为 Chvostek 征或 Trousseau 征阳性，即口周感觉异常、坐立不安和神经肌肉兴奋性增强。喉头肌肉兴奋性增强可出现吸气性喘鸣。

慢性低钙血症，患者主诉为易疲劳及骨骼肌痉挛，心电图表现为 Q-T 间期延长。QRS波群、P-R 间期和心律通常是正常的。当神经系统产生变化时，包括嗜睡、脑活动减弱和人格改变，应考虑甲状旁腺功能亢进。长期低钙血症常合并有白内障、基底神经节和皮下组织钙化、颅骨钙化。长期低钙血症最常见的原因是慢性肾衰竭。

表19-12　甲状旁腺功能减退的病因

甲状旁腺素减少或缺乏
　甲状腺切除术时不慎切除甲状旁腺
　治疗甲状旁腺增生时行甲状旁腺切除术
　先天性（迪格奥尔格综合征）
外周组织抵抗甲状旁腺素
　先天性
　　假性甲状旁腺功能减退症
　获得性
　　低镁血症
　　慢性肾衰竭
　　吸收不良
　　抗惊厥药（苯妥英钠）
　　原因不明
　　成骨转移
　　急性胰腺炎

3.治疗 急性低钙血症的治疗包括输注钙（静脉注射10%葡萄糖酸钙10ml或者静脉注射10%氯化钙10ml）直至神经肌肉兴奋性的症状消失。纠正合并的呼吸或代谢性碱中毒。不合并低钙血症的甲状旁腺功能减退的治疗方法是口服钙剂和维生素D。外源性甲状旁腺素制剂替代疗法还没有在临床应用。噻嗪类利尿药可能有作用，因为这类药物可以排钠，但钾不会成比例的排出，因此有增加血钙浓度的倾向。

4.麻醉处理 低钙血症麻醉处理的目的是预防血钙进一步减低，治疗低钙血症的不良反应，尤其是心脏方面的不良反应。就这一点而言，应该避免过度通气，因为它会进一步加重临床症状。输入含柠檬酸盐的全血不会降低血钙浓度，因为身体储存的钙会被迅速调动起来。然而，当快速输注血液（心肺分流术或肝移植时，每5～10分钟500ml）或由于低温、肝硬化、肾功能不全而导致新陈代谢或柠檬酸盐的排出受累时，游离钙离子浓度会降低。

七、垂体功能障碍

垂体位于颅底蝶鞍内，分为垂体前叶和垂体后叶。垂体前叶在下丘脑的控制下分泌6种激素（表19-13）。即下丘脑通过血管连接（激素通过垂体门脉系统到达垂体前叶）控制垂体前叶的功能。下丘脑-垂体前叶-靶器官轴是一个紧密协调的体系，下丘脑刺激或抑制垂体前叶分泌激素，激素作用于靶器官，同时调节下丘脑和垂体前叶的活性（闭合环路或负反馈系统）。垂体后叶是由下丘脑延伸而成。血管加压素（抗利尿激素ADH）和缩宫素是由下丘脑合成，沿轴突运输并储存于垂体后叶。下丘脑的渗透压感受器感知血浆渗透压而刺激垂体后叶这些激素的释放。

垂体前叶激素过量多是由于垂体前叶腺瘤分泌过量的ACTH（库欣综合征）。其他促激素的过量分泌较少见。单一的垂体前叶激素分泌不足比全垂体功能减退（全垂体功能减退症）少见。垂体前叶是唯一由于蝶鞍的限制导致的肿瘤，通常是嫌色细胞瘤，压迫其腺体本身，造成垂体前叶损害的内分泌腺体。有时转移性肿瘤也会引起垂体功能减退，这些转移瘤通常来自乳腺或肺。全垂体功能减退的内分泌特征是高度变异的，它依赖于病情发展的速度及患者的年龄。例如，促性腺激素不足（闭经、阳萎）是全垂体功能减退的第一个典型表现。垂体切除术后4～14d可发生肾上腺皮质功能减退，然而在4周以内是不太可能会出现甲状腺功能减退的。CT和MRI可以有效地做垂体的影像学评估。

（一）肢端肥大症

肢端肥大症是成年人生长激素过量分泌所致，大多是垂体前叶腺瘤。当生长激素>3ng/ml，摄入75～100g的葡萄糖后，血浆生长激素1～2h不能减少即可推断有肢端肥大症。颅骨X线和CT可以有效判断蝶鞍的扩大程度，这是垂体前叶腺瘤的特征。

1.症状和体征 肢端肥大症的临床表现可以反映垂体前叶腺瘤鞍旁的肿大程度及过量的生长激素产生的外周效应（表19-14）。头痛和视盘水

表19-13 下丘脑和有关的垂体激素

下丘脑激素	作用	垂体激素或器官的影响	作用
促肾上腺皮质激素释放激素	刺激	促肾上腺皮质激素	促进皮质醇和雄激素的释放
促甲状腺激素释放激素	刺激	促甲状腺激素	促进甲状腺素和三碘甲状腺原氨酸的释放
促性腺激素释放激素	刺激	卵泡刺激素	促进雌激素的释放[1]促进黄体酮的释放[1]，促进
		黄体生成素	排卵[1]，促进睾酮的释放[2]，促进精子生成[2]
生长激素释放激素	刺激	生长素	促进胰岛素样生长因子的合成
多巴胺	抑制	催乳素	促进泌乳[1]
生长抑素	抑制	生长素	
血管加压素（抗利尿激素）	刺激	肾	促进对水的重吸收
缩宫素	刺激	子宫	促进子宫收缩[1]
		乳腺	促进乳腺排乳[1]

（改编自 Vance ML.Hypopituitarism.N Engi J Med,1994,330:1651-1662.）

[1]意为女性；[2]意为男性

肿反映了由于垂体前叶腺瘤的增大而导致的颅内压升高。视力障碍是由于肿瘤生长过大而压迫了视交叉。上呼吸道软组织（舌头和会厌）的过快生长可使患者的上呼吸道容易梗阻。软骨结构的过度生长会导致声音嘶哑、声带活动异常或牵拉喉头神经导致周期性麻痹。此外，累及环杓关节时由于声带活动受损会导致声音的改变。肢端肥大症患者的声门下直径可能会减少。

外周神经病是常见的，可能反映了骨骼、结缔组织或软组织的过快生长导致神经损伤。尺动脉流出道受累可能会表现为腕管综合征。即使没有这些症状，几乎一半的肢端肥大患者也会表现为一只或两只手的尺动脉供血不足。

有时，出现的葡萄糖耐受不良或糖尿病需要胰岛素治疗，说明生长素影响了糖类的代谢。系统性高血压、缺血性心脏病、骨关节炎和骨质疏松症的发病率可能会增加。肺活量会增加，通气血流比例不足也可能会增加。患者的皮肤可能会变得又厚又油腻，患者可能会出现明显的骨骼肌无力和易疲劳。

2. 治疗　初始治疗最佳选择是经蝶骨垂体腺瘤切除术。当腺瘤扩展到蝶鞍外时，手术或放射治疗不再可行；应该选择抑制性药物（溴隐亭）。

3. 麻醉处理　肢端肥大症患者合并由生长素分泌过量引发的一系列并发症的麻醉处理是复杂

表19-14　肢端肥大症的临床表现

蝶鞍旁
　蝶鞍扩大
　头痛
　视野缺损
　鼻漏
生长素过剩
　骨骼过度生长（下颌前突）
　软组织过度生长（唇、舌、会厌、声带）
　结缔组织过度生长（反复的喉头神经麻痹）
　外周神经病（腕管综合征）
　内脏肥大
　葡糖糖耐受不良
　骨关节炎
　骨质疏松
　手汗症
　骨骼肌无力

的。尤其是上呼吸道的改变。面部解剖学的异常会影响麻醉面罩的放置。舌体和会厌的扩大易使上呼吸道梗阻，影响直接喉镜下声带的可视程度。下颌骨的增生会使唇和下颌之间的距离增加。由于声带肥大，声门可能会打开的比较窄，如果合并声门下狭窄时，可能要选择比实际患者年龄预想的型号内径偏小的气管导管。鼻甲肥厚可能会导致放弃选择鼻咽通道或鼻支气管通道。术前运动性呼吸困难病史或声嘶、喘鸣的症状暗示肢端肥大症患者喉头受累。在此情况下，间接喉镜检查可能显示声带受损的程度。当预测插管困难时，应考虑纤支镜清醒插管。

当桡动脉置管时，一定要考虑可能存在腕关节侧支循环不足。如果肢端肥大症患者合并糖尿病或葡萄糖耐受不良时，监测血糖浓度是有益的。外周神经刺激可以指导非除极肌松药的剂量，尤其对于麻醉诱导前存在骨骼肌无力的患者。肢端肥大症患者骨骼的改变可能会使区域阻滞较为困难或不可靠。没有证据显示肢端肥大症患者麻醉时出现血流动力学不稳或肺气体交换的改变。

（二）尿崩症

尿崩症是由于垂体后叶受损（神经性尿崩症）导致血管加压素缺乏或肾小管对ADH无反应（肾源性尿崩症）而造成的。通过对去氨加压素的反应可以鉴别神经性尿崩症和肾源性尿崩症，神经源性尿崩症表现为尿液浓缩，而肾源性不是。尿崩症典型的临床表现是烦渴和尽管血浆渗透压增加但由于尿浓缩功能障碍可出现的多尿。垂体手术术中或术后即刻发生的尿崩症多是由于垂体后叶的可逆性损伤暂时造成的。

如果口服补液不能满足需求时，尿崩症的初始治疗可以静脉注射电解质溶液。口服降糖药氯磺丙脲可以增强ADH对肾小管的作用，可能对治疗肾源性尿崩症有益。神经性尿崩症的治疗可以每2～4天肌内注射ADH或经鼻给予精氨酸加压素（DDAVP）。

尿崩症患者的麻醉处理包括在围术期监测尿排出量和电解质浓度。

（三）抗利尿激素分泌不当

ADH分泌不当可以发生在不同的病理过程中，包括颅内肿瘤、甲状腺功能减退、卟啉症、肺癌，尤其是未分化小细胞癌。大多数大手术的患者容易发生ADH分泌不当。尿钠浓度和渗透压增加和血浆渗透压降低都高度怀疑ADH分泌不当。低钠血症是由于血容量增加血液稀释所致，其次是激素诱导使肾小管对水重吸收增加。血钠浓度突然降低，尤其是<110mmol/L，可以导致中枢性脑水肿和癫痫发作。

ADH分泌不当的治疗包括限制液体的摄入（近500ml/d）、给予地美环素拮抗ADH对肾小管的作用和静脉注射氯化钠。通常ADH分泌不当不合并低钠血症时，限制液体摄入已经足够。然而，但当患者由于低钠血症出现急性神经系统症状时，限制液体摄入和给予地美环素不能即刻起效。这类患者，推荐静脉注射高渗生理盐水增加血钠浓度0.5 mmol/（L·h）。过度快速纠正慢性低钠血症可导致中枢神经系统脑桥脱髓鞘改变，这是一种脑干神经细胞髓鞘破坏导致的脑细胞功能障碍。

八、要点

- 胰岛素分泌不足或胰岛素抵抗导致的糖尿病，会导致血糖浓度升高最终合并微血管和大血管的病变。
- 慢性高血糖的影响较多包括高血压、冠心病、充血性心力衰竭、外周血管疾病、脑血管意外、慢性肾衰竭、自主神经病变。
- 研究证明手术期间积极控制血糖可以限制感染，改善伤口愈合，整体上减少患病率和病死率。
- T_3对心脏和血管平滑肌的直接作用加大了甲亢对血流动力学的影响。
- 第三代TSH测定法是测定甲状腺激素在细胞水平作用的唯一最好的方法。
- 术前应采取一切措施使甲亢患者甲状腺功能正常。当甲亢或甲低的患者手术时，临床医生必须在围术期做好处理并发症（甲亢危象或黏液性水肿昏迷）的准备。
- 因为大多数嗜铬细胞瘤主要分泌去甲肾上腺素，α受体阻滞药对于降低血压、增加血容量、防止阵发性高血压发作、抗肾上腺素能受体增敏作用、和减少心功能障碍是非常重要的。
- 嗜铬细胞瘤切除术中，严重的高血压常发生在麻醉诱导、气管插管、外科切口、腹部探查，尤其是肿瘤操作时。此外，肿瘤静脉结扎后

引发的低血压也值得注意。
- 机体对于手术打击的反应表现为CRH，ACTH和皮质醇于手术切皮开始时升高，在手术过程中持续升高，并持续到术后。
- AI最常见的原因是外源性类固醇。
- 如果患者在过去1年内使用糖皮质激素的剂量相当连续3周以上每天超过20mg泼尼松的剂量，应该考虑患者有肾上腺抑制，有肾上腺皮质功能不全的危险，在围术期需要替代疗法。
- 所以对于脓毒症，应该至少给予200～300mg/d的氢化可的松5～7d，然后剂量逐渐递减5～7d，可改善血管加压药依赖性脓毒症休克。
- 一般人群中，原发性甲状旁腺功能亢进是高钙血症最常见的原因，其中良性甲状旁腺腺瘤最常见。在手术前其伴随的高钙血症可以通过给予盐水、呋塞米、二磷酸盐药物治疗。
- 垂体前叶激素过量主要表现为垂体前叶腺瘤分泌过量的ACTH引发的库欣综合征。
- 大多数ADH分泌不当一般发生在手术后，限制液体入量。

（穆 蕊 闫雨苗 译 余剑波 校）

参 考 文 献

[1] Akhtar S, Barash PG, Inzucchi SE. Scientific principles and clinical implications of perioperative glucose regulation and control. Anesth Analg, 2010,110:478-497.

[2] Axelrod L. Perioperative management of patients treated with glucocorticoids. Endocrinol Metab Clin North Am, 2003,32:367-383.

[3] Bravo EL. Evolving concepts in the pathophysiology, diagnosis, and treatment of pheochromocytoma. Endocr Rev, 1994,15:356-368.

[4] Burch HB, Wartofsky L. Life-threatening thyrotoxicosis: thyroid storm. Endocrinol Metab Clin North Am, 1993,22:263-277.

[5] Cooper MS, Stewart PM. Corticosteroid insufficiency in acutely ill patients. N Engl J Med, 2003,348:727-734.

[6] DeWitt DE, Hirsch IB. Outpatient insulin therapy

in type 1 and type 2 diabetes mellitus. JAMA, 2003,289:2254-2264.

[7] Inzucchi S. The Diabetes Mellitus Manual: A Primary Care Companion to Ellenberg and Rifkin's Sixth Edition. New York, NY: McGraw-Hill, 2005.

[8] Klein I, Ojamma K. Thyroid hormone and the cardiovascular system. N Engl J Med, 2001,344:501-509.

[9] Mathur A, Gorden P, Libutti SK. Insulinoma. Surg Clin North Am, 2009,89(5):1105-1121.

[10] Stathatos N, Wartofsky L. Perioperative management of patients with hypothyroidism. Endocrinol Metab Clin North Am, 2003,32:503-518.

[11] Surks MI, Ortiz E, Daniels GH, et al. Subclinical thyroid disease: scientific review and guidelines for diagnosis and management. JAMA, 2004,291:228-238.

第20章

血液系统疾病

与红细胞有关的疾病包括贫血和红细胞增多症。贫血的特征是红细胞数量的减少，其主要的不利影响是血液携氧能力的下降。红细胞增多症表现为血细胞比容的升高。其结果主要是红细胞数量的增加继而导致血液黏度的升高。

一、贫血生理学

贫血，是一个临床上以循环中红细胞（red blood cells，RBCs）绝对数量减少为特征的疾病表现。没有单一的实验室数值用于定义贫血。但是很多时候使用血细胞比容的降低作为一个指标，贫血被定义为红细胞的主要计量标准一个或多个的减少：血红蛋白浓度、血细胞比容和红细胞计数。对于成年人，贫血通常被定义为女性血红蛋白低于115g/L（血细胞比容0.36），男性血红蛋白浓度低于125g/L（血细胞比容0.40）。

急性失血时，血细胞比容仍可能保持不变。对于产妇而言，血细胞比容值降低反映与红细胞容积有关的血浆容量增加（生理性贫血）。每24小时血细胞比容减少超过1%，只能用急性失血或血管内溶血解释。

贫血最重要的不利影响，是由于相关的动脉氧含量（Cao_2）下降所引起的组织氧输送降低。例如，血红蛋白浓度由150g/L下降到100g/L可导致动脉氧含量降低33%。对于降低的动脉氧含量的初步代偿是通过氧合血红蛋白解离曲线（促进血红蛋白的氧释放到组织）右移来实现的。继而血液在组织中由皮肤分布至心肌、脑和肌肉（导致皮肤苍白）以及肾（随后刺激骨髓中的红细胞前体产生额外的红细胞）。另一个代偿机制是血黏度降低而引起的心排血量增加。疲劳和运动耐力下降反映了心排血量无法增加和维持组织氧合，尤其是当贫血患者运动过量或者患者合并冠心病时。在慢性、严重贫血时，由于高排血量性心力衰竭导致端坐呼吸和劳力性呼吸困难，可出现心脏扩大、肺淤血、腹水和水肿。贫血的原因和形式有很多。慢性贫血最常见的原因是缺铁性贫血、慢性疾病、蛛蛋白生成障碍性贫血以及急性失血所导致的贫血。

（一）输血指征

择期手术前决定输血要综合以下因素：术前血红蛋白水平、衡量贫血和输血风险、并发症、预计出血量。术前输注浓缩红细胞可以提高血红蛋白浓度，但是普遍认为需要大约24h的时间恢复血管内液体容量。浓缩红细胞可升高的血红蛋白浓度是近似体积全血可达到的2倍。术前需要输血的严重贫血最适当的血红蛋白水平仍不确定。虽然过去通常引用"10/30"准则（当血红蛋白水平低于10g/dl或血细胞比容低于30%时输血），但是没有证据表明血红蛋白结果低于这个水平就需要在围术期输注红细胞。有明确的证据显示患者血红蛋白水平低于60g/L应该输血，代偿性慢性贫血以及血细胞比容在60～100g/L的患者可以耐受这个水平而且没有末梢器官缺血的证据。

围术期输血最有力的证据来自于Critiacal Care的输血需求研究，该研究表明，应用"限制性"输血策略（有需要时才输血并维持血红蛋白水平70～80g/L）组和"大量"输血策略（维持血红蛋白水平100～120g/L）组之间30d病死率没有显著性差异。限制性输血制度没有引起病死率、心血管病发病率或者住院时间的显著增加。

红细胞输注可造成感染性疾病的直接传播，例如乙型肝炎、丙型肝炎和人类免疫缺陷病毒（HIV）的感染。对于垂危或严重创伤的患者，输血与延长ICU停留时间和住院时间、升高病死率、增加呼吸机相关性肺炎发生率以及升高发病率独立相关。输注红细胞的免疫调节效应可导致癌症复发、术后细菌感染、输血相关性急性肺损伤和溶血性输血反应。

对于手术而言，如果预期出血量为总血容量的15%或者更少则不需要替代治疗。出血量达到30%可以仅使用晶体溶液替代。当出血量达到30%～40%时通常需要输注红细胞以恢复携氧能力。输血的同时需要给予晶体和胶体溶液以恢复血管内容量以及维持组织灌注。如果进行大量输血（24h内输注＞50%血容量），输血同时应按照1：1：1的比率输注新鲜冷冻血浆和血小板。

合并冠心病的患者需要特殊考虑。在体研究发现，当冠状动脉狭窄超过达到或超过75%，血红蛋白水平在70g/L就会出现心肌缺血。文献建议患者合并严重冠状动脉疾病，尤其是存在不稳定性冠状动脉综合征的患者，输血指征应该控制在维持血细胞比容0.28～0.30。

（二）贫血的麻醉管理

当合并慢性贫血的患者行择期手术时，需要谨慎地将可能进一步影响氧输送至组织的显著变化降至最低。例如，药物引起的心排血量降低或者由于呼吸性碱中毒或者医源性过度通气而导致的氧合血红蛋白解离曲线左移可以干扰氧输送。体温下降也会使氧合血红蛋白解离曲线左移。麻醉药物的镇静作用和低体温可能造成组织需氧量降低，抵消与贫血有关的组织氧输送减少，然而其程度不可预知。麻醉过程中由于贫血导致的组织氧输送不足的体征和症状难于鉴别。在选定的患者中为了抵消手术失血的影响会考虑等容血液稀释和术中血液回收。麻醉对交感神经系统和心血管反应的影响可能削弱正常情况下急性等容量贫血时的心排血量增加。

挥发性麻醉药在贫血患者血浆中可溶性降低，反映了脂质丰富的红细胞浓度的降低。因此，贫血患者血浆中挥发性麻醉药的摄取可能会加快。但是，由于贫血所造成的挥发性麻醉药在血浆中可溶性降低可能被心排血量的增加所抵消。所以，贫血患者和其他患者之间不太可能出现临床上可检测到的麻醉诱导速度以及麻醉过量疏漏的差异。

二、溶血性贫血

溶血性贫血表现为红细胞的破坏加速（溶血），最常见的原因是血红蛋白病和免疫紊乱。在溶血性贫血中，红细胞被网状内皮系统从组织中清除（血管外溶血）或者细胞在循环内溶解（血管内溶血）。因此，红细胞的生存期＜120d，因此而出现的组织缺氧导致骨髓中红细胞的生成亢进。

溶血性贫血的特征是网状细胞增多（＞100 000个细胞/mm³）和平均细胞体积的增加，反映了未成熟红细胞、未结合胆红素血症、高乳酸脱氢酶（lactate dehydrogenase, LDH）水平以及低血清结合珠蛋白水平的存在。确诊溶血性贫血需要进行Coombs试验来排除免疫学原因，检查外周血涂片，行血红蛋白电泳。

（一）红细胞结构异常

组织的有氧代谢所需的氧是循环中大量成熟的红细胞所提供的。循环红细胞数量在体液和细胞生长因子的控制下由骨髓中红细胞的前体细胞不断更新。这种正常的红细胞生成周期是一个严格调控的过程。肾中的氧传感器检测每分钟可供组织利用的氧含量变化以及通过释放促红细胞生成素以调整红细胞生成从而适应组织需求。

成熟的红细胞为双凹盘形。它没有细胞核和线粒体，其1/3的含量是一个单一的蛋白质，即血红蛋白。细胞内的能量需求主要是糖代谢提供，从而保持血红蛋白的可溶性和浓缩状态，提供适量的2,3-二磷酸甘油酸（2,3-DPG），并产生三磷腺苷（ATP）来支持细胞膜功能。由于没有细胞核以及蛋白质代谢途径，红细胞只有100～120d的寿命。然而，成年人红细胞独特的结构提供了最大的灵活性使细胞可以在微血管内移动。

1.遗传性球形红细胞增多症　膜蛋白组成异常可导致终身性溶血性贫血。遗传性球形红细胞增多症在大多数患者中是一种常染色体显性遗传模式。遗传性球形红细胞增多症在欧洲和美国是最常见的遗传性溶血性贫血，发病率为1/5000。遗传性球形红细胞增多症主要缺陷是缺乏细胞膜骨架蛋白，通常为膜收缩蛋白和锚蛋白。这些细胞显示异常渗透脆性，循环半衰期缩短。该疾病患者可没有临床症状，约 1/3 患者有轻度溶血性贫血，周围血涂片很少出现球形细胞。但是，有些病人可以有严重的溶血乃至不足 5% 的患者会发展为危及生命的贫血。该疾病患者常有脾大症状、易疲劳性，严重程度与慢性贫血程度成比例。患者存在出现溶血性危象事件的风险，常由病毒或细菌感染引发。这些危机将会使慢性贫血恶化并引发黄疸。细小病毒 B19 感染，可以产生一种严重而短暂（10 ～ 14d）的再生障碍危象。当患者诉胆绞痛时应考虑到这些患者胆色素结石的风险较高。

麻醉管理：该疾病患者的麻醉风险主要取决于其贫血严重程度，其溶血是否处于稳定状态或他们目前正处于由并发感染而引起的溶血恶化的状态。短暂性贫血，通常由病毒或细菌感染和胆石症引起，必须在术前评估时加以考虑。行心肺转流术下心脏手术的患者需要特殊考虑。心肺转流术的使用可能导致大量溶血，因为球形红细胞比正常红细胞对于机械性和剪应力应激状态更加易感。有学者建议称应避免使用机械性心脏瓣膜，但是心肺转流术的短时间应用可能是安全的。

2. **遗传性椭圆形红细胞增多症**　发生与一种膜蛋白的异常有关。膜收缩蛋白或糖蛋白使红细胞柔韧性降低。遗传性椭圆形红细胞增多症为常染色体显性遗传疾病，在疟疾高发地区流行。有些地区发病率高达 3%。遗传性椭圆形红细胞增多症的诊断多为偶然发现。大多数细胞表现出椭圆形的，甚至是棒状的外观。遗传性椭圆形红细胞增多症大多数患者是杂合子，很少出现溶血。相比之下，纯合子或复合杂合子缺陷可能出现更严重的溶血乃至贫血。

3. **棘红细胞增多症**　是另一种膜结构的缺陷，见于先天性脂蛋白 -β 缺乏（脂蛋白缺乏症）以及少数重症肝硬化或胰腺炎患者。它源于胆固醇或鞘磷脂在红细胞外膜的积累。这种堆积使细胞膜呈现针形外观，介导网状内皮系统的脾巨噬细胞将其从循环中剔除，产生溶血。

4. **阵发性睡眠性血红蛋白尿症**　是一种干细胞紊乱，它可在任何时候来源于 20—80 岁人群的造血细胞，导致补体激活的红细胞溶血。已经确定的大量不同突变均可导致糖基磷脂糖这种膜蛋白的异常或减少。该疾病患者常出现溶血性贫血，并且由于补体激活导致静脉血栓形成等并发症的风险增加。血栓形成的概率约为 40% 并且可能涉及肝静脉和门静脉等其他静脉系。一种重要的糖基磷脂糖关联蛋白——保护素的缺乏可能与骨髓发育不良或再生障碍有关，提示所有造血前体细胞的损伤。阵发性睡眠性血红蛋白尿症往往是一种慢性疾病，伴随溶血性贫血和骨髓中其他成分的缺陷。确诊后的半数预期寿命为 8 ～ 10 年。

麻醉管理：溶血表现为夜间发生被认为与二氧化碳蓄积和继发性酸中毒有关。因此，在麻醉期间，应该避免低氧血症、低灌注、高碳酸血症等可导致酸中毒和补体激活的诱发因素。吸入性药物和丙泊酚在理论上优于可能引起补体激活过敏反应的硫喷妥钠。因为存在静脉血栓形成的风险，维持水合作用有其重要性。

（二）红细胞代谢异常

由于缺乏细胞核以及寿命有限（120d），红细胞仅能在较窄的范围内保持必要的氧输送功能的活性。红细胞膜的稳定性和细胞内血红蛋白的溶解度取决于 4 个由葡萄糖支持的代谢途径。4 个途径如图 20-1 所示。临床上最为相关的途径说明如下。

1. **Embden-Meyerhoff 途径（非氧化或厌氧途径）**　负责三磷腺苷的生成。三磷腺苷为细胞膜功能和维持细胞形态和柔韧性所必须。无氧糖酵解的缺陷与细胞僵化和细胞存活率降低有关，从而导致溶血性贫血。糖酵解途径的缺陷不引起任何典型的红细胞形态的变化，也不会在接触氧化剂后引起溶血危象。其溶血的严重程度变化很大，难以预测。

2. **磷酸葡萄糖酸盐途径**　连接了磷酸烟酰胺腺嘌呤二核苷酸的氧化代谢和谷胱甘肽的还原。它抵消环境中的氧化剂，防止珠蛋白变性。当患者缺乏葡萄糖 -6- 磷酸脱氢酶或谷胱甘肽还原酶这两个关键酶之一，变性的血红蛋白沉淀在红细胞膜的内表面，导致膜的损害和溶血。

（1）葡萄糖 -6- 磷酸脱氢酶缺乏症：葡萄糖 -6- 磷酸脱氢酶缺乏症（G6PD）是一种 X 染色体紊乱，也是最常见的红细胞酶促紊乱，在全球范围内影响超过 4 亿人。葡萄糖 -6- 磷酸脱氢酶的活性在早期的红细胞较高，随着年龄下降，半

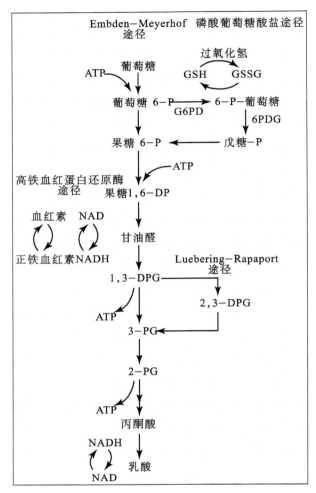

图20-1　图解4种最常见的红细胞代谢紊乱

ATP.三磷腺苷；1，6-DP.1，6-二磷酸；1，3-DPG.1，3-二磷酸甘油酸异构酯；2，3-DPG.2，3-二磷酸甘油酸异构酯；G6PD.葡萄糖-6-磷酸脱氢酶；GSH.谷胱甘肽还原酶；GSSG.氧化型谷胱甘肽；NAD.烟酰胺腺嘌呤二核苷酸；NADH.还原性烟酰胺腺嘌呤二核苷酸；6-P.6-磷酸盐；6PDG.6-磷酸脱氢酶；2-PG.2-磷酸甘油酸酯；3-PG.3-磷酸甘油酸酯

衰期约60d。葡萄糖-6-磷酸脱氢酶缺乏症的临床表现取决于酶水平，世界卫生组织将其划分为5型。患者可出现慢性溶血性贫血（Ⅰ型，G6PD活性＜10%）、间歇性溶血（Ⅱ型，G6PD活性为10%）、存在压力因素的溶血（Ⅲ型，G6PD活性10%～60%）或者不存在溶血（Ⅳ型和Ⅴ型）。

溶血是红细胞不能保护自身对抗氧化应激的结果。感染、某些药物和摄入蚕豆等急性损害会导致新出现的溶血或加重已经存在的溶血。

麻醉管理：麻醉风险主要在于贫血的严重性和急剧程度。目标是避免患者应用氧化药物以

降低溶血风险。离体研究表明，可待因、咪达唑仑、丙泊酚、芬太尼和氯胺酮是安全的，但是仍要避免使用异氟烷、七氟烷和地西泮这些在离体试验中可以抑制G6PD活性的药物。需要特别关注的是亚甲蓝。如果高铁血红蛋白血症患者已经表现氧输送障碍并且缺乏G6PD，亚甲蓝的应用可能导致生命危险。利多卡因、丙胺卡因和硝酸银等诱发高铁血红蛋白血症的药物应该避免应用。低体温、酸中毒、高血糖和感染可促使G6PD缺陷患者出现溶血，这些情况需要在围术期积极处理。

（2）丙酮酸激酶缺乏症：丙酮酸激酶缺乏症是常染色体隐性紊乱，是最常见的导致先天性溶血性贫血的红细胞酶缺陷疾病。丙酮酸激酶缺乏症可见于世界各地，在北欧和中国一些地区发病率较高。虽然不如葡萄糖-6-磷酸脱氢酶缺乏症常见，丙酮酸激酶缺乏症更可能表现为慢性溶血性贫血。红细胞中2,3-DPG的积累引起氧合血红蛋白解离曲线右移，以促进血红蛋白中的氧释放到周围组织。脾切除并不能完全防止溶血，但的确可以降低红细胞破坏率。贫血临床表现的严重程度各异，从轻度、充分代偿不出现贫血，乃至有生命危险的、从出生即需输血的溶血性贫血。严重患者可能出现长期性黄疸、胆色素结石、明显脾大。脾切除通常可以改善慢性溶血，甚至消除对输血的需要。

麻醉管理：麻醉风险主要在于贫血的严重性和急剧程度（如前所述）。

3.高铁血红蛋白还原酶途径　通过无氧酵解过程中生成的吡啶核苷酸还原型烟酰胺腺嘌呤二核苷酸来维持其血红素铁的亚铁状态。高铁血红蛋白还原酶的遗传变异造成无法阻抑血红蛋白氧化成高铁血红蛋白，血红蛋白的高铁状态不能输送氧。Ⅰ型还原型烟酰胺腺嘌呤二核苷酸-黄递酶缺乏症患者的循环红细胞中有少量高铁血红蛋白聚集，而Ⅱ型患者有严重的发绀和精神迟缓。

4.Luebering-Rapaport途径　与2,3-DPG（也称为2,3-二磷酸甘油酸）的生成有关。二磷酸甘油酸变位酶介导了合酶的活性，导致2,3-DPG的形成，之后通过磷酸酶将其转换为3-磷酸甘油酸酯，从而返回到糖酵解途径。2,3-DPG的代谢和生成之间的平衡对于pH十分敏感，碱性条件下有利于合酶的活性，酸性条件下有利于磷酸酶的活

性。2,3-DPG 的反应也受到了细胞中磷酸盐供给的影响。糖尿病酮症酸中毒或营养缺乏症患者严重缺少磷酸可能会减少 2,3-DPG 的生成反应。

三、血红蛋白异常

（一）血红蛋白分子

红细胞可称为是血红蛋白的容器，每个包含一个活性血红素基，总体约占红细胞干重的90%。每个血红素基都能结合一个氧分子。血红蛋白的呼吸运动，也就是摄取和释放氧气到组织中，涉及分子结构的具体变化。当血红蛋白从脱氧血红蛋白转化为氧合血红蛋白的形式，二氧化碳和 2,3- DPG 从 β-珠蛋白链中释放，使分子打开从而与氧结合。此外，氧与一个血红素基的结合可以增加其他血红素基与氧的亲和力。这种相互作用即解释了氧解离曲线的 S 形。

遗传性血红蛋白的结构缺陷可以干扰呼吸运动。大多数缺陷是在 α- 或 β-珠蛋白链的一个氨基酸的替换。部分干扰涉及分子运动，将分子限制在低亲和力或高亲和力状态，而其他干扰则改变血红素铁由二价铁到三价铁的化合价或降低血红蛋白分子的溶解度。血红蛋白 S 病（镰状细胞病）即为单一氨基酸的替换导致溶解度的降低，引起异常血红蛋白的沉降。

（二）血红蛋白 S 和血红蛋白 C

1. 镰状细胞血红蛋白 S 病　镰状细胞病是由一种在 β-珠蛋白亚基中由缬氨酸替代谷氨酸引起的疾病。在脱氧状态，这种血红蛋白 S 经历分子构象变化，暴露出疏水区。在极端脱氧状态，疏水区聚集，使红细胞膜变形，导致膜的氧化损伤，受损变形并缩短寿命至 10 ~ 20d。

镰状细胞贫血是血红蛋白 S 病的同型形式，年轻时出现严重溶血性贫血，进展为骨髓、脾、肾及中枢神经系统等末梢器官的损害。患者罹患骨痛和关节痛等阵发性疼痛危象可能与并存的疾病、应激或脱水有关。该疾病的严重程度和进展差异显著。儿童时期即可出现器官损伤，10 岁前出现反复脾梗死最终导致脾功能损伤。肾是另一个主要的损伤靶器官，在疾病的早期以无痛血尿和浓缩能力的减少为主要表现，30—40 岁时出现慢性肾衰竭。肺和神经系统并发症是发病和致死的主要原因。由急性胸痛综合征所加重的持续炎症反应引起慢性进行性肺损伤，该损伤类似

肺炎的并发症，涉及至少一个完整肺段的新发浸润，以及以下至少一个症状：胸部疼痛、发热超过 38.5℃，呼吸急促、气喘或咳嗽。神经系统并发症包括脑卒中，通常是由动脉疾病而非镰状细胞病引起。在青春期出现梗死，在成年人导致出血。

麻醉管理：镰状细胞病的特征是不会导致围术期发病率或病死率增加。然而，镰状细胞病患者在围术期并发症发生率很高。出现并发症的危险因素包括高龄、近期频发的严重镰状细胞、基础氧饱和度降低等末梢器官损害的证据、肌酐水平升高、心功能不全、脑卒中史以及并发感染。手术类型的固有风险是一个重要的考虑因素，小手术如腹股沟疝修补术和肢体手术被视为是低风险的，腹腔内手术如胆囊切除术被视为是中度风险的，颅内和胸腔内手术被视为具有高风险。然而在骨科手术中，尤其是髋关节手术和髋关节置换引起并发症的风险相当大，包括失血过多和出现镰状细胞病事件。

术前输血管理的目标已经在最近几年发生改变。研究发现，旨在增加正常血红蛋白与镰状血红蛋白比率的积极输血策略并无显著收益，而越来越多的保守目标可使术前血细胞比容达到 0.30。事实上，积极的输血策略有更多输血需求，这些输血并发症超过它们的正面作用。因此，低风险手术患者很少需要手术前输血，接受中到高度风险手术的贫血患者需要输血将血细胞比容纠正至 0.30。麻醉技术的选择似乎并不显著影响镰状细胞疾病引起并发症的风险。通常的次级目标包括避免脱水、酸中毒和低体温以减少围术期镰状细胞病事件的风险。镰状细胞疾病患者不禁忌使用闭塞骨科止血带，但是围术期并发症的发生率会增加。

术后疼痛需要积极的管理，因为手术部位疼痛以及血管闭塞性事件引起的疼痛会加剧这种疾病的并发症。患者可能对阿片类药物有一定程度的耐受，部分患者可能存在镇静药物成瘾，但是这种情况不应该影响适当的疼痛管理。

除了考虑到局部麻醉可能对镰状细胞病患者产生不利影响，它并非禁忌而且可能利于疼痛控制。

急性胸痛综合征有可能在术后 2 ~ 3d 出现，需要密切关注氧合，充分镇痛，并经常输血以纠

正贫血和改善氧合。吸入一氧化氮降低肺动脉高压可以改善血液氧合被证明是有益的。在术后阶段，仍需要观察患者防止出现疼痛危象、脑卒中和感染。

2.镰状细胞血红蛋白C病　发病率约为镰状细胞血红蛋白S病的1/4。血红蛋白C通过增强钾氯共转运系统的活性使红细胞失水，造成细胞脱水，在纯合子的状态可能会产生轻度到中度溶血性贫血。讽刺的是，当血红蛋白S和血红蛋白的C（血红蛋白SC）孤立存在时不产生症状，但是同时存在时产生的镰状细胞病和并发症接近镰状细胞血红蛋白S病的趋势。可能是血红蛋白C使细胞脱水后增加了红细胞内的血红蛋白S含量，使其溶解程度降低，加剧其聚合的趋势。

麻醉管理：镰状细胞血红蛋白C病的麻醉风险不如镰状细胞血红蛋白S病研究得深入，但是一项调查表明，围术期输血大大减少此亚类镰状细胞并发症的发生。

3.血红蛋白镰状细胞-β-珠蛋白生成障碍性贫血　在非裔美国人中，血红蛋白S病中β-珠蛋白生成障碍性贫血基因频率仅为1/10。这种复合的杂合状态的临床表现主要包括有血红蛋白A减少（镰状细胞-β$^+$珠蛋白生成障碍性贫血）或者没有血红蛋白A减少（镰状细胞-βzero珠蛋白生成障碍性贫血）。在任何一种血红蛋白A缺乏的情况下，患者会出现急性血管闭塞性危象、急性胸痛综合征和其他与镰状细胞血红蛋白S病的并发症相近的镰状细胞病并发症。

麻醉管理：与镰状细胞血红蛋白S病的麻醉注意事项相同。

4.不稳定血红蛋白　珠蛋白链中的结构变化降低了血红蛋白的溶解度或使它们更容易受到氨基酸的氧化，从而使血红蛋白变得不稳定。已发现100多个独特的不稳定血红蛋白变种，多数只有很轻微的临床表现。基因突变通常会损害珠蛋白的折叠或使血红色疏水端稳定的血红素珠蛋白结合。一旦从间隙中释放出来，血红素与珠蛋白链的其他区域进行非特异性结合，使它们形成含珠蛋白链、链碎片和血红素的沉淀，称为Heinz小体。Heinz小体与红细胞膜作用，降低其变形性，易化脾巨噬细胞对其进行清除。不稳定血红蛋白在形成Heinz小体和造成贫血的严重程度各有不同的倾向。溶血可能由额外的氧化应激加

剧，如感染或氧化剂摄入。有反复发作的严重溶血或者慢性贫血可以考虑脾切除术，从而有效减轻甚至消除症状。

麻醉管理：存在不稳定血红蛋白的患者的麻醉管理很大程度上取决于该患者的溶血程度，在严重溶血时予以输血，避免应用氧化试剂。这些患者可能存在严重的贫血和血红蛋白引起的肾损伤。

（三）珠蛋白生成障碍性贫血

珠蛋白链是在11号和16号染色体上两个紧密相连的基因簇的控制下由细胞质核糖体聚集而成的。最终的球蛋白分子是由2个α-球蛋白和2个非α-珠蛋白链组成的四聚体。在成年人中，几乎全部血红蛋白有2个α-珠蛋白和2个β-珠蛋白链（血红蛋白A），以及微量成分血红蛋白F及A$_2$。

珠蛋白生成障碍性贫血是珠蛋白链合成的遗传性缺陷，是儿童和成年人小细胞性贫血的主要原因之一。这种疾病显示出显著的地域影响，β-珠蛋白生成障碍性贫血多见于非洲和地中海地区，α-珠蛋白生成障碍性贫血和血红蛋白E多见于东南亚。

1.轻度珠蛋白生成障碍性贫血　多数珠蛋白生成障碍性贫血患者为轻度珠蛋白生成障碍性贫血，为α-珠蛋白（α-珠蛋白生成障碍性贫血表型）或β-珠蛋白（β-珠蛋白生成障碍性贫血表型）基因突变的杂合子。尽管突变可能会减少多达50%的正常珠蛋白合成，产生低色素性和小细胞性红细胞，但是贫血通常并不严重而且相对很少出现未受影响的珠蛋白聚集。因此，慢性溶血和无效红细胞生成很少发生。

2.中度珠蛋白生成障碍性贫血　患者表现出更严重的贫血和显著的小细胞低色素状态。患者会出现贫血、肝脾大、心脏肥大、继发于骨髓扩张的骨骼变化等症状。这些患者可能是轻度β-珠蛋白生成障碍性贫血的纯合形式，α-和β-珠蛋白生成障碍性贫血的联合缺陷，或者高血红蛋白F水平的β-珠蛋白生成障碍性贫血。

3.重度珠蛋白生成障碍性贫血　患者在生命早期即发展为严重的、威胁生命的贫血。童年期即需要反复输血治疗以纠正贫血，抑制高水平的无效红细胞生成。即便是看似相同的基因突变患者，珠蛋白生成障碍性贫血的严重程度也是差异

显著的。在其最严重的形式中，患者表现出3个明显降低携氧能力的缺陷：①无效红细胞生成；②溶血性贫血；③小细胞低色素血症。携氧能力不足时，促红细胞生成素大量释放，骨髓有核红细胞增加不平衡珠蛋白的合成。不成对的球蛋白聚集沉淀，形成包涵体，造成红细胞膜损伤。一些有缺陷的红细胞在骨髓内被破坏，导致无效红细胞生成。一些异常红细胞进入循环，其形态发生变化，导致清除加速（溶血性贫血），或者由于其血红蛋白含量降低而削弱转运氧气的能力（小细胞低色素血症）。重型珠蛋白生成障碍性贫血的其他特征还包括大量骨髓增生（前额突出、上颚过度生长、发育迟缓、骨质疏松症）和髓外造血（肝大）。溶血性贫血可能引起脾大和呼吸困难、端坐呼吸，随着时间的推移导致充血性心力衰竭和精神迟缓。输血治疗可以改善这些症状，但由于铁超载而引起的并发症，如肝硬化、右心衰竭和内分泌失调通常需要螯合疗法。有些患者脾切除术后表现出输血需求减少。但是，由于脾切除术后败血症有更大风险，因此对于年轻患者来说，尽可能将手术推迟至5岁之后。对于输血和螯合疗法有效的患者，不适用脾切除术。1982年，骨髓移植首次应用于重度珠蛋白生成障碍性贫血的治疗，如果年轻患者有HLA相同的兄弟姐妹，也可选用骨髓移植。

4.麻醉管理 珠蛋白生成障碍性贫血的严重性是器官损害程度和麻醉风险的关键决定因素。对于轻度珠蛋白生成障碍性贫血，主要关注慢性代偿性贫血。随着病情发展，贫血更加严重，可能出现相关症状包括脾和肝大、骨骼畸形、充血性心力衰竭、精神迟缓、铁超载的并发症如肝硬化、右心衰竭、内分泌疾病。骨骼畸形可能造成气管内插管和局部麻醉困难。

（四）导致红细胞生成减少或无效的血红蛋白异常

1.巨细胞/巨幼细胞性贫血 红细胞前体的成熟序列中断可以来源于维生素缺乏，如叶酸和维生素B_{12}，或接触化疗药物，或白血病前期状态。由于这些核成熟的缺陷，患者会出现巨细胞贫血和骨髓巨幼形态。

2.叶酸和维生素B_{12}缺乏性贫血 叶酸和维生素B_{12}的缺乏是成年人巨细胞贫血的主要原因。这两种维生素都是正常DNA合成中必不可少的，当这些维生素供给不足时，高代谢组织例如骨髓首先受到影响。在维生素缺乏状态，骨髓前体比正常状态大，无法完成细胞分裂。因此，骨髓变成巨幼形态，增大的红细胞被释放进入血液循环。这些维生素缺乏症的发生率在世界不同地区有很大的差别。在发达国家，酗酒是叶酸缺乏的常见原因，包括不良的饮酒习惯以及乙醇对叶酸代谢的干扰。在热带和非热带口炎性腹泻高发的发展中国家，吸收不良可能会促使维生素B_{12}的缺乏。

持续接触一氧化二氮能够对维生素B_{12}的活性造成损害。一氧化二氮可以氧化维生素的钴原子，降低其辅助因子的活性，造成甲硫氨酸和S-腺苷甲硫氨酸合成障碍。这一过程需要长期暴露于高浓度一氧化二氮并且在清除不充分的环境，如牙科诊所或气体的休养用途。

叶酸或维生素B_{12}缺乏造成的巨细胞贫血可能导致血红蛋白浓度低于80～100g/L，平均细胞体积为110～140fl（正常值为90fl），网织红细胞计数正常，乳酸脱氢酶和胆红素水平升高。除了巨幼细胞性贫血，维生素B_{12}缺乏还与脊髓侧索和后柱变性而引起双侧周围神经病变有关。对称的感觉异常伴有本体和振动的感觉的缺失，特别是在下肢。步态不稳，深腱反射减弱。记忆障碍和精神抑郁可能比较突出。这些神经缺损是进行性的，除非提供肠外维生素B_{12}。非医学性的滥用一氧化二氮可能导致与由维生素B_{12}的缺乏和恶性贫血所引起的神经系统症状相似的临床发现。

叶酸和维生素B_{12}可以通过补充维生素得到纠正。在肠道吸收不良时，可以使用肠外途径。对于即将手术或有生命危险的贫血患者，采取输血的方法进行紧急纠正治疗。

麻醉管理：由于维生素B_{12}缺乏而导致的巨幼细胞性贫血患者的麻醉管理受到维持氧合动脉血输送到周围组织需要的影响。神经系统变化的存在可能会减少局部麻醉技术或外周神经阻滞的使用。一氧化二氮需要谨慎使用。

3.小细胞性贫血 血红蛋白变化过程中的缺陷，如严重缺铁，会产生显著的无效红细胞生成和小细胞、低色素性贫血。

缺铁性贫血：营养性缺铁性贫血是一种只见于婴儿和儿童的贫血原因。在成年人中，缺铁性贫血只能反映由于慢性失血如从胃肠道或从女性生殖道（月经）失血而造成的铁储备枯竭。产妇容易发生缺铁性贫血，是因为孕期红细胞质量以及胎儿对铁的需求增加。

诊断：慢性失血的患者可能无法从胃肠道吸收足够的铁用以形成血红蛋白来弥补红细胞的迅速丢失。因此，往往产生的红细胞中血红蛋白很少。在美国，缺铁性贫血大多数情况下是轻度的，血红蛋白浓度 90～120g/L。血清铁蛋白浓度降低（<30ng/ml）是缺铁性贫血的诊断依据。骨髓穿刺显示可染铁缺乏也是缺铁性贫血的确诊依据。网织红细胞缺乏、血清铁水平降低、转铁蛋白饱和度降低也可以存在。

治疗：缺铁性贫血的治疗应用口服亚铁盐。储备铁补充缓慢。治疗应至少持续到纠正缺铁性贫血失血原因的 1 年之后。铁剂治疗的有效标志是在 3 周内血红蛋白浓度达到 20g/L 或 6 周内血红蛋白浓度上升到正常水平。铁剂治疗后血红蛋白浓度没有增加或者网状细胞增多说明仍有继续出血。择期手术需要推迟 4 周以后，术前纠正贫血。

（五）氧亲和力增加的血红蛋白

血红蛋白的突变增加了血红素基对氧气的结合亲和力，使氧解离曲线左移，减少了 P_{50}（血红蛋白结合氧 50% 饱和时的氧分压）。许多类型的突变可以增加氧亲和力，即使是那些造成 2,3-DPG 结合减少的突变。这些血红蛋白与正常血红蛋白相比更容易结合氧，在 PO_2 较低时能够保留更多的氧。因此，它们在毛细血管 PO_2 正常的情况下向组织提供的氧气减少，并且返回到肺部的血液是氧饱和的。尽管这些变种的血红蛋白氧亲和力高，但是由于无法从肺部获得更多氧气，最终结果是，在血细胞比容正常的情况下，组织轻度缺氧，从而引发促红细胞生成素合成增加，导致红细胞增多症。

麻醉管理：组织氧输送的基础值可能勉强维持，甚至使血细胞比容轻微下降，但是存在潜在风险。轻度红细胞增多症患者不需要干预措施。当患者表现出血细胞比容升高（>0.55～0.60），其血黏度可能进一步危及氧供，此时患者可能需要术前输血以及在术前和术中避免血液浓缩。

（六）氧亲和力降低的血红蛋白

高铁血红蛋白血症　高铁血红蛋白是血红蛋白中的二价铁被氧化成三价铁。正常的血红蛋白，结合氧之后，铁转移一个电子到氧，使铁接近三价铁状态，氧形成超氧。脱氧通常是将电子返回到铁，但如果没有返回，则形成高铁血红蛋白。正常红细胞中，由于高铁血红蛋白还原酶系统的存在，高铁血红蛋白水平保持在 1% 或更少。高铁血红蛋白使氧合血红蛋白解离曲线显著左移，因此输送到组织的氧较少。当血红蛋白总量中高铁血红蛋白水平低于 30%，不会损伤组织氧化。当高铁血红蛋白水平在 30%～50%，患者开始表现出缺氧症状，当高铁血红蛋白水平高于 50%，将引起昏迷和死亡。

高铁血红蛋白血症的临床重要性可能来自 3 种机制：珠蛋白链突变有利于高铁血红蛋白形成；突变对高铁血红蛋白还原酶系统的效能造成损伤；接触有毒物质造成正常血红蛋白铁的氧化速度超过正常还原机制的能力。

由突变产生的高铁血红蛋白能够使血红素铁稳定在三价铁（Fe^{3+}）状态，使它相对抵抗高铁血红蛋白还原酶系统的还原作用。高铁血红蛋白为棕蓝色，暴露于氧气不会变成红色，使患者出现与氧分压无关的发绀。存在高铁血红蛋白的患者通常无症状，因为他们的高铁血红蛋白含量很少超过其血红蛋白总量的 30%。

损伤高铁血红蛋白还原酶系统的突变很少导致高铁血红蛋白血症超过 25% 以上的水平。同存在高铁血红蛋白的患者相似，该疾病患者可能出现与氧分压无关的瓦灰色假性发绀。接触化学制剂可以直接氧化血红蛋白或者产生反应性氧中间体氧化血红蛋白，造成获得性高铁血红蛋白血症，导致高铁血红蛋白积累危及生命。婴儿红细胞高铁血红蛋白还原酶水平较低，因此可能对氧化剂有更高的易感性。

麻醉管理：高铁血红蛋白血症患者的麻醉管理重点在于防止组织缺氧。在这种情况下，脉搏血氧饱和度并不可靠，通常会显示 0.85 的氧饱和度数值。在手术中，需要进行动脉置管监测血压、高铁血红蛋白水平和动脉血气分析。应该纠正酸中毒，严密监测心电图，预防缺血征象。存在高铁血红蛋白的患者可能对应用氧化剂敏感。因此，局部麻醉、硝酸盐和氧化亚氮应避免使用。

毒性高铁血红蛋白血症的紧急治疗为静脉注

射1～2mg/kg1%亚甲蓝盐水溶液3～5min。这种治疗通常是有效的，但可能30min后需要重复。亚甲蓝通过还原型烟酰胺腺嘌呤二核苷酸磷酸还原酶系统发挥作用，因此需要G6PD具备活性。G6PD缺乏症患者和重症患者可能需要输血。

四、红细胞生成异常

（一）增殖低下

先天性再生障碍性贫血：先天性再生障碍性贫血（范可尼贫血）是一种常染色体隐性遗传疾病，表现为严重血细胞减少，通常在20岁前发病，往往发展为急性白血病。在西方社会中的基因频率大约为1/200，在南非白种人中可能为1/80。当此基因被充分表达（发生率为1/1 000 000），这种异常可引起进行性骨髓衰竭、多种身体缺陷、染色体异常以及癌症的倾向。有些患者可能不会出现典型的身体缺陷，当儿童和年轻成年人患有急性髓细胞性白血病应考虑此诊断。

1. 药物和放射相关性骨髓损伤贫血　骨髓损伤贫血是一种可以预见到的化疗不良反应，贫血通常是轻度的，当采用高剂量多药物联合化疗时可引起全血细胞减少。如果药物没有造成不可挽回的骨髓损伤，通常可以充分恢复。高能量辐射也可以产生骨髓损伤贫血，其程度通常是根据辐射的类型、剂量以及骨髓的暴露程度来预测。长期暴露于低水平外部辐射或摄入放射性核素也可以产生再生障碍性贫血。

有几种药物与严重且通常不可逆的再生障碍性贫血的发展有关。表20-1显示了与骨髓损伤有关的药物分类：如氯霉素，少量应用即可产生严重的不可逆的再生障碍性贫血；而多数药物如保泰松、丙硫氧嘧啶、三环类抗抑郁药，引起的全血细胞减少都更加平缓，如果立即撤回药物，症状是可逆的。

2. 感染相关性骨髓损伤贫血　骨髓损伤可源于传染性病原体对骨髓本身的直接入侵。粟粒性肺结核可能是最好的例子。干细胞生长的免疫抑制也可以产生贫血，甚至再生障碍性贫血。可见于以下病毒性疾病，如病毒性肝炎、EB病毒感染、人类免疫缺陷病毒、风疹。细小病毒B19感染可以在先天性溶血性贫血的患者中引起的一种急性、可逆的纯红细胞再生障碍。虽然这些贫血大多是自发可逆的，但是有一些情况可引起致命

表20-1　与脊髓损伤相关的药物分类

抗生素	氯霉素、青霉素、头孢菌素类、磺胺类、两性霉素B，链霉素
抗抑郁药	锂、三环药
抗癫痫药物	苯妥英钠、卡马西平、丙戊酸、苯巴比妥
抗炎药	保泰松、非甾体类、水杨酸盐、金盐
抗心律失常药物	利多卡因、奎尼丁、普鲁卡因
抗甲状腺药物	丙硫氧嘧啶
利尿药	噻嗪类、乙胺嘧啶、呋塞米
抗高血压药物	卡托普利
抗尿酸药物	别嘌醇、秋水仙碱
抗疟药	奎纳克林、氯喹
降糖药	甲苯磺丁脲
血小板抑制药	噻氯匹定
镇静药	丙氯拉嗪、甲丙氨酯

性再生障碍性贫血。

3. 血液系统或其他累及骨髓的恶性肿瘤引起的贫血　贫血可能源于引起红细胞前体数量减少的任何白血病。白血病通过使干细胞偏离红细胞系途径或者削减数量迫使干细胞离开骨髓来减少红细胞前体数量。实体肿瘤，如乳腺癌、肺癌、前列腺癌可能转移到骨髓，产生了类似的增殖低下贫血。骨髓增生异常综合征及骨髓增生性疾病，常常也是不能容纳红细胞前体造成贫血。

4. 麻醉管理　患者可出现一定程度的贫血和血小板减少，因此术前需要输血。中性粒中性减少症的严重程度会影响对抗生素的需求或对抗生素覆盖面的选择。术前使用粒细胞集落刺激因子增加嗜中性粒细胞数量的方法仍有争议。

（二）红细胞增多症

持续缺氧通常会导致红细胞质量和血细胞比容代偿性上升。虽然这会增加血液的携氧能力，但是同时也增加了血黏度。假设在心排血量或局部血流量无明显变化的情况下，血细胞比容为0.33～0.36（血红蛋白110～120g/L）时组织氧输送能力最大。超过这个水平，血黏度增加将引起血流缓慢、氧输送下降。这种影响相对较小，而当血细胞比容超过0.55，主要器官的血流量会明显减少。

1. 红细胞增多症的生理学　真性红细胞增多症或红细胞增多症是用来描述血细胞比容异常升

高的术语。血细胞比容水平即使轻度增加也可对整个机体血黏度产生重大影响。血细胞比容增加可源于血浆容量的减少而并无红细胞数量的真正增多（相对红细胞增多症）。急性血浆容量减少，可见于术前禁食，可以使无症状的红细胞增多症进展为威胁组织灌注的高黏血症。当血细胞比容水平上升到 0.55 ～ 0.60，全血黏度呈指数增长，尤其是在许多低流量 / 切流速度的小血管，如毛细血管。血黏度增加特别容易出现脑循环的流量减少（图 20-2 和图 20-3）。

血细胞比容增高的临床体征和症状取决于潜在的疾病进程和发病速度。中度慢性红细胞增多症患者，可见于合并慢性肺病，很少出现症状，直至血细胞比容超过 0.55 ～ 0.60，常见症状包括头痛和易疲劳。血细胞比容水平 > 0.60 可危及生命，因为血黏度增加威胁器官灌注。血细胞比容较高的患者也有静脉和动脉血栓形成的风险，40% 的患者会在病程中至少出现 1 次栓塞事件。

2. 原发性红细胞增多症 原发性红细胞增多

症，又称为真性红细胞增多症或 PV（paycythemia vera），是一种干细胞的异常引起的造血前体的克隆增殖，几乎全部由 JAK2（Janus 激酶）基因突变产生。这种克隆扩增通常产生过多的红细胞，但血小板和白细胞的数量也可能增加。原发性红细胞增多症的诊断标准包括血红蛋白水平升高（男性 > 185g/L，女性 > 165g/L）合并 JAK2 突变的存在或者以下几项中的 2 个：骨髓的多细胞性、血清红细胞生成素低于正常水平、内源性红系集落生成。原发性红细胞增多症可能会出现在任何年龄，但大多数病人在 60—70 岁发病。患者可出现一系列的症状。布加综合征是常见表现，可以概括为瘙痒和红斑性肢痛症。冠状动脉或脑血栓也是常见症状。在这类人群中肺动脉高压的发生率升高。患者通常需要规律的静脉切开，可能还需要骨髓抑制药物如羟基脲控制血细胞比容。约 30% 的患者将死于血栓性并发症，另外 30% 将死于癌症，最常见的是骨髓纤维化和急性白血病。

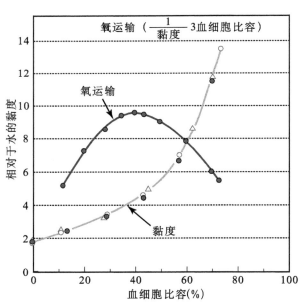

图 20-2　正常人肝素化血液的黏度 - 血细胞比容（Hct）。黏度是在 37℃ 时使用奥斯特瓦尔德黏度计测量的，与黏度在盐溶液中的表达有关。氧运输通过血细胞比容和氧流量（1/ 黏度）计算，记录为任意单位

（数据来源：Murray JF, Gold P, Johnson BL Jr, et al. Clinical manifestations and classification of erythrocyte disorders// Kaushansky K, Lichtman M, Beutler E, et al. Williams Hematology. 8th ed. New York, NY: McGraw-Hill Medical, 2010.）

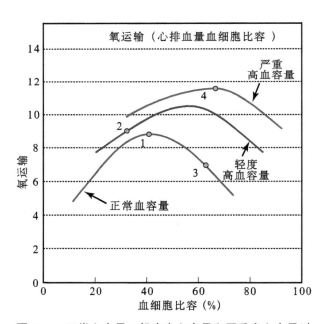

图 20-3　正常血容量、轻度高血容量和严重高血容量时不同血细胞比容（Hct）水平的氧运输。氧运输通过血细胞比容乘以心排血量估算

（摘自 Murray JF, Gold P, Johnson BL Jr, et al. Clinical manifestations and classification of erythrocyte disorders// Kaushansky K, Lichtman M, Beutler E, et al. Williams Hematology. 8th ed. New York, NY: McGraw-Hill Medical, 2010.）

需要手术的原发性红细胞增多症患者围术期血栓形成及出血的风险增加。血栓形成的风险增加是由于该疾病患者高凝状态基础值会因手术血栓前期增加。出血体质的发病原因通常是由于获得性血友病，该疾病源于超大血友病因子（vWF）含量的异常降低引起，该因子对于正常血小板黏附十分重要。与高血细胞比容相关的高黏血症容易引起血友病因子的构象变化，使得它易受酶裂解。因此，有效的凝血大型多聚体被耗尽，造成了出血的危险。所以，静脉切开术和避免极端脱水可以降低该疾病患者在围术期血栓形成和出血的风险。

麻醉管理：原发性红细胞增多症患者围术期存在高凝血和出血的风险。术前血细胞比容降至 0.45 可能降低血栓出血性并发症风险。存在血小板增多时应该降低至 $400×10^9/L$ 或者更少。术前 7d 暂停阿司匹林治疗。去氨加压素和冷沉淀有助于改善血友病因子水平从而减少出血。

3. 缺氧引起的继发性真性红细胞增多症　红细胞数量升高而没有其他造血细胞系的变化时缺氧的正常生理反应，无论缺氧是由何种原因引起。因此，生活在海拔高达 2133.6m（7000ft）的人表现出生理性的有效代偿性红细胞增多症，而非临床的异常情况。在高海拔，人类处于急性和慢性高原病的高风险，可能出现严重的头痛、恶心、呕吐以及由脑水肿引起的神志不清。

显著的心肺疾病也可造成组织缺氧引起红细胞增多症，最典型的例子是严重的右至左分流和相关的发绀型先天性心脏病。无论是先天或后天性心排血量极低，都可能会导致促红细胞生成素释放和相关的血细胞比容增加。肺部疾病也可导致缺氧性红细胞增多症，典型的例子是肥胖患者的低通气（Pickwickian综合征）。遗传性血红蛋白缺陷，如高亲和力血红蛋白和2,3-DPG的数量或功能缺陷可能引起组织氧输送减少，氧合血红蛋白解离曲线左移从而导致红细胞增多症。缺陷或药物产生显著的高铁血红蛋白血症也可以导致代偿性红细胞增多症。产生高铁血红蛋白血症的异常引起特异性的假性发绀，因为高铁血红蛋白不能反射氧化红光而成褐色。

4. 促红细胞生成素生成增加引起的继发性真性红细胞增多症　肾疾病及一些分泌促红细胞生成素的肿瘤与继发性红细胞增多症有关。肾积水、多囊性肾疾病、肾囊肿、良性和恶性肾肿瘤均可以导致促红细胞生成素生成增加。子宫肌瘤、肝癌及小脑血管瘤也已被证明能分泌促红细胞生成素。肾移植后患者出现的红细胞增多症与促红细胞生成素的生成无关。血管紧张素转化酶抑制药可以逆转真性红细胞增多症。此外，表现突出的运动员暗中应用重组促红细胞生成素也可以产生红细胞增多症。

继发性真性红细胞增多症的麻醉管理：继发性真性红细胞增多症患者的管理取决于具体原因。轻度缺氧的红细胞增多症患者可不予特殊处理。高血细胞比容的患者，应用静脉切开术减少血栓和出血并发症。

五、止血异常

（一）正常止血

血管内皮细胞任何破坏都是对血栓形成的一种有效刺激。作为一个局部过程，凝血可以封住血管缺损，保持连续性，限制失血，并启动伤口愈合的过程。对过于强烈的凝血反应从而引起病理性血栓形成的预防措施涉及多个平衡机制。

包括完整内皮细胞的抗凝作用，活化凝血因子的循环抑制药和局部纤溶酶。大多数的止血异常涉及凝血过程中一个或多个综合步骤的缺陷。因此，了解止血的生理学很重要。

1. 凝血级联反应模型　源于60年前的凝血级联反应包括外源性途径和内源性途径（图20-4）。外源系统的代表是Ⅶa因子和组织因子。相比之下，内源系统被看作是整个血管内结构。两种途径都可以激活X因子，它与Va因子形成复合体，可以将凝血酶原转化为凝血酶。凝血酶原时间（prothroboplastin time，PT）被用于指导华法林治疗，它代表了外源性途径，活化部分凝血活酶时间（activated partial thromboplastin time，aPTT）被用于指导肝素治疗，它反映的是内源性途径。虽然这个模型与凝血检测的相关性良好，但是它不能精确的代表在体的凝血过程。

2. 新的凝血模型　体内凝血继发于血液接触组织因子之后，例如血管损伤后的内皮下细胞。内源性凝血途径在早期凝血事件中不发挥作用。组织因子始动的凝血过程有3个阶段，一是始动阶段；二是扩大阶段；三是蔓延阶段。

始动阶段从接触的组织因子与Ⅶa因子结合

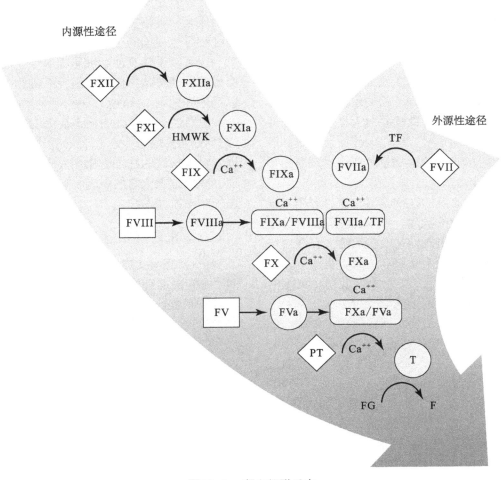

图20-4　凝血级联反应

内源性途径的糖蛋白成分包括Ⅻ，Ⅺ，Ⅸ，Ⅷ，Ⅹ和Ⅴ因子、凝血酶原和纤维蛋白原。外源性途径的糖蛋白成分，由细胞表面的组织因子行为启动，包括Ⅶ，Ⅹ和Ⅴ因子、凝血酶原和纤维蛋白原。级联反应在纤维蛋白原转化为纤维蛋白以及纤维蛋白凝块时达到顶峰。某些反应，包括Ⅹ因子和凝血酶原的激活，发生于膜表面。菱形表示酶原；正方形表示前辅因子；圆形表示酶和辅因子；阴影正方形表示膜表面的大分子复合体

F. 纤维蛋白；FG. 纤维蛋白原；HMWK. 高分子量激肽原；PT. 凝血酶原；T. 凝血酶；TF. 组织因子

（摘自Furie B, Furie BC. Molecular basis of blood coagulation//Hoffman R, Benz EJ, Shattil SJ, et al. Hematology: Basic Principles and Practice. 5th ed. Philadelphia, PA: Churchill Livingstone, 2009:Fig 118-1.）

开始（图20-5）。Ⅶa-组织因子复合体催化少量Ⅹ因子转化为Ⅹa，继而产生类似的少量凝血酶。在扩大阶段，少量的凝血酶激活血小板和Ⅴ因子、Ⅷ因子（图20-6）。蔓延阶段始于Ⅹ因子被血小板表面的Ⅷ因子、Ⅸ因子和钙离子激活（图20-7）。在这个阶段，凝血酶通过激活血小板和Ⅴ因子、Ⅷ因子促进自身的生成，设置Ⅷa-Ⅸa因子复合体的生成。这个复合体的生成使得Ⅹa因子生成，使Ⅶa-组织因子复合体催化反应转变

为内源性酶（Ⅹ酶）途径产生的反应。这种转变具有巨大的动能优势，因为内源性Ⅹ酶复合体在产生Ⅹa时具有50倍的效能。血友病的出血体质具有完整的始动阶段以及有缺陷的蔓延阶段，说明了蔓延阶段在止血过程中的重要性。

常用的可溶性凝血的实验室检验方法仅能检测始动阶段的动力学。凝血酶原时间（PT）和活化部分凝血活酶时间（aPTT）均能指示纤维蛋白原的首次出现，在整个反应完成少于5%时

即可发生。这些测试对检测严重凝血因子缺陷十分敏感，例如血友病以及指导华法林或肝素的治疗。但是，它们不能模拟真正止血过程的顺序，也不能预测术中出血的危险性。

静脉循环中，在血小板表面进行的凝血级联反应的动能优势是十分明显的，但是需要相对少量的血小板来完成这一功能。要提高静脉出血的危险，血小板计数必须降低到非常低的水平，即低于10×10^9/L（10 000/μl）。动脉循环与此形成鲜明对比，为确保手术止血，血小板计数最低要求至少是这个数字的5倍。

（二）影响始动阶段凝血因子的止血异常

表20-2列出了遗传性和获得性止血异常。

1. **Ⅶ因子缺乏症**　遗传性Ⅶ因子缺乏症是一种罕见的临床严重程度各异的常染色体隐性疾病。只有纯合子患者会因Ⅶ因子总体水平过低（＜15%）出现出血症状。这些患者通过实验室检查特征可以辨别，凝血酶原时间（PT）延长，部分凝血活酶时间（PTT）正常。

麻醉管理：单因子缺乏的治疗取决于缺陷的严重程度。因子水平在20% ~ 25%可以满足止血要求。有几种产品可以用于治疗Ⅶ因子缺乏症。Ⅶ因子浓度低于1%的患者通常需要更集中的Ⅶ因子来源。Ⅶ因子缺乏症患者预防的首选产品是Proplex T（Ⅸ因子复合体），因为它具有较高的Ⅶ因子水平。伴有活动性出血的Ⅶ因子缺乏症可采用Proplex T及Ⅶ因子浓缩液、活化的Ⅶ因子或者Ⅶa重组因子治疗。轻到中度Ⅶ因子缺乏症患者可以输注新鲜冷冻血浆。凝血酶原复合物浓缩液也可以使用，但是血栓形成的风险较高。

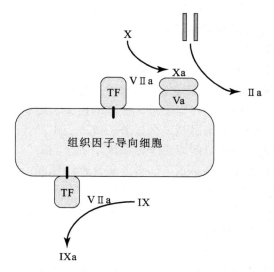

图20-5　血液凝血级联反应的始动阶段

TF.组织因子

（摘自 Hoffmann, M. Remodeling the blood coagulation cascade. J Thromb Thrombolysis, 2003,16[1-2]:17-20, Fig 2.）

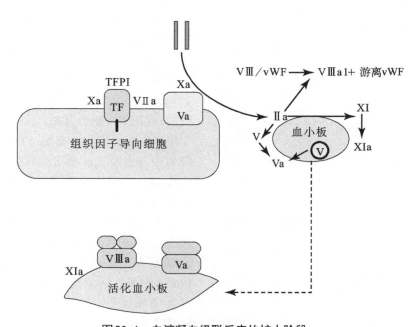

图20-6　血液凝血级联反应的扩大阶段

TF.组织因子；TFPI.组织因子途径抑制剂；vWF.血友病因子

（摘自 Hoffmann, M. Remodeling the blood coagulation cascade. J Thromb Thrombolysis,2003,16[1-2]:17-20, Fig 3.）

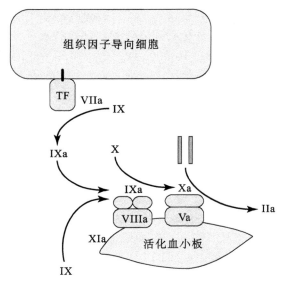

图20-7　血液凝血级联反应的蔓延阶段

TF.组织因子

（摘自 Hoffmann, M. Remodeling the blood coagulation cascade. J Thromb Thrombolysis, 2003,16[1-2]:17-20, Fig 4.）

表20-2　凝血异常的分类

遗传性
血友病A
血友病B
血管性假性血友病
无纤维蛋白原血症
凝血因子V缺乏症
凝血因子Ⅷ缺乏症
遗传性出血性毛细血管扩张症
蛋白C缺乏症
抗凝血酶Ⅱ缺乏症
获得性
弥散性血管内凝血
围术期抗凝
术中凝血
稀释性血小板减少症
凝血稀释
大量输血
手术类型（心肺转流术、脑外伤、整形外科手术、泌尿外科手术、产科分娩）
药物引起的出血
药物引起的血小板功能障碍
特发性血小板减少性紫癜
血栓性血小板减少性紫癜
导管引起的血小板减少症
维生素K缺乏症

2.先天性X因子、V因子、凝血酶原（Ⅱ因子）缺乏症　是遗传性常染色体隐性疾病，严重的缺乏非常少见。这些因子中任一因子严重缺乏的患者都表现出凝血酶原时间（PT）和部分凝血活酶时间（PTT）的延长。V因子缺乏症患者还可能出现出血时间延长，因为V因子和血小板有助于血凝块的形成。

麻醉管理：X因子、V因子、凝血酶原缺乏可以使用新鲜冷冻血浆纠正。应用大量体积的新鲜冷冻血浆可以使缺乏的因子水平有显著上升。根据经验，要使缺乏的因子水平上升20%～30%，需要输注新鲜冷冻血浆10～15ml/kg。这个用量相当于很大数量的血浆，对患者的心血管系统来说是一个显著的挑战。本替代治疗的效果持续时间取决于每个因子的代谢时间，意味着为保持因子水平而需要重复输注新鲜冷冻血浆。V因子存储在血小板颗粒中，对于出血的病人，输注血小板是一种替代方式，它可以将缺失的V因子输送到出血部位。

对于严重缺乏X因子、V因子和凝血酶原而又需要接受具有显著失血风险手术的患者，可以使用凝血酶原复合物浓缩液。这些产品的优点是，可以将因子水平提高50%或者更高而不会增加容量负荷的风险。其缺点是具有引起广泛血栓形成、血栓栓塞、弥散性血管内凝血（DIC）的风险。同样重要的是要认识到在不同产品中各因子的水平。

（三）影响蔓延阶段凝血因子的止血异常

凝血过程蔓延阶段的缺陷意味着显著的出血倾向。一些蔓延阶段的缺陷与活化部分凝血活酶时间（aPTT）延长有关。X连锁隐性疾病血友病A和B是这类异常的典型。Ⅷ因子或Ⅸ因子的显著减少与自发和过度出血有关，尤其是血肿和肌肉血肿。Ⅸ因子的缺乏同样延长aPTT，但是出血倾向不甚严重。

不是所有引起aPTT延长的因子缺陷都与出血有关。始动阶段对于此项实验室检查的刺激在于Ⅻ因子（Hageman因子）受到表面接触活化生成Ⅻa因子。这个反应被高分子量激肽原的存在以及前激肽释放酶到活性蛋白酶激肽释放酶的转变所易化。这3个因子的任一缺陷都可以引起aPTT的延长。但是，这些接触活化因子在体内凝血的始动阶段和蔓延阶段不发挥作用；因此，

XII因子、高分子量激肽原以及前激肽释放酶的缺陷与临床出血无关。存在这些特殊因子缺乏的患者不需要特殊处理。

1.先天性Ⅷ因子缺乏症——血友病 A　Ⅷ因子基因是位于 X 染色体上的大型基因。特别严重的血友病患者通常有 X 染色体基因组主要部分的反转或缺失或者错义突变，使得Ⅷ因子的活性小于正常水平的 1%。其他突变，包括点突变和小缺失，通常导致Ⅷ因子水平＞1% 的轻微疾病。某些患者中会产生功能异常的蛋白，导致Ⅷ因子抗原（蛋白）的免疫检测与Ⅷ因子活性的凝血检测不符。

血友病 A 的临床严重程度与Ⅷ因子活性最为相关。严重血友病的患者Ⅷ因子的活性小于正常水平的 1%，通常在童年由于频繁自发的关节、肌肉和重要器官出血而诊断。这些患者需要频繁的Ⅷ因子替代治疗。

Ⅷ因子水平维持在正常值的 1% ～ 5% 时可以减少疾病的严重程度，但是这些患者手术或外伤出血的风险仍然会增加，然而大大缓解了自发性血肿的困境。Ⅷ因子水平维持在正常值的 6% ～ 30% 的患者仅受轻度影响，可能至成年仍未确诊。但是他们仍面临在大手术时过多出血的危险。血友病 A 的女性携带者也存在手术出血的风险。10% 的女性携带者仍有可能Ⅷ因子活性＜30%。

重度血友病 A 的患者活化部分凝血活酶时间（aPTT）显著延长，轻度疾病患者 aPTT 可能只比正常值延长数秒，而凝血酶原时间（PT）是正常的。

麻醉管理：血友病 A 的患者面临重大手术时，Ⅷ的水平必须接近正常（100%）。这需要提前输注Ⅷ因子浓缩液。由于Ⅷ因子的半衰期在成年人约 12h，每 8 ～ 12 小时需要重复输注保持Ⅷ因子水平＞50%。Ⅷ因子的半衰期在儿童约为 6h，需要更频繁输注以及实验室检测以确定效能。应测量Ⅷ因子水平的峰值和波谷值以确认剂量水平和剂量间隔。治疗必须持续 2 周以上，避免术后出血影响伤口愈合。接受骨骼或关节手术的患者可能需要更长的治疗。在这种情况下，可能需要 4 ～ 6 周的替代治疗。

高达 30% 的重型血友病 A 患者接触Ⅷ因子的浓缩或重组产品后最终会产生抑制性抗体。

新鲜冷冻血浆和冷沉淀都可以用于纠正Ⅷ因子的水平。对于轻度血友病的患者，去氨加压素也可以经静脉或经鼻应用。纤溶抑制药，如氨基己酸（EACA）和氨甲环酸，可以用于黏膜出血的辅助治疗，特别适用于对口腔科操作。

2.先天性Ⅸ因子缺乏症——血友病 B　血友病 B 患者也与血友病 A 患者有类似疾病的临床谱。Ⅸ因子水平＜1% 可引起严重出血，Ⅸ因子水平 1% ～ 5% 引起中度症状。Ⅸ因子水平 5% ～ 40% 的患者通常仅罹患轻度疾病。轻度血友病患者（Ⅸ因子活性＞5%）可能无法诊断，直至进行手术或者患者拔牙。与血友病 A 的实验室检查结果类似，血友病 B 的患者 aPTT 延长，PT 正常。

麻醉管理：血友病 B 患者的麻醉管理一般准则与血友病 A 患者没有显著区别。重组或纯化产品或者Ⅸ因子凝血酶原复合浓缩物可治疗轻度出血发作或者预防小手术出血。但是需要注意，应用Ⅸ因子凝血酶原复合浓缩物治疗时，其中可能含有高剂量的活化凝血因子。当给予患者可以使Ⅸ因子水平上升到 50% 或者更高的足够剂量时，血栓栓塞并发症的风险增加，尤其是对于接受骨科手术的患者。因此，对于接受骨科手术和严重创伤或肝疾病的患者仅应用重组Ⅸ因子。

使用纯化Ⅸ因子的浓缩或重组产品数天可以治疗血友病 B 出血。因为脉管系统中胶原蛋白的吸收，可以利用的Ⅸ因子少于Ⅷ因子，使得Ⅸ因子的剂量约为Ⅷ浓缩物的 2 倍。Ⅸ因子的半衰期为 18 ～ 24h，所以每 12 ～ 24 小时重复开始剂量的 50% 通常足以保持其血浆水平＞50%。

3.获得性Ⅷ因子或Ⅸ因子抑制剂　血友病 A 患者循环中出现Ⅷ因子抑制剂的风险很高，出现率在Ⅷ因子严重缺乏的患者为 30% ～ 40%。血友病 B 患者出现Ⅸ因子抑制剂的可能性相对较低，为 3% ～ 5%。具有获得性Ⅷ因子或者Ⅸ因子自身抗体而基因型正常的患者可出现严重的血友病样综合征。这些患者通常中年或老年发病，没有异常出血个人史或家族史，突然出现严重自发的出血。

检测抑制剂的存在需要“混合试验”这一测试。这个试验是要将患者血浆和正常血浆按照 1 ：1 混合以确定 PTT 的延长是否被缩短。罹患血友病 A Ⅷ因子活性缺乏而不存在循环Ⅷ因子抑制剂的典型患者混合试验结果通常是PTT与正常相比缩短至4s之内。与此相反，有Ⅷ子抑制剂的患者不会将PTT缩短至这个范围内。

麻醉管理：血友病A合并循环中抑制剂存在的患者其管理根据患者是否为高或低反应组而各异。低反应组对抑制剂的滴度低，对Ⅷ因子浓缩物没有记忆应答，而高反应组对抑制剂的滴度高且表现出显著记忆应答。低反应组患者可以应用Ⅷ因子浓缩物。需要Ⅷ因子的高起始剂量和维持剂量以及频繁的Ⅷ因子水平检测来指导治疗。高反应组不能使用Ⅷ因子浓缩物进行治疗。大出血可以使用旁路制品治疗，如活化凝血酶原复合浓缩物或者重组Ⅶa因子。重组Ⅶa因子可用于存在获得性抑制剂患者的治疗。虽然通过Ⅶa形成的凝血酶不如Ⅷ因子治疗的作用强，但是重组Ⅶa疗法仍然可以成功控制80%有抑制剂患者的出血。

存在Ⅸ因子抑制剂的血友病B患者可应用重组Ⅶa或者凝血酶原复合浓缩物进行紧急治疗。

出现Ⅷ因子或者Ⅸ因子自身抗体而没有血友病史的患者可有致命的出血风险，抑制剂水平可能非常高。需要重组Ⅶa因子或活化凝血酶原治疗，单独应用Ⅷ因子或Ⅸ因子是无效的。

4.Ⅺ因子缺乏症　除此之外唯一一种引起PTT延长和出血倾向的缺陷是Ⅺ因子缺乏症（Rosenthal病）。这是一种常染色体隐性遗传病。它比血友病A或B罕见，但是它在东欧的德系犹太人中发生率达到5%。出血倾向通常是轻度的，并且只在手术后比较明显。即使在Ⅺ因子水平小于5%的患者中血肿也很罕见。

麻醉管理：Ⅺ因子缺乏症的治疗取决于缺乏和出血史的严重程度。多数患者可以输注新鲜冷冻血浆。伴有活动性出血的Ⅺ因子缺乏症可以使用凝血酶原复合浓缩物或重组Ⅶa因子治疗，根据凝血酶原时间的结果决定是否重复应用。

5.先天性纤维蛋白原异常　低纤维蛋白原血症和无纤维蛋白原血症，先天性纤维蛋白生成异常可明显影响生成纤维蛋白凝块的最后一个步骤。纤维蛋白原的水平降低，无论是低纤维蛋白原血症还是无纤维蛋白原血症，都是相对罕见的常染色体隐性遗传病。无纤维蛋白原血症患者有严重的自发出血或创伤后出血体质。出血可以从出生后数天即开始，这种情况常与血友病混

淆。低纤维蛋白原血症患者通常不出现自发性出血但是术后可能出血。血浆纤维蛋白原水平低至0.5～1g/L的患者可有严重出血风险。

纤维蛋白原异常血症：异常纤维蛋白原的产生是比低纤维蛋白原水平更常见的缺陷。纤维蛋白原是在4号染色体上3个基因的控制下在肝合成的。300多种不同的突变可产生异常纤维蛋白原，引起正常纤维蛋白原的减少。许多突变为常染色体显性遗传特征。纤维蛋白原异常血症的临床表现各异。同时有纤维蛋白原数量减少和纤维蛋白原功能失常（低纤维蛋白原异常血症）的患者通常表现出过多出血。大多数纤维蛋白原异常血症患者虽然凝血试验异常，但是多数没有出血倾向。总体而言，约60%的纤维蛋白原异常血症没有临床症状。其余的可以表现为出血体质或相反的血栓倾向。一小部分纤维蛋白原异常血症可出现自然流产和伤口愈合不良。

纤维蛋白原的实验室评估包括浓度和功能。最准确的总蛋白纤维蛋白原定量测量为免疫测定或蛋白沉淀技术。其他纤维蛋白原功能障碍的筛查包括用蛇毒酶测量凝血酶时间和凝血时间。

麻醉管理：大多数纤维蛋白原异常血症没有临床症状。对于有症状和有手术出血风险的患者，需要冷沉淀治疗。为使中等身材的成年人纤维蛋白原水平至少升高1g/L，需要输注10～12U冷沉淀剂，2～3/d。有血栓形成倾向的纤维蛋白原异常血症患者需要长期抗凝。

6.ⅩⅢ因子缺乏症　纤维蛋白凝块的稳定性对于止血十分重要。ⅩⅢ因子（纤维蛋白稳定因子）缺乏症是一种罕见的常染色体隐性遗传疾病。患者出生时可表现为持续性的脐部或包皮环切后出血。患者呈严重的出血体质，表现为经常性的软组织出血、伤口愈合不良以及颅内出血的发生率很高。血液凝块形成后很脆弱，而且不能维持止血。ⅩⅢ因子缺乏症的女性患者流产率接近100%。

当患者为严重的出血体质，而其他凝血筛查，包括PT，PTT及纤维蛋白原水平、血小板计数、出血时间均正常，应考虑ⅩⅢ因子缺乏症。血凝块溶解在尿素中可作为筛查。ⅩⅢ因子水平低于正常1%的患者有严重出血风险。ⅩⅢ因子水平接近50%的患者通常没有出血倾向。

麻醉管理：ⅩⅢ因子缺乏症的患者可以使用

新鲜冷冻血浆、冷沉淀剂、血浆源性浓缩ⅩⅢ因子进行治疗。ⅩⅢ因子的循环半衰期较长，为7～12d，所以即使很低的血浆浓度（1%～3%）也可以达到充分止血。

六、动脉凝血

（一）影响血小板数量的异常

正常的循环血小板计数维持在相对较窄的范围内。大约1/3的血小板被分离在脾。因为血小板的寿命为9～10d，所以每天需要生成$(15～45)×10^9/L$（15 000～45 000/mm^3）维持稳定状态。

麻醉管理：对于血小板减少症的一般概念。不管血小板减少症的原因，如果患者出现致命的出血、密闭腔隙如颅内出血或需要紧急手术，都应考虑输注血小板。长期的管理通常需要其他治疗，改善血小板生成或降低血小板的破坏。

血小板输注治疗需要与血小板减少症的严重程度、出血并发症、患者的潜在疾病相符。对于小手术，血小板计数应＞$(20～30)×10^9/L$（20 000～30 000/mm^3）。对于大手术，血小板计数应＞$50×10^9/L$（50 000/mm^3）。但是，对于神经外科手术，血小板计数应该＞$100×10^9/L$（100 000/mm^3）。每个单位的机采血小板或每6U的随机捐献的血小板可将正常身材患者的血小板计数升高大约$50×10^9/L$（50 000/mm^3）。如果存在同种免疫以及血小板破坏率增加的情况，输注后1h内的血小板计数以及频繁的间隔对于规划进一步血小板输注治疗的需要十分重要。

1U的单采血小板相当于4～8U的随机捐赠血小板。对于出现随机捐赠血小板同种免疫的患者，血库可以提供HLA匹配的单采血小板。随机和单采血小板不需要ABO血型相容。但是，对于Rh阴性患者，血小板库中输注足够的红细胞可增加患者的致敏风险。因此，这些患者，尤其是育龄妇女，应该接受Rh阴性捐赠者的输注或者在输注Rh阳性制品后使用Rh0(D)免疫球蛋白（RhoGAM）进行治疗。

患者血小板计数非常低，通常低于$15×10^9/L$（15000/μl），可表现为多部位的显著出血，包括鼻、黏膜、消化道、皮肤和血管穿刺点。一个强烈提示血小板减少症的标志是皮肤或黏膜出现瘀斑。这种情况通常出现在下肢，原因是静水压力升高。血小板减少症的鉴别诊断最好根据以下方面的生理功能：①血小板生成；②血小板在循环中的分布；③血小板的破坏。

（二）导致血小板生成缺陷的异常——先天性

血小板生成异常可以由骨髓的巨核细胞再生障碍性贫血或发育不全引起。

1.血小板减少症合并桡骨缺失综合征　先天性发育不全血小板减少症合并桡骨缺失（TAR综合征）通常是常染色体隐性遗传的方式。血小板减少症的发展在妊娠晚期或出生后早期。最初通常比较严重[$30×10^9/L$（＜30 000/mm^3）]，但是接近2岁时可以缓慢改善接近正常范围。患者常有明显的双侧桡骨畸形，其他骨骼异常也可能出现。

2.范可尼综合征　范可尼贫血的血液学表现通常到大约7岁才会出现。骨髓显示出细胞结构和巨核细胞数量减少。多数出现过1次严重骨髓衰竭的患者需要干细胞移植治疗。

3.May-Hegglin异常　患者通常在循环中有巨大血小板以及白细胞中有Döhle小体（嗜碱性内含物）。血小板生成的无效性各异，1/3的患者有显著的血小板减少。

4.Wiskott-Aldrich综合征　是一种X染色体连锁疾病，表现为湿疹、免疫缺陷和血小板减少症。由于颗粒缺陷，循环血小板比正常状态小，功能欠佳，存活率降低。无效血小板形成是主要的异常。

5.常染色体显性遗传血小板减少症　常染色体显性遗传血小板减少症患者通常表现出巨核细胞数量增加和无效生成，巨血小板被释放到循环中。许多患者有神经性耳聋和肾炎（Alport综合征）。

（三）导致血小板生成缺陷的异常——获得性

血小板生成障碍可源于骨髓损伤。全系造血过程被抑制，甚至骨髓再生障碍（再生障碍性贫血）。骨髓巨核细胞中的减少见于接受放射治疗或化疗的癌症患者，接触有毒化学物质如苯、杀虫剂、乙醇或者因病毒性肝炎导致的并发症。骨髓浸润的恶性进程也会破坏血小板生成。造血系统恶性肿瘤，包括多发性骨髓瘤、急性白血病、淋巴瘤、骨髓增生性疾病常引起血小板生成缺陷。

无效血小板生成也可见于维生素 B_{12} 或叶酸缺乏（由酗酒引起）和叶酸代谢缺陷的患者。骨髓巨核细胞增加，但有效的血小板生成减少。这种血小板生成障碍可以被恰当的维生素疗法迅速逆转。

麻醉管理：血小板输注是对血小板生成异常患者的管理的主要方法。继发于内源性巨核细胞异常的无效血小板生成患者需要出血发作的紧急手术时，治疗方法与生成异常的患者相同。与维生素 B_{12} 或叶酸缺乏相关的无效血小板生成应当立即应用适当的维生素疗法。血小板计数数天内可恢复正常，因此不需要输注血小板，紧急情况除外。

（四）血小板破坏异常——非免疫性破坏

作为血管内凝血的一部分，血小板的消耗可见于多种临床情况。当整个凝血途径被激活，这个过程被称为弥散性血管内凝血（DIC）。DIC 可以是突发性的，伴有严重的血小板减少和显著的凝血因子检测结果延长导致出血；它还可以是平缓的，只有轻微的或没有血小板减少，出血倾向也较小。血小板消耗也可以作为一个独立的进程发生（所谓的血小板 DIC）。病毒性感染、菌血症、恶性肿瘤、高剂量化疗、血管炎可导致血管内皮细胞显著损伤以至增加血小板清除率而不引起凝血途径的完全激活。基本上，这是一个正常血管修复的恶化过程，血小板黏附于暴露的内皮下表面，继而与纤维蛋白原结合聚集。当内皮被显著破坏，消耗大量血小板可导致血小板减少症。血小板血栓形成而引起的血管闭塞比较罕见，但有时会发生严重的血管炎。获得性免疫缺陷综合征（AIDS）患者可出现消耗性血小板减少症，伴有继发于动脉血栓的末梢器官损伤。

血栓性血小板减少性紫癜、溶血性尿毒症和 HELLP 综合征（溶血、肝酶升高、血小板计数降低）是血小板非免疫性破坏最重要的例子。尽管潜在的病理生理学有明显不同，但是这些疾病的存在可以导致血栓形成和末梢器官损害。

1.血栓性血小板减少性紫癜（thrombotic thrombocytopenic purpura，TTP） 特征是动脉内和毛细微血管内血小板血栓的生成，导致血小板减少症和微血管性溶血性贫血。这种疾病可表现为复杂的症状和体征包括发热、肾功能障碍、血小板减少症、微血管性溶血性贫血和神经系统症状，不是全部的 TTP 患者都会出现上述症状。当没有其他可能的解释时，血小板减少症和微血管性溶血性贫血（后者要存在贫血、裂细胞症、网状细胞增多症、结合珠蛋白水平降低、LDH 水平升高以及 Coombs 试验阴性）可以足够诊断 TTP。TTP 可以作为一个家族性疾病发生，没有明显的原因（先天性）的散发疾病，慢性复发疾病或者骨髓移植和药物治疗（奎宁、噻氯匹定、丝裂霉素 C 及 α 干扰素、喷司他丁、吉西他滨、他克莫司或环孢素）的并发症。子痫前期的 HELLP 综合征女性也可以在产后出现 TTP。

TTP 可能是继发于激活、聚集和血栓形成的血小板破坏增多最典型的例子。该家族或循环疾病的潜在机制涉及继发于遗传性基因突变的 vWF 裂解蛋白酶活性缺陷导致持续性的超大型 vWF 多聚体循环。血浆置换对于清除 vWF 多聚体和恢复 vWF 裂解蛋白酶活性都是有效的。使用血浆置换难以治疗的病例可能与免疫抑制有关。

2.溶血尿毒综合征（hemolytic uremic sysdrome，HUS） 与 TTP 类似，最常见于表现为继发于大肠埃希菌或相关可以志贺样毒素的细菌的出血性腹泻的儿童。主要症状是急性肾衰竭。血小板减少症和贫血比 TTP 少见，没有神经症状。这类患者不需要血浆去除或新鲜冷冻血浆治疗。通过血液透析的支持，大多数患儿可自行恢复。该疾病死亡率 < 5%。感染大肠埃希菌的成年人可表现出 HUS 和 TTP 的症状并存，通常肾损害较少。年龄较大的儿童和成年人病死率较高，因此不论疾病形式，均应接受血浆置换和血液透析。

3.HELLP 综合征 血小板减少症是一种妊娠的常见并发症。轻度血小板减少［血小板计数 $(70 \sim 150) \times 10^9/L$（70 000 ～ 150 000/mm³）］见于 6% ～ 7% 近于分娩的妇女，表现出生理变化，类似妊娠期稀释性贫血。与高血压相关的血小板减少症见于 1% ～ 2% 的孕妇，多达 50% 的子痫前期女性分娩时可能出现 DIC 样状况，伴有严重的血小板减少［血小板计数 $(20 \sim 40) \times 10^9/L$（20000 ～ 40000/mm³）］。当同时存在红细胞溶血（hemolysis，H）、肝酶升高（elevated liver eneyme levels，EL）、血小板计数降低（low platelet，LP）时，称为 HELLP 综合征。生理上，HELLP 综合征与 TTP 非常相似。患者的高血压

和完成分娩的管理通常可以终止这一过程。但是，少数患者可在分娩后发展为完全的TTP和HUS。分娩后TTP是致命的，且预后较差。血浆置换和静脉应用免疫球蛋白的治疗效果各异。

4.非免疫性血小板破坏异常的麻醉管理 血小板破坏异常患者的适当管理依赖于诊断。在存在作为DIC一部分的非免疫性破坏的人群中，血小板和血浆输注是支持性的。唯一真正有效的治疗是针对DIC的根本原因的治疗。如果首要条件可以纠正，凝血因子和血小板计数将得到恢复。

TTP或HUS患者只有存在致命的出血时才应接受血小板输注。对于TTP或者HUS，需要关注血小板输注的潜在危害，因为输注可能导致继发于显著血小板聚集和活化的血栓形成增加和末梢器官损伤。手术应尽可能推迟，直至相关异常得到控制。

HUS和HELLP综合征的治疗提出了不同的挑战。儿童HUS通常不需血浆去除即可得到控制，但是当严重肾衰竭时需要透析。HELLP综合征，如同先兆子痫，通常可以因胎儿娩出而解决。但是，一部分女性会转化为分娩后TTP样综合征。应该对她们进行积极的血浆置换。当出现末梢器官损害时，疗效一般较差。

（五）血小板破坏异常——自身免疫性破坏

血小板减少症是一种常见的自身免疫性疾病的表现。血小板减少症的严重程度各异。在一定条件下，血小板计数下降到 $(1 \sim 2) \times 10^9$/L（1000 ~ 2000/mm³）。在其他患者中，巨核细胞增加血小板生成的能力导致代偿状态，使得血小板计数维持在 20×10^9/L（20 000/mm³）至正常水平。

免疫性血小板破坏通常可以根据临床表现诊断，包括血液中网状血小板（含RNA）水平升高，骨髓巨核细胞数量和倍性增加。巨核细胞数量的扩张可作为初步证据表明，血小板生成率提高以代偿循环中的血小板生存期缩短。

成年人血小板减少性紫癜 成年人自身免疫性血小板减少症的鉴别诊断首先应详询病史，包括是否接触毒性药品、血液制品或者或病毒感染。

（1）输血后紫癜：成年人在接触血液制品后，最常见的为红细胞和血小板，可发展为输血后紫癜。虽然血小板抗原A₁阴性的经产妇具有高风险，但是输血后紫癜在男性和女性中均可见。通常来说，患者血浆中可检测出具有血小板抗原A₁特异性的高效能自身抗体。

（2）药物引起的自身免疫性血小板减少性紫癜：多种药物可以产生免疫性血小板减少症。奎宁、奎尼丁和司眠脲（sedormid）已被广泛研究。临床上，患者表现为严重血小板减少症，血小板计数 $< 20 \times 10^9$/L（20 000/mm³）。这些药物作为半抗原引发抗体形成，然后充当抗体结合到血小板表面的预留分子。血小板减少症也可能因为有已生成的抗体存在而在首次接触药物的几小时内发生。这在不同药物中的发生频率不同（0 ~ 13%），包括阿昔单抗（ReoPro）和其他糖蛋白Ⅱb/Ⅲa抑制药。其他药物，例如α-甲基多巴、磺胺类、金盐，也会刺激自身抗体。

（3）肝素诱导的血小板减少症：肝素与血小板减少症的相关性值得特别讨论。肝素诱导的血小板减少症（heparin-indueed thrombocytopenia，HIT）可有数种形式。Ⅰ型HIT（非免疫性HIT）血小板计数的适度减少，可见于大多数第一天应用全剂量普通肝素的患者。这和肝素与血小板的被动结合有关，导致血小板寿命的适度缩短。这种过程是暂时的，并且临床症状不显著。

HIT的第二种形式，Ⅱ型HIT（免疫介导的HIT）需要更多关注。这种类型的HIT，可形成肝素-血小板因子4复合体的抗体，该抗体可以与血小板受体结合，诱导血小板活化和聚集。血小板活化导致肝素-血小板因子4的进一步释放和循环中血小板微粒的出现。这两种现象都会放大促凝血状态。此外，肝素-血小板因子4复合体结合至内皮细胞可以刺激凝血酶生成。这既会导致血小板清除增加从而引起血小板减少症，也会导致静脉和（或）动脉血栓形成，同时可有严重末梢器官损害的可能以及罕见部位的血栓形成（肾上腺、门静脉、皮肤）。

Ⅱ型HIT的发生率因肝素的类型和剂量以及治疗时间而各异。10% ~ 15%应用牛肝素的患者会出现抗体，而应用猪肝素的患者出现抗体的概率<6%。肝素诱导的血栓形成的风险比抗体形成的发生率低。存在肝素-血小板因子4复合体抗体的患者会发展出血栓事件的概率低于10%。然而，风险因临床条件而存在差异，骨科手术后发生率可高达40%以上。一些研究还表

明，即使没有明显的血栓形成，HIT抗体对术后结果仍有负面影响。HIT抗体阳性的患者接受冠状动脉旁路移植术或者应用肝素治疗不稳定性心绞痛时，发生不良事件的概率升高，包括住院时间延长、脑卒中、心肌梗死，甚至死亡。

免疫介导的HIT出现于使用肝素后的5～10d。包括两个类型：患者接触肝素后的前3个月早期发作和停用肝素后的延迟发作。诊断应根据4T系统评分法评估血小板减少症的程度、血小板减少的时机、血栓形成和后遗症的出现以及其他导致血小板减少症的原因的存在（表20-3）。

接受全剂量普通肝素超过5d或者曾经使用肝素的患者应当隔日常规监测血小板计数。当血小板计数下降＞50%，即使绝对血小板计数在正常范围内，仍可指示Ⅱ型HIT抗体的出现，因此，需要停止使用肝素，使用直接凝血酶抑制药替代治疗。如果继续使用肝素，即使是低剂量或者使用低分子量肝素，仍有发生重大血栓栓塞事件的显著风险。

急性Ⅱ型HIT可发生于患者首次接触肝素后

20d内重复应用肝素。当HIT抗体已经存在，患者重复应用肝素时可出现急性药物反应，如突然发作的呼吸困难、寒战、出汗、高血压和心动过速。如果继续使用肝素，这类患者出现致命血栓栓塞的风险极高。

麻醉管理：血小板输注适用于当血小板减少症患者出现危及生命的出血或者封闭腔隙出血。血小板输注治疗必须与血小板减少症的严重性、出血并发症的存在以及患者的潜在疾病相符。对于继发于药物摄入的自身免疫性血小板减少症的患者，最重要的管理步骤是停止使用药物。糖皮质激素治疗可加速特发性血小板减少性紫癜样症状患者的恢复。恢复的速度取决于药物的清除率和骨髓巨核细胞增殖和增加血小板生成的能力。即使血小板计数很低，出血的可能性不大，患者也可自行恢复而不需要血小板输注。

感染人类免疫缺陷病毒的血小板减少症患者需要紧急手术时应予以适当的血小板输注。对于HIV/AIDS病程早期即出现血小板减少症要行择期手术的患者，可考虑术前予以齐多夫定治疗。大约60%的患者会表现出反应，高达50%的患

表20-3 肝素诱导的血小板减少症（HIT）的"4T"评分系统

分类	2分	1分	0分
血小板减少症 (thrombocytopeania)	血小板计数降低＞基础值50%，血小板最低值≥$20×10^9$/L（20 000/mm³）	血小板计数降低至基础值30%～50%或者血小板最低值（10～19）×10^9/L（10 000～19 000/mm³）	血小板计数＜基础值30%或者血小板最低值＜$10×10^9$/L（10 000/mm³）
血小板减少的时机 (timing of the platelet decrease)	接触肝素后的5～10d明确发作；30d前曾接触肝素，1d内血小板降低	接触肝素后的5～10d发作，血小板计数持续降低，但是因为血小板计数遗失所以时机不确定；接触肝素后的10d后发作；30～100d前曾接触肝素，1d内血小板计数降低	接触肝素后的4d内血小板计数降低
血栓形成和其他后遗症 (thrombosis or other sequelae)	新发的血栓形成，皮肤坏死或者接触普通肝素后的急性系统性反应	进展性或周期性血栓形成或未确定的但是临床可疑的血栓形成	无血栓形成或预先接触过肝素
其他导致血小板减少症的原因 (other causes of thrombocyto penia)	未出现	存在可能的其他原因	存在确定的其他原因

数据来源于Crowther MA, Cook DJ, Albert M, et al. The 4Ts scoring system for heparin-induced thrombocytopenia in medical-surgical intensive care unit patients. J Crit Care, 2010,25:287-293

4T评分根据4种分类的评分总和分为：1，2，3分为HIT低可能性；4，5分为HIT中等可能性；6，7，8分为HIT高度可能性

者其血小板计数将出现持久的改善。但是这种疗效不是即时的，可能需要进行长达2个月。对于齐多夫定没有疗效的患者，在病程早期施行脾切除术可缓解85%的病例。糖皮质激素、静脉免疫球蛋白、静脉Rh0(D)免疫球蛋白也被用于治疗获得性免疫缺陷综合征的患者。随着病情发展，人类免疫缺陷病毒感染的患者出现血小板生成缺陷，只有血小板输注治疗有效。

为了预防HIT患者出现威胁生命的血栓栓塞事件，所有形式的肝素都需要立刻停用。任何延迟都可能使患者出现血栓形成的危险性升高。因为有显著抗体交叉活性的存在，所以不会选择低分子量肝素替代。当出现血栓性事件，HIT患者应开始使用直接凝血酶抑制药。直到直接凝血酶抑制药连续成功覆盖之后才可以应用口服抗凝药。华法林治疗起始阶段出现的蛋白C水平立刻降低会造成血栓形成的恶化，包括大量皮肤坏死和静脉肢体坏疽。由于Ⅶ因子水平可能反映了蛋白C的减少，静脉肢体坏疽可与华法林开始应用后的国际标准化比值的迅速增加有关。如果这种情况发生，需要立刻停用华法林，使用维生素K逆转症状。

对于HIT患者来说，心脏手术是一个挑战，因为肝素是心肺转流术中理想的抗凝药。手术需要推迟到HIT发作缓解或者如果难度较大，可在心肺转流术中使用直接凝血酶抑制药比伐卢定抗凝。

（4）特发性血小板减少性紫癜：与药物、感染、自身免疫性疾病无关的血小板减少症一般归类为自身免疫性特发性血小板减少性紫癜（idiopathic thrombocytopenic purpura，ITP）。只有在排除所有其他非免疫性和免疫性破坏之后才能做出这个诊断。多数成年人病例进展为慢性ITP形式，需要持续高水平的骨髓血小板生成以在血小板寿命缩短的情况下维持血小板计数稍低或近于正常这一慢性过程。这种情况反映了血小板的高水平破坏被超过正常的骨髓高水平血小板生成所平衡。血小板计数低于10×10^9/L（10 000/mm³）时会出现严重出血。慢性ITP患者血小板计数（20～100）×10⁹/L（20 000～100 000/mm³）。

严重受累的患者其血小板生存期可以用数小时而不是数天来衡量，主要是脾中破坏。输注血小板的寿命同样被缩短。有些患者只出现血小板生存期的中度缩短，提示血小板生成近于正常速度。虽然多数接受血小板输注的ITP患者其输注的血小板被迅速破坏，但是高达30%的患者输注血小板后表现出接近正常的血小板生存期。

麻醉管理：伴有出血的严重自身免疫性血小板减少症成年患者在前3d应予以高剂量皮质类固醇紧急治疗。如果有紧急手术的需要或有颅内出血的临床依据，患者也应在至少每8～12小时予以静脉免疫球蛋白和血小板输注，而不论对血小板计数的影响如何。有些接受血小板输注的患者在输注后会表现出相对正常的血小板增量和合理的生存期。但是，即使不出现输注后增量，输注充足的血小板仍可以改善止血。

有些成年人对皮质类固醇治疗没有反应，继续发展为慢性ITP。如果ITP持续存在超过3～4个月，患者几乎没有可能自发恢复。在这种情况下，如果血小板计数低于（10～20）×10⁹/L（10 000～20 000/mm³），应考虑脾切除术。大约50%的患者脾切除术后可达到长期缓解。如果慢性ITP患者考虑使用脾切除术治疗，术前应重视使用肺炎球菌、脑膜炎球菌、流感嗜血杆菌疫苗进行免疫，降低脾切除术后败血症的危险。

妊娠期慢性ITP的管理需要特别注意。多数女性在妊娠期可以不应用药物，或者应用中度剂量的泼尼松，或者间断使用静脉免疫球蛋白达到对ITP的管理。如果血小板减少症比较严重，需要在妊娠的最后2～3周应用高剂量类固醇治疗，每周使用静脉免疫球蛋白，从而避免孕产妇出血。即使母亲患有严重ITP，多数儿童出生时血小板计数正常。新生儿血小板计数可能在出生后7d或者更长时间内继续降低。因此，有风险的儿童应该每2～3天检测血小板计数直至计数上升。

（六）血小板性质的异常

血小板功能异常往往首先被视为急性疾病或手术的并发症。但是出血倾向的严重性可能取决于多种加重因素。因此，不易做出准确诊断，治疗时也应针对多种潜在的可能因素。其中包括停止使用抑制血小板功能的药物，经验性替换vWF [von Willebrand factor，vWF冯维尔布兰德固子（第Ⅷ因子）]或者应用去氨加压素治疗，甚至输注血小板。虽然这种做法缺乏精确度，但是它是有效的。

1.影响血小板功能的先天性异常　血管性血友病：血管性血友病（von Willebrand disease，vWD）是最常见的遗传性影响血小板功能的异常。它是一种常染色体显性或隐性遗传疾病，发病率为1/100～3/100 000。伴有危及生命出血史的严重血管性血友病在西方国家的发生率少于5/1 000 000。

血管性血友病患者通常表现出皮肤黏膜出血（尤其是鼻出血）、易瘀伤、月经过多、牙龈和胃肠道出血。vWF活性轻度至中度下降的患者数量远远超过有明显临床出血的患者数量。如果将vWF水平作为单一的诊断标准，这可能会导致严重的血管性血友病过度诊断。因此，诊断"临床上重要的"血管性血友病，应只限于那些出现异常出血的患者。如果考虑血管性血友病是引起患者出血的促进因素，则需要经验性治疗，推迟实验室评估，直到患者临床情况稳定，数周没有应用血制品或药物。

血管性血友病的实验室筛查包括出血时间、血小板计数、PT和aPTT的检查。轻度血管性血友病的患者检查结果接近正常。对于更严重的疾病，出血时间显著延长，血小板计数正常。严重vWF缺陷或者Ⅷ因子与vWF结合障碍的患者表现出继发于血浆中Ⅷ因子低水平的PTT延长。需要vWF水平和功能的特异性检测帮助确诊。

血管性血友病患者的全面评估需要测量Ⅷ因子的凝血活性、vWF抗原、vWF活性和vWF多聚体分布。这些研究对于血管性血友病的分类具有重要的诊断意义，因此，对于规划患者的临床管理也很重要。

（1）1型血管性血友病：是最常见的变体，占病例的80%以上。它表现出血浆vWF水平的数量缺陷。该疾病的临床严重程度各异，但是通常与血浆vWF和Ⅷ因子水平的减少相关。对于有反复严重出血发作的患者和家族，vWF抗原和vWF活性通常减少到正常的15%～25%。这些患者出现出血发作时应给予积极治疗，即使对于小手术也应予以预防性治疗。

（2）2型血管性血友病：特征是血浆vWF质的缺陷。这涉及较大vWF多聚体的减少或vWF抗原以及Ⅷ因子结合的各种变化。较大多聚体的缺失导致vWF活性出现不相称的下降。

（3）3型血管性血友病：特征是循环中vWF抗原的实质性缺失以及vWF活性和Ⅷ因子（正常值的3%～10%）的低水平。这些患者表现为严重的出血，包括黏膜出血、血肿、血友病A或B引起的肌肉血肿。但是，与典型血友病不同，它们的出血时间显著延长。

麻醉管理：血管性血友病的类型和严重程度、其性质、紧迫性和手术部位都会影响vWF患者的治疗管理。对这种疾病治疗有效的药物包括去氨加压素，它可以优化血浆内源性vWF的水平，以及高浓度vWF血制品。

去氨加压素是一种抗利尿激素的合成类似物，静脉应用时可以刺激vWF从内皮细胞的释放，引起血浆vWF和Ⅷ因子活性的即刻升高。这将增强血小板功能。它可以非常有效的纠正血管性血友病的出血缺陷。由阿司匹林、糖蛋白Ⅱb/Ⅲa抑制药、尿毒症或肝疾病引起的血小板功能障碍可以被去氨加压素引起的较大vWF多聚体的释放而部分纠正。

去氨加压素对血管性血友病患者的疗效取决于疾病的类型。1型血管性血友病患者治疗反应最佳。2型血管性血友病患者使用去氨加压素治疗的效果不确定。3型血管性血友病患者对药物没有反应，因为这类患者内皮中缺乏vWF的贮存。3型血管性血友病患者需要应用vWF和Ⅷ因子治疗出血。

去氨加压素制剂包括静脉和鼻腔内制剂准备。去氨加压素以0.3μg/kg的剂量静脉应用。1型血管性血友病女性患者可以自行使用高浓度喷鼻剂控制月经过多。它还可以有效控制与拔牙或小手术相关的出血。

去氨加压素对于治疗轻度出血发作或者预防小手术出血最为有效。vWF在基础值Ⅷ因子水平高于100～200U/L的患者也有显著疗效，vWF水平可升高3～5倍。然而，即使患者的治疗反应不甚理想，出血也能被部分控制，或者在对手术事件的预防中减少失血和输血需求。去氨加压素的缺点是其效果短暂。其对出血时间及vWF水平的改善限制在12～24h。由于快速抗药反应的存在，对于重复应用的反应可能降低。在控制出血倾向十分重要的情况，如大手术后，去氨加压素的单独应用是不够的，推荐vWF替代治疗。

vWF替代可以通过冷沉淀剂或纯化浓缩vWF-Ⅷ因子复合体的输注实现。冷沉淀是现成的、有效的含有浓缩纤维蛋白原、vWF及Ⅷ因子和ⅩⅢ因子的血液制品。它会立即导致出血时间缩短，反映了较大vWF多聚体的输注。冷沉淀剂的剂量计划是经验性的。重症1型或3型血管性血友病患者的管理类似严重血友病A患者，对于大手术Ⅷ因子水平应升高至50%～70%，对于小手术或不甚严重的出血Ⅷ因子水平应升高至30%～50%。

因为应用冷沉淀剂仍有输血传播感染的风险，因此推荐使用纯化商品化Ⅷ因子-vWF浓缩制品。有效的浓缩制品必须包含较大的vWF多聚体。一种富含vWF制品是腐植酸盐P。一旦出血得到控制，浓缩制品的单日剂量足够维持疗效，因为Ⅷ因子-vWF复合物在血管性血友病患者的半衰期是大约24h。

2. 获得性血小板功能异常 可见于造血疾病，作为全身性疾病的一部分，或作为药物治疗的结果。

（1）骨髓增生性疾病：骨髓增生性疾病（例如真性红细胞增多症、骨髓化生、特发性骨髓纤维化、原发性血小板增多症和慢性粒细胞性白血病）的患者通常表现出异常的血小板功能。有些患者血小板计数很高，表现出异常出血或者动静脉血栓形成的倾向。真性红细胞增多症患者，全血容量扩张、血黏度升高均可增加血栓风险。出血患者可能最稳定的实验室异常是肾上腺素引起的聚集和α-颗粒的功能缺陷。获得性血管性血友病引起的出血可见于这些异常中，继发于高分子量vWF多聚体丢失。

（2）蛋白异常血症：血小板功能异常，包括黏附、聚集和凝血活性的缺陷，可见于蛋白异常血症的患者。近1/3 Waldenström巨球蛋白血症或免疫球蛋白A骨髓瘤的患者有明显的血小板功能缺陷。多发性骨髓瘤患者通常较少受到影响。单克隆蛋白峰值水平可能与血小板功能的异常呈相关性。

（3）尿毒症：尿毒症患者始终表现出血小板功能缺陷，且与尿毒症和贫血的严重程度密切相关。未清除的代谢产物胍基琥珀酸作为血小板功能的抑制药，引起内皮细胞一氧化氮释放。血小板黏附、活化、聚集异常，血栓素A$_2$的生成减少。

大多数尿毒症患者出血时间可由血液透析纠正。应用输血或促红细胞生成素治疗可以缩短出血时间。对于急性出血发作，去氨加压素疗法可以暂时改善血小板功能。

（4）肝疾病：一般来说，严重肝疾病患者出血最可能的原因是单独的缺陷，如静脉曲张出血或胃/十二指肠溃疡。但是，如果肝硬化患者有广泛出血，包括瘀斑和静脉部位渗血，应考虑凝血障碍。肝病患者有多方面的凝血缺陷。脾功能亢进引起的血小板减少症十分常见。继发于循环中高水平纤维蛋白降解产物的血小板功能障碍进一步增加出血倾向。此外，Ⅶ因子生成的减少和纤溶升高的慢性DIC增加了凝血功能障碍。

（5）药物抑制：有几类药物也会影响血小板功能（表20-4）。阿司匹林和其他非甾体抗炎药对血小板功能有公认的影响。阿司匹林是血小板血栓素A$_2$合成的强效抑制药，通过对环氧化酶的不可逆抑制实现这种抑制药作用。非甾体抗炎药（如吲哚美辛、布洛芬、磺吡酮）也可抑制血小板环氧化酶，但效果只在循环中有药物的时

表20-4 抑制血小板功能的药物

强关联性
阿司匹林（和含有阿司匹林的药物）
氯吡格雷/噻氯匹定
阿昔单抗
非甾体抗炎药：萘普生、布洛芬、吲哚美辛、保泰松、吡罗昔康、酮咯酸
轻度至中度关联性
抗生素，通常只在高剂量时发生
青霉素、羧苄西林、青霉素G、氨西林、替卡西林、奈夫西林、美洛西林
头孢菌素
呋喃妥因
扩容药：右旋糖酐、羟乙基淀粉
肝素
纤维蛋白溶解药：氨基己酸、抑肽酶
弱关联性
肿瘤药物：柔红霉素、普卡霉素
心血管药物：β受体阻滞药、钙通道阻滞药、硝酸甘油、硝普钠、奎尼丁
乙醇

候存在，并且是可逆的。这些药物是较弱的血小板功能抑制药，通常不与严重临床出血相关。然而，当其他加重因素，如其他抗凝药、胃肠道疾病或手术存在时，这些药物可引起出血。某些食品、食品添加剂、维生素、中草药制剂（如维生素C和E，ω-3脂肪酸、中国黑木耳）也可以通过环氧化酶途径可逆地抑制血小板功能。

抗生素对血小板功能的影响可能是导致危重患者出血的主要因素。青霉素，包括羧苄西林、青霉素G、替卡西林、氨苄西林、奈夫西林以及美洛西林，干扰血小板黏附和血小板活化及聚集。这些药物结合至血小板膜，干扰vWF的结合和血小板对激动药如二磷腺苷和肾上腺素的反应。显著临床出血可见于接受高剂量抗生素的患者。危重疾病的加重因素十分重要，因为通常当健康患者应用抗生素时很少引起异常出血。血小板功能障碍也见于应用特定的头孢菌素类。

扩容药如右旋糖苷，大量输注时能干扰血小板聚集和凝血活性。这种结果对于创伤的情况非常不利，但是在血管手术中用来防止血小板血栓形成是有效的。羟乙基淀粉干扰血小板功能的可能性较小，但是当使用超过2L后会造成一种可检测的缺陷。

3.血小板性质异常的麻醉管理　与造成血小板减少症的异常不同，血小板性质异常的治疗目标不甚精确。由于血小板功能障碍，血小板绝对数量不能预测出血的危险。去氨加压素治疗可以改善轻度至中度的血小板缺陷，尤其当出血风险相对较小时。对于更高的出血风险，需要血小板输注。出血时间、血小板功能分析结果或者血栓弹性描记图可能作为凝血治疗终点，但是不能保证血小板功能可以满足手术的挑战。作为一般规则，充分的血小板输注将正常/功能性血小板的百分比增加到10%～20%足以纠正药物相关的

血小板功能障碍。

在低温（＜35℃）和酸中毒（pH＜7.3）条件下血小板功能失调，并且在任一情况下输注至患者的血小板功能也会迅速失调。

七、高凝异常

高凝状态的来源可以划分为两大类：一是由一个或多个基因异常引起的先天倾向，通常称为血栓形成倾向，二是获得性或与环境有关的高凝状态。

（一）高凝状态的遗传性原因

易感静脉血栓栓塞（venous thromboembolism，VTE）的遗传性疾病从概念上可以分为内源性抗血栓蛋白减少或前血栓蛋白增加两大类（表20-5）。

1.抗血栓蛋白减少引起的高凝状态

（1）遗传性抗凝血酶缺乏症：抗凝血酶Ⅲ是机体对抗健康血管或活动出血部位周围凝血块形成的最重要防御物质。抗凝血酶Ⅲ缺乏症是常染色体显性遗传疾病，发病率1/1000～1/5000。纯合型抗凝血酶缺乏症的患者一般不能成活。杂合子患者抗凝血酶Ⅲ水平是正常的40%～70%。抗凝血酶Ⅲ缺陷杂合子患者在一生中某时间点发生VTE的概率大约是无缺陷人群的20倍。血栓形成事件通常与一些导致高凝状态进一步加重的因素有关。

除了抗凝之外，这类患者的麻醉管理还应该包括维持抗凝血酶Ⅲ水平在术后5d高于80%。可以通过应用抗凝血酶Ⅲ浓缩物实现。

（2）遗传性蛋白C和蛋白S缺乏症：蛋白C和蛋白S的遗传性缺陷通过限制已经生成的凝血酶活性以及干扰限制凝血酶的生成速度而对凝血酶调节产生不利影响。VTE的风险和抗凝血酶Ⅲ缺陷症近似。

表20-5　与高凝状态有关的主要遗传性疾病[1]

异常	正常对照组的发病率（%）	首次DVT患者的发病率（%）	60岁前DVT的发病率（%）
抗凝血酶缺乏症	0.2	1.1	62
蛋白C缺乏症	0.8	3	48
蛋白S缺乏症	0.13	1.1	33
V Leiden因子	3.5	20	6
凝血酶原20210A	2.3	18	＜5

DVT.深静脉血栓；(1)所有数字属于杂合状态

蛋白C和蛋白S的合成都依赖于维生素K，因此，缺乏蛋白C的患者如果在开始华法林治疗前没有使用肝素进行保护性预先抗凝，则血栓形成的风险更高。具体而言，在华法林治疗开始后的前几天，在维生素K依赖性凝血因子足够以提供抗凝作用之前，蛋白C合成的适度抑制可适应于已经低于正常的蛋白C水平，使得出现加剧的高凝状态。

除了防止或治疗VTE的治疗之外，蛋白C和蛋白S缺陷的患者可能需要输注新鲜冷冻血浆和凝血酶原复合物浓缩液以纠正这些蛋白的水平。对于蛋白C缺乏的患者，可以使用纯化蛋白C浓缩物和蛋白C。

2. 血栓蛋白增加引起的高凝状态

（1）Ⅴ Leiden因子：Ⅴ Leiden因子与正常Ⅴ因子不同，因为基因改变造成灭活抵抗。所以，Ⅴ Leiden因子在循环中保持活性的时间比正常情况长，促进凝血酶生成增加。

Ⅴ Leiden因子被视为有低到中等凝血的风险。Ⅴ Leiden因子的杂合子患者VTE的风险升高5～7倍，而纯合子携带者的危险性增加80倍。Ⅴ Leiden因子在不同种族人群中患病率有很大差别。在北欧血统人群中约5%，而在非洲和亚洲血统人群中比较罕见。因此，根据社会的种族构成，接受常规手术的20名患者中即可有一名患者被认为有由于这种基因导致高凝状态的危险。

（2）凝血酶原基因突变：另一个凝血酶原增加引起的血栓形成倾向是凝血酶原基因突变（凝血酶原G20210A），导致受累患者凝血酶原水平显著高于一般人群。当这种突变是引起血栓形成倾向的唯一危险因素时，VTE风险相对较低。这种血栓形成倾向的重要性，如Ⅴ Leiden因子一样，在于基因的频率，而不是它的效力。也如Ⅴ Leiden因子一样，种族在该基因的发生率中有重要作用，欧洲血统人群中发生率约4%，而在非洲或亚洲血统人群中比较罕见。

（二）高凝状态的获得性原因

1. 骨髓增生性疾病　特别是真性红细胞增多症、原发性血小板增多症和阵发性睡眠性血红蛋白尿都与血栓性静脉炎、肺动脉栓塞和动脉闭塞的发病率升高有关。存在这些疾病的患者同样有脾、肝、门静脉和肠系膜血管血栓形成的风险。这些患者血栓形成的发病机制尚不清楚，但是血小板活化和聚集增多可能对高凝状态有其重要性。

2. 恶性肿瘤　某些恶性肿瘤患者表现出明显血栓形成倾向。胰腺、结肠、胃、卵巢腺癌是与血栓栓塞事件相关的主要肿瘤。事实上，这些恶性肿瘤首先可表现为深静脉血栓形成或迁徙性浅表血栓静脉炎的发作。总体而言，原发性血栓静脉炎患者的复发率为25%～30%，20%会转变成癌症。该血栓形成倾向的发病可能与肿瘤释放一种或多种促凝血因子的结合有关，它可以直接激活X因子，还可能与肿瘤侵袭造成的内皮损伤和瘀血有关。实验室检查可能会显示无异常或者血小板增多、纤维蛋白原水平升高、低度DIC。

3. 妊娠和口服避孕药的使用　根据报道，妊娠和口服避孕药的使用可以增加血栓形成的风险。妊娠期血栓形成的总体发病率约为1/1500，但是在有遗传性高凝状态、有深静脉血栓形成或肺动脉栓塞史、血栓栓塞性疾病家族史、肥胖、长时间卧床或要求剖宫产的女性中发病率更高。妊娠晚期和产后即刻出现肺动脉栓塞的风险最高，也是导致孕产妇死亡的主要因素。抗凝血酶Ⅲ缺陷的女性在妊娠期极度危险，应予以抗凝治疗。Ⅴ Leiden及凝血酶原突变的危险性较小。具有这些遗传性特征的女性不需要抗凝。

口服避孕药与血栓形成和血栓栓塞的关联性也似乎是多方面的。对于吸烟、有偏头痛病史、携带遗传性高凝缺陷的女性其静脉血栓形成、肺动脉栓塞、脑血管血栓的风险增加（30倍）。绝经后应用雌激素与血栓形成发生率的关联相对较小。

4. 肾病综合征　患者有出现血栓栓塞性疾病的风险，包括肾静脉血栓形成。原因仍不明确，但是可能是由于凝血蛋白的肾丢失所引起的抗凝血酶Ⅲ或蛋白C的水平低于正常值，Ⅻ因子缺乏，血小板亢进，纤溶活性异常，其他凝血因子的水平高于正常值。高脂血症和低蛋白血症，也可能是致病因素。

5. 抗磷脂抗体　其存在与血栓形成不是必然相关。丙型肝炎、单核细胞增多症、梅毒、莱姆病、多发性硬化或者HIV感染患者可存在循环抗磷脂抗体，但是不表现出血栓形成的倾向。

抗磷脂抗体综合征的特征是患者存在血栓形成或者妊娠并发症和血液中抗磷脂抗体的实验室依据。抗磷脂抗体综合征可以是原发性的，作为自身免疫疾病的单独表现，或者继发于系统性红斑狼疮（继发性抗磷脂抗体综合征）。其诊断需要以下临床依据：血栓形成或者妊娠相关的发病、抗磷脂抗体的存在（抗心磷脂、抗β_2-糖蛋白I或者狼疮抗凝物）。

抗体可以通过检测方法进行临床上的确认。狼疮抗凝抗体通过PTT和稀释山蝰毒素时间检测，抗心磷脂和抗β_2-糖蛋白I通过免疫分析直接测定。当狼疮抗凝物或者直接作用于β_2-糖蛋白I的有活性抗体存在时，血栓形成的风险更高。

这些抗体造成血栓形成的确切机制尚未被定义。抗体可能激活内皮细胞，增加血管黏附分子1和E-选择素的表达。这可能会增加白细胞和血小板结合到内皮细胞表面，从而导致血栓的形成。

存在狼疮抗凝物的患者血栓形成的倾向增加，30%～60%患者在他们的一生中会经历1次或多次血栓事件。单独的静脉血栓形成或血栓栓塞占病例的2/3；脑血栓占另外1/3。排除其他疾病、手术或创伤的影响，高达20%出现VTE的患者中存在抗磷脂抗体。与V Leiden及凝血酶原基因突变一起，抗磷脂抗体的存在也应该被认为是年轻患者血栓栓塞性疾病的可能原因之一。患者也可能出现灾难性的抗磷脂综合征，表现为继发于广泛小血管血栓形成的多器官衰竭、血小板减少症、急性呼吸窘迫综合征、DIC以及偶尔出现的

自身免疫性溶血性贫血。这种临床表现与TTP并无二致。细菌感染常常可以触发这个综合征。

（三）静脉高凝状态的麻醉管理

目前抗血栓形成的策略包括简单的管理方法例如早期下床活动和使用弹力袜，以及皮下肝素治疗后患者继续进行门诊华法林治疗。

手术患者可作为VTE危险因素的宿主，所有因素都应该被充分考虑，使血栓形成风险和围术期抗凝治疗的成本（经济因素和出血风险）相平衡。多个专业协会制订了四分层方法划分手术患者的危险等级，使得预防性治疗的强度和患者VTE的风险相适应（表20-6）。

预防性策略可采用药物或物理方法。大型试验表明，皮下应用普通肝素或低分子量肝素根据不同手术类型可以减少VTE 60%～70%的风险。相比之下，阿司匹林的预防作用相对薄弱。物理预防方法，如分级压缩弹力袜可减少40%～45%的风险，而使用间歇性充气加压袜时，其减少风险的幅度接近于应用肝素。

20世纪70年代末和80年代初发表的大量研究有证据表明，局部麻醉（通常是椎管内阻滞）会降低术后VTE发生率。这一调查结果在下肢关节置换手术中尤为明显。所以局部麻醉成为这种手术和其他有高度VTE风险的治疗手段的首选麻醉技术。不过，即使使用椎管内麻醉与早期

表20-6　血栓栓塞风险等级和推荐的住院患者血栓预防

风险等级	未行血栓预防的DVT风险(%)	血栓预防的建议方法
低风险		
可活动患者行小手术	＜10	早期活动
可自由活动的内科患者		不需要特殊的血栓预防方法
中等风险		
大多数普外科、开放性妇科或泌尿科手术患者	10～40	LMWH
卧床的内科患者		皮下应用普通肝素
中度VTE风险及高出血风险的患者		磺达肝癸钠
		机械性血栓预防方法
高风险		
髋或膝关节置换术患者	40～80	LMWH
髋部骨折手术患者		磺达肝癸钠
重大创伤患者		使用华法林使INR达到2～3
脊髓损伤患者		机械性血栓预防方法
高度VTE风险及高出血风险的患者		

数据来源：Jaffer AK. Perioperative management of warfarin and antiplatelet therapy. Cleve Clin J Med, 2009,76(suppl 4):S37-S44.

DVT.深静脉血栓；INR.国际标准化比值；LMWH.低分子肝素；VTE.静脉血栓栓塞

下床活动、术中抗栓塞弹力袜相结合，VTE 的危险仍然过高。因此，术后使用华法林和皮下肝素等药物预防性抗凝治疗成为高危手术的标准管理方法（表 20-6）。

随着常规抗血栓预防方法的应用，在 VTE 高风险患者中局部麻醉相比于全身麻醉的优势还不甚清楚。近期关于髋关节骨折手术麻醉的 Meta 分析发现多数研究结果中，局部麻醉和全身麻醉产生类似的效果。虽然局部麻醉可以使 VTE 风险的轻度降低同时也可以降低输血的需求，但是这种结果只局限于较早的缺乏药物性预防治疗的病例，不能说明病死率存在显著差异。美国食品和药物管理局禁止对应用低分子量肝素的患者使用椎管内麻醉，因为增加了硬膜外血肿的风险可能会进一步限制了局部麻醉的应用或者其作用在术后的扩散。术后使用药物进行抗血栓预防对于 VTE 十分有效，需要谨慎停用这些药物，从而使局部麻醉可以继续使用。

对抗凝治疗绝对禁忌或者有严重出血并发症的患者，可以置入腔静脉滤器预防肺栓塞复发。滤器是有效的，可以使肺栓塞的风险降至低于

4%。对于抗凝失败的癌症患者，可以使用滤器合并继续抗凝提供更大的保障。

长期抗凝患者的麻醉注意事项：抗凝患者的围术期管理需要特别考虑。某些手术，如眼科、口腔科、皮肤科、胃肠道治疗过程进行前可不必暂停口服抗凝药治疗。需要权衡围期血栓形成和术中及术后出血的风险。

对于大多数手术，需要暂停抗凝治疗，对于中到高度血栓形成风险的患者使用普通肝素或低分子肝素进行过渡治疗。过渡治疗可以将 VTE 的风险减少 80%。术前大约 5d 应停用华法林，末次应用华法林后 36h 使用肝素。持续输注肝素的患者，需要在术前 6h 停止输注。应用低分子肝素的患者，如果使用每日 2 次的疗法，末次剂量应该不早于术前 18h，如果使用每日 1 次的疗法，应该不早于术前 30h。

如果计划使用椎管内麻醉，美国局部麻醉和疼痛治疗学会推荐：如果患者正在接受预防剂量，则在低分子肝素末次剂量后 12h 再进行穿刺，如果接受治疗剂量，则在低分子肝素末次剂量后 24h 再行穿刺。类似地，硬膜外导管拔出需要根据肝素用量进行调整（表 20-7）。

表 20-7　接受预防血栓治疗的患者椎管内麻醉管理

抗凝药物	建议
皮下应用	每日使用 2 次及每日总剂量 ≤ 10 000U 者无禁忌
普通肝素	如果预计存在技术困难则考虑推迟肝素治疗至阻滞之后
静脉应用	椎管内阻滞后 1h 肝素化
术中使用普通肝素	末次使用肝素后 24h 移除导
	如果阻滞是有创的则不强制推迟手术
低分子肝素	每日使用 2 次：术前最后 1 次使用肝素后至少 24h 才能进行椎管内阻滞
	不论使用何种麻醉技术，术后首次使用低分子肝素不应早于术后 24h
	术后首次使用低分子肝素前 2h 移除椎管内导管
	每日使用 1 次：术前最后 1 次使用肝素后至少 12h 才能进行椎管内阻滞
	术后 6 ～ 8h 可以首次使用低分子肝素，24h 后可重复使用
	椎管内留置的导管可以保留
	末次使用低分子肝素后 12h 移除椎管内导管
华法林	INR 应处于正常值才能进行椎管内麻醉
	在华法林治疗的起始阶段 INR ＜ 1.5 时移除导管
磺达肝癸钠	只有在使用无损伤针单次穿刺可以完成操作且不留置导管时才能进行椎管内阻滞
直接凝血酶抑制药	避免椎管内操作

引用自 Horlocker TT, Wedel DJ, Rowlingson JC, et al. Regional anesthesia in the patient receiving antithrombotic or thrombolytic therapy: American Society of Regional Anesthesia and Pain Medicine Evidence-Based Guidelines (third edition). Reg Anesth Pain Med, 2010,35(1):64-101.

INR. 国际标准化比值；LMWH. 低分子肝素

术后恢复抗凝需要评估血栓形成复发的风险，以及考虑到手术本身对患者的高凝状态增加的程度。这些因子还必须与恢复抗凝后出血的风险相权衡。使用华法林后，在［国际标准化比率（international normalized ratio，INR）］升高之前有大约24h的延迟，因此，一般来说术后应尽早恢复使用华法林，除非患者有较高的出血风险。可以考虑在INR达到治疗水平前使用肝素进行过渡治疗。

（四）动脉系统的获得性高凝状态

1.心脏疾病　急性前壁心肌梗死患者因为存在室壁障碍，可能形成附壁血栓，这类患者应该在梗死后接受华法林治疗2～3个月，直到形成栓塞的风险很低。心房颤动患者，尤其是心房颤动伴有瓣膜病、心房扩张以及有心力衰竭的迹象或曾有栓塞的患者通常需要维持使用中度剂量的华法林。心房颤动患者的抗凝需求通过CHADS2评分系统评定，包括充血性心力衰竭的卒中风险因素、高血压、年龄＞75岁、糖尿病和脑卒中史（表20-8）。接受大手术的心房颤动患者需要停用口服抗凝药，使用肝素进行过渡治疗。

达比加群（dabigatran）作为一种口服的凝血酶直接抑制药，最近被证实可以预防心房颤动患者的与心脏瓣膜疾病无关的脑卒中，从而提出了挑战。存在肾功能损伤（肌酐清除率＜50ml/min）的患者建议在术前3～5d停用达比加群，其他患者术前2～3d停用。如果需要肠外抗凝治疗，需要在达比加群末次剂量后的12～24h开始启动。

2.抗磷脂抗体（狼疮抗凝物）　其和血栓栓塞性疾病患者的治疗是一个重大的挑战。这些病人动脉和静脉出现血栓形成的风险都很高。

表20-8　非风湿性心房颤动的卒中风险评估
——CHADS$_2$评分系统[1]

	条件	评分
C	充血性心力衰竭	1
H	高血压	1
A	年龄＞75岁	1
D	糖尿病	1
S$_2$	脑卒中史或短暂缺血发作	2

[1] 根据CHADS2评分系统进行的危险分层见表20-9

八、总结

总之，高凝状态是一个扩大的凝血活化状态，在VTE的发病过程中发挥着重要的作用。每年约有200万美国人罹患VTE，估计每年有150 000人死于肺栓塞。高凝状态新的遗传性原因正在被发现，超过50%深静脉血栓形成的患者中可以发现遗传易感性。因此，麻醉医师需要关注越来越多的诊断为高凝状态的患者，他们当中有许多在接受长程抗凝治疗。围术期是发生VTE的高危期（表20-9），有些手术的患者血栓形成的风险增加100倍。我们对于这些患者最佳的手术管理的知晓，不可避免地落后于对他们病理生理学的识别，使得麻醉医师有责任去了解高凝状态背后的机制，从而根据经验选择治疗方法。高凝状态在动脉血栓事件中的病理生理学作用不甚清晰，但是动脉闭塞的手术患者中其高发病率和病死率使得这些内容在管理患者时需要特别关注。

九、要点

• 红细胞和其主要蛋白质成分血红蛋白是高度特异化的，可以迅速调整氧输送以满足局部组织的需要。影响红细胞的形成、结构、代谢和转化的异常可以阻碍它们在手术患者中完成这一重要任务的能力。

• 镰状细胞病患者围术期的管理不再局限于使用置换输注的方法降低镰状血红蛋白和正常血红蛋白的比率，取而代之的是仅需要输血）使术前血细胞比容达到0.30。

• 以细胞为基础的抗凝模型的最新进展改变了我们对于体内抗凝的根本认识。这种认识的改进也为我们对于凝血成分的特定缺陷如何影响止血平衡以及何种治疗干预手段可以提供最佳的风险/收益比率提供了更加明确的认识。

• 高凝状态的来源可以划分为两大类：通常持续终身的先天易感性和手术等引起的获得性/环境性高凝状态。在首次出现VTE的患者中，高达50%的患者可以发现先天易感性。然而，在几乎全部VTE病例中，获得性/环境性高凝状态都可作为触发因素。

• 多数导致静脉高凝状态的异常影响凝血酶的生成或清除，而在动脉循环中，血小板和内

表20-9　围术期血栓栓塞事件的建议危险分层

风险分类	机械性心脏瓣膜	心房颤动	VTE
高	任何人造二尖瓣 球形或侧倾碟形人造主动脉瓣	CHADS$_2$评分5或6 近期（3个月内）脑卒中或TIA	近期（3个月内）VTE 严重的血栓形成倾向（例如蛋白C，蛋白S或抗凝血酶Ⅲ缺乏；存在抗磷脂抗体；存在多种异常情况）
中	近期（6个月内）脑卒中或TIA 双叶人造主动脉瓣以及下列之一：心房颤动、既往脑卒中或TIA，高血压、糖尿病、充血性心力衰竭、年龄＞75岁	风湿性心脏病 CHADS$_2$评分3或4	过去3～12个月VTE 轻到中度的血栓形成倾向 复发的VTE 癌症活跃期（6个月内治疗或姑息治疗）
低	双叶人造主动脉瓣不合并心房颤动，同时不存在脑卒中的其他危险因素	CHADS$_2$评分0～2 既往无脑卒中或TIA史	12个月前VTE单次发作 无其他危险因素

数据来源：Douketis JD, Berger PB, Dunn AS, et al. The perioperative management of antithrombotic therapy: American College of Chest Physicians Evidence-Based Clinical Practice Guidelines (8th edition). Chest, 2008,133(6 suppl):299S-339S.

CHADS$_2$.是根据充血性心力衰竭、高血压、年龄＞75岁、糖尿病、既往脑卒中史等危险因素评估脑卒中可能性的系统（见表20-8）；TIA.短暂缺血发作（transient ischemic attack）；VTE.静脉血栓栓塞（venous thromboembolism）

皮的功能和调控同样严重影响血栓形成倾向。

（苑　方　译　于泳浩　校）

参　考　文　献

[1] Crowther MA, Cook DJ, Albert M, et al. Canadian Critical Care Trials Group. The 4Ts scoring system for heparin-induced thrombocytopenia in medical-surgical intensive care unit patients. J Crit Care, 2010,25:287-293.

[2] Douketis JD, Berger PB, Dunn AS, et al. The perioperative management of antithrombotic therapy: American College of Chest Physicians Evidence-Based Clinical Practice Guidelines (8th edition). Chest, 2008,133(suppl 6):299S-339S.

[3] Firth PG, Head CA. Sickle cell disease and anesthesia. Anesthesiology, 2004,101:766-785.

[4] Greinacher A, Farner B, Kroll H, et al. Clinical features of heparin-induced thrombocytopenia including risk factors for thrombosis. Thromb Haemost, 2005,94:132-135.

[5] Gutt CN, Oniu T, Wolkener F, et al. Prophylaxis and treatment of deep vein thrombosis in general surgery. Am J Surg, 2004,189:14-22.

[6] Hébert PC, Wells G, Blajchman MA, et al. A multicenter, randomized, controlled clinical trial of transfusion requirements in critical care. Transfusion Requirements in Critical Care Investigators, Canadian Critical Care Trials Group. N Engl J Med, 1999,340:409-417.

[7] Hoffmann M. Remodeling the blood coagulation cascade. J Thromb Thrombolysis, 2003,16(1-2):17-20.

[8] Horlocker TT, Wedel DJ, Rowlingson JC, et al. Regional anesthesia in the patient receiving antithrombotic or thrombolytic therapy: American Society of Regional Anesthesia and Pain Medicine Evidence-Based Guidelines (third edition). Reg Anesth Pain Med, 2010,35:64-101.

[9] Jaffer AK. Perioperative management of warfarin and antiplatelet therapy. Cleve Clin J Med, 2009,76(suppl 4):S37-S44.

[10] Levy JH, Key NS, Azran MS. Novel oral anticoagulants: implications in the perioperative setting. Anesthesiology, 2010,113(3):726-745.

[11] Practice guidelines for perioperative blood transfusion and adjuvant therapies: an updated report by the American Society of Anesthesiologists Task Force

on Perioperative Blood Transfusion and Adjuvant Therapies. Anesthesiology, 2006,105:198-208.

[12] Schafer A, Levine M, Konkle B, et al. Thrombotic disorders: diagnosis and treatment. Hematology Am Soc Hematol Educ Program, 2003,520-539.

[13] Tefferi A. Annual clinical updates in hematological malignancies: polycythemia vera and essential thrombocythemia: 2011 update on diagnosis, risk-stratification, and management. Am J Hematol, 2011,86(3):292-301.

[14] Turpie AGG, Chin BSP, Lip GLH. Venous thromboembolism: pathophysiology, clinical features, and prevention. The ABCs of antithrombotic therapy. BMJ, 2002,325:887-890.

第 21 章

皮肤和肌肉骨骼疾病

皮肤和肌肉骨骼系统的疾病有明显的临床症状，因为这些系统容易观察。然而，许多全身症状不明显的疾病更应受到重视。

一、皮肤和结缔组织疾病

（一）大疱性表皮松解症

大疱性表皮松解症是一组以皮肤和黏膜起疱为特征的遗传性疾病，特别是口咽部和食管。表皮大疱可分为单纯型、交界型和营养不良型。单纯型大疱性表皮松解症中，编码角蛋白中间丝的基因发生突变导致表皮细胞非常脆弱。营养不良型中，遗传性突变发生在编码某种胶原蛋白的基因上，而胶原蛋白是锚原纤维的主要组成成分。

1.症状和体征 大疱性表皮松解症是由于表皮内细胞分离和积液引起的，特征是大疱形成（起水疱）。大疱的形成通常是由于侧向剪切力作用到皮肤，垂直方向的力通常不会产生严重的损害。大疱可以由轻微的损伤引起，也可以自发形成。

单纯型大疱性表皮松解症是良性病程且生长发育正常。相比之下，交界型大疱性表皮松解症的患者很少能幸存至幼儿期。大多数患者死于败血症。交界型大疱性表皮松解症区别于其他类型的特征是从出生就出现全身性发疱，无瘢痕形成，并有广泛的黏膜受累（如胃肠道、泌尿生殖道、呼吸道）。营养不良型大疱性表皮松解症表现为伴有指趾融合的严重瘢痕形成（假性并指畸形）、口腔裂隙收缩（小口畸形）及食管狭窄。患者牙齿发育不良。患者常见营养不良、贫血、电解质紊乱及低白蛋白血症，大多表现为慢性感染、乏力和肾功能不全。幸存至20岁的患者非

常少见。与大疱性表皮松解症相关的疾病包括卟啉病、淀粉样变性、多发性骨髓瘤、糖尿病以及血液高凝状态，并可伴发二尖瓣脱垂。

2.治疗 大疱性表皮松解症的治疗主要是对症和支持治疗。多数患者可采用皮质激素治疗。金黄色葡萄球菌或β-溶血性链球菌的大疱感染很常见。

3.麻醉管理 对长期接受皮质激素治疗的患者，围术期也需补充该类激素。对于大疱性表皮松解症的患者，麻醉的重点是要注意在操作器械时没有做好恰当的预防措施带来的严重并发症。关键是避免对皮肤和黏膜的创伤。胶布、血压表袖带和止血带、电极片以及乙醇纱布擦拭皮肤等操作均可能导致大疱形成。血压袖带应衬垫松软的棉质敷料。电极片应去掉黏性部分，应用凡士林软膏纱布固定电极。任何接触患者的物品均应加以良好的垫衬。静脉和动脉留置针应采用缝合或用纱布包扎固定来代替胶布。脉搏氧饱和度应采用非粘贴性的感受器。使用柔软的海绵、羊皮或者胶垫垫在患者身下。床单上的褶皱予以抚平。

轻柔地将麻醉面罩放置在患者面部，以尽量减少面罩的损伤。使用可的松软膏或其他润滑剂润滑面部及面罩有助于减少损伤。由于覆盖口咽部及食管黏膜的鳞状上皮对损伤非常敏感，故应尽量减少在上部气道放置器械。在口咽部的摩擦性操作如放置口咽通气道，可能会导致大疱形成以及大疱剥脱后黏膜裸露的广泛出血。鼻腔导气管同样是有风险的。应避免使用食管听诊器。破裂的口腔大疱引起的出血可以直接在大疱上覆盖浸有肾上腺素的纱布止血。

有趣的是，营养不良型大疱性表皮松解症患者气管插管并未见喉部及气管的并发症。确实，这种疾病很少累及喉部，而且目前尚无大疱累及气管的报道。这可能是由于柱状上皮比脆弱的鳞状上皮抗剪切力强的原因。在气管插管前，应使用可的松或凡士林膏充分润滑喉镜片，并选择较平常使用的管号较小的气管内插管。口腔的慢性瘢痕形成会引起口腔狭小和舌体固定，导致气管插管困难。气管插管后，应使用软的绷带仔细固定，以防止气管插管在口腔内移动。且必须良好固定插管并防止对口角产生侧向力。不要使用胶布固定气管插管。口咽部吸引可能会导致危及生命的大疱形成。食管狭窄可能会增加误吸风险。

据报道在大疱性表皮松解症患者中，迟发性皮肤卟啉病的发病率较高。这种类型的卟啉病和急性间歇性卟啉病对麻醉管理的影响不同。

当手术类型不需要控制呼吸和肌松时，可使用丙泊酚和氯胺酮以减少气道的操作。对于骨骼肌营养不良的患者，没有证据表明使用氯琥珀胆碱会使高血钾反应的风险增加。在这些病人中使用挥发性麻醉药的禁忌证尚不清楚。如果可以选择，区域麻醉（脊髓麻醉、硬膜外麻醉或神经丛阻滞）比全身麻醉更受到推荐。

（二）天疱疮

天疱疮是指一种慢性自身免疫性起疱性（水泡大疱）疾病，可累及大面积的皮肤和黏膜。天疱疮的皮损特点是皮肤和黏膜（口、上呼吸道、外生殖器）大疱。目前已经公认有两种不同的组织病理和临床分型的天疱疮：寻常型天疱疮和落叶型天疱疮。天疱疮的皮损非常像营养不良型大疱性表皮松解症的口腔表现。接近50%的天疱疮患者有口咽部受累。广泛的口咽受累带来进食疼痛，所以患者可能会减少口腔摄食以致产生重度营养不良。表皮剥脱和大疱形成会导致体液和蛋白丢失，继发感染风险增加。

天疱疮是循环抗体攻击表皮细胞表面的抗原位点，最终导致表皮细胞死亡的自身免疫性疾病。天疱疮可能与潜在的肿瘤特别是淋巴网状内皮细胞癌相关。正如大疱性表皮松解症，是由于正常状态下用于防止表皮细胞分离的细胞间桥缺失导致。因此，擦伤可导致大疱形成。有时感染或药物敏感性也会成为大疱形成的诱因。寻常

型天疱疮是天疱疮中最常见也是特征最明显的一种，表现为较高的高口咽损害发生率。

1. *治疗*　使用皮质激素治疗天疱疮，可以将疾病相关的病死率由70%降至5%。生物和免疫抑制治疗，如使用霉酚酸酯、利妥昔单抗、硫唑嘌呤、甲氨蝶呤和环磷酰胺，也已成功用于治疗早期天疱疮。免疫球蛋白已取代高剂量皮质激素作为解救治疗。

2. *麻醉管理*　天疱疮与大疱性表皮松解症患者的麻醉管理类似。术前评估必须考虑当前的药物治疗。皮质激素的补充是必要的。大疱皮损区域的慢性体液丢失可能会导致电解质紊乱。脱水和低钾血症也并不罕见。

因口咽部水疱病变会导致气道管理变得困难。气道操作如直接喉镜和气管插管可能导致急性大疱形成、上呼吸道梗阻和出血。区域麻醉尽管存在争议，但也已经成功应用于这类病人。在实施区域阻滞麻醉后，可能出现穿刺部位的皮肤感染。同时应避免将局麻药液做局部浸润麻醉，以防止注射部位皮肤剥脱和大疱形成。全身麻醉患者可使用丙泊酚和氯胺酮。

（三）银屑病

银屑病是一种常见的慢性皮肤病，影响着1%～3%的世界人口。它的特点是表皮生长加速，最终导致被覆着疏松黏着性鳞屑的炎性红斑丘疹（慢性斑块型银屑病）。皮损时轻时重，易复发。首次发病可能出现在青春期和成年早期或者更大一些的年龄。这些患者表皮DNA的合成比正常人高4倍。皮损对称分布通常累及肘部、膝盖、发际和骶前区。5%～8%的患者出现非对称性关节病变，通常累及手足的小关节、腿部的大关节或者两者均受累。同时也在银屑病的患者中发现患有高排血量心力衰竭。泛发性脓疱性银屑病是该病的一种罕见类型，可合并低蛋白血症、败血症和肾衰竭。

1. *治疗*　旨在于减慢表皮细胞的快速增殖。煤焦油由于具有抗有丝分裂和抑制酶活性的作用，因而对该病治疗有效。单独使用含有煤焦油的制剂时会留下污斑，需要清除，该药通常与紫外线光疗联合应用。不良气味以及对正常皮肤的潜在刺激限制了煤焦油的应用。煤焦油常用于洗发水中，以防治头皮屑产生。在极少数情况下，皮肤癌的产生与使用煤焦油治疗相关。水杨酸软

膏是一种应用广泛的去角质剂，可以单独应用，也可以与煤焦油以及外用皮质激素类药物联合应用。外用皮质激素类药物治疗银屑病十分有效，但是一旦停用病情会迅速复发。包扎疗法应用糖皮质激素可以引起全身效应并抑制垂体-肾上腺轴。卡泊三醇软膏（一种维生素D类似物）和他扎罗汀（一种外用维A酸）都可以使用。应用甲氨蝶呤或环孢素的全身治疗和应用依那西普（一种肿瘤坏死因子抑制药）、英夫利昔（一种肿瘤坏死因子的单克隆抗体）、阿法赛特（一种免疫调节融合蛋白）或依法珠单抗（一种CD11a的单克隆抗体）的生物治疗，可被用于治疗重症患者。这些药物的不良反应包括肝硬化、肾衰竭、高血压和肺炎。

2. 麻醉管理　银屑病的麻醉术前评估必须考虑当前针对银屑病的药物治疗，包括外用激素和化疗药物。对于一些病人，诸如静脉穿刺或术中切口带来的皮肤损伤有可能加重原有银屑病病情。银屑病患者通常有明显的皮肤血流量增加，这会对体温调节有一定影响。

（四）肥大细胞增多症

肥大细胞增多症是一种罕见的肥大细胞增殖紊乱性疾病，可表现为皮肤性（色素性荨麻疹）或全身性。色素性荨麻疹通常是良性的和无症状的，该病多见于儿童，近50%的受累患儿表现为分布于躯干和四肢的红棕色小斑，成年后消失。全身性肥大细胞增多症中，机体各器官内均可有大量肥大细胞聚集（尤其是骨骼、肝、脾），但不累及中枢神经系统。肥大细胞通过脱颗粒释放组胺、肝素、前列腺素和多种酶（纤维蛋白溶酶、水解酶）。这种脱颗粒可自发，亦可由一些非免疫因素触发，如身体或心理的刺激、乙醇、促组胺释放的药物。一种罕见的全身性肥大细胞增多症，被称为恶性攻击性全身性肥大细胞增多症，特征性表现为实质器官内弥漫性肥大细胞增殖、血小板减少和出血，这种病人常需行脾切除术。

1. 症状和体征　肥大细胞增多症的经典症状和体征是伴随类过敏样反应的肥大细胞脱颗粒，特征表现为瘙痒、荨麻疹和发红。这些变化可伴有低血压和心动过速，严重的低血压甚至可危及生命。尽管这些症状通常归结于肥大细胞释放组胺，但是使用H_1和H_2受体拮抗药治疗却不能保证全部有效。这表明，除组胺外的血管活性物质（如前列腺素）也可能参与这一过程。而且患者发生支气管痉挛的概率很低。尽管肥大细胞可释放肝素，表现为出血症状的患者却很少见。

2. 麻醉管理　肥大细胞增多症患者的麻醉管理重点在于可能发生于术中的麻醉细胞脱颗粒和类过敏样反应。通常该病患者术中较平稳，但仍有报道该类患者在实施小手术中发生危及生命的类过敏样反应，因此要备好急救复苏药物，如肾上腺素。H_1和H_2受体拮抗药可能可以减轻组胺释放带来的临床反应，故可作为术前用药，但H_1和H_2受体拮抗药并不能影响肥大细胞释放组胺。色甘酸钠可抑制肥大细胞脱颗粒反应，并降低支气管痉挛的危险。

有学者推荐术前进行麻醉药皮肤测试以避免使用可能诱发肥大细胞脱颗粒的麻醉药。经测试芬太尼、丙泊酚、维库溴铵、氯琥珀胆碱和哌替啶未诱发脱颗粒反应。吸入性麻醉药可以安全用于该类患者。术中监测血中纤维蛋白溶酶浓度有助于发现肥大细胞脱颗粒反应。

给予肥大细胞增多症患者放射性造影剂可能出现极低血压。故而此类患者给予H_1和H_2受体拮抗药和糖皮质激素预处理需谨慎，其效果需要严格的对照试验以进一步明确。

（五）特应性皮炎

特应性皮炎是过敏状态的皮肤表现，其特征为干燥、鳞屑、湿疹、瘙痒的斑块，分布于面部、颈部和四肢的屈肌面。其原发症状表现为瘙痒。全身应用抗组胺类药物可有效缓解瘙痒，对于严重病例，皮质激素也可用于短期治疗。特应性状态的肺部表现如哮喘，以及花粉热、中耳炎和鼻窦炎，以上可能影响到该类病人的麻醉管理。

（六）荨麻疹

荨麻疹可分为急性荨麻疹、慢性荨麻疹和物理性荨麻疹。急性荨麻疹（风疹）和血管性水肿曾一度影响了美国10%～20%的人口。对大多数人而言，该病诱因不明且皮损可自行消退，或在给予抗组胺药后消退。只有少数病人皮损长期存在。对于物理性荨麻疹而言，皮肤受到物理性刺激之后可形成局部风团、瘙痒，部分病例可发生血管性水肿。寒冷性荨麻疹占全部物理性荨麻疹的3%～5%（表21-1）。荨麻疹性血管炎可能

表21-1 慢性荨麻疹的常见类型和特点

荨麻疹类型	发病年龄（岁）	临床特征	血管性水肿	诊断性试验
慢性特发性荨麻疹	20—50	粉色或苍白的水肿性丘疹或风团，风团通常为环形，瘙痒	有	
症状性皮肤划痕症	20—50	受刺激部位出现呈线性风团，边缘红晕现象，瘙痒	无	轻击皮肤可引发风团
物理性荨麻疹				
寒冷性	10—40	接触寒冷物质表面或液体时，受冷部位出现苍白或红色的隆起，瘙痒	有	给予冰袋刺激，移走冰袋后5min内出现风团（冷刺激试验）
压迫性	20—50	受压部位（足底、手掌、腰部）出现隆起，持续≥2～24h，疼痛、瘙痒	无	给予皮面垂直压力后，出现红色持久存在的隆起，通常在为期1～4h的潜伏期后出现
日光性	20—50	暴露于紫外线或可见光的部位出现苍白或红色的隆起，瘙痒	有	日照30～120s后在30min内出现风团
胆碱能性	10—50	苍白色或粉红色的单形性风团，分布于躯干、颈部和四肢，瘙痒	无	运动或热水浴引发风团

（改编自 Greaves MW: Chronic urticaria. N Engl J Med, 1995,332:1767–1772.）

是系统性红斑狼疮和干燥综合征的主要症状。

1.慢性荨麻疹　特征是由于体液从血管壁外渗形成的局部风疹块和局限性水肿。风疹块是光滑的、粉红色至红色、亮红色环以周围的斑块。通常剧烈瘙痒，可以发生在任何无毛发或者被覆毛发的皮肤，持续时间＜24h。持续时间超过24h的风疹块，增大了包括荨麻疹血管炎等其他诊断的可能性。慢性荨麻疹影响的女性的数量约是男性的2倍，通常会经历缓解-复发的过程，典型症状为夜间加重。血管炎是累及黏膜，尤其是口、咽、喉部的荨麻疹，由肥大细胞和嗜碱性粒细胞调节。当这些细胞受到一些非免疫因素或者免疫因素（药物、吸入性过敏源）刺激时，其储存的颗粒释放组胺以及其他血管活性物质，例如缓激肽。这些物质导致了荨麻疹，皮损特征为局部的血管舒张和组织液的渗出。

除了有明确诱发因素的慢性荨麻疹的患者外，治疗仅是对症处理。温水淋浴可以缓解瘙痒。对于反复发作的轻度慢性荨麻疹患者，主要应用抗组胺药物（H₁受体拮抗药）治疗。特非那定常用于轻度慢性荨麻疹的治疗，有轻度的镇静作用，大剂量给药可导致心律失常。多塞平是一种三环类抗抑郁药，有显著的H_1受体拮抗的作用，当荨麻疹伴抑郁发生时应用非常有效。联合应用H_1和H_2受体拮抗药可能比单独应用H_1受体拮抗药更加有效。如果抗组胺药物没能控制慢性荨麻疹，则考虑系统的应用皮质激素。此种治疗疗程通常限于21d内，因为延长应用皮质激素必然导致疗效下降和不良反应增加。2%麻黄碱局部喷雾可有效治疗口咽部水肿。肿胀一旦包括舌部则可能需要紧急麻黄碱治疗。

所有慢性荨麻疹的患者均应被告知避免应用血管紧张素转化酶抑制药、阿司匹林以及其他非甾体抗炎药（NSAIDs）。

2.寒冷性荨麻疹　特征是暴露于寒冷后发生的荨麻疹和血管炎性水肿。最常见的诱发因素是寒冷的气流、雨水、水上运动、雪、进食冰冷的食物和饮料，以及接触冰冷的物体。严重的寒冷性荨麻疹可以导致咽部水肿、气道痉挛和低血压从而威胁生命。诊断方法为将皮肤置于0～4℃的水中1～5min诱发皮肤刺激症状（寒冷刺激实验）。免疫机制参与了寒冷性荨麻疹的发生。IgE浓度可能会增加。靶细胞是血液中发生脱颗粒的表皮肥大细胞，而非嗜碱性粒细胞，尽管嗜碱性粒细胞的脱颗粒可能与深低温相关。纤维蛋白溶酶是肥大细胞脱颗粒的重要标志物。

寒冷性荨麻疹治疗的首要目的在于预防已知的诱发因素所导致的全身反应。抗组胺药物可能降低复发的概率并延长对寒冷的耐受时间。

麻醉管理：麻醉管理包括避免应用可能导致组胺释放的药物。需要冷藏的药物应该避免应用或者注射前加热。其他预防措施包括加热静脉输注液体和升高手术室的温度。推荐术前应用H_1和H_2受体拮抗药以及皮质激素类药物，尤其是术中会出现低血压的情况，例如需要心肺转流术的手术。

（七）多形性红斑

多形性红斑是一种发生于皮肤黏膜的复发性疾病，特征是从水肿性斑疹和丘疹到水疱或大疱的皮损，可伴溃疡形成。发作与病毒感染（尤其是单纯疱疹病毒）、溶血性链球菌感染、癌症、胶原血管病以及药物过敏有关。

Stevens-Johnson综合征（重型多形红斑）是一种与多器官障碍相关的严重表现。可发生高热，心动过速和呼吸急促。与该综合征发生相关的药物包括抗生素、镇静药和某些非处方药。皮质类固醇可用于治疗重症患者。

麻醉管理：Stevens-Johnson综合征患者的麻醉风险与大疱性表皮松解症患者相类似。例如，累及上呼吸道的皮损导致气道和气管插管的管理变得困难。患者出现肺部水疱会造成气胸发生率增高，尤其是合并了正压通气的患者，应禁用一氧化氮。重症Stevens-Johnson综合征的患者应在烧伤病房中予以治疗。

（八）硬皮病

硬皮病（系统性硬化症）的特点是炎症、血管硬化，以及皮肤和内脏纤维化。微血管的变化导致组织纤维化和器官硬化。血管内皮损伤可致血管闭塞及血清蛋白外漏至组织间隙。这些渗漏的蛋白导致组织水肿、淋巴回流受阻，最终导致组织纤维化。在某些患者中，这种疾病可发展成CREST综合征（钙质沉积、雷诺现象、食管蠕动减低、肢端硬化、毛细血管扩张）。该病预后较差，并且与内脏受累程度相关。目前尚无安全和有效的治疗药物或方法。

硬皮病的病因尚不明确，但是其病程包括胶原血管病和自身免疫性疾病两者的特点。典型发病年龄为20—40岁，女性居多。约50%患者中，妊娠可加速该病病程，自然流产、早产和围生期死亡率较高。

1.症状和体征　硬皮病的表现可见于皮肤和骨骼系统、神经系统、心血管系统、肺、肾和胃肠道。

皮肤表现为轻度增厚和广泛的非指凹性水肿。随着硬皮病的进展，皮肤变得绷紧，导致活动度受限和屈曲性挛缩，尤其是手指。骨骼肌会出现肌病，表现为肌无力，特别是近端骨骼肌群受累。血浆肌酸激酶浓度明显增高。可见轻度炎症性关节炎，但关节活动受限的主要原因是由于增厚、绷紧的皮肤所致。可出现缺血性股骨头坏死。

由于包绕神经鞘的结缔组织增厚，可压迫外周神经和脑神经，出现相应病变。面部疼痛可能提示结缔组织增厚压迫神经导致三叉神经痛。部分患者可出现干燥性角膜炎（干眼），可能会出现角膜擦伤。

硬皮病的心肌改变主要反映在较细的冠状动脉和传导系统硬化，心肌被纤维组织替代，以及间接引起体循环和肺循环高压。这些变化最终导致心律失常、心肌传导系统异常以及充血性心力衰竭。肺动脉内膜纤维化与肺动脉高压的高发病率密切相关，并最终可进展至肺源性心脏病。该病患者中肺动脉高压高发，即使是在无症状患者中也会出现。心包炎及有无心脏压塞的心包积液的病例屡见不鲜。外周血管树受累很常见，典型症状为指趾部小动脉间歇性痉挛。雷诺现象可发生于多数病例中，并且可能是硬皮病的最初表现。也可见口鼻部毛细血管扩张。

硬皮病累及肺部是导致发病和死亡的一个重要原因。弥漫性肺间质纤维化可不依赖血管改变导致肺动脉高压。即使在休息状态下，这类患者中也可见弥散能力下降所导致的动脉低氧血症。皮肤硬化不会降低胸壁顺应性，然而纤维化会导致肺部顺应性下降。

小动脉内膜增生导致肾动脉狭窄，可引起肾血流减少及系统性高血压。进展性恶心高血压和不可逆肾衰竭是硬皮病患者最常见的死因，但现在硬皮病肾危象的患者较少见。血管紧张素转化酶抑制药可控制高血压，并可改善伴随高血压的肾功能受损。皮质激素可加速硬皮病患者肾危象的发生。

硬皮病累及胃肠道可表现为口腔黏膜干燥

（口干症）。胃肠道的进展性纤维化可导致食管下段和小肠运动减弱。常见患者主诉为吞咽困难。食管下段括约肌紧张性下降，故可常见胃液反流至食管。这种食管炎引起的症状可用抑酸药治疗。食管运动不足可导致细菌滋生进而出现吸收障碍综合征。凝血功能障碍即反映了维生素K吸收不良。广谱抗生素可有效治疗这种吸收障碍综合征。肠道运动不足也可表现为假性肠梗阻。生长激素抑制素类似物如奥曲肽可改善肠道蠕动。胃复安等促动力药物治疗效果不佳。

2. 麻醉管理　硬皮病患者术前评估应注意本病累及多个器官系统所产生的病理生理改变。麻醉诱导前了解皮肤拉紧导致的下颌活动受限、张口困难等情况。对于小口腔的患者可使用纤维喉镜辅助气管插管。由于口腔和鼻部毛细血管扩张，如在气管插管过程中皮肤损伤会出现大量出血。皮肤增厚可能会导致静脉穿刺困难。有创外周动脉置管监测血压可能会引起类似雷诺现象的表现。心脏评估有助于了解肺动脉高压的程度。由于慢性系统性高血压和血管舒缩不稳定，硬皮病患者可能存在血容量减少。麻醉诱导时所使用麻醉药物有血管舒张作用，会引起低血压。由于食管下端括约肌张力降低，病人存在出现反流和误吸的风险。因此，推荐麻醉诱导前使用抑酸药或H_2受体拮抗药提高胃液pH。

由于肺顺应性下降，术中可能需要增加气道压以确保充足的通气。应保证氧吸入以防止肺弥散功能减低而引起的低氧血症。注意防止增加肺血管阻力的事件发生，如呼吸性酸中毒和动脉低氧血症。该类病人对阿片类药物的呼吸抑制作用较为敏感，对于合并严重肺部疾病的患者，术后一段时间内需要通气支持。

在选择的麻醉药物经肾排泄时，应兼顾患者的肾功能状态。由于皮肤和关节硬化改变，区域麻醉可能难以实施。但区域麻醉的扩张周围血管和术后镇痛作用对于该类患者的具有一定的优势。防止血管收缩的措施包括手术室温度维持在21℃以上，加温静脉输注液体等。术中应保护患者双眼，防止角膜擦伤。

（九）弹性假黄瘤

弹性假黄瘤是一种罕见的遗传性弹性纤维异常疾病，表现为弹力纤维退行性变和钙质沉着。该病最显著的特征是视网膜血管样纹，是诊断弹

性假黄瘤的基础。这些眼部改变可能造成严重的视力受损。血管变化诱发玻璃体积血会进一步加重视力缺损。皮肤损害可表现为浅黄色丘疹、皮肤松弛等，好发于颈侧、腋窝和腹股沟等处，为该病早期的临床表现。有趣的是，一些富含弹性纤维的组织，如肺、主动脉、手掌和脚掌，并不会受到该病累及。

该病经常引发消化道出血。供给胃肠道血供的动脉发生退行性变化有助于防止由于黏膜损伤导致这些血管的收缩。该病患者中高血压和缺血性心脏病的发病率较高。心内膜钙化可累及心传导系统并诱发心律失常和猝死。该病也常累及心瓣膜。外周动脉钙化也很常见，特别是桡动脉和尺动脉。该病也可伴随精神异常的症状。

麻醉管理：对于合并有弹性纤维假黄瘤的患者实施麻醉时应注意评估该病相关的异常症状。心血管系统异常是最需要重视的因素。当血压和心率调节失代偿时，缺血性心脏的发病率增高。心电图监测对于潜在心律失常是非常重要的，无创血压监测是常规的必选监测。置入胃管或食管听诊器可能会损伤上消化道黏膜，应尽可能减少该操作。在麻醉药物及麻醉方式的选择方面无特殊禁忌。

（十）埃-达综合征（Ehlers-Damlos syndrome）

埃-达综合征包是一组前胶原和胶原合成异常所致的遗传性结缔组织病。该病发病率为1/5000。埃-达综合征中只有一种类型会增加病死率，是Ⅳ型（血管）综合征。该类型可能并发大血管或肠道破裂。

1. 症状和体征　所有类型的埃-达综合征均表现为关节活动度增高，皮肤脆弱或超弹性，易于擦伤形成瘢痕，肌肉骨骼不适以及容易罹患骨关节炎。胃肠道、子宫、血管富含Ⅲ型胶原，受累后导致肠道、子宫、大血管自发破裂。孕产妇可表现为早产和分娩过程中大出血。气管异常膨出，易于发生气胸。该病也可见二尖瓣反流和心传导系统异常。即使对于出凝血功能无异常的患者，轻微外伤也可导致大量瘀斑。

2. 麻醉管理　埃-达综合征患者的麻醉管理必须注意患者的心血管状态及是否存在大出血倾向。考虑到出血倾向，应尽量避免肌内注射、鼻腔和食管插管等操作。尽可能减少直接喉镜带来的损伤。在进行动脉或中心静脉穿刺操作前，需

要考虑到可能有大血肿的形成。容易忽视的是，由于患者皮肤极度松弛，静脉留置针可能发生移位导致经静脉输注的液体外渗。在辅助或控制机械通气时，应维持较低的气道压以免增加气胸的发生率。麻醉药物选择方面无特殊禁忌。不建议采用区域阻滞麻醉，以免局部出血和大血肿形成。手术并发症包括出血和术后伤口裂开。

（十一）马方综合征

马方综合征是一种常染色体显性遗传结缔组织病。该病发病率为每10万活产婴儿可见4～6例。该病患者特征性变现为管状骨增长，故患者身材较高并有类似"亚伯·林肯"的外貌。此外还存在高拱形的上腭、漏斗胸、脊柱后侧凸以及关节伸展过度等骨骼畸形。病程早期出现的肺气肿具有特异性，并且脊柱后侧凸可进一步加剧肺部疾病。患者自发性气胸的发病率较高。多于50%马方综合征患者存在眼部改变，如晶状体脱位、近视及视网膜剥离。

1.心血管系统　几乎所有的马方综合征早产儿的死亡都与心血管异常相关。主动脉和心瓣膜的结缔组织缺陷可导致主动脉扩张、夹层形成或破裂，并可出现心脏瓣膜脱垂，尤其是二尖瓣。二尖瓣脱垂导致的二尖瓣关闭不全是很常见的。这种瓣膜性心脏病会增加细菌性心内膜炎的风险。常见心传导异常，特别是束支传导阻滞临床常见。胸主动脉扩张的患者推荐预防性使用β受体阻滞药治疗。当升主动脉直径超过6cm及存在主动脉瓣反流时，可手术行主动脉瓣及升主动脉置换。患有马方综合征的女性在妊娠期间唯一风险就是发生主动脉破裂或夹层。

2.麻醉管理　马方综合征患者的术前评估应重点关注心肺异常情况。在大多数患者中，骨骼异常对呼吸道的影响很小。该病患者颞下颌关节脱位发生率较高，因此操作时需轻柔，以免造成脱位。考虑到在主动脉夹层的风险，尽可能避免体循环血压持续性升高，该事件可能发生在应用直接喉镜及手术疼痛刺激时。可使用包括经食管超声心电图等侵入性监测。麻醉全程均需高度注意有无气胸发生。

二、肌肉和神经肌肉疾病

（一）多发性肌炎和皮肌炎

多发性肌炎和皮肌炎是一种表现为炎性肌病的多系统疾病，目前病因不明。皮肌炎除肌无力外还有特征性的皮肤改变。皮肤改变包括上睑变色、眶周水肿、面颊部鳞状红色斑疹以及关节伸肌面萎缩性的对称的红斑。由于免疫应答异常，皮肌炎和多发性肌炎可造成慢性渐进性骨骼肌损害。有10%～20%的多发性肌炎患者有隐匿性肿瘤，因此有观念认为细胞免疫异常是多发性肌炎的病因。

1.症状和体征　肌无力可累及近端骨骼肌群，特别是颈、肩、臀部的屈肌。患者可能出现攀爬楼梯困难。当咽部和呼吸肌轻瘫时，可出现吞咽困难、误吸和肺炎。膈肌和肋间肌无力可导致通气不足。血清肌酸激酶的改变可反映骨骼肌坏死的程度和范围。这些疾病并不影响神经肌肉接头。

心肌受累可产生心肌纤维化或萎缩继发的心脏传导阻滞、左心室功能障碍和心肌炎。多发性肌炎可伴随于系统性红斑狼疮、硬皮病和类风湿关节炎等疾病。该病幼年患者可出现泛发的坏死性血管炎。

2.诊断　当出现近端肌无力、血清肌酸激酶增高和特征性皮疹时，可考虑为多发性肌炎和皮肌炎。肌电图检测可发现自发性纤维颤动电位、自发性收缩电位幅度减小和重复性电位为表现的三联征。骨骼肌活检有助于临床诊断。肌萎缩症和重症肌无力与多发性肌炎表现类似，需以鉴别。

3.治疗　皮质激素是治疗多发性肌炎的常用药物。当使用激素效果不佳时，使用甲氨蝶呤、硫唑嘌呤、环磷酰胺、麦考酚酯或环孢素的免疫抑制疗法对该病治疗可能有效。对于难治病例，静脉注射免疫球蛋白可能有所帮助。

4.麻醉管理　必须考虑到多发性肌炎患者误吸率较高。合并骨骼肌无力的患者可能会对肌松药的反应异常。然而，多发性肌炎的患者对非除极肌松药和氯琥珀胆碱的反应正常。

（二）肌营养不良症

肌营养不良症是一组以骨骼肌无痛性变性和萎缩为特征的遗传性疾病。骨骼肌呈渐进的对称性无力和消瘦，但神经支配正常，即感觉和反射均无变化。在出现肌营养不良临床症状之前，就已经有骨骼肌细胞膜通透性增加的病理改变。肌营养不良症按照递减的频率可分为假肥大肌营养不良症（Duchenne型肌营养不良症）、肢带型肌营养不良症、面肩肱型肌营养不良症（Landouzy-Dejerine型肌营养不良症）、线状体肌肉病变和眼咽型肌营养不良症。

1. 假肥大性肌营养不良症（Duchenne型肌营养不良症）　是最常见和最严重的一种儿童进展性肌营养不良症。该病属X染色体连锁隐性遗传病，一般2—5岁出现症状。最初症状包括蹒跚步态、频繁摔倒和爬楼梯困难，这些反映了骨盆带近端骨骼肌群已受累。受累肌肉因脂肪浸润而增大，故该病称为假肥大性。随着骨骼肌病变的不断加重，患儿在8—10岁被迫坐轮椅行动。可出现脊柱后侧凸畸形。骨骼肌萎缩可诱发长骨骨折。患儿常出现精神发育迟滞。血清肌酸激酶浓度可达正常值的20～100倍，而且在疾病早期，反射性引起骨骼肌膜通透性增加和骨骼肌坏死。大约70%的女性该病基因携带者的血清肌酸激酶浓度增加。早期肌肉活检往往证实肌纤维坏死和吞噬。患者通常因充血性心力衰竭和（或）肺炎于15—25岁死亡。

肌营养不良常常伴随着不同程度的心肌退行性变。心电图表现为V₁导联高R波，肢体导联Q波加深，P-R间期缩短和窦性心动过速。因乳头肌功能不全和心肌收缩力降低可出现二尖瓣反流。

慢性呼吸肌无力及咳嗽无力可导致肺储备能力丧失和分泌物在肺内沉积，诱发反复的肺炎。由于骨骼肌病变限制了患者的活动能力，故呼吸功能不全常呈隐匿性。随着疾病的进展，脊柱后凸侧弯畸形可进一步造成限制性通气功能障碍。患者可发生睡眠呼吸暂停并导致肺动脉高压。假肥大性肌营养不良症患者死因约30%与呼吸功能障碍有关。

麻醉管理：假肥大性肌营养不良症的患儿在行肌活检或骨科正畸时需要麻醉。麻醉准备必须充分考虑骨骼肌膜通透性增高和心肺储备能力降低可能带来的并发症。胃肠道蠕动能力功能低下可能导致胃排空延迟，以及吞咽及喉反射减弱的情况下，很容易导致误吸。氯琥珀胆碱可引起横纹肌溶解、高血钾和心搏骤停，应禁忌使用。心搏骤停可能由于高血钾或心室颤动。在使用氯琥珀胆碱进行麻醉诱导时，有部分患者会出现心室颤动，后期发现这些病人患有假肥大性肌营养不

良症。非除极肌松药可安全使用于这些患者。

即使未给予氯琥珀胆碱，在使用挥发性麻醉药时也可发生伴或不伴随心搏骤停的横纹肌溶解症。该类患者发生恶性高热的概率很高，应备好丹曲林。恶性高热多由使用氯琥珀胆碱或长时间吸入氟烷诱发，也见于短时间吸入氟烷。区域麻醉可避免全身麻醉带来的恶性高热。并且在术后，神经轴索镇痛有助于胸部物理治疗。

麻醉监测要针对恶性高热和心脏抑制的早期监测。术后应注意预防呼吸功能障碍和促进排痰。延迟发生的肺功能不全可见于术后36h，但此时骨骼肌肌力已明显恢复到术前水平。

2. 肢带型肌营养不良症　是一个缓慢渐进，但相对良性的疾病。可在20—50岁发病。上肢带骨或臀部肌肉可能是唯一受累的骨骼肌。

3. 面肩肱型肌营养不良症　是以面部、胸部和上肢带肌肉慢性渐进性消耗的一种疾病，起病发生在青春期。最终可累及下肢。早期症状包括举臂过头困难和微笑困难。该病无心肌受累，血清肌酸激酶浓度很少升高。由阿曲库铵引起的神经肌肉阻滞复苏可能会快于正常人。这种肌肉萎缩症的进展缓慢，患者生存期较长。

4. 线状体肌营养不良症　是一种常染色体显性遗传疾病，其特征为缓慢进展或非进展性的骨骼肌或平滑肌对称性营养不良。骨骼肌活检可确诊。组织活检可在正常肌原纤维中发现肌杆。

受累者表现为运动发育迟滞、全身性骨骼肌无力、肌肉体积减小、肌张力下降及深部腱反射消失。患者有典型的畸形特征和异常步态，但是智力通常正常。婴儿受累时可表现为低肌张力、吞咽困难、呼吸窘迫和发绀。常见小颌症和牙齿咬合不正。其他骨骼畸形可见脊柱后侧凸和漏斗胸。限制性肺疾病可能由肌病和或脊柱后侧凸引起。由扩张型心肌病导致的心力衰竭也有见描述。

麻醉管理：由于存在如小颌症和高拱形腭等解剖异常，行气管插管可能有一定困难。清醒下行纤维支气管镜引导的气管内插管需谨慎。由于患者存在呼吸肌无力及胸壁畸形，麻醉药的呼吸抑制作用会增加。通气/灌注失调增加，而对二氧化碳的通气反应可能会减弱。延髓性麻痹相关的反流和误吸可能会使麻醉管理变得更复杂。

该病患者对氯琥珀胆碱和非除极神经肌肉阻

滞药的反应不可预测。目前尚无确凿证据表明给予氯琥珀胆碱可诱发过量的钾释放。然而，有研究显示一些患者存在氯琥珀胆碱耐药性。线状体肌病的患者尚未见出现恶性高热的报道。如果疾病累及心肌，给予挥发性麻醉药可出现心肌抑制。行区域麻醉必须考虑到高位的运动阻滞可能会引起呼吸抑制。此外，严重的腰椎前凸和（或）脊柱后侧凸可能给椎管内麻醉带来困难。

5. 眼咽型肌营养不良症　是一种以渐进性吞咽困难和上睑下垂为特征的肌营养不良症的罕见变异。尽管相关经验有限，该病患者在术中可能出现误吸的风险，且可能对肌松药的敏感性增加。

6. 埃 - 德肌营养不良（Emery-Dreifuss muscular dystrophy）　是一种X染色体连锁隐性遗传病，其特征为进展的骨骼肌挛缩先于骨骼肌无力发生。这些痉挛特征性分布于肱腓部。患者未见精神发育迟滞，呼吸功能正常。如有心肌受累则可危及生命，表现为充血性心力衰竭、血栓栓塞或者心动过缓。与其他肌营养不良症不同，致病基因的女性携带者可能会有心脏损害。

7. 强直性肌营养不良症　是一组累及骨骼肌的遗传性退行性疾病，其特征为骨骼肌在随意收缩或受到电刺激后出现持续性挛缩（表21-2）。周围神经和神经肌接头不受影响。肌电图监测可作为诊断意义，表现为连续的肌动作电位延迟放电的现象。这种随意收缩或刺激后发生的骨骼肌松弛障碍是由于钙代谢异常所导致的。细胞内的三磷腺苷酶不能将钙离子泵回肌浆网，所以胞质内滞留的钙离子仍然可以引发持续的骨骼肌收缩。全身麻醉、区域麻醉或神经肌肉阻滞均不能防止或缓解这种骨骼肌收缩。局部浸润麻醉可以使收缩的骨骼肌舒张。有研究发现，奎宁（300～600mg，静脉注射）在部分病例中有效。术后肌颤可能会诱发肌强直，提高手术室环境温

表21-2　强制性肌营养不良症的分类

强制性肌营养不良（萎缩性肌强直，斯太纳特病）
先天性肌强直（汤姆森病）
先天性副肌强直症
高血钾性周期性麻痹
酸性麦芽糖酶缺乏症（蓬珀病）
Schwartz-Jampel综合征（软骨营养不良性肌强直）

度可降低肌强直的严重程度以及术后肌颤的发生率。多数肌强直的患者可生存至成年，并且无明显器官损害，这使得这些患者病情隐匿，在未经充分评估该病的情况下便行手术治疗。

8. 萎缩性肌强直　是影响成年人的强直性肌萎缩中最为常见也是最为严重的一种。该病呈常染色体显性遗传，在20或30岁左右出现症状。与其他肌强直综合征不同，尽管骨骼肌最常受累，但萎缩性肌强直是一种多系统疾病。患者多在60岁左右死于肺炎或心力衰竭。这说明了骨骼肌、心肌和平滑肌的进行性损害。围术期的高发病率和病死率主要取决于心肺并发症。

该病主要采用对症治疗，包括给予苯妥英。奎宁和普鲁卡因胺也有抗肌强直作用，但是会加重心脏传导异常。这3种药物抑制了钠离子内进入骨骼肌细胞，并且延缓了膜兴奋性的恢复。

（1）症状和体征：萎缩性肌强直常表现为面神经无力（呆板面容）、胸锁乳突肌萎缩和无力、上睑下垂、发音困难、吞咽困难及握手后无法松弛（肌强直）。其他特征包括以精神发育迟滞、额脱发和白内障为表现的三联征。内分泌腺受累可表现为性腺萎缩、糖尿病、甲状腺功能减退及肾上腺功能不全。也可出现胃排空延迟和假性肠梗阻。可发生中枢性睡眠呼吸暂停，并表现为频繁出现的嗜睡病。胆石症的发病率增加，尤其是男性。在怀孕期间多数症状会加重，子宫收缩乏力及胎盘滞留使阴道分娩困难。

心律失常和心脏传导系统异常可大致反映肌强直进程中的心肌受累情况。一度房室传导阻滞很常见，往往在该病的临床发病前即可出现。高达20%的患者有二尖瓣脱垂，但该病的全身性并发症很罕见。据报道猝死可能由于发生了完全性心脏传导阻滞。咽和胸部肌肉无力可能引起患者误吸。

（2）麻醉管理：术前评估和麻醉管理应考虑到该类患者可能合并有心肌病、呼吸肌无力以及对麻醉药物的异常反应等。甚至是无症状患者也可能合并一定程度的心肌病，故挥发性麻醉药带来的心肌抑制作用可能被扩大。心律失常可能需要接受治疗。麻醉和手术可能因迷走神经兴奋而导致心脏传导系统障碍。

该类患者不推荐使用氯琥珀胆碱，因为可能会导致骨骼肌收缩时相延长。然而该类患者对非

除极肌松药反应正常。使用新斯的明拮抗残余肌松作用，理论上可能会诱发骨骼肌强制性收缩。为避免这种原因可能诱发的肌强直，应选择短效肌松药并根据需要及时调整剂量。

萎缩性肌强直的患者对巴比妥类、阿片类、苯二氮䓬类及丙泊酚的呼吸抑制作用更敏感。这可能是由于药物引起的中枢性呼吸抑制作用继而呼吸肌无力和（或）萎缩导致。此外，伴有嗜睡病及中枢性睡眠呼吸暂停也使患者对呼吸抑制药物的敏感性增加。

由外科手术操作和（或）电刀刺激所引起的肌强直会干扰手术进行。普鲁卡因胺和苯妥英钠等可以稳定骨骼肌细胞膜的药物可缓解这种肌强直状态。高浓度吸入挥发性麻醉药可消除肌强直，但心肌抑制作用增强。由于寒冷可引发肌强直，故注意保温及防止肌颤非常重要。

9.先天性肌强直　是一种常染色体显性遗传病，在出生或幼儿期即可表现出来相应症状。该病有广泛的骨骼肌受累，但通常不累及其他器官。可出现肌肉肥大及肌强直。该病并无进展性，也不影响预期寿命。先天性肌强直的患者可使用苯妥英、美西律或奎宁治疗。该类患者对氯琥珀胆碱的反应正常。

10.先天性副肌强直症　先天性副肌强直症是一种罕见的常染色体显性遗传病，其特征为幼儿期即可出现的全身性肌强直。与先天性肌强直类似，该病也可发生泛发的肌肉肥大。这种肌强直与其他肌强直相反，副肌强直的患者骨骼肌强直会因运动而加剧。在其他类型的肌强直中，运动可改善肌强直，这就是所谓的热身现象。寒冷会使肌强直更加恶化，并且在肌肉回暖后可能出现迟缓性麻痹。一些患者可出现与肌强直无关的肌肉麻痹。这可能与血清钾浓度有关，也可能是这个原因，一些人怀疑是否先天性副肌强直和高血钾周期性麻痹是两种独立的疾病。室温下肌电图可能正常，但是当肌肉受冷后可见明显的典型肌强直性放电。该病的治疗类似于先天性肌强直。

11.Schwartz-Jampel综合征　是一种罕见的儿童期疾病，表现为渐进的骨骼肌僵硬、肌强直，以及包括小颌症等眼、面部及骨骼畸形。该类病人气管插管较困难。该类病人有眼睑痉挛及口部紧张褶皱。这些患儿易发生恶性高热。

（三）周期性麻痹

周期性麻痹是一组以间歇性急性发作的骨骼肌无力或麻痹（仅有呼吸肌等少数肌肉不被累及）为特征的肌肉病，与低钾血或高钾血相关（表21-3）。高钾血性周期性麻痹较低钾血性更为罕见。一般发作可持续几个小时，但也可持续数天。发作间期肌力正常。

1.病因　家族性周期性麻痹的确切病因不明，但是钙离子与钠离子通道基因突变可能分别与低钾性和高钾性周期麻痹有关。人们认识到该病的机制与神经肌接头的异常无关，而是与肌细胞膜的兴奋性丧失相关。由葡萄糖-胰岛素输注引起的骨骼肌无力证实了低钾性家族性周期性麻痹的存在，而口服钾后发生的骨骼肌无力证实了高钾性家族性周期性麻痹的存在。乙酰唑胺被推荐用于治疗这两种的家族性周期性麻痹。乙酰唑胺可产生一种非阴离子间隙酸中毒，从而起到抗低血钾的保护作用，同时也可以促进肾排泄钾，也起到了抗高钾血的保护作用。

2.麻醉管理　重点是避免诱发骨骼肌无力的因素。无论钾敏感性如何，周期性麻痹的患者必须避免低体温。实施心外科手术的患者，可能需要在常温下完成体外循环。对于该病患者，非去极化肌松药可安全使用。

（1）低钾性周期性麻痹：术前考虑因素包括糖类的平衡，纠正电解质紊乱，以及避免已知的可触发低钾血的事件（心理应激、寒冷、糖类负荷）。高糖类膳食可引起低钾血发作，应在术前24h避免摄入。需避免使用已知可引起钾胞内转移的葡萄糖溶液及药物，如β肾上腺素受体激

表21-3　家族性周期性麻痹的临床特征

类型	发病时血清钾浓度(mmol/L)	促发因素	其他特征
低钾血性	＜3.0	高糖类膳食、剧烈运动、葡萄糖输注、压力、月经、妊娠、麻醉、低体温	心律失常 心电图呈低钾改变
高钾血性	＞5.5	运动、钾的输注、代谢性酸中毒、低体温	骨骼肌无力可能局限于舌和眼睑

动药。当术中需要使用利尿药时，可使用甘露醇代替排钾利尿药。术中多次监测血钾浓度（每 30～60 分钟）非常必要，有时也需要通过积极的干预来增加血清钾浓度（氯化钾恒速输注，最高 40mmol/h）。低钾血症可能会先于肌无力几个小时发生，所以适时的补充钾可能有助于避免发生肌无力。如果术中需要给予肌松，可使用短效的神经肌肉阻滞药。这些患者也可使用氯琥珀胆碱以短时间内提高血清钾浓度。该病患者中区域麻醉可以安全使用。

（2）高钾周期性麻痹：高钾性周期麻痹患者的麻醉管理需考虑术前使用利尿药导致的钾缺乏，防止因给予葡萄糖溶液引起的糖类消耗，避免使用含钾溶液及可导致钾释放的药物如氯琥珀胆碱。密切监测血清钾浓度是可否需要静脉注射钙剂的指征，高血钾也能通过心电图表现出来。

（四）重症肌无力

重症肌无力是一种慢性自身免疫性疾病，其原因是神经肌接头处的乙酰胆碱受体受到循环抗体的攻击而破坏或失活，导致受体数量减少（图 21-1）。80% 的乙酰胆碱受体的功能可能会丢失，这导致了该病患者表现出无力和易疲劳，并且对非除极肌松药敏感性显著增加。该病的特点是肌肉无力，并且随意肌反复收缩后迅速疲劳，休息

后可部分恢复。受脑神经支配的骨骼肌（眼、咽和喉肌）尤其易受累及，表现为上睑下垂、复视及吞咽困难，这也是该病常见的首发症状。重症肌无力并不是一种罕见的疾病。其发病率为 1/7500。20—30 岁的女性最易受累，然而男性往往在超过 60 岁才表现出这种疾病。超过 80% 的重症肌无力患者可检出与受体结合的抗体。这些抗体来源不明，但是由于重症肌无力患者多合并胸腺功能异常提示，该病可能与胸腺相关。例如，超过 2/3 的重症肌无力患者有胸腺增生，10%～15% 的患者合并有胸腺瘤。其他可引起头部和躯体肌肉无力的情况，必须考虑与重症肌无力的鉴别诊断（表 21-4）。

1. 分类　重症肌无力按照骨骼肌受累情况和症状的严重程度分类。Ⅰ型仅有眼外肌受累。大约 10% 的患者表现为眼外肌受累的症状和体征，并考虑为眼肌型重症肌无力。确诊为眼肌型重症肌无力 3 年以上的患者一般不会有疾病的进展。ⅡA 型是一个缓慢的渐进过程，表现为不累及呼吸肌的轻度骨骼肌无力。这些患者对抗胆碱酯酶药物和皮质激素的治疗反映良好。ⅡB 型为较快进展的类型，有较严重的骨骼肌无力。药物治疗反应不佳，呼吸肌也被累及。Ⅲ型的特点为急性发病，6 个月内骨骼肌肌力迅速衰退。该类型病

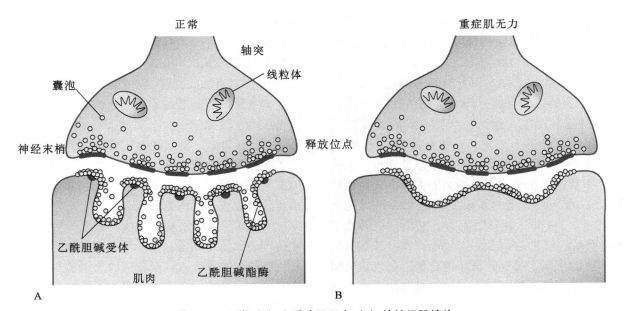

图 21-1　正常（A）和重症肌无力（B）的神经肌接头

与正常的神经肌接头相比，重症肌无力患者的神经肌接头乙酰胆碱受体的数量减少，突触后膜皱褶消失、平坦，突触间隙增宽

表21-4　重症肌无力的鉴别诊断

情况	症状及特点	注释
先天性肌无力综合征	罕见，发病早，非自身免疫性疾病	电生理学和免疫细胞化学检测可诊断
药物诱发的重症肌无力	触发自身免疫性重症肌无力	停药后数周内可恢复
	正常人的乏力	停药后恢复
青霉胺	肌无力恶化	
非除极肌松药		
氨基糖苷类		
普鲁卡因胺		
Eaton-Lambert综合征	小细胞肺癌，疲劳	重复神经刺激下反应性增强，钙离子通道抗体
甲状腺功能亢进	重症肌无力加重	甲状腺功能异常
Graves病	复视、突眼	出现甲状腺刺激性免疫球蛋白
肉毒杆菌中毒	全身无力，眼肌麻痹	重复的神经刺激下反应性增强，瞳孔放大
进行性外眼肌麻痹	部分病例中可见上睑下垂、复视、全身无力	线粒体异常
颅内肿块压迫脑神经	眼肌麻痹，脑神经支配区域肌无力	CT或MRI检查异常

（摘自 Drachman DB: Myasthenia gravis. N Engl J Med, 1994,330:1797–1810. Copyright © 1994 Massachusetts Medical Society. All rights reserved.）

死率较高。Ⅳ型是一种严重的骨骼肌无力，是Ⅰ型或Ⅱ型进展恶化的肌无力。

2.症状和体征　重症肌无力的病程特点为症状的周期性加重与缓解。患者如得到充分的休息，肌力可回复至正常，然而运动时会迅速发生肌无力。眼外肌无力导致的上睑下垂及复视是最常见的早期主诉。咽部和喉部肌肉无力可导致吞咽困难、构音障碍及唾液吞咽困难。重症肌无力的患者胃内容物误吸的风险很高。可发生胳膊、腿或躯干部的联合肌无力，并通常是不对称的。无肌萎缩发生。心肌炎可导致心房颤动、心传导阻滞或心肌病。其他自身免疫性疾病可能与重症肌无力联合发生。例如，大约10%的重症肌无力患者可能合并有甲亢。在重症肌无力患者中，类风湿关节炎、系统性红斑狼疮以及恶性贫血的发生率普遍高于未患有肌无力的人群。患有重症肌无力的产妇娩出的新生儿大约15%可出现暂时性（2～4周）骨骼肌无力。感染、电解质紊乱、妊娠、情绪应激及手术可能会诱发或加重肌无力。抗生素，特别是氨基糖苷类，会加重肌肉无力。单纯的呼吸衰竭有时可能是重症肌无力的唯一症状。

3.治疗　重症肌无力的治疗方法包括使用抗胆碱酯酶药物增强神经肌肉传递、胸腺切除术、免疫抑制及包括血浆置换术和给予免疫球蛋白等的短期免疫疗法。

抗胆碱酯酶药物是治疗重症肌无力的一线治疗药物。这些药物发挥作用是通过抑制水解乙酰胆碱的酶的活性，从而增加神经肌接头处有效神经递质的数量。溴吡斯的明是用以实现这一目的的应用最广泛的抗胆碱酯酶药物。该药可在30min内起效，大约2h达峰。相比新斯的明，口服溴吡斯的明药效可持续更长（3～6h）并产生更少的不良反应。溴吡斯的明的剂量是根据对药物的反应来调整的，但其最大有效剂量很少超过每3小时120mg。过高剂量可引发更严重的肌无力，即所谓的胆碱能危象。明显的毒蕈碱不良反应（流涎、瞳孔缩小、心动过缓）加之给予依酚氯铵（1～2mg，静脉注射）后加重的肌无力证实了胆碱能危象的诊断。尽管抗胆碱酯酶药物可使多数患者受益，但这种好转并不完善且可能在用药数周或数月后药效减弱。

胸腺切除术可缓解患者症状或至少可减少免疫抑制药的使用剂量。全身性重症肌无力的患者可行胸腺切除术。术前准备应改善肌力和呼吸功能。尽量避免使用免疫抑制药，因为该药可增加围术期感染的风险。如果肺活量＜2L，术前可使用血浆置换术以提高术后能够充分恢复自主呼吸的可能性。经胸骨正中入路可获得最佳术野并利于切除全部胸腺组织。另外，通过颈部切口行纵隔镜下切除也是一种选择，因为其切口较小并可减轻术后疼痛。使用椎管内镇痛可减少术后疼痛，从而改善术后通气。术后几天内，抗胆碱酯酶药物的需求量可能会减少，但胸腺切除术的获益往往在术后数月才能全部体现出来。尽管胸腺切除术后乙酰胆碱受体抗体水平下降，但手术可改善病情的机制目前尚不明确。

当抗胆碱酯酶药物无法充分控制骨骼肌无力症状时，需使用免疫抑制疗法（皮质激素、硫唑嘌呤、环孢素、麦考酚酯）。皮质激素是用于治疗重症肌无力的最常用和最持续有效的免疫抑制药。但是它们也是最可能会伴随不良反应的药物。

血浆置换术可去除循环抗体，对于产生肌无力危象或拟行胸腺切除术治疗的重症肌无力患者可短期改善临床状况。血浆置换术带来的有利影响是暂时的，并且重复这种治疗会增加感染、低血压及肺栓塞的风险。给予免疫球蛋白的适应证与血浆置换术相同。这种影响是暂时的，并且这种治疗对改善循环中乙酰胆碱受体抗体的浓度并无作用。

4.麻醉管理 重症肌无力患者术后往往需要通气支持。因此，在术前访视时要提醒病人当其术后苏醒时可能仍然在经气管插管机械通气。以下人群术后需行机械通气：经胸骨胸腺切除术（包括病程超过6年的患者），重症肌无力无关的慢性阻塞性肺疾病，溴吡斯的明日剂量超过750mg，以及肺活量＜2.9L。行经颈部纵隔镜胸腺切除术的患者术后行需要通气辅助的标准并不像以上患者那么严格，这说明该术式外科侵袭性较小，且呼吸抑制作用较小。

重症肌无力患者乙酰胆碱受体结合抗体使功能性乙酰胆碱受体数量减少，这使得患者对非除极肌松药的敏感性增加。有活性的乙酰胆碱受体和无功能的乙酰胆碱受体之间的平衡调节了机体对非除极肌松药的敏感性。最初的肌松药药量应根据使用周围神经刺激器监测的神经肌接头处的反应来逐步增加。在患者的眼轮匝肌处监测的反应可能会高估神经肌肉阻滞的程度，但有助于避免尚未明确的持久性神经肌肉阻滞。

用于治疗重症肌无力的药物可能会影响患者对肌松药的反应且与疾病进程无关。例如，抗胆碱酯酶药不仅抑制了乙酰胆碱本身，也损伤了血浆中拟胆碱酯酶的活性，可能导致氯琥珀胆碱的作用时间延长。它们也可以拮抗非除极肌松药的作用。但是，在临床中并没有观察到这两种作用。皮质激素治疗不能改变患者对氯琥珀胆碱的剂量要求，但是有研究指出皮质激素能使机体对甾体类肌松药的神经肌肉阻滞作用产生耐药性，如维库溴铵等。

在评价使用溴吡斯的明治疗的重症肌无力患者神经肌肉功能时发现，该类患者对氯琥珀胆碱存在耐药性。该情况下的ED_{95}接近正常的2.6倍。因为给予氯琥珀胆碱的剂量是通常给予正常人群（1.0～1.5mg/kg）的ED_{95}的3～5倍，所以对于重症肌无力的患者使用此剂量可获得适当的插管条件。氯琥珀胆碱耐药性的机制尚不清楚，但是神经肌接头突触后膜的乙酰胆碱受体数目减少可能参与此机制。

重症肌无力患者可使用短效静脉麻醉药用于麻醉诱导。然而，这些药物的呼吸抑制作用可能会更加明显。由于本身肌肉无力加上挥发性麻醉剂对骨骼肌的松弛作用，患者无需使用肌松药即可完成气管插管。

麻醉维持通常使用含有或不含有氧化亚氮的挥发性麻醉药。挥发性麻醉药可使肌松药的使用剂量减少，或者甚至不需使用肌松药。如必须使用非除极肌松药，最初剂量应减少1/2～2/3，并用周围神经刺激器监测患者反应。短效或中时效肌松药的作用时间变短是该类患者的特点。阿片类药物对呼吸系统的影响可持续至术后，故需要减少其在麻醉维持中的用量。

在手术结束时，必须明确患者有能力维持呼吸才能拔除气管插管。术后早期骨骼肌肌力看似恢复正常，但是可能数小时后又发生肌力衰退。该类病人应预料到可能发生术后通气不足，并需行术后机械通气。

（五）肌无力综合征

肌无力综合征（Eaton-Lambert综合征）是一种类似重症肌无力的神经肌肉传导障碍（表21-5）。这种骨骼肌无力的症状，最初常见于小细胞肺癌的患者，随后也在未患有癌症的患者中出现。肌无力综合征是一种获得性自身免疫性疾病，是由于IgG抗体攻击电压敏感性钙通道，导致钙通道在运动神经末梢的缺乏所致。这种缺乏限制了末梢除极时的钙内流。抗胆碱酯酶药物对

表21-5　肌无力综合征和重症肌无力的比较

特点	肌无力综合征	重症肌无力
临床表现	近端肢体肌肉无力（下肢比上肢严重），运动后肌力提高，常见肌痛，反射缺失或减弱	眼外肌、延髓及面肌无力，运动后疲乏，肌痛不常见，反射正常
性别	男性常多于女性	女性常多于男性
共存疾病	小细胞肺癌	胸腺瘤
对肌松药的反应	对氯琥珀胆碱及非除极肌松药敏感 对抗胆碱酯酶药反应不佳	对氯琥珀胆碱有耐药性，对非除极肌松药敏感 对抗胆碱酯酶药反应良好

治疗重症肌无力有效，而对肌无力综合征无明显疗效。然而，3，4-二氨基吡啶可增加神经肌接头的乙酰胆碱释放，改善肌力。免疫球蛋白也能短时效（6～8周）增加肌力。

麻醉管理：肌无力综合征的患者对琥珀胆碱和非除极化肌松药的作用均敏感。该类患者不应使用抗胆碱酯酶药拮抗神经肌肉阻滞作用。对可疑肌无力综合征的患者，如需行支气管镜检查、纵隔镜检查或疑似肺癌的胸腔镜检查，应减少肌松药用量。

三、骨骼疾病

（一）骨关节炎

骨关节炎是美国目前最常见的关节疾病，是老年人的主要慢性病之一，也是致残的主要原因。骨关节炎一种累及关节软骨的退行性病变。该病与类风湿关节炎不同，因为骨关节炎的炎症反应程度非常小。发病机制可能是生物力学应力造成的关节创伤、关节损伤、神经病变造成的异常关节负荷、韧带损伤或肌肉萎缩。运动时可出现疼痛，休息后缓解。类风湿关节炎的晨僵可持续数小时，而与之相反，该病中僵硬可在运动后迅速消失。

骨关节炎可累及一个或多个关节。膝和髋部是常见的受累部位。远端指间关节出现的骨性增大，被称为赫伯登结。椎体和椎间盘可出现退行性变，并发髓核凸出、神经根压迫。退行性变在中低段颈椎和腰椎下段表现最为明显。放射检查可见椎间盘狭窄和骨赘形成。

尽管常被忽视，但物理治疗和运动的确对骨关节炎患者大有裨益。维持骨骼肌功能对软骨的完整性和减少疼痛都非常重要。疼痛可通过热敷缓解，也可给予一些简单的镇痛药如对乙酰氨基酚、抗炎药治疗。热敷改善症状可能是由于与寒冷时相比，温暖的组织的痛阈升高。经皮神经刺激及针灸可能对一些患者有效。骨关节炎的治疗不需使用皮质激素全身用药。当骨关节炎带来的疼痛持久存在，且出现残疾或关节功能显著受限时，可行关节置换术。

（二）脊柱后侧凸

脊柱后侧凸是一种以脊柱前屈（后凸）和侧弯（脊柱侧凸）为特点的脊柱畸形。特发性脊柱后侧凸病例占该类疾病的80%，通常于童年后期起病，并在骨骼快速生长的时期进展为更严重的病情。特发性脊柱后侧凸发病率约为4/1000。该病可能有家族倾向性，女性发病率高于男性4倍。神经肌肉系统疾病如脊髓灰质炎、脑瘫和肌营养不良可能与该病有关。

1. *症状和体征*　脊柱弯曲超过40°即被认定为严重型，并可影响心肺功能。限制性肺疾病和肺动脉高压进展到肺心病是脊柱后侧凸患者死亡的主要原因。由于脊柱侧凸弯曲的增加，更多的肺组织被压缩，导致肺活量减小和劳力性呼吸困难。扭曲的胸腔内力学性能异常，以及变小的肺容积导致的气道阻力增加，导致了呼吸做功增加。肺泡气-动脉血氧分压差增加。肺血管受压以及对动脉低血氧的反应，导致了肺循环血管阻力增加，进而引起肺动脉高压。通常$PaCO_2$可维持在正常水平，但是如果存在细菌或病毒性上呼吸道感染等损伤，可导致高碳酸血症和急性呼吸衰竭。咳嗽无力可导致肺部反复感染。

2. *麻醉管理*　在手术前，评估骨骼畸形导致的生理紊乱的严重程度非常重要。肺功能测试反映了限制性肺疾病的严重程度。动脉血气分析有助于检测尚未发现的低氧血症或酸中毒，这可能是肺动脉高压的相关因素。患者可能由于慢性误吸导致存在术前肺感染。当然，任何可逆的肺功能障碍，如感染或支气管痉挛，都应在择期手术前被纠正。

虽然没有特异性药物或联合药物是脊柱后侧凸患者的最佳麻醉用药，但必须注意一氧化二氮可以增加肺血管阻力。这是伴随肺动脉高压的患者特别要注意的问题。监测中心静脉压可以提示肺血管阻力是否增加。

如果需行脊柱弯曲矫正术，应特别注意失血以及注意手术导致的脊髓损伤。控制性降压可能会帮助减少术中出血，但是要注意可能会发生缺血性视神经病变和脊髓缺血。手术时间的延长和低灌注阈值会增加缺血的风险。当脊柱弯曲伸直或分开，以及过度牵拉脊髓会导致脊髓缺血，这可能引起瘫痪。有很多的方法可以检查脊髓缺血。其中一种是"唤醒试验"（wake-up test），该试验需要在停止麻醉药输注后确保无明显神经肌肉阻滞存在，在患者充分清醒的情况下，可按指令活动双腿，由此证实脊髓运动通路完好无损。试验后重建麻醉，继续完成手术。另外一种确定脊髓未受损的方法是监测躯体感觉和（或）运动诱发电位。该监测方法的优点是不需要术中唤醒病人。然而，许多麻醉药品，特别是挥发性麻醉剂和一氧化二氮，会干扰诱发电位的监测，而且如果正在监测运动诱发电位则不能使用神经肌肉阻滞药。因此，进行全麻时通常会选择使用阿片类和丙泊酚的全静脉麻醉，或联合使用阿片类、丙泊酚、低剂量挥发性麻醉药（0.33MAC）。这些技术可使由脊髓缺血导致的振幅和潜伏期变化更易识别。如存在异常状况，仍然需要使用唤醒试验。在手术结束时，首要关注的是充分恢复换气功能。患有严重脊柱后侧凸的患者术后可能仍需机械通气。

（三）背痛

腰背部疼痛是患者求诊时最常见的肌肉骨骼系统主诉（表21-6）。腰背痛的危险因素包括男性、经常搬动重物和吸烟。在许多患者中，导致腰背部疼痛的原因并不明确，通常归因于肌肉或韧带劳损、小关节关节炎，或间盘压迫纤维环、脊椎终板或神经根。

1.急性腰背痛　90%的患者背部疼痛症状可在30d内缓解。在疼痛可以忍受范围内的持续性日常活动比卧床休息或背部活动练习能更快促进患者恢复。急性腰背痛患者通常使用NSAIDs即可有效镇痛。由机械性或化学性因素损伤神经根

表21-6　腰背部疼痛的原因

机械性腰背痛或腿痛（97%）
特发性腰背痛［腰扭伤或劳损（70%）］
间盘或骨面的退行性变［年龄相关（10%）］
椎间盘脱出（4%）
椎管狭窄（3%）
骨质疏松性压缩性骨折（4%）
脊椎前移（2%）
外伤性骨折（＜1%）
先天性疾病（＜1%）
严重的脊柱后凸
严重的脊柱侧凸
椎体滑脱
非机械性脊柱改变（1%）
癌症（0.7%）
多发性骨髓瘤
转移癌
淋巴瘤及白血病
脊髓瘤
腹膜后肿瘤
原发性脊柱肿瘤
感染（0.01%）
骨髓炎
椎旁脓肿
硬膜外脓肿
炎症性关节炎
强直性脊柱炎
银屑病脊椎炎
Reiter综合征
炎症性肠病
内脏病（2%）
盆腔器官疾病
前列腺炎
子宫内膜异位症
盆腔炎
肾疾病
肾结石
肾盂肾炎
肾周脓肿
主动脉瘤
胃肠道疾病
胰腺炎
胆囊炎
穿透性溃疡

（摘自Deyo RO, Weinstein JN: Low back pain. N Engl J Med, 2001,344:363-370.）

百分比指在这种情况下预计成人患者的发病率

导致的炎性痛，可能可以通过硬膜外注射皮质激素来治疗，但是如果患者根性痛存在超过6个月或已行椎板切除术治疗，则硬膜外给予皮质激素治疗效果欠佳。患者若有腿部放射痛或者直腿抬高试验阳性则提示神经根病，这类患者需要考虑是否有腰椎间盘脱出。大多可导致坐骨神经痛的腰椎间盘脱出症发生在L$_{4\sim5}$及L$_5$至S$_1$水平。MRI检查可以确认是否发生腰椎间盘脱出，但分析结果时仍需注意，因为许多无症状的人群也有椎间盘异常。该病的手术适应证是患者存在持续性神经根病或神经功能障碍。患者背部痛经非手术治疗（NSAIDs）仍持续30d以上，应考虑评估系统性疾病。

2.腰椎管狭窄症　是指脊椎管或其外侧隐窝发生狭窄。该病通常是脊柱结构发生肥厚性退行性变［广泛的椎间盘退行性变和（或）骨赘形成］引起，并且该病常见于有慢性腰背部疼痛及坐骨神经痛的老年患者。症状包括臀部疼痛、麻木及乏力，并可向一侧或双侧下肢扩散。症状经常因站立或行走恶化，屈曲或仰卧位症状可缓解。腰椎管狭窄可依据MRI或脊髓造影术诊断。非手术治疗可能对部分患者有效，但伴有进行性功能退化的患者可能需要手术减压或椎板融合治疗。

（四）类风湿关节炎

类风湿关节炎是最常见的慢性关节炎症，累及大约1%的成年人。该病在女性中的发病率是男性的2~3倍。类风湿关节炎的病因尚不明确，可能是遗传、环境和免疫系统之间复杂的相互作用所致。该病的特征是对称性多关节损害及明显的全身受累（表21-7）。类风湿关节炎累及手足近端指间关节和掌指关节这一特点可与骨关节炎区别，后者主要累及承重关节和远端指间关节。该病病程特点为间断性恶化和缓解。类风湿结节特征性出现在受力点上，尤其是肘部下方。类风湿因子是一种IgG抗体，在高达90%的类风湿关节炎患者血清中可检出，但是骨关节炎患者血清中不出现类风湿因子。然而，类风湿因子并不特异性出现在类风湿关节炎中。患有病毒性肝炎、系统性红斑狼疮、细菌性心内膜炎、结节病及干燥综合征的患者血清中亦可检出类风湿因子。

1.症状和体征　成年人类风湿关节炎可出现急性起病，累及单个或多个关节，或者隐匿起病在出现关节炎前仅表现为疲劳、食欲减退以及乏力。在某些患者中，类风湿关节炎可与创伤、外科手术、分娩或暴露于极端气温同时起病。

晨僵是类风湿关节炎的典型表现。手、腕、膝和足等多关节可呈对称性受累。近端指间关节受累时呈纺锤形水肿。受累关节在开始日常活动后数小时后依然肿胀、疼痛、僵硬。颞下颌关节滑膜炎可能会导致下颌运动明显受限。当该病持续性进展时，可累及除胸、腰骶部脊柱外的所有关节。

颈椎较易受累并导致疼痛和神经系统并发症。值得关注的颈椎异常是寰枢关节半脱位以及由此导致的寰椎与枢椎齿突的分离。该病变可通过颈部侧位平片观察到。在颈部屈曲时，齿突前缘与寰椎前弓后缘之间的距离可超过3mm。当

表21-7　类风湿关节炎和强直性脊柱炎的比较

特点	类风湿关节炎	强直性脊柱炎
家族史	罕见	常见
性别	女性（30—50岁）	男性（20—30岁）
关节受累	对称性多关节病	非对称性，较少关节受累
骶尾部受累	无	有
脊柱受累	颈部	全部（腰骶部上行性受累）
心脏改变	心包积液、主动脉瓣关闭不全、心脏传导异常、心脏瓣膜纤维化、冠状动脉炎	心肌肥厚、主动脉瓣关闭不全、心脏传导异常
肺部改变	肺纤维化，胸腔积液	肺纤维化
眼部	干燥性角结膜炎	结膜炎、葡萄膜炎
类风湿因子	阳性	阴性
HLA-B27	阴性	阳性

寰椎与枢椎齿突的分离严重时，齿突可能会突入枕骨大孔，压迫脊髓或影响血流通过椎动脉。该病由于齿突经常被侵蚀损毁，故影响脊髓的并发症可能会降至最小。颈椎其他关节也有可能发生半脱位。MRI可明确类风湿关节炎的颈椎受累程度。

环杓关节炎在全身类风湿关节炎患者中常见。急性环杓关节炎患者可表现为声音嘶哑、吞咽疼痛、呼吸困难和喘鸣，且可能伴随喉部压痛。直接喉镜可见杓状软骨发红肿胀。慢性环杓关节炎的患者则可能无症状，或表现为不同程度的声音嘶哑、呼吸困难或上呼吸道梗阻。环杓关节炎可能增加气管插管的难度。

类风湿关节炎的患者普遍存在骨质疏松。

类风湿关节炎的全身表现系因免疫复合物在小型和中型血管沉积所致。全身病变在关节病变严重的患者中更明显。

在心血管系统，类风湿关节炎可表现为心包炎、心肌炎、冠状动脉炎，以及加速冠状动脉粥样硬化性、心脏瓣膜纤维化和心传导系统风湿结节形成。主动脉炎合并主动脉根部增粗可导致主动脉瓣反流。大约1/3的患者合并有心包增厚或心包积液。

滑膜小血管炎是类风湿关节炎的早期表现，也可能发生泛发的血管炎，尤其是老年男性。患者可表现出神经病变（多发性单神经炎）、皮肤溃疡和紫癜。据推测，神经病变是由神经滋养血管内免疫复合物沉积所致。患者也可出现内脏缺血的表现，如肠穿孔、心肌梗死、脑梗死。

类风湿关节炎最常见的肺部表现是胸腔积液。积液通常量小而无症状。类风湿结节可发生于肺实质或胸膜表面，在胸部X线片中观察可近似肺结核或肿瘤。渐进性肺纤维化较少见，可导致咳嗽、呼吸困难，X线胸片可见弥漫性蜂窝样改变。肋软骨受累会影响胸壁运动，并导致包括肺容积和肺活量减少的限制性肺改变。这些可能导致通气-血流比失衡，降低动脉氧合。

神经肌肉受累可表现为患有活动性滑膜炎的关节其周围肌肉肌力减退。由神经压迫、腕管综合征、跗管综合征导致的周围神经病变很常见。

类风湿关节炎患者最常见的血液系统异常是慢性贫血，其严重程度通常平与类风湿关节炎的严重程度相似。Felty综合征即为类风湿关节炎合并脾大及白细胞减少。约10%的类风湿关节炎患者可发生干燥性角膜结膜炎（干眼）。其原因是由于泪腺功能受损导致的泪液生成不足。相同的病理过程可累及唾液腺，导致口干燥症（口干）。这两者都是干燥综合征的表现。

类风湿关节炎的患者常见轻度肝功能受损。肾功能不全可能继发于淀粉样变、血管炎或药物治疗。

2. *治疗* 类风湿关节炎的治疗包括减轻疼痛，保持关节的功能和强度，防止变形，并减轻全身并发症。实现以上的治疗目标需要包括联合用药、物理治疗、职业疗法及矫形手术。

药物治疗是用来提供镇痛，控制炎症，并产生免疫抑制作用。

NSAIDs对于缓解类风湿关节炎的全身症状有重要作用，但对于改变潜在的病程并无作用。使用NSAIDs同时需要联合使用缓解疾病的抗风湿性药物（DMARDs）。阿司匹林依旧是类风湿关节炎初始治疗的重要药物，但由于新型NSAIDs类药物的出现，其应用有所降低。这些药物可减少受累关节的肿胀程度并缓解僵直，但是该类药物会引起胃肠道刺激和血小板环氧合酶1（COX-1）抑制，因此可能需要停止用药。选择性COX-2抑制药在镇痛抗炎方面可与COX-1抑制药发挥同等作用，胃肠道不良反应很小，且不会影响血小板功能。但是，一些COX-2抑制药会增加心肌缺血事件的风险。COX-1和COX-2抑制药均可影响肾血流量和肾小球滤过率。

皮质激素是强效的抗炎药物，可减少类风湿关节炎患者关节肿胀、疼痛及晨僵的症状。然而，要保持理想效果的全身性皮质激素的剂量往往会带来显著的长期不良反应，包括骨质疏松症、骨坏死、对感染的易感性增加、肌病，高血糖和伤口愈合不佳。关节内注射皮质激素带来的有利影响平均可持续约3个月，但重复注射可能会导致软骨破坏和骨坏死。

皮质激素被称为是"桥梁治疗"，即开始使用DMARDs控制病情时可迅速减轻炎症反应。治疗关节疾病使用泼尼松剂量很少会＞10mg/d，但是治疗类风湿关节炎的其他症状可能需要更高的剂量，特别是血管炎。

DMARDs是一组有可能缓解或改变类风湿关节炎病程的药物。它们可以减缓或阻止病情发展。这组药物包括甲氨蝶呤、柳氮磺吡啶、来氟米特、抗疟药、青霉胺、硫唑嘌呤、米诺环素。这些药物一般需要2～6个月起效。患者如果对一种药物的反应不佳，可能会对另一种药物较好的反应。

甲氨蝶呤是在治疗类风湿关节炎的首选DMARD药物。其采用1周1次的给药方案。甲氨蝶呤主要起到抗炎作用。接受甲氨蝶呤治疗的患者需监测血液学指标和肝功能，因为该药有引起骨髓抑制和肝硬化的风险。每日服用叶酸治疗可以降低甲氨蝶呤的毒性。

一般看来，细胞因子尤其是肿瘤坏死因子-α和白细胞介素-1，在类风湿关节炎的发病机制中起到关键作用。采用干扰肿瘤坏死因子功能的方法，包括药物引起的受体阻滞或单克隆抗体都可以有效治疗类风湿关节炎。一些药物例如英夫利昔单抗和依那西普、肿瘤坏死因子抑制药，都可以有效治疗类风湿关节炎，并且比其他DMARDs起效更快。应注意该药使用带来的长期毒性作用，如感染（结核病）及脱髓鞘综合征。阿那白滞素，一种白介素-1受体拮抗药，可有效治疗类风湿关节炎的症状和体征，但是该药起效慢且总体疗效不及肿瘤坏死因子-α抑制药。

金制剂，是传统的DMARD类药物，对于部分类风湿关节炎患者非常有效，但是由于其毒性作用故通常不使用。

类风湿关节炎患者的手术适应证包括难治性疼痛、关节功能损害、需要固定关节。适用于手术治疗的骨损害包括软骨损毁、韧带断裂和进展性骨破坏。关节镜手术可用来去除软骨碎片，并进行局部滑膜切除术。当关节受到毁损时，可考虑行大、小关节完全置换。

3.麻醉管理　应考虑到类风湿关节炎所累及的多器官和治疗用药的不良反应。术前应评估患者气道受累程度。患者气道受累可能表现在颈椎、颞下颌关节和环杓关节。颈椎屈曲性畸形可能会导致颈部伸展困难。患者可能存在寰枢关节半脱位。X线片显示齿突前缘与寰椎前弓后缘之间的距离超过3mm，则提示有寰枢关节半脱位。这种异常非常重要，因为移位的齿突可压迫颈部脊髓或延髓，或使椎动脉闭塞。如存在寰枢关节半脱位，在使用直接喉镜时必须尽量减少头部和

颈部移动，以避免齿突移位加重损伤脊髓。术前需评估前屈、后伸或转动头部和颈椎是否会影响椎动脉血流。这可以通过让清醒下的患者进行头部运动或定位，以可耐受且无不适或其他症状为准。

麻醉诱导前必须确认是否有颞下颌关节活动受限。因为如果颞下颌关节和颈部活动均受限的话，使用直接喉镜观察开放的声门可能非常困难甚至根本看不到。如果术前评估表明直视下声门开放困难，可选择应用光导纤维喉镜或可视喉镜进行气管插管。如果患者术前有声音嘶哑或喘鸣等症状，或者直接喉镜显示声带红肿，则提示可能存在环杓关节受累。环杓关节运动减小可导致声门狭窄，气管插管通过声门困难，同时也可使环杓关节脱位的风险增加。

如怀疑患者存在严重的类风湿肺疾病，术前应检查肺功能及血气分析。这些患者术后可能需要通气支持。应注意阿司匹林或NSAIDs对血小板功能的影响。对于长期服用皮质激素的患者，应考虑术前给予该类激素。合并有环杓关节炎的患者拔出气管插管后可能会出现喉梗阻。

（五）系统性红斑狼疮

系统性红斑狼疮（SLE）是一种以抗核抗体产生为特点的多系统慢性炎症性疾病。然而，没有证据表明这些抗核抗体直接参与本病的发病过程。SLE通常发生于年轻妇女，女性发病率为1/1000。感染、怀孕或手术等应激状态可以加剧SLE。SLE的发病可以由药物诱发，最常见的关联药物包括普鲁卡因胺、肼屈嗪、异烟肼、青霉胺、α-甲基多巴。普鲁卡因胺或肼屈嗪所致的SLE，其敏感性与患者乙酰化表型相关。疾病更容易发生在代谢这些药物缓慢（慢乙酰化）的个体身上。药物引起的SLE的临床表现与自发产生的SLE表现相似，但是通常进展要慢，症状较轻，包括关节痛、斑丘疹、发热、贫血、白细胞减少。SLE的自然病程呈高度变异性。肾炎和高血压的出现预示着较差的预后。SLE患者一旦怀孕，特别是伴有肾炎或高血压的患者，往往易导致疾病恶化和胎儿结局不佳。

1.诊断　抗核抗体检测是SLE的敏感筛查试验。95%的患者出现这些抗体。如果患者有以下3个或4个典型表现则可能为SLE：抗核抗体阳性、典型的皮疹、血小板减少症、浆膜炎、肾

炎。但是，症状有时候不典型，例如关节痛，不明确的中枢神经系统症状、皮疹、雷诺现象和（或）抗核抗体弱阳性结果，导致诊断更加困难。

2.症状和体征　SLE的临床表现可分为关节症状和系统性症状两类。多关节炎和皮炎是组织破坏的结果。其他的，例如血小板减少症和抗磷脂综合征是细胞表面分子或者血浆成分的抗体所直接导致的。

对称性关节炎累及手、腕部、肘关节、膝关节和踝关节较为常见，发生率为90%。这种关节炎具有阵发性和游走性的特征，其疼痛超出了滑膜炎所表现的程度。狼疮性关节炎不累及脊椎。累及骨骼系统的另一种形式是无血管性坏死，常常累及股骨头或股骨髁。

SLE的全身症状出现在中枢神经系统、心脏、肺、肾、肝、神经骨骼系统和皮肤。神经系统并发症可以影响中枢神经系统的所有区域。明确的认知功能障碍发生在大约1/3的个体中。心理上的变化，从抑郁和焦虑到心身症状，再到以智力减退为表现的器质性精神病症状可以出现在超过50%的患者中。多数严重的中枢神经系统症状是血管炎的结果。体液和电解质失衡，发热、高血压、尿毒症、感染以及药物作用都可能加重中枢神经系统的功能障碍。非典型性偏头痛很常见且可能伴随着皮质视觉障碍。

心包炎导致胸痛、心包摩擦音、心电图变化和心包积液是最常见的SLE的心脏表现。心肌炎可以导致心电传导异常。随着心脏的广泛累及，充血性心力衰竭会逐渐加重。超声心动检查可诊断瓣膜异常。这些包括疣状心内膜炎（Libman-Sacks心内膜炎），可以累积到主动脉瓣和（或）二尖瓣。

肺受累可以表现为狼疮肺炎，其特征是广泛的肺浸润、胸膜渗出、干咳、呼吸困难和低氧血症。这些患者的肺功能检测显示为限制性肺疾病。反复的肺不张可以导致萎缩或消失肺综合征。这是由于膈神经病变导致的膈肌无力或膈肌抬高所引起的。肺血管炎伴随肺出血可以使重症SLE的诊治更加复杂。部分病人还可以出现肺动脉高压。

最常见的肾受累是肾小球肾炎并发蛋白尿所致的低蛋白血症，血尿常见，肾小球滤过率可以显著降低并导致少尿型肾衰竭。

肝功能异常出现在大约30%的患者中。严重的肝疾病常常由于感染或者未诊断的自身免疫性肝炎或者原发性胆汁性肝硬化。

神经肌肉表现包括以近端骨骼肌无力和血清肌酸激酶上升为表现的肌病，腱炎常见并可以导致肌腱断裂。

血液学异常也可能出现。与抗磷脂抗体相关的血栓栓塞是中枢神经系统功能障碍的重要原因。白细胞减少、粒细胞功能障碍、补体水平降低以及功能性无脾等会增加感染的风险。部分患者可出现血小板减少和溶血性贫血。循环抗凝物可导致aPTT时间延长。合并循环抗凝物的患者常常会表现为梅毒实验假阳性。

部分狼疮患者有皮肤症状。大约50%的患者可出现典型的蝶状红斑。这种皮疹呈短暂出现，并因为光照而加重。大约25%的SLE患者出现面部，头皮以及上半身的盘状皮损，也可以是SLE的唯一症状。脱发常见。

3.治疗　决定于个体的发病表现。关节炎和浆膜炎可以应用阿司匹林或NSAIDs药物控制。抗疟药物，例如羟氯喹和米帕林在治疗SLE的皮肤和关节病变同样有效。患者应当应用防晒霜并且避免日光暴露。血小板减少症和溶血性贫血通常对皮质激素疗法反应良好。达那唑、长春新碱、环磷酰胺或者脾切除术可以用于皮质激素治疗无效的血小板减少症患者。鉴于感染的风险增大，脾切除术的风险/获益比例需要仔细衡量。

重症SLE的治疗主要是应用皮质激素。皮质激素能有效抑制肾小球肾炎以及心血管异常。但是，皮质激素疗法是SLE患者死亡的一个主要原因。SLE疾病过程中的死亡主要是因为冠状动脉粥样硬化。应用皮质激素治疗可以加快冠状动脉粥样硬化的进展。选用其他的免疫抑制药，例如甲氨蝶呤、环磷酰胺、硫唑嘌呤或者霉酚酸酯等药物要优于大剂量长疗程的皮质激素治疗。

4.麻醉管理　应注意SLE所累及的脏器功能状况及全身治疗用药情况。该病患者中约有1/3合并有喉部受累，包括黏膜溃疡形成、环杓关节炎和喉返神经麻痹。

（六）脊柱关节病

脊柱关节病是一组非风湿性关节病，包括强直性脊柱炎、反应性关节炎（Reiter综合征）、幼年性慢性多关节病、银屑病关节炎及肠病性关节炎。这些疾病的特点是累及脊柱，特别是骶髂关节；不对称的周围关节炎和滑膜炎；以及未检测到类风湿结节和循环系统中类风湿因子（表21-7）。这些疾病共有的特点是慢性炎症部位的新骨形成，常导致关节强直。同时该类疾病也易导致眼部炎症。这些血清阴性脊柱关节病的病因尚不明确，但是该病与HLA-B27有着极强的相关性。

1.强直性脊柱炎　是一种累及脊柱关节和周围软组织的慢性、进展性炎性疾病。一般从骶髂关节开始发病，向头颅方向进展。按受累程度不同，可表现为单纯骶髂关节病变，也可导致脊柱完全僵直。约1/3的患者有髋部受累。背部疼痛以是活动后可改善的晨僵，以及X线下骶髂关节炎为特征，这些特征可高度提示该病的诊断。该病主要发生于男性，往往在青年时发病。高家族内发病率证实发现，90%的强直性脊柱炎患者HLA-B27阳性，而正常人群中只有6%的人HLA-B27阳性。强直性脊柱炎常因发生腰椎间盘退变而被误诊为背部疼痛。脊柱检查可发现骨骼肌痉挛、脊柱前凸消失、脊柱动度减低。

患者全身表现有体重减轻、乏力、低热。大约40%的患者患有结膜炎和葡萄膜炎。葡萄膜炎通常是单侧发病，表现为视力缺损、畏光、眼痛。强制性关节炎相关的特征性肺损害表现为肺尖部空洞样损害伴随纤维化和胸膜增厚等类似于结核样病变。大约40%的患者会出现主动脉反流或束支阻滞等心血管病变。累及胸椎和胸肋关节时可导致胸壁顺应性下降，从而导致肺活量降低。

（1）治疗：强直性脊柱炎的治疗包括有计划的运动以保证关节活动度和姿态，以及使用抗炎药物，NSAIDs为常用药。英夫利昔单抗和依那西普可很大程度的改善病情，但中断治疗则患者经常病情复发。对于葡萄膜炎，可使用局部用的皮质激素眼药水治疗。

（2）麻醉管理：强直性脊柱炎患者的麻醉管理主要受到脊柱受累程度的影响。脊柱可能发生僵硬和变形，而影响气管插管时的颈椎活动。可能会需要光导纤维喉镜或可视喉镜行气管插管。评估时需注意由肋骨软骨强直和胸椎屈曲性畸形导致的限制性肺疾病。存在主动脉反流的患者，对突然或过度增大的全身循环阻力耐受性较差。

控制主动脉反流的方法包括保持心率在90/min或更高，且外周阻力低于正常对平。行脊柱矫正手术的患者需考虑行术中神经监测。会阴区或下肢手术可采用硬膜外或脊髓麻醉以代替全麻，由于关节活动性受限和椎间隙闭合，行区域麻醉可能会存在技术困难，但该类患者罕见有黄韧带骨化。与正中入路相，旁正中入路行脊髓或硬膜外麻醉比会更容易操作。

2.反应性关节炎　是一种继发于身体其他部位感染后出现的无菌性炎性关节病，特别是衣原体、沙门菌、志贺菌属感染后可引发。当反应性关节炎伴发关节外表现如尿道炎、葡萄膜炎或结膜炎、皮肤病损时，常被称之为Reiter综合征。该病的易感因素包括遗传修饰（HLA-B27阳性）。Reiter综合征的症状大多仅持续数天，但接近20%的患者可发展到骶髂关节炎和脊椎炎。环杓关节炎亦可发生。表现为过度角化的皮肤病损与银屑病不易区分，且两种疾病常重合。治疗包括使用抗生素治疗最初的感染，NSAIDs或柳氮磺吡啶可缓解关节炎的症状。

3.幼年性慢性多关节病　病理与成人类风湿关节炎相似。如果关节炎发生在青春期，可能会导致生长异常。患者可能存在肝功能障碍，但不常见心脏受累。多关节炎的急性起病称为Still病，表现为类风湿因子和HLA-B27阴性的幼儿出现发热、皮疹、淋巴结肿大及脾大。阿司匹林常用来治疗这种疾病。皮质激素能有效地控制这种疾病，但药物引起的生长发育迟缓限制了该药在患儿中的使用。

4.肠病性关节炎　10%～20%的克罗恩病患者以及2%～7%的溃疡性结肠炎患者，均患有炎性多关节炎，最常累及下肢大关节。在一般情况下，关节炎活动度与胃肠炎症的活动程度平行，控制胃肠疾病的措施通常也可同时控制关节疾病。这种关节炎与HLA-B27无相关性。

炎症性肠病也与骶髂关节炎和脊椎炎具有相关性，它们之间遵循这样的一个模式，即关节炎的波动和缓解与胃肠炎症无关。这些患者中50%可检出HLA-B27。这种关节炎通常是慢性的，并可能演变为强直性脊柱炎。治疗可参考强直性脊柱炎。

（七）Paget病

骨性Paget病的特点是成骨细胞和破骨细胞

的过度活动，导致骨骼异常增厚却很脆弱。该病病因不明，但可能反映了甲状旁腺激素过多或降钙素不足。Paget病存在家族性倾向，常累及40岁以上的白色人种男性。骨骼疼痛是最常见的症状。Paget病的并发症可累及骨（骨折和瘤性变）、关节（关节炎），以及神经系统（神经压迫、截瘫）。患者也可出现高钙血症和肾结石。Paget病最有特点的影像学特征是局部骨扩大。骨质松解或硬化性骨变可累及头骨。如果累及到头骨，会出现头骨显著性增大及不可逆性耳聋。放射性核素骨扫描是鉴别Paget病最可靠的影像学手段。血清碱性磷酸酶浓度（反映骨形成）和尿羟脯氨酸排泄量（反映骨吸收）通常升高。

　　Paget病的治疗旨在减轻骨痛，减小或防止病情恶化。降钙素是由甲状腺分泌的一种激素，它可以抑制破骨细胞的活性，降低骨吸收。使用降钙素治疗可缓解疼痛，减少Paget病相关的生化及影像学异常，也可以稳定Paget病带来的听觉损伤。通过降低破骨细胞活性，二膦酸盐可诱导产生显著而持久的抑制骨吸收作用。与效应短暂的降钙素相反，二膦酸盐给药停止后数月以至于数年，依旧可保证疾病活性处于较低水平。X线检查证实溶骨性病变的修复可能与二膦酸盐治疗效应有关。

　　Paget病患者如出现骨折，采用非手术疗法可能会伴随较高的延迟愈合风险。关节置换术可能会有利于出现严重髋、膝部关节炎的Paget患者。纠正长骨的弓形畸形极少使用截骨术。伴有外周神经压迫、神经根病或脊髓压迫的患者需行减压手术治疗。

（八）侏儒症

　　侏儒症可以以两种形式发生：均衡的侏儒症和不均衡的侏儒症。前者四肢、躯干和头颅大小与正常成年人比例一致，后者的四肢、躯干和头颅大小与正常成年人比例不一致。

　　1. 软骨发育不全　是不均衡侏儒症的最常见原因。主要发生在女性，发生率为1.5/10000。该病为常染色体显性遗传，80%病例可有自发突变。主要缺陷在于软骨内钙化率降低，而骨膜成骨过程正常，结果导致管状骨较短。患该病的男性预期身高为132cm（52in），女性为122cm（48in）。常见脊柱后侧凸和膝内翻。颅骨基底部颅缝过早闭合，引起颅骨基底部缩短和枕骨大孔

狭小。此外，还可能有寰枕关节功能性融合伴齿状突发育不全、寰枢椎不稳定、间盘膨出及严重的颈椎后凸畸形。这些变化可能导致脑积水或颈段脊髓损害。软骨发育不全性侏儒症患者中出现中枢性睡眠呼吸暂停可能是由于枕骨大孔狭窄压迫脑干引起。肺动脉高压导致的肺心病是该类患者中最常见的心脏并发症。智力和骨骼肌发育是正常的，1岁后仍存活的患者其预期寿命与正常人无异。

　　麻醉管理：垂体性侏儒症的患者气道成比例缩小，并不伴有解剖结构异常。对该类患者在气管插管前应准备好较短的喉镜柄、各种型号的喉镜片、适合儿童的口咽和鼻咽通气道。比起正常常人所需型号，垂体性侏儒症成年患者所需的气管内插管型号更接近于儿科患者。

　　软骨发育不全性侏儒症患者的麻醉管理可能受以下因素影响：潜在的困难气道、颈椎不稳定以及颈部过伸导致的脊髓损伤（表21-8）。

　　软骨发育不全型侏儒症患者可能会经历许多特殊的手术，包括治疗枕骨大孔狭窄的枕骨下部分颅骨切除术、治疗脊柱狭窄或神经根压迫的椎板切除术和脑室腹膜分流术。对于存在阻塞性睡眠呼吸暂停病史的患者，应注意在给予镇静药或麻醉诱导期间可能发生上呼吸道梗阻。骨骼生长异常可能导致一些潜在的麻醉问题。该类患者具有前额大而突起、上颌骨短小、下颌骨大、鼻子扁平、舌体大等面部特征，在使用面罩辅助呼吸和维持上呼吸道通畅可能较困难。尽管有这些解剖特点，临床经验尚未证实这些病人大部分有上呼吸道通畅或气管插管困难。

　　在伴有颈椎后凸畸形的侏儒症患者中，由于

表21-8　软骨发育不全型侏儒症可能影响麻醉管理的特征

声门开放暴露困难
枕骨大孔狭窄
齿状突发育不全伴颈椎不稳定
脊柱后侧凸
限制性肺疾病
阻塞性睡眠呼吸暂停
中枢性睡眠呼吸暂停
肺动脉高压
肺源性心脏病
脑积水

气道轴不在一条直线故可能造成气管插管困难。由于可能存在枕骨大孔狭窄，故应避免在使用直接喉镜时颈部过伸。该类患者可考虑使用光导纤维镜引导的气管插管。选择合适的气管内插管型号主要依据患者体重而不是年龄。

过多的皮肤和皮下组织可能会给周围静脉通路的建立带来技术上的困难。对于行枕部开颅手术的软骨发育不全型侏儒症患者，尤其是坐位下进行的手术，发生静脉气体栓塞的危险增加。如发生气体栓塞，放置右心房导管可能有一定意义，但由于患者颈部较短及过多的软组织遮盖导致体表标记识别困难，会给导管的放置带来困难。对于可能损伤脑干或脊髓的手术，术中监测躯体感觉皮层诱发电位可能有一定意义。软骨发育不全性侏儒症患者对麻醉药和神经肌肉阻滞药的反应正常。快速复苏的麻醉技术可用于神经功能的快速评估。

由于患者骨盆小而狭窄，在娩出接近正常出生体重的婴儿时会出现头盆不称，所以需行剖宫产分娩。对拟行剖宫产的产妇可选择椎管内麻醉，但因脊柱后侧凸畸形、椎管和硬膜外腔变窄会带来技术性困难。狭小的硬膜外腔会导致硬膜外导管置入困难。骨赘、椎间盘膨出或椎体变形也会给椎管内阻滞带来困难。该病患者采用硬膜外或脊髓麻醉时，对局麻药的适合剂量无明确数据。硬膜外麻醉可通过调整局麻药药量调控感觉阻滞平面，其可控性优于脊髓麻醉，可能更适合于该类患者。

2.Russell-Silver综合征　是侏儒症的一种，其特征为胎儿宫内生长发育迟缓及出生后生长严重受损、面部畸形（包括下颌骨及面部发育不全）、肢体不对称、先天性心脏缺陷，以及一系列内分泌异常包括低血糖、肾上腺皮质功能减退及性腺功能低下。发育和激素异常往往随着年龄增长趋于正常，患有该病的患者成年后身高可达152cm（大约60in）。有限的肝糖原储备的快速消耗，特别是小于胎龄儿，可诱发低血糖。低血糖的风险随着孩子的成长而减小，通常在大约4岁后即可消失。

术前评估：术前评估应考虑血清血糖浓度，特别是对于那些有低血糖风险的新生儿。术前需给予含有葡萄糖的静脉液体。该病面部特征（类似于Goldenhar综合征和Treacher-Collins综合征的面部表现）可能导致使用直接喉镜暴露声门困难。小于预期号码的气管插管可能更合适。由于面部的不匀称该病患者较难选择合适的面罩。给予肌松药等药物时，根据体重给药比据体表面积给药更易导致相对给药剂量不足。由于存在较大的面积-体积比，患有Russell-Silver综合征的婴儿尤其是外科手术中更易发生低体温。原因不明的心动过速、出汗，或麻醉后出现嗜睡可能表明发生低血糖。

四、其他肌肉骨骼综合征

（一）肿瘤性钙质沉着症

肿瘤性钙质沉着症是一种罕见的遗传性疾病，表现为毗邻大关节的转移性钙化。关节活动不受影响，但是钙化结节可能会增大并影响骨骼肌功能。治疗包括完全切除钙化结节。麻醉时需要考虑该病是否累及舌骨、甲状腺韧带或颈椎椎间关节，这些问题可能导致直接喉镜暴露声门困难。

（二）肩部异常

肩袖撕裂是最常见的累及肩部的病理改变。依据40岁以上成年人尸检结果分析，部分或者全部肩袖撕裂的患病率在5%～40%。肩袖撕裂的发生率随着年龄的增长而增加。>55岁的成年人中多达50%的人群通过关节造影可以探测出肩袖撕裂。另一种肩部病理改变相对少见。粘连性囊炎（冻结肩）发生在大约2%的成年人和11%的成年糖尿病人群。钙化性肌腱炎的发生率为3%～7%。在工人中，肩痛是仅次于背部疼痛和颈部疼痛的致残原因。

肩峰下间隙注射皮质激素可以缓解症状，适用于创伤并发症伴或者不伴肩袖断裂、粘连性囊炎、冈上肌腱炎。麻醉下关节镜松解或治疗可以恢复肩部运动。全肩关节置换（肱骨和关节窝关节面置换）可以减轻多数患者的疼痛。

麻醉管理：经斜角肌臂丛神经麻醉和局麻药物的连续输注可以用于肩部手术麻醉和术后镇痛。同侧副膈神经麻痹总是伴随斜角肌间隙阻滞发生，这是由于横膈膜神经总是与神经组织注射局麻药的部位相毗邻。因此，斜角肌间隙阻滞可能带来问题并且最好避免应用于严重慢性阻塞性肺疾病或者神经肌肉疾病相关的呼吸肌无力患者。伤口渗透或者应用含有长效局麻药物的溶液灌洗，例如丁哌卡因或罗哌卡因，可以用于肩关节大手术的术后镇痛。

（三）婴儿松弛综合征

婴儿松弛综合征表现为婴儿出现的无力、骨骼肌张力减低。咳嗽反射减弱和吞咽困难常易诱发误吸和反复性肺炎。进展性肌无力或骨骼肌萎缩导致挛缩和脊柱后侧凸。

麻醉管理：麻醉时可能出现对非除极肌松药的敏感性增加、高钾血症及氯琥珀胆碱注射后心脏停搏。这些患儿也易发生恶性高热。氯胺酮由于不产生明显的呼吸抑制，更适合用于麻醉。

（四）气管肥大症

气管肥大症是由于先天性支气管树中弹力蛋白和平滑肌纤维缺陷或被放疗损伤，导致的气管和支气管显著扩张。通过X线胸片测量气管直径＞30mm即可确诊。其症状包括慢性排痰性咳嗽和反复的肺部感染，这可能与慢性误吸相关。气管和支气管壁异常松弛并可能在剧烈咳嗽时发生塌陷。在全麻的患者中，特别是气管内导管套囊最大充气也不能完全密闭气道时可能会发生误吸。

（五）酒精性肌病

急性和慢性近端骨骼肌肌无力经常发生在过度饮酒的患者中。酒精性肌病区别于酒精性神经病变的特点在于近端而不是远端的骨骼肌受累，血清肌酸激酶浓度增加，急性发病可见肌红蛋白尿，以及停止饮酒后可迅速恢复。

（六）Prader-Willi综合征

Prader-Willi综合征表现为出生后肌张力过低，咳嗽乏力、吞咽困难和上气道梗阻。婴儿期可能需要鼻饲喂养。该病在儿童期进展，表现为食欲过盛导致的肥胖，以及性腺功能减退、糖尿病等内分泌异常。部分病人可进展为Pickwickian综合征。由于生长受限，患者通常身材较矮。通常存在严重的精神发育迟滞。该病患者存在15号染色体缺失，该病呈常染色体隐性遗传。

患者可出现小颌、高弓腭、斜视、尺骨边缘弧度变直及先天性髋关节脱位。由于存在慢性胃内容物反流，患者常出现龋齿。该病可伴随癫痫发作，但不会导致心功能障碍。

麻醉管理：该病患者麻醉时应注意肌张力减低以及糖类、脂肪代谢异常。骨骼肌无力会导致咳嗽乏力，增加肺炎的发病率。术中需监测血糖浓度，由于患者使用循环中的葡萄糖来制造脂肪而不是利用其满足基本的能源需求，故患者可能需要额外注射外源性葡萄糖。计算给药剂量时应考虑患者骨骼肌体积减小且脂肪含量增多。如存在肌张力减低，肌松药需求量会减少。麻醉中可安全使用氯琥珀胆碱。

患者存在体温调节紊乱，常表现为术中体温过高及代谢性酸中毒，但不会发生恶性高热。患者围术期吸入性肺炎的发病率增高。

（七）Prune-Belly综合征

Prune-Belly综合征的特征是下腹部中部肌肉先天性发育不全，以及出现尿道异常，具体可包括严重输尿管扩张、膀胱张力减低、前列腺发育不良、双侧隐睾。男性患者可表现出全部症状，3%的女性可表现出部分症状。反复发生呼吸道感染可提示患者不能有效的咳嗽。在这些患者的麻醉管理中，肌松药的使用似乎不是必需的。

（八）线粒体肌病

线粒体肌病是一组以骨骼肌能量代谢异常为表现的疾病。线粒体通过电子传递链的氧化还原反应和氧化磷酸化产生三磷腺苷，以供给骨骼肌细胞能量。这一过程的缺陷会导致持续运动后出现异常严重的疲劳、骨骼肌疼痛和渐进性无力。该病形态学标志是异常线粒体聚积于肌膜下，呈现出红染颗粒（蓬毛样红色纤维）。线粒体代谢异常也可累及其他需要高能量供给的器官，如脑、心脏、肝和肾。

（九）Kearns-Sayre综合征

Kearns-Sayre综合征是一种罕见的线粒体肌病，可伴随渐进性外眼肌麻痹、视网膜色素变性、心传导阻滞、听力缺失、身材矮小、周围神经病以及换气功能受损。患者可能存在扩张型心肌病和充血性心力衰竭。

麻醉管理：对该病患者行全身麻醉必须考虑到出现药物引发的心肌抑制、心传导阻滞，以及术后早期可能出现的通气不足等风险增加。

（十）多核肌病

多核肌病是以出现近端骨骼肌无力、肌肉量减少及表现为脊柱侧凸、高弓腭的肌肉骨骼异常为特征的一组疾病。患者常见反复发生肺感染，并且肺感染与脊柱后侧凸畸形的严重程度相关。该肌病通常伴发心肌病。与其他肌病不同，该病患者血清肌酸激酶浓度通常是正常的。患者智力正常，且病程为良性。

麻醉管理：如患者有脊柱后侧凸及反复发作的肺感染，术前需对呼吸功能进行评估。吞咽困难和咳痰乏力表明咽和喉部肌肉受累。因存在上呼吸道反射受损和麻醉药的延迟影响，患者术后可能会发生误吸。重要的是还要认识到多核肌病与恶性高热相关。

（十一）中央核肌病

中央核肌病是一种罕见的先天性肌病，其特点是眼外肌、面肌、颈部和四肢肌肉出现渐进性肌无力。该病是由于负责肌细胞生长和分化的一个重要基因发生突变而引起的。该病有重度新生儿型，也有缓慢进展型，后者可在出生至成年的任何时间起病。出现脊柱侧凸及限制性肺疾病可以体现该病的严重程度。患者血清肌酸激酶水平通常正常。由于该病常出现上睑下垂及斜视，故患儿很大程度上需要手术治疗。

麻醉管理：麻醉管理受骨骼肌无力的程度、存在限制性肺疾病和胃食管反流等因素影响。应避免使用肌松药，选择采用非触发性全身麻醉技术。

（十二）Meige综合征

Meige综合征是一种特发性肌张力障碍性疾病，表现为眼睑痉挛和口下颌肌张力障碍。该病常累及中老年妇女。患者出现面肌痉挛，并表现为面部肌肉的对称性肌张力障碍性收缩。肌张力障碍可由应激加重，并在睡眠后消失。该病的病理生理尚不清楚，但可能与多巴胺活性过高或基底神经节功能障碍有关。药物治疗（抗多巴胺药、抗胆碱能药、乙酰胆碱受体激动药、γ-氨基丁酸受体激动药）可能有一定的效果，并且据报道面部神经阻滞可持久改善该病症状。

（十三）痉挛性发音障碍

痉挛性发声障碍是以声带内收肌和外展肌张力障碍性痉挛为特征的喉部疾病。该病一般表现为与呼吸性窘迫无关的发音异常。应激可以加重该病病情，且大多患者可伴随神经系统症状（其他骨骼肌群发生震颤、无力、肌张力障碍）。肉毒杆菌毒素可阻滞神经肌肉传递，可有效治疗斜颈痉挛、眼睑痉挛及痉挛性发音困难。

麻醉管理：术前使用纤维或直接喉镜可用于确定有无解剖学异常及评估气道尺度。如存在喉狭窄，需使用小于正常的气管导管。肉毒杆菌毒素注射或喉返神经阻滞可能引起声带功能异常，可能会增大肺误吸的风险。由于患者可能会出现呼吸困难，故在术后继续保持监测非常重要。

（十四）幼年性透明纤维瘤病

幼年性透明纤维瘤病是一种罕见的综合征，其特征为出现大量皮肤和皮下结节。患者可能有牙龈增生、溶骨性骨损害及生长发育障碍但智力正常。已见有该病患者对氯琥珀胆碱存在耐药性。

（十五）斑点状钙化软骨发育不良

斑点状钙化软骨发育不良是一种罕见的先天性综合征，该病是由过氧化物酶体功能失调引起的。表现为游走性软骨钙化，导致骨骼和皮肤损害、白内障及心脏畸形。存活下来的患儿由于生长发育异常导致侏儒症、脊柱后侧凸及髋关节半脱位。该病尚无有效治疗方法。患者常需行畸形矫正术，以达到消除疾病带来的功能限制及稳定脊柱四肢畸形的目的。该病病程中发生气管软骨受累，导致气管狭窄，这可能会使围术期的气道管理变得复杂。

（十六）红斑性肢痛病

红斑性肢痛病的字面意思是四肢变红、疼痛。该病特点为受累肢体出现红斑、剧痛、灼痛、体温增高。足部尤其是足底经常受累，男性发病率为女性的2倍。原发性红斑性肢痛病比继发性更常见，后者可能与骨髓增生性疾病如真红细胞增多症有关。可见血管内血小板聚集。对于由骨髓增生性疾病导致的继发性红斑性肢痛病，使用阿司匹林治疗有效。患者可能喜欢把肢体暴露在一个凉爽的环境下，比如把患肢浸入凉水中。椎管内给予阿片类药物和局部麻醉药可一定程度上缓解疼痛。

（十七）Farber脂肪性肉芽肿病

Farber脂肪肉芽肿病是一种遗传疾病，由于神经酰胺酶缺乏导致的神经酰胺在组织中的积聚（胸膜、心包、关节的滑膜层、肝、脾、淋巴结）。进行性关节病、精神运动性阻滞和营养缺乏为外在表现，多数患者2岁时死于气道和呼吸系统疾病。急性肝肾衰竭可以反映出神经酰胺在这些脏器中的积聚。因为咽喉部位肉芽肿形成所致的困难气道很常见。累及上呼吸道的病人最好避免应用气管插管，因为喉部肉芽肿可能导致喉头水肿和出血。

（十八）McCune-Albright综合征

McCune-Albright综合征包括一种三联征：骨病变（多发性骨纤维性发育不良），表皮黑色素沉着，性早熟（自发性卵巢激素分泌）。当骨病变累及颞骨和耳蜗是常常发生传导性和神经性耳聋。儿童时期容易发生骨折。一些患者出现其他内分泌异常，尤其是甲状腺功能亢进，肢端肥大症和低磷酸盐血症。

麻醉管理：McCune-Albrigh综合征的一个重要的并发症是内分泌异常，尤其是甲状腺功能亢进。围术期时如果肾上腺功能亢进则需要考虑补充类固醇，因为这些患者在应激状态下可出现皮质醇分泌异常。血管脆性可以导致静脉操作困难。这些患者可出现脆性骨质，术中体位变换需要特别注意。气管插管可能会很困难因为肢端肥大症或者上气道软组织肥大可导致气道扭曲。

（十九）Klippel-Feil综合征

Klippel-Feil综合征的特征是由于颈椎数目减少或者椎体融合所导致的颈部变短。颈部活动受限相关的骨骼异常包括椎管狭窄和脊柱后侧凸。可发生下颌骨畸形和小颌症。心脏和泌尿生殖系统异常的概率会增加。由于颈椎棘突的不稳定性，应用用直接喉镜时必须考虑神经损伤的风险。术前颈椎侧位片可以帮助评估颈椎棘突的稳定性。

（二十）成骨不全症

成骨不全症是一种罕见的常染色体显性遗传的结缔组织病，可累及骨骼、巩膜和内耳。由于胶原产生缺乏，骨骼脆性很高。成骨不全症的发生率女性的发病率更高。成骨不全症可能表现为两种形式：先天性成骨不全症和迟发性成骨不全症。先天性成骨不全症导致子宫内发生骨折，且围生期内病死率较高。迟发型成骨不全症常常在儿童期和青春早期表现出来，轻微创伤后出现青枝状骨折，脊柱后侧凸，股骨和胫骨弓形弯曲，缓慢发生的耳硬化和耳聋。血小板功能受损可能出现轻微的出血倾向。高热和多汗可以出现在成骨不全症的患者中。在至少50%的这类疾病的患者中可出现耗氧量增加所致的血清甲状腺素浓度升高。

麻醉管理：外形畸形和潜在围术期时意外骨折的共存会影响麻醉管理。成骨不全症的患者由于骨骼改建导致颈椎活动范围变小。气管插管必须轻柔操作和尽量减少损伤，因为可能导致颈椎和下颌骨骨折。如果外科畸形提示应用直接喉镜法声门暴露困难，应考虑清醒状态的光导纤维插管或可视喉镜插管。牙齿常常缺陷，而且应用直接喉镜法时牙齿容易受损。氯琥珀胆碱诱发的肌束震颤可能导致骨折。脊柱后侧凸和漏斗胸减小了肺活量和胸壁顺应性，可以导致通气/血流灌注比例失调所致的低氧血症。全自动血压套袖可能会很危险，因为充气可以导致骨折。部分患者可选择性应用区域阻滞麻醉，这可以避免气管内插管，但是由于脊柱后侧凸的存在会引起一些技术性困难。在选择区域麻醉前应当评估凝血功能，尽管患者血小板计数正常，仍会出现出血时间延长。去氨加压素可以有效地使血小板恢复正常功能。这些患者可以出现术中轻度体温偏高，但并非恶性高热的先驱症状。

（二十一）骨化性纤维发育不良

骨化性纤维发育不良是一种罕见的常染色体显性遗传病，通常在6岁前起病，该病特点为肌炎和结缔组织增生。该病也被称为骨化性肌炎，但是骨化性纤维发育不良可能更为确切，因为该病主要累及结缔组织而不是骨骼肌。结缔组织发生软骨化和类骨化改变，最终导致骨骼肌被异位性骨取代。身体部分变得僵硬。异位性骨一般影响肘部、臀部和膝盖的肌肉，导致关节活动严重受限。该病常累及颈椎。可能有不同程度的颈椎融合，并可能发生寰枢关节半脱位。也可见颞下颌关节受累。面部肌肉、喉、眼、前腹壁、膈肌和心脏通常不受累及。

在疾病的早期阶段，受累骨骼肌出现局部肿块的同时可能出现发热。该病活动期可见碱性磷酸酶活性增加。肋骨动度受限可导致限制性呼吸，但极少进展为呼吸衰竭。肺炎是该病常见的并发症。心电图可发生异常变化，包括ST段改变和右束支传导阻滞。患者可能出现耳聋，但一般不会有精神发育迟缓。该病尚无有效治疗。

（二十二）胸骨畸形

鸡胸（胸骨向外凸起）和漏斗胸（胸骨向内凹陷）影响美观，但一般无功能性障碍。胸骨后和椎体前缘间隙显著变窄如不影响心肺功能则患者可以耐受。漏斗胸很少伴发心脏充盈压增加或节律障碍。阻塞性睡眠呼吸暂停可能在患有漏斗胸的幼儿中更常见，这可能是由于胸骨内陷运动更为显著及肋骨软骨较为柔韧。

（二十三）巨舌症

巨舌症是一种罕见疾病，但其手术后并发症具有潜在致命性，尤其常见于坐位下后窝颅骨切除术后。巨舌症的可能病因包括由于颈部过度屈曲或头低位压迫动静脉，或者舌体受到牙齿、口咽通气道或气管内插管带来的机械性压迫。该病也可能具有神经源性。当巨舌症起病迅速时，该病较易被识别且由于气管拔管延迟因而不会发生气道阻塞。然而，在一些患者中，舌体静脉流出受阻导致压迫舌动脉出现局部缺血。静脉流出梗阻解除后可发生再灌注损伤。在这种情况下巨舌症的出现可能会延迟30min或更长时间。因此，患者可能在术后意想不到的时间发生完全气道梗阻。

五、要点

* 大疱性表皮松解症和天疱疮的特点是在广泛的皮膜黏膜区域形成大疱（发疱）。即使是较小的摩擦性损伤即可导致大疱形成。由于口咽部大疱形成故气道管理可能比较困难。气道操作，包括直接喉镜和气管插管术，可导致急性大疱形成、上气道梗阻和出血。

* 硬皮病患者的麻醉管理可能存在许多问题。绷紧的皮肤会导致下颌活动度减小及口腔狭窄，给气管插管带来困难。口腔或鼻腔中扩张的毛细血管一旦受损可能发生大量出血。皮肤增厚会导致静脉通路建立困难。可能存在外周动脉高压或肺动脉高压。食管下端括约肌张力过低会增加患者反流和误吸的风险。

* 肌营养不良症的特点是渐进的对称性骨骼肌无力及萎缩，但未发生骨骼肌去神经支配，也就是说，感觉和反射均未受损。骨骼肌膜通透性增加可发生于该病临床症状出现之前。肌营养不良症患者易出现恶性高热。

* 强制性肌营养不良症是一组遗传性骨骼肌退行性疾病，其特点为肌肉随意收缩或受到电刺激后出现持续性痉挛（肌强直）。周围神经和神经肌接头不会受到影响。这种随意收缩或刺激后出现的骨骼肌松弛障碍是钙代谢异常的结果。

* 重症肌无力的病程特点为症状的周期性加重和缓解。患者得到充分休息后肌力可恢复正常，但运动后会迅速发生肌无力。眼外肌无力导致的上睑下垂和复视是最常见的初期体征。咽和喉部肌肉无力导致吞咽困难、构音障碍及唾液吞咽困难。重症肌无力的患者误吸的风险较高。

* 重症肌无力患者的乙酰胆碱受体结合抗体可使功能性乙酰胆碱受体数量减少，这使得患者对非除极肌松药的敏感性增加。然而，该病患者对氯琥珀胆碱存在耐药性。

* 肌无力综合征（Eaton-Lambert综合征）是一种类似重症肌无力的神经肌肉传导障碍。肌无力综合征是一种获得性自身免疫性疾病，是由于IgG抗体攻击电压敏感性钙通道，导致钙通道在运动神经末梢的缺乏所致。抗胆碱酯酶药物可有效的治疗重症肌无力，但对肌无力综合征无显著作用。

* 类风湿关节炎常累及颈椎，并可导致疼痛和神经系统并发症。最显著的颈椎异常是寰枢关节半脱位以及由此导致的寰椎与枢椎齿突的分离。当两者分离严重时，齿突可能会突入枕骨大孔，压迫脊髓或通过椎动脉影响脊髓的血供。

* 如出现声嘶、喘鸣或直接喉镜下观察到声带变红或水肿，可提示类风湿关节炎已累及环杓关节。这些关节的活动度受限可导致声门狭窄，气管插管通过声门困难，或增加环杓关节脱位的风险。

* 脊柱关节病是一组非风湿性关节病，其特点为累及脊柱特别是骶髂关节，不对称的周围关节炎，滑膜炎，以及未检测到类风湿结节或可检测到循环系统类风湿因子。这些疾病的共同点是影响慢性炎症部位的新骨形成，常导致关节强直。同时该类疾病也易导致眼内炎症。

* 骨关节炎是迄今为止最常见的关节疾病，是老年人的主要慢性病之一，也是致残的主要原因。骨关节炎是影响关节软骨的退行性变。颈椎和腰椎都可能受累。与类风湿关节炎不同，骨关节炎的炎症反应程度非常小。发病机制可能与生物力学应力带来的关节创伤、关节损伤、神经病理性异常关节负荷、韧带损伤或肌肉萎缩相关。运动时可出现疼痛，休息后缓解。

* 脊柱后侧凸是一种以脊柱前屈（后凸）和侧弯（脊柱侧凸）为特点的脊柱畸形。脊柱弯曲超过40°即被认定为严重型，并可影响心肺功能。限制性肺疾病、肺动脉高压进展到肺心病

是导致脊柱后侧凸畸形患者死亡的主要原因。在矫正脊柱侧凸或后凸手术期间需进行脊髓功能监测，目前应用躯体感觉和（或）运动诱发电位较唤醒试验应用更普遍。

（李依泽 译 于泳浩 校）

参 考 文 献

[1] Almahroos M, Kurban AK. Management of mastocytosis. Clin Dermatol, 2003,21:274-277.

[2] Ben-Menachem E. Systemic lupus erythematosus: a review for anesthesiologists. Anesth Analg, 2010,111:665-676.

[3] Berman BM, Langevin HM, Witt CM, et al. Acupuncture for chronic low back pain. N Engl J Med, 2010,363:454-461.

[4] Dalakas MC, Hohlfeld R. Polymyositis and dermatomyositis. Lancet, 2003,362:971-982.

[5] Dillon FX. Anesthesia issues in the perioperative management of myasthenia gravis. Semin Neurol, 2004,24:83-94.

[6] Hirsch NP. The neuromuscular junction in health and disease. Br J Anaesth, 2007,99:132-138.

[7] Kuczkowski KM. Labor analgesia for the parturient with an uncommon disorder: a common dilemma in the delivery suite. Obstet Gynecol Surv, 2003,58:800-803.

[8] Nandi R, Howard R. Anesthesia and epidermolysis bullosa. Dermatol Clin, 2010,28:319-324.

[9] O'Neill GN. Acquired disorders of the neuromuscular junction. Int Anesthesiol Clin, 2006,44:107-121.

[10] Whyte MP. Paget's disease of bone. N Engl J Med, 2006,355:593-600.

第22章

感染性疾病

流行性、广泛流行性、接触性、不确定性、剧毒性、致命性、耐药性、突变型等，这些词语都阐述感染性疾病的特点；自从人类发现感染性疾病开始，它们一直以来危害着人类的健康。1967年12月4日，时任美国公共卫生部部长威廉H·斯图尔特博士，在国家和地区卫生官员会议上宣布传染病已经被征服。他赞扬疾病预防与控制中心（CDC）1年前的调查结果。天花和鼠疫等流行性疾病已被认定成为历史，伤寒病、小儿麻痹症和白喉似乎也即将成为过去。尽管梅毒、淋病和肺结核在那时不是那么容易战胜，在体面的美国人当时看来，这似乎只是一个时间问题，所有的曾让他们内心深感恐惧的瘟疫都会成为遥远的回忆。

现在看来，这些当时的预见对事实真是一种讽刺。过早宣布"完成使命"是何等天真和鲁莽。摆在我们面前严峻的现实是，我们只是刚经历了瘟疫和传染病的暂时喘息，21世纪它们将死灰复燃，特别需要关注的是病毒源性感染疾病。从1973—2003年，人类认识并发现了超过36种新的感染性疾病。

尽管历史上已经宣布，在消除导致一系列瘟疫微生物病原体方面，医学取得了胜利。但是准备手术患者所并存的感染疾病将是围术期医师面临的重要挑战。

传染性疾病与其他合并症的不同之处有以下两个方面：第一，患者并存的传染病无论其是表现出来的或隐匿的，都将会影响他们目前围术期管理。这种疾病可能是手术真正的原因或可能改变与手术相关的风险。第二，每个接受手术的患者都冒着在围术期获得感染性疾病的风险。接受手术的患者无论是在手术部位或在自然防御被破坏的部位例如呼吸道、泌尿道和血液都容易受到感染。此外，在围术期除了手术患者，传染性疾病可能会传染到其他患者和卫生专业人员。麻醉医师有责任采取那些已被证明可以减少感染的措施，以预防和治疗与感染有关的并发症。

一、感染预防概述

（一）抗生素耐药性

近代之前人类对感染了解甚少，遭受到了多种毁灭性流行病，例如14世纪的黑死病。自从1928年发现青霉素以来，正像达尔文提出的"适者生存"理论，细菌为了应对抗生素作用，发生了数以千计的突变；因此，人类需要不断更新抗生素种类来应对这种突变。大多常用抗生素是在20世纪40年代和50年代发现的，是针对细菌生理学的一些特定环节：细胞壁、DNA及蛋白质的生物合成。在过去的40年中，只出现了两种新的化学类抗生素。病原菌普遍耐药性的一个原因，是抗生素开发的机制相对狭窄导致的抗生素的选择受限。

一些已经被消除的感染性疾病，例如肺结核，开始出现复苏。再度出现的一些病原体，例如多重耐药结核菌和广泛耐药结核菌，已经发展到能成功抵抗先前的抗生素治疗。

多重耐药性细菌导致医院细菌感染率呈上升趋势，并且这些细菌已经发展成对现有所有抗生素产生耐药性。目前大部分的注意力集中在抗革兰阳性菌，例如甲氧西林耐药金黄色葡萄球菌，新药研发也是用来治疗革兰阳性菌感染。但是，令人不安的是几乎所有的抗生素都完全不能治疗耐药性革兰阴性致病菌。

（二）手术部位感染

过去30年中，手术部位感染（surgical site infections，SSIs）已经成为万众瞩目的焦点问题，主要关注重点就是彻底预防手术相关感染和与其相关的发病率及病死率。2002年期间，医疗保险和医疗补助服务中心（CMS）与CDC合作，推行美国国内外科手术感染预防计划（SIPP）。这项计划主要关注点包括：①切皮前1h非肠道给予抗生素病人比例（2h内给予万古霉素和氟喹诺酮类）；②按照抗生素指南给予预防性抗生素病人比例；③在手术后24h内停止使用预防性抗生素病人比例。

尽管推行实施多种抗生素方案和政策指南，SSIs持续存在，发生率分别是腹壁外手术为2%～5%，而腹壁内手术高达20%。手术部位感染是医院内感染最常见的原因，在所有院内患者发生率为14%～16%。手术部位感染是发病率和病死率的主要原因之一，致使患者在ICU中的时间延长60%，患者再住院可能性增加5倍，病死发生增加2倍。近年来手术部位感染有所增长的原因，可能与细菌耐药性、假肢和异体材料置入手术增加，以及许多患者手术期间免疫力低下有关。采用一些简单措施，包括医护人员经常洗手和适当应用预防性抗生素将大大降低手术部位感染的发病率。

手术部位感染包括浅表切口感染（皮肤和皮下组织）、深部切口感染（筋膜和肌肉层）、器官和组织间隙感染（手术期间开放和进行操作的任何部位，图22-1）。最主要的致病菌是金黄色葡萄球菌，包括甲氧西林耐药金黄色葡萄球菌。发病率增加的原因是由耐药菌和念珠菌所造成的。这反映了病情严重及免疫功能低下的手术患者越来越多，以及广谱抗生素的广泛使用所造成的影响。

1.手术部位感染的危险因素 有患者相关的、微生物相关的和切口相关的因素。

患者相关的因素包括慢性疾病、极端的年龄、基础免疫力或遗传性或获得性免疫功能不全、糖尿病和激素替代治疗。这些因素都会导致手术部位感染发生率增加。

微生物破坏宿主防御机制而导致感染的机制为细菌能够产生酶、多糖荚膜的附着、在血凝块中与纤维蛋白结合的能力。生物膜的形成是人工材料感染的重要原因，如人工关节感染。凝固酶阴性葡萄球菌产生胞外多糖和相关的成分叫作"黏质"，这是细菌抵御吞噬细胞或抑制抗生素的结合与渗透的一种天然屏障。

失活组织、无效腔、血肿形成都是与手术部位感染发展有关的因素。过去，根据细菌进入手术部位的预期数量将伤口分为清洁、可能污染和污染。异物的存在（如缝合线和缝隙）降低了诱导SSI所需的细菌的数量。有趣的是，主要异体材料如人工关节和心脏装置置入术，并没有发生与之相关的手术部位感染高风险性。表22-1

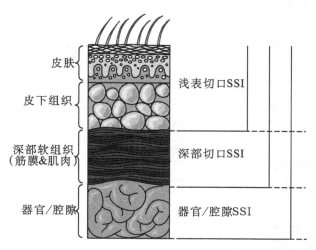

图22-1 腹壁的截面图描述了疾病控制预防中心对手术部位感染的分类

（引自 Horan TC, Gaynes RP, Martone WJ, et al. CDC definitions of nosocomial surgical site infections, 1992: a modification of CDC definitions of surgical wound infections. Infect Control Hosp Epidemiol, 1992, 13:606-608.）

表22-1 手术部位感染危险因素

患者相关因素	微生物因素	伤口相关因素
极端年龄	酶的产生	失活组织
营养状况不良	多糖荚膜	无效腔
ASA评分＞2	与纤维蛋白原结合	血肿
糖尿病	胞外多糖与黏质	污染手术
吸烟		异物存在
肥胖症		
并存感染性疾病		
微生物的定植		
免疫受损		
术前住院时间较长		

总结了手术部位感染的危险因素。

2.症状和体征　手术部位感染的典型表现是在手术后30d内手术部位的炎症和愈合不良。可能会发生全身感染的症状如发热、全身乏力。

3.诊断　临床症状可表现为感染的非特异性表现如白细胞计数升高、血糖控制不佳、炎性指标如C-反应蛋白的升高。但是手术本身是一个导致炎症的重要影响因子，从而使感染的标志物变得不可靠。伤口化脓提示感染，但不是一成不变的。证实感染的金标准是能够无菌培养出微生物。培养出微生物中大约有1/3是葡萄球菌（金黄色葡萄球菌和表皮葡萄球菌），肠球菌占10%以上，肠杆菌占了余下的大部分比例。表22-2反映了手术部位感染的诊断标准。

4.麻醉管理

（1）术前：术前应积极治疗活动性感染，如有可能手术应推迟到感染得到控制以后。如果手术部位存在局部感染的话，手术应该推迟到局部感染治愈后，或者自愈后。如果患者存在临床感染证据，例如发热、寒冷或不适，医师应当努力去寻找感染源。一些研究表明，吸烟不仅会增加呼吸道感染的发病率，也会增加手术部位感染的发生率。骨科手术前4～8周戒烟会减少伤口相关并发症的发生率。术前饮酒会导致免疫功能低下。酗酒的患者术前1个月戒酒可减少术后并发症的发病率。

糖尿病是感染的一个独立危险因素，术前治疗糖尿病可减少围术期感染。营养不良无论表现为恶病质或肥胖，都会增加围术期感染率，大手术前适当的节食和控制体重是有利的。

金黄色葡萄球菌是手术部位感染最常见的微生物，在前鼻孔中定植的金黄色葡萄球菌已被作为这些感染的危险因子。前鼻孔局部应用莫匹罗星，在消除金黄色葡萄球菌和减少感染方面具有较好的效果。但是，临床上存在一种顾虑，这种干预促进莫匹罗星耐药金黄色葡萄球菌的产生。院内积极观察措施，可消除鼻孔金黄色葡萄球菌，从而使外科医师能够控制手术部位金黄色葡萄球菌感染暴发。

手术部位去除毛发是允许的，但备皮会增加手术部位感染的风险，这可能是由于备皮造成的皮肤细微伤口会成为微生物进入的门户。术前用洗必泰清洁皮肤可减少手术部位感染的发病率。

（2）术中：预防性抗生素。人们多年以前就认识到预防性使用抗生素可以预防术后伤口感染。这一点对于细菌的接种量较高的部位尤其如此，如结肠、直肠、阴道手术，或者置入人工装置的手术，例如人工髋关节或心脏瓣膜手术。而SSIs中所涉及的微生物通常是被患者在手术时带入的，例如定植在手术患者的鼻腔或皮肤。这些微生物通常是那些尚未发展成为多重抗药性的社区微生物，除非患者在手术前就已经入院一段时间。革兰阳性菌是典型的微生物。及时给予抗生素预防（在切皮1h内）是重要的，因为这些微生物会由切口进入血流。大多数情况下，一次预防性抗生素剂量已经足够了；较长手术（>4h）可能需要第二剂，预防时间通常不超过24h。医疗机构评审联合委员会建议对于心脏外科手术预防持续时间可延长至48h。第一代头孢菌素如头孢唑啉对于大多数手术都是有效果的。一般来说，抗菌谱广、不良反应发生率低且耐受性好使得头孢菌素类药物成为预防用药的最理想选择。对于高风险的患者及手术，选择适当的抗生素以降低手术部位感染的发病率就显得尤为重要。

表22-2　手术部位感染的诊断标准

SSI的类型	病程	指标（至少含一项）
浅部切口SSI	手术后30d内	浅表流脓
		浅表组织或液体中的微生物
		症状和体征（痛、红、肿、热）
深部切口SSI	在手术后30d或置入物术后1年	深部流脓
		自然裂开或由外科医师打开的切口（发热>38℃，疼痛、压痛）
		脓肿（例如影像学检查）
器官/腔隙SSI	在手术后30d或置入物术后1年	在器官/腔隙的组织或液体中无菌获得的微生物
		脓肿累及器官/腔隙

当进入小肠后革兰阴性菌占优势,对于大肠和女性生殖道而言厌氧菌占优势。与洁净手术感染相关的微生物是金黄色葡萄球菌,而污染手术感染是由手术部位的多种微生物和内脏中的菌群组成。美国心脏协会公布了感染性心内膜炎高危患者的预防性抗生素的使用指南。更多考虑见表22-3。

(3)物理和生理预防措施:已有学者对几个简单的物理措施与术后感染的发生率的关系进行了研究。研究主要集中在伤口部位的氧分压。依赖于受污染组织部分氧分压的氧化破坏或氧化杀菌作用是对手术病原体最重要的防御。对于外周血液灌注正常的患者,其皮下组织的氧分压与动脉血氧分压是呈线性相关的。已经证明皮下组织的氧分压与伤口感染呈负相关。组织缺氧会增加对感染的易感性。

低温已被证明能增加手术部位感染的发生率。一项研究将患者随机分为低温组和常温组,发生手术部位感染的比率在低温组是19%,但在常温组中只有6%。采取38℃的辐射采暖能增加皮下组织氧分压,这可能是感染风险随温度增加而降低的机制之一。

(4)氧气:提高氧分压的一个简单方法是增加吸入氧浓度。各类大肠切除术患者的研究中,围术期吸入80%氧气可降低该组患者SSI发生率。目前还不清楚围术期吸入80%氧气是否可以减少其他手术SSI的发病率。这种普遍采用的治疗仍然存在争议,因为高吸入氧浓度可能产生不利影响例如导致肺部损伤。

(5)镇痛:术后疼痛的良好治疗会增加术后手术部位的皮下氧分压,因此,足够的镇痛能降低手术部位感染的发生率。

(6)二氧化碳:低碳酸血症常发生在麻醉期间,且在各种情况下可能是有害的,尤其是因为

表22-3 外科感染预防指南

1. 切皮前1h内抗生素预防性应用
2. 预防用药应在24h内停止(心脏手术为48h)
3. 对于较大的患者增加剂量
4. 手术时间超过4h重复剂量
5. 根据当地耐药模式使用适当的药物
6. 按照美国心脏协会对感染性心内膜炎高危患者的指南
7. 坚持特定程序的抗生素治疗建议

其导致的血管收缩。血管收缩可以损害重要脏器灌注压。高碳酸血症会引起皮肤血管扩张,增加血流灌注。一项有趣的研究显示,术中轻度高碳酸血症可以增加皮下组织和结肠氧分压。

(7)葡萄糖:迄今为止的研究结果建议,在围术期血糖的理想目标应该是在一个很窄的变化最小的生理范围内。高血糖被认为可抑制白细胞功能,并为细菌生长提供了有利的环境。有趣的是对高血糖的治疗本身就可能带来有利的影响。给予葡萄糖、胰岛素和钾可刺激淋巴细胞增殖和攻击病原体。葡萄糖、胰岛素和钾在免疫功能低下的患者恢复免疫力方面起重要作用。

(8)伤口探查程序:当前许多研究表明,遵循伤口探查程序可以降低污染伤口感染发生率。伤口探索治疗是一项床旁技术,它是结合了首次和二次伤口关闭的优点。这种技术实施,已经证实可降低住院时间和SSIs,但是产生作用的具体机制还是不太清楚。

二、血源性感染

(一)血流感染

血流感染(bloodstream infections,BSIs)位于医院感染的前3名。麻醉医师在血流感染的预防及治疗中起到重要作用。中心静脉导管是院内菌血症和真菌血症的主要原因。导管相关的血流感染特点:临床上常见,代价很高,和潜在致命性。疾病预防控制中心的全国医院感染监控系统,监控这些感染。估计在美国每年发生与中央静脉导管相关的血流感染80 000例,占各种感染的病死率的12%~25%。全国医院感染监控系统建议,导管相关的血流感染率以每千导管留置日中发生导管相关感染的例数表示。

1. 症状和体征 患者通常没有明显感染源却表现为非特异性感染的症状,除留置导管感染以外没有浑浊尿、脓性痰、流脓及伤口发炎。导管置入部位的炎症是种提示。患者病情的突然变化即提示有血流感染的可能性。重要症状包括精神状态的改变、血流动力学不稳定、营养耐受性的改变及全身不适。

2. 诊断 导管相关的血流感染定义为患者的菌血症/真菌血症,血培养至少有一次阳性结果,具有感染的临床表现,除了导管外并没有明显的感染源。如果在感染前48h内使用过导管,则认

为血流感染与中心导管有关。如果感染的发病时间和导管使用的时间间隔＞48h，那么应该考虑来自其他感染源。如果当导管拔除后，导管尖端培养出与血流感染一致的致病菌诊断就更加明确。表22-4列出了一些血流感染相关的病原体。

3.治疗　最好的"治疗"中心静脉导管相关血流感染就是预防。但是，如果怀疑有感染存在，应当尽早撤离作为感染源的中心静脉导管，采用经验性的广谱抗生素治疗。一旦确定微生物，抗生素可以根据药物敏感性进行靶向治疗。因为抗生素耐药模式存在，所以很难达到妥协，即在开始既有恰当的经验性抗菌谱又不大量使用最后一线抗菌药物之间。血流感染的患者应遵从脓毒症患者同样的治疗原则。

4.麻醉管理

（1）术前：许多中心静脉导管是由麻醉师放置的，但他可能预测不到日后的血流感染。预防中心静脉导管相关血流感染，可能需要推行如减少导管感染的一系列预防措施。最近的一项针对CDC推荐的5个以证据为基础的干预措施，确定了对导管相关的血流感染率影响最大且最容易执行的措施。5项干预措施是：①在导管置入前或护理时，进行肥皂水洗手或乙醇清洁；②在中心静脉导管置入时，应用全方位预防措施（帽子、口罩和无菌手术衣、无菌敷料）；③应用氯己定清洗皮肤；④如果可能避免使用股静脉和手臂静脉；⑤采用常规每日监护导管，在确定导管不必要时尽早去除。在18个月的研究期间，这

表22-4　与血流感染相关的最常见的病原体（1992—1999）

病原体(%)
凝固酶阴性的葡萄球菌（37%）
金黄色葡萄球菌（13%）
肠球菌（13%）
革兰阴性杆菌（14%）
大肠埃希菌（2%）
肠杆菌属某些菌种（5%）
铜绿假单胞菌（4%）
肺炎克雷伯菌（3%）
念球菌属（8%）

全国医院感染监测（NNIS）系统报告，数据从1990年1月总结至1999年5月，1999年6月发行，美国传染病控制杂志，1999，27：520-532.

种循证干预研究使导管相关的血流感染率有显著而持续的下降（高达66%）。与股静脉相比，锁骨下静脉和颈内静脉途径可降低感染的风险；但是穿刺路线的选择必须考虑锁骨下入路有发生气胸的高风险。在置管期间、持导管前，用氯己定溶液清洗戴手套的双手可进一步降低导管的污染率。通过经常清洁双手和每次使用导管前用乙醇清洁导管的每个管口来保持无菌。区域麻醉技术也应采用同样高标准的消毒方法。中央静脉导管可涂抗菌剂或杀菌剂，这种导管可降低血流感染的发病率。有一种顾虑就是，广泛采用药物涂层导管，可增加费用和进一步促进了微生物的耐药性。这种导管适用于大多数的易感者如免疫功能低下患者。

（2）术中：输红细胞和成分输血增加术后感染的机制有两种：直接传播微生物和免疫抑制作用。自体血输注导致自然杀伤细胞的抑制，并且其本质上具有免疫抑制作用。免疫抑制的机制可能与供体白细胞或它们的产物有关。用去除白细胞成分输注使输血相关的免疫抑制明显降低。

血液细胞成分输血与病毒、细菌和原虫的传播是有关的。在过去的20年中，减少了经由血液成分而感染病毒的风险。自身抗体产生前，多样本混合核酸扩增检试验可以检测出人类免疫缺陷病毒（HIV）、乙型和丙型肝炎病毒。这项敏感和特异性试验，已经可以使输血传播HIV-1型病毒和丙型肝炎病毒的风险降低了1/200万。

由于检测病毒方法的成功，使得血液制品的细菌污染作为输血传播疾病最大的剩余来源。在美国每年要输注大约900万U浓缩血小板。估计在1000～3000U血小板中，有1U被细菌污染。血小板必须在室温下储存才能保持活性和功能，室温创造了一个良好的细菌生长的环境。严重的输血相关脓毒症的发病率大概是约每50 000血小板单位中发生1例和每50万红细胞输血中发生1例。细菌检测方法的实施可以提高输血的安全性并延长血小板保质期。避免输血相关感染并发症的最好的办法是避免或减少输血。

（3）术后：一些术后管理措施可以降低导管相关血流感染发生率：①一旦中心静脉和肺动脉导管不再需要即应尽早拔除。②应避免不必要的肠外营养，甚至应避免输注含葡萄糖液体，因为这些都可能增加BSI的风险。食物和糖经肠道给

予比经静脉给予能停留更长的时间。

（二）脓毒症

脓毒症是指机体内因存在致病性微生物而引起各种状况的统称。脓毒症可能因致病微生物及其毒素以及机体自身防御性炎症反应的作用而引起致命性的结果（一个类似的反应可能发生在无感染情况，这就是全身炎性反应综合征）。脓毒症一系列持续发展的功能障碍，在其一端（轻则）表现为局部的炎症反应，而在另一端（重则）表现为严重的全身炎性反应综合征（图22-2）。重症脓毒症指除了感染，还存在急性器官功能障碍；脓毒症休克指重症脓毒症合并液体治疗不能逆转的低血压。

要想施行外科手术和麻醉至少要对脓毒症进行初步处理，否则应当推迟。然而，在有些情况下要想祛除引起脓毒症的潜在病因就需要紧急的手术治疗，称为感染源控制。例如脓肿、感染性

心内膜炎、肠穿孔或肠梗阻、置入物感染（例如静脉导管、宫内节育器、起搏器）、子宫内膜炎以及坏死性筋膜炎。

一些细菌成分如内毒素通过其对中性粒细胞和巨噬细胞作用，诱导其产生大量的促炎症因子和反调节宿主反应因子可以抑制促炎症细胞因子的产生。脓毒症可使炎症反应（全身炎性反应综合征）发生级联反应而无法控制，并伴有补体活性增加、凝血、广泛的动脉舒张以及毛细血管通透性改变。这些可导致患者多器官衰竭和死亡。

1. 症状和体征　脓毒症的症状和体征通常是非特异性的，临床表现因不同的感染源而变化。全身炎性反应综合征（表22-5）是诊断脓毒症的一个重要部分。

脓毒症可能导致多器官衰竭。感染的特征包括发热、精神状态改变、脑病以及高血糖。脓毒性休克是指伴随脓毒症的血流动力学不稳定，同时伴有灌注异常引起的但不限于以下症状：乳酸酸中毒、少尿或精神状态改变。典型症状有低血压、洪脉和脉压差增大。这些是高心排血量性心力衰竭和分布性休克的典型体征，这两种情况都可以伴随脓毒症而出现。接受正性肌力药或血管收缩药物治疗患者，可能不会发生低血压。

2. 诊断　脓毒症的诊断可以通过病史、体征和症状推测出来。确诊则需要分离出特定的病原菌。找出特定的致病菌以确保合理使用抗生素是十分重要的。要在可能会出现微生物生长的各个部位进行细菌培养。血液、尿液以及痰液的细菌培养是重要的。像心脏瓣膜、骨髓以及脑脊液等机体组织也是重要的微生物来源。

3. 治疗　脓毒症的最初治疗包括使用广谱抗生素以及防止器官系统衰竭的支持治疗。在脓毒症最初几小时，快速准确地给予治疗可以显著地改善患者预后。高致命性细菌繁殖非常之

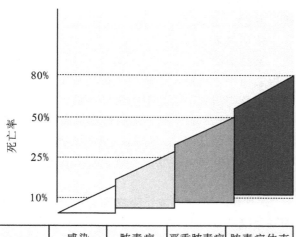

	感染	脓毒症	严重脓毒症	脓毒症休克
定义	在血液及组织检出病原菌	感染 SIRS	脓毒症+器官功能障碍 乳酸酸中毒 少尿 意识模糊 肝功能异常	低血压（虽然经充足的液体复苏后收缩压仍<90mmHg）
估计病死率	0%~10%	10%~25%	25%~50%	50%~80%

图22-2　随着脓毒症的进展其近似病死率的表现

SIRS.全身炎症反应综合征（systemic inflammatory respense syndrome）

（引自 Bone RC. Toward an epidemiology and natural history of systemic inflammatory response syndrome. JAMA,1992,268:3452-3455.）

表22-5　全身炎症反应综合征

全身炎症反应综合征的诊断需要符合以下多种临床情况两种或以上条件，但不一定涉及感染

白细胞计数>12×10⁹/L（12000/mm³）或<4×10⁹/L（4000/mm³）或不成熟白细胞>10%

心率>90/min

体温>38℃ 或<36℃

呼吸频率>20/min 或 PaCO₂<32mmHg

快，以至于每一分钟都是至关重要的。一旦确定特定的病原菌应即刻针对特定菌和其药物敏感性进行治疗。抗生素的选用要考虑药物穿透各种组织的能力，包括骨组织、脑脊液、肺组织以及脓腔。

除了靶向抗菌治疗外，支持治疗对多器官功能不全也是必要的。早期有目的的提高氧供和心输出量会改善脓毒症的预后。

4.预后 脓毒症的预后取决于所感染的病原体的毒力、开始合理治疗的时间、患者对炎症的反应、患者的免疫状况以及器官系统功能不全的程度。无法预测个体患者的预后。

5.麻醉管理

（1）术前：对于患有脓毒症的患者最重要问题是在脓毒症治疗期间是否要推迟手术，患者的状况能否在手术前得到改善。脓毒症患者治疗流程（图22-3）建议对脓毒症患者进行目标导向优化治疗。复苏的目标应当达到平均动脉压＞65mmHg，中心静脉压维持在8～12cmH$_2$O，尿量充足，pH正常，无代谢性（乳酸性）酸中毒以及混合静脉血和中心静脉血氧饱和度大于0.70。

（2）术中：对于脓毒症患者的术中管理具有挑战性。这类患者生理储备有限使得他们在麻醉诱导期间易出现低血压和低氧血症。有创监测如动脉血压和中心静脉压监测，常常是必要的。足够的静脉通道是大量液体复苏和输血以及血液成分输血所必需的。合理使用预防性抗生素对于手术来说是用药标准。理想情况下，再联合应用针对致病菌的治疗方法。预防性抗生素最好要在切皮30min内使用。

（3）术后：脓毒症患者往往在手术后转入ICU。在ICU，首选治疗是支持衰竭的器官系统、靶向抗菌治疗以及尽量减少新的感染，如真菌感染和艰难梭菌感染或耐药菌株的出现。另外一项术后优先考虑的治疗就是对于有指征的患者继续使用抗生素。重症脓毒症和感染性休克的"拯救脓毒症共识"指南中已经公布了针对ICU中脓毒症患者的治疗方法的广泛指南。

三、胃肠感染

艰难梭状芽胞杆菌感染：艰难梭菌是一种芽胞状革兰阳性厌氧杆菌，是抗生素相关性腹泻和假膜性结肠炎的主要致病菌。目前已经清楚的是大多数抗生素可改变肠道菌群促进艰难梭菌的生长。随着广谱抗生素的频繁使用，艰难梭菌性腹泻的发病率急剧上升。

艰难梭菌感染也是医疗机构中引起腹泻的最常见原因，导致患者住院时间延长，治病率和发病率显著升高。在医院患者中，尤其是老年人的艰难梭菌无症状定植率超过20%。艰难梭菌生命力非常顽强，可以在环境中长时间存活，耐受普通消毒液，因而可以从污染表面和空气中传播孢子。在艰难梭菌定植的患者中将近有1/3患者会因艰难梭菌产生的毒素导致腹泻。两种主要的毒素是毒素a和毒素b。毒素b的毒性大约是毒素a的1000倍。毒素a可激活巨噬细胞和肥大细胞。这些细胞的激活会产生炎症介质，从而导致液体分泌，增加黏膜的通透性。毒素a也是一种肠毒素，它能疏松排列在结肠的上皮细胞之间紧密连接，这有助于毒素b进入上皮细胞。

艰难梭菌相关性腹泻的许多危险因素已经明确：高龄、潜在重症疾病、胃肠手术、保留胃管、抗溃疡药物应用、转入ICU及住院时间长、抗生素持续时间长（3d后危险成倍增加）、联合抗生素使用、免疫抑制药或免疫功能不全、近期手术史及与艰难梭菌感染患者同一病房。

1.症状和体征 艰难梭菌性腹泻最常见的症状是腹泻和腹部疼痛。伴随着腹部压痛和腹胀患者可能会有发热的症状。如果有穿孔，患者可出现急腹症。

2.诊断 艰难梭菌感染诊断金标准，是通过酶联免疫法在粪便中检测到艰难梭菌的毒素a和毒素b。

3.治疗 对于艰难梭菌相关性腹泻患者的治疗包括液体和电解质的补充，如果可能应停用当前的抗生素治疗而使用有针对性的抗生素以消除艰难梭菌。如果允许的话，首选口服药。一线药物是口服甲硝唑400mg，3/d。另一种方法是口服万古霉素125mg，4/d。在理论上万古霉素较之甲硝唑更有优势，因为它不易吸收因此可以更好地达到感染部位。万古霉素的主要缺点是它会促进万古霉素耐药肠球菌的增长。布拉酵母菌和鼠李糖乳杆菌等益生菌可能对于恢复肠道生理菌群和减少艰难梭菌的复发有用。

4.预后 在美国每年艰难梭菌的感染会增加

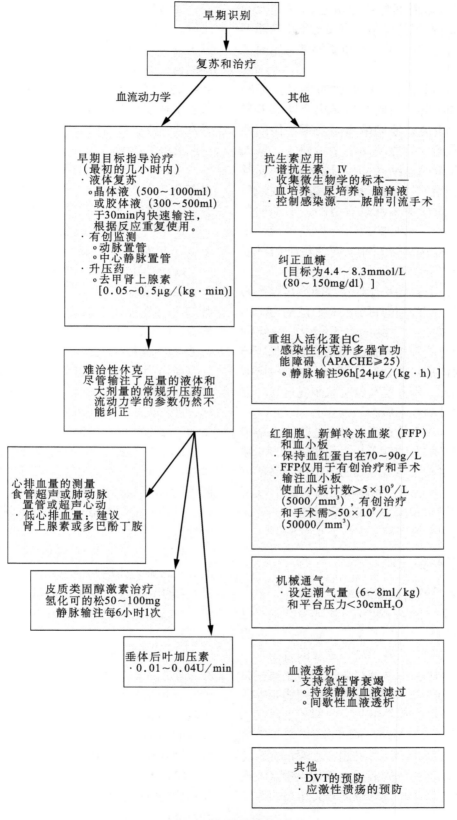

图22-3 脓毒症的管理

APACHE.急性生理与慢性健康评价Ⅱ；DVT.深静脉血栓形成；Ⅳ.静脉注射

患者在医院的住院时间并增加超过1.1亿美元的医疗费用。这种情况是老年、衰弱及免疫功能不全的患者发病甚至死亡的一个重要的常见原因。

5. 麻醉管理

（1）术前：通常来讲最虚弱的患者指那些常规治疗不能改善，而需要结肠次全切除术和回肠造口术的患者，他们最易感染艰难梭菌性结肠炎。如果患者的血流动力学不稳定，重大手术可延期并做姑息治疗如回肠造口术、盲肠造口术或结肠造口术。手术有很高的死亡率。复苏和术前纠正代谢紊乱是有益的。艰难梭菌感染患者应当在手术日的最后行择期手术，手术室应该进行特殊清洁处理从而使传染给以后手术患者危险性降低到最小。

（2）术中：患有暴发性艰难梭菌性结肠炎的患者病情危重，麻醉期间可能发生血流动力学不稳定。有创监测包括动脉内置管和中心静脉导管，可以指导补液及指导强心药物及血管加压药物的使用。腹泻后可能会出现脱水、酸碱平衡紊乱及电解质紊乱。阿片类药物可减少肠道蠕动因而会加剧毒素介导性疾病。

（3）术后：术后最重要的考虑是防止艰难梭菌的传播。艰难梭菌的孢子生命力很强，不易被乙醇破坏。严格的接触与隔离防范措施是必不可少的，常规使用一次性手套和隔离衣是很重要的，用肥皂和清水勤洗手可能会消除孢子。听诊器和袖带也是孢子潜在藏身之处。

四、皮下组织感染

（一）坏死性软组织感染

坏死性软组织感染是包括气性坏疽、福耳尼埃坏疽、严重的蜂窝织炎和食肉菌感染等在内的一种非特异性总称。这些感染最重要的方面之一就是在就诊时可能会低估其严重性。与感染相关的致病菌是高毒性的、临床病程凶险且病死率高（高达75%）。福耳尼埃坏疽是因法国医生让阿尔弗雷德福耳尼埃而命名的，他报道了5个年轻男子的阴囊坏疽。他指出这种病起病急骤，迅速发展为坏疽而且缺乏明确的病因。坏死性软组织感染是外科急症，属于严重脓毒症及其相关的并发症的亚类。

1. 症状和体征　患者可表现为感染的一般特征，包括全身乏力、发热、出汗和精神状态的改变。疼痛是恒定的，但疼痛程度可能与体征不成比例。特征包括阴囊肿胀和红斑、阴道分泌物、组织发炎、流脓或皮下气肿（捻发音）。皮肤的体征往往很轻，不能反映组织坏死程度的严重程度；这是因为皮肤坏死性感染是位于深部组织度。低血压是预后不良的征兆，表明疾病可能进展到感染性休克。疼痛缓解也可能是不良信号，提示感染进展到坏疽。

2. 诊断　病史是诊断的一个重要参考。高龄患者及患者的饮酒史、营养不良、肥胖、外伤、肿瘤、烧伤、血管疾病史和糖尿病都是易感因素；服用免疫抑制药或艾滋病毒感染者更容易受影响。其表现有白血细胞计数增高、血小板减少、凝血功能障碍、电解质异常、酸中毒、高血糖、炎症标志物如C反应蛋白增高，伴有皮下气肿的广泛性坏死性炎症的影像学证据。超声学检查、CT或磁共振成像可测定组织坏死的程度。血液、尿液和组织样本应被送到实验室以做培养。最易生长在坏死组织的微生物包括化脓性链球菌、金黄色葡萄球菌、表皮葡萄球菌、类杆菌属、产气荚膜杆菌和革兰阴性菌，特别是大肠埃希菌。多菌株感染是常见的。

3. 治疗　确定性治疗是坏死组织广泛清创手术加上抗生素治疗，通常包括革兰阳性菌、革兰阴性菌和厌氧菌。首先是经验性广谱抗生素治疗，随后基于培养结果针对特定菌行靶向抗生素治疗。

4. 预后　坏死性组织感染是具有高致死率的。在最初发作后如果患者幸存下来他们仍然容易受到继发感染。患者需要反复麻醉以做清创手术、植皮手术和修复手术。

5. 麻醉管理

（1）术前：麻醉医师应把此类患者当作严重脓毒症患者来处理，并在术前开始目标导向复苏治疗，包括静脉内输液和改善全身的氧气输送，表现为乳酸酸中毒的缓解、混合静脉（氧）饱和度的增加。但是，无论如何手术清创应即刻进行，因其延误会增加死亡率。

（2）术中：对于感染性休克患者，麻醉诱导使用依托咪酯已引起了人们的关注，因为此类患者可能已经存在肾上腺功能不全，理论上单次剂量的依托咪酯可能会使其恶化。术中可能出现大量的体液转移、失血以及细胞因子释放。良好的静脉通道是必要的，有创动脉和中心静脉压的监测可以提供有价值的信息。应做好交叉配血并保证随时可用。患者随时可能出现失血性休克和感染性休克的危险。

（3）术后：正像脓毒症患者一样，坏死性组织感染患者都面临多器官衰竭的危险。术后转入ICU是明智之举。抗生素治疗和液体复苏应在术后继续。

（二）破伤风

破伤风是由革兰阴性破伤风杆菌所引起，发生于当伤口或侵入部位被细菌孢子感染之后。破伤风痉挛毒素产生是导致其症状的主要原因。除了肉毒毒素之外，破伤风痉挛毒素是人类已知、毒性最强的毒素。破伤风痉挛毒素由伤口进入集中沿运动神经元到达脊髓或经由体循环到达中枢神经系统。毒素移动到突触，与突触前神经末梢结合，并抑制或阻滞抑制性神经递质释放如甘氨酸和γ-氨基丁酸。因为运动神经没有来源于其他神经的抑制性信号，化学信号作用于运动神经使肌肉收缩增强，并呈持续性收缩或痉挛。

破伤风痉挛毒素影响了神经系统的几个区域：在脊髓，破伤风痉挛毒素抑制了抑制性中间神经元从而导致全身骨骼肌的挛缩（痉挛）；在大脑，毒素与神经节苷脂结合，第四脑室对破伤风痉挛毒素有选择性的渗透性，形成牙关紧闭和角弓反张的早期症状。交感系统的过度兴奋是病情进展的表现。

1.症状和体征 牙关紧闭是破伤风患者的代表性体征。与二腹肌和下颌骨舌肌相比，咬肌的强烈收缩导致牙关紧闭，并且这样的患者一般最初会去口腔科就诊。面部肌肉的僵硬使患者具有独特的"苦笑"面容。喉痉挛会随时发生。曾有未识别的破伤风患者在拔除气管导管后出现过顽固性喉痉挛。喉部肌肉的痉挛导致吞咽困难。肋间肌和膈肌的痉挛导致通气不足。腹肌和腰肌的强直形成了角弓反张的姿势。骨骼肌的痉挛是强直性和阵挛性的并且极度疼痛。而且骨骼肌的强烈收缩伴随着耗氧量的大幅增加，外周血管的收缩会导致体温的上升。

外界刺激，包括突然暴露在强光下、意外的噪声或气管内吸引都可诱发突如其来的全身骨骼肌肉痉挛，导致通气不足以致死亡。心肌炎导致低血压。孤立的和不明原因的心动过速是交感神经系统过度兴奋的早期表现，更多时候表现为短暂性全身性高血压。交感神经系统对外界刺激的反应是过度的，如心脏快速心律失常和体循环血压不稳定。此外，交感神经系统的过度兴奋导致强烈的外周血管收缩、出汗增加。

2.治疗 破伤风患者的治疗着重于控制骨骼肌肉痉挛，防止交感神经系统过度兴奋、通气支持、中和循环中的毒素以及手术清创以消除伤口处的毒素来源。地西泮（40 ~ 100mg/d，IV）控制肌肉痉挛是有效的。偶尔，非除极肌松药和机械通气是必要的。并通过气管导管对患者进行控制通气。事实上，积极保护患者的上呼吸道是重要的，因为喉痉挛可能伴发全身骨骼肌痉挛。交感神经系统的过度活跃最好静脉内注射β受体拮抗药，如普萘洛尔和艾司洛尔。循环中的外毒素可以通过肌内或鞘内注射人抗破伤风免疫球蛋白来中和。这种中和不会改变已存在的症状，但可防止其他毒素到达中枢神经系统。青霉素和甲硝唑可以破坏破伤风杆菌生产毒素的繁殖体。

3.麻醉管理 清创手术可采用包括气管插管在内的全身麻醉。清创术应延迟到患者接受抗毒素治疗几个小时后再进行，因为手术期间痉挛毒素会移动到体循环中。有创监测是必要的，包括持续监测体循环动脉血压和中心静脉压。如果存在交感神经系统过度兴奋，挥发性麻醉药维持麻醉是有效的。在围术期治疗交感神经系统过度兴奋的药物如利多卡因、艾司洛尔、美托洛尔、镁、尼卡地平和硝普钠等应随时备用。

五、呼吸系统感染

（一）肺炎

1.社区获得性肺炎 在美国社区获得性肺炎合并流感是十大主要死亡原因之一。肺炎链球菌是目前成年人细菌性肺炎最常见的原因。肺炎链球菌通常导致典型性肺炎。流感病毒、肺炎支原体、衣原体、军团菌、腺病毒和其他微生物可能会导致非典型性肺炎。这些肺炎之所以是非典型的，是因为这些致病菌不是普通肺炎致病细菌，对常用抗生素无反应，并且引起非典型症状。

2.吸入性肺炎 意识不清患者可能都经历过误吸，这种潜在的疾病会损害宿主防御机制，表现为吸入性肺炎。酗酒或吸毒引起意识不清、头部外伤、癫痫及其他神经系统疾病和镇静药的使用是促进吸入性肺炎发展的最常见因素。患者因放置鼻胃管、患有食管癌和肠梗阻而导致的吞咽异常或食管蠕动的障碍，或者反复呕吐都容易发生胃内容物误吸。口腔卫生状况不良及牙周疾病因细菌菌群的增加而易患吸入性肺炎。麻醉诱导和复苏会使患者胃内容物误吸的风险增加。

吸入性肺炎的临床表现在很大程度上取决于吸入物的性质和吸入的量。大量吸入酸性的胃液可产生暴发性肺炎和动脉低氧血症。颗粒物质的吸入导致气道阻塞，较小的颗粒会导致肺不张。患者下肺的浸润是最常见的。青霉素敏感厌氧菌是吸入性肺炎最常见的致病菌。住院或抗生素治疗改变了口咽部的正常菌群，因此住院患者吸入性肺炎的病原体和社区获得性肺炎的病原体不一致。

3. 术后肺炎　经历重大胸部、食管及上腹部手术患者约20%发生术后肺炎，但在以前适合患者的其他手术就很罕见。慢性呼吸系统疾病使术后肺炎的发生率增加了3倍。其他危险因素包括肥胖、年龄＞70岁及手术时间超过2h。

4. 肺脓肿　可由细菌性肺炎发展而来。酗酒和口腔卫生差是重要的危险因素。化脓性肺部栓塞也会导致肺部脓肿的形成，这是静脉吸毒者最常见的。胸部X线片出现气液平面标志着脓肿破裂进入支气管树，特点为恶臭痰。肺脓肿的主要治疗是使用抗生素。仅当发生脓胸等并发症时才可手术。诊断脓胸有必要做胸腔穿刺术，其治疗需要胸管引流及使用抗生素。治疗慢性脓胸须外科引流。

5. 诊断　最初的寒战继而突然发热、胸部疼痛、呼吸困难、疲乏、寒战、咳嗽、大量咳痰往往是细菌性肺炎的特征。干咳是非典型肺炎的特征。详细的病史可以提示可疑的致病微生物。酒店和浴缸都与军团病暴发有关。真菌性肺炎可能与洞穴勘探和潜水有关。鹦鹉热衣原体肺炎可能与接触鸟类有关，Q热可能与接触羊有关。乙醇中毒可能会增加细菌误吸的危险性。免疫功能低下的患者如艾滋病患者易患真菌性肺炎，如肺囊虫肺炎（PCP）。

胸部X线片对诊断肺炎非常有用。弥漫性浸润提示非典型性肺炎，而单个肺叶浑浊化提示典型性肺炎。非典型性肺炎青壮年发病率更高。放射学检测有助于检查胸腔积液和多肺叶受累。细菌性肺炎重症病例中多型核白细胞增多是典型的，并可能发生动脉低氧血症。因肺泡内充满了炎性渗出物，动脉低氧血症反映了血液的肺内分流。

痰涂片镜检及痰培养和抗生素敏感性测试可有助于肺炎的病原学诊断并指导选择适当的抗生素治疗。遗憾的是，痰标本往往因微生物不足而不能培养出来。痰培养的解读是一项挑战。如果怀疑肺结核，痰标本应做抗酸杆菌的检测。尿抗原检测是一种检测肺炎军团菌很好的方法。血清抗体滴度检测能帮助诊断支原体肺炎。聚合酶链反应对于诊断衣原体是有用的。血培养通常是阴性的，但排除菌血症方面是很重要的。HIV病毒是肺炎的一种重要危险因素，应在怀疑患有肺炎时进行检测。

6. 治疗　对于严重的肺炎，经验性治疗是抗生素联合治疗。但是在开始治疗之前，抗生素局部范围抵抗应当首先考虑。

肺炎链球菌治疗疗程应为10d，肺炎衣原体、支原体肺炎应为14d。当症状缓解后可以将静脉给药换成口服给药。对非细菌性呼吸道感染的不恰当抗生素治疗是常见的，这会加速抗生素的抗药性。最近已证实，健康受试者即使在短期内使用大环内酯抗生素如阿奇霉素，也会促进口腔链球菌菌群的耐药性长达数月之久。肺炎链球菌的耐药性已成为一个重大问题。

7. 预后　肺炎严重程度指数（表22-6）是用于协助临床判断、指导正确的治疗和评估预后的有用工具。高龄和共存的器官功能障碍对其预后有负面影响。与不良预后相关的体检结果如下。

T. 体温≥40℃或≤35℃。

R. 呼吸频率≥30/min。

A. 精神状态改变。

S. 收缩压＜90mmHg。

H. 心率≥125/min。

提示预后较差的实验室以及其他检查的结果如下。

H. 缺氧（PO_2＜60mmHg或吸入空气时氧饱和度＜0.90）

E. 积液。

A. 贫血（血细胞比容＜0.30）。

R. 肾：BUN（尿素）＞22.8mmol/L（64 mg/dl）。

表22-6 肺炎严重程度指数的要素

年龄
性别
疗养院
肿瘤性疾病史
肝疾病
充血性心力衰竭
脑血管疾病
肾疾病
精神状态改变
呼吸频率 > 29/min
收缩压 < 90mmHg
体温 < 35℃或 > 39.9℃
脉率 > 124/min
pH < 7.35
血尿素氮 > 10.36mmol/L（29mg/dl）
钠 < 130 mmol/L
血糖 > 13.8mmol/L（249 mg/dl）
血细胞比容 < 0.30
PaO_2 < 60mmHg
X线胸片上显示胸腔积液

G. 血糖 > 13.9mmol/L（250 mg/dl）。

A. 酸中毒（pH < 7.35）。

S. 钠 < 130 mmol/L。

8. 麻醉管理 急性肺炎的患者最好应推迟麻醉和手术。急性肺炎患者往往伴脱水和肾功能不全。但是，过度的容量复苏可能使气体交换功能恶化并增加发病率。因此，液体管理极具挑战性。如果是全身麻醉，须采用保护性通气，潮气量为6 ~ 8ml/kg，平均气道压 < 30cmH₂O。气管插管期间，麻醉医师可以进行肺部清理处理，包括积极吸引肺内分泌物，甚至可以使用支气管镜。气管内插管可以获得远端痰标本，从而可以将远端痰标本做革兰染色及培养。

（二）呼吸机相关肺炎

呼吸机相关性肺炎（ventilator-associated pneumonia，VAP）是ICU中最常见的医院感染，占院内感染的1/3。VAP是指在患者气管插管和机械通气开始超过48h后发生的肺炎。气管插管和机械通气超过48h的患者有10% ~ 20%患有VAP，其病死率为5% ~ 50%。几个简单的干预措施即可减少VAP的发生，包括严格的手部卫生、口腔护理、限制患者镇静、保持患者半坐卧位、吸引声门下分泌物、限制插管时间并考虑到适当的无创通气支持。

1. 诊断 区分VAP与呼吸衰竭的其他常见原因如急性呼吸窘迫综合征和肺水肿是困难的。当患者出现X线胸片有新发或进行性的渗出、白细胞增多和脓性气管支气管分泌物时，这时通常怀疑是VAP引起的。VAP气管导管或气管切开插管为上呼吸道菌群提供了外来的迅速定植的表面。在气管分泌物中仅仅存在潜在的致病微生物是不能诊断VAP的。VAP标准诊断流程采用了临床和微生物学资料，用于美国院内感染监测系统和临床肺部感染评分，以促进临床医师和研究者诊断的一致性。临床肺部感染评分 > 6分与VAP的诊断相一致（表22-7）。大约有1/2患者临床症状上支持发生VAP，但是诊断还是不能确定，因为气道末端痰培养并不能找到致病微生物。正确诊断VAP可能是让人难以捉摸。

2. 治疗和预后 VAP的治疗包括呼吸衰竭的支持治疗加上可疑微生物的治疗。最常见的病原菌是铜绿假单胞菌和金黄色葡萄球菌。如果治疗开始得早可以改善预后。因此，尽管诊断的假阳性率很高，可覆盖耐药菌如甲氧西林耐药金黄色葡萄球菌和铜绿假单胞菌的广谱治疗也应尽早开始。抗生素治疗应根据培养结果将目标缩小针对敏感的特定菌，如果培养是阴性的应在48h内停止使用。图22-4是一种指导治疗的程序。

3. 麻醉管理 VAP的患者通常需要气管切开术以做麻醉。重要手术应推迟到肺炎好转且呼吸功能有所改善之后进行。气管切开术不是一个急诊手术。当患者肺功能储备很差，这时要做气管切开术就不是一个明智的抉择。麻醉医师的主要目标之一是要确保VAP患者在麻醉和气管切开后顺利度过恢复期。呼吸衰竭患者可能有赖于PEEP。当他们进入手术室后，应使用PEEP正压阀以减少肺泡不复张的发生。在手术室，应使用保护性机械通气。理想的情况下，在ICU中使用的呼吸机设置在手术室同样适用，包括通气模式和PEEP。

（三）严重急性呼吸综合征及流感

流感大范围流行已经在历史上被多次记录，且每个世纪都有几次典型的流行。1918年的流感大流行是影响人类的主要瘟疫之一，据估计，

表22-7 临床肺部感染评分的计算方法

参数	选项	评分
体温（℃）	≥36.5和≤38.4	0
	≥38.5和≤38.9	1
	≥39或≤36	2
白细胞计数(mm³)	≥4000和≤11 000	0
	<4000或>11 000	1
	带状核白细胞≥0.50	加1
气管分泌物	无气管分泌物	0
	存在非脓性分泌物气管	1
	存在化脓性气管分泌物	2
氧合：氧合指数	>240或ARDS	0
PaO_2/FIO_2(mmHg)	≤240并无ARDS	2
肺胸片	无浸润	0
	弥漫性（或片状）浸润	1
	局灶性浸润	2
肺浸润进展	无放射学进展	0
	放射学进展（心力衰竭和急性呼吸窘迫综合征除外）	2
气管吸出物培养	病原细菌培养稀少或少量	0
	病原细菌培养中度或大量	1
	经革兰染色看到同一种病原细菌	加1

（经授权转载自 Luyt CE, Chastre J, Fagon JY. Value of the clinical pulmonary infection score for the identification and management of ventilator-associated pneumonia. Intensive Care Med,2004,30:844-852.）

ARDS.急性吸吸窘迫综合征（acute respiratory distress syndrome）；PaO_2/FIO_2.动脉氧分压与吸入氧浓度的比率

西班牙流感在短短25周内世界各地就有多达5亿人感染和5000万至1亿人病死。西班牙流感是由流感病毒H1N1型病毒株引起的，该病毒持续导致人类季节性流感的肆虐。1957—1968年流感大流行的灾难性并没有像1918年那次厉害。

现在，流感病毒H1N1（其命名来源于病毒上特殊类型荚膜多肽红细胞凝集素及神经氨酸苷酶）持续影响着人类健康；在美国从2009年4月至2010年1月，CDC估计2009年流感病毒A（H1N1）导致5700万病例感染，257 000例患者住院治疗，以及11 700人病死。季节性流感，病死率最高的患者是两个极端：最小年龄和最大年龄。不同的是，1918和2009流感致病的是儿童和年轻成年人患者。

甲型流感和严重急性呼吸综合征（SARS）相关病毒都是狰狞的、高毒性和高致死率的呼吸道病毒。从2002年至2003年的SARS像晴天霹雳，是对人类抵御新型传染病的脆弱性的严峻警告（图22-5）。SARS主要影响亚洲、环太平洋地区和加拿大。病原体是一种通过接触和飞沫传播的RNA冠状病毒。该病毒可在体外存活24～48h。2003年的SARS冠状病毒暴发受害者中的20%是卫生工作者。据统计在29个国家中，SARS冠状病毒感染患者超过8000确诊病例，和大约700病死病例。

目前对人类造成威胁的是甲型流感病毒的H5N1亚型，一种新的禽流感病毒株。流感病毒是一种RNA病毒，属正黏液病毒科，像其他RNA病毒一样具有惊人的变异速度。世界卫生组织（WHO）已经报道，在2003—2010年478例患者感染禽流感，286例患者病死。许多患者是年幼的儿童。目前，H5N1亚型禽流感是通过鸟传染给人的。这种病毒还没有演变到与人呼吸道受体高亲和力。所以，人与人传播性不会太强，病例只发生在较小的群体。

1.症状和体征 流感的症状包括非特异性病毒感染的症状，如咳嗽、喉咙痛、头痛、腹泻、关节痛和肌肉疼痛。更严重的情况患者可出现呼

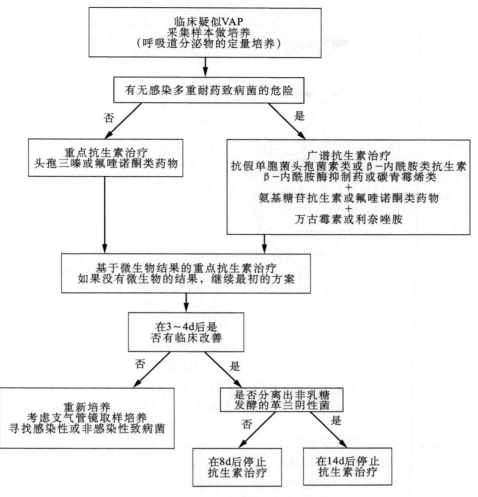

图22-4 呼吸机相关性肺炎的管理

（摘自 Porzecanski I, Bowton DL. Diagnosis and treatment of ventilator-associated pneumonia. Chest, 2006,130:597-604.）

吸窘迫、意识模糊及咯血。体征可能包括发热、心动过速、出汗、结膜炎、皮疹、呼吸急促、辅助呼吸肌的参与、发绀、肺炎肺部症、胸腔积液或气胸的肺部特征。胸部X线片可能显示斑片状浸润、局部混浊、气胸及胸腔积液的特征。甲型流感病毒H5N1亚型和SARS冠状病毒都可能会引起急性肺损伤和急性呼吸窘迫综合征。这些病毒易与下呼吸道受体结合。所以，它们可能引起出血性支气管炎和弥漫性肺泡损伤及破坏性肺炎。并发症包括多器官衰竭及严重的败血症。

2.诊断 在流感暴发的背景下，根据病史、症状和临床表现通常足以进行诊断。通过检测痰液中的病毒可进行明确诊断。血清学诊断的问题是感染后血清转成阳性（生成抗体）可能需要2～3周的时间。反转录聚合酶链反应试剂盒针对SARS冠状病毒和H5N1甲型流感病毒的诊断是有用和有效的。

3.治疗 疫苗的发展是预防广泛病毒感染和减少与病毒感染有关的发病率和病死率的关键组成部分。到目前为止，没有针对SARS冠状病毒或H5N1亚型禽流感病毒的疫苗。对于H5N1亚型禽流感病毒，已经开发出神经氨酸酶抑制药，包括扎那米韦和奥司他韦。这些药物可能会降低感染的严重程度，但在流感的大暴发中可能有诸多不足。流感的其他药物治疗包括金刚烷胺和金刚乙胺。抗病毒药物只有在出现症状后的第一个48h内使用才能达到一定的益处和帮助。目前并没有可有效抑制SARS病程的药物治疗方法。

对流感和SARS的治疗主要是支持治疗。

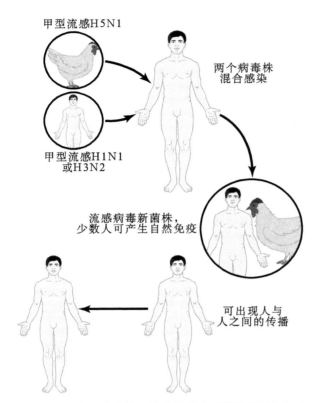

甲型流感H5N1

两个病毒株
混合感染

甲型流感H1N1
或H3N2

流感病毒新菌株，
少数人可产生自然免疫

可出现人与
人之间的传播

图22-5   理论上致病性和传染性的流感新菌株是如何出现的

4.预后   临床预后取决于感染病毒的致病性以及感染者对病毒的易感性。流感与SARS可能触发炎症反应和细胞因子风暴。会导致出现一个与严重的细菌性脓毒症不一样的临床表现。细菌的重复感染意味着预后不良。

5.麻醉管理

（1）术前：麻醉医师应对有潜在的致命性感染风险的患者进行评估。有关与SARS冠状病毒相关的高风险应告知患者及家属。因为主要传播途径是通过直接或间接呼吸道飞沫传播，这些病毒具有高度传染性。必须采取严格的患者隔离和预防措施以保护卫生工作者。由于病毒可以通过污染物传播，如衣服、污染表面、暴露皮肤；隔离措施同样也是必须的。

理想的情况下，已感染的患者应住在有负压的病房以减少雾化传播和传染。防护措施包括使用全身的一次性防护服、双层手套、护目镜和具有高效率微粒空气过滤器的空气净化呼吸器。如果这些都没有，应使用N95口罩（可阻隔95%的颗粒）而不是普通外科手术口罩。

（2）术中：雾化微粒可能会不断产生，其中

包括在所有侵入性气道操作过程中、无创性通气及正压通气支持模式、持续吸引、诱导痰、高流量输氧、雾化或喷雾给药以及介导刺激咳嗽。对于急性呼吸窘迫综合征的患者，如果需要机械通气应提供保护性通气策略。潮气量应限制在 6 ～ 8ml/kg，且平均气道压力应 < 30cmH$_2$O。突发性心肺衰竭是气胸加重的表现。胸腔积液的引流可改善通气和换气功能。

（3）术后：防止感染传播的预防措施应持续进行。对急性呼吸窘迫综合征和脓毒症适用同样的治疗原则。

（四）结核病

结核分枝杆菌是引起结核病（tuburcalosis，TB）的一种专性需氧菌。这种微生物最易存活于高氧气浓度的组织，这与结核病在肺尖部比较多发是一致的。

过去，在美国大多数TB病例是因感染而复活，特别是老年患者。但是，从1985—1992年，美国面临着TB前所未有的死灰复燃。结核分枝杆菌多重耐药（multidrug-resistant，MDR）菌株复活，对一线抗结核药物产生耐药性，最有效的药物包括异烟肼和利福平。另外，结核分枝杆菌耐药菌株实际上已经在全球传播。广泛耐药（extensively drug-resistant，XDR）的结核分枝杆菌菌株，开始对二线药物产生抵抗，包括氟喹诺酮和至少3种注射二线药物（阿米卡星、卡那霉素或卷曲霉素）中的一种。XDR TB患者的病死率与之前无抗生素时代哪些TB患者类似。不幸的是，耐药TB是由人类自身问题导致的，这些问题产生的原因是感染患者不能坚持药物治疗方案或不恰当的治疗方案设计。全世界大约有2亿人感染结核分枝杆菌。2008年，WHO估计全世界有440 000新发XDR TB病例，150 000病死病例。

目前，大多数TB病例发生在少数种族和少数族裔人士，出生在TB流行区域（亚洲和非洲）的外国人、静脉吸毒者和HIV感染或艾滋病患者。任何结核病患者都应进行艾滋病毒检测，因为两种感染具有高度同源性。但是，即使HIV阴性患者，MDR TB还是有高达26%的病死率。20世纪80年代早期艾滋病暴发流行，是与TB流行病学复活上升同期发生的。

几乎所有的结核分枝杆菌的感染都是因吸入

气溶胶飞沫（滴）而引起的。据估计，每次咳嗽会带出多达60万带菌飞沫，其活力可保持好几天。虽然说数量足够的感染性病原1次就足以使易感者引起感染，但是在感染性的封闭环境中长期逗留更容易引起感染的传播。据估计，90%的感染结核分枝杆菌的患者都不会有症状，只能由结核菌素皮肤试验转为阳性或干扰素释放试验的结果来鉴定。通常患者在感染的早期没有症状，直到很晚才有症状。艾滋病毒阳性或免疫功能低下患者更容易表现出症状，特别是在开始高效抗病毒治疗后。

1.诊断 结核病的诊断须依据其临床症状、感染的流行病学可能性以及诊断性测试的结果。肺结核症状常常包括持续干咳、食欲缺乏、体重减轻、胸痛、咯血和盗汗。结核病最常用的检测方法是结核菌素皮肤试验（结核菌素试验）。皮肤试验应在48～72h观察结果，阳性结果一般定义为10mm以上的硬结。对于免疫功能不全患者，包括但不限于艾滋病患者，5mm或以上的硬结就被认为是阳性反应。由于皮肤试验是非特异性的，它的效用是有限的。如果一个人接受卡介苗（BCG）疫苗，或他们曾暴露于结核病或其他分枝杆菌，甚至在皮试时分枝杆菌已失去活性，皮肤试验结果都可能出现阳性结果。CDC和WHO现在接受两种干扰素释放测定方法，其敏感性及特异性等同于也可能甚至好于结核菌素皮肤实验（试验）。这就是QuantiFERON-TB Gold In-Tube法和T-SPOT.TB检测法。两种都是血液检测，通过测量致敏淋巴细胞释放γ-干扰素，其实由TB分枝杆菌培养的两个肽。这些检测结果并不受之前卡介苗免疫影响，也不受普通环境分枝杆菌或大量分枝杆菌交叉反应实验结果的影响。

胸部X线检查对结核病的诊断有重要价值。肺尖或近尖端的浸润高度提示存在感染。双肺上叶浸润性空洞也很普遍。艾滋病患者可能较少表现出典型的胸部X线的变化，这可能会与肺孢子虫病存在相混淆。结核脊椎骨髓炎（波特病）是一种常见的肺外结核的表现。

痰涂片和痰培养也可用于诊断肺结核。痰涂片用于检查抗酸杆菌的存在。这项测试是基于分枝杆菌能够吸收红色并在酸洗后仍能保留红色。据估计，50%～80%的活动性肺结核患者痰涂片是阳性的。虽然抗酸杆菌为阴性的情况下不排除结核病，但是痰培养结核菌呈阳性即可明确诊断。

医护人员是患结核病的高危人群，结核病在医生中的流行是在一般人群中的2倍。从事尸体解剖的人员更是危险。肺结核的院内暴发流行更易发生在艾滋病患者中。麻醉医师在医院感染结核病的风险增加主要在于围诱导期和麻醉维持期间可能诱发患者咳嗽（气管插管、气管吸痰和机械通气）。麻醉医师所做的支气管内镜检查，与其皮肤结核菌素试验的阳转率这两者是有相关性的。作为防治职业性感染结核病的第一步，麻醉人员应每年参加结核菌素筛查，皮肤测试呈阳性的麻醉人员就可接受化疗。因为结核病化疗药物的严重毒性所以应慎重抉择是否接受化疗。当结核菌素皮肤试验呈阳性表现时建议做一个基本的胸部X线片检查。

2.治疗 抗结核化疗已使结核病病死率下降超过90%。给予适当的治疗可使超过90%的药物敏感结核菌株感染的患者在3个月内痰涂片检查呈细菌学阴性。

有些学者认为，为保障公众利益皮肤测试阳性的人就应该接受异烟肼化疗。然而，不利的一面是异烟肼是一种有潜在毒性的药物。异烟肼的毒性体现在周围神经系统和肝，甚至也累及肾。神经系统毒性可经日常服用维生素B_6来预防。肝毒性可能与肝对异烟肼的乙酰化代谢有关。根据不同基因决定的体内乙酰化代谢的特性患者可被分为慢代谢型或快代谢型。在快速乙酰化的患者中，随着具有潜在的肝毒性的肼类代谢产物的大量产生，肝炎似乎更常见。血清转氨酶浓度持续升高需要终止异烟肼的使用，但轻度及短暂的转氨酶升高则不必。

用于治疗结核病的其他一线药物包括利福平、吡嗪酰胺、链霉素、乙胺丁醇。利福平的不良反应包括血小板减少症、白细胞减少症、贫血和肾衰竭。接受利福平治疗的患者中约有10%会发生伴有血清氨基转氨酶升高的肝炎。为了能治愈肺结核建议维持6个月的疗程。肺外结核通常需要一个更长的疗程。

3.麻醉管理 对于有结核病风险的患者在术前应询问详细病史，包括是否存在持续性咳嗽和结核菌素的状态。HIV病毒携带者或艾滋病患者应该彻底检查全身从而发现TB的病史可能性。

择期外科手术应推迟到患者不再具有传染性。如果患者已经接受抗结核化疗，临床症状已改善，而且连续3个痰涂片呈阴性，那么就可以认为他们不再具有传染性。如果手术不能延期，应限制参与的相关人员的数目，只要有可能高风险操作（支气管镜、气管插管、吸痰）应在负压环境下进行。患者被送到手术室时应佩戴紧密的N95口罩，以防止将空气中细菌传播至其他人。工作人员也应佩戴N95口罩。

Y型连接器与面罩、喉罩或气管插管之间的麻醉回路上，应该使用一种高效空气微粒过滤器。细菌过滤器应放在麻醉回路的呼气端以减少结核杆菌在周围空气中的播散。麻醉设备的消毒应使用能破坏结核杆菌的标准消毒方法。推荐使用专门的麻醉机和呼吸机。如果可能的话术后护理最好应在有负压的隔离室内进行。

六、实体器官移植受者感染性疾病

在美国，每年有超过16 000例患者接受实体器官移植手术，而且这个数字有望持续上升。在接受实体器官移植（肝、肾、心或肺）患者中，麻醉医师围术期管理复杂程度是独一无二的。由于外科手术技术、免疫抑制治疗和医疗管理的进步，这类患者的1年生存率达到80%～90%。因此，除了他们的器官移植外，这些患者面临着其他手术过程可能性。

为了防止移植器官发生排斥，实体器官移植受体常规接受联合免疫抑制治疗。免疫抑制药作用机制包括普通抗体的钝化、抑制细胞介导免疫反应、下调淋巴细胞和巨噬细胞功能、抑制细胞增殖、阻断T细胞激活及T细胞耗竭。除了药效外，免疫抑制药作用是多变的，其依赖药物的剂量、持续时间及移植后的时间。在移植后最初几个月，免疫抑制药作用最强，随后随着时间延长药物作用开始减弱。

移植受体免疫抑制也受到以下因素影响：代谢性紊乱、皮肤黏膜屏障破坏、异物（如外科手术切口、胸引流管、胆道引流、气管内插管、尿管）中断屏障及免疫调节病毒如巨细胞病毒和HIV病毒的存在。因而，移植后患者免疫抑制状态是一种动态状态，其可以发展为感染性疾病及或肿瘤。

1.感染性疾病发生 实体器官移植受体最好的感染控制方法就是预防。如果预防是不可能的，那么及时的诊断和治疗是必须的。实体器官移植受体感染性疾病的管理挑战性具有很多方面，其中包括：①感染微生物种类多样且不常见；②因为免疫抑制药使用致使炎性反应钝化，以至于临床症状及影像学检查结果可能被限制（由于免疫抑制药的使用可能抑制炎症反应，临床症状及影像学检查结果阳性率低）；③抗菌疗法具有复杂性及通常的经验为基础特点。移植后患者特异性感染性疾病发生有3个主要时期：移植后第1个月、6个月内及6个月后。另外，这些时期还可能受到外科手术因素、免疫抑制药体内血药浓度及环境因素的影响。移植后不同时期的界定，可以帮助临床医师诊断可能的感染进程。

移植后第1个月，急性感染可能在移植器官内发生，主要是细菌或真菌。另外，外科手术相关的解剖缺陷必须标注，由于这些缺陷可滋生感染，如坏死组织和未引流的体液蓄积具有微生物繁殖高风险。受体移植前疱疹病毒阳性携带，移植后1个月唯一常见病毒感染是激活单纯疱疹病毒感染。

移植后第二阶段6个月内，可能多是不常见感染。这些可能是社区获得性或机会性感染。机会性病原体在健康宿主只有很小的毒性，但可使免疫功能不全或免疫缺陷患者造成严重感染。在实质器官受体移植后6个月内及心脏和肺受体移植较长时间内，复方磷胺甲噁唑常规作为肺囊虫性肺炎预防用药。

另外，受体移植前携带病原体，由于高剂量免疫抑制药使用可能导致这些病毒激活感染。TB已经证实是移植后1%受体常见感染。

从传染病角度来看，移植后6个月大多数受体抵抗力较好，与社会上普通人一样通常只有持续感染。但是，另一组患者可能有慢性或进行性病毒感染，包括乙型肝炎病毒、丙型肝炎病毒、巨细胞病毒或爱泼斯坦-巴尔病毒。最常见的病毒感染是水痘-带状疱疹病毒感染，表现为带状疱疹。

慢性或复发性排斥反应患者通常（服用）高剂量免疫抑制药，易在移植后6个月内获得机会性感染。另外，移植后患者携带HIV病毒或是艾滋病，必须进行紧密随访以获得包括常规或机会性感染证据。艾滋病毒高活性抗反转录病毒治疗方案必须维持和给予复杂的免疫抑制药物剂量。

2. 麻醉管理

（1）术前：实体器官移植患者具有复杂的临床症状，很难对这些患者一概而论。总之，术前评估应该关注免疫抑制程度和移植物功能、检查存在的任何感染及评价共存的医疗疾病。实验室检查包括血常规、完整的代谢检查、肝功能生化检验、病毒负荷量的病毒检查、胸部X线及心电图。如果患者目前接受免疫抑制药治疗，可能的话应该检测免疫抑制药血药浓度。病史采集相关结果、系统回顾和体格检查可能是作为额外实验室检查或进一步专家评估的适应证。急性排斥反应是择期手术的禁忌证。但是，急性排斥患者需要移除移植器官时，则可能面临着移植后麻醉处理。这需要行紧急或急诊手术。

患者服用的所有额外药物和抗生素，应该在围术期明确及维持治疗。如果移植后患者表现任何急性排斥反应迹象，手术应当推迟或取消直到相关会诊意见确定后。

（2）术中：所有麻醉技术（全身麻醉、局部麻醉及镇静）已经成功地在移植后患者实施。选择麻醉方式应该基于所需手术类型、患者相关合并症情况、特殊麻醉方法的禁忌证及麻醉药物和免疫抑制药的相互作用。局部麻醉在免疫抑制患者中使用是有争论的，因为研究证实，感染可能继发于椎管内感染。但是，没有研究评估免疫功能低下患者硬膜外脓肿或脑膜炎的发生概率。而关于免疫功能低下患者外周神经阻滞和疼痛期间感染发生率相关信息也很少。关于全身麻醉，应当避免行鼻腔插管，以防止鼻腔菌群带入全身血液循环。总之，全身麻醉被认为比局部麻醉更易导致严重的全身免疫抑制。尽管特异和非特异生物标记物水平表示免疫抑制不总是沮丧（尽管提示免疫抑制的特异性和非特异性生物标志物水平不是持续被抑制）。环孢素可能延迟神经肌肉阻断药的代谢，特别是泮库溴铵和维库溴铵。有创监测可以作为监测必要手段，但是严格无菌技术在这些患者中是非常重要的。

（3）术后：因为继发于麻醉和手术高风险免疫抑制，必须观察的任何临床移植物功能恶化或潜在感染过程。所有抗生素方案必须严格执行和

监测。由于免疫抑制患者炎性反应钝化，急性感染征象经常很难发觉。

七、人免疫缺陷病毒感染和获得性免疫缺陷综合征

1981年，现在被称为艾滋病（AIDS），最初是在加利福尼亚州洛杉矶的一群男同性恋中被发现。病原学机制在当时还是未知的。但是，之前还是健康个体，随后表现为重度免疫功能不全和临床表现为不常见恶性肿瘤和机会性感染。这种疾病随后重新分类为获得性免疫缺陷综合征（AIDS）。在1984年，艾滋病发病原因被阐明，是由反转录酶病毒引起的，其命名为人免疫缺陷病毒（HIV）1型和2型。

30年后，人类免疫缺陷病毒和AIDS的流行对人类的健康产生了巨大的威胁。据估计全世界每年有超过5千万人（0.6%的世界人口）感染人类免疫缺陷病毒，而且艾滋病已经导致世界超过2600百万人死亡。在美国，大约有120万人感染HIV或是AIDS患者。感染继续快速蔓延，感染增长最快的地区是南部和中部非洲以及东南亚。人类免疫缺陷病毒主要的传播方式是异性性传播，并且包括新发感染病例中女性占有相当高的比重。在美国，最初所说的性传播是指男性与男性之间发生的。但是，疾病传播机制是多样的，也可能包括异性传播、静脉吸毒者、孕妇传给子女垂直传播及血液传播。虽然HIV抗反转录病毒治疗抑制了疾病的进程，但是还没有找到有效地治疗方法，所以从疾病流行开始算起，在美国已经有60万人死于艾滋病。研究不断努力发明一种疫苗可以预防HIV感染。

最近治疗形式命名为高效抗反转录病毒治疗（highly active antiretroviral therapy，HAART），可以有效阻止HIV病毒复制，从而延缓HIV感染演变成为艾滋病或延缓艾滋病的疾病发展进程。越来越多的手术患者是血清HIV阳性或艾滋病。所以，麻醉医师应该熟悉这种感染性疾病、综合征和它本身对麻醉管理带来的影响。充分了解HIV发病原因、HIV和艾滋病累及的多器官系统、HIV治疗药物交叉反应可能性、HAART相关不良反应以及与之相关的机会性感染，可以更好地指导患者术前评估和麻醉计划制订。

1. 症状和体征 HIV病毒接种疫苗后2～3

周会出现急性血清病毒阳转。急性病毒感染阶段症状像典型流感一样，会发生发热、疲劳、头痛、夜间盗汗、咽炎、肌痛、关节痛。因而，在初始感染后持续一段时间的症状和体征，犹如哪些（那些）常见的流感疾病。HIV接种疫苗后1～2周，病毒开始快速复制。几个月后，病毒血症的病毒复制开始逐渐减少。由于自身免疫反应，病毒复制开始减速；在宿主反应和病毒复制开始达到一种平衡。最终病毒水平达到一种稳定，即病毒复制速度与病毒破坏及抑制速度等同。全身性淋巴结增大是HIV感染的标志，可能持续存在直到启动HAART。HIV阳性个体还不是艾滋病患者，除非一种艾滋病诊断存在。

正如前述，HIV属于抗反转录病毒家族。它的特点就是在一个很长的潜伏期及慢性感染过程中，引起细胞病变（细胞破坏）。而当艾滋病刚开始出现时，它的发病机制是令人沮丧的难以捉摸；因为这种疾病并不是在HIV感染后就立刻发病。已经证实稳定病毒水平，可靠地预测从HIV阳性发展到艾滋病进展速度（已经证实，稳定的病毒水平是一种预测从HIV阳性发展到艾滋病进展速度的可靠指标）。总之，高基底的（更高的基础）病毒水平与更快地疾病发展速度相对应。当HIV感染进展从慢性潜伏期发展为艾滋病时，体重减轻和发育停滞是患者的最初临床症状表现。

2. 诊断　随着高效抗反转录病毒疗法（HAART）的出现，HIV相关的感染性疾病的预后得到了显著的改善。因而，HIV感染相关耻辱被去除相当重要，以至于高危个体在经历体检时能够感到舒适。酶联免疫吸附试验（ELISA）是一项标准试验，其阳性表明HIV抗体存在。这项检查通常在HIV感染后4～8周后。这项检查不是简单的通过测量病毒载量（病毒负荷量）来证实HIV抗体存在。在感染最初阶段，显著的病毒血症和患者高传染性，抗体可能并不存在。如果阳性诊断确定，那么感染确定可以依靠免疫印迹试验或血液中直接测量HIV病毒载量（病毒负荷量）。HIV病毒载量（病毒负荷量）测定是通过聚合酶链反应RNA分析。如果患者在感染后很短时间内进行检测，ELISA实验结果可能是阴性或不确定的。HIV病毒核酸检测是HIV最具有特异性和敏感性的检测。

因为HIV是嗜淋巴细胞的和CD4+细胞高亲和力，测量这些细胞可以帮助评估HIV疾病进展程度。CD4+细胞水平是测量每立方毫米细胞数量。98%T辅助淋巴细胞（CD4+细胞）是在淋巴结内，这是病毒复制和T细胞破坏的主要部位。在急性感染期间，CD4+细胞急剧下降，然后开始上升。在8～12年过程中，淋巴不断结合伴随着CD4+T细胞数量缓慢下降，同时还有不断增加的病毒载量以及艾滋病发病（图22-6）。

在HIV感染诊断确定后，患者需要进一步的检查，以决定病毒基因型和表现型。另外，HIV敏感性和HAART药物抵抗性以及辅助受体使用将被确定。在减少HAART启用后抵抗性方面，这些新型检测形式效果很好。因为HAART药物选择是根据每个患者量身定制。为了达到疾病监督和疾病严重性评估及管理目的，只要至少一种艾滋病诊断存在的话，HIV阳性患者被分成艾滋病（表22-8）。

（1）人类免疫缺陷病毒感染临床连续体：HIV阳性患者一般情况无临床症状，不会呈现任何外在临床免疫功能不全的证据。但是，HIV感染是一种包括一系列临床症状的疾病，从急性感染到临床潜伏期、然后是临床症状加重、最终演变成机会性感染相关的艾滋病以及病死。然而，HIV感染到艾滋病的临床连续体可以被HAART机构阻碍、延缓或改变。机会性感染是由无内在毒性的病原体所致，前提条件是免疫系统受损或增殖缺陷。因为亚临床和临床多器官系统受损是HIV感染的特征，麻醉医师应该善于引出病史、发现任何可能存在的大量并存病的审查机制，同样进行详尽的体格检查以检测相关病理条件。

（2）心脏表现：将近25%的患者存在心包积液，心室扩张和心脏功能不全也可能会发生。

HIV感染过程中心脏常常受累，但经常是亚临床表现。在疾病过程的某一时刻，多达50%的HIV感染患者其心脏超声检查结果都有一定程度的异常。HIV是一种极度营养性病毒，并对心肌细胞具有高亲和力，已经找到HIV在心肌细胞内的证据。左心舒张功能不全和心功能不全可能存在。另外，1%的HIV感染或艾滋病患者存在肺动脉高压症状。由于HAART，特别是蛋白

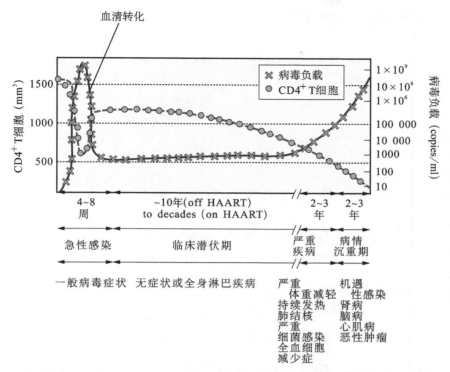

图22-6 人类免疫缺陷病毒和获得性免疫缺陷综合征的感染过程和高效抗反转录病毒疗法的疗效

分解抑制药使用后心脏疾病可能加重。蛋白分解抑制药可以导致早期动脉粥样硬化及舒张功能不全，从而引起心力衰竭。甚至在年轻HIV感染患者中，心肌梗死已经报道发生过。大约25%的HIV感染患者存在心包积液。心肌炎在严重病例中更加常见，可能是由弓形虫病、播散性隐球菌、科萨奇B组病毒、巨细胞病毒、淋巴瘤、曲霉菌属以及HIV本身等感染引起。另外，HIV是破坏血管结构，已经证实参与成年人和儿童多灶性腹主动脉瘤发病，还有成年人的主动脉弓动脉瘤及主动脉夹层动脉瘤。

（3）中枢和外周神经系统表现：神经系统疾病包括艾滋病相关痴呆、中枢系统感染或肿瘤，这些疾病都很常见，特别是艾滋病进展期。HIV在感染早期侵入中枢神经系统，而且其被认为是HIV寄生组织。3个诊断包括大多数局灶性脑疾病并发艾滋病：脑弓形虫病、原发性中枢神经系统淋巴瘤和进行性多灶性白质脑病。新生隐球菌、艾滋病以及结核分枝杆菌可引起脑膜炎。侵略性广义脑血管疾病可能是HAART的并发症之一。颅内压增高可能与急性HIV感染同时发生，这是由于颅内肿块和机遇性感染有关。在HIV阳性患者中，外周神经病是最常见的神经系统并发

症之一。大约35%艾滋病患者临床表现为多发性神经病变或肌病，自主神经系统功能紊乱也可能存在，无论合并中枢神经系统疾病。

（4）肺表现：HIV阳性患者肺临床症状是由机遇性感染引起。并发症包括呼吸衰竭、气胸和慢性肺疾病。空洞肺部疾病可能致病原因有化脓性细菌肺脓肿、肺结核、真菌感染和诺卡菌感染。卡波西肉瘤和淋巴瘤也可以影响肺。腺病可导致气管支气管阻塞或大血管受压迫。支气管内卡波西肉瘤可造成大咯血。HIV可直接影响肺并可造成类似于肺气肿的破坏性肺综合征。

肺囊虫耶氏菌肺炎（Pneumocytis jiroveci pneumonia，PCP），之前称为卡氏肺囊虫肺炎，通常不会出现直到CD4$^+$细胞数量低于200×10^6/L（200/mm^3），幸运的是HAART治疗时并不常见。在艾滋病所致卡氏肺囊肿病时，X线胸片可以是正常但典型的表现为双边磨玻璃影。气胸是临床证据或表现为少量的几个肺叶膨出。当胸部X线结果正常时，高频CT扫描表现为磨玻璃影。肺功能监测表现肺容量减少伴随顺应性降低及肺弥散能力减弱。测量锻炼时氧饱和度可能比肺功能监测更有帮助。如果怀疑存在PCP，纤维支气管镜和支气管肺泡灌洗术应当实施。早期诊断优

表22-8　HIV血清阳性患者的艾滋病诊断定义

细菌感染，多样的或循环的
伯基特淋巴瘤
支气管、气管、肺或食管的念珠菌病
CD4$^+$ T淋巴细胞数＜200×10^6/L（200/mm^3）
宫颈癌，侵袭性
球孢子菌病，弥散性或肺外
隐球菌病，肺外
隐孢子虫病，慢性肠（＞1个月）
巨细胞病毒视网膜炎或巨细胞病毒感染（伴随视力丧失）
慢性溃疡（＞1个月）、支气管炎、肺炎或食管炎伴随单纯疱疹病毒
HIV相关性脑病
网状内皮细胞真菌病，弥散性或肺外
等孢子虫病，慢性（＞1个月）
卡波西肉瘤
免疫母细胞性淋巴瘤
大脑中淋巴瘤，原发性
鸟-胞内分枝杆菌复合菌组或堪萨斯分枝杆菌感染，弥散性或肺外
结核分枝杆菌感染，任何部位
分枝杆菌感染，任何其他物种，肺或肺外
金锣维肺孢子虫（肺炎肺囊虫）肺炎（PCP）
肺炎，复发性
进行性多灶性白质脑病
复发性沙门菌败血症（PML）
脑弓形虫病
HIV相关的消耗综合征

　　HIV.人类免疫缺陷病毒

势弥补了高频率进行负性检查结果。

　　播散性肺结核是造成呼吸衰竭一个潜在原因，而在HIV/艾滋病患者发生肺浸润时，呼吸道分泌物应当常规行耐酸杆菌化验。细菌性肺炎可能也是导致重症急性呼吸衰竭的原因。痰或支气管灌洗液中可检测到细菌。

　　（5）内分泌表现：肾上腺功能不全发生原因可能是HIV感染加重引起。随机测量皮质醇水平和肾上腺刺激试验（肾上腺素激发试验）可反映绝对的或相对的肾上腺功能不全，这也是HIV阳性患者最严重的内分泌并发症。HIV阳性患者中，服用蛋白分解抑制药、糖耐量异常、脂质代谢紊乱和脂肪重新分配常见。

　　（6）血液系统表现：造血系统广泛地受到HIV感染的影响，HIV感染最常见早期发现是贫血。淋巴细胞增多，主要是CD8$^+$ T淋巴细胞，可能在刚开始HIV感染后2周出现。骨髓受累可能继发于HIV自身感染或机会性感染。这可以产生白细胞减少、淋巴细胞减少症、血小板减少症。另外，骨髓抑制可能在齐多夫定治疗开始后发生。当CD4$^+$数量减少到少于250×10^6/L（250/mm^3）时，血小板减少症进一步加重。HIV阳性患者易受到高凝状态或凝血功能异常。

　　（7）肾表现：HIV阳性患者可能发生肾疾病原因，继发于HIV感染、病毒性肝炎、相关药物使用或HAART。蛋白酶抑制药治疗可导致毒性肾小管坏死和肾结石。另外，HIV相关肾病可引起肾病综合征。HIV相关肾病特别在非裔美国人中常见，而导致终末期肾病。

　　3.治疗　　HAART可以针对HIV复制不同阶段进行靶向治疗（图22-7）。6种经典抗反转录病毒药物目前在临床上使用，两组药物正处于临床观察阶段。

　　不断持续开发治疗方案应该具有更高的安全分布、较低的不良反应或并发症发生率以及更容易的用药剂量方案。治疗HIV感染的抗反转录病毒药物总是至少3种药物联合用药。如果患者对常规HAART方案抵抗或艾滋病加重可能需要4种药物联合及附加的增敏剂以增加药物生物利用度。

　　开始HAART治疗决定是基于多方面因素，一旦开始，治疗可能将持续一生。任何原因导致医疗方案的依从性差，是病毒抵抗性演变和治疗失败的主要原因之一。HARRT治疗开始不是良性发展过程，HAART的实施可能引起许多药物相关的并发症。一些患者处于HIV感染早期时，甚至连同他们的医生，可能决定不是立即开始治疗，而是选择简单地进行被动监护。

　　当CD4$^+$细胞数量开始急剧下降、细胞数量已经下降到低于200×10^9/L（200/mm^3），或一个患者新诊断HIV感染已经意味着达到艾滋病标准时，患者应该立即开始HAART。新的建议提倡HAART开始时机为CD4$^+$细胞数量达到500×10^9/L（500/mm^3），或HIV诊断不久之后患者能够真正地开始HAART治疗。早期建立HAART治疗，能够改善患者长期预后并降低病

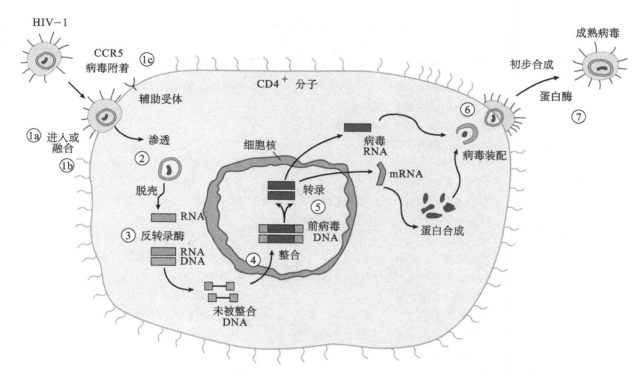

图 22-7　人类抗反转录病毒（HIV）和高效抗病毒疗法的作用靶点（带圆圈的数字指示）

1a.融合抑制药；1b.进入抑制药；1c.趋化因子受体5（CCR5）拮抗药/阻断药；2.无有效抗病毒"脱壳"药物；3.核苷类及非核苷类反转录酶抑制药；4.整合酶链转移抑制药；5.无有效抗病毒RNA转录药物；6.成熟抑制药；7.蛋白酶抑制药；mRNA.信使RNA

死率。

如前所述，典型的抗反转录病毒方案包括至少3种药物，药物选择是基于病毒敏感性、耐药模式、辅助受体亚型和毒力亚型。在一些情况下，4种或更多种药物需要联合使用；如当患者正在经历临床疗效快速下降时，药物耐药模式已经存在。初次接受治疗患者行HAART的目的是，用药24周后病毒载量检测阴性以及延长患者生命和提高生活质量。诸多不良反应和药物间的相互作用会使着这种疗法复杂化，并且降低医从性。患者可能会发生许多药物不良反应，而且其中一些具有潜在致命性（表22-9）。

患者接受HAART也可能发生反应为免疫重建炎症综合征（immune reconstituation inflammatory syndrome，IRIS）。IRIS发生的原因是由于HAART免疫基本能力恢复、逐渐改善及免疫系统功能增强。IRIS导致一般临床症状矛盾恶化，是在CD4$^+$数量改善和病毒载量减少的前提下发生的。之前无临床症状疾病的恶化或发病表明IRIS，如甲肝、乙肝及丙肝病毒、PCP、TB（结核菌）及任何隐匿性机会性感染。

齐多夫定和肾上腺皮质激素的同时使用可能会导致严重的肌病和呼吸肌功能不全。另外，据文献报道有几例呼吸衰竭患者与开始HAART治疗相关。对麻醉医师来说尤为重要的是接受HAART治疗的患者会出现长期的代谢性并发症，包括脂质代谢紊乱、糖耐量异常以及因此而导致的糖尿病的加重、冠心病和脑血管疾病的发生。HAART也可引起脂肪再分布颈部、颈部后侧及腹部。这个现象可造成气道管理更困难或增加腹内压。

蛋白酶抑制药，尤其是利托那韦和沙喹那韦，是细胞色素P450抑制药。而像奈韦拉平之类的药物是肝微粒体酶诱导剂。这些对肝酶多变的效应使得对那些通过肝代谢的HAART药物和其他药物的用药剂量变得复杂化，其中包括麻醉和镇痛药物。因此，当给予可能通过这些酶通路代谢药理学制剂时，必须谨慎；因为药物持续时间和预期效果可能高度不同。

4.预后　1995年以前，对于HIV的治疗前景令人堪忧，HIV诊断确立后就意味着死亡。今天，这种情况由于以下几个独立性因素出现而发

表22-9 高效抗反转录病毒药物相互作用

分类	HAART常用药物相互作用	HAART麻醉特殊药物相互作用
核苷类反转录酶抑制药（NRTIs）	相互作用	HAART潜在地改变药物清除率及效能
	抗惊厥药：苯妥英钠	阿片类：美沙酮
	抗真菌药：酮康唑、氨苯砜	
	乙醇	
	H_2受体阻断药：西咪替丁	
非核苷类反转录酶抑制药（NNRTIs）	相互作用	HAART延长药物半衰期和（或）效能
	抗凝血药：华法林	镇静药：地西泮、咪达唑仑、三唑仑
	抗惊厥药：卡马西平、苯妥英钠、苯巴比妥	阿片类药：芬太尼、哌替啶、美沙酮
	抗结核药：利福平、中药圣约翰麦芽汁	
蛋白分解抑制药（PIs）	相互作用	HAART延长药物半衰期和（或）效能
	抗凝血药：华法林	抗心律失常药：胺碘酮、地高辛、奎尼丁
	抗惊厥药：卡马西平、苯妥英钠、苯巴比妥	镇静药：地西泮、咪达唑仑、三唑仑
	抗抑郁药：舍曲林	阿片类药：芬太尼、哌替啶、美沙酮
	钙通道阻断药	局部麻醉药：利多卡因
	抗结核药：利福平、中药圣约翰麦芽汁	
	免疫抑制药：环孢素	
整合酶链转移抑制药（INSTIs）	相互作用：	无
	质子泵抑制药：奥美拉唑	
	抗结核药：利福平	
进入抑制药	相互作用：	HAART潜在地改变药物清除率及效能
	抗惊厥药：卡马西平	镇静药：咪达唑仑
	抗结核药：利福平	
	口服避孕药	
	质子泵抑制药：奥美拉唑	
	中药：圣约翰麦芽汁	

生了显著改变：①对HIV感染的发病机制的深入了解；②对于免疫功能标志物和血浆病毒负荷检测的有效性，特别是CD4$^+$细胞计数及HIV病毒载量来决定HAART是否有效果；③研究者通过CD4$^+$细胞计数和病毒负荷量的测定来决定HAART的最小有效浓度，以此改变其风险/收益比；④病毒基因型-表型分析、辅助受体亚型、敏感性及耐药模式分析发展，决定了选择最佳特异HAART方案；⑤新的和更强大的药物的出现；⑥几项大的临床终点试验的完成最终表明了抗反转录病毒药的联合应用能够显著推迟HIV疾病进展，并且改善存活率。

5. 麻醉管理

（1）术前：HIV阳性或艾滋病患者通常是由内科医师、家庭医生或传染病专家来处理。虽然其中这些医师之一进行术前即时评估不是必须的，但是如果患者不能够提供详细的病史和HIV感染及或艾滋病相关药物特殊处理的话，这将会有助于获得诊疗会诊意见。家庭医生或传染病专家提供的额外信息，可能对于艾滋病进行期是有益的。

并不是所有HIV/AIDS患者需要接受HAART治疗，重要的是要明白当前治疗策略适合于每一个特定患者。一些患者在等待开始HAART之前，可能出现临床症状及免疫状态进一步恶化；然而一些患者可能处在医师允许的"药物间隔期"，而其他患者可能只是不能耐受HAART的不良反应。无论患者是正在接受HAART治疗，还是处于检测不到病毒载量；HIV/AIDS患者应当时刻被认定为潜在的疾病传染源。在手术前即刻没有接受HAART治疗患者，开始HAART治疗以减少病毒载量，从而改善临床症状不是适应证；研究已经表明，在减少围术期风险方面，HAART没有保护作用；手术6个月内，HIV阳性患者开始HAART实际上增加了整体发病率和病死率。另外，HAART后发生IRIS可能使患者整体情况恶化，从而延迟手术时间。

因为HIV感染、AIDS和HAART可以潜在地影响多器官系统，调整全血细胞计数、基础代谢试验包括肾功能研究、肝功能检测及凝血功能研究是明智选择。无论年龄或缺乏相关疾病，术前X线胸片及心电图检查也是有用的。如果患者HIV阳性或是艾滋病，表现出任何可能心功能不全的症状或体征，那么心脏病专家实施的心脏超声检查或应激试验可以提供额外的临床信息。

很少有相关信息关注HIV阳性患者手术和麻醉整体风险。美国麻醉医师协会（ASA）身体状态评估和内在手术风险，可能提供测量整体风险评估方法。ASA II 级代表HIV阳性患者，无任何免疫功能不全或急性恶化临床证据；这些患者可能接受或没有接受HAART治疗。根据HIV感染相关或不相关的合并疾病发展严重程度，这些艾滋病患者处于ASA III 或 IV 级。另外，重度艾滋病患者可能正在接受HAART治疗，但是并不是所有患者都对HAART有效。CD4$^+$细胞数量可能较少和病毒载量范围可能处于检测不到、少量、中量及大量。这些信息结合HIV感染阶段、临床免疫抑制程度及机遇性感染或新生物出现及严重性，可能为HIV阳性患者提供最好的围术期风险预测。

术前获得CD4$^+$细胞数量和病毒载量具体作用还没有得到证实。各种研究已经表明，与接受同样手术、具有相同疾病及ASA分级的无HIV感染或艾滋病的患者相比，对于CD4$^+$细胞数量多于$50 \times 10^6/L$（50/mm^3）的HIV阳性或艾滋病患者，围术期结果没有显著区别。病毒载量也不是围术期结果预测因素，除非其超过30 000复制体/ml。HAART不能提供任何真正意义上保护作用或降低手术及麻醉相关的整体发病率和病死率。但是，与无HIV/AIDS患者比，HIV感染和艾滋病患者确实具有较高的术后1年病死率。这与HIV感染和（或）艾滋病本身有关，而与手术过程及麻醉方法无关。

总之，如果一个患者是HIV阳性，而且还没

有发展成为艾滋病，那么可以认定这些患者的CD4$^+$细胞数量量高于$200 \times 10^6/L$（200/mm^3）。但是，艾滋病确诊或具有艾滋病病史（HAART治疗与否）的患者，可能有广泛不同地CD4$^+$细胞数量。不是所有接受HAART治疗的HIV阳性患者，不能检测到病毒载量；所以在围术期病毒载量并不能对麻醉医师起到任何意义上的帮助。另外，即使病毒载量检测不到，综合预防还是必须采取，这是因为这并不意味着HIV不能传播。HIV持久性是一个已知现象，HIV总是潜伏在淋巴结和中枢神经系统内。

因为HIV阳性或艾滋病患者可以表现为一系列的并存病，每一位患者应当进行全面的病史采集、系统回顾和体格检查，特别是关注HIV或艾滋病相关的心脏、肺、神经、肾及肝紊乱的亚临床及临床表现。关于麻醉方法的选择，任何麻醉技术都可以，除非患者具有对局部麻醉方法特殊的禁忌证。当在围术期使用药物时，应该考虑到解决HAART相关药物潜在的相互作用。

总体上，HIV阳性及艾滋病并不增加手术后并发症的风险，包括术后30d死亡率。然而，因为HIV以及随后并发症的顾虑存在，外科干预不应该限制。但是，麻醉期间，HIV阳性的患者出现心动过速的概率较大，并且术后高热、贫血以及心动过速的发生率均较高。

（2）术中：麻醉方法的选择应该根据HIV/AIDS相关并存病和任何其他临床问题来决定。总之，没有哪一种麻醉技术对于HIV阳性或AIDS患者来说更好或者更坏；尤其是AIDS的患者，局灶性神经损伤可能会增加颅内压而应避免使用椎管内麻醉。脊髓相关病变、周围神经病变以及肌病可能会伴随巨细胞病毒和HIV本身的感染而发生。在这种情况下氯琥珀胆碱可能会对机体造成损害。HIV的感染与自主神经系统病变有关，并且可以表现出麻醉期间或ICU治疗期间血流动力学不稳定。有创性血流动力学监测对严重的自主神经病变有益。类固醇激素的补充疗法可能会改善血流动力学的不稳定，因此对于无法解释、持续性低血压可以考虑使用。

几项研究表明，全身麻醉和阿片类药物可能会抑制机体的免疫功能。尽管这种免疫抑制效应对于健康个来说临床意义不大，但是对于HIV感染的患者来说，其所造成的损害还不为人知。因

全身麻醉引起的免疫抑制效应通常发生在诱导后15min内，并且可能会持续3～11d。患者对于麻醉和手术的心理压力，也可能导致一定程度的广义免疫抑制。但是，对于HIV阳性患者，没有研究实施证明患者的心理压力带来的特殊效应。除了CD4$^+$细胞数量和病毒负荷量外，还没有反映这些患者免疫状态的特异指标。

对于HIV血清阳性的患者来说，目前仍缺少关于麻醉和手术的整体风险的具体的信息。美国麻醉医师协会对机体状况评估和外科手术本身的风险提供了一项整体风险评估的方法。其所得到的这个信息当与HIV感染的CDC分期、免疫抑制的程度以及机会性感染或肿瘤的存在和严重性相结合就可能会得出对HIV血清阳性的患者的总体术前风险的最好的预测。关于麻醉方法，区域麻醉是除了在某些神经病变情况下经常选择的麻醉方法。

育龄妇女HIV和AIDS的患病率日益增加，已经有许多这类患者的研究报道。尽管研究已经证实齐多夫定在育龄妇女中的作用效果，但是由于HIV耐药性的快速出现，齐多夫定单一疗法的远期效果不佳。因此，对于孕期妇女联合用药治疗可能有益，可接受的多药治疗方案是有效的。研究数据结果表明，行剖宫产可降低HIV垂直传播的概率。抗反转录病毒疗法和选择性剖宫产术的联合应用可使传播的概率降至2%。但是，剖宫产是很容易引起并发症的手术。在过去，许多医生不推荐对那些抗反转录病毒治疗依从性好并且HIV病毒载量检测阴性的患者施行择期剖宫产。但是，研究证实剖宫产手术是安全的。不幸的是，对于低CD4$^+$淋巴细胞计数、HIV阳性的妇女，剖宫产对她们的孩子是最有益，但也使这些妇女术后最容易出现围术期并发症。

通过对HIV血清阳性的产妇实施区域麻醉进行分娩的研究，没有发现与麻醉和分娩过程相关的神经系统和感染性并发症的发生。尽管HIV病情较重，但是术后早期对患者的免疫功能检查未见明显的改变。有些学者会担心对HIV血清阳性的患者行硬膜外麻醉以及腰椎穿刺可能会导致病毒进入中枢神经系统。HIV引起的中枢神经系统病变的自然病史一般在临床过程的早期出现。中枢神经系统是一种已知的病毒库。硬膜外血补片

对于该患者硬膜穿破后头痛治疗的安全性已有报道。对于HIV从血液中弥散到中枢神经系统的担心还没有得到证实。

（3）术后：有限的回顾性研究已经评估了HIV阳性和AIDS患者接受麻醉及手术时的长期后果；但是许多研究得出在HAART治疗前产生矛盾结果。在HIV阳性患者接受HAART治疗后，新的研究正关注外科和麻醉相关的发病率及病死率。因此，重要的是要了解HAART对HIV阳性患者整体健康的影响。

与相似条件无HIV感染患者比，HIV阳性和AIDS患者的围术期并发症并没有在统计学意义上有所区别；关于伤口愈合、SSI发生率、伤口裂开、并发症数量、住院时间、后续访问医生数或需要进一步手术治疗外科并发症方面，也没有统计学显著差异。但是，HIV阳性或AIDS患者的1年病死率整体升高。推测原因是由HIV自身导致的。CD4$^+$细胞数量少于50×10^6/L（50/mm^3）的患者和病毒载量＞30000复制体/ml的患者，术后病死率最高。HIV阳性患者可能比非阳性患者，增加术后肺炎发生率。恰当的诊断及治疗可以解决肺感染不留后遗症。

APACHE Ⅱ评分显著低估了淋巴细胞计数低于200×10^6/L（200/mm^3）的HIV阳性患者的死亡风险。对于伴有肺炎或脓毒症的患者而言死亡风险更大。对于HIV感染患者的危重护理有不同指征。以前，因肺孢子虫病肺炎引起的呼吸衰竭是患者进入ICU的最常见的原因，占总病例数的1/3。对患有PCP以及其他肺功能紊乱性疾病的患者施行机械通气，可导致超过50%的患者死于机械通气相关并发症。相反，非肺功能紊乱性患者进入ICU并行机械通气引起的病死率＜25%。对于患有感染性休克的患者，HIV感染被视为预后不良的独立危险因素。在HAART的时代，很少HIV感染患者以AIDS相关疾病而进入ICU。目前，许多患者以HIV无关的危重病入院，却被偶然发现患有HIV感染。

无论HIV感染处于那个临床阶段，启动HAART治疗已经改善了整体预后。但是，在麻醉和手术期间，HAART不能提供任何保护作用。如前所述，手术6个月内开始HAART治疗患者，具有较高的围术期并发症发生率；这或许是因为IRIS导致的。

八、要点

• 21世纪似乎被标记为感染性病毒性疾病扩散的世纪。

• 很少新型抗生素开发来抵御耐药性革兰阴性病原体。

• 多学科协作关注术前、术中及术后预防外科切口感染，确实降低了患者此类感染的发生率。

• 反复用乙醇行手卫生可能是降低院内感染唯一最有效干预的方法。

• 抗生素在恰当的时间、恰当的剂量以及适宜持续时间给予可以有效治疗感染，从而避免抗生素耐药性产生。

• 在住院患者中，剧毒性艰难梭菌引起的腹泻日益扩散，这可能与广谱抗生素滥用有关。

• 为了减少所有抗菌剂广泛耐药性有机体产生，只要微生物被识别及敏感性试验结果完成就应该选择适宜抗生素。

• 如果怀疑脓毒症，应该把所有可疑组织标本进行培养。

• 坏死软组织感染：浅表皮肤迹象并不能反映深部组织坏死。

• 需要气管内插管和机械通气超过48h的患者中，10% ~ 20%发展为呼吸机相关性肺炎，这和病死率显著增加有关。

• 呼吸道病毒可能有高毒力、暴发性传染过程和高致死率。

• 异体红细胞输注可产生全身性免疫抑制，并且能够活化潜伏病毒。

• 结核分枝杆菌引起的XDR TB，不仅对抗生素治疗耐药，而且具有更强毒性及频发致命性，其已经变成一项公共卫生关注问题。

• 移植术后患者对感染性疾病具有易感性；严格的免疫抑制剂方案、预防性抗生素应用及外科感染预防，对于防止新发感染是非常关键的。

• HIV感染是现代大范围流行性，且具有急性、潜在性终末期阶段。HAART已经将HIV转换为可控的慢性疾病；但是HAART导致的和（或）HIV相关的发病率持续存在。

• 医务工作者必须认识到他们就是感染传播的潜在机体。

（王永旺 译 王清平 校）

参 考 文 献

[1] Bartlett JG. Narrative review: the new epidemic of Clostridium difficileassociated enteric disease. Ann Intern Med, 2006,145:758-764.

[2] Bartzler DW, Hunt DR. The Surgical Infection Prevention and Surgical Care Improvement projects: national initiatives to improve outcomes for patients having surgery. Clin Infect Dis, 2006,43:322-330.

[3] Dellinger EP. Prophylactic antibiotics: administration and timing before operation are more important than administration after operation. Clin Infect Dis, 2007,44:928-930.

[4] Dellinger RP, Levy MM, Carlet JM, et al. Surviving Sepsis Campaign: international guidelines for management of sever sepsis and shock. Intensive Care Med, 2008,34:17-60.

[5] Diagnosis of HIV infection and AIDS in the United States and dependent areas, 2009. Centers for Disease Control and Prevention. MMWR Morb Mortal Wkly Rep, 2009,57(30):1073-1076.

[6] Horberg MA, Hurley LB, Klein DB, et al. Surgical outcomes in human immunodeficiency virus–infected patients in the era of highly active antiretroviral therapy. Arch Surg, 2006,141:1238-1245.

[7] Hughes SC. HIV and anesthesia. Anesthesiol Clin North Am, 2004,22:379-404.

[8] Lutfiyya MN, Henley E, Chang LF, et al. Diagnosis and treatment of community-acquired pneumonia. Am Fam Physician, 2006,73:442-450.

[9] Luyt CE, Chastre J, Fagon JY. Value of the clinical pulmonary infection score for the identification and management of ventilator-associated pneumonia. Intensive Care Med, 2004,30:844-852.

[10] Mauermann WJ, Nemergut EC. The anesthesiologist's role in the prevention of surgical site infections. Anesthesiology, 2006,105:413-421.

[11] Plan to combat extensively drug-resistant tuberculosis: recommendations of the Federal Tuberculosis Task

Force. MMWR Recomm Report, 2009,58(RR-3):1-43.

[12] Pronovost P, Needham D, Berenholtz S, et al. An intervention to decrease catheter-related bloodstream infections in the ICU. N Engl J Med, 2006,355:2725-2732.

[13] Sander RD, Hussel T, Maze M. Sedation and immunomodulation. Crit Care Clin, 2009,25:551-570.

[14] Webster RG, Govorkova EA. H5N1 influenza—continuing evolution and spread. N Engl J Med, 2006,355:2174-2177.

第23章

癌　症

在美国，癌症是仅次于心脏病的第二大死亡原因。据估计，一生中罹患癌症的风险在男性为1/2，女性为1/3。而死于癌症的风险在男性为1/4，女性为1/5。90%被诊断为癌症的患者会因为癌症或非癌症的原因行手术治疗。此外，约65%的癌症患者可生存超过5年，意味着将有更多成功治疗癌症后的患者需要行外科手术治疗。

癌症对麻醉的影响不仅仅来自癌症本身，还来自为治疗癌症所采取的方法。此外，由于确诊癌症患者的平均年龄为65岁，他们通常还有一些可以影响围术期进程的合并症。

一、机制

癌症是基因突变积累致使细胞增殖调节异常的结果。基因的致癌作用主要是由于癌症易感基因引起的（如潜在的致癌成分改变代谢），正常基因突变成致癌基因导致正常细胞转变为癌细胞，或者肿瘤抑癌基因失活启动的恶变。与癌症相关的人类关键基因是肿瘤抑制基因p53。这种基因不仅对细胞活力很重要，而且对监测脱氧核糖核酸（DNA）损伤有重要作用。p53失活是很多种癌症发展的早期阶段。据统计，在美国有80%的癌症是由致癌物质（烟草、乙醇、日光）刺激致癌基因形成导致的。其中烟草导致的癌症病例超过其他所有已知致癌物导致癌症病例的总和。

导致细胞恶变的最根本原因是DNA结构的改变。致癌基因的突变发生在靶组织细胞，之后这些细胞会成为整个肿瘤细胞群的祖先。克隆演变而来的未分化细胞表现为高突变率并且促进耐药肿瘤细胞发生。

癌细胞必须逃避宿主用于寻找并摧毁肿瘤细胞的免疫监视系统。大多数突变的癌细胞通过刺激宿主的免疫系统形成抗体。这种免疫系统自我保护作用，解释了获得性免疫缺陷综合征和接受长期免疫抑制药治疗的器官移植患者癌症高发的原因。

二、诊断

绝大多数癌症形成实体瘤，往往是在威胁到重要器官功能时才具有临床症状。癌症的最初诊断经常通过细胞学检查和活检。肿瘤特异性单克隆抗体可以作为癌症的辅助诊断。对于实体肿瘤最常见的分期系统是基于肿瘤大小（T）、淋巴结转移（N）和远处转移（M）的TNM系统。这个系统进一步将患者分期，从预后最好的 I 期到预后最差的IV期。肿瘤转移与多种改变肿瘤周围微环境的肿瘤介质相关，这些肿瘤介质可能帮助癌细胞沿着最薄弱的地方蔓延。因为淋巴系统缺乏基底膜，所以癌症的局部浸润可能受局部淋巴系统解剖的影响。例如，声带鳞状细胞癌局部淋巴结转移比较晚，原因是此部位淋巴结构较少；而声门上癌症因为局部淋巴系统比较丰富，所以局部淋巴结浸润常常是一个早期症状。影像学技术包括计算机断层扫描（CT）和磁共振成像（MRI）用来描述肿瘤存在和蔓延程度。

三、治疗

大多数癌症采取多种方法综合治疗，根据肿瘤的类型和阶段采用外科手术，放疗和(或)化疗。随着癌症治疗手段的发展，癌症患者存活率得到显著提升。然而伴随而来的不良反应可能影响到几乎每一个器官和系统。其中一些是可逆的，另一些则存留永久性后遗症。这些毒副作用与癌症患者围术期的麻醉管理有重要的关联。

（一）传统化疗

传统的化疗是使用细胞毒药物快速靶定分裂细胞并干扰其复制，化疗药物根据其作用原理分为烷化剂、抗代谢药物、抗生素、微管组合抑制药、激素和多种成分或机制混合药物。烷化剂形成的活性分子引起DNA交联障碍，如异常的碱基配对和碱基链的断裂，进而干扰DNA和RNA以及蛋白质的合成和复制。抗代谢药物是一种在结构上与叶酸、嘌呤或嘧啶相似的物质，其可以阻断核酸和蛋白质合成过程中的关键酶。抗肿瘤抗生素是通过与DNA或RNA形成复合物抑制其后续合成。微管组合抑制药包括长春碱类和紫杉烷类，两者均作用于有丝分裂过程，干扰微管的组装或分解。一些特定部位的肿瘤，特别是乳腺和前列腺肿瘤对激素类药物比较敏感。激素与细胞毒类药物不同，它通常会刺激肿块退化而不导致细胞死亡。还有一些药物被证实有抗癌作用，依托泊苷通过抑制拓扑异构酶Ⅱ使DNA链断裂，导致细胞凋亡。拓扑异构酶Ⅰ抑制药具有相似抗癌机制，只是作用的酶不同。

（二）靶向化疗

靶向化疗通过利用一系列新型化疗介质干预肿瘤增生和转移过程。第一代靶向化疗药通过特定类型乳腺癌上雌激素受体所表现出的。雌激素与雌激素受体的结合是肿瘤细胞生长的重要过程，雌激素受体的阻断被认为是抑制肿瘤扩散的有效方法。

其他靶向治疗方案已经根据多种细胞进程研发出来，包括有利于基因表达的生长因子的分泌、血管生成（新生血管的生成）、细胞迁移、肿瘤生长等。细胞因子包括表皮生长因子（EGF）、血管表皮生长因子（VEGF）和基质金属蛋白酶都涉及正常细胞的生长和分化，但是在肿瘤细胞中为过度表达或者突变。生长因子和细胞膜上的受体结合可以诱导信号转导事件级联，这些进程通常涉及酪氨酸激酶的激活。进程的缺失可能会导致凋亡。相关药物主要是阻断这些生长因子、受体及相关的酪氨酸激酶。单克隆抗体就是其中一种，它作用于细胞外受体，比如EGF，VEGF和存在于细胞膜上的小分子，它们能够阻断细胞内信号级联反应。癌症细胞可以突变和耐受靶向治疗，因此靶向治疗通常和其他药物联合应用。

（三）放射疗法

放疗通过破坏DNA诱导细胞死亡。细胞对放射性伤害的敏感性，取决于其在细胞分裂周期的具体阶段和其修复DNA损伤的能力。为了治疗癌症，需要调整放射治疗的时机和给予量，以达到治疗效果的最大化和对周围组织损伤的最小化。放射治疗可以通过射线束或将放射性粒子置入靶器官的方式给予（如应用放射性"种子"治疗前列腺癌）。随着三维成像和适形放疗等技术的发展，能够将放射能量范围和肿瘤形状相匹配，从而将对周围组织的损伤降到最低。

（四）癌症治疗的不良反应

尽管几乎每种器官系统的功能障碍都已报道，但癌症治疗的严重不良反应包括骨髓抑制、心肺毒性、中枢及外周神经损伤。以下内容系统性回顾了肿瘤治疗相关毒性。表23-1和表23-2总结了选择性放疗和化疗的不良反应。

1. 心血管系统　蒽环类抗生素如多柔比星和柔红霉素是两种通常导致心肌毒性的化疗药物。这些药物一般用于治疗如白血病、淋巴癌在内的癌症。蒽环类抗生素可以通过生成氧自由基、干预线粒体激活、诱导脂质过氧化反应损伤心肌功能。心肌毒性可以是急性或慢性。急性毒性可能在服用蒽环类抗生素早期就已存在，表现为Q-T期延长、心肌病，这些症状在终止治疗后会得到改善。慢性毒性（左心室功能障碍和心肌病）可以出现在治疗后1年内，而迟发型可能出现在治疗若干年后。心血管相关高危因素主要包括大剂量药物治疗（如多柔比星 > 300mg/m²）、曾经接受过大剂量冲击治疗、具有持续放疗或使用其他心脏毒性药物的病史。多柔比星的心肌毒性可通过使用包括地塞米松或脂质物在内的自由基清除剂来缓解。

米托蒽醌和蒽环类抗生素结构相似，它与心肌病相关。其他可以导致心肌病的药物包括环磷酰胺、克罗拉滨及某种酪氨酸激酶抑制药。在接受蒽环类抗生素治疗前，所有患者需要接受心脏超声检查。对于接受大剂量药物治疗和那些存在心肌损伤或具有心脏疾病高危风险的患者，建议规律进行定期心脏超声检查。

表 23-1　常用化疗药物的不良反应

药物	不良反应	药物	不良反应
多柔比星	心脏毒性、骨髓抑制	氟尿嘧啶	急性小脑性共济失调、心脏毒性、胃炎、骨髓抑制
砷	白细胞增多、胸膜渗出、Q-T间期延长	异环磷酰胺	心脏毒性、出血性膀胱炎、肾功能不全、SIADH
门冬酰胺酶	凝血障碍、出血性胰腺炎、肝衰竭、血栓栓塞	长春碱	心脏毒性、高血压、骨髓抑制、肺毒性、SIADH
贝伐单抗	出血、充血性心力衰竭、胃肠穿孔、高血压、伤口愈合受损、肺出血、血栓栓塞	甲氨蝶呤	脑病、肝衰竭、黏膜炎、血小板功能障碍、肺毒性、肾衰竭、骨髓抑制
博莱霉素	肺动脉高压、肺毒性	丝裂霉素	骨髓抑制、肺毒性
白消安	心脏毒性、骨髓抑制、肺毒性	沙利度胺	心动过缓、神经毒性、血栓栓塞
卡莫司汀	骨髓抑制、肺毒性	他莫昔芬	血栓栓塞
苯丁酸氮芥	骨髓抑制、肺毒性、抗利尿激素分泌异常综合征（SIADH）	索拉菲尼（sorafenib）	心肌缺血、高血压、伤口愈合不良、血栓栓塞
顺铂	心律失常、镁消耗、黏膜炎、耳毒性、外周神经病变、SIADH及肾小管坏死、血栓栓塞	紫杉醇	共济失调、自律神经系统功能失调、骨髓抑制、外周神经病变、关节痛、心动过缓
环磷酰胺	脑病/谵妄、出血性膀胱炎、骨髓抑制、心包炎、心包渗出、SIADH及肺毒性	长春新碱	自主神经系统功能失调、心脏毒性、外围神经病变、SIADH及肺毒性
厄洛替尼（erlotinib）	深静脉血栓、肺毒性	维A酸	骨髓抑制、维A酸综合征
依托泊苷	心脏毒性、骨髓抑制、肺毒性	米托蒽醌	心脏毒性、骨髓抑制

表 23-2　放射疗法常见不良反应

系统	急性不良反应	慢性不良反应
皮肤	皮肤红斑、皮疹、脱发	纤维化、硬化毛细血管扩张
胃肠道	营养不良、黏膜炎、恶心、呕吐	粘连、瘘管、狭窄
循环系统		传导缺陷、心包渗出、心包纤维化、心包炎
呼吸系统		气道纤维化、肺纤维化、肺炎、气道狭窄
肾	肾小球肾炎	肾小球硬化症
肝	肝窦阻塞综合征	
内分泌系统		甲状腺功能减退、垂体功能减退
血液系统	骨髓抑制	凝固性坏死

心包炎、心绞痛和冠状动脉狭窄、缺血相关心电图改变、传导障碍都是肿瘤化疗相关心脏并发症。氟尿嘧啶和卡培他滨是化疗相关缺血的高发因素。对于使用氟尿嘧啶，其发生率介于1% ~ 68%，而对于使用卡培他滨患者，其发生率介于3% ~ 9%。紫杉醇和沙利度胺可以导致严重心动过缓，这种病变需要安装心脏起搏器。砷、拉帕替尼和尼罗替尼经常会导致Q-T间期延长。

新近的靶向化疗药物比如贝伐单抗、曲妥珠单抗、索拉菲尼和舒尼替尼的使用可以导致高血压，其发生率为35% ~ 45%。这些药物所致心脏损伤的病理生理改变主要与EGF和VEGF抑制相关。尽管这些因子对肿瘤细胞生长很主要，它们在正常心肌细胞生长、修复及压力负荷适应中也扮演重要角色。

接受纵隔放疗的患者具有心肌纤维化、心包炎、瓣膜纤维化、传导异常和冠心病进展的风险。其发生与放射线暴露累积和持续心脏毒性化疗药物使用有关。

2.呼吸系统　肺毒性是博来霉素治疗所熟知的并发症。其他化疗药物包括白消安、环磷酰胺、甲氨蝶呤、洛莫司汀、卡莫司汀、丝裂霉素和长春碱也与肺损伤有关。每种药物的损伤机制是不同的。以博来霉素为例，自由基生成是其中的一种因素。EGF受体的阻断被认为是埃罗替尼和吉非替尼的可能机制。这两种药物均为EGF阻断药。EGF受体在Ⅱ型肺泡上皮细胞的修复过程中扮演重要角色。

接受博来霉素治疗的患者有3%～20%可能会引起迁徙性肺炎相关的肺炎和支气管炎，这与博来霉素的剂量有一定相关性。接受博来霉素治疗的患者在几十年后可能发生肺纤维化。相关风险因素包括存在基础肺病、吸烟和暴露于射线中。评估手段包括一系列肺功能及胸部放射性检查。需要强调的是研究证据表明，在术中接触高浓度氧可能会加重已有的博来霉素相关性肺损伤，并且可能会引起术后通气功能障碍。围术期应用氢化可的松可以减轻博来霉素相关性肺炎。

间质性肺炎和肺纤维化是胸部或全身放疗的并发症。典型的症状通常出现在治疗后的最初2～3个月，并且会持续12个月。但是，超过50%的接受放疗的癌症患者在肺功能检查中可能会出现亚临床异常改变。放疗导致肺炎是一种已经公认的临床综合征，即已接受放疗的患者在再次接触肺毒物后出现明显的肺部炎症临床症状。

3.肾系统　很多化疗药物都具有肾毒性。其中最常见的是顺铂、高剂量的甲氨蝶呤和异环磷酰胺。肾功能不全和低镁血症是顺铂相关性肾毒性的典型表现。异环磷酰胺通常会引起肾小管功能障碍，表现为蛋白尿和糖尿。亚甲酸作为叶酸前体，氨甲环酸相关肾损伤有帮助。肾功能不全通常在终止治疗和予以支持治疗后得到改善。提前水化和对其他肾毒物限制使用可以减少肾毒性的风险。

环磷酰胺直接作用于肾小管，与抗利尿激素分泌异常综合征（syndrome of inappropriatelsecretion of antidiuretic hormone，SIADH）相关，这种表现通常是良性的。出血性膀胱炎是环磷酰胺最严重的不良反应，大量血尿可导致尿道梗阻。

接受化疗和高剂量的放疗可以引起肿瘤细胞破坏，导致大量尿酸、磷酸和钾释放。高尿酸血症可能引起尿酸结晶，阻断肾小管，进而导致急性肾功能不全。磷酸钙沉积可以加重该症状。放疗可以导致肾小球肾炎或肾小球硬化，表现为包括慢性肾功能不全和系统性高血压在内的永久性损伤。

4.肝系统　甲氨蝶呤、门冬酰胺酶、阿糖胞苷、普卡霉素和链佐星等抗代谢药物和急性肝功能障碍相关。但少见于慢性肝病。放射诱导肝损害也是典型的剂量相关性且具有可逆性。

在肿瘤患者中最严重的肝损害是肝窦间隙梗阻综合征，通常发生在准备接受造血干细胞移植患者进行全身放疗之后。但是一些化疗药物也与该综合征相关，包括白消安、环磷酰胺、长春新碱和放线菌素D，其致死率在19%～50%。

5.气道和口腔　黏膜炎是消化道黏膜表面疼痛性炎症和溃疡。口腔破损最初表现为黏膜白斑，随后出现红斑和组织脆性增加。口腔黏膜炎是头颈部大剂量放疗和化疗的常见不良反应。黏膜炎也可以发生在造血干细胞移植患者中。导致黏膜炎相关的化疗药物包括蒽环抗生素、紫杉醇及铂类相关化合物和包括甲氨蝶呤、尿嘧啶在内的抗代谢药。化疗相关性黏膜炎通常在接受治疗第1周出现，而在治疗结束后可以缓解。放射相关黏膜炎经常会延迟出现。患有黏膜炎的患者存在口腔细菌播散所致的感染风险。通常需要麻醉药物进行充分镇痛。在大多数严重类型中，假膜形成、水肿、出血可以导致气道受损和呼吸困难风险。

头颈部放疗可以导致永久性组织纤维化，这将会限制张口度及颈部、舌的活动。气道纤维化和气管狭窄会导致通气和插管困难，这在体检中是难以发现的。

6.胃肠道系统　大多数化疗和放疗都会有胃肠道不良反应。恶心、呕吐、腹泻和肠道炎是常见症状。使用氟尿嘧啶、美法仑、蒽环类抗生素、拓扑酶抑制药通常会导致腹泻。短期内，以上症状可以导致脱水、电解质紊乱和营养不良。这些症状是短暂的。但是放疗会导致长期的后遗症，比如消化道的粘连和狭窄。出血性胰腺炎是门冬酰胺酶特有的并发症。

7.内分泌系统　血糖增高是糖皮质激素治疗常见并发症，这是下丘脑-垂体-肾上腺轴抑制的结果，这通常在应激状态或外科手术中表现明显。肾上腺的抑制是可逆的，但是需要至少1年才能恢复正常肾上腺功能。SIADH常见于环磷酰胺、异环磷酰胺、顺铂和美法仑治疗后，尽管系统性低钠血症并不常见。

造血干细胞移植后全身放疗以及头颈部癌症的放疗可以导致垂体功能减退和(或)甲状腺功能减退。而这些症状通常在接受治疗最初几年出现。具有颈部放疗史的患者会增加甲状腺癌的风险。

8.造血系统 骨髓抑制是大多数化疗的并发症。在多数情况下，该反应是可逆的，且血细胞在治疗后数周内会恢复至正常。

出血也是化疗常见并发症，这可能与血小板减少和(或)血小板功能障碍有关。维生素K相关凝血因子缺乏也会导致该症状。出血也和血管生成抑制药贝伐单抗及一些酪氨酸激酶抑制药有关，尤其是联合应用其他药物后。正是由于该原因，在大型手术前都需要停止贝伐单抗治疗。

肿瘤释放包括组织因子在内的致凝因子可导致高凝状态，某些化疗药物会加重该表现。沙利度胺和相关药物来那度胺会增加静脉血栓形成风险，尤其是联合使用糖皮质激素和表柔比星后。其他可以增加血栓形成风险的药物包括顺铂和他莫昔芬。

放疗诱导的凝血机制异常通常延迟出现，表现为血管内皮坏死，放疗后直肠、阴道、膀胱、肺及脑出血也有所报道。

9.神经系统 化疗可能引起多种神经毒性不良反应，包括外周神经病变和脑病。几乎所有使用长春新碱的患者都发生手足的感觉异常，并可能伴随自主神经系统病变。这些变化是可逆的。顺铂通过破坏背根神经节导致剂量相关性广泛纤维神经病变。本体感觉的消失可能严重影响患者下床活动。对使用顺铂进行化疗的患者进行区域麻醉应考虑顺铂亚临床神经毒性的影响，顺铂的亚临床神经毒性存在于大多数患者，且可能延续到停药后的几个月。紫杉醇导致的剂量依赖性共济失调可能会伴随手足感觉异常和近端骨骼肌无力。皮质类固醇（泼尼松或其等效量60～100mg/d）可能会导致以颈屈肌和四肢近端肌无力为特征的肌病。皮质类固醇引起的神经肌肉毒性的第一个体征为坐位、站立困难，呼吸肌

也可能受到影响。类固醇诱导性肌病通常在停药后可以消退。

抗癌化疗药可能导致脑病、谵妄和(或)大脑共济失调。例如给予大剂量环磷酰胺和甲氨蝶呤。长期使用甲氨蝶呤，尤其是联合使用放疗，可能导致渐进性不可逆的痴呆。

10.肿瘤溶解综合征 是由于化疗导致肿瘤细胞突然破坏而引起，可以释放大量的尿酸、钾和磷酸盐。这种综合征通常发生在血液系统肿瘤治疗中，如急性淋巴细胞白血病。尿酸结晶的形成和(或)钙磷酸盐在肾中的沉积可形成急性肾衰竭。高钾血症引起的心律失常更可能生发于肾功能不全者。高磷酸盐血症可继发低钙血症，从而增加低血钾性心律失常的危险，并可能导致神经肌肉痉挛等症状。

四、癌症免疫学

（一）诊断
使用单克隆抗体检测癌蛋白质的基因编码或者其他类型的肿瘤相关抗原是常用的检测癌症的方法。肿瘤相关抗原 [α-甲胎蛋白、前列腺特异抗原（PSA）、癌胚抗原]存在于肿瘤细胞和正常细胞中，但是在肿瘤细胞中浓度更高。由于肿瘤相关抗原可在正常组织中存在，所以通过检测这些抗原来诊断癌症可能不如监测患者已知癌症的病情更有价值。

（二）免疫调节药
相比于正常细胞，肿瘤细胞通常表现出不同的表面抗原。相关证据表明，机体可以应对肿瘤相关抗原(TAs)所致免疫应答反应，该过程和异体排斥反应相似。但是TAs也存在于正常细胞中，表现出弱抗原性。免疫调节药是一种可以增强该免疫反应的物质。例如卡介苗（BCG）、自然存在的干扰素，如白介素-2（IL-2），干扰素-α（INF-α）和集落细胞-巨噬细胞刺激因子（GM-CSF）。这些介质用以增加宿主内源性抗肿瘤能力。

（三）肿瘤疫苗
对TAs在免疫应答中作用的认知推动了肿瘤疫苗的发展。目前存在预防性和治疗性两种肿瘤疫苗。预防性疫苗针对于推动肿瘤进展的感染性介质。两种预防性疫苗目前已经投入市场，分别是抗人乳头瘤病毒（HPV）6,11,16,18及抗乙型肝炎病毒（HBV）。HPV16及18与约70%宫颈癌

发生有关，并且也是阴道、外阴、肛门、阴茎、口咽相关癌症的致病因素。慢性HBV感染是肝癌的重要因素。推荐在儿童期注射HBV疫苗，这不仅可以降低HBV感染风险，也降低了肝细胞肝癌发生率。

治疗性肿瘤疫苗主要通过注射肿瘤抗原来刺激针对肿瘤细胞的免疫反应。在2010年，美国食品和药品监督管理局已经批准首批治疗性肿瘤疫苗Sipuleucel-T（或称Provenge）用以治疗某些转移性前列腺癌。它是通过分离患者自身免疫系统抗原提呈细胞获得的自体同源性疫苗，需要在含有前列腺酸性磷酸酶和GM-CSF的蛋白中培养。治疗引起的免疫反应表现为抑制肿瘤的发展。其他类型肿瘤疫苗也在开发中。某些疫苗主要来源于含有TAs的减弱或已被灭活的肿瘤细胞。另外来源于可以表达修饰后TAs的免疫细胞。人工合成疫苗也在开发中。一种重要的肿瘤疫苗通过使用"裸"DNA或RNA来编码TAs。注射或者通过病毒携带诱导大量TAs生成可以产生显著免疫应答反应，这将会阻滞肿瘤进展。

五、类癌综合征

类癌综合征表现为与癌症伴随的病理生理紊乱，它影响着近8%的癌症患者。有时类癌综合征的体征会在癌症诊断前表现出来，并最终发现癌症。某些特殊情况（上腔静脉阻塞、颅内压增加、心脏压塞、肾衰竭、高钙血症）可能是威胁生命的临床急症。

（一）发热和恶液质

发热可能伴随任何癌症，但尤其可能伴随肝转移。体温增加可能伴随肿瘤快速增殖，如白血病和淋巴瘤。发热可能反映了肿瘤坏死、炎症、肿瘤细胞毒性产物或内源性致热源的释放。

肿瘤性恶液质最常发生于癌症患者，尤其是肺癌。除了癌症对食欲的心理作用，癌症细胞与正常组织竞争营养，最终导致正常细胞的营养性死亡。一些能够诱导蛋白分解的肿瘤因子和宿主应答因子比如TNF-α，IFN-γ和IL-6都会引起肌肉萎缩和脂肪溶解。当严重营养不良尤其是准备手术时推荐营养支持治疗。

（二）神经系统异常

类癌所致神经系统异常是抗体介导神经系统损伤的结果。抗体产生自宿主对TAs与神经系统相关元素的交叉应答反应，这将会导致神经功能障碍。大多数类癌神经综合征（80%）将会出现在癌症确证之前，它会同时影响中枢和外周神经系统。虽然罕见，仅发生在1%肿瘤患者，但多发于小细胞肺癌、淋巴癌和髓样癌患者，例如，边缘性脑炎、类癌性脑萎缩、兰伯特-伊顿肌无力综合征及重症肌无力。兰伯特-伊顿肌无力综合征是由电压门控钙离子通道受体相关抗体所致，通常与小细胞肺癌相关。重症肌无力是由于乙酰胆碱受体相关抗体所致，常出现在胸腺瘤患者中。这些肌无力患者中可出现神经肌肉阻断药作用增强。

类癌神经综合征的诊断很困难，因为这些综合征通常不具有特异性，而且相关肿瘤诊断也未知。肿瘤相关抗体物质（称为肿瘤神经性抗体）存在于血清中，但并不是所有患者都具有。免疫抑制是治疗该综合征的主要方法。可的松和免疫球蛋白治疗是常见的方案。血清置换通常可以减少抗体负荷。一旦诊断明确，就需要监测其恶性发生程度。

（三）内分泌异常

类癌内分泌综合征源自于肿瘤细胞内激素或者肽类的生成（表23-3）。大多数异常症状出现在癌症诊断已经明确以后。目前更倾向于对潜在癌症进行治疗。

1. 抗利尿激素分泌失调综合征　1%～2%肿瘤患者中出现SIADH，多与小细胞肺癌相关。头痛和恶心是早期症状，随后可能进展为意识不清、共济失调、嗜睡和癫痫。这些症状与低钠血症及疾病的进展程度有关。SIADH在肿瘤治疗后可以缓解。血管加压素受体抑制药和地美环素可以应用于严重症状患者。

2. 高钙血症　对于住院患者而言，癌症是高钙血症的最常见原因，并且提示预后不良。肿瘤患者高钙血症的机制多种多样。最常见的机制是肿瘤细胞通过分泌甲状旁腺激素相关蛋白，并与骨骼和肾上的甲状旁腺激素受体结合。这种机制通常存在于肾、肺、胰腺、卵巢等上皮细胞癌中。高钙血症也可能与骨转移癌特别是来源于乳腺癌、多发性骨髓瘤、部分淋巴瘤所致局部溶骨活性增强有关。比较少见的机制是肿瘤细胞分泌维生素D。

癌症患者快速进展的高钙血症可能表现为嗜

表23-3 异位激素的产生

激素	相关癌症	症 状
肾上腺皮质激素	小细胞肺癌、甲状腺髓状癌、胸腺瘤、胰岛细胞瘤	库欣综合征
抗利尿激素	小细胞肺癌、胰腺癌、淋巴瘤	水中毒
促红细胞生成素	血管母细胞瘤、肌纤维瘤（肝、肾、子宫）红细胞增多症	红细胞增多症
人绒促性素	大细胞肺癌、卵巢癌肾上腺癌、睾丸癌	男子乳腺发育、溢乳、性早熟
胰岛素样物质	腹膜后肿瘤	低血糖
甲状旁素	小细胞肺癌、肾癌、肺鳞状细胞癌、胰腺癌、卵巢癌	甲亢、高钙血症、高血压、肾功能不全、左心功能不全
促甲状腺激素	绒毛膜癌、睾丸癌（胚胎）	甲状腺功能亢进、血小板减少症
降钙素	甲状腺髓样癌	低钙血症、低血压、肌无力

睡和昏迷。多尿伴随高钙血症可能引起脱水，因此，治疗方案包括生理盐水水化、静脉注入双磷酸盐或降钙素。

3. 库欣综合征 通常和肺的神经内分泌肿瘤有关，例如小细胞肺癌和肺类癌。它可以引起促肾上腺皮质激素（adrenocorticotropic hormone，ACTH）或肾上腺激素释放激素（corticotropin-releasing factor，CRF）分泌。临床表现包括高血压、体重增加、向心性肥胖、水肿。诊断可以通过测量血清中ACTH，CRF浓度及地塞米松抑制试验来证实。地塞米松抑制试验主要通过注射地塞米松后检测尿皮质醇水平。注射地塞米松后可以导致尿皮质醇含量降低。但是对于患有类癌库欣综合征患者，注射地塞米松后其尿皮质醇含量不会减低。治疗包括使用减少类固醇产生的物质，例如酮康唑和米托坦。降血压药和利尿药也可用于对症治疗。

4. 低血糖 间断性低血糖可以出现在分泌胰岛素的胰岛细胞瘤或分泌胰岛相关生长因子2（IGF-2）的非胰岛细胞瘤患者中。胰岛细胞瘤患者表现为高血清胰岛素水平。相反，非胰岛细胞瘤分泌胰岛素相关物质表现为低血清胰岛素水平和高IGF-2水平。

（四）肾功能异常

类癌肾小球疾病表现为不同类型，包括膜性肾小球肾病、肾病综合征及淀粉样变性。多涉及免疫球蛋白和含有肿瘤抗原及宿主抗体复合物的沉积。淀粉样变性是淀粉这种特殊蛋白沉积所致，其与肾细胞癌相关。肾小球肾病通常与淋巴癌和白血病相关。

（五）皮肤病和风湿病异常

类癌皮肤病和类风湿异常可能在没有足够恶化证据时出现，但是它们的出现意味着需要监测目前癌症的进展。黑棘皮病表现为皮肤增厚和色素沉着，经常发生于腋窝、颈部，见于胰岛素抵抗和其他肺癌相关情况。如果在手掌发现，通常预示肿瘤相关，大多数为腺癌。皮肌炎是一种导致近端肌力不良和皮肤明显改变的炎性改变，表现为眼睑和手部的皮疹，常出现在卵巢、乳腺、肺、前列腺及结直肠癌中。肥厚性骨关节病通常就是所熟知的杵状指——这主要与骨膜下骨沉积导致指骨重构有关，常见于胸内肿瘤或肺转移癌。

（六）造血系统异常

类癌造血综合征是罕见的综合征，但是常出现在癌症进展期。类癌嗜酸性粒细胞增多与特异性白介素产生相关，促进嗜酸性粒细胞分化，常见于白血病和淋巴癌患者。嗜酸性粒细胞增多偶尔导致哮喘和嗜酸细胞浸润所致晚期脏器损伤。粒细胞增多症常发生在实质性肿瘤中，特别是大细胞肺癌。再生障碍性贫血常和胸腺瘤相关，也可以见于白血病和淋巴癌患者。大约1/3血小板增多患者 [血小板 > 400×10^9/L（400 000/mm^3）] 被诊断为恶性转移。这主要与肿瘤释放包括IL-6在内的细胞因子有关。

六、癌症和转移癌的局部表现

（一）上腔静脉综合征／上纵隔综合征

上腔静脉阻塞是由癌症扩散到纵隔腔或直接到胸壁而引起的，常见于肺癌。心脏水平以上的静脉发生肿胀，特别是颈静脉和上肢静脉；常表现显著的上肢和面部水肿；颅内压增加表现为恶心、抽搐和意识水平降低，最可能由于脑静脉压力增加导致。大静脉受压可能引起晕厥。

上纵隔综合征是上腔静脉综合征和气管受压的结合。因为气道受压可能出现声嘶、呼吸困难及气道梗阻。相关治疗包括迅速放疗或化疗以减少肿瘤的大小从而减轻静脉及气道阻塞。在气道阻塞及纵隔静脉压力增大共同存在的情况下行支气管镜和(或)纵隔检查下取活检是非常危险的。

（二）脊髓受压

脊髓受压是硬膜外腔存在转移灶结果，最常见于乳腺癌、肺癌、前列腺癌或淋巴瘤。症状包括疼痛、肌肉无力、感觉丧失和自主神经系统功能紊乱。脑断层扫描（CT）和磁共振成像（MRI）能直观压迫范围。当神经功能部分缺损或者正在缺失时，放射治疗是一种有效的治疗手段。皮质类固醇常用于减轻硬膜外腔肿瘤定向辐射导致的炎症和水肿。一旦发展为完全瘫痪，椎板切除手术或脊髓放射解压的效果通常较差。

（三）颅内压增加

脑转移瘤常常来源于肺癌和乳腺癌，最初表现为精神萎靡、局部神经异常或癫痫。转移瘤导致急性颅内压增加的治疗方法包括皮质激素、利尿药和甘露醇。放疗常用于减轻症状，单发转移病变的患者可以考虑手术治疗。当肿瘤累及脑膜时，应鞘内使用化疗药物治疗。

七、癌症相关性疼痛

癌症患者可能经历着与病理性骨折、肿瘤浸润、手术、放疗和化疗相关的急性疼痛。频繁的疼痛与肿瘤转移相关，尤其是骨转移。神经压迫或者肿瘤浸润也可以诱发疼痛。经历频繁而严重疼痛的癌症患者通常会有抑郁和焦虑表现。

（一）病理生理学

癌痛的器质性原因可进一步分为伤害性疼痛和神经性疼痛。伤害性疼痛包括躯体痛和内脏痛，由位于躯体或内脏组织的疼痛感受器异常兴奋所导致。躯体性疼痛与肿瘤侵犯躯体结构如骨骼和骨骼肌有关，常被描述为酸痛、刺痛或者搏动性疼痛。内脏痛与中空或实质脏器损害相关，中空内脏受累常被描述为弥漫性啃噬样疼痛或痉挛样疼痛；如果涉及了实质脏器，则被描述为酸痛或锐痛。伤害性疼痛通常对非阿片类和阿片类药物都有反应。神经性疼痛涉及周边或中央传入神经通路，常描述为灼烧痛或撕裂样痛。神经性疼痛患者常常对阿片类药物反应不佳。

手术切除肿瘤造成的伤害可能是慢性疼痛发生的一个原因。瘢痕、手术软组织损伤及支配手术区域的感觉传入神经损伤也可能出现慢性疼痛。

（二）药物治疗

药物治疗因为疗效明确、起效快、相对费用低而成为癌痛治疗的基石。轻、中度的癌痛早期可用非甾体类抗炎药和对乙酰氨基酚（醋氨酚）。非甾体类抗炎药对治疗骨痛尤其有效，骨痛是癌痛最主要的原因。进一步治疗癌痛的方法包括使用可待因或类似药物。当癌痛进一步加重，可以使用更强效的阿片类药物。吗啡是最常选择的阿片类药物，而且能够口服给药。当经口途径不能提供足够的镇痛时，可以考虑改变给药途径（经静脉、皮下、椎管内、气管内、黏膜、皮肤）。芬太尼可以经黏膜和皮肤给予。阿片类药物能够产生药物依赖，故需要药物剂量的调整。对阿片类成瘾的恐惧是此类药物不能充分应用于临床的主要原因。但是在正确用药的前提下，发生阿片类药物成瘾非常罕见。

三环类抗抑郁药被推荐用于存在抑郁症状患者。这些药物通过协同阿片类药物而具有一定的镇痛作用。抗惊厥药对于治疗慢性神经性疼痛有效。皮质激素能够减轻疼痛感觉、减少阿片类药物的需求、改善情绪、增强食欲、增加体重。局部麻醉复合其他药物如加巴喷丁和氯胺酮具有防止急、慢性疼痛的作用，并能够减少术中麻醉药物用量。

（三）椎管内镇痛

椎管内镇痛是控制癌症患者术中疼痛的一种有效方法，并可能在超前镇痛中起到重要作用。椎管内镇痛复合局部麻醉能够及时缓解那些口服或静脉给药无效的疼痛，并且经常用于治疗癌痛。因可能有增加硬膜外脓肿的风险，所以椎管内镇痛不能用于局部感染、菌血症和全身感染的患者。然而，针对一些顽固性的癌痛，尽管会有脑脊膜感染风险，仍会使用硬膜外镇痛。吗啡可以通过鞘内或硬膜外注射来解决急性或慢性癌痛。脊髓阿片类药物可以通过皮下隧道，外置导管或置入的药物传送系统进行长达数周到数月的长期输注。这种置入式传送系统可以置于鞘内或硬膜外，通常设有一个蓄药池并可以进行外部操作。当全身给予阿片类药物因为不能耐受其不良反应或镇痛不足而失败时，可以考虑椎管内给予阿片类药物。阿片类药物用于椎管内通常是满意的，但是一些患者需要一个额外的低浓度局部麻醉来达到足够的镇痛效果。

（四）神经损毁

神经损毁术目的是破坏神经的感觉纤维而不破坏其运动及自主神经纤维。决定适当的破坏性神经阻滞的重要方面是疼痛位置和程度、更微创治疗的有效性、预期寿命、与阻滞相关的固有风险以及是否由有经验的麻醉医师执行操作。总体来说，持续性疼痛比间歇性疼痛更适用于破坏性神经阻滞。通过乙醇或苯酚破坏腹腔神经丛已被用来治疗起源于腹部脏器的疼痛，尤其是胰腺癌所引发的疼痛。破坏性神经阻滞伴随着明显的不良反应，但镇痛通常持续6个月或更长的时间。

癌痛经其他治疗无效的患者可行神经损毁或神经破坏治疗。脊髓索切开术涉及切开脊髓的脊髓丘脑束，可以用于治疗相应的下肢、胸部及上肢单侧疼痛。脊神经后支切除术可以阻断感觉神经根，应用于疼痛局限于特定皮节水平时。部分特定患者可应用脊柱刺激或深部脑刺激。

八、麻醉管理

癌症患者的术前评估包括对疾病本身病理生理的考虑（表20-2和表20-3）和化疗药物潜在不良反应的认识（表23-4）。而且，患者存在的基础疾病不能被忽视。术前有必要改善营养不良、电解质紊乱、贫血和凝血功能异常。在绝大多数情况下，实验室检查应完善包括血细胞计数、凝血功能检查、血清电解质浓度和转氨酶水平。需要应用X线胸片、心电图、肺功能检查和其他特异性检查方法。对于化疗药物的术前管理目前没有特殊规范。但是绝大多数药物特别是生长因子和血管生成抑制剂会潜在影响术后伤口愈合。多项证据表明，接受贝伐单抗治疗患者手术需要延迟4~8周，因为可能会增加出血及术后伤口并发症风险。

对使用有肺和心脏毒性化疗药物，应考虑其可能存在的肺和心脏毒性。麻醉药物的心肌抑制作用可以暴露心肌毒性治疗药物如多柔比星等所致的心功能障碍。因此，在大手术前需要行心电图检查。由于一些化疗药物可以导致心电图异常例如Q-T间期延长，需要回顾早期心电图。

术前药物相关性肺纤维化（呼吸困难、干咳）或者充血性心力衰竭病史可能对接下来的麻醉有一定影响。使用博来霉素患者，除了血氧定量，检测动脉血气会有所帮助。另外，因为肺纤维化能导致淋巴引流功能下降，要仔细评估血管内液体容量、注意患者发生间质性肺水肿的危险。高浓度氧可以加重博来霉素相关性肺损伤。因此，保证血氧饱和度前提下将氧浓度调整至最小量十分必要。一氧化氮会加重甲氨蝶呤的毒性，因此尽量避免使用。

肝或肾功能障碍可能影响麻醉药和肌松药的选择和剂量。尽管没有进行长期观察，对于接受烷化剂如环磷酰胺化疗的患者，琥珀酰胆碱应答延迟是需要考虑的内容。类癌综合征例如重症肌无力和伊顿-兰伯特综合征也会影响患者对肌松药的反应。

重视无菌技术非常重要，因为接受化疗患者常存在免疫抑制，并随营养不良而加重。麻醉、手术应激或术前输血可以引起免疫抑制，这会对患者后续的肿瘤应答有不利影响。接受类固醇治疗的患者可能出现肾上腺功能抑制。接受泼尼松剂量＞20mg/d(或等同剂量)并持续超过3周的患者应考虑该风险。下丘脑-垂体-肾上腺轴功能恢复需要1年。类固醇替代治疗方案是在麻醉诱导阶段予以静脉注射100mg氢化可的松，术后每8小时静脉注射100mg氢化可的松，持续至术后24h。

口腔黏膜炎患者气管插管可能导致出血。患有头颈及前纵隔癌症患者可能存在困难气道。患者如果有射线暴露史可出现气道异常改变，这在一般体格检查中难以发现。目前证据表明，麻醉药物和镇痛药物存在免疫调节功能（见24章）。静脉阿片类药物可抑制自然杀伤细胞活性、产生免疫抑制效应、促进肿瘤细胞增生。相比于全麻药而言，应用神经阻滞麻醉药可以保证宿主内源性抗癌能力。但是对于某些癌症患者，其凝血功能异常为神经阻滞禁忌证。外周神经阻滞技术可以得到很好的应用，但是对于应用包括长春新碱

表23-4　癌症患者麻醉前评估

系统	风险因子	化验和检查	麻醉关注点
循环系统	多柔比星接触史	X线胸片	左心室功能不全
	纵隔放射线接触史	胸部CT	左心室功能不全
	前纵隔肿物大血管充血		
呼吸系统	博莱霉素、白消安、苯丁酸氮芥素接触史	动脉血气分析	博莱霉素接触史患者避免高浓度吸氧
	胸腔放射线接触史	X线胸片	
		胸部CT	
		流速-容量圈肺功能监测	
肝肾功能	放疗或化疗史	肝肾功能检查凝血全项	肿瘤细胞溶解综合征诱发的急性肾衰竭
	肿瘤细胞溶解综合征	尿酸水平	依据终末器官损害调整剂量
血液系统	肿瘤转移性疾病	完全血细胞计数	感染风险
	绝大多数化疗药物接触史和射线暴露史	凝血全项	出血风险
			预防血栓栓塞
	顺铂、长春新碱、氟尿嘧啶接触史	已存在的感觉缺陷的体格检查和病历记载	颅内压增高、视盘水肿、转移灶导致的脊髓受压
	肿瘤转移性疾病		转移灶或上腔静脉综合征导致的膈神经麻痹
	类癌综合征（重症肌无力、伊顿-兰伯特综合征）		慎用周围神经阻滞、椎管内麻醉
消化系统	放射线和所有化疗药物接触史	体格检查	血容量不足
		血电解质和白蛋白水平	电解质异常
			代谢性酸中毒/碱中毒
			气道探查可能导致黏膜或口腔溃疡出血，恶心/呕吐可增加误吸危险
			感染风险增加、伤口愈合不良
内分泌系统	激素接触史	术前用药史	电解质异常的风险（低钠血高钙/低钙血症）
	SIADH	血清电解质水平	激素剂量相关性肾上腺功能不全
	高钙血症		
气道	头颈部放疗史	体格检查	预防气道困难
	前纵隔肿块	X线胸片	气管受压
		胸部CT	气道塌陷伴随自主呼吸停止
		流速-容量圈	

和顺铂等化疗药物所致外周神经疾病而言，该技术需要慎重考虑。

术后监护必须加强镇痛管理。很多肿瘤患者在术前已经接受与诊断相关镇痛治疗。因此，需要调整麻醉药物剂量避免出现耐受。预防感染和血栓也是需要考虑的内容。

九、临床上常见的癌症

在成年人，最常见的肿瘤是肺癌、乳腺癌、结直肠癌和前列腺癌。肺癌是男性继前列腺癌后第二常见的恶性肿瘤；肺癌的发病率在女性中也不断增加，并且仅次于乳腺癌。

（一）肺癌

在美国，肺癌是男性及女性癌症病死的首要原因，约占所有癌症病死患者的1/3，这是一种可预防性疾病，因为90%的肺癌病死都与吸烟相关。目前肺癌的5年生存率差异主要与其诊断分期有关：50%仅有局限疾病的患者可存活5年以上，而对于那些发现时就已经到晚期转移的患者，其中仅有2%能存活5年以上。

1. 病因学 吸烟与肺癌相关性已经被充分证实了。吸大麻与吸同样数量的烟草相比能产生更多的一氧化碳和焦油，所以吸大麻是肺癌的额外风险因素。烟草中致突变剂和致癌物的存在可能导致染色体的破坏，长期吸食可能导致恶性肿瘤。其他的致癌因素包括电离辐射（煤矿和铁矿的副产物）、石棉（增加了非吸烟者肺癌的发生率而且与烟草协同作为致癌物）和自然界存在的氡气。乳腺切除术后的辅助性放疗可以增加肺癌发生的风险。

肺癌的发生也有一定的家族性，可能与遗传因素、致癌因素和接触二手烟有关。二手烟雾吸入会增加患肺癌的风险，并有可能导致儿童呼吸道感染和哮喘的发生。发展为肺气肿的吸烟者发生肺癌的风险增加。获得性免疫缺陷综合征可能与肺癌的发病率增加相关。戒烟会降低肺癌的风险和发生率，并在戒烟10～15年后与不吸烟者具有相似的肺癌发病率和风险。

2. 症状和体征 肺癌患者存在与疾病严重程度相关的特点，包括局部表现、转移疾病的症状和体征以及与癌症直接相关的各种类癌综合征。可能存在的临床症状包括呼吸道阻塞导致的咳嗽、咯血、哮喘、喘鸣、呼吸困难和肺炎。纵隔转移可能导致声嘶（喉返神经压迫）、上腔静脉综合征、心律失常和心包渗出或压塞导致的充血性心力衰竭。胸膜渗出常常导致呼吸困难和胸痛。常见全身虚弱、乏力、厌食和体重减轻等。

3. 组织亚型 肺癌的临床表现因组织亚型的不同而呈多样性。非小细胞肺癌约占所有新发现肺癌的85%，包括鳞状细胞癌、腺癌和大细胞癌。

鳞状细胞癌起源于主支气管或者其主要分支（中央型），常常通过痰细胞学检查发现。这些肿瘤发展缓慢，可能在发现之前已经达到较大的体积。常见临床症状包括咯血、支气管阻塞相关的肺不张、呼吸困难、肺炎引起发热。胸部X线片上可能有空泡化。

腺状细胞癌最常发生于肺的周边，常表现为胸膜下结节，并有侵犯到胸膜并产生含有癌细胞的胸膜渗液的趋势。肺腺癌从形态上很难与恶性间质瘤及从其他组织（乳腺、胃肠道、胰腺）转移的腺癌相鉴别。

大细胞癌最常起源于肺的周边，常表现为大块肿瘤。与腺癌一样，这些肿瘤早期即发生转移且首先转移至中枢神经系统。

小细胞癌常起源于中央支气管，早期转移到淋巴结（尤其是纵隔淋巴结）、肝、骨、中枢神经系统、肾上腺和胰腺的概率较高。显著的纵隔淋巴结肿大可能误诊为恶性淋巴瘤。纵隔压迫可以导致上腔静脉综合征。小细胞癌产生多肽和异位激素的倾向明显，这可以导致代谢异常。这些患者往往在病程已经远处转移之后才被诊断。

4. 诊断 痰细胞学分析常用于肺癌的诊断，尤其是当癌症起源于近端支气管时更易检测到脱落于痰液中的癌细胞。外周病变小至3mm都可以用高分辨率的CT检测到。肺癌高危如患有慢性阻塞性肺疾病的吸烟者推荐应用肺癌筛查。

纤维支气管镜联合活检、冲洗是肺癌早期评价的一个标准程序。肺周围部位病变能在X线下通过经皮针吸诊断。胸腔镜手术对于周围型肺癌和胸膜肿瘤的诊断有效。CT检查对于肺转移瘤诊断敏感。脑磁共振成像和头CT有助于诊断即使没有神经系统症状患者的头部转移。纵隔镜和胸腔镜提供了淋巴结活检的机会，并可对肿瘤进行分期。

5. 治疗 肺癌的治疗方法有手术切除、放射治疗和化学疗法。优先选择哪种治疗方法取决于肿瘤的细胞类型、分期以及患者基础健康状况。

肺功能试验用于评估患者是否适合肺切除手术。一秒用力呼气容积（FEV_1）和一氧化碳弥散量（DLCO）通常被认为是预测术后并发症最有用的因子。如果$FEV_1 > 2$，且DLCO达到80%以上，患者术后呼吸系统并发症风险低。当不确定患者是否为低风险级别时，预测术后肺功能是有意义的。预测术后肺部功能考虑到术前肺功能、将要切除肺组织的量以及该部分肺组织对整体肺功能的影响。理想情况下，它的计算是基于术前肺功能测试结果以及一些特异性肺功能量化测量指标，如通气灌注扫描。预测术后的FEV_1，也可以将预期切除的肺段数代入公式进行估算：预测术后FEV_1＝术前FEV_1×（术后剩余肺段数/肺段总数）。通常情况下，预测的术后FEV_1＜0.8L的患者被认为不适宜行肺切除术。通过心肺运动试验计算最大耗氧量是另一种可用于评估患者高风险的检测方法。

当疾病已经播散到纵隔淋巴结或出现转移时，外科手术对于生存率的提高几乎没有作用。即使在那些认为手术可以治愈的肺癌患者中，也有将近一半在5年内有复发的转移。基于这些原因，许多非小细胞癌的患者只能选择化疗或者化疗联合手术或放疗。优先选择胸腔镜手术，尤其是肺叶切除或肺楔形切除者。对于更复杂的手术或者肺切除术应选择标准的胸廓切开术。放疗可以有效缓解绝大多数患者肿瘤侵袭所致症状。

小细胞肺癌对放射线敏感，更适用于放疗。而且对于大多数患者而言，发现小细胞肺癌时癌细胞已经扩散。化疗也是一种辅助性治疗手段。

6.麻醉管理 肺癌患者的麻醉管理包括术前应该考虑到肿瘤相关的营养不良、肺炎、疼痛和异位分泌作用所致的内分泌失衡，如低钠血症、低钙血症。当拟行肺组织切除术时，评价心肺功能很重要。

出血和气胸是纵隔镜最常见的并发症。纵隔镜也能够增加右侧无名动脉压力，从而导致远端脉搏的消失并可能误诊为心搏骤停。同样，未被发现的右侧无名动脉（右颈总动脉分支）压迫可能表现为术后神经系统功能不全。纵隔镜术中牵拉迷走神经或者纵隔镜压迫气管可导致心动过缓。肺叶切除需要利用双腔气管插管或支气管阻滞器实现单肺通气。

（二）结直肠癌

在美国，结肠癌是仅次于肺癌的第二大癌症病死原因。几乎所有的结直肠癌都是腺癌，而且多发生于50岁以上的老年人。

1.病因学 大多数结直肠癌都起源于腺瘤性息肉。虽然腺瘤性息肉很常见（50岁以上的老年人30%以上都存在），但只有不到1%发生恶变。大的息肉尤其是直径＞1.5cm者很有可能包含有恶性细胞。现在认为腺瘤性息肉需要生长

5～10年才会发展为癌症。正常结肠黏膜发展为含有癌细胞的良性腺瘤性息肉然后发展到威胁生命的恶性肿瘤与原癌基因的突变激活及抑癌基因的丢失等一系列遗传因素相关。

大多数结直肠癌与饮食相关，结直肠癌发生率与能量摄入、动物脂肪、肉类蛋白的摄入有直接关系。数据证实动物脂肪的大量摄入是与结肠癌最相关的饮食因素。结直肠癌患者家族史、炎性肠病、吸烟时间长于35年都能够增加结直肠癌的风险。

2.诊断 结直肠癌筛查的原理是对无症状患者早期检查并切除局部表浅的肿瘤和癌前病变以增加治愈率。检查程序（包括直肠指检、粪隐血检查、结肠镜）对直系亲属有结直肠癌病史（尤其是55岁以前患病）的患者尤其适用。

3.症状和体征 结直肠癌的症状和体征反映了癌症的解剖部位。因为粪便通过回盲瓣进入右结肠时相对稀薄，所以即使盲肠和升结肠的肿瘤增长后使管腔变得非常狭小，也很少造成梗阻。升结肠的肿瘤常常发生溃疡，导致血液慢性丢失于粪便中。这样的患者常常发生贫血、疲劳，有些患者甚至出现心绞痛。

当粪便进入到横结肠时变得相对浓缩。横结肠癌症引起与之相关腹部绞痛、肠梗阻甚至穿孔。腹部X线平片能发现特征性反映管腔狭窄的结肠积气征（餐巾环病变）。发生于乙状结肠和直肠的癌症会有里急后重和稀便，尽管直肠病变常有新鲜血便（常来源于痔），但贫血不常见。

结直肠癌最先转移到局部淋巴结，然后通过门脉循环进入到肝。肝是最常见的转移部位。在没有肝转移的情况下，结直肠癌很少转移到肺、骨骼和脑等器官。术前血浆癌胚抗原浓度的增加提示手术后肿瘤复发。癌胚抗原是一种糖蛋白，存在胃癌、胰腺癌、乳腺癌和肺癌及非恶性状态下（如酒精肝、炎性肠病、吸烟、胰腺炎）也增加。

4.治疗 结直肠腺癌的预后取决于肿瘤侵及肠壁的深度和是否存在区域淋巴结及远处（肝、肺、骨）转移。结直肠癌根治术包括切除病变肠壁及周边的血管和淋巴结，这是最有可能治愈该病的一种方法。远端直肠癌的手术处理可能需要永久的乙状结肠造口（腹会阴切除术）。因为大部分患者在3～4年就会复发，所以结直肠癌的

治愈率通常用5年生存率来评价。

因为外科手术后的复发风险高,直肠癌患者可考虑放疗。术后放疗能引起短暂的腹泻和膀胱炎,但是对小肠和膀胱的永久性损害不常见。

5.麻醉管理 结直肠癌根治术的麻醉管理可能受贫血和肝、肺、骨、脑转移的影响。麻醉诱导期间,慢性肠梗阻可能不增加反流误吸的风险,但是腹胀可限制足够潮气量而干扰氧合。结直肠癌根治术中输注血液被指出可能缩短患者的生存时间。因为这些原因,对结肠癌患者需要仔细谨慎地评估术前风险并权衡输血的利弊。

(三)前列腺癌

报道的前列腺癌病例数量显著增加,推测可能是因为前列腺特异抗原(prostate-specific antigen, PSA)检测的广泛使用。前列腺癌的发病率非裔美国人最高而亚洲人最低。遗传性前列腺癌突变基因(HPC-1)的存在大大增加了前列腺癌的风险。输精管结扎术被认为可能与前列腺癌的风险增加相关,但还没有得到证实。前列腺癌基本上都是腺癌。

1.诊断 基于前列腺特定抗原的筛查已经大大改变了前列腺癌的诊断。血清PSA浓度的增加可能表明男性前列腺癌的存在,并需要进一步的直肠指诊。在直肠指检中发现离散结节或弥漫性硬结,尤其在存在阳萎或尿路梗阻(频率、夜尿、尿迟疑、尿急)等症状的情况下,应考虑前列腺癌。但是直肠指检只能用来评估前列腺的后外侧。如果直肠指检表明存在癌症的可能,无论PSA的浓度如何都需要直肠超声检查和活检。不论指检的结果如何,只要PSA水平高于10ng/ml,检测出癌症的可能性都会大幅上升。患者常不伴有骨痛、体重减轻等转移性的症状。

2.治疗 局灶性、分化良好的前列腺癌通常用经尿道电切术治愈,但是在这些患者中有高达16%会在8年内逐渐进展。可在这些患者亚群中实施更积极的治疗(如前列腺癌根治术或放射治疗),特别是那些年龄<65岁的患者。如果涉及淋巴结,可以推荐前列腺癌根治术或放射疗法。前列腺癌根治术,可在耻骨后或会阴处进行手术。耻骨后方法允许外科医生在前列腺切除术前取淋巴结样品进行冷冻切片;放射治疗可以通过外照射或放射性粒子置入来进行。决定选择手术或放疗依据于不同治疗方法的不良反应以及患者总体健康状况。阳萎和尿失禁是前列腺癌根治术的风险。保护好前列腺每侧的神经血管束,可以降低手术后阳萎的风险。放射治疗产生阳萎较少,但可以引起衰弱性膀胱炎或直肠炎。

转移性前列腺癌推荐使用激素治疗,因为这些肿瘤受雄性激素营养的影响。去除雄激素的治疗显著降低睾酮水平,并导致肿瘤缩小。去除雄激素可以通过手术去势、外源性雌激素(如己烯雌酚,促黄体激素释放激素(GNRH))、抑制垂体促性腺激素的释放、使用抗雄性激素物质(如氟他胺)、阻止雄激素在靶组织中作用及综合疗法(如结合促黄体激素释放激素激动药或双侧睾丸切除抗雄激素)。

当晚期前列腺癌对激素疗法产生耐药时,常发展成为丧失活动能力的骨痛。用米托蒽醌加皮质激素或雌莫司汀加紫杉醇进行系统性化疗能有效减轻疼痛。在疾病的晚期,大剂量的泼尼松进行短期冲击治疗可能会产生主观改善。

(四)乳腺癌

美国妇女一生的12%时间里面临患乳腺癌危险。乳腺癌的病死率大约3%。而大多数诊断为乳腺癌女性并不是死于乳腺癌。

1.危险因素 乳腺癌发生的最主要风险因素是年龄增长(75%的乳腺癌发生于50岁以上的女性)和乳腺癌家族史(有直系亲属曾患乳腺癌的女性,50岁以下乳腺癌发生的风险增加了3~4倍)。生殖的风险因素包括月经来潮早、绝经晚、首次怀孕晚和未生育,这些都增加了乳腺癌发生的风险,推测因为这些因素都延长了乳腺暴露于雌激素的时间。乳腺癌的两个易感基因(BRCA1, BRCA2)是常染色体显性遗传的突变体。

2.筛查 乳腺癌的筛选策略包括乳腺自我检查法、专业临床检查、乳腺扫描。乳腺癌专业临床检查和定期的乳腺扫描使50岁以上妇女乳腺癌病死率降低了约1/3。40—50岁妇女推荐1年进行1次乳腺扫描。少数乳腺癌患者不能被乳腺扫描检测到,所以乳腺超声检查和(或)磁共振可能在特定患者中有价值。

3.预后 在早期乳腺癌患者,腋前淋巴结浸润和肿瘤大小是两个最重要的决定预后的因素。已确定的其他预后因素包括原发肿瘤雌激素和黄体激素受体的表达和其组织学评分。雌激素和黄体激素受体表达缺失的患者预后较差。雌激素和黄体激素受体表达的大多数肿瘤对内分泌治疗是有反应的。

4.治疗　虽然乳腺癌根治术（包括切除乳腺、腋前组织和胸壁肌肉）曾经是治疗乳腺癌的最主要方法，但是现在临床上很少用。保留乳腺的治疗方法包括用放疗的肿块切除术、简单的乳腺切除术和改良乳腺切除术，这些方法提供了与乳腺癌根治术相同的生存率。因为远处微转移的可能性与转移的淋巴结数量高度相关，腋前淋巴结切除术提供较好的预后。前哨淋巴结转移的范围可以通过在乳腺原发肿瘤周围注射放射性跟踪物或异舒泛蓝来划分。注射的物质很快到达腋前淋巴结（前哨淋巴结）。如果腋前淋巴结没有转移，其他地方的淋巴结也很可能没有转移，可以避免行进一步的腋前淋巴结手术。乳腺癌手术相关的死亡率与淋巴结清扫相关的不良反应如淋巴水肿密切相关。肥胖、体重增加和上肢感染是淋巴水肿额外的风险因素。为了防止淋巴水肿，需避免手术同侧上肢的静脉穿刺、受压、感染和热暴露。

因为肿块切除术与乳腺癌的高复发率密切相关，所以放疗是乳腺癌非手术治疗的重要手段。预防邻近局部组织如皮肤、胸壁和邻近淋巴结的扩散需要乳腺切除术后的放疗。

（1）系统性治疗：许多早期乳腺癌妇女在诊断时已经发生远处微转移。系统治疗的目的是预防或者延长疾病的复发。他莫昔芬治疗、化疗和卵巢切除术是系统治疗最常用的方法。

（2）他莫昔芬：是一种雌激素激动拮抗药的混合物。它与肿瘤细胞的雌激素受体相互作用，但是对其他靶点起着拮抗作用。对雌激素受体阳性的肿瘤患者进行5年的他莫昔芬治疗，可以大大降低复发的风险。他莫昔芬治疗的效果在淋巴结阳性或者阴性的患者相同。然而，他莫昔芬不能改变有极少量或者没有雌激素受体表达的肿瘤患者的预后。

他莫昔芬能导致体温紊乱（热潮红）、月经紊乱并增加子宫内膜癌的风险。甲地孕酮可用来降低与他莫昔芬相关的热潮红的严重程度。他莫昔芬可以降低血浆胆固醇和低密度脂蛋白的浓度，但是这是否能降低缺血性心肌病的风险还不确定。他莫昔芬能通过其雌激素前体的作用保持

绝经妇女的骨密度，从而降低骨质疏松相关的髋骨、脊柱和桡骨骨折的发生率。同时他莫昔芬治疗使得血栓形成的风险也有所增加，包括深静脉血栓形成、肺栓塞、卒中。

（3）化疗：联合化疗降低了淋巴结阳性或阴性乳腺癌患者的复发率和病死率，且在50岁以下的淋巴结阳性的女性最有利。常用的联合化疗药包括环磷酰胺、甲氨蝶呤和氟尿嘧啶。化疗是杀死细胞的一项重要决定因素。传统的辅助性化疗经常在手术后数月内开始进行。某些特定患者手术前使用放疗和化疗，以便减小肿瘤提高乳腺保存率。在多个淋巴结转移的高危女性，可以考虑用大剂量烷化剂化疗联合自体骨髓移植。

乳腺癌患者化疗的不良反应包括恶心、呕吐、脱发和骨髓抑制。最严重的后遗症是白血病和多柔比星相关的心肌损害。有心肌疾病或者充血性心力衰竭的患者应该用心电图或者心动超声来评估。化疗后可能发生脊髓异常综合征或者急性骨髓白血病，但是发生率很低（0.2%～1%）。大剂量放疗可能导致臂丛神经病变或损伤、肺炎、肺纤维化和心肌损伤。

（4）支持疗法：晚期乳腺癌患者治疗的最主要目的是减轻症状和预防并发症。乳腺癌最常转移的部位是骨骼。除了激素治疗或化疗，常规给予二碳磷酸盐化合能减轻骨痛并通过抑制骨破坏而降低骨骼并发症的发生率。

5.麻醉管理　术前评估包括对化疗相关的不良反应的评价。考虑到可能增加淋巴水肿和上肢感染的易感性，应该避免在可能发生淋巴水肿的上肢放置静脉导管。避免上肢受压（血压袖带）和热暴露也是必要的。当考虑用局部麻醉和手术变换体位时，应该考虑是否有骨痛和病理性骨折的存在。麻醉药物、方法的选择以及特殊监护的使用可能受拟行手术方法的影响多于乳腺癌本身。如果手术中注射了异舒泛蓝，动脉血氧饱和度（SpO_2）可能有一个短暂的虚假的下降，通常降低3%。

十、临床上不常见的癌症

不常见的肿瘤包括心脏肿瘤、头颈部肿瘤和内分泌腺肿瘤、肝肿瘤、胆囊肿瘤、泌尿生殖器肿瘤。淋巴瘤和白血病是淋巴腺和血液成分肿瘤的例子。

（一）心脏肿瘤

心脏肿瘤可以是原发性、继发性，良性或恶性。转移性心脏肿瘤通常来源于邻近的肺癌——其发生率比心脏原发肿瘤发病率高出20～40倍。成年人心脏良性肿瘤40%～50%是心脏黏液腺瘤。大约75%的心脏黏液瘤发生于左心房，其余25%在右心房。在心动周期中，心脏黏液瘤在心腔内往往表现出显著的活动。

心脏黏液瘤的症状和体征反映了其对心腔充盈与排空的干扰以及黏液物质组成的栓子和肿瘤形成的血栓的释放。左心房黏液瘤可能与伴有肺水肿的二尖瓣疾病相似。右心房黏液瘤与三尖瓣疾病相似，可以导致静脉回流减少和右心衰竭。大约1/3的心脏黏液瘤患者发生栓塞。这些血栓主要来源于黏液瘤物质或已经在肿瘤中形成的栓子。大部分黏液瘤位于左心房，系统性栓塞尤其常见且常常波及视网膜动脉和脑动脉。心脏黏液瘤可能作为包括皮肤黏液瘤、乳腺黏液样纤维瘤、垂体腺瘤、肾上腺皮质增生（库欣综合征）的综合征的一部分发生。心脏超声可能确定心脏黏液瘤的位置、大小、形状、附着和活动度。

手术切除通常可治愈心脏黏液瘤。一旦确诊应尽快手术治疗，因为有发生栓塞和猝死的可能。大部分病例心脏黏液瘤是带蒂的，能很顺利被摘除。术中必须避免心脏黏液瘤的破碎。所有心腔都必须检查排除多发性肿瘤的存在。心脏瓣膜的机械行损伤或者肿瘤粘连于瓣叶可能需要行瓣膜成形术或者瓣膜置换术。

在心脏黏液瘤患者的麻醉中应该考虑到低心排血量以及二尖瓣或三尖瓣阻塞导致的低动脉氧分压的可能。阻塞的症状可能因为体位的改变加剧。存在右房黏液瘤的患者禁止放置右心房或者肺动脉导管。心房黏液瘤术后可能发生室上性心律失常，在一些患者，因为房室传导阻滞可能需要安装永久性心脏起搏器。

（二）头颈部肿瘤

在美国，头颈部肿瘤约占所有肿瘤的5%，尤其在50岁以上的男性。大部分患者有酗酒和吸烟史。头颈部肿瘤最常转移的部位是肺、肝和骨骼。高钙血症可能与骨转移相关。肿瘤切除术前推荐营养治疗。如果选择化疗，其目标是减小原发或者转移瘤的大小，以提高后续手术或放疗的作用；次级目标是根除隐蔽的微转移。

患头颈部肿瘤患者的麻醉关注点主要包括可能存在体表气道检查不能发现的气道解剖异常。术前应评估鼻纤镜影像及报告。需要为困难通气和困难插管可能性提前做好准备。

（三）甲状腺癌

甲状腺乳头状癌和滤泡状癌是治愈率最高的癌症。甲状腺癌较多见于女性。儿童时期颈部接受外源性的辐射与甲状腺癌家族史一样增加了甲状腺癌发生的危险。甲状腺髓样癌与2型多发性内分泌腺瘤综合征常染色体变异的显性遗传相关。这种甲状腺癌产生大量降钙素，为甲状腺癌的存在与是否治愈提供了敏感的检测指标。

甲状腺次全切除术与甲状腺全切术的复发率低于甲状腺局部切除术。即使是甲状腺全切术后也可能有部分甲状腺组织残留，术后可以通过放射性碘来检测。甲状腺全切的风险包括喉返神经损伤（2%）和永久性甲状腺功能低下（2%）。甲状腺乳头状癌患者需要切除气管旁的气管食管淋巴结。甲状腺乳头状癌和滤泡状癌细胞的生长受促甲状腺素控制，含有甲状腺素的促甲状腺素分泌抑制药提高了长期存活率。外源性放疗可以用来姑息性治疗梗阻症状和骨转移。

（四）食管癌

食管癌有两种组织亚型：上皮细胞癌和腺癌。过量饮酒和长期吸烟是食管鳞状细胞癌发生的独立危险因素。食管腺癌发生的最高危人群是巴雷特食管患者，即胃食管反流症患者。在大多数患者，吞咽困难和体重下降是食管癌的最初症状。吞咽困难可能与营养不良相关。吞咽困难可能导致反流，增加了误吸的危险性。当食管癌已经有临床症状时往往已经发生了转移。食管浆膜层缺损和广泛的淋巴系统的存在能导致食管癌很快转移到邻近的淋巴结。然而，对于有胃-食管反流症而常规行内镜检查的患者，食管癌可能在很早期时就得到诊断。

即使是积极治疗，患上皮细胞癌的患者5年生存率仅达15%～20%。食管切除术可用于治疗食管癌，该疾病具有极高的致病率和病死率。对于鳞癌化疗和放疗可能优于手术切除。食管腺癌对放疗敏感，但是化疗和手术可能提高生存率。食管癌缓解症状的方法包括手术放置喂养管、探条扩张术和内镜支架置入。

与酒精性肝病和吸烟导致的慢性阻塞性肺疾

病一样，对食管癌患者的麻醉管理要考虑乙醇滥用对麻醉药物的交叉耐受。体重大幅度下降常常与血容量下降并存，在麻醉诱导和维持过程中表现为低血压。

（五）胃癌

胃癌曾是美国男性癌症相关性死亡的最主要的因素，但1930年以后胃癌的发生率就显著下降了。胃酸缺乏、恶性贫血、慢性胃炎和幽门螺杆菌感染是胃癌发生的诱因。胃癌的症状（消化不良、上腹部疼痛、厌食）与良性溃疡病不易鉴别。大约90%的胃癌是腺癌，其中将近50%发生于胃的远端。当已经有体重下降、可触及的上腹部肿块、黄疸和腹水出现的时候，胃癌往往已经是晚期了。

将毗邻淋巴结一起切除的胃癌根治术是唯一可能治愈胃癌的方法。原发肿瘤的切除也是最好的解除症状的方法。胃癌相对耐放疗，但它是少数对可能有化疗反应的胃肠道肿瘤之一。

（六）肝癌

肝癌最常发生于有乙型肝炎或者丙型肝炎、酗酒和血色素沉着病的男性，最初症状是典型的上腹部疼痛，可以触及的腹部肿块和厌食，体重减轻等。还可能有压迫上腔静脉和(或)门静脉、下肢水肿、腹水和黄疸等症状。实验室研究反映了与慢性肝病相关的异常。肝功能检查可能是异常的。肝的CT和磁共振检查能够确定肿瘤的解剖位置，而肝造影可能对于鉴别原发肝细胞癌（血管丰富的）和肝转移瘤（血供较少的）以及确定肿瘤是否能被切除更有价值。手术根治切除术或肝移植常常提供唯一的生存希望，但是大部分肝癌患者因为广泛的肝硬化、肝功能下降和肝外疾病的存在而不适合手术。化疗的放疗价值有限。

（七）胰腺癌

尽管发病率低，胰腺癌是美国人癌症相关死亡的第4主要的原因。没有任何证据表明胰腺癌与咖啡因摄入、胆石症或糖尿病相关，但吸烟、肥胖、慢性胰腺炎与胰腺癌表现为正相关。大约95%的胰腺癌是导管腺癌，多数发生于胰头。腹痛、食欲减退、体重减轻通常是首发症状。疼痛提示有腹膜后及内脏神经浸润。肿瘤发生于胰头的患者，黄疸反映了胆道梗阻。胰腺癌患者很少患有糖尿病。胰腺癌可能表现为局部肿块或腺体弥漫性肿大，需要活检以明确诊断。完整的手术切除是治疗胰腺导管癌唯一有效的方法。导致无痛性黄疸的胰头部肿瘤患者最有可能手术切除。

胰腺外扩散消除了手术治愈的可能性。两种最常用的方法是胰腺全切术和胰十二指肠切除术（Whipple）。胰腺全切术在技术上相对容易，但这种手术有导致糖尿病和吸收不良的缺点。只有10%接受胰腺全切术患者能生存5年。对于不能手术切除的肿瘤患者平均生存时间是5个月。姑息治疗方法包括放疗、化疗和手术胆道系统分流以缓解胆道阻塞。用乙醇或酚阻滞腹腔神经丛是治疗胰腺癌疼痛最有效的干预手段。腹腔神经丛阻滞的并发症来源于这些长期低血容量患者的交感神经阻滞。可以通过电脑断层（CT）引导确定毁损性药物注入腹腔神经丛导针的位置。

（八）肾细胞癌

肾细胞癌最常表现为血尿、轻度贫血、腰部疼痛。风险因素包括肾癌家族史和吸烟史。肾超声检查可以帮助确定肾囊肿，计算机断层扫描（CT）和磁共振成像（MRI）可确定肾细胞癌的存在和程度。实验室检查可以揭示嗜酸性粒细胞和肝功能异常。类肿瘤综合征，特别是由于异位甲状旁腺激素分泌导致的高钙血症和异位促红细胞生成素产生导致的红细胞增多症并不少见。局限于肾的肾腺癌的唯一治愈方法是包括区域淋巴结清扫在内的根治性切除术。肾癌根治术无助于有远处转移的患者，但化疗可能会有一些疗效。

（九）膀胱癌

膀胱癌多发生在男性，而且往往与吸烟、长期暴露于染料（苯胺）、皮革化工、橡胶工业等有关。最常见的特点是血尿。

非侵入性膀胱癌的治疗方法包括内镜切除和利用卡介苗进行膀胱内化疗。膀胱原位癌往往具有侵犯性，可能需要切除以帮助防止肌肉浸润和转移扩散。在男性，膀胱根治性切除术包括切除膀胱，前列腺和临近的尿道。在女性，需要切除子宫，卵巢和部分阴道。尿路改道术可能通过输尿管回肠吻合术或用小肠段代替的人工膀胱成形术来完成。转移性疾病的传统治疗包括放疗和化疗。

（十）睾丸癌

睾丸癌虽然罕见，但却是年轻男性最常见的癌症，即使存在远处转移也是可以治愈的。在2

岁以前建议行睾丸下降固定术，以降低隐睾发展为睾丸癌的风险。睾丸癌通常表现为睾丸无痛性肿块。当怀疑睾丸癌时，可通过腹股沟睾丸切除术和病理诊断证实。不进行经阴囊睾丸活检是因为阴囊的破坏可能导致局部复发和（或）腹股沟淋巴管的转移扩散。生殖细胞癌，占睾丸癌的95%左右，可分为精原细胞瘤和非精原细胞瘤。精原细胞瘤通常通过区域淋巴系统向腹膜后和纵隔转移，而非精原细胞瘤经造血系统蔓延到内脏，尤其是肺部。

不超出腹膜后淋巴结的精原细胞瘤患者可以用放射治疗。当精原细胞瘤较大、存在多层次淋巴结或横膈以上转移时，建议化疗。非精原细胞瘤对放疗不敏感，可以用腹膜后淋巴结清扫和联合化疗治疗。

（十一）宫颈癌和子宫癌

宫颈癌是15—34岁女性最常见的妇科癌症。HPV16和HPV18的感染与70%宫颈癌有关。接种相应病毒疫苗可以降低下一代宫颈癌的发生率。巴氏涂片检测原位癌可以用锥形切除治疗，然而更广泛的局部疾病或已经扩散的疾病需要手术、放疗和化疗联合治疗。

子宫内膜癌最常发生在50—70岁的妇女，可能与更年期雌激素替代疗、超过5年的他莫昔芬治疗乳癌、肥胖、高血压和糖尿病相关。子宫内膜癌的诊断往往是在早期阶段，因为超过90%的患者有绝经后或不规则出血。这些患者的最初评估通常包括分段诊刮术。有转移性疾病存在的患者，采用经腹全子宫切除术及双侧输卵管卵巢切除术，可以选择性对盆腔和主动脉旁淋巴结进行放射治疗。用孕激素的激素疗法治疗可能对有转移的患者有所帮助。转移性子宫内膜癌对化疗反应不佳。

（十二）卵巢癌

卵巢癌是最致命的妇科恶性肿瘤。卵巢癌最有可能发生于绝经早或有卵巢癌家族史的妇女。早期卵巢癌通常无症状，所以癌症发现时通常已经是晚期了，转移到淋巴结、大网膜和腹膜的腹腔内广泛转移往往已经存在。早期和晚期卵巢癌均可以用手术治疗，即使癌症不能全部被切除，也可以减小肿瘤体积从而延长生命和提高生存质量。推荐大多数术后患者行腹腔内化疗，通常耐受性良好。

（十三）皮肤癌

皮肤癌在美国非常普遍。皮肤癌包括黑色素瘤或非黑色素瘤。非黑色素瘤包括基底细胞癌和上皮细胞癌。基底细胞癌是皮肤癌中最常见的一种类型。绝大多数这类癌症在表面生长并且很少转移，因此常使用局部治疗（切除、化疗、细胞学治疗）。

黑色素瘤仅占皮肤癌的5%，但是病死率却高达75%。皮肤黑色素瘤的发病率比任何其他癌症增长的都快。阳光（紫外线）在黑色素瘤发病中是一种重要的环境因素。对可疑病变的初步治疗是广而深的前哨淋巴结切除活检。黑色素瘤可以转移到任何器官。转移性黑色素瘤的治疗是针对缓解症状，包括切除一个孤立的转移灶、单一或联合化疗和免疫治疗。

（十四）骨癌

骨癌包括多发性骨髓瘤、骨肉瘤、尤因肉瘤、软骨肉瘤。

1. 多发性骨髓瘤（浆细胞骨髓瘤、骨髓瘤病）

是产生单克隆免疫球蛋白的浆细胞生长难以控制而发生的一种恶性肿瘤。多发性骨髓瘤约占所有血液肿瘤的10%，约占美国所有癌症的1%。这种疾病更常见于老年患者（确诊时平均年龄为65岁），在非裔美国人的发生率是白种人的2倍。多发性骨髓瘤的原因不明。其程度、并发症、药物敏感性及临床过程在不同的患者间差别很大。

多发性骨髓瘤最常见的临床表现是骨痛（常始于椎体塌陷）、贫血、血小板减少、白细胞减少、高钙血症、肾衰竭、表现为肿瘤细胞侵入骨髓的复发性细菌感染。髓外浆细胞可产生脊髓压迫。大约10%的患者会出现这样的情况。其他髓外侵入部位包括肝、脾、肋骨和颅骨。由于骨髓瘤蛋白引起血浆促凝血失活可能会干扰凝血。这些蛋白质包裹住血小板并干扰了血小板的功能。骨髓瘤患者出现恶心、疲劳、精神错乱或多尿症，应怀疑由于过度骨质破坏而出现高钙血症。多发性骨髓瘤患者中约25%由于异常蛋白（本斯琼斯蛋白）在肾小管沉积或急性肾衰竭进展而发生肾功能不全。淀粉样变或免疫球蛋白沉积病可引起肾病综合征或导致肾衰竭。低球蛋白血症、粒细胞减少、细胞免疫降低这些因素增加了感染的危险。多发性骨髓瘤患者发热是使用抗生素治疗的指征。估计有20%的多发性骨髓瘤患者诊断时并没有症状，只是在初筛实验室检查发现血清蛋白质浓度增加而被偶然发现。

显性症状的多发性骨髓瘤的治疗手段最常包括自体造血干细胞移植和化疗。姑息性放疗限于有剧痛的患者和界限清楚且对化疗无反应的局限病灶。多发性骨髓瘤的平均缓解时间约为2年，平均存活约3年，随着骨髓瘤细胞遗传学特点的变化而改变。髓外浆细胞瘤导致脊髓压迫症状需要及早确认并迅速放疗。如果放疗无效，需要行紧急椎板切除减压，以避免发展为永久性瘫痪。化疗能逆转很多多发性骨髓瘤患者的轻度肾衰竭，但在肾衰竭存在时，暂时血液透析对于化疗生效是必要的。促红细胞生成素治疗被推荐用于治疗贫血。如果存在高钙血症，脱水的预防是很重要的。高钙血症需要静脉输注生理盐水和呋塞米及时治疗。避免卧床休息，因为不活动可以导致骨中的钙被进一步动员，静脉淤滞可以形成静脉血栓。

在麻醉和手术过程中摆体位时注意是否出现压迫症状。液体治疗取决于肾功能不足的程度和（或）高钙血症。肋骨的病理性骨折可能减小通气，并增加了肺炎的易感性。

2.骨肉瘤　经常发生于青少年，典型的是累及远端股骨和近端胫骨。与视网膜母细胞瘤相关表明其具有遗传倾向。磁共振成像用于评价原发病的范围和远处转移，尤其是肺。血浆碱性磷酸酶浓度可能是增加的，其水平高低与预后相关。治疗包括手术切除或者截肢后联合化疗。化疗成功后可以允许进行选择性保肢治疗。肺单一转移灶的患者推荐行肺切除术，没有发生转移的患者生存率可以达到85%～90%。

3.尤因肉瘤　或者骨肉瘤常常发生在儿童或者青年人，且大部分累及骨盆、股骨和胫骨。尤因瘤高度恶性，在诊断的同时往往已经发生了转移。治疗方法包括手术、局部放疗和联合化疗。

4.软骨肉瘤　常常累及青年或者中年人的骨盆、肋骨、股骨或肱骨上端。这种肿瘤生长缓慢，且能够用根治术切除大的病变或者放疗来治疗小的病变。

十一、淋巴瘤和白血病

（一）霍奇金病

霍奇金病是一种与感染（EB病毒）、遗传性

和环境相关的淋巴瘤。淋巴瘤进展的另一个易感因素是免疫减退，见于器官移植术后或者人免疫缺陷病毒阳性的患者。最有效地诊断是对可疑的淋巴结进行活检。

霍奇金病是一种来源于淋巴结的恶性疾病，存在于可预知的淋巴腺（常见于颈部和前纵隔腺体）。全身症状包括瘙痒症、夜汗和不可解释的体重下降。可能存在中重度贫血。肿瘤生长直接导致外周神经病变和脊柱压迫。霍奇金病常累及骨髓和中枢神经系统，其他淋巴瘤则不然。

霍奇金病的分期可以通过胸部、腹部、盆腔CT和正电子发射断层扫描、可获得的淋巴结活检和骨髓活检来进行。淋巴结范围和淋巴结外部疾病的精确定义对于选择适当的治疗方法是必要的。放疗可以治愈局部早期的霍奇金病。大块的或晚期的霍奇金病应该用联合化疗。治愈的霍奇金病20年生存率将近90%。

（二）非霍奇金淋巴瘤

非霍奇金淋巴瘤可根据细胞类型、免疫表型特点及遗传学特点分为多种亚型。分别为B-细胞型，T-细胞型及自然杀伤细胞型。该疾病的发展及预后与细胞表型有关。化疗是大多数非霍奇金淋巴瘤治疗的一线方案。造血干细胞移植可以用于部分难治性患者。

（三）白血病

白血病是由于淋巴源性或者骨髓源性白细胞癌变而失控的产物。淋巴细胞性白血病始于淋巴细胞，并且根据疾病最早累及的造血细胞类型来命名。髓细胞性白血病是从骨髓粒细胞的癌症产物扩散到髓外器官开始的。正常造血干细胞和白血病细胞的主要区别在于后者有能力继续分裂。结果使大量的分裂出来的细胞侵入骨髓，患者出现功能性再生障碍。贫血可能是严重的。最后，骨髓衰竭导致致命性感染或因血小板减少导致出血。白血病细胞可能也渗透到肝、脾、淋巴结和脑膜，并产生这些部位功能障碍的症状。癌细胞迅速增殖需要大量的营养，耗尽了氨基酸，导致患者疲劳和正常组织的代谢性饥饿。

1.急性淋巴母细胞白血病　又称急性淋巴细胞白血病，是儿童最常见的白血病，也发生于成年人。中枢神经系统功能异常很常见。急性淋巴细胞白血病患者对威胁到生命的机会性感染高度敏感，包括卡氏肺囊虫和巨细胞病毒感染。化疗

能治愈80%的儿童和40%的成年人。

2. 慢性淋巴细胞白血病 成年人尤其55岁以上老年人最常见，且男性发病率高于女性。这种白血病很少发生于儿童。慢性淋巴细胞白血病的诊断标准是骨髓中淋巴细胞增多或者淋巴细胞性浸润。慢性淋巴细胞白血病症状和体征多种多样，骨髓浸润的程度决定临床症状。自身免疫性溶血性贫血和脾功能亢进导致的全血细胞减少症和血小板减少可能很显著。淋巴结增大可能阻塞输尿管。皮质激素往往用于治疗溶血性贫血，但有时候脾切除可能是必要的。常规治疗是单一或者联合化疗，放疗用于保守治疗局部增大的肿块或者增大的脾，其5年生存率大约为75%。

3. 急性髓细胞白血病（acute myeloid leukemia, AML） 特点是骨髓中髓细胞数量增加和成熟障碍，常常导致造血功能不足（粒细胞减少症、血小板减少症、贫血）。急性髓细胞白血病的临床症状和体征多种多样且没有特异性，但是往往归因于白血病浸润骨髓。约有1/3的AML患者伴随疲劳、牙龈出血、鼻出血、皮肤苍白和头痛。劳力性呼吸困难很常见。白血病细胞浸润到多个器官（肝脾大、淋巴结肿大）、骨骼、牙龈和中枢神经系统能导致多种体征。白细胞过多症 [多于 100×10^9/L （100 000/mm^3）] 导致白细胞停滞的症状包括视觉及脑血管功能障碍或者出血。代谢异常包括高尿酸血症和低钙血症。

化疗用于减轻症状，患者5年生存率在15% ~ 70%，取决于诊断时的肿瘤细胞遗传学及年龄。治疗不缓解或者化疗后复发的患者可以考虑骨髓移植。

维A酸综合征是患有急性早幼粒细胞白血病患者诱导治疗的一种特殊的、潜在的致死性并发症。通常但不完全与全反式维A酸（视黄酸）治疗相关。常见呼吸窘迫、肺部浸润、发热、低血压等症状。病因并不明确，但是可以归咎于髓样细胞内细胞因子释放所致的毛细血管漏出综合征。大剂量皮质激素冲击治疗是最常见的治疗手段。

4. 慢性髓细胞白血病 亦称慢性髓性白血病，表现为髓样白细胞增多和脾大。多数情况下会长时间处于无症状潜伏期，进而加速进展至急变期。这种情况与急性白血病很相似，提示预后

不良。白细胞数增多可能导致血管堵塞。常见高尿酸血症，往往用别嘌醇治疗。可用羟基脲、化疗、白细胞分离法和脾切除来减少白细胞。该病可用伊马替尼类化疗药物抑制BCR-ABL酪氨酸激酶治疗。该药对于大多数患者有效。如果首选治疗不成功，可以考虑进行造血干细胞移植或联合其他化疗方案。

十二、造血干细胞移植

造血干细胞移植为多种致命性疾病提供了治愈机会。具有造血能力的干细胞主要来源于外周血或骨髓。自体骨髓移植需要收集患者本人的骨髓并进行回输，而异体移植使用具有免疫活性的供体骨髓或外周血。不考虑骨髓移植的类型，受体必须经过术前设计治疗方案，通过全身放疗和化疗相结合以实现功能性骨髓消融。

通常由髂后上棘通过重复抽吸获得骨髓。受体与供体之间AB血型不兼容的异体骨髓移植，有必要从移植物中去除成熟的红细胞，以避免溶血性输血反应。去除同种异体移植物的T细胞可以降低移植物抗宿主病的风险。获得骨髓的过程可能需要2 ~ 12h。浓缩的骨髓（约200ml）通过中央静脉导管注入受体。随着全身循环，骨髓细胞达到受体的骨髓，这里为细胞成熟和分化提供了必要的微环境。骨髓移植所需的时间一般为10 ~ 28d，在此期间患者可能需要保护隔离。

（一）骨髓移植的麻醉管理

从髂嵴骨髓穿刺的过程中可能需要全身或局部麻醉。在骨髓捐献者，应该避免使用氧化亚氮，因其与潜在的骨髓抑制有关。然而，没有证据表明在骨髓获取过程中使用氧化亚氮对骨髓及其后续功能不利。这个过程可能有大量液体损失，可能需要血液替代治疗，包括自体输血或移植期间分离红细胞回输。常见骨穿刺点不适，但围术期并发症罕见。

（二）骨髓移植的并发症

除了长期的骨髓抑制，骨髓移植还与几个不常见的并发症相关。

1. 移植物抗宿主病（graft-versus-hostdisease, GVHD） 该病是骨髓移植的一项危及生命的并发症，表现为器官系统功能障碍，最常涉及皮肤、肝和胃肠道（表23-5）。严重皮疹甚至脱皮，黄疸及腹泻通常都可以看到。当移植物内有免

疫能力的 T 淋巴细胞对抗受体细胞靶蛋白时这种反应即发生。这些蛋白通常是人类白细胞抗原（HLAs），它们主要由人组织相容性复合物编码。甚至当患者和宿主都通过 HLA 配型，少量组织相容性抗原都可以激发出移植物抗宿主病。

GVHD 可以分为两种不同的临床类型：急性型通常出现在骨髓移植后 30～60d，慢性疾病在移植后至少 100d 发生。急性 GVHD 发生率主要与 HLA 配型不合程度有关。对于完全配型成功患者，其发生率为 35%～45%，对于单链 HLA 未匹配，其发生率达到 60%～80%。接受异体干细胞移植患者需要预防急性 GVHD 的发生。治疗主要目的是减少免疫反应。治疗药物包括他克莫司和环孢素，它们可以抑制钙依赖磷酸酶产生，这种酶对于 T 细胞活化非常重要。当发生急性 GVHD 时，需要给予大剂量类固醇。体外光照是一种紧急治疗急性 GVHD 的方法，它通过分离患者白血细胞并暴露于紫外线下，随后再注射至患者体内。这一过程会诱导细胞凋亡，促进急性抑炎反应，从而减少移植物排斥风险。

慢性 GVHD 主要表现为典型的自身免疫性疾病所具备的特征。包括皮肤硬化、口干症、筋膜炎、肌炎、传导障碍、心包炎、肾炎和限制性肺病。慢性 GVHD 的病生理机制目前仍不清楚，因此治疗也受限制。预防急性 GVHD 可以降低慢性 GVHD 风险。在一些研究中显示，体外光照是有益的。而类固醇依然是主要治疗手段。

2. 移植物排斥　当宿主的免疫细胞破坏供体细胞时，移植排斥反应即发生。这在匹配良好的关联体移植是很少见的，但可以从交叉的供体移植看到。

3. 肺部并发症　异基因骨髓移植后的肺部并发症，包括感染、成年人呼吸窘迫综合征、化疗引起的肺损伤和间质性肺炎。当骨髓移植 60d 后

表 23-5　移植物抗宿主病的表现

斑丘疹红皮症脱皮
间质性肺炎
腹泻、凝血障碍的肝炎
口腔溃疡和黏膜炎食管炎
凝血障碍的肝炎
肾小球肾炎、肾病综合征
全血细胞减少和免疫功能下降

发生间质性肺炎，最可能由于巨细胞病毒或真菌感染。

4. 肝血窦阻塞综合征　又名肝静脉闭塞性疾病，可能会发生于异体和自体骨髓移植之后，也与暴露在大剂量放射线环境有关。静脉闭塞性疾病的主要症状包括黄疸、肝大、腹水和体重增加。该综合征可能出现在造血干细胞移植后几天内或者 1 年以内。可能发展为进行性肝衰竭及多器官衰竭，其病死率高达 50%。

十三、要点

- 在美国，约 80% 的癌症是由于致癌物（烟草、乙醇、阳光）对致癌基因的刺激诱发的。烟草诱发的癌症数量比其他致癌物加到一起还要多。导致细胞癌变的基础是其 DNA 结构上的变化。起决定性作用的突变发生在靶器官的细胞，这些细胞将成为所有未来肿瘤细胞的祖细胞。

- TNM 分期系统是固体肿瘤的一种常用分期方法，主要依据肿瘤的大小（T）、受累淋巴结情况（N）以及远处转移情况（M）。此系统将癌症从 I（预后最好）到 IV（预后最差）分为 4 个阶段。

- 治疗癌症的化疗药物可导致明显的不良反应，包括心肌病、肺纤维化以及周围神经病变。这些不良反应可能对于癌症相关 / 不相关外科手术治疗过程中的麻醉管理产生重要影响。

- 许多癌症患者表现出类癌综合征，其中一些是因为异位激素生成、另一些是因为机体对肿瘤细胞的免疫应答。例如抗利尿激素分泌异常综合征、库欣综合征以及伊顿-兰伯特综合征。

- 肿瘤或转移灶的团块效应可引起致命性的肿瘤危象。当肿瘤扩散至纵隔或腔静脉壁时可引发上腔静脉综合征，可导致颈静脉和上肢静脉淤血并减少腔静脉回心血量。脑静脉压力增高引起颅内压增高，导致患者出现恶心、抽搐和（或）意识水平的降低。当上腔静脉综合征伴随气道受压即为上纵隔综合征。其他团块效应的例子还有转移至中枢神经系统癌灶导致的脊髓受压和颅内压增高。

- 在住院患者，癌症是高钙血症最常见的原因，这反映了癌症（尤其是乳腺癌）骨转移导致的局部溶骨活性增强或者与起源于肾、肺、胰腺或者卵巢的癌症相关的异位甲状腺激素活性增

强。癌症患者快速进展的高钙血症可能表现为嗜睡和昏迷。高钙血症可能继发多尿和脱水。

- 接受化疗和高剂量放疗可以引起大量肿瘤细胞破坏，导致肿瘤细胞溶解综合征，其主要特征为：肾小管内尿酸结晶和磷酸钙凝结所致的急性高尿酸血症肾病。

- 对于多种癌症，造血干细胞移植有可能是一种挽救生命疗法，但这种疗法有潜在严重并发症。当移植物内有免疫活性的T细胞靶向对抗受体细胞时可引发一种剧烈的免疫反应，即移植物抗宿主疾病（GVHD）。GVHD表现为器官系统性衰竭，常累及皮肤、肝和消化道。肝窦阻塞综合征表现为突然发作的黄疸、渐进性肝大、腹水以及体重增加。这种症候群可在造血干细胞移植后几天内或1年后出现。渐进性肝和多器官衰竭可进一步发展，并且导致较高的病死率。

- 癌症患者可能经历着与手术、化疗、放疗、病理性骨折和肿瘤浸润相关的急性疼痛。频繁的疼痛与肿瘤转移相关，尤其是骨转移。神经压迫或者肿瘤浸润也可以诱发疼痛。经历频繁而严重疼痛的癌症患者通常会有抑郁和焦虑表现。

- 药物治疗因为疗效明确、起效快、相对费用低而成为癌痛治疗的基石。轻到中度的癌痛最初可以用对乙酰氨基酚（醋氨酚）和（或）非甾体类抗炎药治疗。非甾体类消炎药对治疗骨痛尤其有效。进一步治疗癌痛的方法包括使用可待因或其类似药物。当癌痛进一步加重，可以使用更加强效的阿片类药物。

- 脊髓阿片类药物可以通过皮下隧道，外置导管或置入的药物传送系统进行长达几周到几个月的长期输注。这种置入式传送系统可以置于鞘内或硬膜外。当全身给予阿片类药物因为不能耐受其不良反应或镇痛不足而失败时，可以考虑椎管内给予阿片类药物。阿片类药物用于椎管内通常是成功的，但是一些患者需要一个额外的低浓度的局部麻醉来达到足够的镇痛效果。

- 判断破坏性神经阻滞适应证的重要依据包括疼痛的部位和程度、更微创治疗的有效性、预期寿命、与阻滞相关的固有风险以及是否由有经验的麻醉师执行操作。总体上来说，持续性疼痛比间歇性疼痛更适用于破坏性神经阻滞。

（王 刚 译 王清平 校）

参 考 文 献

[1] Arain MR, Buggy DJ. Anaesthesia for cancer patients. Curr OpinAnaesthesiol, 2007,20:247-253.

[2] Chang VT, Janjan N, Jain S, et al. Update in cancer pain syndromes. J Palliat Med, 2006,9:1414-1434.

[3] Ferrara JLM, Levine JE, Reddy P, et al. Graft-versus-host disease.Lancet, 2009,373:1550-1561.

[4] Latham GJ, Greenberg RS. Anesthetic considerations for the pediatric oncology patient—part2:systems-based approach to anesthesia.Paediatr Anaesthes,2010,20:396-420.

[5] Libert N, Tourtier J-P, Védrine L, et al. Inhibitors of angiogenesis: new hopes for oncologists, new challenges for anesthesiologists. Anesthesiology, 2010,113:704-712.

[6] Pelosof LC, Gerber DE. Paraneoplastic syndromes: an approach to diagnosis and treatment. Mayo Clin Proc, 2010,85:838-854.

[7] Sahai SK, Zalpour A, Rozner MA. Preoperative evaluation of the oncology patient. Med Clin North Am, 2010,94:403-419.

[8] Vahid B, MarikPE.Pulmonary complications of novel antineoplastic agents for solid tumors.Chest, 2008,133:528-538.

[9] Yeh ET, Bickford CL. Cardiovascular complications of cancer therapy: incidence, pathogenesis, diagnosis, and management. J Am Coll Cardiol, 2009,53:2231-2247.

第24章

免疫系统功能障碍相关疾病

人类免疫系统分为两个部分，一种是天然免疫，另一种被称为适应性免疫或者获得性免疫。无论是天然免疫，还是适应性免疫，都具有各自的特异性成分，以保护宿主对抗微生物的入侵。天然免疫可被视为快速反应部队，无特异性，它持续设防，对感染做出最初反应，识别病原体带有的普遍靶位，无特异性记忆功能。参与天然免疫的非细胞成分包括物理屏障(皮肤和黏膜)、补体、急性期蛋白以及所有天然免疫过程中的其他相关蛋白。细胞成分包括中性粒细胞、巨噬细胞、单核细胞、淋巴细胞中的自然杀伤(natural killer, NK)细胞(图24-1)。适应性免疫是脊椎动物所独有的一种更为成熟的免疫方式，长期逐步演化而成，稍迟才会发挥作用，经特异性抗原激动后数天活化，然而它却能够产生免疫记忆，当相同抗原再次进入机体后，唤醒记忆产生迅速的免疫反应。适应性免疫分为产生抗体的B淋巴细胞介导的体液免疫和T淋巴细胞介导的细胞免疫。T细胞按照其表面标志的不同，可分为细胞毒T细胞(T_C)和辅助T细胞(T_H)。T_C细胞的主要表面标志是CD8，而T_H细胞的主要表面标志是CD4。辅助T细胞前体可分为4个不同亚型：T_H1，T_H2，T_H17和调节T(regulatory T，T_{reg})细胞。T_H1细胞产生干扰素，协助细胞免疫反应。T_H2细胞产生特异性白介素(interleukins，ILs)，如IL-4和IL-10，促进体液免疫，抑制细胞免疫。T_H17细胞能够分泌促炎性细胞因子，其在慢性炎症的发生过程中起到关键作用，可引

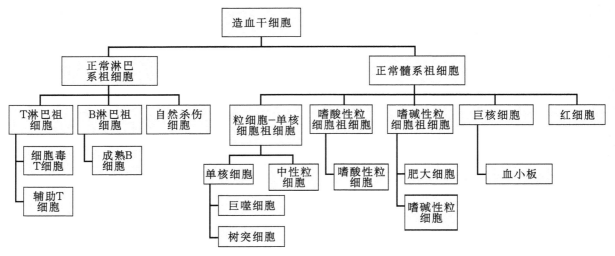

图24-1 造血干细胞的分化过程

多能造血干细胞通过两个系统分化出各种血细胞：淋巴系祖细胞和髓系祖细胞。正常髓系祖细胞分化出含颗粒的免疫细胞(单核细胞、巨噬细胞、中性粒细胞、嗜酸性粒细胞和嗜碱性粒细胞)、巨核细胞和红细胞。正常淋巴系祖细胞分化出不含颗粒的免疫细胞(T细胞、B细胞和NK细胞)

起细胞介导的自身免疫性疾病。而 T_{reg} 细胞可提高免疫耐受性，减轻自身免疫、过敏和炎症反应。总体而言，启动细胞毒T细胞和辅助T细胞在有效对抗损伤、感染和肿瘤的反应中起到至关重要的作用。IL-4，IL-10和 T_H2 细胞促进体液免疫，减轻免疫反应所致的组织损伤；然而，其也能够通过活化免疫球蛋白E（immunoglobulin E，IgE）促进超敏反应的发生（表24-1）。

免疫功能障碍可以分为3种：①免疫缺陷；②免疫过度；③免疫导向错误。

一、天然免疫缺陷

（一）中性粒细胞减少症

中性粒细胞减少症是指中性粒细胞绝对值 $< 1.5 \times 10^9/L$ （1500/mm³）。中性粒细胞的正常数量因年龄和人种而异，例如新生儿出生数天之内粒细胞数量较高，非裔美国人粒细胞总数平均值低于白种人。当粒细胞数量 $< 0.5 \times 10^9/L$ （500/μl）时，患者发生化脓感染的风险明显增高，易于受金黄色葡萄球菌、铜绿假单胞菌、大肠埃希菌和克雷伯杆菌侵袭导致皮肤、口腔、咽部和肺

内感染，静脉应用广谱抗生素治疗有效。

1. **儿童中性粒细胞减少症**　在新生儿和幼儿患者中，可见中性粒细胞减少而导致的多种临床表现。出生后几天内发生新生儿败血症，是重度中性粒细胞减少的最常见原因。孕期患有自身免疫性疾病、高血压病或服用某些药物的女性，分娩后婴儿可能出现一过性的中性粒细胞减少，而中性粒细胞产生、成熟和存在发生缺陷时，可导致患者持续性中性粒细胞减少。

（1）周期性中性粒细胞减少症：是一种常染色体隐性遗传病，目前对其研究较为充分，被认为是造成儿童中性粒细胞减少症的病因之一。该疾病主要表现为反复发生的中性粒细胞减少，周期一般为3～4周，与感染并非绝对相关。每次发作时，表现为持续1周的粒细胞减少，随后出现单核细胞反应性增多，最后粒细胞数量逐步恢复正常。粒细胞减少可以导致反复发生的细菌严重感染，并需要抗生素治疗。随着儿童成长，这种粒细胞周期性变化的规律将逐渐消失，演变成为慢性迁延的粒细胞减少。目前认为，周期性中性粒细胞减少症的发病机制可能与刺激前体细

表24-1　T淋巴细胞分化

子集		主要功能	细胞因子
辅助T细胞			
	T_H1	活化巨噬细胞	INF-γ
		细胞毒性	IL-2
		严防细胞内微生物侵袭	IL-10
			TNF-β
	T_H2	生成IgE	IL-4
		促进嗜酸性粒细胞增殖	IL-5
		严防寄生虫侵袭	IL-6
			IL-9
			IL-10
			IL-13
	T_H17	严防细胞外细菌和真菌感染	IL-17
		功能异常时可引起慢性炎症、变态反应、自身免疫性疾病	IL-21
	T_{reg}	参与免疫耐受	IL-22
		下调免疫反应	IL-19
			TGF-β
			IL-35
细胞毒性T细胞		促感染细胞或肿瘤细胞凋亡	INF-γ
		抑制微生物复制	TNF-β

Ig.免疫球蛋白；IL.白细胞介素；INF.干扰素；TNF.肿瘤坏死因子；TGF.转化生长因子；T_{reg}.调节性T细胞

胞分化的生长因子，例如粒细胞集落刺激因子（gramulocyte colony-stim ulatingfastm，G-CSF）的反馈调节缺陷有关。

（2）Kostmann综合征：是一种中性粒细胞成熟障碍的常染色体隐性遗传病。患者造血祖细胞数量正常，但却不明原因的出现成熟障碍，未经治疗的情况下患者1年病死率接近70%，一般采用G-CSF治疗有效，若G-CSF治疗无效可以考虑尝试骨髓移植。

2.成年人中性粒细胞减少症 成年人获得性中性粒细胞生长缺陷较为普遍，具有代表性的病因为肿瘤化疗及应用齐多夫定治疗获得性免疫缺陷综合征（HIV）。药物影响干细胞和骨髓造血祖细胞增殖，使得中性粒细胞减少，一经停药，骨髓造血功能一般均可恢复。许多药物都可以引起中性粒细胞减少，例如应用金盐、氯霉素、抗甲状腺药物（卡比马唑和丙硫氧嘧啶）、解热镇痛药（吲哚美辛、对乙酰氨基酚和非那西丁）、三环抗抑郁药和吩噻嗪等，但罕见引起严重的、致命的中性粒细胞减少症。因此，在药物治疗过程中出现了中性粒细胞减少，均应该考虑到药源性病因。

自身免疫相关的中性粒细胞减少可见于胶原血管病或自身免疫性疾病，产生抗中性粒细胞抗体，常见于系统性红斑狼疮（单纯中性粒细胞减少或合并血小板减少）和风湿性关节炎。脾大时白细胞破坏增多，常可导致粒细胞减少。Felty综合征表现为风湿性关节炎、脾大和中性粒细胞减少三联征。引起脾大和中性粒细胞减少的疾病还包括淋巴瘤、骨髓增生异常综合征以及出现肝门脉高压的严重肝疾病等，当出现上述3种情况时，往往很难判断患者粒细胞减少是单纯的脾破坏，还是合并存在自身免疫性疾病。据报道，Felty综合征或骨髓纤维化患者行脾切除后可明显缓解病情。

某些感染可导致发生急性致命性粒细胞减少，败血症患者白细胞数量减少为预后不佳的临床表现，提示粒细胞消耗过多，超过骨髓生产新鲜细胞的能力。嗜酒患者容易因感染而发生粒细胞减少，这是由于叶酸缺乏以及乙醇的直接作用，使骨髓造血前体细胞在机体遭受感染的情况下，生产新鲜中性粒细胞的能力严重受损。HIV感染导致T细胞功能障碍，患者T_H减少而T_{reg}增多，与中性粒细胞数量和功能异常相关。

慢性良性中性粒细胞减少症时中性粒细胞数量明显减少，通常可低至（0.2～0.5）×10^9/L（200～500/mm^3），尽管疾病临床表现多样，但患者通常预后满意。

（二）吞噬功能异常

1.慢性肉芽肿病 是一种基因缺陷病，是由于粒细胞产生活性氧能力不足所致，粒细胞能够向感染灶移动并捕获致病原，但无法将其清除。正常情况下，通过吞噬作用和溶酶体溶解可以消灭金黄色葡萄球菌和黏质沙雷菌、洋葱伯克霍尔德菌等某些革兰阴性细菌，但这些患者却不能清除致病原而导致感染。患者表现为反复发生的微脓肿和慢性肉芽肿性炎，一般在儿童期或青年期确诊，最终可导致多器官功能障碍，出现肠梗阻、肾小球肾炎和脉络膜视网膜炎等，积极给予抗生素、抗真菌药物和重组干扰素γ进行并发症治疗和预防可明显改善患者预后。

还原型烟酰胺腺嘌呤二核苷酸磷酸为氧化酶类的重要底物，患者中性粒细胞内葡萄糖-6-磷酸脱氢酶缺陷导致无法产生大量的还原型烟酰胺腺嘌呤二核苷酸磷酸，因此，氧化酶生成减少，使细胞在捕获致病微生物后却无法将其消灭。患有慢性肉芽肿病，具有中性粒细胞葡萄糖-6-磷酸脱氢酶缺陷的患者，将终生存在含过氧化氢酶微生物反复感染的危险。

2.白细胞黏附缺陷病 是一种罕见疾病，由于整合素家族白细胞黏附分子亚单位缺陷造成，而该亚单位在细胞黏附和趋化过程中起到重要作用。白细胞黏附缺陷病患者尽管粒细胞数量增多，但极易出现缺少脓液形成、反复发生的细菌感染。

3.Chediak-Higashi综合征 是一种累及多系统的罕见疾病，主要表现为眼皮肤白化病、反复细菌感染、出血倾向、进展性外周神经病变及中枢神经病变。患者中性粒细胞内具有直径较大的致密颗粒，使免疫功能多发缺陷，白细胞趋化作用、吞噬功能、NK细胞活性及T细胞毒性等均受到损害，部分白细胞在离开骨髓前便已破坏。多数病情发展迅速的淋巴细胞增生综合征患者最终病死，但骨髓移植对部分患者可能有效。

4.特异性颗粒缺乏综合征 是另外一种罕见的先天性疾病，患者中性粒细胞的趋化作用减弱、杀菌能力降低，导致容易发生细菌和真菌感染，并且容易出现深部脓肿。皮肤感染和肺内感染是最为常见的，对积极抗生素治疗有效。患者一般可生存到成年。

（三）中性粒细胞减少症、吞噬功能异常患者的治疗

中性粒细胞减少症或者粒细胞功能障碍患者，在抗生素治疗及应用重组G-CSF后，通常可以明显缓解病情。重组G-CSF可以缩短患者化疗及自体骨髓移植后中性粒细胞绝对值减少的天数，缩短抗生素应用时间，降低严重细菌感染和机会性真菌感染的发生率。G-CSF已获准应用于人类免疫缺陷病毒感染患者的治疗中，以遏制病情恶化和提高中性粒细胞数量。在择期手术前，对中性粒细胞减少患者行G-CSF治疗，利于改善免疫状态，可降低围术期感染发生率。

（四）补体系统缺陷疾病

补体：是宿主对抗感染时起到重要作用的一组血清蛋白，其激活可能由病原体依赖（经典途径或凝集素途径）和非病原体依赖（替代途径）两种途径而引发（图24-2）。补体蛋白包裹感染原表面，促进吞噬作用以协助清除入侵微生物，它同样也能够促进炎症反应。某些补体成分是某些途径所特有的，而C3与膜攻击复合物的形成却存在于所有途径中。关于补体系统组分的缺陷，已有相关描述。补体经典激活途径（C1q，C1r，C2和C4）起始成分缺陷，可引起类似于系统性红斑狼疮的自身免疫炎症反应，C3缺陷可导致严重的子宫疾病，末端补体成分C5～C8缺陷与反复感染和风湿性疾病相关，C9及替代激活途径中的成分（D因子和备解素）缺陷使患者易发生奈瑟菌感染，H因子缺陷与遗传性非典型溶血尿毒综合征有关。肝是补体蛋白合成的首要场所，因此，患有严重肝疾病的患者发生肺炎链球菌、金黄色葡萄球菌和大肠埃希菌感染出现肺炎和脓毒血症的风险增高。对于此类患者而言，早期发现及控制感染和维持免疫功能状态都是治疗的关键。

补体激活过程受到严密调控，避免炎症反应和免疫过程中出现导向错误。C1酯酶抑制因子为主要的抑制复合物，其功能障碍可导致遗传性血管性水肿，为一种常染色体显性遗传病，缓激肽释放过多使血管壁通透性增高，表现为皮下和黏膜下局限性水肿。

（五）脾功能减低症

多种临床因素均可导致脾功能受损，其中最主要的原因为脾切除。脾切除可能通常归因于镰刀形红细胞贫血症，因为变形且易受破坏的红细胞堵塞血管导致脾梗死。肺炎链球菌是脾切除术后发生细菌性脓毒血症的常见病原体，此外，脾功能障碍的患者感染脑膜炎奈瑟菌、大肠埃希菌、流感嗜血杆菌和疟疾的风险也将增高。对于补体系统缺陷和脾功能减低的患者而言，预防感染异常关键，特别是针对肺炎链球菌、B型流感嗜血杆菌和脑膜炎奈瑟菌的免疫防御。青霉素曾广泛应用于脾切除术后的5岁以下儿童，但由于青霉素耐药菌的出现和普遍有效免疫力的产生，此治疗方法目前正逐步废弃。

二、天然免疫过度

（一）中性粒细胞增多症

粒细胞从血液循环迁出并向感染灶移动，是机体受到感染后的最初反应。粒细胞受到致病原刺激后，增殖的速度及幅度都是惊人的，在遭受严重感染最初的几个小时内，其数量可以增至原先水平的2～4倍，一方面这是由于粒细胞从边缘池向循环池移动，另一方面骨髓也向血液循环中输入新鲜的粒细胞。中性粒细胞增多症是指粒细胞绝对值超过7×10^9/L（7000/mm³）。表24-2列出了引起中性粒细胞增多症的常见原因。

粒细胞增多时，只要数量不超过100×10^9/L（100 000/mm³），一般并不会出现特异性症状或体征。然而，当发生严重的白细胞增多时，可出现白细胞停滞导致脾梗死或者肺弥散功能降低，大量白细胞堆积在皮肤，可使皮肤硬化、感觉失敏，甚至出现深紫色结节（绿色瘤）。与幼稚粒细胞不同的是，成熟粒细胞并不侵袭颅脑组织，所以粒细胞增多不会导致神经系统并发症的发生。

中性粒细胞增多通常是由于原发疾病刺激所致，所以粒细胞增多症的临床表现也通常为原发疾病的临床表现。大部分细菌感染，尤其是深部感染或腹膜炎，粒细胞数量可增至（10～30）×10^9/L（10 000～30 000/mm³），甚至更高水平，血细胞中粒细胞相对数量也同样升高。结核病、亚急性细菌性心内膜炎及严重的粒细胞减少症，

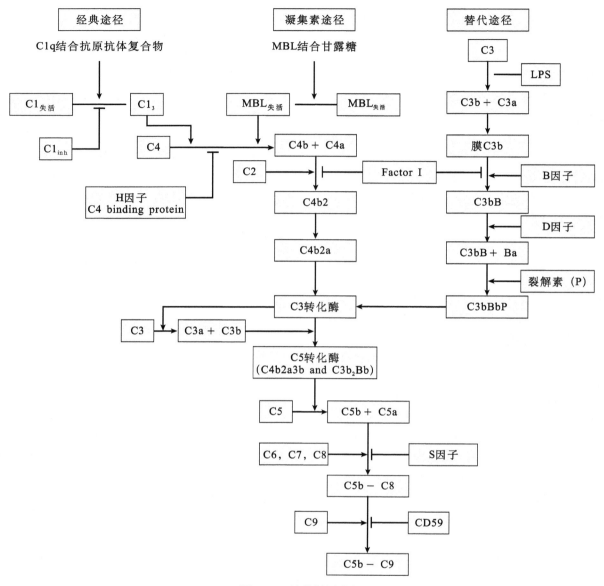

图24-2 补体激活途径

补体激活可以通过经典途径和凝集素途径或替代途径。经典途径中，抗原抗体复合物识别C1q为启动点，凝集素途径是通过甘露糖结合凝集素（MBL）识别病原微生物表面甘露糖而激活补体，替代途径可以直接识别微生物或肿瘤细胞而激活补体。3种激活途径中C3形成，对免疫复合物生成与调节以及淋巴细胞活化都起到重要作用，最终形成膜攻击复合物C5b-9，裂解异常细胞。$C1_{inh}$，C1抑制因子；LPS.脂多糖

可引起单核细胞反应性增多。寄生虫感染使嗜酸性粒细胞数量增加，而慢性粒细胞白血病患者会出现嗜碱性粒细胞增多。一般来讲，当粒细胞数量持续保持在 $50 \times 10^9/L$（50 000/mm³）或者更高水平时，常提示患者存在非感染性、恶性血液系统疾病，例如髓系增殖性疾病。另外，在恶性血液病患者的血液中还可见到极端幼稚的髓系细胞，并伴随其他血细胞的变化（红细胞数量或血小板数量的升高或降低）。

粒细胞增多是糖皮质激素治疗的不良反应之一，这是由于糖皮质激素干扰了粒细胞从血液循环向组织中转移的过程。泼尼松60～100mg/d常可使患者白细胞数量达到（15～20）$\times 10^9/L$（15 000～20 000/mm³），此外，应激、药物和吸烟等也可使白细胞数量增多。

（二）单核细胞增多症

系统性红斑狼疮、类风湿关节炎、结节病等炎性疾病和结核病、梅毒、亚急性细菌性心内膜

表24-2　与中性粒细胞增多症相关的临床疾病

异常因素	机制
感染/炎症反应	中性粒细胞生产增多，骨髓释放入血
应激	中性粒细胞生产增多
代谢性疾病（先兆子痫、糖尿病酮症酸中毒）	中性粒细胞生产增多
类固醇药物治疗	中性粒细胞由边缘池释放增多
骨髓增生性疾病	骨髓及边缘池释放中性粒细胞增多
脾切除术后	脾脏吞噬中性粒细胞功能减弱

炎等感染可引起单核细胞增多症，此外，原发性中性粒细胞减少症和血液系统恶性疾病也可出现单核细胞增多表现。尽管单核细胞是免疫系统的重要组成部分，但与中性粒细胞相比，单核细胞在感染情况下其增殖和作用机制尚不明确。

（三）哮喘

哮喘是支气管在某种刺激下发生过度收缩而引起的临床表现（详见第9章）。寒冷、运动、情绪紧张或者吸入刺激性气体等均可触发支气管痉挛导致内源性哮喘发作，而这些因素与免疫系统可能并不相关，置入气管内插管以及吸入寒冷空气时，也可触发内源性哮喘，事实上这是天然免疫的反应。然而，还有其他因素，例如吸入过敏原，可激活免疫系统，释放免疫球蛋白（Ig）E，引发适应性免疫参与的外源性哮喘，常见的吸入性过敏原为花粉和动物皮屑等。外源性或过敏性哮喘的症状多种多样，可以出现咳嗽、呼吸困难和喘息等。哮喘发作时需要应用β受体激动药、抗胆碱药、皮质类固醇药物和白三烯受体拮抗药进行治疗。

三、先天性免疫导向异常

（一）血管性水肿

血管性水肿分为遗传性和获得性两种类型，主要表现为皮下或黏膜下组织局限性水肿，好发于颜面部、手足和胃肠道。两种类型致病过程相异，一种为肥大细胞介质释放引起，患者可出现荨麻疹、支气管痉挛、脸红、甚至低血压。而另一种由于缓激肽释放引起，且并不引发上述过敏

症状。

遗传性血管性水肿属于常染色体显性遗传病，患者C1酯酶抑制因子功能障碍。丝氨酸蛋白酶抑制因子（serpin）调节补体系统，阻止不依赖抗体的补体经典途径和纤溶系统的激活，然而更为重要的是，serpin还能够抑制缓激肽、Ⅻ因子和接触激活系统中酶类的作用。Serpin缺乏可导致血管活性介质释放，缓激肽增多致使血管通透性增高而发生水肿。该病患者常在20多岁时发病，表现为反复出现一过性颜面水肿和（或）喉头水肿，每次症状持续24～72h，发病诱因包括月经来潮、创伤、感染、情绪紧张或者口服含有雌激素的避孕药物等，而口腔手术是该病出现喉头水肿的重要诱因，腹部症状主要有难以忍受的剧痛、恶心、呕吐和（或）腹泻。

淋巴组织异常增生疾病的患者体内存在C1酯酶抑制因子抗体，因此患者C1酯酶抑制因子缺乏，出现类似于遗传性血管性水肿的症状。治疗高血压病和心力衰竭的血管紧张素转化酶（ACE）抑制药，能够加重0.5%血管性水肿患者的病情，认为这可能是由于血管紧张素转化酶抑制药阻碍缓激肽降解，所以血液中缓激肽增多而致药源性血管性水肿的发生。另外，长期应用某些其他药物，也可意外激活ACE抑制物导致发生血管性水肿。

具有避孕作用的达那唑和司坦唑醇属于雄激素衍生物，可以长期或手术前临时应用以预防和治疗血管性水肿，抗纤溶（氨基己酸、氨甲环酸、抑肽酶）治疗也同样有效。合成类固醇（雄激素）一方面可以增加肝C1酯酶抑制因子的合成，另一方面还能通过抑制纤维蛋白溶解酶活性而起到抗纤溶的作用。血管性水肿急性发作时，推荐的治疗方式是输注C1抑制因子（25U/kg）或新鲜冷冻血浆（2～4U）以替换血液中的缺陷成分。需要注意的是，急性发作时应用雄激素、儿茶酚胺、抗组胺和抗纤溶药物通常是无济于事的。当患者出现上呼吸道梗阻时，应该实施气管内插管进行生命支持直至水肿消退。进行喉镜检查前，要确保实施气管切开所需的人员和仪器备用，然而如果患者气道肿胀严重，气管切开的操作或许极其困难，而且治疗效果可能并不理想。

（二）麻醉管理

血管性水肿反复发作的患者，无论其为遗传

性还是获得性，在进行口腔手术或其他需要采取气管内插管的手术前都应该给予积极预防。当围术期出现急性发作时立即静脉注射C1抑制剂，吸痰等口咽操作需轻柔，以免造成组织损伤。对于该类患者而言，他们能够很好地耐受局部麻醉和肌内注射。

四、获得性免疫缺陷

（一）抗体缺陷

1.X连锁无丙种球蛋白血症　是一种B细胞成熟障碍的遗传性疾病，患者血液循环中的B细胞消失或缺乏，而淋巴组织内也无浆细胞存在，所以具有免疫功能的抗体无法生成。该病仅见于男孩，随着母体抗体的逐渐减少，患儿出生后6～12个月开始出现反复化脓性感染，需每3～4个月进行免疫球蛋白静脉注射治疗，维持血浆IgG水平接近5g/L，该法可使大部分患儿存活至成年人。

2.选择性IgA缺乏症　在每600～800个成年人中可能出现1例，血浆IgA水平通常低于50g/L，而其他免疫球蛋白水平均为正常。部分患者无临床症状，而部分患者通常出现反复发生的鼻窦感染和肺感染。40%的患者体内存在IgA抗体，当其接受含有IgA的血制品时将可能发生致命性过敏反应，因此该人群所输注的血制品应该来自IgA缺乏的供血者。

3.瓦尔登斯特伦巨球蛋白血症　是浆细胞恶性增殖所造成，其分泌大量IgM导致血浆黏滞度增高。患者骨髓、肝、脾和肺内被大量恶性淋巴细胞浸润，常见的临床表现为贫血和自发性出血发生率升高。与多发性骨髓瘤不同的是，瓦尔登斯特伦巨球蛋白血症很少侵及骨骼，所以因高钙血症而致肾功能障碍的情况并不常见。该疾病通过血浆置换进行治疗，去除异常蛋白，降低血浆黏滞度，进行化疗可减少淋巴细胞恶性增殖和异常免疫球蛋白的生成。

寒冷致自身免疫性疾病是指由于体温降低所导致机体出现异常蛋白（通常为IgM或IgA抗体）而发生凝集的一种自身免疫性疾病，包括冷球蛋白血症和冷凝集素血症。低体温时患者血浆黏滞度明显增高，微血管内血栓形成，造成终末器官损伤，通常当患者体温低于33℃才会出现临床症状，因此在麻醉管理过程中，需要严格保证其体温维持正常。患者术中若需要进行体外循环将面临极大的风险，全身亚低温以及低温的心脏停搏液均能够导致冠状动脉内血液凝集，继而发生血栓形成、缺血和衰竭。可以采用在特殊时期给予强刺激诱发心室纤颤作为替代低温停搏的方法，血浆置换可以降低血浆免疫球蛋白浓度，对疾病治疗同样有益。

4.淀粉样变性　是由于不溶解的纤维蛋白（淀粉样蛋白）沉积于心脏、血管平滑肌、肾、肾上腺、胃肠道、外周神经和皮肤等处而导致的严重疾病。免疫球蛋白轻链异常增多导致浆细胞功能障碍而造成原发性淀粉样变性，而继发性淀粉样变性常与多发性骨髓瘤、类风湿关节炎和慢性感染引起的抗原持续接触有关。

淀粉样变性患者20%可出现巨舌畸形，为此疾病的典型临床特征，增大僵硬的舌体可能会使吞咽和语言交流障碍，并影响涎腺及周围组织，引起与血管性水肿相似的上呼吸道梗阻。心脏方面的影响比较常见，能够引起心室内传导延迟和传导阻滞，心脏猝死比较罕见，心功能障碍常为右心功能衰竭，至晚期时将影响左心功能。淀粉样变性发生于肾时可能导致肾病综合征，发生于关节腔内将影响关节运动，发生于外周神经系统可导致腕管综合征，发生于胃肠道可引起营养吸收不良、肠梗阻和胃排空延迟，发生于肝常可引起肝大，但鲜见肝功能障碍。疾病诊断需要依靠组织病理活检，直肠黏膜活检为目前常用的筛检措施。

改善临床症状为淀粉样变性患者的主要治疗方向，巨大的舌体使气道管理面临风险，在围术期管理中，详细的术前评估十分必要，应该全面了解肾、心脏等终末器官的功能状态，提前应用胃动力药物可能有益。值得注意的是，淀粉样变性可伴随X因子缺乏或纤维蛋白溶解亢进，导致出血倾向。

（二）T细胞缺陷

DiGeorge综合征（胸腺发育不全）：是一种由于基因缺失而引起的疾病。临床表现的主要特点是胸腺缺如或发育不全、甲状腺和甲状旁腺发育不全、心脏畸形和特殊面容。该病患者免疫系统病变程度与其胸腺组织发育程度相关，如果为胸腺组织缺如，则患者体内无T细胞存在，可导致严重联合免疫缺陷综合征的发生，出现细菌、真菌和寄生虫感染。不完全性DiGeorge综合征患者无须特殊治疗，完全性DiGeorge综合征患者需要进行胸腺移植或输注成熟T细胞进行治疗。

（三）联合免疫缺陷

1.严重联合免疫缺陷综合征 是由基因突变而引起的疾病，其患者T细胞、B细胞或自然杀伤细胞功能障碍。X连锁联合免疫缺陷病是严重联合免疫缺陷综合征的最普遍类型，约占其半数，而且经流行病学调查，在美国每出生50 000个新生儿中就有一人患有X连锁联合免疫缺陷病。该病是由于参与白细胞介素受体组成蛋白的编码基因突变所致，白细胞介素受体缺陷导致白细胞介素信号传导障碍，继而影响自然杀伤细胞、B细胞和T细胞的正常分化。治疗的唯一方法是供体、受体HLA配型成功的骨髓移植或造血干细胞移植。

2.腺苷脱氨酶缺乏症 是严重联合免疫缺陷综合征的另一种类型，约占后者的15%。腺苷脱氨酶是嘌呤代谢的重要物质，大量存在于淋巴细胞内，其缺乏使得嘌呤代谢的中间产物在淋巴细胞内堆积，发生毒性反应致淋巴细胞死亡。患者出现明显淋巴细胞减少的同时，还存在肋骨及髋骨的异常性改变。骨髓移植、造血干细胞移植或应用牛腺苷脱氨酶进行治疗，可以提高患者的生存率。

3.毛细血管扩张性共济失调综合征 是表现为小脑共济失调、眼皮肤毛细血管扩张、慢性肺部疾患和免疫缺陷的一组综合征，由于基因突变导致DNA监控系统受损，使得双链DNA合成及修复缺陷，随着细胞分裂，DNA损伤也在持续发生，最终缺陷细胞释放入血。不仅患者体内的淋巴细胞存在功能障碍，而且他们还容易罹患恶性疾病，尤其是白血病和淋巴瘤。另外，由于毛细血管扩张性共济失调综合征患者对放射性暴露极其敏感，故无法接受骨髓移植，可以采取免疫球蛋白静脉注射进行支持治疗。

五、获得性免疫过度

（一）变态反应

根据发病机制不同，将免疫介导的变态反应分为四类。Ⅰ型变态反应是由IgE介导、肥大细胞和嗜碱性粒细胞参与的反应，例如过敏反应。Ⅱ型变态反应是由IgG，IgM和补体介导的细胞毒型变态反应，因为红细胞、血小板和中性粒细胞最易受累，所以患者可出现溶血性贫血、血小板减少和中性粒细胞减少。其临床表现多样，严重程度迥异，有时可能在数天后才出现临床症状。Ⅲ型变态反应中，因免疫复合物形成和沉积而造成组织损伤，引起肾小球肾炎、荨麻疹、脉管炎和关节痛。Ⅳ型变态反应是T细胞介导的迟发型超敏反应。皮疹是药源性过敏反应的最常见症状，轻则单纯出现接触性皮炎，重则引起Stevens-Johnson综合征或中毒性表皮坏死松解症，导致严重的剥脱性角质层分离，危及生命。药物过敏综合征（drug-induced hypersensitivity syndrome，DIHS）也被称为伴嗜酸性粒细胞增多和系统症状的药疹（drug rash with eosinophilia and systemic symptoms，DRESS），是一种迟发的Ⅳ型变态反应，主要表现为嗜酸性粒细胞增多、皮疹、发热和多器官衰竭。患者感染EB病毒或巨细胞病毒将会增加发生Ⅳ型药物过敏反应的可能性。

并非所有药物过敏都是由免疫系统所介导，非免疫性过敏（以往称之为类过敏反应）未激活免疫系统，它是在药物的直接作用下，使肥大细胞和嗜碱性粒细胞释放生物活性介质所引起。

（二）过敏症

过敏症可能出现心血管衰竭、间质性水肿和支气管痉挛，危及生命，其发病可能由免疫介导，也可能为非免疫介导。最常见的由免疫介导的过敏症是在患者初次接触药物或食物等过敏原时，机体产生特异性IgE，当上述过敏原再次进入机体时，将会发生抗原-抗体反应使大量肥大细胞和嗜碱性粒细胞脱颗粒。过敏症中60%由IgE抗体介导引起，其次常由IgG或IgM抗体引起。非免疫介导的过敏症是肥大细胞和嗜碱性粒细胞直接释放组胺或其他介质，症状常在患者接触过敏原后的5～10min出现，为体内肥大细胞和嗜碱性粒细胞脱颗粒释放血管活性介质入血而引起（表24-3）。荨麻疹和皮肤瘙痒是常见症状，致命性过敏中25%的患者早期便可出现血管活性衰竭，常伴随喉水肿、支气管痉挛和动脉低氧血症。过敏时微血管通透性增加，使将近50%的血管内液转移至组织间隙，尽管存在白三烯介导的负性肌力作用，但低血容量才是过敏时低血

表24-3　过敏反应中释放的血管活性介质

介质	生理学效应
组胺	增加毛细血管通透性、扩张外周血管、收缩支气管
白三烯	增加毛细血管通透性、强烈收缩支气管、负性肌力作用、收缩冠状动脉
前列腺素	收缩支气管
嗜酸性粒细胞趋化因子	吸引嗜酸性粒细胞聚集
中性粒细胞趋化因子	吸引中性粒细胞聚集
血小板活化因子	使血小板聚集并释放血管活性胺

压产生的主要原因。

麻醉期间患者发生免疫介导性过敏和非免疫介导性过敏的概率在1∶5000～1∶20 000，总样本（麻醉量总数）调查和过敏事件上报的数据难以统计，所以导致过敏发生率统计数据差异很大。围术期过敏病死率为3%～6%，哮喘、长时程手术、女性（特别是对神经肌肉阻滞药与催眠诱导药）、既往多次手术史（尤其是接触乳胶和环氧乙烷者）、存在其他过敏情况和患有系统性肥大细胞增多症等均为过敏的高危因素。

1. 诊断　要结合临床表现以及特异性抗原的接触史，心血管系统、呼吸系统和皮肤症状为常见临床表现，典型症状为心动过速、支气管痉挛和喉水肿。术中发生过敏反应时，患者通常无法表达皮肤瘙痒等早期症状，而手术铺巾覆盖患者又使得皮肤改变难以被发现，影响过敏反应的早期诊断，而随后出现的心血管性虚脱往往才是最先提示发生过敏反应的临床表现。

怀疑发生药物过敏反应时，如果患者在发病1～2h内血类胰蛋白酶浓度增高，就可成为过敏症的免疫学和生物化学依据。类胰蛋白酶是一种储存在肥大细胞内的中性蛋白酶，在过敏反应时释放入血，而非免疫性过敏反应不会出现类胰蛋白酶释放。血类胰蛋白酶的存在，证明了肥大细胞已被活化，介质已被释放入血，化学反应过程中发生了免疫反应，其浓度高低能够反映过敏反应的程度。在发生过敏反应的30～60min内，血组胺浓度可降至正常水平，所以血组胺检测要在发生过敏反应时立即进行。

皮内试验有助于判断过敏原，结果阳性（局部皮肤出现风团或红晕）便可证明患者机体内存在特异性IgE。建议在发生过敏反应后的6周内不进行皮肤试验，因为肥大细胞和嗜碱性粒细胞内的介质已被耗竭，可导致出现假阴性结果。由于检查过程中机体可能会出现系统性反应，所以应该采用不含防腐剂的稀释药液，操作者需要经过专业培训，并确保抢救工具的备用。免疫分析试验能够提供IgE特异性抗原，抽取患者血液后在体外进行检验，以判断患者机体内是否存在特异性抗体，此方法常用于对神经肌肉阻滞药、乳胶、青霉素和其他β-内酰胺类抗生素过敏风险的评估。目前，皮内试验仍为临床常用且敏感的试敏方法。

2. 治疗　对过敏症立即进行治疗的目的是纠正低血压和低氧血症状态，补充有效循环血量，阻止细胞脱颗粒和血管活性介质释放的继续进行（表24-4）。输注大量晶体液和（或）胶体液以补充有效循环血量维持血压。当过敏患者病情危及生命时，须马上进行肾上腺素10～100μg静脉注射。早期应用肾上腺素对逆转严重过敏病情起到至关重要的作用，肾上腺素可提高细胞内环磷腺苷浓度，恢复膜通透性和减少血管活性介质释放，其β受体激动作用还可以松弛支气管平滑肌，缓解支气管痉挛。随后肾上腺素剂量加倍，每1～2分钟重复注射1次，直至血压稳定在满意水平为止。如果过敏反应并不危及患者生命，可以采取0.3～0.5mg肾上腺素皮下注射，暂不采用静脉注射。心血管性虚脱应用肾上腺素无效时，可以考虑尝试血管加压素、胰高血糖素或去甲肾上腺素等其他血管活性药物。

苯海拉明等抗组胺药竞争结合膜组胺受体，减轻过敏后出现的皮肤瘙痒和支气管痉挛症状，然而一旦血管活性介质释放入血，抗组胺治疗效果不佳，定量吸入或雾化吸入沙丁胺醇等β₂受体激动药能够有效缓解支气管痉挛。

静脉应用皮质类固醇激素治疗危及生命的严重过敏，就目前研究而言，尽管皮质类固醇激素对肥大细胞脱颗粒和抗原抗体反应无明显作用，但欣喜地发现它可以强化其他药物β₂受体激动作用和抑制花生四烯酸释放并衍生白三烯和前列腺素的作用。另外，由于皮质类固醇激素能够活化补体系统，所以将其应用在严重过敏能够助于临

表24-4　术中过敏的麻醉管理

初步处理

一般措施

　通知外科医师

　立即呼叫助手

　停止继续应用可疑药物、液体或血制品

　持续100%氧气吸入

　情况允许时抬高下肢

应用肾上腺素

　根据患者症状严重程度和临床表现滴定式给药

　成年人：10μg至1mg静脉注射，必要时每1～2
　　分钟重复给药1次

　静脉持续输注时起始速度为0.05μg/(kg·min)

　儿童：1～10μg/kg静脉注射，必要时每1～2分
　　钟重复给药1次

液体治疗

　晶体液：生理盐水10～25ml/kg持续输注20min以
　　上，必要时给予更多液体

　胶体液：10ml/kg持续输注20min以上，必要时给
　　予更多液体

肾上腺素无效时

　胰高血糖素：1～5mg静脉注射后1～2.5mg/h维
　　持应用

　去甲肾上腺素：0.05～0.1mcg/(Kg·min)持续静脉
　　输注

　血管加压素：2～10U静脉注射后0.01～0.1U/min
　　维持应用

进一步处理

支气管扩张药

　支气管痉挛患者给予β₂肾上腺素受体激动药缓解症状

抗组胺药

　H₁受体拮抗药：苯海拉明0.5mg/kg静脉注射

　H₂受体拮抗药：雷尼替丁50mg静脉注射

糖皮质激素

　成年人：氢化可的松250mg或甲泼尼龙80mg静脉
　　应用

　儿童：氢化可的松50～100mg或甲泼尼龙2mg/kg
　　静脉应用

后续处理

可能出现过敏再次发生；严密观察

保留血样便于诊断

术后6～8周进行过敏原检查

（摘自Mertes PM, Tajima K, Regnier-Kimmoun MA, et al.
Perioperative anaphylaxis. Med Clin North Am, 2010,94:780.）

床治疗。

（三）药物变态反应

1.流行病学调查　在麻醉相关死亡病例中，3.4%～4.3%与药物超敏反应有关，麻醉期间药物变态反应的发生率升高，这可能是由于多种药物反复应用或药物交叉过敏所致。无法预测患者应用药物后是否会出现药物过敏，但如果患者存在过敏史（哮喘、食物过敏、药物过敏），则药物过敏的发生率便会增高，可能是由于这些患者机体更容易诱发产生大量IgE所致。青霉素过敏者，对其他药物出现过敏的可能性是正常人群的3～4倍。围术期评估时询问患者药物过敏史是必要的，但即便患者既往对某种药物并无过敏反应，也不能排除再次应用也不会发生过敏的可能性。另外，由于存在药物交叉反应，过敏也可能发生在首次接触某药物时。

药物变态反应需要与药物不耐受、药物特异质反应和药物毒性相鉴别。药物不耐受是指患者在应用小剂量药物后便出现不良反应的情形，而药物特异质反应与药物剂量无关。药物注射后仅引起局部的、非免疫性组胺释放时，不足以引起全身系统性症状，不应诊断为药物过敏。

2.围术期药物变态反应　麻醉期间应用的多种药物都可能会引发过敏反应，一般是在用药后5～10min发生，而乳质物品的变态反应却一般是在应用后30min左右发生。当麻醉维持期患者出现过敏时，应该考虑是否存在对乳制品、扩容液体或涂料过敏的可能（表24-5）。

（1）肌肉松弛药：肌松药引起变态反应占围术期药物变态反应的60%，不同药物间具有相似结构，使得可能存在交叉反应，导致约有50%患者在对某一种肌松药出现变态反应的同时，还会对其他肌松药也同样出现变态反应。药物中季铵离子或叔铵离子可刺激特异性IgE产生，所以应用包括上述离子的多种非处方药和化妆品时也会引起变态反应的发生。被同类药物敏化的患者首次接触某种肌松药就可能出现过敏反应，由于新斯的明和吗啡具有铵离子，所以与肌松药存在交叉反应。对肌松药生成抗体后，患者可将此特异性超敏状态保持几十年。无论患者既往对何种肌松药存在过敏，术前均应对其进行皮肤过敏试验检查，明确患者对麻醉中可能会应用的全部药物是否存在过敏，尽量取用皮肤过敏试验阴性药

表24-5　术中药物过敏反应

药　　物	发生率（%）	机制	说明
肌肉松弛药	50%～60%	IgE 非特异性组胺释放	季铵离子或叔铵离子导致药物间交叉反应
乳胶	15%	IgE	常为延迟反应
抗生素：β内酰胺类、喹诺酮类、磺 胺类、万古霉素	10%～15%	IgE，IgG 非特异性组胺释放	青霉素与头孢菌素间交叉反应发生率＜1%
镇静药：巴比妥类、丙泊酚	＜3%	IgE	
人工胶体液：右旋糖酐、羟乙基淀粉	＜3%	IgE，IgG	
阿片类药物：吗啡、可待因、芬太尼	＜3%	IgE 非特异性组胺释放	
造影剂	＜2%	IgE，IgG 非特异性组胺释放	
鱼精蛋白、抑肽酶	＜2%	IgE，IgG	
血及血制品	＜2%	IgA	
局部麻醉药（酯类局部麻醉药过敏事 件多于酰胺类局部麻醉药）	＜2%	IgG	

Ig.免疫球蛋白

物，避免接触可疑过敏药物。药物脱敏应用虽然在理论上可行，但实践过程却需要较长时间，所以并不常用。

肌松药还可以引发非免疫反应，这是由于肥大细胞直接脱颗粒而导致组胺和其他介质释放而致。较泮库溴铵、维库溴铵和罗库溴铵等氨基醇类肌松药而言，氯筒箭毒碱、甲筒箭毒、阿曲库铵和米库氯铵等季铵类肌松药更易诱发肥大细胞直接脱颗粒。皮肤过敏试验无法作为非免疫性药物变态反应的检验手段，预防性应用抗组胺药物和糖皮质激素可减少和降低非IgE介导变态反应的次数和程度。

（2）诱导药物：围术期过敏反应中约5%是由镇静催眠药所引起，巴比妥类药物比非巴比妥类药物更为常见，过敏病例报告中的患者往往存在巴比妥类药物接触史，且既往接触无症状。巴比妥类药物间可能存在交叉反应，但尚未发现巴比妥类药物和非巴比妥类药物间也存在交叉反应。无论是初次还是再次应用丙泊酚，患者均可出现严重的药物变态反应。如果患者存在鸡蛋或大豆过敏史，其在应用丙泊酚时需要格外谨慎，因为药物所含的卵磷脂成分可能会引起过敏反应。而对咪达唑仑、依托咪酯和氯胺酮出现过敏者较为罕见。

（3）局部麻醉药：局部麻醉药应用普遍，可使患者出现药物变态反应，然而临床上确实因局部麻醉药出现变态反应的却并不多见，仅占全部局部麻醉药相关反应的1%，其余不良反应可能为药物误注入血管内（低血压和癫痫）或混合药物内肾上腺素吸收入血后出现临床症状（高血压和心动过速）。通过详细问诊和回顾历史用药记录，可助明确患者发生局部麻醉药不良反应的机制。而当出现荨麻疹、喉水肿和支气管狭窄症状时，才提示患者存在真正的局部麻醉药变态反应。

酯类局部麻醉药较酰胺类局部麻醉药更易引起药物变态反应，因为酯类局部麻醉药在代谢过程中可转化为具有抗原性的对氨基苯甲酸。局部麻醉药溶剂中含有对羟基苯甲酸甲酯、对羟基苯甲酸丙酯和焦亚硫酸盐等防腐成分，也可引起过敏反应，所以当患者出现过敏反应时，可能是由于局部麻醉药中防腐成分所致，而并非局部麻醉药本身导致出现药物变态反应。

术前需要考虑到局部麻醉药使用安全性，尤其是那些既往存在这一类药物过敏的患者。目前普遍认为，在酯类局部麻醉药和酰胺类局部麻醉药之间并不存在交叉超敏的现象。由于防腐成分也可以引发变态反应，所以应该使用无防腐成分的局部麻醉药。建议在个别患者中采用无防腐成分添加的局部麻醉药进行皮试，尤其是那些具有明确过敏史，但缺乏相关医疗文书记录的患者，尽量避免进行局部麻醉或区域麻醉。

（4）阿片类药物：阿片类药物过敏很少见，原因可能是由于该类药物与机体内源产生的内啡肽结构相似。某些阿片类药物，如吗啡、可待因和哌替啶可能直接使肥大细胞和嗜碱性粒细胞释放组胺，引起类似于过敏反应的症状，仅表现为皮肤改变，患者可出现皮肤瘙痒和荨麻疹，这是由于阿片类受体在分布于表皮肥大细胞表面外，并不分布于其他器官肥大细胞的表面。芬太尼几乎不刺激肥大细胞引起脱颗粒，所以对使用其他阿片类药物导致皮肤改变的患者而言为更适宜选择。

（5）阿司匹林和其他非甾体类抗炎药物：资料中明确记录，应用阿司匹林和其他非甾体类抗炎药（NSAIDs）可引起假性过敏反应，哮喘、增生性鼻窦炎和鼻息肉患者更易发生此类反应。流涕和支气管痉挛为常见症状；气道受累和严重的血管性水肿也偶有发生。主要致病机制为环氧化酶1（COX-1）受到抑制后，白三烯合成及嗜碱性粒细胞和肥大细胞释放炎性介质增多。相比较而言，应用选择性COX-2抑制药能够显著减轻此类反应病情。

（6）吸入麻醉药：出现氟烷性肝炎的临床表现提示存在药物变态反应，这些存在氟烷接触史的患者可出现嗜酸性粒细胞增多、发热、皮疹。氟烷性肝炎患者的肝上出现氟烷诱发产生的特异性抗原（新生抗原）。肝微粒体蛋白参与氟烷氧化代谢，氧化代谢过程中的三氯乙酰卤化物具有活性，共价结合后形成新生抗原。肝蛋白的乙酰化作用将"自我"转变为"非我"，从而使得特异性抗体产生，我们可以认为正是由于这种抗原抗体反应，才导致肝损伤出现氟烷性肝炎。此外，恩氟烷、异氟烷和地氟烷在氧化代谢过程中也会存在类似的卤化物，提示在个别敏感患者中可能存在吸入麻醉药的交叉超敏现象。由于不同吸入麻醉药的代谢程度不同，所以它们引起变态反应性肝炎的发生率也不同，氟烷引发肝炎的发生率最高，恩氟烷居中，异氟烷较少引起，地氟烷影响甚微。不同的是，七氟烷在代谢过程中并不产生上述氧化卤化物。

（7）造影剂：放射检查时静脉注射含碘造影剂而出现过敏反应的患者占全部应用造影剂患者的3%，哮喘患者和既往存在药物或食物过敏的患者相对高发。然而，造影剂过敏和"海产品"过敏其实并不相关，前者是由于高浓度碘引起的。大部分造影剂引发的变态反应似乎属于非免疫性过敏反应，检查前应用皮质类固醇药物和抗组胺药物可助患者预防变态反应和缓解症状。应用造影剂前13h，7h和1h分别口服泼尼松50mg，应用造影剂前1h口服苯海拉明50mg。离子型造影剂容易引起过敏反应；应用非离子型造影剂可明显降低过敏反应发生率。

研究报告指出，少数患者接触造影剂钆后，可出现严重且病情进展的肾源性系统性纤维化。钆螯合物可能引起免疫反应；先前已存在的肾衰竭可使钆排泄延迟，为此疾病的高危因素。

（8）乳胶：乳胶是从巴西橡胶树中提取生产而成的树液状物质，多种橡胶蛋白均可促使IgE介导的抗体反应，导致麻醉和手术过程中出现心血管性虚脱。延迟反应是鉴别乳胶过敏和药物过敏的重要特征，乳胶过敏往往是在接触变应原30min后才能发生，这是由于需要一定时间将天然橡胶中的变应原洗提，并经黏膜充分吸收入血引起反应。黏膜接触是机体暴露于乳胶的最主要方式，而经气道吸入也是另一种暴露和致敏的接触途径。医疗手套中的玉米淀粉虽然不具有免疫原性，但可以吸收乳胶抗原成为空气中的传播载体。

患者致敏后产生直接对抗乳胶抗原的特异性IgE抗体，进行皮试可以帮助诊断，但皮试过程中可能会引发过敏反应。放射性过敏原吸附试验和酶联免疫吸附试验可以在体外明确患者体内是否存在乳质物品特异性IgE，这种检查手段同样具有敏感性和特异性，而且还能够避免皮试过程中过敏反应的发生。

在口吹玩具气球、戴橡胶手套和医生戴橡胶手套进行口腔或妇科检查后，需注意询问患者是否出现瘙痒、结膜炎、鼻炎、皮疹或出现精神兴奋的症状，这有助于认定患者是否存在乳胶物品超敏。由于频繁接触导尿管、橡胶手套等乳胶物品，所以手术室医务工作者和脊柱裂患者出现乳胶过敏的发生率增高，而麻醉医师对乳胶超敏的发生率超过15%，常见临床表现为橡胶手套直接接触部位的皮肤改变，以及吸入乳胶过敏原后出现支气管痉挛。乳胶过敏发生率在20世纪90年代达到高峰，随后逐渐下降，这可能是因为在那个时代人们的防护措施逐渐加强，橡胶手套应用率较前升高。此外，从低树龄的橡胶树内提取乳胶，以及利用化学制剂使乳胶增产，可能导致变应原和终产品数量增多，从而过敏反应发生率随之升高。而近些年乳胶过敏发生率减低，可能与逐步采用无乳胶添加产品和避免佩戴有粉橡胶手套有关。

详细询问病史，尤其是具有乳质物品超敏因素的高危人群（患有脊柱裂、既往多次手术、水果过敏史；医疗工作者），注意询问日常生活中或既往手术中接触天然橡胶后是否出现相关症状。面对乳质物品超敏的患者，应提供无乳胶成分存在的手术环境，接触患者的医务工作者应戴无乳胶成分的手套（聚丙乙烯、合成橡胶），尽量避免从含有乳胶塞的药瓶中抽取药液，而静脉注射时勿将药液经输液器的乳胶加药器处注入。

（9）鱼精蛋白：鱼精蛋白可以使细胞直接释放组胺，还能够激活补体途径释放血栓素，导致出现支气管收缩、肺动脉高压和低血压。该反应具有可预料性，与药物输注速度直接相关，事实上，这并非过敏反应。

鱼精蛋白引起免疫介导的过敏反应其实很少见，患者血清内可检出抗鱼精蛋白 IgE 和 IgG 抗体。鱼精蛋白是从鲑鱼精子中提炼而成，所以鱼精蛋白过敏更易出现于对海产品过敏的患者中。输精管切除术后的男性患者对鱼精蛋白过敏的发生率增高，因其体内产生精子抗体而导致过敏反应。应用中效低精蛋白胰岛素等含有鱼精蛋白的胰岛素制剂治疗糖尿病的患者，在给予鱼精蛋白时更容易出现过敏反应。面对鱼精蛋白过敏的患者，治疗中进退两难，因为目前还没有能够替代鱼精蛋白中和肝素作用的其他有效药物。少数鱼精蛋白过敏的患者可以考虑给予凝血酶抑制药比伐卢定代替肝素进行抗凝处理，肝素酶是从革兰阴性细菌肝素黄杆菌内提取的一种中和肝素的酶类，也可以作为鱼精蛋白的替代药物。

（10）抗生素：抗生素是导致围术期过敏的第二个主要原因，占 10% ～ 15%。青霉素过敏最为常见，可引起致命性的药物过敏反应。据报道，抗生素过敏中约 10% 为青霉素引起，而这群患者中 90% 最终可耐受青霉素。这是因为部分患者在青霉素治疗过程中出现疾病潜在的临床

表现，使其被错误的归因于青霉素过敏。此外，因青霉素而产生的 IgE 抗体随时间而逐渐减少，所以许多患者虽然在儿童时期被诊断为青霉素过敏，但成年后可对青霉素产生耐受。选择性皮肤试敏应针对既往存在青霉素过敏的患者，以避免对 β- 内酰胺类抗生素的错误判断和昂贵的广谱抗生素的不恰当应用。阴性结果较为常见；但阴性结果不能排除患者不会出现过敏反应。若皮试结果为阳性，患者可以考虑给予青霉素脱敏治疗，逐渐增大过敏原或药物剂量，直至患者对该过敏原或药物产生耐受而脱敏。

青霉素和头孢菌素具有相似的化学结构（均含有 β- 内酰胺环），所以理论上存在交叉过敏的可能。但是，头孢菌素出现严重变态反应的发生率却很低（0.05%），而且既往存在青霉素过敏的患者在应用头孢菌素时，出现变态反应的发生率不超过 7%。近期研究发现，抗生素交叉反应发生率较低（0.2%），最常见于既往存在阿莫西林过敏史的患者在应用第一代头孢菌素或头孢孟多时，应用随后几代的头孢菌素时可降低药物交叉反应发生率。

磺胺类抗菌药是抗菌药过敏的第二个常见原因，主要表现为延迟发生的皮疹，且磺胺类抗菌药是 Stevens-Johnson 综合征的首要病因。HIV 阳性患者磺胺类抗菌药致皮疹的发生率为 HIV 阴性患者的 10 倍，因为氨方磺胺甲噁唑用于治疗和预防 HIV 阳性患者金罗维肺孢子虫（之前称之为卡氏肺孢子虫）肺炎，所以给予磺胺类抗菌药时建议进行脱敏治疗。

事实上，万古霉素引起的反应大部分并非为 IgE 介导的免疫应答，而是由于肥大细胞和嗜碱性粒细胞直接释放组胺所引起，与药物输注速度相关。反复慢滴速输注和提前应用抗组胺药物，可使大部分患者产生耐受，然而，也有极少数患者在反复应用万古霉素后发生 IgE 介导的过敏反应。

（11）血、血制品和人工扩容液体：输注交叉配型血后出现变态反应的患者约占全部输血患者的 1% ～ 3%，原因尚不明确，可能是供血者存在的某些可溶性抗原，恰巧曾经刺激受血者体内发生过免疫反应。输血引起过敏反应较为罕见，20 000 ～ 50 000 例中发生 1 例，由特异性抗体对抗 IgA、HLA 或补体导致。

输血相关急性肺损伤（transfusion-related acute lung in jure，TRALI）为输血相关疾病和致死的首要原因，在排除血容量超负荷和心力衰竭后，输血6h内发生低氧和两侧肺水肿为TRALI的诊断标准。供血者存在白细胞抗体，特别是抗HLA抗体和抗中性粒细胞抗体，激活受血者肺血管内皮的中性粒细胞为TRALI发病机制，上述抗体存在于血制品血浆成分内，所以TRALI容易发生在输入富含血浆成分的血制品后，如新鲜冷冻血浆和血小板。TRALI诊断标准在近些年才达成一致，所以关于其发生率的统计数据相差较大。TRALI以支持治疗为主，患者常在数天内自行恢复，给予类固醇药物和利尿药物均无明显疗效。

溶血性输血反应在10 000 ~ 50 000例成分输血中可发生1例，由免疫球蛋白所介导，特别是由IgM和IgG所介导。

血容量扩容液体引起过敏反应的发生率为0.03% ~ 0.22%，所有人工胶体液均可导致过敏反应，与白蛋白和羟乙基淀粉相比，右旋糖酐和明胶更易引起过敏反应。免疫性过敏反应和非免疫性过敏反应均可能发生，临床表现轻者出现皮疹和轻微低血压，重者可能出现支气管痉挛和休克。

（12）其他药物：多种其他药物也可以引起围术期药物过敏反应，如曾经用于心血管手术中为减少失血量的丝氨酸蛋白酶抑制药抑肽酶、防腐消毒药氯己定、染料、肝素和胰岛素等。当围术期发生心血管性虚脱时，应注意鉴别诊断患者是否发生药物过敏反应。

（四）嗜酸性粒细胞增多症

临床中当嗜酸性粒细胞绝对值持续高于$(1 ~ 1.5) \times 10^9$/L（1000 ~ 1500/mm³）时，被称为嗜酸性粒细胞增多症。轻度嗜酸性粒细胞增多可见于多种疾病，例如寄生虫感染、全身系统性变态反应、胶原血管病、多种类型皮肤炎症、药物反应和肿瘤等。霍奇金病、B细胞非霍奇金淋巴瘤、T细胞非霍奇金淋巴瘤均可出现嗜酸性粒细胞增多。即便机体潜在的淋巴瘤还未表现出明显症状，但已有超过25%的患者可出现原发嗜酸性粒细胞增多，这些患者体内产生大量克隆的异常T细胞，导致白细胞介素-5水平提高。

高嗜酸性粒细胞血症可继发引起组织损伤，

这是由于大量嗜酸性粒细胞释放碱性蛋白所致。持续嗜酸性粒细胞数量超过5×10^9/L（5000/μl）的患者心内膜心肌可出现不可逆纤维化，通常易于导致限制性心肌病的发生。嗜酸性粒细胞性白血病、特发性嗜酸性粒细胞增多综合征（Loffler综合征）患者嗜酸性粒细胞数量甚至可以达到$(20 ~ 100) \times 10^9$/L（20 000 ~ 100 000/mm³），常导致广泛的器官功能障碍和急性进展性心脏疾病，治疗中需予以足量羟基脲和皮质类固醇药物，另外，还可采用白细胞分离法快速降低嗜酸性粒细胞数量。

六、获得性免疫导向错误

自身免疫性疾病：正常情况下，适应性免疫在对抗大量外源性抗原的同时，可以识别并耐受"自身"抗原。研究发现，大部分感染等免疫性刺激因素能够激发活化淋巴细胞，最后这些活化淋巴细胞发生自我毁损的大面积凋亡。在进行广泛免疫反应时可出现一过性的自身免疫，但当其转变为持续性的自身免疫时，便成为慢性的自身免疫性疾病，关于其发生机制，目前尚未明确，也许是与基因易感性有关，表24-6列举出某些与自身免疫相关的临床疾病。

在对自身免疫性疾病患者实施麻醉时，应关注三方面内容。第一方面应该考虑到某些自身免疫性疾病更易损伤某些特定器官组织，例如类风湿关节炎与颈椎病变、系统性红斑狼疮与肾损伤、慢性活动性肝炎与肝衰竭等。第二方面需要评估患者在进行现有治疗后的病情变化，以及机体所承受的生理性或病理性改变。例如我们所熟知的，在应用皮质类固醇药物后患者潜在发生艾迪生病的可能。有些新的治疗方法可以在某些特定方面抑制免疫反应，使患者围术期感染发生率增高。第三方面应注意长期自身免疫性疾病所促发的动脉硬化症，以及心脏疾病或卒中等心血管系统并发症的存在。研究发现，自身免疫性疾病患者的心血管系统发病率及病死率升高50倍，考虑这是由于为治疗自身免疫性疾病而长期应用的皮质类固醇药物可引起高血压病及糖尿病所致。因此，长期患有自身免疫性疾病的患者在接受手术治疗时，围术期心血管事件的发生风险增高，这便要求医生必须做好全面充分的术前评估。

表24-6　自身免疫性疾病

风湿性疾病
　类风湿关节炎
　硬皮病
　Sjogren综合征
　混合性结缔组织病
　系统性红斑狼疮
消化系统疾病
　慢性活动性肝炎
　克罗恩病
　原发性胆汁性肝硬化
　溃疡性结肠炎
内分泌疾病
　Grave病
　桥本甲状腺炎
　1型糖尿病
神经肌肉疾病
　多发性硬化
　重症肌无力
造血系统疾病
　自身免疫性溶血性贫血
　特发性血小板减少性紫癜
　恶性贫血
肾疾病
　Goodpasture综合征
多器官系统
　强直性脊柱炎
　多发性肌炎
　银屑病
　结节病
　脉管炎

七、麻醉及机体免疫能力

多种围术期因素均可影响机体免疫能力，改变围术期感染及肿瘤应答的情况。

（一）输血相关免疫调节

近些年发现，同种异体血输注对机体免疫功能将产生明显影响。输血相关免疫调节（transfusion-related immunomodulatory，TRIM）作用导致患者感染风险增高和肿瘤生长加快，反之，TRIM有助于提高肾移植术后患者生存率。TRIM削弱NK细胞和巨噬细胞功能，损害抗原呈递，抑制淋巴细胞增殖。TRIM的机制尚未明确，可能与血制品中供血者白细胞表达和其可溶性HLA I类分子有关。供血者和受血者白细胞HLA部分相容致使微嵌合体生产，促使IL-4，IL-10和其他炎性因子释放，影响细胞介导的免疫反应和细胞毒性作用。微嵌合体是导致输血相关的移植物抗宿主病产生的重要因素，此病虽然少见，但具有免疫能力的供血者（移植物）细胞可攻击受血者细胞，使之发生致命性打击，导致全血细胞减少和肝衰竭。尽管不能彻底改善TRIM，但输注去除白细胞的血制品可以在一定程度上减弱TRIM作用。库存血中还含有组胺和其他可溶性炎性介质，而利用去除白细胞技术无法将其彻底消除。

（二）神经内分泌系统的应激反应

神经内分泌系统的应激反应在围术期将影响免疫系统功能，受自主神经系统和下丘脑-垂体轴调控。手术应激促使儿茶酚胺、促肾上腺皮质激素和皮质醇分泌增多。单核细胞、巨噬细胞和T细胞具有β_2肾上腺素受体和糖皮质激素受体，受体激活后可抑制T_H1细胞因子生成，促进T_H2抗炎细胞因子释放。激活单核细胞和巨噬细胞，使IL-1，IL-6和肿瘤坏死因子-α等细胞因子分泌增多，刺激下丘脑-垂体轴。免疫抑制利于降低手术损伤而引起的炎症反应，但也使感染和肿瘤增殖的风险加大。

其他多种围术期因素均可削弱免疫系统功能，急性疼痛可抑制NK细胞活性，这可能是由于自主神经功能和下丘脑-垂体轴功能受抑制所导致。低体温启动神经内分泌系统的应激反应，使血管收缩，导致组织缺氧，损伤中性粒细胞氧化杀伤作用，延迟创伤修复，并抑制NK细胞和淋巴细胞活性。术中血浆皮质醇和儿茶酚胺水平增高，导致高血糖，促进细菌生长。血糖增高对免疫系统存在不利作用，阻碍淋巴细胞迁移影响血管内皮功能，干扰关键酶阻碍淋巴细胞增殖，并损伤中性粒细胞吞噬作用。

（三）麻醉药在免疫反应中的影响

对抗肿瘤是宿主免疫能力中不可缺少的部分。例如既往存在肿瘤病史的患者在接受实质脏器移植后，需要应用免疫抑制药，这导致肿瘤复发的风险增高。对于大部分局限性实质脏器肿瘤而言，外科手术切除依然是重要的治疗选择，但肿瘤患者在承受麻醉和手术创伤后，可出现肿瘤快速生长的现象。

多个机制参与其中，手术过程中肿瘤细胞播散入血形成微转移灶，原发肿瘤本身可抑制自身生长，但肿瘤切除后却可促进残存病灶增殖。生长因子的释放和抗血管生成因子受到抑制可能也起到一定作用，此外，组织损伤削弱细胞毒性T细胞和NK细胞功能，影响细胞介导的免疫反应，围术期同种异体红细胞输注也可能导致肿瘤复发的风险增高。实验室数据显示，TRIM使T_H和NK细胞数量减少，并使T_H1细胞因子IL-2和干扰素水平降低。

大量体内或体外的动物实验显示，麻醉药和镇痛药可以影响免疫反应（表24-7），虽然不及外科手术应激对免疫造成的影响明显，但药物叠加效应也不容忽视。氯胺酮、硫喷妥钠和全部吸入性麻醉药能够降低NK细胞活性和（或）NK细胞数量。吸入性麻醉药还能够通过抑制呼吸氧化暴发而损伤中性粒细胞功能，并降低淋巴细胞增殖。一氧化氮可损伤细胞DNA和核苷酸合成，抑制造血细胞和单核细胞生成，减弱中性粒细胞趋化作用。丙泊酚对免疫功能的影响目前尚不明确，由于丙泊酚与抗氧化剂α-生育酚化学结构相似，所以使其具有抗炎症反应和抗氧化作用的

特质，进而抑制中性粒细胞、单核细胞和巨噬细胞活性。近期研究中发现，在乳腺癌治疗中应用丙泊酚，可减低细胞黏附，促进乳腺癌细胞发生凋亡。

几十年前人类就发现阿片类药物具有免疫抑制的作用，激活下丘脑-垂体轴的阿片受体，引起促肾上腺皮质激素和皮质醇释放，交感神经兴奋和儿茶酚胺释放增多将抑制NK细胞、淋巴细胞、中性粒细胞和巨噬细胞功能。免疫细胞表面同样具有某些特异性μ受体，激活该受体可引起细胞内钙离子水平增高，并活化一氧化氮合酶，一氧化氮浓度增高后可参与介导多种抗炎机制的发生，吗啡同样可影响抗体和促炎细胞因子的生成。μ受体拮抗药纳洛酮可阻断阿片类药物所引起的上述免疫调节作用。芬太尼和瑞芬太尼等人工合成的阿片类药物对免疫影响相对较小，这可能是由于药物激活不同特异性阿片类受体所造成的。

相比而言，非阿片类镇痛药对免疫功能影响较小，研究发现曲马朵除结合μ受体之外，还能够活化去甲肾上腺素和血清素系统，促进NK细胞活性。NSAID类药物为COX酶抑制药，从动物实验中发现，其具有抗肿瘤和抗血管增生的药物特点，依托度酸和塞来昔布等COX-2抑制药能够减轻阿片类药物致肿瘤生长的不良作用。

大量回顾性研究发现，与静脉应用吗啡相比，采用局部麻醉进行术后镇痛可明显降低肿瘤复发的发生率，这可能与多种机制相关，局部麻醉能够阻断向下丘脑-垂体轴传递的疼痛信号，降低手术应激反应。全身麻醉药和阿片类药物对免疫系统具有抑制作用，应用局部麻醉能够减少麻醉性镇痛药用量，减轻免疫抑制。局部麻醉药同样具有抗肿瘤作用，利多卡因和罗哌卡因能够对抗肿瘤细胞增殖。肿瘤患者预后与肿瘤类型本身有关，目前并非所有研究都支持局部麻醉比全身麻醉能更胜一筹。因此，在得出确切结论之前，还需要进行大量研究以探求肿瘤患者的最适宜麻醉方法。

八、要点

• 免疫系统可分为两部分，一部分为天然免疫，另一部分为适应性免疫，或被称为获得性免疫。

表24-7 麻醉药对免疫系统功能的影响

药物	对免疫系统的影响
硫喷妥钠	从动物模型中发现，减少NK细胞数量，降低NK细胞活性
丙泊酚	从动物模型中发现，减少NK细胞数量
吸入麻醉药	从动物模型中发现，抑制NK细胞的细胞毒性；减少机体NK细胞数量
一氧化氮	从动物模型中发现，促进肺癌及肝癌转移；抑制造血细胞生长分化
局部麻醉药	抑制肿瘤细胞增殖
吗啡	从动物模型中发现，抑制细胞免疫和NK细胞功能
芬太尼	抑制机体NK细胞活性
曲马朵	从动物模型和人体试验中发现，刺激NK细胞活性
环氧化酶-2抑制药	从动物模型中发现，具有抗血管增生和抗肿瘤作用

（数据摘自Snyder GL, Greenberg S. Effect of anaesthetic technique and other perioperative factors on cancer recurrence. Br J Anaesth, 2010,105:109.）

- 天然免疫对感染做出最初反应，识别病原体带有的普遍靶位，无特异性记忆功能。参与天然免疫的成分不仅包括中性粒细胞、巨噬细胞、单核细胞、自然杀伤细胞等免疫细胞，还包括非细胞成分的免疫因子，比如补体。

- 适应性免疫稍迟才会发挥作用，经特异性抗原激动后数天活化，然而它却能够产生免疫记忆，当相同抗原再次进入机体后，唤醒记忆产生迅速的免疫反应。适应性免疫分为产生抗体的B淋巴细胞介导的体液免疫和T淋巴细胞介导的细胞免疫。

- 血管性水肿分为遗传性和获得性两种类型，由于血管通透性增高，患者主要表现为局限性水肿，病变主要累及颜面和黏膜，甚至呼吸道。遗传性血管性水肿属于常染色体显性遗传病，患者C1酯酶抑制因子功能障碍，导致血管活性化合物缓激肽合成增加。治疗血管性水肿急性发作的方式是输注C1酯酶抑制因子或新鲜冷冻血浆以替换血液中的缺陷成分，而应用雄激素、儿茶酚胺、抗组胺和抗纤溶药物通常是无济于事的。

- 过敏症是由肥大细胞和嗜碱性粒细胞脱颗粒释放血管活性介质而引起的疾病，严重时可导致死亡，通过免疫介导和非免疫介导两种形式发生。过敏症治疗中要及时纠正低血压，补充有效循环血量，阻止细胞脱颗粒和血管活性介质释放的继续进行。及时应用肾上腺素是治疗关键，它可提高细胞内环磷腺苷浓度，恢复膜通透性和减少血管活性介质释放，还可以松弛支气管平滑肌，缓解支气管痉挛。

- 肌松药引起变态反应占术中药物变态反应的60%，不同药物间常存在交叉反应。反应可发生于药物的首次接触（可能受其他药物致敏而引起），也可能出现在既往用药未发生反应而药物再次使用时。

- 过敏症的临床症状通常在患者再次接触过敏原后的5～10min出现，而乳胶过敏却是例外，一般是在接触30min后发生。面对存在明确乳胶过敏史的患者，皮肤试敏是术前访视时应该进行的检查。医疗工作者是乳胶过敏的高危人群，此外，对乳胶过敏的高危人群还包括患有脊柱裂、既往多次手术及水果过敏的患者。

- 自身免疫性疾病时机体产生对抗自身抗原的抗体，引发免疫介导反应，最终损害器官功能，一种自身免疫性疾病常可导致多器官受累。自身免疫性疾病患者发生心血管系统疾病的风险升高，因患者围术期发病率及病死率增高，故必须做好全面充分的术前评估。患有自身免疫性疾病的患者通常给予外源性糖皮质激素进行治疗，所以在围术期应该给予"应激剂量"的类固醇药物以避免肾上腺皮质危象的发生。

- 手术及麻醉等多种围术期因素均可影响免疫系统功能，可促使患者发生感染和肿瘤生长。手术应激是发生神经内分泌系统反应的最主要原因，使儿茶酚胺和糖皮质激素分泌增多，同时影响天然免疫和适应性免疫。吸入麻醉药和阿片类药物等麻醉药均可损伤免疫功能，应用局部麻醉药进行区域阻滞或脊神经麻醉对改善免疫功能可能存在一定帮助。

（田　婧　译　于泳浩　校）

参 考 文 献

[1] Bonilla FA, Oettgen HC. Adaptive immunity. J Allergy Clin Immunol, 2010,125:S33-S40.

[2] Chaplin DD. Overview of the immune response. J Allergy Clin Immunol, 2010,125:S3-S23.

[3] Frank MM. Complement disorders and hereditary angioedema. J Allergy Clin Immunol, 2010,125:S262-S271.

[4] Lekstrom-Himes JA, Gallin JI. Immunodeficiency diseases caused by defects in phagocytes. N Engl J Med, 2000,343:1703-1714.

[5] Mertes PM, Tajima K, Regnier-Kimmoun MA, et al. Perioperative anaphylaxis. Med Clin North Am, 2010,94:761-789.

[6] Snyder GL, Greenberg S. Effect of anaesthetic technique and other perioperative factors on cancer recurrence. Br J Anaesth, 2010,105:106-115.

[7] Walport MJ. Complement. N Engl J Med, 2001,344:1058-1066:1140-1151.

[8] Zuraw BL. Hereditary angioedema. N Engl J Med, 2010,359:1027-1036.

第25章

精神疾病/药物滥用/药物过量

在美国精神疾病和药物滥用的非常普遍，可达人口总数30%，因此合并此类疾病的患者在麻醉及手术过程中较为常见。精神药物本身的效应以及与其他药物潜在的相互作用是围术期需重点考虑的问题。另外，药物滥用和自杀都是麻醉医师的重要职业危害因素。

一、情绪障碍

情绪障碍以情绪、行为和情感的调节失衡为特征。典型的分类为3个等级：①抑郁性情绪障碍；②双向性精神障碍；③疾病或药物滥用相关性抑郁症。

（一）抑郁症

抑郁症是常见的精神疾病，占人群2%～4%。从情绪障碍的严重度和持续时间上区别于正常的悲伤和哀愁。抑郁症患者伴有躁狂发生被归类为躁狂-抑郁症或者双相情感障碍。严重抑郁症有家族倾向，女性较多。大约15%的严重抑郁症患者会自杀。严重抑郁症的确切病理生理原因还不清楚，但可能性最大的病因是胺类神经递质传导通路异常。

1. 诊断　表25-1中的症状至少有5项持续存在2周以上，严重抑郁症诊断基本可确立。对于之前感到快乐的活动快感程度严重下降（情感缺失）。然而机体因素导致的应激性和情绪改变以及对所爱之人死亡或者是失业的正常反应必须除外。抑郁症的症状多出现于合并有以下疾病的患者：心脏病、癌症、神经系统疾病、糖尿病、甲状腺功能低下和人类免疫缺陷病毒（HIV）感染。即使抑郁症不与此类疾病直接相关，也可能是针对此类疾病的用药的不良反应。所有的抑郁

症患者都应当接受自杀潜在可能性的评估。自杀是美国人群中排名第八位的死亡因素。大约5%的抑郁患者会自杀。有趣的是，相比一般人群，医生有中度增高（男性）到高度增高（女性）的自杀率。大多数自杀者都在死前1个月内接受过医生（不一定是精神科医生）的医疗关怀，因此对于所有专业的医生来说应强调识别处于危险中的病人的重要性。绝望是有自杀倾向的抑郁症患者的最重要外在特征。

2. 治疗　抑郁症可以用抗抑郁药物，心理治疗和（或）电惊厥疗法（electroconvulsive therapy，ECT）治疗。有70%～80%的病人药物治疗是有效的。ECT对至少50%抗抑郁药物无效的病人有作用。ECT常作为对抗抑郁药物耐药或有此类用药禁忌证的病人的备选治疗。如果患者还合并精神病症状（妄想、幻觉、紧张症），除了使用抗抑郁药物外还要使用抗精神病药物。

大约50年前，有关抑郁症的神经化学假说认为，抑郁症与去甲肾上腺素和5-羟色胺在大脑特定突触中活性降低有关，相反，这些神经递

表25-1　严重抑郁症的特点

情感低落
对日常活动缺乏兴趣
体重和食欲波动
失眠或嗜睡
烦躁
疲劳
无价值感或负罪感
注意力集中困难
自杀观念

质的浓度增加与躁狂有关。虽然确切的机制仍未阐明，但后来的研究大多支持儿茶酚胺和5-羟色胺的代谢对情绪状态十分重要的假说。几乎所有具有抗抑郁作用的药物都影响中枢神经系统中的儿茶酚胺和（或）5-羟色胺的活性（表25-2）。

选择性5-羟色胺再摄取抑制药（selective sorotonin reruptalce inhibitors，SSRIs）阻碍了突触前膜5-羟色胺的再摄取，但是对肾上腺素能、胆碱能、组胺能或其他神经化学系统的影响小，因此其不良反应少。

三环类抗抑郁药通过抑制去甲肾上腺素和5-羟色胺突触的再摄取治疗抑郁。然而，它也会影响其他神经化学系统，包括组胺能和胆碱能系统。所以，三环类抑郁药不良反应较多，包括体位性低血压、心律失常和尿潴留。

单胺氧化酶抑制药是大脑单胺氧化酶A和B两种形式的抑制药。它通过抑制儿茶酚胺和5-羟色胺降解来改变神经递质的浓度。一般不考虑将此类药物作为一线用药，因为其不良反应较多，包括食用含酪胺的食物引起高血压危象以及同时服用5-羟色胺再摄取抑制药时引起5-羟色胺综合征。

文拉法辛是一种甲胺抗抑郁药，其可以抑制去甲肾上腺素和5-羟色胺的再摄取，但不影响其他神经化学系统。其他的非典型的抗抑郁药物不良反应较多，包括抑制5-羟色胺和多巴胺的再摄取，拮抗特定的5-羟色胺受体，多巴胺受体阻滞药，致使去甲肾上腺素和5-羟色胺的释放增加的突触前α_2受体阻滞药和组织胺受体阻滞药。

安非他命及其同类药物在治疗抑郁症方面的作用重新显现。一般而言这类药物以小剂量与5-羟色胺再摄取抑制药联合使用。其对于情绪的影响作用明显。然而，由于其作为Ⅱ类管制药品的地位，不太可能被广泛应用。

（1）选择性血清素再射取抑制药：5-羟色胺是L-色氨酸在突触前神经元经羟化作用和脱羧作用产生的，储存在小囊泡内，当需要进行神经传递时，小囊泡释放5-羟色胺并与突触后受体结合。再摄取机制使5-羟色胺返回到突触前小囊泡内。5-羟色胺的代谢靠A型单胺氧化剂。顾名思义，特异性5-羟色胺再摄取抑制药是抑制5-羟色胺在神经元突触的再摄取，而对去甲肾上腺素和多巴胺的再摄取没有显著作用。

选择性5-羟色胺再摄取抑制药（SSRIs）包含最广泛的抗抑郁药物处方类别，也是治疗轻度到中度抑郁的常用药。这种药物对治疗焦虑症、创伤后应激障碍、易饿病、精神抑郁症、强迫症、肠易激综合征也有疗效。SSRIs通常产生的不良反应为失眠、兴奋、头痛、恶心、腹泻、口

表25-2　常用抗抑郁药

药物类型	通用名	商品名
选择性5-羟色胺再摄取抑制药	氟西厅	百忧解
	帕罗西汀	帕罗西汀
	舍曲林	左洛复
	氟伏沙明	兰释
	西酞普兰	Celexa
三环类抗抑郁药	阿米替林	阿米替林
	丙米嗪	托法尼
	普罗替林	Vivactil
	多塞平	多塞平
单胺氧化酶抑制药	苯乙肼	那地尔
	反苯环丙胺	Parnate
非典型药物	安非他酮	安非他酮
	曲唑酮	曲拉唑酮
	奈法唑酮	Serzone
	文拉法辛	郁复伸

干和性功能障碍。氟西汀会减少食欲。突然停止使用SSRI，尤其是半衰期短、代谢物无活性的帕罗西汀和氟伏沙明，会导致停药综合征，停药综合征堪比严重疾病，使人感到痛苦不适。停药综合征通常会发生在突然停止使用SSRIs的1～3d后，包括头晕、易怒、情绪波动、头痛、恶心、呕吐、肌张力障碍、颤抖、嗜睡、肌痛和疲劳。症状会在重新使用SSRIs的24h内缓解。

SSRIs中，氟西汀是肝细胞P450酶有效的抑制药。因此会增加依赖于肝代谢清除的药物的血浆浓度。例如，用三环类抗抑郁药物治疗时如加用氟西汀会导致三环药物血药浓度增加2～5倍。一些抗心律失常药物和一些β肾上腺素受体拮抗药也是由细胞P450酶系统代谢的，氟西汀对P450酶的抑制作用也会使这些药物的效能增强。

（2）血清素综合征：是一种潜在的威胁生命的不良药物反应，这种不良反应会出现在治疗性药物使用、药物过量或血清素能药物相互反应过程中。大量的药物可引起血清素综合征。这些药物包括SSRIs和非典型周期性抗抑郁药物、单胺氧化酶抑制药、阿片类药物、止咳药、抗生素、减肥药、止吐药、抗偏头痛药、药物滥用（特别是"迷幻药"安非他命）和草药（表25-3）。

血清素综合征的典型症状包括激动、谵妄、多动症、反射亢进、阵挛和高热症（图25-1）。血清素综合征的鉴别诊断见表25-4。治疗方法包括支持治疗、控制自主神经功能不稳、肌肉活动过量和高热。赛庚啶，一种5-羟色胺2A型（5-HT$_{2A}$）受体拮抗药，可以用来结合5-羟色胺受体。它只能口服使用。

（3）三环类抗抑郁药物：在使用SSRIs之前，三环类抗抑郁药物是最常用的治疗抑郁症药物。现在，三环类抗抑郁药物只选择性用于部分抑郁症患者，并作为慢性疼痛综合征的辅助治疗。此类药物的优点不仅廉价，而且对于去甲替林、丙米嗪、地昔帕明而言，在药物剂量、血浆浓度以及治疗效应之间存在良好的相关性。此类药物的不良反应影响药物的选择，因为在相同剂量下，所有这些药物是等效的。三环类抗抑郁药物除了有镇静和抗胆碱能的作用，还会引起心血管异常，如直立性低血压和心律失常。

麻醉管理：应用三环类抗抑郁药物治疗的病人，对围术期用药的反应可能有所改变。中枢神

表25-3　与血清素综合征有关的药物和药物间作用

与血清综合征有关的药物

SSRIs

非典型和环状抗抑郁药物

单胺氧化酶抑制药

抗惊厥药：丙戊酸盐

镇痛药：哌替啶、芬太尼、曲马朵、喷他佐辛

止吐药：昂丹司琼、格拉司琼、甲氧氯普胺

抗偏头痛药物：舒马普坦

抗生素：利托那韦、噁唑烷类抗生素

非处方咳嗽药：右美莎芬

药物滥用：安非他明、二乙麦角酰胺（lysergic acid die thylamine，LSD），5-甲氧-二异丙基色胺［foxy methoxy（狡猾的甲氧基，一种美国常见的夜店用毒品，译者注]、叙利亚芸香

食物补充：圣约翰麦芽汁、人参

其他：锂

与严重血清素综合征的药物间作用

苯乙肼和哌替啶

反苯环丙胺和丙米嗪

苯乙肼和SSRIs

帕罗西汀和丁螺环酮

噁唑烷类抗生素和西酞普兰

吗氯贝胺和SSRIs

曲马朵、文拉法辛和半塔扎平（米氮平）

（修改自Boyer EW，Shannon M. The serotonin syndrome. N Engl J Med, 2005,352:1112-1120. Copyright 2005 Massachusetts Medical Society.版权所有）

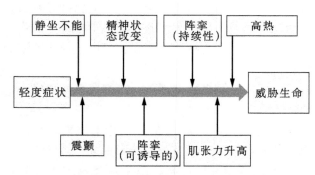

图25-1　血清素综合征临床表现谱

表现从轻度到威胁生命。纵轴指示临床症状发病过程中可能出现的时间点

（修改自Boyer EW，Shannon M. The serotonin syndrome. N Engl J Med, 2005,352:1112-1120. Copyright 2005 Massachusetts Medical Society.版权所有）

表25-4　导致高热综合征的药物

症状	发病时间	药物	特征	治疗
恶性高热	几分钟内	氯琥珀胆碱，吸入性麻醉药	肌肉强直，严重的高钙血症	丹曲林，支持治疗
神经阻滞药恶性综合征	24～72h	多巴胺拮抗药、抗精神病药	肌肉强直、木僵/昏迷、心动过缓	溴麦角环肽、丹曲林、支持治疗
血清素综合征	直到12h后	血清素能药物，包括SSRIs，单胺氧化酶抑制药、非典型抗抑郁药	阵挛、反射亢进、躁动、可能有肌肉强直	赛庚啶、支持治疗
拟交感神经综合征	直到30min后	可卡因、苯异丙胺	躁动、幻觉、心肌缺血、心律失常，无肌强直	血管收缩药、α及β受体拮抗药、支持治疗
环状抗抑郁药过量	直到12h后	环状抗抑郁药	低血压、木僵/昏迷、复杂的心律失常，无肌强直	碱化血液，镁离子
抗胆碱能药物中毒	直到6h后	阿托品、颠茄	皮肤发热、干燥、潮红、瞳孔散大，无肌强直	毒扁豆碱、支持治疗

经系统神经递质可利用性的增高会增加对麻醉药物的需求。同样地，在交感神经系统突触后受体去甲肾上腺受体可利用性的增高，导致应用间接起效的血管加压药之后的血压反应加大，例如麻黄碱。在使用三环类抗抑郁药物的急性治疗期（14～21d）内，最有可能出现明显的血压升高，然而长期治疗后受体下调，血压变化减小。

　　长期使用三环类抗抑郁药物治疗可改变对泮库溴铵的反应。同时接受丙米嗪治疗的患者在注射泮库溴铵后心律变快。由此可推测，三环类抗抑郁药物与泮库溴铵的抗胆碱能和交感神经刺激作用相互作用。氯胺酮、哌替啶、含有肾上腺素的局麻药与三环类抗抑郁药联用可产生与泮库溴铵相似的不良反应，最好避免。

　　（4）单胺氧化酶抑制药：抗抑郁药物治疗无效的病人可能从单胺氧化酶抑制药治疗中获益。单胺氧化酶抑制药能抑制去甲肾上腺素和5-羟色胺的降解，因此相当于释放了更多有活性的去甲肾上腺素和5-羟色胺。使用这类药的主要临床问题是如果病人摄取的食物中含有酪胺（奶酪、酒）或服用了拟交感神经药会发生显著的全身性高血压。酪胺和拟交感神经药可以有效地刺激去甲肾上腺素的释放。对使用单胺氧化酶抑制药的病人进行观察，直立性低血压是最常见的不

表25-5　单胺氧化酶抑制药的不良反应

镇静作用
视物模糊
直立性低血压
酪胺介导的高血压危象
拟交感神经药的过度效用
潜在的血清综合征

良反应（表25-5）。这种低血压的机制仍然未知，可能的机制与效能低于去甲肾上腺素的假性神经递质如羟苯乙醇胺等的堆积有关。这种机制也可以解释为何长期应用单胺氧化酶抑制药具有抗高血压的作用。

　　如前文提到的（见"血清素综合征"），单胺氧化酶抑制药与其他血清素能药物间可产生不利的交互反应。在麻醉中，与哌替啶的相互作用是最为值得注意的。

　　①麻醉管理：对应用单胺氧化酶抑制药的病人可以安全地实施麻醉，但建议应当在行择期手术前14d停药，以便新酶再合成。对接受单胺氧化酶抑制药治疗的病人手术和麻醉过程中应考虑所给予药物及其剂量的选择。苯二氮䓬类药物可以用于治疗术前焦虑。麻醉诱导可以由一般的静脉麻醉诱导药物完成，但要注意中枢神经系统效

应和通气抑制可能会加大。像氯胺酮这样的交感神经兴奋药应避免使用。以苯乙肼治疗的病人血清胆碱酯酶活性可能会减低，因此，氯琥珀胆碱的用量需要减少。氧化亚氮联合挥发性麻醉药可以用于麻醉的维持。由于中枢神经系统去甲肾上腺素浓度的增加，麻醉药的需求也随之提高。术中对使用单胺氧化酶抑制药的病人注射芬太尼未出现明显的不良反应。除了泮库溴铵，非去极化肌松药的选择不受单胺氧化酶抑制药的影响。实施腰麻和硬膜外麻醉是可行的，尽管此类麻醉技术具有潜在的引起低血压的可能性，并且随之需要血管加压素，这在一定程度上对于选择全麻具有支持作用。局部麻醉时应尽可能避免添加肾上腺素。

在麻醉和手术过程中避免刺激交感神经系统是很重要的，比如避免过浅麻醉、局部可卡因喷洒或者注射间接起效的血管加压药，以降低全身性高血压的发生率。如果发生低血压并且需要血管加压药时，推荐使用直接起效的药物如去氧肾上腺素。为了使发生过大的高血压反应的可能性降低到最小，去氧肾上腺素的用量应尽量减少。

②术后管理：术后镇痛药的应用受阿片类，特别是哌替啶与单胺氧化酶抑制药之间潜在相互作用的不良反应的影响，可能会导致严重的血清素综合征（表25-3）。如果术后需要阿片类药物镇痛，吗啡为首选药。阿片类镇痛药的替代品，如非阿片类镇痛药、非甾体抗炎药物与周围神经阻滞药物，可考虑使用。椎管内注射阿片类药物能够充分发挥镇痛的效用，但在对使用单胺氧化酶抑制药的病人实施这个方法的经验非常有限，所以并不推荐。

（5）电惊厥治疗：虽然运用了几十年，电惊厥治疗抑郁的确切机制至今还是未知。尽管认为与神经生理、神经内分泌和神经化学系统的改变有关，但到目前也没有做出明确的阐释。已证实的是，至少25s的电诱导癫痫发作对治疗的效果是必要的。电惊厥治疗适用于药物治疗无效或者有自杀倾向的严重抑郁症患者。电流可以通过双侧大脑半球或仅仅通过非优势大脑半球，这可以减轻记忆损害。电流刺激可以诱发癫痫大发作，包括一个短暂的强直期，和紧随其后的较长的阵挛期。脑电图显示的变化与自发性癫痫大发作时类似。通常的治疗方法是，病人住院期间经

历6～12次"诱导"治疗，然后继续进行每周1次，或2周1次，或每月1次的维持性治疗。超过2/3的用电惊厥疗法治疗的病人在抑郁症状方面有很大的改善。

除了有痉挛反应和神经精神作用外，电惊厥疗法产生明显的心血管系统和中枢神经系统作用（表25-6）。对电惊厥疗法的典型心血管反应为副交感神经兴奋导致10～15s的心动过缓，伴血压降低，随之交感神经系统激活，又导致持续几分钟心动过速和血压升高。这些变化对缺血性心脏病患者是不利的。确实，与电惊厥治疗相关的最常见的死因为心肌梗死和心律失常，尽管总的来说死亡率是较低的，大概是1/5000。然而，短暂性心肌缺血并非罕见事件。电惊厥治疗的其他心血管反应还包括静脉回流减少，这是由伴随癫痫发作的胸内压和（或）正压通气增加以及过度交感神经系统兴奋导致室性期前收缩引起的。患有急性冠状动脉综合征、失代偿性的充血性心力衰竭、明显的心律失常以及严重的瓣膜性心脏病的患者应在实施电痉挛治疗之前进行心脏科的会诊。

对电惊厥治疗的脑血管反应包括脑血流量的显著增加（跟治疗前相比，可增高7倍）和血流速度（超过2倍）。大脑耗氧量也有所增加。体循环血压的升高速度超过脑的自动调节，可能会导致颅内压的迅速升高。因此，电惊厥治疗禁用于患有占位性疾病或颅脑损伤的病人。大脑血流动力学改变也与脑动脉瘤的血管壁压力增加有关，因此，颅内动脉瘤疾病也是电惊厥治疗的禁忌证。

表25-6　电惊厥治疗的不良反应

副交感神经系统兴奋
心动过缓
低血压
交感神经系统兴奋
心动过速
高血压
心律失常
每搏血流量增加
颅内压增加
眼内压增加
胃内压增加

眼内压升高是电诱导癫痫发作的一个不可避免的不良反应。在癫痫发作时胃内压会增加。而癫痫发作后，可能会出现短暂的窒息、精神错乱或兴奋、恶心呕吐和头痛。电惊厥疗法最常见的长期作用是记忆损害。

麻醉管理：用于电惊厥治疗的麻醉药必须是短效的，利于监护和限制癫痫发作的生理反应，并能使对癫痫发作及其持续时间的干扰降到最小。病人需要禁食。麻醉诱导及通电流前 1 ~ 2s 注射格隆溴铵，可以减少唾液分泌和预防心动过缓。治疗导致的高血压的幅度可以通过静脉注射、舌下含服或经皮吸收硝酸甘油来降低。同样，麻醉诱导前静脉注射 1mg/kg 的艾司洛尔可以缓解电痉挛治疗引起的心动过速和高血压，它要比服用拉贝洛尔的效果好很多。很多其他的药物已经被用于治疗在电惊厥治疗时引起的交感神经过度兴奋，这些药物包括钙离子通道阻滞药、神经节阻滞药、α_2 激动药和拮抗药、直接起效的血管扩张药。但是用这些药物治疗与用艾司洛尔和硝酸甘油治疗相比并没有显示出特别的优势。

美索比妥（0.5 ~ 1.0mg/kg IV）是用于电痉挛治疗的规范麻醉诱导药，它具有起效快、作用时间短、抗惊厥作用最小、苏醒迅速等特点。硫喷妥钠因其复苏时间较长，所以并不优于美索比妥。

在美国由于巴比妥类的缺点，其他诱导药物常用作电惊厥的麻醉。异丙酚可以代替美索比妥，这是因为用异丙酚治疗可以使电痉挛治疗时血压和心率都处于较低状态。美索比妥与异丙酚麻醉的苏醒时间差不多，但异丙酚的抗惊厥作用可以缩短癫痫发作的时间。氯胺酮和依托咪酯可以改善电惊厥治疗引起的癫痫的质量和持续时间，但是氯胺酮可能与术后定向恢复时间较长有关，而依托咪酯与癫痫后高血压以及电刺激之前的自发性癫痫有关。

在诱导后立即静脉注射氯琥珀胆碱用以减少由癫痫发作可能引起的骨骼肌收缩和骨折的潜在危险。静脉注射 0.3 ~ 0.5mg/kg 的氯琥珀胆碱足可以减弱骨骼肌收缩，且仍可观察到并确认癫痫发作的出现。脑电图是确认电刺激诱发癫痫的最可靠的方法。另一种方法是，在应用氯琥珀胆碱前，用止血带暂时中断肢端的血液循环，此时出现的肢体强直和阵挛性运动是癫痫发作的证据。

氯琥珀胆碱引起肌痛是非常罕见的，大约只有 2% 的患者在接受电惊厥治疗时会发生这种情况。没有证据证明电惊厥治疗会增加氯琥珀胆碱诱导的钾离子释放。持续通气支持和供氧直至完全恢复到治疗前的心肺状态是必须的。因为要对每个病人进行多次麻醉，为了达到可预知和最理想的效果，要针对个体制定麻醉诱导药物和氯琥珀胆碱的剂量。

很少的情况下，不得不对戴有永久心脏起搏器或心脏电复律器/除颤器的患者采用电惊厥治疗。幸运的是，大多数设备是有屏蔽功能的，不会受诱发癫痫产生的电流的不利影响。但慎重起见，为防外漏电流、氯琥珀胆碱或癫痫产生的肌电位使起搏器发生故障，需要备用一个外部磁体，可将起搏器转为非同步模式。监测心电图、脉搏血氧计体积描记波形，以及触诊外周动脉搏动以证实心脏起搏器不间断的正常功能。置入的心脏电复律器/除颤器应该在电惊厥治疗之前停止，在治疗结束后再重新启用。

电惊厥治疗已经可以在心脏移植患者中安全、成功地实施。对这样的病人来说，迷走神经对心脏支配的缺失消除了缓慢性心律失常的危险。然而，交感神经反应仍然存在。

（二）双向性精神障碍

双向性精神障碍之前被称为躁郁症，典型的特征是情绪在抑郁与躁狂之间摆动，间歇期行为正常。8% ~ 10% 的双向性精神障碍患者有自杀行为。双相精神障碍躁狂期的临床表现为持续高涨的欣快情绪，病人常有夸张的想法和计划。非常严重的情绪紊乱会导致明显的的职业功能、社会活动和人际关系等方面的缺陷，因而具有伤害自己和他人的危险。也会出现易怒和亢奋，在严重的情况下，精神病性妄想和幻觉也可能出现（表 25-7）。

表 25-7　躁狂症的表现

过度欣快的情绪
膨胀的自尊心
对睡眠的需求降低
思维奔逸
比平时更健谈
注意力涣散
精神运动性激越

双向性精神障碍的基因型为外显率不定的常染色体显性遗传。据推测，存在神经内分泌途径异常，导致一个或多个胺类神经递质系统的调控异常。因此，就已知来说，双向性精神障碍的病生理与严重的抑郁症相似。诊断躁狂症必须排除药物滥用、给药方法及相应医疗条件的影响。

1.治疗　躁狂症要立即接受治疗，一般需住院，保护病人免受潜在的有害行为的伤害。锂剂仍然是主要的治疗药物，但抗癫痫药如卡马西平和丙戊酸盐也经常被使用。

奥氮平也是治疗的一个选择。当躁狂症状严重时，治疗会使用锂剂联合使用一种抗精神病药直到急性症状缓解。

锂：锂是碱金属，一价阳离子，能最低限度地与蛋白结合。不经过生化转换，通过肾直接排泄。锂可经口服给药方式充分吸收。其治疗急性躁狂的血药浓度为0.8～1.2mmol/L，预防治疗血药浓度大约为0.4mmol/L。因为锂的治疗指数小，所以必须监测血药浓度以防中毒。锂的治疗作用很可能与依赖磷脂酰肌醇转换的第二信使系统的作用有关。锂对跨膜的离子泵也有影响，对腺苷酸环化酶有抑制作用。

锂治疗的不良反应通常包括认知功能障碍、体重增加以及震颤。锂可以抑制甲状腺激素的释放，致使大约5%的患者甲状腺功能减退。长时间使用锂可能导致加压素抵抗性尿崩症，表现为多尿。心脏方面的问题包括窦缓、窦房结功能失调、房室传导阻滞、T波改变和室性兴奋。白细胞增多，范围通常在（10～14）×10^9/L（10 000～14 000/mm^3）。

当患者血清中锂的浓度超过2mmol/L时会发生中毒，表现为骨骼肌无力、共济失调、镇静状态和QRS波增宽。严重锂中毒时会出现房室传导阻滞、低血压和癫痫。在这种急症情况下需要血液透析治疗。

锂通过肾全部排出。锂在近端小管与钠交换进行重新吸收。利尿药的应用会影响锂的血药浓度。噻嗪类利尿药可以增加锂在近端小管的重吸收，而髓襻利尿药不能。应用含钠溶液或渗透性利尿药会增加锂的肾排泄从而使锂处于一个较低水平。合并使用非类固醇类抗炎药和（或）血管紧张素转化酶抑制药会增加锂中毒的危险。

2.麻醉管理　术前评估是否有锂中毒是非常重要的。很有必要回顾最近时间的锂的血药浓度，手术期间对病人检测血清电解质中锂的量是非常有用的。为了预防锂在肾大量重吸收，可以合理的静脉应用含钠溶液。应严禁使用噻嗪类利尿药利尿。监测心电图防止锂导致的传导问题或心律失常。联合使用镇静药和锂会减少病人对麻醉剂的需要。因为在锂存在时，去极化和非去极化肌松药的持续时间可能延长，所以需要监测神经肌肉阻滞的作用。

二、精神分裂症

精神分裂症（希腊语"分裂的思想"）是主要的精神心理疾病。主要特征为非正常的现实尝试和思维过程。疾病的基本特点包括两大类别的症状。阳性症状表现为对正常行为的扭曲或夸大的反映，包括妄想和幻觉。阴性症状表现为正常功能的缺失或减少，包括单调的感情、情感淡漠，社会或职业功能障碍，包括外表或卫生的退隐或改变。精神分裂症亚型包括偏执型、混乱型、紧张型和未分化型。对于一些患者，此病症是永久性的；而对于另外一些患者，病症可加重也可减轻。

（一）治疗

关于精神分裂病因的多巴胺假说提示此病为神经递质特别是多巴胺功能障碍引起的。这个假说是基于发现一些减少多巴胺能活性的药物同时也能减少精神障碍的急性表现和症状，尤其是躁动、焦虑和幻觉。通过药物拮抗多巴胺受体尤其是D$_2$和D$_4$受体，可以改善一系列的精神症状，特别是阳性症状。传统的抗精神病药为广谱的多巴胺受体阻滞药，影响所有的多巴胺受体亚型。因此，这些药有很多运动方面的不良反应，包括迟发性运动障碍（舞蹈样运动）、静坐不能（坐立不安）、急性肌张力不全（颈部、嘴巴和舌头骨骼肌收缩）和帕金森综合征。这些影响中有些可以随时间而减少，而有些即使停药后仍然存在。联合应用抗胆碱能药物可能会减少一些运动异常。静脉注射25～50mg的苯海拉明可以缓解急性肌张力不全。

最新的抗精神病药物也叫作非典型抗精神病药，对多巴胺受体亚型和5-羟色胺受体尤其是5-HT$_{2A}$受体有不特定的作用。这些新药对减轻

表25-8 通常应用的抗精神病药

分类	通用名	商品名	锥体外系不良反应	特殊不良反应
传统药物				
吩噻嗪类	氯丙嗪	氯丙嗪	常见	
	奋乃静	Trilafon		
	氟奋乃静	Prolixin		
	三氟拉嗪	Mellaril		
	硫利哒嗪	硫利达嗪		
丁酰苯类	氟哌啶醇	好度	常见	视网膜色素沉着
硫杂蒽类	替沃噻吨	Navane	常见	
非典型药物				
	利培酮	利培酮	不常见	
	氯氮平	可致律	罕见	粒细胞缺乏
	喹硫平	思瑞康	不常见	白内障
	奥氮平	再普乐	不常见	中性粒细胞减少
	齐拉西酮	哲思	不常见	Q-T间期延长

精神分裂症的阴性症状很有效，并且比起经典药物，具有较少的锥体外系不良反应（表25-8）。

麻醉管理：对于麻醉医生来说，抗精神病药物的重要影响包括α-肾上腺素能阻滞引起的直立性低血压、Q-T间期延长可能产生的尖端扭转型室性心动过速、癫痫、肝酶升高、体温调节异常和镇静作用。药物介导的镇静作用可以降低对麻醉药的需要。

（二）神经阻滞药恶性综合征

神经阻滞药恶性综合征是因服用抗精神病药物引起的一种罕见但可致死的综合征，可能与中枢神经系统的多巴胺的消耗相关。这种综合征可在抗精神病药治疗的任何阶段出现，但是通常是在治疗的前几周或在增加药量后前几周。临床表现可持续24～72h，主要为高热、严重的肌强直、横纹肌溶解、自主神经失调（如心动过速、高血压、心律失常）、意识改变和酸中毒。骨骼肌痉挛严重时，需要使用机械通气。肌红蛋白尿和脱水会导致肾衰竭。

神经阻滞药恶性综合征发生需要立即停止使用抗精神病药物，并行支持治疗（如通气、补水、降温等）。溴隐亭（每6小时口服5mg）或丹曲林（每日连续注射直到6 mg/kg）可以缓解骨骼肌强直。未接受治疗的病人病死率达20%，主要死因为心律失常、充血性心力衰竭、通气不足或肾衰竭。患有这种综合征的病人在重新服用抗精神病药物后可能会重新发作，因此通常建议应用另一种药效较低的抗多巴胺药或者非典型抗精神病药物。

因为神经阻滞药恶性综合征与恶性高热颇为相似，所以要注意有神经阻滞药恶性综合征病史的患者其极易发展成恶性高热症的可能性（表25-4）。目前，仍没有任何依据表明这两种综合征之间存在病理生理性联系，神经阻滞药恶性综合征也没有家族性遗传的现象。无论如何，在人们提出任何神经阻滞药恶性综合征与恶性高热有联系的反证之前，建议在全身麻醉时要注意新陈代谢的调节。值得注意的是，已有实例表明，对有神经阻滞药恶性综合征病史的患者在电惊厥治疗中可以使用氯琥珀胆碱。

三、焦虑症

焦虑症是人群中最常见的精神疾病形式。焦虑被定义为一种不安、恐惧或者是不祥预感的主观感受。它可以是原发性的精神疾病，也可以是医源性疾病的反应或结果，抑或是药物的不良反应。焦虑症常伴有令人苦恼的症状如神经质、失眠、臆想症和躯体上的病痛。临床上焦虑症有两种模式：①慢性广泛性焦虑；②偶发的，常为情景依赖性的焦虑症。γ-氨基丁酸（GABA）神经递质系统已经被表明与焦虑症的发病有关。

由于可以辨识的压力造成的焦虑症通常具有

自限性，很少需要药物治疗。表演型焦虑（怯场）是一种情境焦虑，这种焦虑通常用β受体阻滞药来治疗。β受体阻滞药不产生镇静作用，也不能缓解焦虑，但却能消除运动及自主神经系统的焦虑症状。而由于不现实的或过度的忧虑和恐惧所导致的焦虑症则需要药物治疗。丁螺环酮，一种部分5-羟色胺2A型拮抗药，是一种非苯二氮䓬类抗焦虑药，并且不会产生镇静和药物耐受及依赖。然而，其起效缓慢（需要几周才能达到全部作用）并且过大的每日剂量也限制了其临床应用。几乎任何一种苯二氮䓬类药物均可以产生短暂但是通常很有效的缓解作用，这并不足为奇，因为这些药物可结合于GABA受体。其他具有GABA能特性的药物，例如加巴喷丁、普瑞巴林以及双丙戊酸钠，均对焦虑症有效。辅助意识-行为治疗、放松疗法、催眠术和精神疗法对于治疗焦虑症也是很有效的。

　　恐惧症与一般意义上的焦虑有本质的不同。在不经历任何刺激下，典型的病人经历包括极度恐惧、忧虑和濒死感几个不相连续的阶段。会出现呼吸困难、心动过速、出汗、皮肤感觉异常、恶心、胸痛和死亡恐惧等症状，并且可能与其他如心绞痛、癫痫等情况混淆。有几类药物可以有效减少恐惧症发作，包括5-羟色胺再摄取抑制药、苯二氮䓬类、三环抗抑郁药和单胺氧化酶抑制药，并且药效接近。精神疗法和精神教育会增加药效。

四、进食障碍

　　进食障碍传统意义上分为神经性厌食、贪食症、暴食症（表25-9）。贪食症和暴食症比神经性厌食多见。所有这些疾病的共同特点就是严重的饮食紊乱（禁食或暴食）和过分的关注体重。饮食性疾病通常发生于青春期女孩或年轻女性，5%～15%神经性厌食和贪食症的患者及40%的暴食症患者发生于男孩和年轻男性。

（一）神经性厌食症

　　神经性厌食是相对稀少的疾病，发病率为（5～10）/100 000，并且病死率为5%～10%。大约50%的死亡病例是由营养不良相关的并发症引起的，其余则是自杀导致。这种疾病的特征就是为追求体瘦而摄入食物急剧减少，并且进行过度的体力活动。食欲亢进症状是此类疾病的

表25-9　饮食性疾病的诊断标准

神经性厌食症
- 体重指数 < $17.5kg/m^2$
- 害怕体重增加
- 对形体与体重感知不准确
- 停经

神经性贪食症
- 反复暴饮暴食（2次/周，持续3个月以上）
- 多排，过度活动或禁食
- 过度关注体重与形体

暴食症
- 频繁暴饮暴食（2天/周，持续6个月以上）
- 饮食速度快
- 饮食过饱
- 无饥饿感即饮食
- 独自饮食
- 暴食后内疚感
- 无多排或过度运动

（改编自 Becker AE, Grinspoon SK, Klibanski A, et al. Eating disorders. N Engl J Med, 1999,340:1092-1098.）

部分表现。体重减轻超过正常体重的25%，此类患者尽管明显体重减轻，甚至超过正常体重的25%，但是他们仍旧认为自己依然肥胖。

　　1.体征和症状　青春期女孩无法解释的明显的体重减轻可能是神经性厌食症。这些病人比较严重的并发症是那些影响心血管系统的并发症。此类改变包括心肌重量下降和心肌收缩力的抑制。由于饥饿或者是滥用吐根（常导致呕吐）导致的心肌病也是可能存在的。饥饿或者是低钾血症引起的室性心律失常可能是猝死的原因。心电图的表现包括QRS低波幅、非特异性ST-T改变、窦性心动过缓、U波、Q-T间期延长（猝死的另一可能原因）。低钠血症、低氯血症、低钾血症可能与由呕吐和滥用泻药与利尿药导致的代谢性碱中毒并存。

　　停经常见于神经性厌食的病人。体格检查可发现患者形体消瘦、纤细体毛覆盖的干燥皮肤及冰冷发绀的肢体。体温下降、直立性低血压、心动过缓反映了自主神经系统活动的改变。营养不良和较低的雌激素水平可导致骨密度降低,骨质疏松则会导致长骨或椎骨的骨折。胃排空减慢会导致餐后胃部不适。另外胃部不适会损害认知功能。偶有患者可有脂肪肝，会影响肝功能检查结

果。肾并发症可能反映患者存在会导致肾小管损害的长期脱水。临产妇女面临分娩低体重婴儿的风险。神经性厌食的患者通常伴有贫血、中性粒细胞减少以及血小板减少性紫癜。

2.治疗　由于患者对自身神经性厌食疾病的否认，患者的治疗较为困难。使用三环类抗抑郁药、锂制剂以及其他抗精神病药物治疗不一定有效。选择性血清素再摄取抑制药可有效治疗强迫症，特别是氟西汀可能对于治疗神经性厌食症具有一定价值。

3.麻醉管理　与此类饮食疾病相关的麻醉管理方面的信息比较少。围术期的评估主要基于饥饿引起的病理生理改变。心电图对于发现心功能异常非常有用。电解质失衡、低血容量以及胃排空延迟都是麻醉前需要考虑的重点。围术期存在心律失常的风险。肌松药的拮抗和呼吸性碱中毒都会导致心律失常的风险增加。由于经验非常有限，因此在麻醉特殊用药、肌松药以及麻醉技术方面不能给出明确推荐。

（二）神经性贪食症

神经性贪食症以暴食（对过量饮食的控制感缺失）、多排以及饮食限制为特征。暴食通常由负面的情感经历触发，多排通常是患者自己催吐，这可能需要泻药和（或）利尿药的辅助。在大多数病人，这种病症是慢性的，伴随复发与缓解。神经性贪食症通常伴随抑郁症、焦虑症和药物滥用。

体征和症状：体格检查提示神经性贪食症的表现包括皮肤干燥、脱水症状、双侧涎腺无痛性肿大。静息时心动过缓常见。最常见的实验室检查结果为血清淀粉酶浓度升高，推测可能为涎腺源性。继发于多排的代谢性碱中毒较为常见。牙齿并发症常见，尤其是牙釉质缺损，这是由于频繁呕吐以及牙齿舌面暴露于胃酸所致。神经性贪食症的最有效的治疗是意识-行为治疗。以三环类抗抑郁药和选择性血清素抑制药进行药物治疗也可能效果不错。反复自己催吐可能会引起低血钾，这就需要补充钾。

（三）暴食症

暴食症与神经性贪食症类似，但是与神经性贪食症的病人相比，暴食症患者不多排，并且饮食限制的时间较短。暴食症的诊断需要与病理性肥胖相鉴别，特别是对于体重持续增加或体重增减反复的患者。此类疾病为慢性，通常伴有体重增加。与神经性厌食症和神经性贪食症类似，暴食症患者通常也伴有抑郁症、焦虑症和人格障碍。暴食症对患者的主要影响包括体重增加以及与之相关的一系列并发症：高血压、糖尿病、高胆固醇血症和退行性关节病。抗抑郁药可能对于治疗暴食症有一定帮助。

五、药物滥用

药物滥用是指擅自使用偏离公认或社会使用的药物，长时间使用可导致身体和心理依赖。在医生群体中，药物滥用和因药致死的发生率较高，尤其是在医学院校毕业后的前5年里。当病人表现出至少9种典型症状中的3种，并且某些症状已经持续至少1个月或是重复发生时，即可诊断为药物依赖（表25-10）。为了维持正常的生理功能或预防戒断症状而使用一种药物时，需要警惕产生身体依赖。典型的戒断症状包括已被药物纠正的生理症状的反跳。药物耐受表现为躯体组织习惯于药物的作用以至于需要不断增加药量以产生与初始较小剂量相似的疗效。药物滥用可表现为交叉耐药，从而使镇痛药和麻醉药的需要量难以预测。通常情况下，长期的药物滥用会导致镇痛药和麻醉药的需要量增加，然而附加的甚至是协同的效果在急性药物滥用时会出现。在围术期间，识别药品戒断症状是十分重要的。当然，在手术期间不可以突然停药。

（一）诊断

在一些其他情况如肝炎、艾滋病和妊娠的医药治疗过程中经常被首先怀疑存在药物滥用。大多数病人会伴随有人格障碍并表现出反社会的特

表25-10　精神药物依赖的典型症状

大剂量长期服药
尝试减少药物失败
增加获得药物的时间
频繁中毒或戒断症状
由于药物使用而导致的社会和工作活动得到限制
尽管有与药品使用有关的社会和身体问题，却仍然继续使用药物
对药物产生的作用耐受
典型的戒断症状
为了消除戒断症状而使用药物

征。反社会的症状（辍学、犯罪、多样的毒品滥用）诱发了药物滥用而不是由药物滥用引起。近乎50%伴有假性精神病的住院病人都是药物滥用者，其中一些是慢性疼痛患者。对各种原因药物滥用者都建议进行精神病学咨询。

据观察，药物过量是急症病人意识丧失的首要原因。通常多于一种诸如乙醇的药物会被摄取。除了药物过量，其他情况也会导致意识丧失，强调依靠实验室检查（电解质、血糖、动脉血气、肝肾功能检测）来确诊。可以根据对疼痛刺激的反应、呕吐反射、是否出现低血压、呼吸频率、瞳孔的大小和反射等来推断中枢神经系统被抑制的深度。

（二）治疗

无论毒品还是药品滥用，表现形式是相似的，对患者评估和治疗应该同时开始。第一步要保证气道通畅、通气和循环支持。咽反射消失说明保护喉的反射被危险地抑制了。在这种情况下，需要放置带套囊的气管导管来避免误吸造成的肺损伤。由于药物过量，常常出现低体温伴无意识，所以需要监测体温。是否除去摄入的药物（洗胃、强迫利尿、血液透析）取决于摄入的药品、时间和对中枢神经系统的抑制程度。摄入药物4h内，洗胃是有益的。当摄入的是碳氢化合物、腐蚀性物品或当保护性喉反射不健全时，不推荐洗胃和药物刺激呕吐。洗胃或呕吐后，活性炭被用来吸收还在消化道里的药物。当摄入了潜在致死剂量的药物或心肺功能逐渐恶化或新陈代谢和肾排泄正常途径被损害时，可以考虑血液透析。当摄入的药物具有高蛋白结合力或因脂溶性而顽固储存于组织中时，血液透析治疗效果较差。

（三）酗酒

酗酒被定义为原发慢性疾病，遗传、社会心理和环境等因素会影响其发展和表现。在美国酗酒者至少上千万，并且导致每年20万人死亡。有1/3的成年人患有和乙醇有关的疾病（表25-11）。非特异性但是具有提示性的症状，比如胃炎、震颤、跌倒史、无法解释的失意等，需高度怀疑而诊断为酗酒。老年人酗酒往往被漏诊。

男性和酗酒家族史是酗酒的两个主要危险因素。收养研究表明，酗酒的父母所生的男孩子，即使是被不嗜酒的养父母收养，也更容易得乙醇

表25-11　与乙醇中毒有关的医疗问题

中枢神经系统影响
　精神错乱（情绪低落，反社会行为）
　营养失调（Wernicke-Korsakoff综合征）
　戒断症状
　小脑变性
　大脑萎缩
心血管系统影响
　心肌病
　心律失常
　高血压
胃肠和肝胆的影响
　食管炎
　胃炎
　胰腺炎
　肝硬化
　门静脉高压
对皮肤、肌肉骨骼的影响
　蜘蛛状血管瘤
　肌病
　骨质疏松症
对内分泌和代谢的影响
　血清睾酮浓度减少（阳萎）
　糖原异生减少（低血糖）
　酮症酸中毒
　低蛋白血症
　低血镁
对血液系统的影响
　血小板减少
　白细胞减少
　贫血

中毒。其他形式的精神疾病如抑郁或是反社会症状在酗酒父母的孩子中没有增加。

尽管乙醇对细胞膜产生普遍的非特异性作用，但一些证据表明，乙醇的很多神经作用是作用于受体抑制神经递质γ-氨基丁酸（GABA）的作用。GABA与受体结合，使氯离子通道开放，神经元超极化，从而阻止去极化作用。乙醇会增加GABA介导的氯离子通道。苯二氮䓬类和巴比妥类与乙醇作用位点相同，所以这些不同药物之间会产生交叉耐受或交叉依赖性。

1.治疗　酗酒的治疗要求病人完全戒酒。精神心理咨询辅助双硫仑药物治疗。服用双硫仑

后，饮酒会产生不适的症状（脸红、头晕、发汗、恶心、呕吐），这些症状会抑制喝酒的欲望。这些症状产生是由于乙醛积聚产生的，也就是双硫仑抑制了醛脱氢酶的活性，使乙醇在氧化酶的作用下产生的乙醛不能进一步氧化。通常长期应用双硫仑的依从性差，没有证据表明这种药物在帮助病人完全戒酒比安慰剂更有优势。使用双硫仑的禁忌证包括怀孕、心功能不全、肝功能不全，肾功能不全和周围神经病变。乙醇与双硫仑相互作用的紧急治疗包括静脉注射晶体液，必要时短暂使用血管加压药，维持全身血压。

2. 药物过量　乙醇中毒与其血药浓度相关。不酗酒的患者中，血中乙醇的浓度达到25mg/dl时，会损伤认知与协调功能。当血液乙醇浓度高于100mg/dl时，会增加前庭症状和小脑功能障碍（眼球震颤、发音困难、运动失调）。自主神经系统功能障碍可能导致低血压、低体温、昏迷，并最终昏迷。乙醇中毒通常定义为血中乙醇浓度在80～100mg/dl。超过500mg/dl的水平抑制通气，这种情况往往是致命的。长期过量摄取乙醇会产生慢性耐药，即使血中乙醇浓度已有潜在致命的危险，酗酒患者可能仍保持清醒。治疗危及生命的乙醇过量的关键是保持通气。如果过度饮酒并且进食少，那么可能会发生低血糖。值得注意的是，其他中枢神经系统抑制剂药经常会和乙醇被同时摄入。

3. 戒断综合征　当停止乙醇摄入或摄入量减少时，会产生生理依赖，表现为戒断综合征。

出现最早的并且最为常见的戒除综合征表现为全身颤抖，可伴有知觉障碍（噩梦、幻觉），自主神经系统功能亢进（心动过速、高血压、心律失常）、恶心、呕吐、失眠和伴有躁动的轻度意识模糊。这些症状通常在血液乙醇浓度减少的6～8h开始出现，并且在24～36h变得十分显著。这些戒断症状可以通过乙醇的再摄入或服用苯二氮䓬类、β受体拮抗药及 α_2 受体激动药而被抑制。临床上，苯二氮䓬类药通常被用于镇静；如果存在心动过速，会使用a及β受体拮抗药。交感神经阻滞药可以减少这些症状，表明自主神经系统功能亢进为乙醇的戒断综合征的病因之一。

几乎5%的患有乙醇戒断症状的病人中会表现出震颤性谵妄。震颤性谵妄是一种危及生命的医疗急症。震颤性谵妄多发生于中断饮酒后的2～4d，症状表现为幻觉、脾气暴躁、体温升高、心动过速、高血压或者是低血压、癫痫大发作。

震颤性谵妄必须积极治疗，服用地西泮（5～10mg，每隔5min静脉注射），直到病人镇静但仍然保持清醒。β肾上腺素拮抗药（如普萘洛尔、艾司洛尔）可以有效抑制交感神经系统亢奋。使用β肾上腺素拮抗药的目的是降低心率到100/min以下。在一些病人中，很有必要用带气囊的气管导管来保护气道。补充体液、电解质（镁、钾），纠正代谢紊乱(维生素)是很重要的。即使纠正电解质紊乱后，心律失常也会发生，可以应用利多卡因治疗心律失常。为了减少对自己和他人伤害的风险，束缚身体是很有必要的。尽管进行积极的治疗，震颤性谵妄病死率约为10%，死亡原因主要为低血压、心律失常或癫痫发作。

Wernicke-Korsakoff综合征：为由于缺乏维生素BB_1，导致小脑神经元的丧失（Wernicke脑病）和健忘（Korsakoff精神病）的一种疾病。维生素B_1是体内糖类进行新陈代谢所必需的。该综合征不是乙醇戒断造成的，但它的出现说明患者已经对乙醇产生了依赖。除了共济失调和记忆力丧失，许多患者还存在意识障碍、困倦、眼球震颤、直立性低血压等症状。几乎都伴有多发的外周神经病变。

Wernicke-Korsakoff综合征的治疗可采用静脉注射维生素B_1。如果可能，尽量正常饮食补充维生素B_1。因为糖类负荷会加重维生素B_1缺乏的病人的症状。给营养不良患者或酗酒的患者输入葡萄糖液之前，应补充维生素B_1。

乙醇可通过胎盘，可能导致胎儿体重减少。高的血浆乙醇浓度（>150mg/dl）可能会导致胎儿乙醇综合征，特点为颅面部畸形、发育迟缓、智力低下等。先天性心脏病的发病率逐渐增加，包括动脉导管未闭、动脉缺限及间隔缺损。

4. 麻醉管理　应用双硫仑治疗的病人，在麻醉管理上，应该考虑双硫仑引起的镇静作用和肝毒性对于病人的潜在影响。减少麻醉药量与累积的镇静作用或双硫仑抑制药物代谢相关，而不是乙醇原因。例如，双硫仑会增强苯二氮䓬类的作用效果。在全身麻醉时，由于双硫仑对多巴胺β

羟化酶的抑制，发生无法解释的低血压可能反映去甲肾上腺素的储存不足。这种低血压对麻黄碱有反应，但在去甲肾上腺素不足的情况下，直接作用的拟交感神经药如去甲肾上腺素，可能会产生比预期更好的效果。局部麻醉的实施可能被双硫仑引发的多发性神经病所影响。像皮肤消毒液这类含有乙醇的溶液，应避免在服用双硫仑的患者身上使用。

（四）可卡因

非医用目的的可卡因使用已经成为影响经济和社会的公众健康问题。人们误认为可卡因可以刺激性欲、不会成瘾、对生理没有不良影响，由于这种观念造成了可卡因滥用。事实上，可卡因有高度的成瘾性，偶尔使用也可能成瘾，并且可卡因有致命的不良反应。可卡因通过抑制突触前的去甲肾上腺素和多巴胺再摄取，增加这些神经递质在突触后的浓度，产生刺激交感神经系统的作用。由于抑制作用，在突触中多巴胺浓度高，产生了典型的"高可卡因"现象。

急性摄入可卡因可导致冠状动脉血管痉挛、心肌缺血、心肌梗死及室性心律失常，包括心室颤动。可卡因对冠状动脉血流量的作用，使冠状动脉氧输送量减少，在这段时间并存有系统性高血压和心动过速时，会进一步增加心肌缺血。可卡因引起的心肌缺血和低血压会一直持续到停用可卡因后6周。长期暴露在可卡因之后，冠状动脉血管对于儿茶酚胺十分敏感，部分原因可能是可卡因引起储存的多巴胺消耗。吸食可卡因的患者可出现肺损伤和肺水肿。可卡因滥用的孕妇发生流产、胎盘早剥和胎儿畸形的风险更高。可卡因呈剂量依赖性的减少子宫血流量或产生高热，高热又可诱发癫痫。娱乐性使用可卡因和脑血管事件之间有时间关系。长期可卡因滥用与鼻中隔萎缩、行为暴躁、思想偏执和反射亢进有关。可卡因戒断症状包括相关的疲劳、抑郁、食欲增加。各种途径（鼻内、口服、静脉注射、吸入）摄入可卡因都可发生死亡，主要原因通常为呼吸暂停、癫痫发作或如心律失常。血浆胆碱酯酶活性减少的患者（老年患者、产妇以及那些有严重肝病的患者）使用可卡因后猝死的风险更高，因为这种酶对于可卡因的代谢是非常重要的。

可卡因过量可起交感神经系统对于心血管系统的严重刺激，不可控制的高血压可能会导致肺水肿和脑水肿。而循环中儿茶酚胺浓度不断增加，可导致冠状动脉血管收缩、冠状动脉血管痉挛和血小板聚集。

1. *治疗*　可卡因滥用的治疗，包括服用硝酸甘油控制心肌缺血。尽管艾司洛尔已被推荐用来治疗由于可卡因过量引起的心动过速，但是有证据表明，β肾上腺素阻滞药可加重可卡因诱导的冠状动脉血管痉挛。α肾上腺素阻滞药在治疗由可卡因引起的冠状血管收缩是有效的。静脉注射苯二氮䓬类药物如地西泮，可有效地控制可卡因毒性引起的癫痫发作。当可卡因过量伴高热时，需要有效的降温。

2. *麻醉管理*　对于可卡因成瘾患者的麻醉实施，必须要考虑这些患者存在心肌缺血及心律失常方面的缺点。在选择任何可能增加交感神经系统活性的措施或药物之前必须要仔细考虑。应该准备硝酸甘油以防心肌缺血发生，心肌缺血发生时表现为心动过速或高血压。在手术期间突然的躁动可能为可卡因的作用。急性中毒的病人对麻醉药的需求增加，与中枢神经系统中增加的儿茶酚胺的浓度相关。可卡因滥用导致的血小板减少可能会影响局部麻醉的选择。

尽管心律失常可能性被人们所关注，但并没有证据表明急性中毒或长期可卡因的滥用会与麻醉药物相互作用产生不良影响。可卡因代谢迅速，所以急性中毒的病人手术的可能性很小。

由于医疗目的，局部应用可卡因加肾上腺素，随后使用可增加心肌敏感性的挥发性麻醉药，可扩大可卡因对于心脏的刺激作用。由于医用目的的使用可卡因应该避免用于高血压、冠状动脉疾病的患者以及正使用可增加儿茶酚胺活性的药物如单胺氧化酶抑制药的患者。

（五）阿片类药物

与通常的推测相反，阿片类药物依赖很少在治疗急性术后疼痛时发生。然而，如果药物每天以不断增加的剂量供给，阿片类药物不到14d就可能成瘾。阿片类药物因为精神欣快作用和镇痛作用容易滥用，摄取形式有口服、皮下注射或者是静脉注射。阿片类药物成瘾会出现很多医学问题，尤其是在静脉吸毒者（表25-12）。在术前评估时，需要确定是否有阿片成瘾的症状。阿片类药物的某些作用（镇痛、镇静、止吐、欣快感、

表25-12　与慢性阿片药滥用相关的医疗问题

肝炎

蜂窝织炎

浅表皮肤溃疡

血栓性静脉炎

心内膜炎

全身性脓毒栓子

获得性免疫缺陷综合征

吸入性肺炎

营养不良

破伤风

横贯性脊髓炎

通气不足）会形成耐药，但一些其他作用（缩瞳、便秘）则不会形成耐药。幸运的是，随着耐药性的增加，服用阿片类药物的致死剂量也会增加。一般而言，在类似吗啡作用药物中，有高度的交叉耐药性。但当阿片成瘾解除时，耐药性会迅速减少。

1.药物过量　阿片类药物（通常为海洛因）过量最明显的症状是呼吸频率减少，潮气量正常或增加。通常瞳孔是缩小的，但当通气不足导致严重缺氧时，瞳孔放大。中枢神经系统的症状表现从烦躁不安到意识不清；癫痫发作通常不会发生。很多海洛因过量的患者发生肺水肿。肺水肿的病因不明，考虑与低氧血症、低血压、神经源性机制和药物相关的肺内皮损伤有关。胃弛缓预示急性阿片过量的发生。致命的阿片药物过量是伪劣产品纯度不稳或阿片药物与其他中枢系统抑制药联合使用造成的。纳洛酮是阿片类药物的特异性拮抗药，用于维持可接受的呼吸频率（一般超过12/min）。

2.戒断综合征　尽管停止阿片类药物后极少有生命危险，但其在围术期的复杂管理仍令人头痛。所以，很有必要考虑突然停用阿片类药物后戒断的开始时间、峰值和持续时间（表22-12）。静脉注射纳洛酮后短时间就可以出现阿片类戒断症状。相反，重新应用阿片药物或美沙酮替代治疗（2.5mg美沙酮等价10mg吗啡）会终止已发生的戒断症状。可乐定可以减轻阿片的戒断症状，可能的机制为α_2受体拮抗药替代阿片类药物抑制大脑交感神经系统。

阿片的戒断症状主要表现为交感神经系统过度亢奋（出汗、瞳孔放大、高血压、心动过速等）、迫切要得到药物伴随哈欠、流泪、流涕、竖毛（"冷火鸡"法的起源）战栗、肌肉和骨骼不适，厌食、失眠、腹部绞痛、腹泻和发热也可能发生。随后出现骨骼肌痉挛和腿部抽搐（"踢掉毛病"的起源），有时心血管疾病也可能出现。阿片戒断症状很少出现癫痫发作，如果发生这种情况，则需要考虑癫痫的其他病因，如未被注意的巴比妥类戒断或不明原因癫痫。

快速阿片脱毒是在全身麻醉下应用大剂量的阿片拮抗药（纳美芬），并持续输注纳洛酮维持。这种方法可有效的替代传统的脱毒方法。阿片的戒断症状主要由于大脑蓝斑核异常产生，在注射大剂量的阿片拮抗药后的4～6h达到高峰并恢复正常。对那些全身麻醉下行阿片快速脱毒的患者使用纳洛酮后没有出现明显的戒断症状，说明阿片快速脱毒成功。相对于逐渐减少阿片剂量的传统脱毒方法，这种方法使患者在麻醉下无意识地度过阿片戒断最难过的时期，从而成功率较高。

在麻醉药物辅助阿片脱毒过程中，血清儿茶酚胺浓度的迅速升高，表现为收缩血管改变或心动过速。手术前使用可乐定会减弱这些改变。麻醉过程中，使用β肾上激素抑制药可以治疗交感神经系统亢奋的症状。建议深度麻醉使骨骼肌麻痹和控制通气。人们开始关注心律失常（Q-T间期延长）和术后死亡的发生。通常在术后监护病房会给予纳洛酮，同时辅助其他药物治疗如咪达唑仑、酮咯酸、可乐定等。快速阿片脱毒后的3～4d还会出现轻到中度的戒断症状。

丁丙诺啡是一种源于脑组织的半合成生物碱。它是一种长效的、脂溶性的混合性u受体激动-拮抗阿片药。人们对于丁丙诺菲兴趣持续不减可以归因于其独特药理学效应。它是一种部分u受体激动药，有中度的内在活性、高度的亲和力和缓慢的解离。丁丙诺菲具有较低的滥用潜在可能，并且已经广泛用于阿片药物依赖患者的治疗。

阿片类药物依赖的药物治疗包括u受体激动药，比如美沙酮和左美沙酮，以及部分激动药。左美沙酮是美沙酮的同类药物，并通过生物转化为作用时间较长的代谢产物。左美沙酮相对于美沙酮的优势在于其是隔日给药。丁丙诺啡的药动学特点类似与典型的阿片类药物,例如吗啡和海洛因。丁丙诺啡对于海洛因依赖患者的维持治疗相当有效。然而,如果单独使用,其并不明显优于美沙酮。丁丙诺啡-卡马西平相对于美沙酮-卡马西平组合在治疗不止滥用阿片类药物的患者时更为有效。美国食品药品管理局批准上市用于治疗阿片类药物依赖的丁丙诺啡制剂包括舌下含服片、仅含丁丙诺啡的药液(subutex),丁丙诺啡复合纳洛酮药液(suboxone)。纳洛酮被添加进药物的原因是防止患者将药片溶解后进行静脉注射。如果他们这么做了,就得经历戒断反应。丁丙诺啡或许还有封顶效应,这对于控制阿片类药物依赖非常有用。美国食品药品管理局重新对丁丙诺啡进行分级,从 V 期药物调整为 III 期药物。这就强化了 III 期麻醉药品的日常管理并对涉及丁丙诺啡和含有丁丙诺啡成分药品交易的制裁更加严厉。III 期药品相对于 I 期和 II 期药品(例如吗啡和芬太尼)有较低潜在成瘾可能性。美沙酮属于 II 期药品。由于丁丙诺啡的药理学特性,由美沙酮转换为丁丙诺啡可能会引起戒断症状。

丁丙诺啡有独特的药理学特性:患者易接受、安全性高、给药方便,这应该有利于其治疗阿片类药物依赖。使用丁丙诺啡进行阿片类脱毒治疗可能有少许不适。脱毒治疗过程中没有传统脱毒治疗常见的不适,比如疲劳、多汗、不愉快感、头痛、癫痫、思维混乱等。

近期关于全身麻醉下使用纳曲酮进行快速脱毒与丁丙诺啡辅助脱毒的比较显示全身麻醉下快速脱毒具有较多潜在威胁生命的并发症。

3. 麻醉管理　在围术期间,阿片成瘾的患者需要继续阿片维持或美沙酮替代。手术前用药包括阿片类药物的使用。不建议使用阿片激动拮抗药,因为这些药可以加重急性戒断反应。阿片类药物不适合维持麻醉,因为很有可能需要使用大量的药物。此外,长期使用阿片类会引起对其他中枢神经系统抑制药的交叉耐药,所以,吸入性麻醉药对阿片成瘾患者的镇痛作用减小,如一氧化氮。相反,急性阿片摄入会减少对麻醉药的需求。通常用挥发性麻醉药进行麻醉维持,术中有可能会发生低血压,这可能反映出患者血容量不足,可能继发于慢性感染、发热、营养不良或肾上腺皮质功能低下。慢性肝病也可能存在。

阿片类成瘾恢复的患者以及接受激动-拮抗治疗的患者经常接受吸入麻醉。在一些患者中可以选择局部麻醉,但要警惕发生低血压,需要注意到 HIV 血清学检测阳性概率增加以及偶发的外周神经炎,还有很少发生的横贯性脊髓炎。

阿片成瘾患者术后疼痛程度增加,具体原因尚不清楚,维持使用美沙酮基础上加用哌替啶或其他阿片类药可以达到令人满意的术后镇痛作用。美沙酮和丁丙诺啡在术后镇痛作用较小,因此,常常需要合用其他阿片类药物。其他缓解术后疼痛方法还有用局部麻醉药行持续的区域阻滞麻醉、椎管内注射阿片类药物和经皮电刺激神经。

(六)巴比妥类药物

长期滥用巴比妥类药物不会引起明显的病生理变化。巴比妥类药物滥用通常为口服,以获得欣快感或为了治疗失眠或为了拮抗其他药物的兴奋作用。这些药物的大多数作用可产生耐药性并与可其他神经系统抑制药有交叉耐药。尽管产生欣快感或镇静催眠作用的剂量会迅速增大,但致死剂量不会那样迅速增加。因此,与阿片或乙醇滥用相比,为了达到预期的效果,随着药物剂量的增加,巴比妥药物滥用者更易发生药物致命。

1. 药物过量　巴比妥类药物过量的主要表现为中枢神经系统抑制。血浆巴比妥水平与中枢神经系统抑制(言语模糊、共济失调、易怒)程度相关,过高的血药浓度可导致咽反射和肌腱反射消失并伴有昏迷症状。没有特异性拮抗药物可以逆转巴比妥引起的中枢神经系统抑制症状,所以是不建议使用非特异性中枢兴奋药。通气抑制可能比较明显,因此,与阿片过量一样,保持气道的通畅、防止误吸、用带气囊的气管导管支持通气等措施是很有必要的。巴比妥药物过量可引起低血压,其原因与中枢血管收缩被抑制、心肌功能被直接抑制和容量血管舒张有关,这种低血压对输液反应良好,但是偶尔也需要使用血管升压药或收缩药物。低体温较为常见。低血压和横纹肌溶解可引起急性肾衰竭。利尿和碱化尿液可以促进苯巴比妥的排出,但对其他巴比妥类药物作用不大。对于服药短于6h的清醒患者,可通过催吐、洗胃和服用药用炭加快药物排出。

2. 戒断综合征　与阿片类药物的戒断症状相比,巴比妥类药物的戒断有致命的危险。巴比妥类药物的戒断症状起始时间、峰值和持续时间比

表25-13 巴比妥类药物戒断症状的时间表

药物名称	发病时间（h）	峰值（d）	持续时间（d）
戊巴比妥	12～24	2～3	7～10
司巴比妥	12～24	2～3	7～10
苯巴比妥	48～72	6～10	10+

阿片类药物延迟（表25-13）。巴比妥类戒断症状最初表现为焦虑、骨骼肌震颤、反射亢进、出汗、心动过速、直立性低血压。循环虚脱和高热也可能发生。最严重的巴比妥类戒断症状是癫痫大发作，可能与血药浓度骤然降低有关。巴比妥类药物的戒断症状一旦发作很难终止，尤其是癫痫大发作。

如果出现巴比妥戒断症状，可以应用戊巴比妥。一般来说，戊巴比妥初始口服剂量为200～400mg，因为这些患者可迅速出现耐受，所以要逐步加药以达到治疗效果。苯巴比妥和地西泮可以有效抑制巴比妥类药物的戒断症状。

3.麻醉管理　虽然有关慢性巴比妥类药物滥用的麻醉管理的资料较少，但需要注意对其他麻醉药抑制作用的交叉耐受的发生。一些报道描述了对慢性巴比妥滥用者麻醉诱导时需要增加巴比妥类药物的用量。虽然急性应用巴比妥类药物可以减少对麻醉药的需求，但是还没有有关慢性巴比妥滥用者需要增加麻醉药物的报道。长期的巴比妥滥用诱导肝微粒体酶活性增强，伴随其他药物（华法林、洋地黄、苯妥英、挥发性麻醉药等）代谢增强。静脉注射滥用巴比妥类药物者建立静脉通路比较困难，因为自我注射的碱性溶液可能使静脉硬化。

（七）苯二氮䓬类药物

苯二氮䓬类药物成瘾需要摄取大量的药物。正如巴比妥类药物一样，耐受和生理依赖会随着长期的苯二氮䓬类药物滥用而出现。苯二氮䓬不会明显的诱导微粒体酶活性。戒断症状通常要比巴比妥类药物出现的晚，而且较轻。这是因为大部分的苯二氮䓬类清除半衰期要长一点，而且，大多数的药物经过代谢而生成具有药理活性代谢产物，这也使清除半衰期变长。长期的苯二氮䓬类药物滥用者和巴比妥类滥用的麻醉管理是相似的。

急性的苯二氮䓬类药物过量产生的呼吸衰竭的危险比巴比妥类药物小得多。但是有一点必须认识到，苯二氮䓬类药物和其他中枢神经抑制药联合使用会产生致命的危险，比如乙醇。对于苯二氮䓬类药物成瘾而言，通常支持治疗就足够了。氟马西尼，一种专门的苯二氮䓬类拮抗药，对严重的或危及生命危险的苯二氮䓬类过量是很有效的。使用氟马西尼后，原被苯二氮䓬类药物抑制的癫痫可能会发生。

（八）安非他明

安非他明会刺激儿茶酚胺的释放，导致大脑皮质紧张、食欲缺乏和睡眠减少。被批准的医疗目的的安非他明使用是用来治疗嗜睡症、注意力缺陷障碍以及儿童小脑功能障碍引发的过动症。对安非他明引发的食欲缺乏的耐受在几周就可以形成，使得这些药物滥用无法被常规饮食替代。对安非他明的生理依赖是很严重的，每天服用的剂量可能增加到治疗剂量的几百倍。长期的滥用，会导致人体储存的儿茶酚胺耗尽。可表现为困倦和焦虑，或者出现精神病状态。其他由于长期安非他明的滥用引起的生理异常包括高血压、心律失常和营养不良。安非他明滥用通常是通过口服，但去氧麻黄碱的滥用却是通过静脉注射。

1.药物过量　安非他明药物过量会导致焦虑、精神错乱和渐进性中枢神经系统兴奋表现的多动、反射亢进、间歇性癫痫发作。其他的生理反应包括血压升高、心跳加速、心律失常、肠胃蠕动降低、瞳孔散大、出汗、高体温。还可能发生代谢失衡，如脱水、乳酸酸中毒、酮症。

口服安非他明过量的治疗包括催吐、洗胃、给予药用炭和泻药。吩噻嗪可以拮抗许多安非他明的急性中枢神经系统作用。同样地，地西泮可控制安非他明诱导的癫痫发作。尿液的酸化可促进安非他明的排出。

2.戒断综合征　使用过量安非他明后突然停止，可出现极度嗜睡、有自杀倾向的抑郁症、食欲增加、体重增加。如果治疗戒断症状需要镇静，可以使用苯二氮䓬类药物。给予β肾上腺素受体拮抗药可以控制交感神经系统亢奋症状。安非他明后抑郁症可能持续数月，需要用抗抑郁药治疗。

3.麻醉管理　长期使用安非他明作为医疗用途（嗜睡、注意力缺陷障碍），在择期手术前不需要停药。对安非他明急性中毒的患者行急症手术时可能会出现高血压、心动过速、高热，并且会增加挥发性麻醉药的需求。甚至术中颅内压增高和心脏骤停也可能是滥用安非他明造成的。在动物实验中，急性静脉注射右安非他明容易产生剂量相关性的体温增高及麻醉药量增加。基于这些原因，需要审慎监测围术期体温的变化。慢性安非他明滥用可明显降低对麻醉药的需求，推测可能与中枢神经系统中的儿茶酚胺消耗有关。顽固性低血压能够反映储存的儿茶酚胺耗竭。直接作用的血管升压类药物，包括去氧肾上腺素和肾上腺素，可用于治疗低血压，因为安非他明诱导的儿茶酚胺消耗，使间接作用的血管升压药如麻黄碱作用减小。术中建议使用动脉导管监测血压。术后，患者一旦开始行走，就要警惕出现直立性低血压的危险。

（九）致幻药

致幻药以二乙麦角酰胺（lysergic acid diethylamine，LSD）为代表，通常为口服。虽然有高度的心理依赖性，但当突然停止服用LSD时不会出现明显的身体依赖或戒断症状。长期使用致幻药是不可能的。这些药物的影响出现在服药后1～2h，并持续8～12h，包括视觉、听觉、触觉方面的幻觉和周围环境、身体形象的扭曲。大脑的抑制相关不重要刺激的能力被LSD损害。交感神经系统刺激的症状包括瞳孔散大、体温升高、高血压和心动过速。LSD对行为作用的耐受性发生迅速，而对心血管作用的耐受性不太明显。

1. 药物过量　不会致命，但患者会遭受意识不到的创伤，这是由这种药内在的镇痛作用导致的。在极少数情况下，LSD能产生癫痫发作和呼吸暂停。它可以产生一种急性恐慌反应，表现为亢奋、情绪不稳，并在极端情况下，表现为精神疾病。患者应置于安静的环境，避免外界刺激。没有特异的解毒药存在，但苯甲二氮䓬类药物可以被用来控制躁动和焦虑。以气道管理、机械通气、癫痫治疗和控制交感神经系统亢奋症状等支持治疗是很有必要的。利尿和酸化尿液可以促进了苯环利定的排除，但有体液负荷过大和电解质紊乱的风险，尤其是低钾血症的发生。

2. 麻醉管理　有报道麻醉和手术会增加这些患者中的恐慌反应。如果这样的事件发生时，苯甲二氮䓬类药物治疗是很有效的。患者对拟交感神经药物反应敏感。LSD可延长阿片类药镇痛和呼吸抑制作用。

（十）大麻

大麻主要通过吸食，其有效的精神作用成分是四氢大麻醇（tetrahydrocannabinol，THC），相比口服，吸食可增加四氢大麻酚（THC）的生物利用度。吸入大麻可产生欣快感，伴随交感神经系统兴奋、副交感神经系统抑制的症状增加。心脏相关的改变，静息心率增加，可能会发生直立性低血压。长期滥用大麻导致的肺部焦油量增加，使肺防御机制受损，降低肺功能。可能使鼻窦炎和支气管炎的发病率上升。在易感人群中，吸食大麻会引起癫痫发作。结膜充血是血管扩张的表现。嗜睡是一种常见的不良反应。THC的大部分精神作用都可产生耐受。虽然大麻不会发生身体依赖性，长期使用后突然停药后可产生轻微的戒断症状，如烦躁、失眠、出汗、恶心、呕吐和腹泻。大麻的一个医疗作用是帮助癌症化疗患者止吐。

吸入THC的药理效果会在几分钟内发生，但很少持续超过2～3h，它减少了患者的急性中毒者手术的可能性。麻醉管理要考虑THC对心、肺和中枢神经系统的影响。动物研究表明，静脉注射THC后，可诱导嗜睡并减少对挥发性麻醉药的要求。在注射THC的动物中，巴比妥类药物和氯胺酮的催眠时间延长，而阿片类药物引起的呼吸抑制作用会被增强。

（十一）药物滥用对麻醉职业的危害

麻醉医师占美国所有医生的3.6%，然而，成瘾患者的所占比例比任何其他医生组高出近3倍。另外，在所有的医师中麻醉医师复发的可能性最大。目前，在接受治疗的医师中12%～15%都是麻醉医师。值得欣慰的是，一次调查（1994—1995）显示，在麻醉医生的药物滥用的发病率为0.4%，高校教师的发病率为0.1%。这意味着从1986年以来，发病率在下降。

1. 为什么麻醉医生会药物滥用　为了解释在麻醉学者中药物滥用的高发病率，许多因素都被提出来。这些因素如下。

· 能较容易的接触到药物，尤其是阿片类药物。

· 接触的药物具有高成瘾性，尤其是芬太尼和舒芬太尼。

· 这些药物转移相对简单，因为初始时小剂量就可使滥用者达到希望的效果。

· 对病人用这些药物的经历的好奇。

· 具有控制导向型人格。

2.成瘾的麻醉医师的特征/人口统计　由美国麻醉医师职业卫生委员会编纂的有关药物滥用和成瘾的课程被强烈推荐，这门课程已成为药物滥用和成瘾这一重要课题的原始资料。课程显示药物成瘾的麻醉医生具有以下相关特点。

· 50%的年龄都＜35岁，但这也反映了麻醉专业的年龄分布。

· 住院医生居多。可能是由于麻醉医师对于药物滥用的高风险的意识的增加，对这个群体培训时更注意寻找成瘾的迹象（有趣的是，药物滥用的麻醉住院医生中较高的比例都是阿尔法欧米茄荣誉学会的会员）。

· 67%～88%都是男性，75%～96%是白种人。

· 67%～90%的人都是选择阿片类药物。

· 33%～50%是用多药滥用。

· 33%有成瘾性家族史，多为酗酒家族史。

· 65%是在大学开始药物滥用的。

3.最常见的滥用药品　阿片类药物通常是麻醉医师们选择的麻醉药品。其中芬太尼和舒芬太尼最为常见，其次是哌替啶和吗啡。在35岁以下的麻醉医师中，这样的选择尤其明显。年纪稍大的麻醉医师主要把乙醇当作更佳选择，因为其产生损害的时间比阿片类药物明显延长。数据还显示，在一个麻醉医师事业初期，常沉溺于阿片类药，而在住院实习期后5年，麻醉医师更钟情于乙醇。

其他被滥用的药物包括可卡因、苯二氮䓬类（咪达唑仑）以及最近的异丙酚。在过去5年里，滥用药剂的输注转向"无针"方式，注射普通的麻醉药品。这种方式比传统的静脉注射和肌内注射更加卫生。每一种可能的输注方式都已经被尝试和报道，包括不常见的静脉注射位点（足上、腹股沟、大腿以及阴茎上较隐蔽的静脉）、口服/鼻腔黏膜给药（苯二氮䓬类）、舌下含服以及直肠给药。如今，挥发性麻醉药也成为医师们的选择。据报道，七氟醚就是其中一种。撇开那些基本的麻醉药品不说，6个月后，多药滥用的发生率将增加。

4.滥用药物的获得方法　为了获得药物，麻醉医生使用了大量的并常常是创造性的方法。最常用的方法是在麻醉记录上不恰当的记录药品的使用情况，继续使用残余的药物而不是扔掉。此外，近期的一些报道曝光了一种新的方法：秘密使用多剂量药水瓶，然后用其他药物重新填满、封装。提防那些大学生、不休息的住院医生或志愿工作很晚的人。最常见的所报道的成瘾行为之一就是渴望超时工作，尤其是在监督相对松懈的时候，比如晚上或者周末。

5.成瘾行为的体征和症状　除了对药品上瘾外，行为上发生不寻常的持续的变化都应该引起警觉。一般说来，这些行为包括心情波动，例如抑郁、生气以及过度兴奋等。关于成瘾行为，需要记住以下的要点。

· 普遍否认。

· 工作中的征兆往往最迟出现（首先是在社区，然后是在家里）。

· 特异性特点是自我给药。

· 被发觉的成瘾者常常是神志不清的。

· 没有被治疗的瘾者通常会死亡。

以下是常被忽略的成瘾症状。

· 渴望独自工作。

· 不午休或拒绝休息。

· 常常和别人换班。

· 志愿做更多工作。

· 患者术后疼痛治疗的麻醉药的记录用量多于给予的。

· 体重减轻。

· 经常在浴室中休息。

6.医生药物成瘾的相关风险　虽然传统意义上的风险主要是针对医生个体，但如果一个医生药物上瘾，对于病人和医院其他员工及管理来说也潜在巨大的风险。

（1）医生：对于患有成瘾疾病的麻醉医师而言，主要的危险是服用过量药物引起自杀风险增高以及药物相关的其他死亡。不幸的是，在所有具有麻醉药物上瘾病史的医生中，麻醉师的复发率是最高的。复发的风险在头5年里是最大的，而后随着恢复时间的增加而减少。好消息是，89%的完成治疗并参加后期康复的麻醉医师可以戒瘾2年以上。但是，那些对阿片类药物成瘾的麻醉医师复发后的主要症状却是死亡。

（2）病人：病人会受到成瘾的行为的影响。

数据表明，医生药物滥用会增加操作失误的危险。来自加利福尼亚州和俄克拉荷马州的数据显示，随着对医生药物滥用的治疗，有关投诉的数量和涉及的金额都极大的减少了。

（3）医院/机构：大部分的州都有法律规定要求医院和医护人员报道任何可疑的有滥用的行为。如若不报，根据各个州的法律，将会有严重后果。

7. 发现可疑的滥用药物应该做什么　这取决于有没有医生援助委员会。如果该机构没有的话，就应该成立一个，并制定相关政策。这样，当发现有成瘾的医生时，就可以给他提供帮助了。这个委员会应当有一名麻醉医师。此外，该委员会还要和当地有治疗成瘾和咨询经验专家达成咨询协定。如果能有一名有治疗麻醉师经验和特长的医生或顾问就最好不过了。最后，该委员会还应该有援助热线以及事先拟定好的成瘾脱毒的治疗计划。

8. 报告和干预　参加酗酒或药物成瘾治疗计划不需要向州或联邦机构上报。这个可以当成一个病假来处理。但是，一旦有确凿的药品滥用的证据，就必须立刻干涉。此证据必须明确，让医生援助委员会信服。

干预的主要目的是让成瘾的患者参加到一个全面的医疗评估过程。该过程由有住院治疗经验丰富的一组专家负责。避免进行一对一的干预。可以通过医生援助委员会和县或州的医疗团体的专业技能来进行干预。当一个医生被发现药物成瘾，正在等候最终的处理决定书时，千万不要让他独处，因为新发现的成瘾医生在面对审查后，有更高的自杀风险。

9. 治疗　治疗滥用药物的医生的具体细节本章无法涵盖。但是，让学院、团体或者戒毒委员会中的一个成员与有毒瘾的医生或者治疗小组保持联络是很重要的。戒毒没有灵丹妙药，康复是终生的过程。最有效地治疗方案就是对成瘾的医生进行全方面治疗，并且提供长期的跟踪服务。

六、药物过量

（一）三环类抗抑郁药过量

故意过量服用抗抑郁药是导致死亡的常见原因。这个死亡率中三环类抗抑郁药比例较大。这些药物的致死量仅为每日治疗量的5～10倍。

药物过量主要影响中枢神经系统、副交感神经系统和心血管系统。其毒性与神经元对去甲肾上腺素和（或）5-羟色胺再摄取的抑制、抗胆碱能作用、外周α肾上腺素能阻滞和膜抑制作用有关。严重的抗胆碱作用的症状包括谵妄、发热、心动过速、瞳孔散大、皮肤潮红、肠梗阻、尿潴留（表25-4）。心血管毒性包括窦性心动过速伴P-R间期、QRS和Q-T间期延长、室性心律失常，心肌抑制是可致命的。癫痫发作并不少见。当肢体导联QRS宽度＜100ms时，发生癫痫发作和心律失常的可能性小。一般不会检测三环类抗抑郁药的血浆浓度，因为监测肢体导联QRS波宽度已经可以可靠地预测神经和心脏并发症的发生风险。三环类抗抑郁药过量的意识不清/昏迷/癫痫发作期可持续24h或更长。即使过了这段时间，发生威胁生命的心律失常的风险也可能持续数天，因此，有必要延长心电图监测的时间。

对上呼气道完好的三环类抗抑郁药过量的患者的初始治疗主要是洗胃和服用药用炭治疗。不应该催吐，因为症状从轻度到致命（癫痫发作、通气不足、低血压、昏迷）进展迅速，催吐可能造成肺误吸。呼吸抑制或昏迷要求气管插管和机械通气。碱化血液是主要的治疗方法，可以增加药物与蛋白质的结合，减少游离药物，从而减少毒性。静脉注射碳酸氢钠或过度通气使pH在7.45～7.55，如果QRS波变窄或心律失常等临时症状消失则停止碱化血液。利多卡因也可以用来治疗心律失常。如果存在扭转型室性心动过速，应该注射镁。血容量增加和碱化血液后，患者出现低血压，可以使用血管加压药或收缩药。苯二氮䓬类药物可以有效控制癫痫发作。血液透析和血液灌注是无效的，因为三环类抗抑郁药具有高的蛋白结合率。

（二）水杨酸类药物过量

阿司匹林一旦被摄入就会转变为具有活性的代谢产物水杨酸。在致毒剂量下，水杨酸会通过解偶联氧化磷酸化作用和干扰三羧酸循环而影响许多器官的功能。氧化磷酸化解偶联会引起乳酸和酮酸的积累。

水杨酸过量的表现包括耳鸣、恶心、呕吐、发热、抽搐、意识不清、低血糖，低脑脊髓液血糖浓度、凝血功能障碍、肝功能障碍以及直接刺激呼吸中枢。刺激呼吸中枢，诱导呼吸性碱中毒，从而增加了水杨酸水溶性离子的比例，促进其从肾排除。另一方面，代谢性酸中毒增加了药物的脂溶性非游离部分，促进其通过组织和大脑而产生毒性。非心源性水肿通常发生在服用阿司匹林过量后24h内。

急性水杨酸过量的初步治疗包括洗胃和服用药用炭治疗。对水杨酸血清浓度进行初始检测，对有包裹肠溶衣或缓释的药物过一段时间再次检测以评价其吸收情况。经验性注射葡萄糖将有助于预防低脑脊液血糖浓度。注射碳酸氢钠增加动脉血pH到7.45～7.55，碱化尿液，这可以极大地增加水杨酸的肾清除率。此外，碱血症可以促进水杨酸离开大脑和其他组织进入血液。这种疗法的潜在的并发症包括体液过多及低血钾。血液透析的适应证是存在潜在致命的水杨酸浓度（＞100mg/L）和顽固性酸中毒、昏迷、癫痫发作、容量负荷过重或肾衰竭。

（三）对乙酰氨基酚过量

据美国毒物控制中心报道，对乙酰氨基酚过量为最常见的药物过量。典型的症状为恶心和（或）呕吐、腹痛。对乙酰氨基酚的毒性是由于N-乙酰基苯并醌亚胺破坏肝细胞导致肝中央小叶坏死。通常情况下，这种代谢产物在对乙酰氨基酚的代谢产物中只占5%的比例，与内源性谷胱甘肽结合而灭活。药物过量时，谷胱甘肽的供应不足而不能使N-乙酰基苯并醌亚胺脱毒。

对乙酰氨基酚过量的治疗首先确定药物服用的时间，并服用药用炭阻止药物吸收。在服药4h后，测量对乙酰氨基酚的血药浓度，并在Rumack-Matthew数据图上标记，将病人肝中毒的危险分层：没有、可能有、几乎有（图25-2）。对药物摄取时间不清的肝中毒可能存在或几乎确实存在的患者，用乙酰半胱氨酸治疗，乙酰半胱氨酸使谷胱甘肽足量，直接结合N-乙酰基苯并醌亚胺，增强对乙酰氨基酚与硫酸盐的结合。在服药后8h内，使用N-乙酰半胱氨酸预防肝中毒有效率达100%。

七、中毒

（一）甲醇摄入

甲醇存在于脱漆剂、汽油防冻液、挡风玻璃清洗液、露营燃料中。甲醇毒性较弱，但它代谢产物的毒性很强。它由醇脱氢酶代谢为甲醛和甲

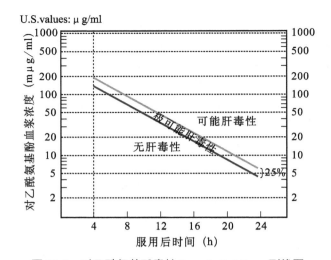

图25-2　对乙酰氨基酚毒性Rumack-Matthew 列线图

根据与过量服药时间相关的血液样本测定的血浆对乙酰氨基酚的浓度被标注在列线图上。列线图上的位置标明了肝毒性：极有可能、有可能和不可能。浓度以μg/ml为单位

[改编自Rumack BH, Matthew H. Acetaminophen poisioning and toxicity. Pediatrics, 1975,55（6）:871-876.]

酸，引起阴离子间隙型代谢性酸中毒。其毒性作用的靶器官是视网膜、视神经和中枢神经系统。视物模糊，视盘充血和失明是甲醇中毒的标志。严重的腹部疼痛可能是发生急性胰腺炎，为外科急症。

甲醇中毒治疗包括支持治疗和保护呼吸道。药用炭不能吸附乙醇。静脉注射乙醇，可以优先被醇脱氢酶代谢，从而减少甲醇的代谢。另外，乙醇脱氢酶的活性可以被甲吡唑抑制。亚叶酸可以辅助消除甲酸。顽固性酸中毒或视力障碍是血透的指征。

（二）乙二醇摄入

摄入4oz的乙二醇就可能致命。乙二醇（存在与防冻剂、除冰剂、工业溶剂中）被醇脱氢酶代谢为羟基乙酸，引起代谢性酸中毒。乙醇酸代谢成为草酸盐。长期草酸钙结晶沉淀积聚可引起急性肾小管坏死。心肌功能不全、肺水肿、脑水肿以及由于草酸盐对钙的螯合作用导致的低钙血症都是乙二醇中毒的特征。乙二醇中毒的治疗是类似于治疗甲醇中毒。注射乙醇和甲吡唑（抑制）有毒代谢产物的形成。维生素B_1及维生素B_6和足够的钙可以扭转低钙血症，必要时需要紧急血液透析。

（三）有机磷中毒

有机磷杀虫剂、氨基甲酸酯类农药、有机磷

化合物（"神经毒剂"）是在生化战争（被用于恐怖袭击）中开发出来的，能抑制乙酰胆碱酯酶，从而导致胆碱能过度刺激。这些化学物质可以通过皮肤、吸入和口服等方式摄入。神经毒剂和杀虫剂有几个重要的区别。杀虫剂是油性的，不易挥发，毒性起效慢，但作用时间长。神经毒剂通常是水溶性的，易挥发，在较短的时间内迅速起效，影响严重。氨基甲酸酯类杀虫剂有限地透过血-脑脊液屏障进入中枢神经系统，可逆性结合胆碱酯酶，所以产生一个短期的、轻于有机磷酸盐的作用。两者都可以被雾化和蒸发。杀虫剂和神经毒剂中毒的表现受到摄入途径的影响，最严重情况发生在吸入途径（表25-14）。有机磷酸盐的毒蕈碱症状包括外分泌腺分泌增加（流泪、流鼻涕、支气管黏液、流涎）、胃肠道症状、眼部症状如瞳孔缩小。大剂量有机磷酸盐可刺激尼古丁受体，产生骨骼肌肉无力、肌束震颤和麻痹。心血管作用比较复杂，心动过速或心动过缓，高血压或低血压都可能存在。中枢神经系统的影响包括认知障碍、抽搐、昏迷等。由支气管黏液分泌、支气管痉挛、呼吸肌/膈肌无力/麻痹、延髓呼吸中枢被抑制而导致急性呼吸衰竭是死亡的首要原因。

有机磷酸盐药剂过量的治疗包括3个策略：抗胆碱能药物解除胆碱能危象；肟剂活化乙酰胆碱酯酶活性；抗惊厥药物预防或治疗癫痫发作（表25-15）。阿托品是主要的解毒药，2mg，每隔5～10min持续注射直到呼吸道没有明显的分泌物为止。碘解磷定是一种肟剂，可与有机磷酸盐结合形成复合体，使有机磷酸盐与乙酰胆碱酯酶分离，从而使有机磷酸盐迅速代谢分解。有机磷酸盐的分离使乙酰胆碱酯酶的活性活化，恢复正常功能。苯二氮䓬类药物是有机磷中毒患者治疗癫痫的唯一选择。中毒严重的病人应该注射地西泮或咪达唑仑。呼吸肌无力时需要进行机械通气。

（四）一氧化碳中毒

一氧化碳（CO）中毒是常见的死亡原因。在美国中毒致死中，CO中毒是主要的原因。接触可能是偶然发生的（燃火相关的烟雾吸入、汽车尾气、供暖系统功能差、抽吸香烟）或人为吸入。

1.病理生理 CO是一种无色、无味、无刺激性气体，容易通过肺吸入。CO的吸收量取决于每分钟通气量、暴露时间以及环境一氧化碳和氧气浓度。CO的毒性可以导致组织缺氧和细胞损伤。CO与氧气竞争性结合血红蛋白。CO与血红蛋白的亲和力比氧气与血红蛋白的亲和力高200倍以上。这种争夺性结合的后果是使氧血红蛋白解离曲线左移，氧向组织释放被抑制（图25-3）。然而，CO与血红蛋白结合并不能完全解释CO中毒相关的病生理改变。CO会破坏氧化代谢，增加的CO会引起脑脂质过氧化反应，生成氧自由基，从而产生其他代谢的变化，引起神经系统和心脏毒性。CO与胎儿血红蛋白结合比成年人更紧密，因此，使婴幼儿更易于被其影

表25-14 有机磷中毒的表现

毒蕈碱样作用
大量分泌物
流涎
流泪
出汗
支气管黏液溢出
鼻漏
支气管痉挛
瞳孔缩小
蠕动亢进
心动过缓
烟碱作用
骨骼肌肉震颤
骨骼肌无力
骨骼肌麻痹
中枢系统影响
癫痫发作
昏迷
中枢性窒息

表25-15 有机磷酸酯中毒治疗的目的

逆转中毒引起的严重的类胆碱危机
每5～10分钟注射2mg阿托品直到呼吸通气改善
恢复乙酰胆碱酯酶活性
静脉注射碘解磷定600mg
预防/治疗癫痫发作
使用苯二氮䓬类或咪达唑仑
支持治疗

响。儿童因为其有较高的代谢率和氧消耗，也很容易CO中毒。CO暴露对孕妇十分有害，因为CO很容易穿过胎盘；胎儿的碳氧血红蛋白浓度可超过母体碳氧血红蛋白浓度；胎儿CO的清除要比母亲更慢。

2.症状和体征　CO中毒症状的初期症状是非特异的，可表现为头痛、恶心、呕吐、乏力、注意力难以集中和意识错乱。对氧依赖较高的器官——大脑和心脏，表现出主要的损伤症状。心动过速、呼吸急促反映细胞缺氧。因为缺氧而增加心排血量，可引起心绞痛、心律失常、肺水肿。晕厥和癫痫发作可能是脑缺氧和脑血管舒张引起的。值得注意的是，CO中毒的出现反映了中枢神经系统受到了严重的器质性损害。经典的樱桃红色嘴唇不常见。

CO的影响不仅表现在接触毒气后，对神经系统还可出现持久或延迟的影响。迟发性神经精

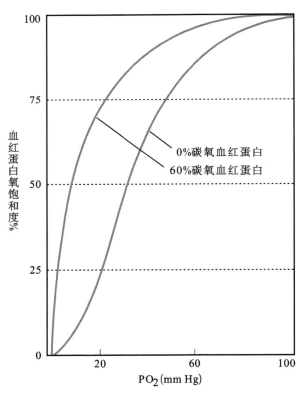

图25-3　碳氧血红蛋白使氧血红蛋白解离曲线左移，形成一个双曲线。使血红蛋白携氧能力下降和在组织中氧气释放受阻

（改编自 Ernst A, Zibrak JD. Carbon monoxide poisoning. N Engl J Med, 1998,339:1603-1608. Copyright 1998 Massachusetts Medical Society. 版权所有）

神综合征可能在急性CO中毒恢复期发生，包括认知功能障碍、记忆力减退、癫痫、性格改变、帕金森综合征、阿尔茨海默病症、缄默症、失明和精神疾病。无临床或实验证据表明，昏迷、高龄和长期暴露的患者更容易患有迟发神经精神综合征。

3.诊断　怀疑CO中毒时，应该监测血清碳氧血红蛋白浓度。碳氧血红蛋白浓度能从一氧化碳疑似接触病人血清中获得。没有必要采用动脉血，因为动脉和静脉碳氧血红蛋白水平的相关性很好。测量需要使用血氧饱和度测定仪，其通过分光光度法，可以检测和量化所有正常和异常血红蛋白。常规血气分析不会识别出异常血红蛋白，脉搏血氧仪也不能区分碳氧血红蛋白和氧血红蛋白。所以，SpO_2的值可能产生误导。

4.治疗　包括远离CO源、迅速补充氧气，以及积极的支持治疗：气道管理、血压支持和心血管稳定。氧疗通过竞争结合血红蛋白，缩短了CO的清除半衰期，提高组织氧合。输氧一直持续到碳氧血红蛋白浓度恢复正常。当患者呼吸室内空气时，碳氧血红蛋白的半衰期是4～6h；当患者呼吸纯氧时，半衰期40～80min；当呼吸高压氧时，半衰期为15～30min。高压氧治疗为在高压下给予纯氧，从而使溶解在血液中的氧量大幅度增加。高压氧治疗加速清除CO，可以减小CO中毒导致的神经系统后遗症发生的可能。高压氧治疗具有一定的风险，是有争议的，尚未普及。但高压氧适于昏睡或显示出神经系统异常的患者、碳氧血红蛋白浓度超过40%的患者以及碳氧血红蛋白浓度高于15%的孕妇。

八、要点

· 血清素综合征是由于过度刺激5-羟色胺受体产生的潜在威胁生命的药物不良反应。大量5-羟色胺前体以及5-羟色胺释放增加、再摄取或代谢减少都可以导致血清素综合征。许多具有血清素能的药物可参与这个过程，包括选择性5-羟色胺再吸收抑制药、非典型和三环类抗抑郁药、单胺氧化酶抑制药、锂、药物滥用和麻醉镇痛。

· ECT除了产生抽搐和神经精神作用，还可产生明显的心血管作用。典型的电惊厥产生的心血管作用为10～15s的副交感神经刺激产生的心动过缓和血压降低。随之，交感神经兴奋产

生的心动过速和高血压会持续数分钟。

• 药物滥用被定义为非医疗和社会目的的自我使用药物。持续应用可导致生理和身体依赖。为了维持正常生理功能或预防戒断症状而使用药物也可出现身体依赖。耐受是指组织习惯药物的存在，以至于必须增加药物的剂量才能产生与初始小剂量药物相似的效果。

• 虽然乙醇对细胞膜产生广泛的非特异性的作用，但有证据表明乙醇的许多神经作用是通过作用受体抑制神经递质GABA介导的。乙醇增加GABA介导的氯离子通道。乙醇与苯二氮䓬和巴比妥类药物有共同的作用位点，所以这些药物可产生交叉耐受性和交叉依赖性。

• 急性的可卡因摄入会引起冠状动脉痉挛、心肌缺血、心肌梗死和室性心律失常包括心脏颤动。因可卡因对于冠状血流的影响，冠状动脉氧输送减少，这时，相关的高血压和心动过速会进一步增加心肌耗氧量。可卡因导致的心肌缺血和低血压可持续到停药后6周。长期使用可卡因后，冠状动脉血管对儿茶酚胺十分敏感，部分原因可能与可卡因导致储存的多巴胺消耗有关。

• 麻醉师占美国所有医生的3.6%。然而，他们在成瘾治疗中的比例几乎是其他任何医师组的3倍以上。另外，麻醉师与其他的专业医师相比，具有最高的复发危险。目前，治疗药物滥用医师中，12%～15%为麻醉医师。

• 阿片类药物是麻醉医生通常选择的滥用药物。芬太尼和舒芬太尼是最常见的滥用药物，其次是哌替啶和吗啡。在35岁以下的麻醉医师中，这样的选择尤其明显。年纪稍大的麻醉医师主要把乙醇当作最佳选择，因为其产生损害的时间比阿片类药物明显延长。数据还显示，在一个麻醉医师事业初期，常沉溺于阿片类药，而在住院实习期后5年，麻醉医师更钟情于乙醇。

• 干预的主要目的是让成瘾的患者参加到一个全面的医疗评估过程。该过程由有住院治疗经验丰富的一组专家负责。避免进行一对一的干预。可以通过医生援助委员会和县或州的医疗团体的专业技能来进行干预。当一个医生被发现药物成瘾，正在等候最终的处理决定书时，千万不要让他独处，因为新发现的成瘾医生在面对审查后，有更高的自杀风险。

• 据美国毒物控制中心报道，对乙酰氨基酚过量为最常见的药物过量。典型的症状为恶心和（或）呕吐、腹痛。对乙酰氨基酚的毒性是由于N-乙酰基苯并醌亚胺破坏肝细胞导致肝中央小叶坏死。通常情况下，这种代谢产物在对乙酰氨基酚的代谢产物中只占5%的比例，与内源性谷胱甘肽结合而灭活。药物过量时，谷胱甘肽的供应不足而不能使破坏性的代谢产物脱毒。

• 神经毒剂是一种有机磷酸盐，它用在战争和恐怖袭击中。乙酰胆碱酯酶失活造成急性的严重的胆碱能危象。重复大量使用阿托品是处理这种急性中毒的关键。

• 常规血气分析不能识别异常的血红蛋白，脉搏氧饱和度仪不能区分氧血红蛋白和碳氧血红蛋白。因此，一氧化碳中毒时，这些监护提供信息不准确。

• CO的影响不仅表现在接触毒气后，对神经系统还可出现持久或延迟的影响。迟发性神经精神综合征可能在急性CO中毒恢复期发生，包括认知功能障碍、记忆力减退、癫痫、性格改变、帕金森综合征、阿尔茨海默病症、缄默症、失明和精神疾病。无临床或实验证据表明，昏迷、高龄和长期暴露的患者更容易患有延迟神经精神综合征。

（孙瑞强 译 于泳浩 校）

参 考 文 献

[1] Alapat PM, Zimmerman JL. Toxicology in the critical care unit. Chest, 2008,133:1006-1013.

[2] American Association of Poison Control Centers. http://www.aapcc.org:Accessed January 12, 2012. National Poison Control Center Hotline: 800-222-1222..

[3] American Society of AnesthesiologistsCommittee on Occupational Health. Model curriculum on drug abuse and addiction for residents in anesthesiology. http://www.asahq.org.:Accessed January 18, 2012.

[4] Breen CL, Harris SJ, Lintzeris N, et al. Cessation of methadone maintenance treatment using buprenorphine: transfer from methadone to buprenorphine and subsequent buprenorphine reductions. Drug Alcohol Depend, 2003,71(1):49-55.

[5] Deiner S, Frost EA. Electroconvulsive therapy and

anesthesia. Int Anesthesiol Clin, 2009,47:81-92.

[6]　Gold MS, Byars JA, Frost-Pineda K. Occupational exposure and addiction in physicians: case studies and theoretical implications. Psychiatr Clin North Am, 2004,27:745-753.

[7]　Kales SH, Christiani DC. Acute chemical emergencies. N Engl J Med, 2004,350:800-808.

[8]　May JA, White HC, Leonard-White A, et al. The patient recovering from alcohol and drug addiction: special issues for the anesthesiologist. Anesth Analg, 2001,92:1608-1610.

[9]　Rumack BH, Matthew H. Acetaminophen poisoning and toxicity. Pediatrics, 1975,55:871-876.

[10]　Sadock BJ, Sadock VA. Kaplan and Sadock's Pocket Handbook of Clinical Psychiatry. 5th ed.Philadelphia, PA: Lippincott Williams & Wilkins, 2010.

[11]　Smith FA, Wittmann CW, Stern TA. Medical complications of psychiatric treatment. Crit Care Clin, 2008,24:635-656.

[12]　Weaver LK. Carbon monoxide poisoning. N Engl J Med, 2009,360:1217-1225.

第 26 章

妊娠相关疾病

妊娠和分娩所伴随的多器官系统的生理改变可能影响着产妇对麻醉的反应和麻醉方式的选择。这些正常的妊娠生理改变可能会对原有产妇情况产生负面影响。一些产妇特有的内科疾病可能会影响到麻醉的管理，特别是在分娩过程中。

一、妊娠相关的生理改变

（一）心血管系统

心血管系统的改变多数是由于妊娠期间的激素改变。孕酮的活性增加使一氧化氮和前列环素产生增多，加之机体对去甲肾上腺素和血管紧张素的反应下降，共同导致了血管扩张。松弛素浓度的增多可通过减少大动脉的硬度使大动脉扩张，从而使肾动脉扩张（足月时可发现大动脉的直径增加了约0.5cm）。孕早期的全身血管阻力降低可引起心排血量的代偿性增加（起初是由于心率的增快）以及肾素活性的增加。肾素活性增加保留了钠，通过渗透梯度原理，水也得以保留。到足月时，约1000mmol的钠得以潴留，这使得额外的7～10L水也潴留下来。血浆容量从孕4周开始增加，6～12周会增加10%～15%，孕28～34周会达到最大值（增幅为30%～50%）。血浆容量的增加，加上红细胞总数增加了20%～30%，使得总血量明显增加，到足月时达到了100ml/kg。心排血量与血浆容量同步增加，在孕初8周内增加了15%，并在孕28～32周达到了50%的最大增幅。血浆容量和心排血量大约在孕32周起维持稳定水平直至分娩开始。到临产时，由于交感神经刺激（疼痛和应激）和"自身输血"作用，即血液从收缩的子宫返回循环的过程，使心排血量又进一步增加。

与产前相比，心排血量在第一产程增加了20%，在第二产程又增加了50%。到胎盘娩出后（即第三产程末），心排血量较产前水平增加了80%。分娩后24～48h心排血量就降至产前水平，并在产后12～24周恢复到孕前水平。双胎妊娠的心排血量又较单胎妊娠增加20%。

这种心脏负荷量的增加可导致心室肥大。超声心动结果表明，到临产时左心室增大了6%，右心室增大了15%～20%。心腔增大和扩张使除主动脉瓣外的所有瓣膜出现轻度关闭不全，妊娠的任何时期出现主动脉瓣关闭不全都是不正常的。心脏的扩大以及膈肌向头端移位都会使心脏发生水平旋转和移位，导致超声心动图的心电轴改变。因此，在Ⅰ导联见到深S波，以及在Ⅲ导联和Ⅴ导联见到宽大的Q波伴随倒置的T波并非异常现象。孕早期的全身血管阻力在孕20周时降至最低点，较孕前降低了35%。之后开始缓慢回升，但直至临产仍保持着较孕前低20%的水平。中心静脉压、肺动脉压和肺毛细血管楔压在妊娠期间都始终保持稳定水平。

心血管系统在妊娠期的生理改变远不如腔静脉受压的影响大。到临产时，仰卧位的股静脉压升高了2.5倍。妊娠子宫对大动脉的压迫可导致主腔静脉压迫综合征或叫仰卧位低血压综合征。到临产时，15%的产妇在仰卧位时可出现短暂的心动过速，之后出现心动过缓和对升压药耐药的顽固性低血压。为对其进行防治，推荐左倾卧位使子宫左移的做法。

（二）呼吸系统

呼吸系统的改变也是由于妊娠期激素的变化导致的。松弛素的活性增加使胸腔韧带松弛，肋骨移至水平位。这使得膈肌在妊娠早期，即在妊娠子宫改变腹腔容积之前就上抬。膈肌上抬和肋骨水平位使胸腔改变为桶装结构，这使胸腔的上下径减少了约4cm，横径增加了至少5cm，显著增加了正常自主呼吸情况下可进行气体交换的肺容积。因此，到临产时潮气量增加了40%。孕酮是一种有效的呼吸刺激剂，其活性增加可使潮气量增加，呼吸频率增快，使临产前的分钟通气量增加50%。慢性过度通气可导致呼吸性碱中毒，pH为7.44，$PaCO_2$为28 ～ 32mmHg，HCO_3为20mmol/L。但最主要的还是生理无效腔的减少使$PaCO_2$轻度增加至104 ～ 108mmHg。这些改变增加了母婴之间的氧分压差，促进了母婴气体交换。

膈肌上抬导致的胸腔上下径减小使补呼气量减少了25%，残气量减少了15%。基础代谢率的增加使耗氧量增加了20%，加上功能残气量减少，使呼吸暂停时的氧去饱和速度更快。充分预充氧的正常非妊娠患者氧分压从100%降至90%以下发生于约9min内；健康临产妇的氧去饱和仅在3 ～ 4min发生；而病态肥胖的孕妇，氧去饱和仅在98s就会发生。

雌激素、孕酮和松弛素的活性升高使口咽黏膜充血水肿、腺体功能亢进、毛细血管充血，导致鼻塞、鼻出血和上呼吸道狭窄。妊娠妇女的插管困难和插管失败率增加，分别为3.3%和0.4%，比非妊娠妇女高8倍以上。当给予全身麻醉时，由于患者的氧去饱和速度较非妊娠产妇更快，麻醉医师面临着潜在的困难气道风险。这也是临产妇接受全身麻醉比接受局部麻醉死亡率高出17倍的原因之一。预先为评估有困难气道的患者置入硬膜外导管可能有助于避免气道操作和减少产妇发病率和病死率。然而，即使采用这种方法，产科全身麻醉手术的插管失败率也高达1/98。

（三）血液系统

正常妊娠情况下凝血系统发生巨大改变使血液处于高凝状态。大部分凝血因子（Ⅰ，Ⅶ，Ⅷ，Ⅸ，Ⅹ，Ⅻ）的活性都增加，但是生理性抗凝血药的活性降低。后者包括蛋白S的活性显著减低，及获得性活化蛋白C抵抗。每1000个产妇中就有一个发生深静脉血栓，发生率较正常育龄妇女高5.5 ～ 6倍。正常妊娠的促凝状态可受到纤溶系统的显著激活及生理性抗纤溶物质的失活达到平衡，后者是通过减少因子Ⅺ和Ⅻ的活性实现的。因子Ⅺ和Ⅻ的相对缺乏使纤维蛋白单体聚合为纤维蛋白的数量减少，减少了α_2抗纤维蛋白溶酶与纤维蛋白的交联，使纤维蛋白更易于发生降解。相对低水平的因子Ⅺ和Ⅻ抑制了凝血酶激活的纤溶抑制物的活性，导致抗纤溶能力的降低。凝血系统和纤溶系统的活性增加，以及抗凝血系统和抗纤溶系统的活性降低使妊娠妇女更易发生消耗性凝血病（纤维蛋白降解物的生成增多）。正常产妇的D-二聚体和纤维蛋白降解产物随着纤维蛋白原和因子Ⅻ的迅速消耗而增加。

（四）胃肠道系统

妊娠期的食管下段括约肌张力降低有两方面原因：孕酮导致的胃上移和肌肉松弛。妊娠妇女发生胃灼热感的概率也会增加。胃排空速度在妊娠期并未改变，但是分娩时会减慢。

妊娠期的胆汁分泌会增加。孕酮的作用和胆汁酸成分改变这两方面共同导致了胆汁淤积，使胆石形成增多。胆囊切除术是妊娠期第二常见的外科手术，据报道发生率高达1/1600。

（五）内分泌系统

胰岛素抵抗是妊娠期的一个重要特点，是由激素活性增加引起的，如孕酮、雌激素、皮质醇（到临产时增至2.5倍）及胎盘泌乳素。这种胰岛素抵抗在分娩后可迅速得到缓解。另外，由于胎儿对葡萄糖的利用率很高，妊娠妇女的空腹血糖水平低于非妊娠妇女。

雌激素增加了甲状腺素结合球蛋白的水平，使总T_3和T_4水平增多，但不改变游离T_3和T_4水平。

（六）其他改变

增加的孕酮和内啡肽水平使痛阈提高。以往研究认为，妊娠妇女对吸入麻醉药的敏感度增加，但这一观点在采用双频指数监测时并未得到支持。

妊娠时的脑脊液容积减少，但是颅内压保持不变。

妊娠时的肾血流量增加，孕12周时的肾小球滤过率增加了50%，导致血液中的尿素氮和肌酐浓度降低。因此，到临产时正常水平的血尿素氮和肌酐值往往提示异常和肾功能不全（表26-1）。

表26-1　妊娠伴随的生理变化

参数	与非妊娠值相比的平均变化（%）
血管内液量	+35
血浆容量	+45
红细胞容积	+20
心排血量	+40
每搏量	+30
心率	+15
外周循环	
收缩压	无变化
全身血管阻力	−15
舒张压	−15
中心静脉压	无变化
股静脉压	+15
分钟通气量	+50
潮气量	+40
呼吸频率	+10
PaO_2	+10 mmHg
$PaCO_2$	−10 mmHg
动脉血 pH	无变化
肺总量	无变化
肺活量	无变化
功能残气量	−20
补呼气量	−20
残气量	−20
气道阻力	−35
氧耗	+20
肾血流量和肾小球滤过率	−50
血清胆碱酯酶活性	−25

二、麻醉相关问题

（一）非产科手术

美国1%～2%的妊娠妇女会经历与妊娠无关的外科手术（每年超过80 000例手术需要麻醉）。最常见的非产科手术有卵巢囊肿切除术、阑尾切除术、乳腺活检及外伤手术等。

直到最近，腹腔镜手术能否用于妊娠妇女仍存在较大争议，这是由于考虑到气腹可能使产妇的肺顺应性降低，导致高碳酸血症和胎儿酸中毒。病例登记表的数据分析提供了令人放心的结论，腹腔镜手术可安全用于妊娠妇女。宫颈内口松弛症的治疗（宫颈环扎术）通常发生在妊娠早期。妊娠妇女的心脏手术具有3%～15%的产妇死亡率和20%～35%的胎儿死亡率。不停跳条件下进行旁路移植手术更为推荐，且母体温度维持在29.3℃以上胎儿生存率较好。自1981年进行了第一例胎儿手术以来，目前许多医院都具备了施行胎儿手术的条件。剖宫产时已可以进行胎儿宫外产时手术。目前还可以在妊娠早期对胎儿进行一些操作和小手术，这些都要求子宫松弛，有时还要求胎儿不动。

对非产科手术患者的麻醉管理目标是保证产妇安全、安全监护胎儿、防止由于手术操作或麻醉管理中的用药造成的胎儿早产发生。为达到这些目标，必须认识到患者自身生理变化的影响并将其纳入麻醉计划的制订。由于妊娠妇女的分钟通气量增加、功能残气量降低，其麻醉诱导和苏醒过程都较非妊娠患者更快。仰卧位综合征更是早在孕中期就可出现。

记住妊娠引起的生理改变不仅仅对全身麻醉有影响十分重要。由于局部麻醉药对孕妇的效应会增加，在妊娠的各个阶段施行局部麻醉时，局麻药的剂量应减少25%～30%。局麻药的毒性，特别是心血管毒性，在血浆药物浓度较低时仍可出现。

致畸性可能发生于妊娠的任何阶段，但大多数重要器官都在妊娠前3个月形成。尽管许多常用麻醉药在高剂量用于动物时都会产生致畸性，但极少研究发现，用于人类麻醉管理的麻醉药或镇静药剂量会产生致畸效应。一些证据表明，孕产妇在妊娠前3个月注射大剂量地西泮与新生儿腭裂有一定联系。药用剂量的苯二氮䓬类药物用于治疗围术期产妇焦虑是安全的。事实上，研究表明只有大剂量使用地西泮才具有致畸性，并不包括其他苯二氮䓬类药物。

研究表明，当NO长期用于动物时会具有致畸性。人们真正关注的是其对DNA合成的影响。尽管NO对动物的致畸性只出现在临床护理不会达到的极端条件下，一些人仍认为NO应禁用于妊娠前6个月。最近研究发现，挥发性麻醉药可刺激大鼠神经元细胞凋亡，但是这些数据能否外推到人类尚不确定。广泛的神经元凋亡与实验动物的学习记忆能力损害有关，但是该研究也未在人类身上进行过验证。

可通过维持母体PaO_2，$PaCO_2$和子宫血流量来避免宫内胎儿窒息。$PaCO_2$会影响子宫血流量，因为母体碱中毒可能直接导致血管收缩。碱中毒使氧合血红蛋白解离曲线发生移动，导致更少的氧气释放到胎儿和胎盘。产妇低血压也可导致子宫血流量减少和胎儿缺氧。由于子宫应激性增加导致的子宫过度紧张也会减少子宫血流。

麻醉和手术可能会导致术中或术后早产。腹部和盆腔的手术发生早产的概率最高。

一般来说，择期手术应延迟到患者处于非妊娠状态且恢复到孕前生理状态时（为产后2～6周）。具体的手术安排可以灵活把握，但是那些不能推迟到分娩后的手术最好安排在孕中期，目的是减少致畸（孕早期用药风险较大）和发生早产（孕晚期风险较大）的风险（图26-1）。

没有数据支持急诊手术时优先选择哪种麻醉方式能更好地提供氧合、维持血压和避免过度通气。然而，局部麻醉应充分加以考虑，因为其能最大限度地减少胎儿与药物接触。如果需要给予全身麻醉，那么正如前面所强调的，必须维持正常的氧合和血压，并避免过度通气。

在孕中期和孕晚期应采用子宫左倾位并对所有产妇都采取预防误吸措施。监测方面，至少要评估术前和术后胎心率和子宫活力。美国妇产科医师协会有关产科操作的一篇题为"妊娠期非产科手术"的报道建议，术前应进行产科会诊和个体化的胎儿监测。

（二）产科麻醉管理

1. 区域镇痛技术　对产妇采取区域镇痛技术要求充分了解分娩时疼痛传导的神经通路。分娩期的疼痛主要源自子宫和会阴上的受体。痛觉冲动从宫颈和子宫处的神经传入，该神经与交感神经系统的神经纤维伴行进入T_{10}至L_1段脊髓。会阴部的痛觉通路通过阴部神经传至$S_{2～4}$段。第一产程（出现规律宫缩）的疼痛是由于宫颈管扩张，子宫收缩和圆韧带牵拉引起。这种疼痛为内脏痛性质，涉及的是T_{10}至L_1脊髓节段对应的皮肤区域。第二产程（宫颈管扩张完全）的疼痛为躯体痛，是由会阴肿胀、皮肤、筋膜和皮下组织的牵拉引起的。

2. 腰段硬膜外镇痛　当通过置入硬膜外导管的方法提供分娩镇痛或剖宫产麻醉时，确认导管位置不在血管或蛛网膜下腔内十分重要。为此，给予试验量的含局麻药和肾上腺素（15μg）药液的方法十分常见。肾上腺素引起的产妇心率加快可提醒麻醉医师导管有置入血管的可能。镇痛效果的迅速出现提示导管置入蛛网膜下

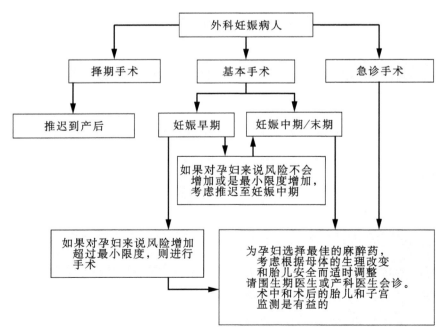

图26-1　对须行外科手术的产妇的操作管理建议

（改编自 Rosen MA. Management of anesthesia for the pregnant surgical patient. Anesthesiology, 1999,91:1159-1163.© 1999, Lippincott Williams & Wilkins.）

腔。如出现低血压可能需要给予小剂量的麻黄碱（经静脉5～10mg）或去氧肾上腺素（经静脉20～100mg）。在分娩早期采用椎管内镇痛，特别是复合腰硬联合麻醉的方法不会增加剖宫产发生率，且与全身性镇痛相比可能会缩短产程。镇痛药的选择见表26-2。

3.腰硬联合镇痛　一直被主张代替硬膜外麻醉用于分娩镇痛。联合麻醉的优势在于，当用于快速分娩时镇痛效应迅速、可靠性和效果确切，对运动神经的阻滞作用最小。蛛网膜下腔给予低剂量的阿片类药物如芬太尼（12.5～25μg）或舒芬太尼（5～10μg）可迅速（5min内）而完全地缓解第一产程的疼痛。也可加入低剂量的局麻药如2.5mg的丁哌卡因。联合麻醉技术的劣势包括有发生胎儿心动过缓的风险，这种心动过缓通常是良性的且持续时间较短。而文献中对硬膜穿刺后头痛风险增加并未过多关注。这一联合技术特别在分娩极早期或经产妇产程快需要进行椎管内镇痛时应优先考虑。

4.剖宫产麻醉　尽管总体上仍为少数，但越来越多的产妇选择采用剖宫产来生产。如果分娩过程中采用硬膜外镇痛，这一技术可通过改变药量和浓度转变为手术的麻醉方法。大多数自愿的剖宫产术和许多紧急剖宫产在脊髓麻醉下进行。重比重的丁哌卡因溶液可提供可靠的麻醉效果，通常还要加入吗啡或哌替啶用于术后镇痛。全身麻醉通常留作最紧急情况下或产妇有区域麻醉禁忌证时才可采用。对于计划外的剖宫产手术，美国妇产科医师学会和美国麻醉医师学会的共识是医院应有能力在30min内决定并开始剖宫产术。

然而，并非所有剖宫产手术的指征出现都需要30min的反应时间。有讽刺意味的是，从出现胎儿心率严重减慢到分娩的时间间隔超过18min而不是30min就会产生较差的新生儿预后。麻醉医师必须充分考虑计划外剖宫产的手术指征（如分娩停止、不良胎心率、孕产妇疾病等）及孕产妇选择麻醉方法的风险和益处。为计划外剖宫产术选择麻醉方法时要以保证孕产妇的安全和健康作为首位。

理想情况下，所有患者都应由麻醉医师评估是否允许分娩。至少，当分娩预计较为复杂、患者出现麻醉风险增加的指征（表26-3）、且以胎儿出现不良心率为首要表现时，应提前告知麻醉人员，且应对患者进行评估。显然，麻醉前评估必须包括对并存疾病的评估和对气道的全面检查。肺吸入和插管失败占与麻醉相关的产妇死亡总数的3/4。全麻下行剖宫产的患者其误吸胃内容物的发生率为1/661，相比之下普外科的发生率为1/2131。发生吸入性肺炎的患者中有15%～20%需要给予机械通气和延长住院时间。为减少严重吸入性肺炎的风险，患者应接受恰当的术前用药，采用H_2受体阻断药、非颗粒性的抗酸药和（或）甲氧氯普胺、法莫替丁，或两者兼有。应尽量避免全身麻醉；若全麻不可避免时，应采取按压环状软骨和气管内插管的方法。分娩期只能口服流食，因为无法预计哪些临产患者会发展为剖宫产。产科患者插管失败的发生率为1/250，较普外科患者高10倍。由于胎心率不良需进行紧急剖宫产的患者并不排除采用局部麻醉。在很多出现胎儿损害的情况下快速给予脊髓麻醉是恰当的。具有气道并发症且希望排除全麻必要的高危产妇应尽早给予分娩镇痛，且对于急诊剖宫产患者更为必要，因为分娩镇痛可迅速转换为剖宫产手术的麻醉方法。

三、妊娠期高血压疾病

妊娠期高血压疾病包含了一系列的疾病，包括慢性高血压、慢性高血压并发子痫前期、妊娠期高血压、先兆子痫和子痫。这些疾病在所有孕产妇中的发生率为8%～12%。在发达国家，高血

表26-2　硬膜外分娩镇痛

推注（10ml）	输注	
	局部麻醉药	阿片类药物
0.125%丁哌卡因+氢吗啡酮10μg/ml	0.0625%～0.125%丁哌卡因	氢吗啡酮3μg/ml
0.125%丁哌卡因+芬太尼5μg/ml	0.0625%～0.125%丁哌卡因	芬太尼2μg/ml
0.125%丁哌卡因+舒芬太尼1μg/ml	0.0625%～0.125%丁哌卡因	舒芬太尼2μg/ml
（0.075%罗哌卡因与上述阿片类合用）	（0.075%～0.125%罗哌卡因）	（上述皆可）

压是导致孕产妇死亡的第二大主要原因，仅次于血栓栓塞性疾病。在1年内，高血压疾病仅在美国可导致70例孕产妇死亡，而在全球高达50 000例孕产妇死亡。对妊娠期高血压唯一有效的治疗方法就是分娩。如出现产妇条件恶化可不考虑胎龄立即娩出胎儿。出现过妊娠期高血压的妇女其以后发展为原发性高血压的风险将会增加。

（一）妊娠期高血压

妊娠期高血压或妊娠引起的高血压被定义为以往健康的妇女，在妊娠19周后至少2次或2次以上出现血压高于139/89mmHg，两次记录的时间间隔至少为6h，且未出现蛋白尿。妊娠期高血压若出现蛋白尿则可能发展为先兆子痫，若高血压持续至分娩12周后则应被重新定义为慢性高血压。

当血压维持在159/109mmHg以上且超过6h时，妊娠引起的高血压被归为重度。

（二）先兆子痫

先兆子痫是一种病因不明的复杂的多系统疾病，是在妊娠20周后出现的以最近发生的高血压（见前）和蛋白尿（>300mg/d）为特点的疾病。水肿不再是先兆子痫的诊断标准；先兆子痫是一种临床诊断。表26-4和表26-5列出了先兆子痫的诊断标准和临床表现。

先兆子痫的风险因素包括肥胖、未产妇和高龄产妇（表26-6）。有趣的是，妊娠期间吸烟反而可预防先兆子痫。

1.病理生理　先兆子痫是仅特定于人类的妊娠期疾病。它是一种胎盘疾病，发生在葡萄胎妊娠期间（没有胎儿组织出现的妊娠）。先兆子痫以异常胎盘植入为标志。正常情况下，细胞滋养层侵入子宫壁，到达蜕膜动脉，与血管内皮细胞相互作用。结果细胞滋养层获得了内皮细胞表型，使蜕膜动脉变为低阻力血管。在子痫前期，浅表血管入侵阻碍了滋养层细胞-内皮细胞相互

表26-3　麻醉风险增加的因素

肥胖
颜面及颈部水肿
身材极度矮小
张口困难
颈部关节炎/短颈/小下颌
颜面、口腔或牙齿畸形
甲状腺增大
肺部疾病
心脏病

表26-4　先兆子痫的诊断标准

以往血压正常的妇女在妊娠20周后血压>139/89mmHg，且24h尿样中尿蛋白≥0.3g

表26-5　先兆子痫的临床表现和并发症

全身性高血压
充血性心力衰竭
胶体渗透压下降
肺水肿
动脉低氧血症
喉头水肿
脑水肿（头痛、视觉障碍、意识水平变化）
癫痫大发作
脑出血
血容量不足
HELLP综合征（溶血、肝酶升高、血小板减少）
弥散性血管内凝血
蛋白尿
少尿
急性肾小管坏死
上腹部疼痛
子宫血流量减少
胎儿宫内发育迟缓
早产
胎盘早剥

表26-6　先兆子痫的危险因素

因素	相对危险度
初产妇	3
非裔美国人	1.5
产妇年龄<15岁或>35岁	3
多胎妊娠	4
先兆子痫家族史	5
慢性高血压	10
慢性肾病	20
糖尿病	2
胶原血管病	2～3
血管紧张素原基因T235	
纯合体	20
杂合体	4

作用。螺旋动脉持续收缩，高阻力血管无法为胎盘和胎儿生长提供充分的氧气和养分。异常的胎盘释放出血管活性物质，导致母体血管出现严重的内皮功能障碍。这一损伤或活性增强的内皮又进一步损害了胎盘血流。血浆中的缩血管物质、氧化应激标志物和炎症因子的浓度增加，扩血管物质如NO和前列环素的浓度降低。子痫前期患者可出现促血管生成因子和抗血管生成因子的严重失衡。目前尚不清楚这种失衡是异常胎盘置入的原因还是结果。抗血管生成蛋白可导致内皮损伤，尤其是存在于肾、肝和大脑的有孔血管内皮。

在正常妊娠期间，血管受体对血管紧张素Ⅱ的敏感性降低。而在子痫前期时其敏感性增加，导致了血管收缩和胎盘功能不全。

继发于蛋白尿的低蛋白血症及有时发生的肝的合成功能损害会导致胶体渗透压降低。内皮损伤和低胶体渗透压会导致第三间隙的液体增加和血管内的血流减少。

治疗：针对先兆子痫的确切治疗是分娩。临产时，诊断为先兆子痫的患者应该立即分娩。如果患者的先兆子痫程度较轻且距临产期较远，除非母亲或胎儿的情况恶化推荐采用卧床休息和监测的非手术治疗直至孕37周。

出现重度先兆子痫的妇女（表26-7）应立即娩出胎儿而不用考虑胎龄。预计需要处理的重度先兆子痫患者可能存在下列情形之一。

■ 孕早期早产（妊娠期为24～48周）。

■ 诊断仅基于高水平的蛋白尿。

■ 诊断基于妊娠32周前宫内发育迟缓，且胎儿测试结果正常。

■ 诊断仅基于妊娠32周前血压高于159/109mmHg。

表26-7 重度子痫前期的诊断标准症

随机2次血压＞159/109mmHg，至少间隔6h

24h尿蛋白≥5g，或试纸读数≥3个加号，两次之间至少间隔4h

少尿（24h尿量＜500ml）

肺水肿或发绀

肝功能异常

右上象限或上腹部疼痛

脑血管意外

血小板减少

分娩方式取决于胎儿胎龄、宫颈检查的结果、胎儿健康的评估及胎先露的部位等。出现严重先兆子痫的妇女中仅有14%～20%可经产道分娩。

硫酸镁常用于预防癫痫。由于它在预防新发或反复发作的癫痫方面的效果比地西泮或苯妥英钠高50%，因此，可作为优先选择的抗惊厥药。其作用的确切机制尚不清楚。其抗惊厥作用的可能解释包括竞争性阻断N-甲基-d-天冬氨酸受体、防止钙离子进入缺血细胞、保护内皮细胞免受自由基损伤，以及选择性扩张大脑血管等。其他有益作用包括降低全身血管阻力和增加心指数。

对轻度先兆子痫的妇女没有必要对高血压进行治疗。妊娠期间抗高血压治疗的指征为慢性高血压、分娩期的严重高血压及预期需要处理的重度先兆子痫。这种治疗仅有两点益处：预防胎盘早剥和脑血管意外（占孕产妇死亡总数的15%～20%）。治疗目标是维持血压在160/110mmHg以下。

肼屈嗪、拉贝洛尔和硝苯地平均为对这些患者有效的抗高血压药物。难治性高血压可能需要持续输注抗高血压药。硝酸甘油、硝普钠和非诺多泮均可用于短期治疗（表26-8）。

表26-8 与先兆子痫相关的全身性高血压的治疗

维持舒张压＜110 mmHg

　肼屈嗪每20～30min给予5～10mg静脉注射

　肼屈嗪给予5mg静脉注射后以5～20mg/h连续输注

　拉贝洛尔50mg静脉注射或100mg口服

　拉贝洛尔20～160 mg/h静脉连续输注

　硝酸甘油10μg/min逐步静脉滴注至起效

　硝普钠0.25μg/（kg·min）逐步静脉滴注至起效

　非诺多泮0.1μg/（kg·min）静脉滴注，以0.05～0.2μg/（kg·min）速度增加，直至达到满意效果，平均剂量为0.25～0.5μg/（kg·min）

预防癫痫发作

　硫酸镁4～6g静脉注射，随后以1～2g/h的速度静脉持续输注［目的是维持血药浓度在1～1.75mmol/L（2.0～3.5mEq/L）］

　毒性：2～3.25mmol/L（4.0～6.5mEq/L）时可出现恶心、呕吐、复视、嗜睡、膝反射消失；3.25～3.75mmol/L（6.5～7.5mEq/L）时可出现骨骼肌麻痹，呼吸暂停；≥5mmol/L（10mEq/L）时可出现心搏骤停有创血流动力学监测可能有用，特别对于剖宫产患者。围生期的颈内静脉导管插入术与更高的并发症发生风险相关，特别是感染性并发症，孕产妇与非妊娠内外科患者相比发生风险更高（分别为25%，15%和20%）。妊娠妇女很大程度上颈内静脉覆盖在颈动脉的概率比非妊娠妇女高，因此，标准的具有里程碑意义的方法与颈动脉穿刺风险有关（采用标准界定方法孕产妇为19%，非孕妇女为10%，采用触诊技术孕产妇为6%，非孕妇女为3%）。

2. 麻醉管理　先兆子痫患者的液体管理较为复杂，这是由于既要为血管内液体缺乏的患者补充液体（缺血程度可由血细胞比容升高来反映），又必须避免给血管存在"渗漏"的患者补液，这两者之间存在矛盾。如前所述，内皮损伤和低胶体渗透压使先兆子痫患者的液体容易进入第三间隙，因而易于发生肺水肿。有创血流动力学监测有助于指导先兆子痫患者的液体治疗。但是应该记住的是，与非妊娠的内外科患者相比，围生期患者置入颈内静脉导管的并发症风险更高。

（1）分娩镇痛：对先兆子痫患者采用椎管内镇痛技术除了具有硬膜外镇痛的常规优点，还有助于控制分娩时的血压。硬膜外镇痛还能增加先兆子痫患者的绒毛间血流，这将改善子宫胎盘的性能，因而更有助于胎儿健康。

由于这些患者需要接受剖宫产的概率很高，早期置入硬膜外导管可以看作是有助于施行剖宫产手术的硬膜外麻醉，从而避免了全身麻醉的风险。

（2）脊髓麻醉：是先兆子痫患者可选的麻醉方法，除非患者因低凝状态而禁忌采用。椎管内阻滞可能产生交感神经切断样表现，使健康患者出现低血压。而先兆子痫患者其血管紧张素Ⅱ受体的活性增强导致了高血压和血管收缩，脊髓麻醉并不影响血管紧张素系统，因此，先兆子痫妇女比健康孕产妇出现低血压的程度要轻。

（3）全麻：先兆子痫的患者不仅要面对妊娠妇女接受全麻的常见风险，还会由于严重上呼吸道水肿增加困难插管风险，由于气道管理变困难而增加了误吸风险。她们对拟交感神经药和甲基麦角新碱的反应也增加。在接受镁剂治疗后对非去极化肌松药的敏感性也会增强。由于镁剂治疗具有平滑肌松弛作用，这些患者最终发生宫缩乏

力和围生期出血的风险极高。

（三）HELLP综合征

1. 症状和体征　溶血、肝酶升高和血小板减少是HELLP综合征的典型特征，是先兆子痫的一种严重表现。26%的先兆子痫患者表现出其中1项特征，12%表现出2项，10%表现出HELLP综合征的所有特征。约30%的患者产后才出现症状。最常见的临床表现是右上象限疼痛（80%的患者）和水肿（50%～60%的患者）。溶血是由外周血涂片异常（出现裂细胞），胆红素浓度升高（＞1.2mg/dl），结合珠蛋白水平减少（＜25mg/dl），及乳酸脱氢酶水平升高（＞600U/L）几方面共同诊断。血浆转氨酶浓度将超过正常值2倍以上。血小板计数通常低于$100 \times 10^9/L$（100 000/mm³）。孕产妇和围生期发病率和病死率均增加。肝被膜下血肿形成将使HELLP综合征变得极为棘手，且一旦发生肝破裂死亡率极高。

2. 治疗　对HELLP综合征最明确的治疗是娩出胎儿。美国妇产科医师学会建议HELLP综合征的孕产妇应立即引产而不必考虑胎龄。患者必须应用硫酸镁预防癫痫并纠正凝血障碍。地塞米松较倍他米松提高血小板技术的效果更好。

3. 麻醉管理　凝血功能障碍、弥散性血管内凝血风险、肝包膜下血肿破裂引起的严重腹腔内出血等风险是对HELLP综合征患者应特别注意的问题。另外，她们还具有重度先兆子痫产妇麻醉管理的一般风险。

（四）子痫

1. 症状和体征　子痫是指具有先兆子痫的患者在排除其他脑部疾病的情况下发生的抽搐或昏迷。根据定义它被认为是先兆子痫发展的严重阶段，在孕产妇中的发生率为1/2000。多数患者在出现癫痫以前被诊断为先兆子痫，但是也有20%～38%的先兆子痫患者以出现子痫为首要表现。高血压的程度与发生子痫的风险并无相关。几乎50%的先兆子痫患者自述在发生抽搐之前会出现头痛或视觉变化等前驱症状。38%～50%的子痫患者抽搐发生在临产之前，16%的患者癫痫发生于产后48h后，而75%发生于临产分娩时或产后48h内。

典型的子痫抽搐发作持续不到10min，既不复发也与局灶性神经系统体征无关。与子痫相关

的病死率约为2%。

约1/3的子痫患者会发展为呼吸衰竭（其中23%需要进行机械通气）、肾衰竭、凝血功能障碍、脑血管意外或心脏骤停。胎儿围生期死亡率约为7%，主要与早产有关。

2.麻醉管理　子痫并非剖宫产指征。子痫患者的管理主要在于防止误吸、维持气道通畅、控制抽搐发作、预防复发、控制高血压和做好分娩评估。子痫的抽搐发作具有自限性。

硫酸镁是首选的解痉药，因为它与苯二氮䓬类药物、苯妥英钠或冬眠合剂相比具有更高的安全性。硫酸镁的标准用法是以2g/15min的速度静脉注射作为负荷剂量，总量不超过6g。如果患者在接受硫酸镁输注预防抽搐后仍出现了抽搐发作，建议每次给予1～2g，随后应测定血镁水平。

如果子痫抽搐发作后产妇和胎儿情况趋于稳定，则将对患者继续按先兆子痫患者进行管理，且不必以此作为分娩指征，除非抽搐发作前就已经到临产状态。

四、产科复杂情况和并发症

分娩中可能遇到的复杂情况包括出血、羊水栓塞、子宫破裂、剖宫产术后阴道试产、剖宫产后经阴道分娩、胎位异常和多胎妊娠等。

（一）产科出血

产科出血仍是引起孕产妇和胎儿高发病率和病死率的严重并发症。尽管出血在妊娠的任何时期都可能发生，但怀孕后3个月的出血对孕产妇和胎儿健康的威胁最大（表26-9）。产科出血是所有妊娠有关死亡的主要原因之一，在围生期发病率和病死率原因中占相当大一部分。前置胎盘和胎盘早剥是妊娠晚期出血的主要原因。子宫破裂是造成分娩活跃期不可控出血的主要原因。经阴道分娩的产后出血发生率是3%～5%。宫缩乏力和胎盘植入是围术期出血的两个最主要原因。胎盘植入是剖宫产子宫切除术最常见的手术指征。妊娠残留产物及宫颈或阴道的裂伤都会导致产后出血。

由于妊娠期血容量增多，以及产妇的平均健康状况均较好，因此，产妇即使发生轻中度的出血也很少表现出临床症状和体征。这就可能导致医生对失血程度的低估。

1.前置胎盘

（1）症状和体征：无痛性阴道出血是前置胎盘的主要症状。第一次出血通常自行停止。出血通常发生在约妊娠32周，即子宫下段开始形成的时期。一旦怀疑为前置胎盘，应立即采用超生或放射性核素扫描对胎盘位置加以确认。

（2）诊断：前置胎盘在足月产妇的发生率高

表26-9　妊娠晚期出血的鉴别诊断

参数	前置胎盘	胎盘早剥	子宫破裂
症状和体征	无痛性阴道出血	腹痛	腹痛
		部分性或完全隐匿性出血	阴道疼痛
		子宫刺激性	先露部退缩
		休克	胎心音消失/胎儿心动过缓
		凝血异常	
		急性肾衰竭	血流动力学不稳定
		胎儿窘迫	
易感因素	高龄	多产	子宫陈旧切口
	多产	高龄	快速自然分娩
		吸烟	子宫收缩过强
		滥用可卡因	头盆不称
		创伤	多产
		子宫异常	羊水过多
		下腔静脉受压	
		慢性全身性高血压	

达1%。其原因尚不明，但是产妇高龄和胎次较多与其有一定的相关性。前置胎盘最大的风险因素是有过剖宫产史。前置胎盘被分为完全性、部分性和边缘性3种。完全性前置胎盘是指宫颈内口完全被胎盘组织覆盖。部分性前置胎盘是指宫颈内口闭合时被胎盘组织覆盖，但完全扩张时仅部分被覆盖。边缘性前置胎盘是指胎盘组织侵入或延伸到宫颈内口的边缘。几乎50%的前置胎盘都是边缘性种植。由于更为精密的产科超声技术得到应用，宫颈双合诊的方法已经被弃用于前置胎盘的诊断。超声检查时采用磁共振成像和彩色血流成像的方法可以确定或至少可增加对胎盘植入的怀疑。

（3）治疗：一旦确定诊断，产科医生将会决定分娩的时机和方式。如果出血停止而胎儿为成熟则选择待产观察。当胎儿肺成熟或胎龄达到37周时，应进行分娩。当然，一旦产妇表现出心血管状态不稳定应立即开始分娩。除了边缘性前置胎盘的患者有可能选择经阴道分娩外，其他患者都应采取剖宫产。

（4）预后：前置胎盘的产妇死亡率很低。胎儿围生期死亡率是每1000例中有12例。随着剖宫产手术数量的增加，需要行剖宫产子宫切除术的风险也相应增加。

（5）麻醉管理：麻醉管理的难易取决于产科计划的制定及产妇本身的身体状况。

①术前：患者对轻中度的失血耐受较好，因而失血程度易被麻醉医师低估。因此补充充足的液体对患者的护理至关重要。所有患者都应测定血型和进行交叉配血实验来保证浓缩红细胞和成分血持续可用。

②术中：完全或部分前置胎盘的患者都应采取剖宫产分娩。麻醉管理将取决于产妇和胎儿的状况及手术的紧急程度。如果是无近期出血的择期手术患者首选区域麻醉，因为它是所有剖宫产患者的首选麻醉方法。应开放较粗的静脉通路，因为患者发生术中出血的风险较高。交叉配血后应准备好全血，如果患者情况不稳定，成分血也应备好。

2.胎盘植入　粘连性胎盘是指异常黏附在而未侵入子宫肌层的胎盘。植入性胎盘是指胎盘绒毛已侵犯子宫肌层的胎盘。穿透性胎盘是指绒毛穿透子宫肌壁达浆膜面。当取出胎盘后可能在分娩之后出现大出血。

（1）症状和体征：胎盘滞留和产后大出血是胎盘植入的患者可能出现的症状。

（2）诊断：大多数胎盘植入的患者没有症状，因此，识别已知的风险因素对早期诊断至关重要。危险因素包括前置胎盘和（或）以往有剖宫产史，既往有过多次剖宫产史使前置胎盘的风险性增加。有既往剖宫产史的患者发生前部胎盘植入的风险性也增加。其他风险因素包括从上次剖宫产到再次怀孕的间隔较短、产妇高龄及胎儿性别为女孩等。磁共振成像和彩色多普勒超声可在产前发现胎盘植入。但是，由于这些技术的预测价值较差，诊断多是在术中确定的。

（3）治疗：胎盘植入的管理需要麻醉医师、产科医生、介入放射科医生、妇科肿瘤医生、血库和专业的手术团队之间的密切配合。制定周密的计划可减少失血、节省血制品，减少围术期发病率和病死率。为避免紧急情况分娩，推荐在34周择期施行剖宫产的做法。

剖宫产子宫切除术过去往往是常规做法。现在随着血管内手术的进步，一些特定的患者采取保留子宫的做法。这种方法是在胎儿娩出后将胎盘留在原位不进行手术操作，采用血管内球囊扩张或反复进行选择性子宫动脉栓塞术来止血。同时给予甲氨蝶呤治疗可以使灌注不良的胎盘尽快被机体吸收。

采用选择性子宫动脉栓塞术治疗产后出血首次发生于1979年。介入措施包括：预防性置入选择性髂内动脉球囊导管给予临时阻塞或栓塞治疗，在髂内动脉结扎术和（或）分娩引起产道损伤时选择性封闭骨盆侧支循环，以及处理异位胎盘时的经动脉栓塞。预防性置入髂动脉导管栓塞术可减少胎盘植入产妇的围术期失血并可能避免子宫切除。子宫动脉栓塞作为子宫切除术的替代治疗具有通过微创手术即可保留子宫的优点。

由于缺乏大型随机对照试验的数据支持，血管介入治疗的安全性和效能仍存在争议。

（4）预后：如果胎盘植入的产妇未出现严重失血则预后一般较好。如前所述，尽管一些病例的子宫得以成功保留，但大部分产妇仍不得不接受剖宫产子宫切除术。如果试图用手牵拉胎盘则可能会发生严重出血。

（5）麻醉管理

①术前：应预见到大出血的可能性，因此，至少应放置两个大口径静脉导管。动脉导管也应予以考虑置入。浓缩红细胞和成分血应立即可用。一旦怀疑为胎盘植入的患者要进行手术分娩，麻醉医师应直接与血库联系申请血液制品，并告知血库需要大量输血的可能性。需要的血制品量和类别取决于预计出血的严重程度（即植入的胎盘是粘连性还是穿透性），患者的基本情况（即出现重度贫血或血小板减少症），以及预计出现供应困难的情况（如罕见血型或血液中出现抗体而配型困难）。对于常规的胎盘植入患者，建议手术室在手术开始前备好与患者血型相配的红细胞及新鲜冷冻血浆（FFP）各4U。对于复杂病例，则建议准备匹配的红细胞、FFP及血小板各10U。

对于急诊手术，当术中确诊为胎盘植入后，麻醉医师应立即开始大量输血方案。耶鲁纽黑文医院的输血方案如下：血库立即发出6U的O型红细胞和4U的AB型FFP。20min内，血库再次发出O型红细胞、AB型FFP、血小板和冷沉淀各10U，且必要时提供重组因子7a。如需进一步治疗，应再次提供上述列出的血制品。强烈建议大量输血方案应在所有提供产科护理的机构推行。

②术中：对有出血风险和（或）行剖宫产子宫切除术的患者的术中管理是有争议的。多数人认为所有的患者都应接受全身麻醉（如同讨论前置胎盘的患者）。其他人认为，如果必要的话，剖宫产子宫切除术可以在硬膜外麻醉下进行。一般规定如果患者被认为具有潜在的困难气道，那么应慎重选择采用全身麻醉。

对失血的管理是对胎盘植入患者处理的关键。妊娠期通过每根子宫动脉的血流都从100ml/min增至350ml/min。胎盘植入处的动脉直径都很粗，因此，一旦试图牵拉胎盘时这些动脉就会撕裂，导致不可控性出血。

在接受术后紧急子宫切除术的患者中，超过半数以上都会发生失血性休克，约1/4会出现凝血功能障碍或DIC。

自体红细胞回收可以减少外源性输血。术中开始使用血液回收机是在20世纪70年代用于非产科手术。遗憾的是，血液回收机用于产科手术的安全性缺乏前瞻性试验证实。主要问题包括羊水栓塞的风险和产妇发生同种免疫反应。从理论上讲，洗涤过程和白细胞滤除器应该能消除这种污染风险。几项研究表明，无论采不采用血液回收机，剖宫产术中产妇循环系统被羊水污染的程度是类似的。然而这些研究并未涉及将回收血输回产妇体内的风险。在缺乏确凿的证据的情况下，提倡密切监护剖宫产术中采用血液回收机的患者，并牢记可能出现严重低血压的风险。

（6）损伤控制性复苏：2005年，美国陆军外科研究所为部队重伤员提供了一种新的输血策略：减少使用晶体和胶体，且输血时匹配的浓缩红细胞与FFP和血小板以1∶1∶1的比例输入。这种命名为损害控制性复苏的新策略取得了显著效果。使FFP∶PRBC的比例从1∶8增至1∶1.4，死亡率也从65%下降到19%。需要抢救的伤员数量仅为2例。

为避免发生稀释性凝血功能障碍和进一步加重凝血因子之间活性的差异，在对失血的产妇进行大量输血抢救时，应尽可能减少输入的胶体和晶体量。同样应着重思考的是，胶体可能会损害血小板功能，抑制纤维蛋白聚合，使纤溶倾向增加。

（7）新鲜冷冻血浆与红细胞的比率：FFP和血小板与红细胞的比率升高被认为可显著降低围术期大量输血复苏导致的凝血功能异常的风险。这一看法是基于前面提到的关于损伤控制性复苏的文献。事实上含浓缩红细胞、FFP和血小板各1U的混合物其血细胞比容为0.29，血小板计数为85×10^9/L（85 000/mm³），凝血因子活性为62%。

（8）冷沉淀和抗纤溶药物：最近一篇有关产后出血的临床综述表明，为达到充分的止血，有必要将纤维蛋白原调至比以前所推荐的更高的水平（从1g/L改为2～3g/L）。适当的止血（2～3g/L与1g/L）。因子ⅩⅢ的活性应保持在50%～60%以上以减少大手术后的出血。为使纤维蛋白原水平每增加1g/L，就需要多达30ml/kg的FFP。需要增加纤维蛋白原水平1g/L，所以即使输注的FFP:红细胞的比率较高时，只需早期给予冷沉淀即可。冷沉淀富含纤维蛋白原、因子ⅩⅢ和因子Ⅷ。只需3mL/kg的冷沉淀就足以将纤维蛋白原水平提高1g/L。

（9）因子Ⅶ：一剂80～95μg/kg的Ⅶ因子可在不增加血栓形成风险的同时停止或减少出血。采用这一方法纠正凝血功能障碍时失败的原因可能为体温过低、酸中毒或纤维蛋白原水平过低等。

（10）监测：部分凝血活酶时间（aPTT）、凝血酶原时间（PT）、血小板计数和纤维蛋白原水平应该在基线水平并在开始大量输血后的每小时都分别测量来指导治疗。PT可发现至少一个凝血因子处于抗凝血状态，较PTT更为敏感。遗憾的是，这些测试对血小板功能、因子ⅩⅢ的水平、凝块的稳定性或纤维蛋白溶解水平都无法评估，而这些因素在产科患者身上都表现为异常状态。采用定点监护设备如血栓弹力图或血栓弹力计有助于对止血功能的测定和提供目标导向的止血疗法。

血浆电解质水平也应该在基线水平并在开始大量输血后的每小时都分别测量，同时专项评估高钾血症、低镁血症、低钙血症和高氯血症。

3. 胎盘早剥

（1）症状和体征：胎盘早剥的症状和体征取决于胎盘剥离的位置和程度，但一般都会出现腹痛。当剥离只涉及胎盘边缘时，渗出的血液可表现为阴道出血。但是另一方面，大量渗血也可表现为子宫内的隐匿性出血。胎盘早剥引起的严重失血可表现为产妇低血压、子宫易激性和高张状态、胎儿窘迫或死亡，还可能发生凝血异常。典型的出血性情况包括血小板减少、纤维蛋白原耗竭、血浆凝血活酶时间延长。DIC也可能发生并伴有急性肾衰竭，这是纤维蛋白在肾小动脉沉积导致的。胎儿窘迫反映了胎盘功能的下降以及由于产妇低血压导致的子宫胎盘血流灌注减少。

（2）诊断：胎盘早剥是指妊娠20周后正常位置的胎盘过早从子宫壁剥离。确切的病因尚不清楚，但发病率增加与多产、子宫畸形、下腔静脉受压、妊高征和可卡因滥用等有关。约1/3的妊娠晚期出血都是胎盘早剥引起的，在所有妊娠中的发生率为0.5%～1%。可在分娩前采用超声检查或在分娩时通过检查胎盘做出诊断。

（3）治疗：胎盘早剥的确切治疗方法是娩出胎儿和胎盘。如果早剥不影响产妇或胎儿的安全可以经阴道分娩。否则，应行剖宫产分娩。

（4）预后：与胎盘早剥相关的产妇并发症包括DIC及急性肾衰竭和可能导致产后出血的子宫收缩乏力。在胎盘早剥的患者中DIC的发生率为10%。

新生儿的并发症是严重的。如果足月妊娠并发胎盘早剥，围生儿死亡率较正常值高出25倍。由于胎盘血流中断，胎儿窘迫也很常见。

（5）麻醉管理：如果不存在产妇低血压、凝血试验结果尚可接受，且没有因子宫胎盘功能不全而出现胎儿窘迫的迹象时，可采用硬膜外镇痛为产程和阴道分娩提供镇痛。当胎盘剥离面继续扩大且由此产生的出血加重时，需行紧急剖宫产手术，这种情况下常常采用全身麻醉，因为对于血流动力学不稳定的患者选择局部麻醉是不明智的。麻醉管理与前置胎盘的做法类似。由于出血和DIC的风险，应常备血液和血制品。

胎盘过早剥离后血液进入子宫肌层的各层之间并非罕见。后果是分娩后子宫不能充分收缩而发生产后出血。当出现无法控制的出血时可能需紧急行子宫切除术。凝血功能障碍会加重出血，在此情况下需输注新鲜冷冻血浆和血小板以补充不足的凝血因子。凝血功能参数通常在胎儿娩出后的几小时内即恢复正常。

4. 产后出血

（1）子宫收缩乏力：阴道分娩后子宫收缩乏力是发生产后出血的常见原因，并且是产妇死亡的潜在原因之一。完全性的宫缩乏力可能导致5min内的失血高达2000ml。与宫缩乏力有关的原因包括多产、多胎妊娠、羊水过多、巨大儿和胎盘滞留等。宫缩乏力可在分娩后立即发生，也可能会在几个小时后才显现。治疗常采用静脉注射缩宫素以促进子宫收缩。静脉或肌内注射甲基麦角新碱，或采用肌内或宫内注射卡前列素氨丁三醇（或米索前列醇）也可用来控制出血。在极少数情况下，可能需要行紧急子宫切除术。

（2）胎盘滞留：胎盘滞留发生于约1%的经阴道分娩的病中，通常需要用手探查子宫。如果阴道分娩已采用了硬膜外镇痛，可以尝试在硬膜外麻醉下用手剥离滞留胎盘。如果硬膜外置管放置不到位，采取脊髓麻醉（鞍区阻滞）或静脉给予低剂量的氯胺酮的方法可提供充分的镇痛。少数情况下可能需要行全身麻醉。必要时可在剥离胎盘时静脉注射低剂量硝酸甘油（根据需要每次推注40μg）用于松弛子宫。

（二）子宫破裂

子宫破裂在足月妊娠中的发生率高达0.1%，可能与既往子宫手术瘢痕破裂、产程过快、过量缩宫素刺激、多次分娩的经产妇存在头盆不称或未被发现的胎儿横位有关。子宫破裂和裂开是指从子宫不完全破裂或手术瘢痕逐渐开裂到突然爆裂使子宫内容物挤入腹腔这个渐进过程。

1.症状和体征　子宫破裂可出现剧烈腹痛，由于腹腔内的膈下积血刺激膈神经常常伴有肩部牵涉痛，还常伴有产妇低血压和胎心音消失。

2.诊断　超声检查在诊断子宫破裂时非常有用。剖宫产时对子宫的可视化检查有助于发现子宫破裂或裂开。阴道分娩时的手法探查也可有助于发现子宫裂开。

3.治疗　子宫破裂的产妇无论有无胎儿窘迫都要求立即行剖宫产手术、分娩，并对子宫进行手术修补或切除。

4.预后　产妇死亡率很低。胎儿死亡率约为35%。

5.麻醉管理　麻醉管理与对待病情不稳定的前置胎盘患者方法类似。

（三）剖宫产后经阴道试产

经历过1～2次低位横向剖宫产的孕妇可尝试经阴道生产（剖宫产后经阴道试产，trial of labor after cesarean delive TOLAC），目的是实现剖宫产后经阴道顺产（vaginal birth after cesarean delivery，VBAC）。TOLAC能减少剖宫产率、降低产妇发病率和病死率（从每100 000例活产儿中发生13例降为4例），减少以后怀孕发生并发症的风险。产妇有过2次剖宫产的孕妇也可考虑剖宫产后自然生产。合理选取的TOLAC候选者中有74%能够成功完成阴道分娩。不幸的是，许多医疗和非医疗因素都会增加TOLAC的失败风险，并导致产妇和围生儿的发病率增加。

与VBAC成功率降低有关的因素包括种族是非裔美国人或西班牙裔、高龄产妇、单亲妈妈、产妇受教育程度少于12年，分娩医院的规模较小，和产妇并存高血压、糖尿病、哮喘、癫痫、肾疾病、心脏病和肥胖等病症。另外，引产、胎儿孕龄超过40周、胎儿的重量＞4000g和宫颈扩张能力差等因素都可能预示着VBAC的失败。

与TOLAC有关的最可怕的产科急症是子宫破裂（如前所述）对于既往有过剖宫产史的产妇，可能增加其子宫破裂风险的因素包括典型的子宫瘢痕、引产术，特别是在40周后；2次或2次以上的剖宫产史；产妇肥胖；胎儿的体重超过4000g以及在小医院分娩。在一项对1787例TOLAC患者进行的回顾性分析中，Bujold发现，子宫破裂的危险因素只有2项：2次分娩间隔少于18个月（使风险增加了3倍）以及前一次剖宫产切口采用单层缝合。考虑到所有风险因素后精心挑选TOLAC的接受者是极为必要的。

美国妇产科医师协会在关于VBAC的临床实践指南中建议，在为患者提供VBAC这一选择之前必须与患者深入彻底地讨论VBAC的潜在并发症并加以记录。美国妇产科医师协会和美国麻醉医师协会都建议在准备行VBAC前，包括产科医生、麻醉医师和手术成员在内的所有人员要随时做好行紧急剖宫产的准备。尽管之前注意到了这一人群具有子宫破裂的风险，但1次剖宫产后行VBAC的患者发生子宫破裂的风险仍高达2%。产妇选择接受VBAC而非再次剖宫产可降低分娩相关的发病率。但是，接受VBAC的产妇却具有更高的围生儿死亡发生率。

麻醉管理：椎管内镇痛对拟行TOLAC的产妇具有与无剖宫产史的产妇同样的益处。椎管内镇痛会掩盖子宫破裂的症状和体征的说法是毫无根据的。子宫破裂的疼痛是持续的（并不能在宫缩间期缓解），比宫缩痛更强烈且两者性质不同。胎心监护提示胎儿心率变差也能向产科和麻醉科医生提示异常。采用阿片类药物作为硬膜外注射的药液用于分娩只能提供镇痛，并不会掩盖子宫破裂引起的疼痛，因为这些药并不产生麻醉作用。

（四）羊水栓塞

羊水栓塞是一种罕见的危及生命的灾难性妊娠并发症，在羊水和母体循环之间的屏障被破坏时发生。3种最常见的羊水进入母体循环的部位是子宫颈静脉、胎盘和子宫的损伤部位。多胎产妇产程混乱时发生羊水栓塞的风险增加。

1.症状和体征　羊水栓塞的症状体征的出现是剧烈而突然的，典型的临床表现为呼吸困难、动脉低氧血症、发绀、抽搐、意识丧失和与失血程度不成比例的低血压，同时出现胎儿窘迫。超过80%的产妇会出现心肺骤停。类似DIC这样的凝血功能障碍常会引起出血，而这可能是唯一可见的症状。

2.病理生理 羊水栓塞的主要危害是造成部分肺循环的机械性阻塞，且由于一些不确定的化学物质如前列腺素、白三烯、5-羟色胺和组胺等的释放，常常伴有其余肺血管的收缩。因此，出现肺动脉压升高，同时由于通气血流灌注失调引起动脉低氧血症，心排血量减少导致低血压，由于右心室流出道梗阻和急性肺心病引起充血性心力衰竭。

3.诊断 对羊水栓塞的诊断主要有赖于临床症状和体征。包括利用有创监测明确的肺动脉压升高、心排血量减少。在产妇中心静脉或肺动脉导管中抽取的血液中出现了羊水成分方可最终确诊。在产妇的血液样本中找到胎儿的鳞状上皮细胞、胎脂和黏蛋白可提示为羊水栓塞。

类似羊水栓塞的情况包括误吸胃内容物、肺栓塞、静脉气栓和局麻药中毒等。当临床症状和体征中伴随有支气管狭窄时更有可能发生肺吸入。事实上，支气管痉挛在羊水栓塞的产妇中少有发生。肺栓塞通常伴有胸痛。脊髓麻醉或硬膜外麻醉时麻醉平面过高引起的症状可能会与羊水栓塞相混淆。

4.治疗 羊水栓塞的治疗包括气管插管和肺部给予100%的纯氧机械通气，在中心静脉或肺动脉导管监测指导下给予变力性药物，并纠正凝血功能障碍。呼气末正压通常在改善氧合方面很有帮助。多巴胺、多巴酚丁胺和去甲肾上腺素已被推荐作为治疗急性左心室功能不全及与其相关的低血压的正性肌力药。中心静脉压监测可以指导液体治疗，但必须牢记这些患者易于发展为肺水肿。DIC的治疗包括输入新鲜冰冻血浆、冷沉淀和血小板。即使立即采取积极治疗，羊水栓塞的病死率仍高于80%。

（五）胎位异常和多胎妊娠

胎儿的胎位是由先露部和用手检查宫颈感觉到的胎儿解剖学部位来决定的。对胎方位的描述是指胎儿枕骨、颏骨或骶骨对应产妇骨盆左右位的关系。大约90%的分娩是枕横位或枕前位的头先露。其余的先露和方位都被认为是异常的。

1.臀先露

（1）诊断：臀先露，而非头先露，占所有妊娠的3.5%。臀先露的原因还不清楚，但臀先露可能的易发因素包括早产、前置胎盘、多胎妊娠

和子宫畸形等。胎儿畸形包括脑积水和羊水过多也与臀先露有关。

（2）治疗：臀先露的胎儿应行择期剖宫产分娩。臀先露阴道分娩比较罕见，因可能发生严重的并发症，所以应及时到位的麻醉护理。

（3）预后：臀先露阴道分娩可导致产妇的发病率增加。相比于头先露，臀先露更易发生宫颈裂伤、会阴损伤、胎盘滞留和失血性休克等。新生儿发病率和病死率也有所增加。这些胎儿很可能因分娩过程中脐带受压而出现动脉低氧血症和酸中毒。臀先露时脐带脱垂的发生率也有所增加，推测它是先露部位不能与子宫下段紧密衔接的表现。

（4）麻醉管理：因臀先露而行择期剖宫产的患者通常是选择蛛网膜下腔麻醉，与常规剖宫产一样。

阴道分娩可能并发脐带脱垂或胎头压迫，因此，需要为剖宫产或器械辅助下的阴道分娩行紧急麻醉。阴道的器械操作需要彻底而迅速的会阴麻醉，如果硬膜外已置管可给予3%的2-氯普鲁卡因，或采用全麻诱导。

2.多胎妊娠 由于辅助生殖技术的使用增多，多胎妊娠发生率显著增加。其中双胎妊娠占3%。3胎及3胎以上妊娠从1980—2001年增加了500%，且随着辅助生殖技术的推广应用仍在持续增长。

（1）治疗：所有3胎及其以上的妊娠都须行剖宫产分娩。对于双胎妊娠，在确定分娩方式时应考虑双胎的胎位。如果两者都是头位，可以采用阴道分娩。如果双胎中第一个胎儿是臀位，建议行剖宫产。对头位/非头位双胎的分娩原则是存在争议的，但往往更建议行剖宫产。

（2）预后：由于多胎妊娠情况下许多产科并发症的发生更为常见，所以产妇的发病率和病死率增加。围生儿的死亡率和发病率也有所增加，早产是最常见的原因。

（3）麻醉管理

①术前：多胎妊娠时与妊娠相关的生理变化可能会放大。增大的子宫造成功能残气量更大的下降。母体血容量在双胎时要比单胎多出500ml，心排血量也会更多。由于子宫变大，仰卧位低血压综合征也更为明显。

②术中：硬膜外镇痛是分娩镇痛的首选，因

为它能满足器械辅助下阴道分娩的要求，且必要时易于快速转换为剖宫产麻醉。特别要注意的是要使子宫处于左倾位。由于产时或产后出血的风险增加，因此应该建立大口径的静脉通路，且对患者血液的配型和筛选应立即进行。如果出现非头位，麻醉医师必须为经阴道分娩（产钳辅助下）或剖宫产手术下分娩第二名胎儿做好准备。

对于择期剖宫产，产妇和胎儿的身体状况将决定麻醉的选择。对于严重的主动脉下腔静脉受压，尽管采用子宫左倾位仍可能导致严重的低血压，因此，应予以积极治疗。

五、并存内科疾病

并存的内科疾病可能与妊娠过程相伴，因此，其重要性远远不同于非妊娠时该疾病的影响程度。

（一）心脏病

由于妊娠的心血管变化，先天性心脏病的妇女发生围术期心脏并发症的风险增加（"心脏事件"）。一项妊娠合并心脏病的研究回顾了在加拿大的13所医院救治的562例心脏病患者所发生的599次妊娠，据该研究报道，这样的心脏事件包括肺水肿（通过X线胸片结果或超过1/3肺后部啰音发现），需加以治疗的有症状的持续性心动过速或心动过缓、脑卒中、心搏骤停和死亡。

发生心脏事件的可能性可以用一个有关某种风险因素是否发生的量表来估计。这些风险因素有以往有心脏病史、纽约心脏协会(NYHA)分级为Ⅱ级，或发绀；左心流出道梗阻（二尖瓣瓣口面积为 $2cm^2$，主动脉瓣瓣口 $< 1.5cm^2$，或超声心动图左心室流出道压差峰值 $> 30mmHg$）；系统性心室收缩功能降低（射血分数 $< 40\%$）。每个风险因素占1分。每个事件发生的风险为5%不得分，27%则得1分，75%得2分以上。

肺动脉高压是导致产妇和新生儿预后不良的重要风险因素之一。肺动脉高压患者通常建议不要怀孕。肺功能不全也被证实有增加围术期并发症的风险。

ZAHARA研究也发现了与上述相似的危险因素：心律失常史，在妊娠之前使用过心脏药物，NYHA分级为Ⅱ级以上、主动脉瓣狭窄、中度或重度二尖瓣和（或）三尖瓣反流，存在发绀型心脏病。这就提出了一个新的心脏并发症风险评分计算标准。在妊娠期间观察到的所有心脏事件中，最常见的是心律失常和充血性心力衰竭。值得注意的是，围生期死亡的患者排除在ZAHARA研究之外（表26-10）。

表26-10 校正了产妇年龄和产次的心脏及新生儿并发症的复合终点多变量模型

	比值比（OR）	P 值
心脏并发症		
心律失常史	4.3	0.0011
妊娠前使用的心脏药物	4.2	< 0.0001
NYHA 功能分级	2.2	0.0298
左心梗阻（峰值坡度 $> 50mmHg$，主动脉瓣口面积 $< 1.0cm^2$）	12.9	< 0.0001
中重度主动脉瓣关闭不全	2.0	0.0427
中重度肺动脉瓣关闭不全	2.3	0.0287
人工机械瓣	74.7	0.0014
发绀型心脏病（治愈或未治愈）	3.0	< 0.0001
新生儿并发症		
双胎或多胎妊娠	5.4	0.0014
妊娠期间吸烟	1.7	0.0070
发绀型心脏病（治愈或未治愈）	2.0	0.0003
人工机械瓣	13.9	0.0331
妊娠前使用的心脏药物	2.2	0.0009

（改编自 ZAHARA investigators. Predictors of pregnancy complications in women with congenital heart disease. Eur Heart J, 2010,31(17):2124-2132. Epub Jun 28, 2010.）

妊娠期心肌病

1. 诊断　妊娠期内或产后6周内出现的左心室衰竭被定义为围生期心肌病。其确切的病因尚不清楚。可能原因包括心肌炎或自身免疫反应。患者往往在分娩之后或产后期出现左侧心力衰竭的症状和体征。

2. 治疗　围生期心肌病的内科治疗类似于其他扩张型心肌病。这包括优化前负荷、减少后负荷和改善心肌收缩力。此外，由于血栓栓塞的风险增加，这些患者可能需要抗凝治疗。重要的是要记住血管紧张素转化酶抑制药这一在非妊娠患者中常规用于减少后负荷的药物，在妊娠期间禁忌使用。不过，对于怀孕的患者，可采用硝酸甘油或硝普钠来减少后负荷。

3. 预后　这种心力衰竭在约50%的产妇中是短暂的，可在分娩后6个月内好转。在其余的产妇中，特发性充血性心肌病持续存在，且病死率高达25%～50%。

4. 麻醉管理　有围生期心肌病的产妇可能需要行包括动脉内置管和置入肺动脉导管的有创监测，以评估患者的血流动力学状态和指导分娩期的管理。分娩期间的急性心脏失代偿可能需要静脉给予硝酸甘油或硝普钠以减少前负荷和后负荷，给予多巴胺或多巴酚丁胺予以强心支持。早期行硬膜外分娩镇痛对减少与分娩疼痛有关的心脏应激十分必要。有创监测可以为液体治疗、血管活性药物的滴注和硬膜外镇痛的诱导提供指导。

若需要行剖宫产，可以行硬膜外麻醉或脊髓麻醉，同时采用有创监测指导液体治疗。如果选择脊髓麻醉，应采用连续给药技术，因为单次注射给药常导致血流动力学的快速波动，患者不能很好地耐受。如果需要行全身麻醉，往往推荐高剂量的阿片类药物瑞芬太尼。应预计到阿片类药物可能引起新生儿窘迫，因此，必须提前备好行新生儿复苏的人员。

（二）糖尿病

糖尿病是妊娠期间最常见的并存内科疾病之一，会发生在大约2%的产妇中。因为肥胖的流行和高龄产妇数量的增加，糖尿病的发病率正逐渐增加。90%的患者是妊娠期糖尿病患者，而另外10%的人妊娠前已有糖尿病。如本章前面讨论的那样，妊娠是一种进行性的胰岛素抵抗状态。不能产生足够的胰岛素来代偿这种抵抗的孕妇将发展为妊娠期糖尿病。妊娠前已患有糖尿病的患者在孕期胰岛素的需求会增加。由于妊娠时脂解作用和生酮作用会增强，中和过量产生的酸的能力变弱，因此，1型糖尿病的患者发生糖尿病酮症酸中毒的风险更高。这种对酸的缓冲能力变差继发于为代偿慢性呼吸性碱中毒时的 HCO_3^- 浓度变低。由于胎儿和胎盘对血糖的利用，在妊娠期糖尿病酮症酸中毒可发生于较非妊娠期更低的血糖水平，可低至7.2～8.3mmol/L（130～150mg/dl）。使用β肾上腺素能药物和糖皮质激素也可能诱发糖尿病酮症酸中毒。

1. 诊断　如果常规的1h糖耐量试验异常则发生妊娠期糖尿病的可能性增加，但还需要进一步做3h糖耐量试验加以确认。如果该结果也异常，就可诊断为妊娠期糖尿病。为对风险进行评估，妊娠前就伴随糖尿病的患者可依据糖尿病类型、持续时间及并存症状出现的时间来加以分类（表26-11）。

2. 治疗　控制血糖是合并糖尿病的妊娠妇女护理的重点。血糖水平在3.3～6.7mmol/L（60～120mg/dl）是令人满意的，这需要在妊娠期间经常调整胰岛素的剂量。对糖尿病酮症酸中毒的处理类似于非妊娠患者。对于妊娠糖尿病患者，最初常采用控制饮食的方法。如果通过控制饮食不能达到血糖控制目标，就应开始采用胰岛素治疗。

在妊娠末期，产前新生儿监测可采用从孕28

表26-11　妊娠期糖尿病White分类法

分期	定义
A_1	妊娠期DM可经饮食控制血糖
A_2	妊娠期DM需加用胰岛素控制血糖
B	妊娠前已患DM，无其他合并症（病程＜10年或20岁以后发病）
C	妊娠前已患DM，无其他合并症（病程10～19年或10—19岁发病）
D	妊娠前已患DM（病程＞20年或10岁以前发病）
F	妊娠前已患DM并存肾病
R	妊娠前已患DM并存视网膜病变
T	妊娠前已患DM合并肾移植史
H	妊娠前已患DM合并心脏病

周开始每周两次的无应激试验。如果无应激试验发现胎儿无反应性，则需要采用生物物理评分来决定分娩的时机和方式。在孕38～40周，通常选择择期引产以规避与母体糖尿病有关的新生儿风险。

3.预后　妊娠期糖尿病患者在以后的生活中患2型糖尿病的风险增加。此外，先兆子痫和羊水过多的发生率也增加。

糖尿病对胎儿的影响包括妊娠前已患糖尿病的孕妇发生胎儿畸形的风险更大。宫内死胎，包括妊娠晚期死产，在患糖尿病的母亲中发生更为频繁，这可能继发于子宫胎盘血流量不足。巨大儿可导致剖宫产、肩难产和产伤的发生率增加。新生儿有发生低血糖的风险，且发生呼吸窘迫的风险也更高。

4.麻醉管理

（1）术前：孕前已患糖尿病的孕妇应评估糖尿病相关并发症。要恰当合理评估胃轻瘫、自主神经功能紊乱及心脏、血管和肾受累的情况。

（2）术中：硬膜外分娩镇痛可减轻疼痛导致的母体血浆中儿茶酚胺水平下降，从而可改善子宫胎盘血流量。自主神经功能紊乱的患者行硬膜外镇痛时特别容易出现低血压，因而需要高度警惕并加以快速治疗。

由于糖尿病的产妇行紧急剖宫产的风险增加，采用单纯硬膜外镇痛要优于腰硬联合镇痛，因为必须知道硬膜外导管放置是否起效，以尽量减少一旦需行剖宫产时给予全身麻醉的必要。

剖宫产麻醉的选择与其他产妇一样，取决于母亲和胎儿的身体状况。对于所有要行手术的糖尿病患者，术中均应检测血糖水平。

（三）重症肌无力

重症肌无力是一种由自身抗体损害或突触后乙酰胆碱烟碱受体阻断导致的，以骨骼肌易疲劳和乏力为特征的疾病。肌无力可能只涉及眼部肌肉，或以四肢和中轴肌为主，甚至累及延髓和呼吸肌。

妊娠期间重症肌无力的病情有高度的变化性和不可预测性。病情加重最易发生于妊娠早期或产后前10d内。在怀孕和分娩期间应继续使用抗胆碱酯酶药物。虽然理论上来说，这些药物会增加子宫收缩力，但不会增加自发流产或早产的风险。

骨骼肌在第二产程广泛受累。重症肌无力引起的骨骼肌无力和易疲劳可破坏第二产程，有时还会出现呼吸窘迫。可采用出口产钳来缩短第二产程，从而减轻骨骼肌疲劳。

分娩时有效发挥作用的硬膜外导管可为分娩麻醉提供出色的镇痛并减轻分娩时的应激反应，从而减轻肌肉疲劳和防止重症肌无力加重。良好的椎管镇痛可使器械辅助阴道分娩更容易进行。恰当放置并有效发挥作用的硬膜外导管可避免非择期剖宫产时采用全身麻醉。早期开始硬膜外镇痛是更加可取的。

重症肌无力的患者慎用全身麻醉主要考虑到以下几点：第一，非去极化肌松药可能会产生延长效应。第二，拮抗非去极化肌松药可能会导致胆碱能危象。第三，为获得充分肌松可能需要氯琥珀胆碱的剂量会很大，除非单纯采用吸入麻醉药来达到充分肌松。

患重症肌无力的产妇分娩的胎儿中有20%～30%会出现短暂的新生儿重症肌无力。这些表现通常发生在出生后24h内，以全身骨骼肌无力和面部无表情为特点。当呼吸能力不足时，应行气管插管并对婴儿的肺部施行机械通气。通常需要在新生儿出生后21d左右给予抗胆碱酯酶药治疗。

（四）产妇肥胖

在美国，肥胖已成为一个全国性的流行病，也是导致产妇发病的重要原因。近50%的美国育龄妇女出现超重或肥胖。与非肥胖患者相比，与肥胖有关的病理生理改变使母亲和胎儿出现妊娠相关并发症的概率均增加，对后代健康具有终生影响。

1.预后　妊娠期间出现肥胖对母亲和胎儿都会产生重大影响。这些患者发生高血压疾病包括慢性高血压和先兆子痫的概率增加，患妊娠期糖尿病和发生血栓栓塞症的风险也会增加。肥胖患者更容易出现异常分娩和发生引产失败。她们出现产后出血的风险更高，且与分娩方式无关。总体剖宫产率和紧急剖宫产率在这些患者中都是增加的。导致这些发生率增加的因素包括先兆子痫、糖尿病以及巨大儿的概率增加。软组织难产也可能是一个促进因素。这些患者的手术时间预计都会延长。

已经发现肥胖会增加产妇死亡的风险，这与

先兆子痫、糖尿病、肺栓塞和感染的发病率增加有关。在肥胖产妇中与麻醉有关的产妇死亡率也会增加，其中一个重要原因是困难气道。

肥胖对围生儿的预后会产生不利的影响。巨大儿的发生率增加导致产伤和肩难产的风险更大。肥胖产妇的胎儿发生胎粪误吸的概率更高，而且这些婴儿发生神经管缺陷和其他先天性畸形的风险也更高。另外，胎儿暴露于子宫内的高血糖环境可能导致发生糖尿病、高血压和早产冠心病的风险增加。

2.产科管理　肥胖为产程和分娩的管理提出了特殊的技术问题，对胎儿和宫缩进行外部监护很困难，因此，需要对这些参数进行内部监护。如前所述，肥胖使剖宫产的发生率增加，而肥胖本身产生了更多与手术相关的技术问题。因此，这些患者的手术时间比非肥胖患者要长。

3.麻醉管理

（1）麻醉前病情评估：与肥胖相关的内科疾病发生率很高，且由于患者体型使面临的困难也增加，这些都为肥胖产妇的管理提出了重大挑战。麻醉前病情评估和准备应包括彻底的气道检查和对患者心肺功能状态的评估。用来评估二氧化碳潴留的动脉血气分析、心电图和超声心动图也是需要测定的指标。为适合患者的手臂而设计的适当大小的血压袖带也是管理所必须的。

（2）分娩镇痛：硬膜外镇痛是分娩镇痛的一个合理选择。它能有效缓解疼痛、降低耗氧量并可以减轻心脏对于产程和分娩的反应。由于肥胖的妇女需行剖宫产的可能性很大，而这类患者的全身麻醉风险也很大，因此，早期硬膜外镇痛的另一个优点是能够为手术麻醉延长阻滞时间。

为肥胖的产妇行硬膜外镇痛时的技术难度不可小觑。可能需要用长针才能达到硬膜外腔，这应该在产程和分娩时备好。坐位而非侧卧位更易于成功识别硬膜外腔。由于肥胖患者的硬膜外镇痛失败率会增加，必须对这些患者时常监测，保证一旦镇痛不充分能及时将硬膜外导管重置到合适位置。

持续脊髓麻醉是分娩镇痛的另一种选择，对于病态肥胖患者它比硬膜外镇痛更有优势。通过吸出脑脊液可以证实导管位置是正确的，因此，初次失败率会比硬膜外镇痛低。导管移位也比硬膜外镇痛更加易于发现。连续脊髓麻醉与小而显

著的穿刺后发生体位性头痛的风险有关，这可能需要在产后期予以治疗。

（3）剖宫产：与非肥胖女性相比，肥胖的产妇剖宫产的发生率增加。麻醉医师必须提前预料到手术时间会变长且失血量会更多，这是因为患者肥胖且产科医生经常需要向头侧牵拉患者的筋膜。这种牵拉引起的胸壁顺应性增加可导致母体呼吸系统损害，麻醉医师必须对这种损害的症状和体征提高警惕。这些患者发生误吸的风险高，因此，应采用枸橼酸钠和甲氧氯普胺结合 H_2 受体拮抗药来预防误吸。最后，麻醉医师必须认识到，无论选择哪种麻醉方式，技术困难都更易于发生在肥胖的产妇中。当有可行性时，区域麻醉对肥胖的产妇来说是首选。这主要是因为对于肥胖的产妇全身麻醉风险更高，出现困难气道的可能性更大。区域麻醉很重要的一点在于，肥胖的产妇在使用单次脊髓麻醉药时，局部麻醉药快速扩散可以导致高位脊髓麻醉。出于这个原因，病态肥胖患者应考虑给予连续脊髓麻醉或硬膜外麻醉。连续的给药方式也具有为可能延长时间的手术提供持续麻醉的优势。

如果全身麻醉不可避免，紧急通气装置必须立即可用。如果估计可能出现困难插管，应当选择清醒状态下行纤维支气管镜插管。

（五）产妇高龄

在美国，2002年所有出生婴儿中约14%是由35岁及以上的产妇所生。在加拿大，所有出生于2002年的婴儿中有30%是由30—34岁的产妇所生，14%由35—39岁产妇所生。在2008年，40岁以上产妇占了所有生产的3%，是20年前数量的3倍。患者和医疗保健专家都认为产妇高龄常导致预后不良。这一观点的主要依据是高年龄患者慢性内科疾病的发生率更高。的确，孕妇高龄与母体妊娠期糖尿病、先兆子痫、胎盘早剥和剖宫产的发生率独立相关。此外，高龄产妇更有可能体重超过70kg并且孕前已并存高血压或糖尿病。因此，这些内科问题会使妊娠以及对妊娠的管理变得更为复杂。

1.预后　高龄产妇的预后与合并症有关，而与患者的年龄无关。一个健康的高龄产妇有望平顺地度过妊娠和分娩。然而，将近50%的高龄产妇都在孕前已存在内科疾病或出现妊娠相关疾病。她们妊娠的预后与这些疾病有关。

高龄产妇的围生期并发症是很显著的。在高龄产妇中，多胎妊娠、流产、早产，以及先天性畸形、低出生体重、宫内死胎和新生儿死亡等胎儿并发症都很常见。

2. 产科管理　重点在于患者的并存疾病。产前护理应着重于对妊娠相关疾病的早期诊断，以利于早期积极的处理这些问题。

剖宫产在高龄产妇中很常见。在一定程度上，选择剖宫产的必要性也与那些复杂疾病有关。然而，孕妇高龄也与剖宫产的可能性增加有着独立的关联，而且在34岁以上的产妇中要求剖宫产分娩率要比25岁或更年轻的产妇要高很多。

3. 麻醉管理　与产科管理一样，高龄产妇的麻醉护理与产妇的并存疾病有关，其中最常见的那些已在本章其他部分讨论过。

（六）药物滥用

1. 诊断　药物滥用往往是根据病史诊断。当患者处于急性中毒状态时，许多常常滥用的药物会改变神志或影响心血管系统。对一个在入院时没有受药物影响的患者，可以在产妇或新生儿表现出戒断症状或新生儿被诊断为与宫内药物暴露有关的综合征时做出药物滥用的诊断。

妊娠期间滥用的药物与社会上一般滥用的药物类似：乙醇、烟草、阿片类和可卡因都是经常被滥用的药物。

2. 酗酒

（1）症状和体征：大约4%的孕妇是重度酗酒者。产妇的症状和体征可能包括肝功能检查异常，但往往直到分娩后，当胎儿酒精综合征在新生儿期确诊后才能做出诊断。在妊娠期间每天饮酒超过3OI的母亲所生的婴儿中，约1/3可能发生胎儿酒精综合征。然而，研究表明适度饮酒者的婴儿也会出现神经行为缺陷、胎儿宫内发育迟缓及其他先天性畸形等。目前的建议认为在妊娠期间没有饮酒的安全水平。

（2）麻醉管理：对怀孕的酗酒者的麻醉管理注意事项与非妊娠的酗酒者相同（请参阅第25章）。

3. 烟草滥用

（1）症状和体征：香烟是妊娠期间最常见的滥用药物。由于吸烟的孕妇相对比较年轻，这类人群常常很少出现与烟草滥用有关的症状和体征。吸烟与低胎儿出生率、胎盘早剥和新生儿呼吸功能受损密切相关。每天吸烟超过20支的患者，早产的发生率翻倍。婴儿猝死综合征在母亲吸烟的婴儿中发生率更高。吸烟却可以避免发生先兆子痫。

（2）麻醉管理：与酗酒一样，对烟草滥用的产妇的麻醉管理注意事项与非妊娠的吸烟者类似。

4. 阿片类药物滥用　注射毒品可引起大量的内科并发症。其中包括如人类免疫缺陷病毒感染和肝炎等传染性并发症。患者可能出现局部脓肿，或更甚者出现心内膜炎或血栓性静脉炎。如果收入院的孕妇正接受长期阿片类药物治疗，则应在妊娠期间维持该治疗直至产后期。不建议这些患者在妊娠期间接受戒毒治疗。事实上，妊娠末期的阿片类药物戒断可能导致围生儿窒息或新生儿死亡。新生儿的阿片类药物戒断症状可表现为呼吸困难、抽搐、高热和婴儿猝死综合征。应对新生儿的戒断症状加以必要的观察和治疗。

麻醉管理：对有阿片类药物依赖的产妇的护理注意事项与非妊娠患者类似。

5. 可卡因滥用

（1）症状和体征：产妇滥用可卡因会导致多器官受累，包括心血管系统、呼吸系统、神经系统和血液系统。可卡因与母体的心血管并发症有关，如系统性高血压、心肌缺血、心肌梗死、心律失常和猝死等。全身血压的突然增加可能是引起脑出血的主要原因。另外，脑血管痉挛可导致局部脑缺血和梗死。蛛网膜下腔出血、脑出血、动脉瘤破裂和抽搐都与妊娠期间使用可卡因有关。可卡因的使用可引起血小板减少，导致出血时间延长。母亲使用可卡因可能导致胎儿和母亲代谢和内分泌变化，可能是可卡因引起儿茶酚胺释放的反应。肺部并发症（哮喘、慢性咳嗽、呼吸困难、肺水肿）最常发生于吸食游离盐基可卡因的产妇。

在妊娠期间滥用可卡因的产妇其产科并发症的发生率显著增加（表26-12）。自然流产、死产和早产的发生率增加。自然流产率偏高可能与可卡因引起的血管收缩、子宫收缩增强和全身血压骤变有关。

（2）诊断：要识别产妇滥用可卡因是不容易的，因为尿液检查只能发现使用可卡因14～60h

表26-12 与妊娠期间可卡因滥用有关的产科并发症

自然流产
早产
胎膜早破
胎盘早剥
急产
死产
产妇高血压
胎粪误吸
出生时低Apgar评分

后的代谢产物。滥用可卡因的最重要的一项预测指标是产前保健的缺乏。

（3）预后：在妊娠末期使用可卡因可能立刻导致子宫收缩、胎动增加、胎盘早剥和早产。子宫胎盘功能不全可以导致胎儿宫内发育迟缓、小头畸形、早产和出生体重降低。在器官形成期间使用可卡因可引起胎儿畸形。滥用可卡因的产妇发生全身性高血压和血管收缩可能导致胎盘早剥的发生率增加。可卡因对胎儿的影响可能表现为胎便染色和出生时低Apgar评分的发生率增加。

（4）麻醉管理

①术前：对疑似滥用可卡因的产妇的评估包括用心电图或超声心动图检查是否存在瓣膜性心脏病。对于受到可卡因引起的严重心血管毒性影响的产妇，在麻醉诱导前必须保证血流动力学的稳定。

②术中：如果计划采用区域麻醉，必须要排除可卡因引起的血小板减少。硬膜外麻醉要逐步实行，同时注意补充液体和将子宫左置以防止低血压。对于由全身麻醉快速诱导或区域麻醉引起的低血压，麻黄碱通常有效，尽管长期滥用可卡因会消耗儿茶酚胺并且理论上削弱对间接作用的升压药的反应。因此，对于这些患者来说去氧肾上腺素可能是治疗低血压的更好选择。通过血浆胆碱酯酶代谢的酯类局部麻醉药可与可卡因发生竞争，导致两种药物的代谢都减少。与可卡因有关的体温升高和拟交感神经效应酷似恶性高热。

六、胎儿评估及新生儿问题

（一）电子胎儿监护

电子胎儿监护可采用外接（多普勒）监护器或胎儿头皮电极跟踪记录胎儿心率的变化来对胎儿安全进行评估。胎儿电子监护的基本原理是使胎儿心率的变化随胎儿安全和子宫收缩而改变。2009年美国妇产科医师学会出版了修订版的实践公告，其中对围术期胎儿监测的命名法进行了更新。一种结合了胎心率基线评估、心搏间变异性、加速和周期性减速的三级胎心判读系统得以建立。

1.胎心率基线

正常胎心率为110～160/min。

心动过缓是指心率少于110/min，且持续10min以上。

心动过速是指心率多于160/min，且持续10min以上。

2.心搏间变异性 胎心率每分钟可以以频率和幅度不规则的方式表现出5～20/min的变异。这种正常心率变异性被认为能反映从胎儿大脑皮质到髓质、迷走神经和心脏传导系统的神经通路的完整性。当心搏间变异性存在时证明胎儿处于安全状态。相反，心搏间变异的减弱或消失常与动脉低氧血症、酸中毒或中枢神经系统损害引起的胎儿窘迫有关。

即使在没有胎儿窘迫的情况下，给产妇服用药物也可能会减弱或消除胎心率的变异性。最常见的与心搏间变异性消失有关的药物有苯二氮䓬类、阿片类、巴比妥类、抗胆碱能药和连续硬膜外镇痛时使用的局部麻醉药等。这些药物引起的效应似乎并没有危害，但可能会给解读胎心率监测结果造成困难。此外，心率变异性的缺乏可能正常存在于早产儿和胎儿睡眠周期期间。

用于描述胎心率变异性的术语定义如下。

消失：变异性不可测。

轻度：≤5/min。

中度：6～25/min。

重度：>25/min。

3.加速 是指直观可见的胎心率的突然增加。长期加速持续超过2min但短于10min。如果加速持续超过10min即为胎心率基线的改变。

4.减速

（1）早期减速：早期减速以随宫缩出现而开始的胎心率减慢为特点。胎心率减速在宫缩高峰时达到最大，在其返回至接近基线时终止。心率的下降幅度通常不超过20/min或绝对速度在100/min以下。这种减速模式被认为是由继发于胎头压迫的迷走神经刺激导致的。早期减速不能通过增加胎儿的氧合来避免，但可以通过给予阿托品来减弱。一般来说，这种胎心率模式与胎儿窘迫无关。

（2）晚期减速：晚期减速的特点是胎心率减慢出现在宫缩开始后的10～30s。最大减速出现在宫缩强度的最高峰之后。轻度晚期减速定义为心率下降幅度＜20/min，当心率下降幅度超过40/min时出现重度晚期减速。晚期减速可能与胎儿窘迫有关，这很可能反映了子宫胎盘功能不全引起的心肌缺氧。导致晚期减速出现的主要因素包括产妇低血压、子宫高度活跃和可见于糖尿病或高血压产妇的慢性子宫胎盘功能不全。当这种情况持续存在时，可预测到与发生胎儿酸中毒有关。晚期减速可以通过改善胎儿氧合来纠正。尽管存在晚期减速，当心搏变异性仍然存在时，胎儿仍然可能健康出生。

（3）变异减速：变异减速是在分娩期间观察胎儿心率变化最常出现的情况。正如该词表明的那样，这种减速在幅度、持续时间和相对于宫缩出现的时间上都是不定的。例如，这种减速可能会在宫缩开始之前、之时或之后出现。这种减速的特点是突发突止。胎儿心率几乎常常降低到＜100/min。变异减速被认为是由脐带受压所致。阿托品可以减轻变异减速的严重程度，但给孕妇吸氧是没有效果的。如果减速并不严重，也没有反复发作，通常对胎儿的酸碱平衡状态影响很小。持续15～30min的严重的变异减速常与胎儿酸中毒有关。

（4）延长减速：延长减速是指胎心率基线降幅超过15/min，且持续时间超过2min但＜10min的减速。如果减速持续时间超过10min，则代表基线改变。

5. 正弦波图像　正弦波胎心率变异是指看上去平滑、类似正弦波样起伏的图形，周期性频率为3～5min，持续时间为20min或更长。

6. 胎心率描迹的三级分类　表26-13展示了胎心率监测中获得的基于胎心率基线、变异度、减速模式和（或）加速的胎心率描迹分类三级系统。

一类描迹曲线是正常的。这类图形有力预示了正常酸碱平衡状态。不需要采取特殊措施。

二类描迹曲线是不确定型。尽管这类图形并不能预示酸碱平衡状态异常，并无证据将他们归为正常或异常状态。可能需要采取辅助检查或宫内复苏。

三类描迹曲线代表异常状态，且与胎儿酸碱平衡紊乱有关。需要进行胎儿评估和采取措施解决这种异常状态。如果通过干预治疗图形未得到改善，则应立即终止妊娠。

7. 胎儿头皮血取样　当需要对出现胎心率异常的胎儿进行评估时，可行胎儿头皮血取样。根据化验结果，可疑的胎儿缺氧或许可以确诊，就需要采取紧急分娩。pH≥7.20时，新生儿预后良好，而当pH＜7.20时提示有胎儿损害，需要立即终止妊娠。

8. 胎儿脉搏血氧监测　胎儿脉搏血氧测量是一种较新的评估分娩期胎儿氧合的技术。它目前作为电子胎心监护的辅助手段，一般当胎心监测显示不安全迹象时可以使用。当把胎儿脉搏氧饱和度仪通过宫颈置于紧挨胎儿颊部或颞部的位置时，它能提供持续的胎儿动脉血氧饱和度读数。正常胎儿血氧饱和度为0.30～0.70。饱和度低于0.30提示有胎儿酸血症。

9. 超声检查　当产妇临产时对胎儿进行超声检查可用于确定胎儿先露部位。此外，如果多普勒扫描测不到胎心音，可用超声检查确认宫内的胎儿健康还是死亡。超声检查还能确定子宫内的羊水量及诊断胎盘早剥和前置胎盘。

（二）新生儿评估

出生后立即进行评估的重要性在于能够及时发现需要有效复苏的窒息新生儿。作为发现和救治新生儿功能缺陷的指南，Apgar评分从没有被超越过。

Apgar评分对新生儿出生后1min和5min测量或观察到的5项生命体征指定了数值（表26-14）。在这5个标准中，心率和呼吸做功的好坏是最重要的因素，皮肤颜色对识别新生儿窒息提供的信息是最少的。心率低于100/min一般表示出现动脉低氧血症。当通气和循环恢复正常时，发绀往往很快消失。尽管如此，仍然有许多健康的新生儿在出生后1min内出现发绀，这是由于产房的低温环境引起了外周血管收缩。酸中毒和肺血管收缩是持续发绀的最可能的原因。

Apgar评分与出生后立即进行的酸碱测量结果有良好的相关性。当评分＞7分时，新生儿或是正常血气浓度或是轻度呼吸性酸中毒。评分

表26-13　解读电子胎心监护的三层系统

分类	特征
一类（必须包含所有列出特征）	心率：110～160/min
	变异性：中度
	晚期/变异减速：无
	早期减速：出现或不出现
	加速：有或无
二类（不能划分在一级或三级的所有胎心率描迹； 必须包含所有列出特征）	胎心率基线
	不伴随变异性消失的心动过缓
	心动过速
	胎心率基线变异性
	最小基线变异性
	不伴频繁减速的变异性消失
	显著的基线变异性
	加速
	胎儿刺激后无诱发性加速
	周期性或间歇性的减速
	伴随轻中度基线变异性的频繁变异减速
	≥2min但＜10min的延长减速
	伴随中度基线变异性的频繁晚期减速
	变异减速伴随其他特征，如返回基线慢，过冲或"肩征"
三类（包括列出项的任意一项）	胎心率基线变异性消失并且有下面任何一种情况
	频繁的晚期减速
	频繁的变异减速
	心动过缓
	正弦波形

在4～6分的婴儿有中度窒息；评分在3分或以下者为代谢性酸中毒合并呼吸性酸中毒。轻度至中度的窒息婴儿（Apgar评分在3～7分）在面罩给氧或肺部正压通气后常常会有所改善。当Apgar评分＜3时，须行气管插管和体外心脏按压。Apgar评分对发现确切的药物相关变化以及提供必要的数据来评估产科麻醉方法对新生儿的微弱影响不够敏感。

1.新生儿娩出后即刻　新生儿在分娩后即刻心血管系统和呼吸系统会发生重大变化。例如，出生时随着脐带的结扎，全身血管阻力增加，左心房压力升高，通过卵圆孔的血流停止。肺的膨胀使肺血管阻力降低，整个右心室的血流输出到肺部。在正常新生儿，当动脉血氧分压升高到超过60mmHg时会引起动脉导管收缩及功能性关闭。若产后没有建立充足的氧合和通气，以肺血管阻力增加和肺血流量减少为特征的胎儿血液循环模式会继续存在。此外，动脉导管和卵圆孔仍保持开放，导致严重的心内右向左分流且伴有动脉低氧血症和酸中毒。

必须对出生时或分娩后不久可能出现的严重异常情况保持高度怀疑。它们包括胎粪误吸、鼻后孔狭窄和闭锁、膈疝、血容量不足、低血糖、气管食管瘘和喉部异常等。

2.血容量不足　出生时平均动脉压＜50mmHg的新生儿易于发生血容量不足。常存在微血管再灌注缓慢、心动过速及呼吸急促。血容量不足常与胎儿宫内窘迫有关，在此期间比正常量更多的胎儿血液分流到胎盘并在分娩和脐带结扎后仍留在那里。脐带受压也常与血容量不足相关。

3.低血糖症　低血糖可表现为低血压、震颤和抽搐。宫内发育迟缓及母亲有糖尿病或有严重

表26-14　新生儿Apgar评分标准

参数	评分		
	0	1	2
心率（/min）	无	< 100	> 100
呼吸	无	慢，不规则	哭
对刺激的反应	无反应	皱眉	哭
肌张力	软弱无力	四肢略屈曲	四肢活动
肤色	苍白或青紫	躯干粉红，四肢青紫	全身红

胎儿宫内窘迫的婴儿很容易发生低血糖。

4.胎粪吸入　胎粪是吞咽下的羊水、胃肠道细胞和分泌物的分解产物。它在妊娠34周前很少出现。在大约34周后，胎儿宫内动脉低氧血症可以导致肠蠕动增加和排便。动脉低氧血症引起的喘息导致胎儿将羊水和碎屑吸入肺内。如果分娩延迟，胎粪会被分解并从肺部排出体外。如果在误吸后24h内出生，胎粪仍然在大气道内，随着自主呼吸的出现而分布于肺的外围。小气道的阻塞引起通气/血流比例失调。呼吸频率可能会超过100/min，肺顺应性会降低到有呼吸窘迫综合征的婴儿的水平。在严重的情况下，肺动脉高压和通过未闭卵圆孔和动脉导管的右向左分流（持续性胎儿循环）会导致严重的动脉低氧血症。当存在胎粪误吸时，气胸也是一个常见问题。

在过去，胎粪吸入的治疗包括分娩后立即行气管插管并尝试从新生儿气道中吸出胎粪。目前，由于对所有胎粪染色的婴儿（约占所有新生儿的10%）行常规气管插管可能会导致不必要的气道并发症，因而推荐较为保守的做法。推荐在分娩时常规经口咽吸引，而气管插管及经管内吸引要根据婴儿的情况选择性地执行（Apgar评分超过7分的婴儿可保守处理）。Apgar评分低或临床上有胎粪堵塞体征的婴儿需要给予积极复苏，包括行气管插管并尝试通过吸引去除胎粪。

5.鼻后孔狭窄和闭锁　对于有良好的呼吸做功但空气不能进入的新生儿应怀疑有鼻部阻塞。如果使这些婴儿在闭口状态下呼吸就会出现发绀。当用小导管不能通过每侧鼻孔时即诊断为单侧或双侧鼻后孔狭窄。这种失败可能反映了先天性（解剖学）闭塞或更常见的由于血液、黏液或胎粪引起的功能性闭锁。先天性鼻后孔闭锁必须在新生儿期通过外科手术治疗。在手术矫治完成前需要使用口咽通气道。功能性鼻后孔闭锁需要用鼻腔吸引治疗。阿片类药物常引起鼻黏膜充血和阻塞。这种充血可以用去氧肾上腺素滴鼻剂治疗。

6.膈疝　出生时严重的呼吸窘迫伴随发绀和舟状腹常提示新生儿患有膈疝。胸部X线片显示腹部内容物出现在胸腔。在产房中的初步治疗包括气管插管及肺部通气给氧。如果试图膨胀与疝同侧的肺，可能会出现对侧气胸。

7.气管食管瘘　在羊水过多时，应怀疑存在气管食管瘘（见第27章）。当导管能插入食管却不能进入胃部时，可在产房做出初步诊断。通常存在大量的口咽分泌物。导管放置到位后照射胸部X线片可确诊。

8.喉部异常　出生时即存在喘鸣是喉部异常和声门下狭窄的表现。越过阻塞部位的气管插管可缓解症状。血管环是可能压迫到气管的主动脉畸形，引起吸气性和呼气性阻塞。血管环引起的阻塞部位可能很难采用气管导管越过。

七、要点

· 妊娠的生理变化会影响所有的器官系统。它们影响母体对并存疾病的代偿和对麻醉的反应。

· 区域麻醉使胎儿更少的暴露于药物。任何规范操作的麻醉方式都是安全的。

· 分娩时应维持血压，氧合和血碳酸正常。

· 分娩是对妊高征最确切的治疗方法。只有在新生儿不成熟的风险超过母体的风险时采取延迟分娩的姑息治疗。

· 并存的内科疾病可能会导致与妊娠生理变化有关的产妇的失代偿。

· 胎儿评估既可以实现对胎儿健康的评价，又可指导新生儿管理。

（焦　洋　译　于泳浩　校）

参 考 文 献

[1] American College of Obstetricians and Gynecologists. ACOG practice bulletin No. 106: intrapartum fetal heart rate monitoring: nomenclature, interpretation, and general management principles. Obstet Gynecol, 2009,114:192-202.

[2] American College of Obstetricians and Gynecologists. ACOG practice bulletin No. 115: vaginal birth after previous cesarean delivery. Obstet Gynecol, 2010,116(2 pt 1):450-463.

[3] American College of Obstetricians and Gynecologists. Committee on Practice Bulletins—Obstetrics. ACOG practice bulletin No. 33: diagnosis and management of preeclampsia and eclampsia. Obstet Gynecol, 2002,99(1):159-167.

[4] Bolliger D, Gorlinger K, Tanaka KA. Pathophysiology and treatment of coagulopathy in massive hemorrhage and hemodilution. Anesthesiology, 2010,113(5):1205-1219.

[5] Centre for Maternal and Child Enquiries (CMACE). Maternal obesity in the UK: findings from a national project. London, England: CMACE, 2010.

[6] Cheek TG, Baird E. Anesthesia for nonobstetric surgery: maternal and fetal considerations. Clin Obstet Gynecol, 2009,52:535-545.

[7] Hull D, Resnik R. Placenta accreta and postpartum hemorrhage. Clin Obstet Gynecol, 2010,53(1):228-236.

[8] NIH. Consensus Development conference statement: vaginal birth after cesarean: new insights. Obstet Gynecol, 2010,115(6):1279-1290.

[9] Ouyang DW, Khairy P, Fernandes SM, et al. Obstetric outcomes in pregnant women with congenital heart disease. Int J Cardiol, 2010,144(2):195-199:Epub May 2, 2009.

[10] Pereira L. Surgery in the obese pregnant patient. Clin Obstet Gynecol. 2009;52:546-556.

[11] Sihler KC, Napolitano LM. Complications of massive transfusion. Chest, 2010,137(1):209-220.

[12] ZAHARA investigators. Predictors of pregnancy complications in women with congenital heart disease. Eur Heart J, 2010,31(17):2124-2132:Epub June 28, 2010.

第 27 章

儿科疾病

一、儿科患者的特点

儿科学重点多集中在生长和发育。小儿不仅不同于成年人，他们自身也各不相同。新生儿医学和青少年医学是儿科学的两个不同分科，每个分科都需要一个庞大的医疗团队，然而，麻醉医师需要照顾的患者却从不足 1kg 的早产新生儿到 100kg 体力旺盛的青少年运动员。很显然在遇到早产儿时需要特殊的考虑，但是尽管青少年在身体和生理方面与成年人有许多相似之处，在遇到青少年时同样需要注意他们自身的特点。

（一）心理学

虽然儿童和成年人之间在身体和生理上的差异是非常重要的，并已做详细论述，但是儿科患者和他们的父母在围麻醉期的经历与麻醉医师对小儿和他们家庭的心理评估和准备是分不开的。所有患儿在接受麻醉和手术前都会感到焦虑。越来越多的小儿接受麻醉是为了进行诊断而不是进行外科手术。在这种情况下，术前焦虑的重点几乎全部都集中在麻醉上。陌生的环境能导致麻醉前焦虑，熟悉环境是最大限度地减少恐惧和潜在心理创伤最重要的第一步。可能导致小儿围麻醉期焦虑及其程度相关的因素如下。

- 年龄 1—5 岁。
- 不满意现有的医疗条件。
- 害羞的性格。
- 父母焦虑状态。
- 繁忙和嘈杂的术前环境。

儿童和青少年都有一定程度的焦虑，但具体的恐惧根据年龄组的不同和相关发育阶段而不同（表 27-1）。儿童和更小的孩子害怕与他们的家人分离而产生恐惧。分离焦虑一般会在 8～10 个月出现。学龄前儿童也担心与家人分离，但是他们对医疗程序已经有足够的理解，所以也害怕疼痛和不舒服，尤其是针。他们也害怕失去控制。让他们选择住院服装的颜色或者最喜欢的面罩的气味，都可以帮他们重新获得对于陌生环境的一定程度的控制感。更小的儿童有一个具体的思维过程，他们无法理解不适只是暂时的、生活会很快恢复正常这个观点。除了上述问题，青少年也害怕死亡，往往不敢问关于死亡风险的问题。对于围术期过程的清晰描述，从诱导到苏醒再到麻醉后监护室（PACU）恢复，往往有助于减轻他们的恐惧。

麻醉前的程序包括游戏、模拟麻醉诱导、视频或麻醉前的单独访视，都有助于缓解焦虑。访视时间应该考虑到孩子的年龄和发育阶段。以患者为中心的方法包括对孩子和家长的麻醉前访视、抗焦虑药物的应用和父母在场的情况下选择麻醉诱导方法。尽管这种程序提高了父母的满意度，但是对于孩子自身焦虑影响的数据结果不一。对于诱导过程中父母过分情绪化或者诱导进行的不如计划那么顺利的情况，必须提前进行讨

表 27-1 年龄相关的围麻醉期焦虑

年龄组	心理评估
新生儿（0～30d）	父母可出现极度焦虑
婴儿（1～12 个月）	8～10 个月开始有分离焦虑
幼儿（1—3 岁）	失去控制
儿童（4—12 岁）	学龄前期：具体的想法
	学龄期：希望满足成年人的期待
青少年（13—19 岁）	害怕死亡，隐藏情感

论并做好充分的准备。

最后，允许家长来PACU探视，给孩子和家庭往往能带来积极的围术期效果。如果麻醉诱导时家长在场的话，在PACU只有经过所有医护人员仔细考虑后才能允许父母陪同。关于可能出现的苏醒期躁动和术后麻醉后的相关问题，提前对家长进行讲解也是很重要的。

（二）解剖学和生理学

1.体型和体温调节 儿科患者的体重从不足1kg至重达100kg以上。较大的青少年在生理方面的考虑与成年人相似。对年幼的、更小的患儿则有着不同的挑战。在围术期，新生儿和婴儿容易发生低体温。小儿因为这个年龄组体表面积与体重和体积之比较大、皮下脂肪层薄、产热能力低，体温下降的速度比年龄较大的儿童或成年人快。新生儿寒战产热的作用较小，主要是通过棕色脂肪的非寒战性产热产生热量。棕色脂肪是一种特殊的脂肪组织，位于新生儿颈后部、肩胛间区、脊椎、肾和肾上腺的周围。去甲肾上腺素的释放刺激棕色脂肪代谢，使三酰甘油水解而产热。

所有患者，包括儿童和成年人，由于暴露于寒冷环境中、麻醉后对体温调节中枢的抑制作用和降低代谢率等原因，全身麻醉常伴有一定程度的热量丢失。当新生儿和婴儿发生低体温后，恢复正常体温非常困难。因此，预防低体温是非常必要的。虽然低体温在某些特定情况下有保护作用，但是一般情况下还是要维持正常体温。围术期低体温的并发症包括，外科伤口感染、负氮平衡、伤口延迟愈合、术后麻醉苏醒延迟、凝血功能障碍和延长住院时间。

为了减少氧耗，新生儿应该处于一个适宜的温度环境中（在这个环境中既无产热也无散热）。新生儿最小氧耗的温度是相当温暖的，在手术室里一般很难达到。例如，一个3kg的赤身新生儿，其适宜环境温度是32～33℃。减少身体热量丢失的措施包括：用保育箱运送新生儿，增加手术室环境温度，采用加热床垫、辐射加温器、空气加温设备及加温和加湿吸入气体。

2.中枢神经系统 新生儿的大脑占总体重的10%。相比之下，成年人的大脑仅仅是总体重的2%。小儿直到3或4岁时，才完成髓鞘形成和突触连接。从出生到2岁，小儿的大脑经历了最快速的增长阶段，约达到成年人脑体积的75%。脊髓在椎管内的位置随着生长而发生变化。出生时，脊髓大约位于第3腰椎水平，3岁时约达到L_1和L_2的成年人水平。

3.气道 足月新生儿气道与成年人有许多不同之处。喉在颈部的位置较高。新生儿头部和舌体相对较大，会厌短而活动，声带前联合向下倾斜。因为新生儿和婴儿的舌体相对于口腔来说较大，所以更容易发生气道梗阻。环状软骨（与成年人声带部位相反）是儿科患者喉部最狭窄的部位。和成年人一样，由于左右主支气管角度不同，如果气管插管超过了隆突，会更容易插入右侧支气管。不能过分强调新生儿和婴儿上下呼吸道绝对尺寸较小的重要性。在描述涡流（上呼吸道）和层流（下呼吸道）的方程中，气流分别与气道半径的5次方和4次方成比例。随着新生儿成长为婴儿和儿童，舌和头部的相对比例下降，喉头在颈部的位置也降到正常成年人的位置。

4.呼吸系统 呼吸系统功能，如呼吸频率、潮气量和每分钟通气量，反映了小儿与成年人重要的生理差异。小儿每千克体重的耗氧量（VO_2）较成年人大得多。主要是因为体表面积与体积比的不同。小儿耗氧量高可以表现为当氧气供应中断婴儿和儿童很快表现出低氧血症（脉搏血氧饱和度）。此外，新生儿和婴儿肺和胸壁的顺应性高，容易出现肺泡塌陷导致通气/血流比例失调和低氧血症。表27-2所指的耗氧量是静息状态下的耗氧量。体温每上升1℃耗氧量增加15%，当焦虑和（或）吸入麻醉诱导时，挣扎都可能大幅增加耗氧量。

5.心血管系统 胎儿娩出后循环系统发生重要变化，得以适应子宫外环境。肺取代胎盘进行气体交换。肺血管阻力在生后最初的几个月内逐渐降低，但保持着反应性，在酸中毒、低氧血症或高碳酸血症的条件下，肺血管阻力会出现急剧升高。在这些情况下，卵圆孔或动脉导管可能重新开放，回复到胎儿循环模式，伴有肺血流量锐减和严重的低氧血症。大约在3个月至1岁时，卵圆孔解剖性关闭，但20%～30%的成人可用探针探到未闭的卵圆孔。一般出生后10～15h动脉导管功能性关闭，4～6周时解剖学上关闭。出生后动脉氧分压增高，动脉导管收缩。虽然如此，动脉导管在低氧血症时可能重新开放。

在新生儿和小婴儿，心率是心排血量和体循环血压的主要决定因素。新生儿由于心肌细胞中收缩元素相对较少，所以心肌的收缩性较年长的儿童和成年人低。由于弹性元素缺乏，所以每搏量相对固定。Frank-Starling机制在大多数情况下不起作用。因此，新生儿大多数情况下靠增加心率来增加心排血量。然而，当心率很快时，由于缩短了心脏充盈时间，心排血量反而减少。新生儿和儿童的心排血量约为1ml/kg。

6.体液和肾脏系统　新生儿体液总量和细胞外液量都成比例增加。新生儿细胞外液相当于体重的40%，而成年人约占20%。到18～24个月时，小儿细胞外液与体重的比例与成年人相似。此外除了常规补充丢失液体（通常为乳酸林格液或生理盐水），新生儿和小的婴幼儿也可能需要补充葡萄糖。新生儿葡萄糖维持量一般为6～8mg/(kg·min)。在没有外源性葡萄糖的情况下，新生儿能维持正常血糖水平达10h。然而，全身麻醉状态下可能掩盖低血糖症状，如神经过敏、嗜睡和哭声异常等，因此大多数麻醉医师在进行麻醉时都会给婴儿补充一些所需葡萄糖。5%的葡萄糖生理盐水（表27-3）维持能满足约50%

的需求。无论多长时间的手术，术中都应监测血糖浓度来指导临床补液。

小儿围术期液体治疗由以下几个部分组成。
- 补充术前禁食所致的失液量。
- 维持生理需要量。
- 补充失血。
- 补充蒸发所致的失液量。

维持输液和补充输液应根据Holliday和Segar提出的根据不同小儿热卡消耗的不同来计算液体需要量。热卡消耗是根据体重和水需求的不同，大约1ml/(kcal·d)。这是麻醉医师使用的4：2：1原则的基础（表27-3）。

补偿失血通常用3倍于全血的等渗晶体液，补充蒸发所致的失液量通常根据手术类型和手术组织暴露程度来计算（表27-4）。

足月新生儿肾小球滤过率很低，但3～5周后提高近4倍。早产儿肾小球滤过率增加的速度减慢。新生儿尿液浓缩功能较成年人差，易丢失钠离子。因此，围术期必须补充足够的水和钠。相反，新生儿排泄容量负荷的能力较成年人差，因此更容易导致液体超负荷。肾功能不足，依赖肾清除的药物排泄时间延长。

表27-2　肺功能指标

参数	新生儿（3kg）	成年人（70kg）
氧耗量 [ml/(kg·min)]	6.5	3.5
肺泡通气量 [ml/(kg·min)]	130	60
二氧化碳生成量 [ml/(kg·min)]	6	3
潮气量(ml/kg)	6	6
呼吸频率（次/min）	35	15
肺活量(ml/kg)	35	70
功能残气量(ml/kg)	30	35
气管长度(cm)	5.5	12
PaO$_2$（室内空气，mmHg）	65～85	85～95
PaCO$_2$（室内空气，mmHg）	30～36	36～44
pH	7.34～7.40	7.36～7.44

表27-3　Holliday-Segar热量消耗公式

体重	热量消耗	水需要量	液体维持量
0～10kg	100kcal/(kg·d)	100ml/(kg·d)	4ml/(kg·h)（第一个10kg）
11～20kg	50kcal/(kg·d)	50ml/(kg·d)	2ml/(kg·h)（第二个10kg）
>20kg	20kcal/(kg·d)	20ml/(kg·d)	1ml/(kg·h)（20kg以上每kg）

液体维持量是累加的，例如，一个25kg的儿童，第一个10kg需要4ml/(kg·h)，即40ml/h+第二个10kg需要2ml/(kg·h)，即20ml/h+超过20kg以上则需要1ml/(kg·h)，即5ml/h，每小时总的液体维持量即为65ml/h（40+20+5）；1kcal=4.184kJ

7.肝脏系统　足月时，肝实际上有充足的糖原储备可以转换为葡萄糖供新生儿使用。新生儿的糖原储备，以每千克为基础，至少与大多数成年人一样。静脉给予葡萄糖的细节已经在上一节液体和肾生理部分讨论过了。然而，出生后几个月内肝对于药物的生物转化和代谢能力是降低的。虽然维生素K-依赖性凝血因子和其他凝血因子水平约为成年人的50%，然而维生素K水平足够的新生儿很少出现严重的出血。

8.血液系统　出生后血液系统发生重要的变化。在胎儿期，胎儿血红蛋白（Hb）的P_{50}较低（血红蛋白饱和度是50%时的氧分压），这是为了适应和允许胎儿从母体血红蛋白中摄取氧气。在出生后2个月内，胎儿血红蛋白被成年人血红蛋白取代，P_{50}从19mmHg到升高22mmHg，最终增加到26mmHg的标准成年人水平。不仅Hb类型发生改变（胎儿到成年人），血红蛋白浓度也随着发生变化。2～3个月时，出现生理性贫血。几种生理变化的结果导致血红蛋白浓度降低。由于生后快速生长，新生儿红细胞（RBC）寿命缩短（70～90d，成年人红细胞寿命约120d），红细胞生成暂时停止（由于暴露于高动脉氧含量条件下，促红细胞生成素生成释放减少），因此，红细胞总量和血细胞比容逐步减小。最低点通常是在生后第8周和第10周之间。鉴于新生儿心血管储备低和氧离曲线左移，将血细胞比容维持在

0.30～0.40与年长儿一样是有益的。正常血细胞值见表27-5。

术前是否需要常规测定血红蛋白，目前还存在争议。未满1岁的小儿术前常规测量血红蛋白浓度，结果只有少数少于100g/L，这很少影响麻醉准备或推迟择期手术。然而，对于在典型的生理性贫血期行手术的小婴儿，术前测定血红蛋白量是很明智的。根据估计血容量（表27-6），计算最大允许失血量，为术中输血提供了有益的指导（表27-7）。

（三）药理学

儿科患者对麻醉药的反应和成年人不尽相同，特别表现在麻醉药的用量、肌肉松弛药的反应和药动学等方面。

1.麻醉药物的用量　足月新生儿吸入麻醉药浓度较6个月内的婴儿低。此外，早产儿最小肺泡浓度（minimal alveolar concentration，MAC）随着早产儿胎龄的下降而降低。新生儿中枢神经系统不成熟，体内孕酮水平和β-内啡肽的含量增加，对于麻醉药的需求量降低。2～3个月婴儿的MAC稳步增加，3个月后，随着年龄的增长，MAC稳步下降，青春期又略有增加。

七氟烷基本上取代了氟烷在小儿麻醉中的使用，在目前使用的吸入麻醉药中是独一无二的。七氟烷的MAC在新生儿、未满6个月的婴儿（3.2%）、超过6个月的婴儿以及到12岁儿童（2.5%）保持不变。在小儿，七氟烷的MAC不会像在其他吸入麻醉药中看到的一样随着年龄的增长而下降，其机制目前还不清楚。

2个月以下的婴儿，神经肌肉接头的形态结构和功能发育不健全，但这种发育不全在肌肉松弛药药效学上的意义尚不清楚。由于婴儿的肌肉组织发育未成熟，当他们的外周肌麻痹时，膈肌同时也被麻痹（之后则相反，如成年人）。婴

表27-4　儿科病人术中液体治疗

手术	生理盐水或乳酸钠林格液 [ml/(kg·h)]		
	维持量	丢失量	总量
小手术（疝修补术）	4	2	6
中等手术（幽门肌切开术）	4	4	8
大手术（肠切除术）	4	6	10

表27-5　婴儿和儿童时期的血液学指标

年龄	血红蛋白（g/L）	血细胞比容	白细胞（×10⁹/L）
脐带血	140～200	0.45～0.65	9～30
新生儿	130～200	0.42～0.66	5～20
3个月	100～140	0.31～0.41	6～18
6～12个月	110～150	0.33～0.42	6～15
年轻的成年男性	140～180	0.42～0.52	5～10
年轻的成年女性	120～160	0.37～0.47	5～10

儿对非去极化肌松药更加敏感，但因其分布容积相对较大所以按体重计算的诱导剂量与成年人相似。肝、肾功能不成熟，主要依赖肝肾清除的肌松药的作用时间延长。肌松药拮抗药在婴儿一般不受影响，因清除时间较成年人长，抗胆碱酯酶药物的用量可能比成年人少。

新生儿和婴儿对去极化肌松药不敏感，按体重计算，与儿童相比需要更大的氯琥珀胆碱用量才能产生同样神经肌肉阻滞效果。可能与这个年龄阶段小儿细胞外液容量增加，氯琥珀胆碱分布容积更大有关。由于氯琥珀胆碱在未确诊的肌病和营养不良症的小儿（特别是5岁以下的儿童）中使用时，容易出现严重的心动过缓、潜在的恶性高热和其他相关的不良反应（横纹肌溶解、高钾血症），因此大多数麻醉医师仅限于在迅速建立安全气道和治疗喉痉挛中应用氯琥珀胆碱。

2.药动学　新生儿和婴幼儿的药动学与成年人不同。例如，婴儿摄取吸入麻醉药的速度比儿童或成年人更快。可能与他们的肺泡通气量和功能残气量较高有关。更快速的摄入吸入麻醉药可能表现出它的负性肌力作用，因此，新生儿和婴儿在使用吸入麻醉药诱导时低血压的发生率增高。

新生儿血-脑脊液屏障发育不成熟，药物代

表27-6　新生儿、婴儿和儿童血容量评估

年龄组	评估血容量（ml/kg）
早产新生儿	90～100
足月新生儿	80～90
婴儿	75～80
＞1岁的儿童	70～75

表27-7　估计最大允许失血量[1]

一个3.0kg的足月新生儿择期行开腹手术。术前血细胞比容(Hct)为0.50。术中维持血细胞比容在0.40时，最大允许失血量（MABL）是多少

$MABL=EBV[(Hct_{高}-Hct_{低})/Hct_{平均}]$

$EBV=3kg×85ml/kg=255ml$

$Hct_{高}-Hct_{低}=0.50-0.40=0.10$

$Hct_{平均}=(0.50+0.40=)/2=0.45$

$MABL=255ml×[(0.50-0.40)/0.45]=56.7ml$

EBV.估计血容量；[1]这些计算仅作为指导，没有考虑输注晶体和胶体液对血细胞比容的潜在影响

谢能力不健全，对镇静催眠类药物的敏感性增加。所以，新生儿麻醉诱导时应给予更低剂量的静脉药物。另一方面，年长的儿童和青少年与成年人相比，通常需要更高剂量的麻醉诱导药（丙泊酚诱导时，儿童和青少年诱导剂量为3mg/kg，成年人为1.5～2mg/kg）。

新生儿肝和肾清除药物的能力差，延长了药物的作用时间。到5～6个月时清除能力接近成年人水平，幼儿期甚至可能超过成年人。婴儿许多药物的蛋白结合率低，导致体内非结合的药物和有药理活性的药物浓度增高。

（四）麻醉期间的小儿心搏骤停

大多数小儿麻醉过程平安无事。然而，小儿麻醉过程中也会发生心搏骤停，虽然，关于发病率的具体数据还不完整。大多数心搏骤停不是由于麻醉管理差或不足，而是由于病人条件差和手术相关并发症。目前还没有关于新生儿麻醉相关心搏骤停发病率的报道。婴儿麻醉相关心搏骤停的发病率为15：10 000，范围为（9.2～19）：10 000。总体而言，儿童麻醉相关心搏骤停的发病率约为3.3：10 000，范围为（0～4.3）：10 000。所有年龄阶段小儿麻醉相关心搏骤停的发病率约为1.8：10 000。

1.心搏骤停的原因　从小儿围术期心搏骤停登记处得到的小儿心搏骤停的原因（表27-8）。1994到1997年间发生的150例麻醉相关心搏骤停的分析示显，超过50%的心搏骤停发生于婴儿，其中因药物引起的骤停占37%，最常见的药物原因是吸入麻醉药引起的心血管抑制。这份报道提示，多数情况氟烷是罪魁祸首。如今，氟烷已经被七氟烷所替代，麻醉药过量情况减少，相关的心血管后遗症（心律失常、低血压和心搏骤停）也相应降低。其他与药物有关的原因包括交换注射器和氯琥珀胆碱引起的高钾血症。根据1998—2003年对300例围术期心搏骤停的随访

表27-8　小儿围术期心脏骤停登记中麻醉相关因素

主要原因	1994—1997 (n=150)	1998—2003 (n=163)
心血管系统	32%	36%
药物	37%	20%
呼吸系统	20%	27%
设备	7%	4%

分析得出，超过 50%（163）的病例是与麻醉有关的。

意外静脉注射局麻药和（或）由于过量导致的局麻药中毒是持续存在的问题。罗哌卡因和左旋丁哌卡因安全性增加的承诺并没有被证实。在具有更低心血管毒性的局部麻醉药上市之前，只有在使用丁哌卡因时一丝不苟和时刻保持警惕才能减少心脏毒性的发生率。

2.管理　围术期心搏骤停的处理原则是根据具体原因进行相应处理。围麻醉期心搏骤停初期的处理原则与任何小儿心搏骤停的处理原则一样。儿科高级生命支持认证（pediatric advnced life support，PALS）建议麻醉医师定期对婴儿和小儿进行处理。读者可以参考由美国心脏协会出版的最新 PALS 原则（http://www.heart.org/HEARTORG/）。心搏骤停应该注意到其可能的呼吸原因。

二、早产儿

美国儿科学会胎儿和新生儿委员会最近对早产儿的分类进行了修订，其依据是胎龄而不是出生体重。这种变化是因为技术进步从而可以非常精确的计算胎龄。早产的发病率相对于出生体重而言，与胎龄有更好的相关性。早产儿的经典定义即在妊娠 37 足周之前出生的新生儿。表 27-9 举例说明了传统的根据体重对早产儿进行分类与根据胎龄进行分类是相似的。目前，术语超低胎龄新生儿是指不论出生体重是多少，在妊娠 23 ～ 27 周出生的新生儿。作为一个群体，超低胎龄新生儿所有的器官系统均不成熟，在所有的儿科患者中是最脆弱的，发病率和病死率最高。早产儿和婴儿与年龄相关的术语定义见表 27-10。

虽然，新生儿按胎龄分类，但是体重仍需要考虑。在不同的妊娠阶段，根据该阶段体重的正常值，新生儿分为小于胎龄儿、适于胎龄儿或大于胎龄儿。一般情况下，小于胎龄儿有某种程度的胎盘功能不全。小于胎龄儿的其他原因包括先天性感染、母亲患有慢性病和母亲滥用尼古丁。这些新生儿也被称为生长受限。受影响的新生儿肝糖原储备降低，容易发生低血糖；皮下脂肪少，容易出现体温过低。他们也可能患有红细胞增多症，容易导致高黏血症如坏死性小肠结肠炎和中枢神经系统损伤。矛盾的是，这些在宫内受应激作用的婴儿，与适于胎龄儿相比有着较高的肺成熟度。大于胎龄儿有低血糖的风险，因为他们的母亲往往患有糖尿病，且在宫内已暴露于高水平的促生长激素胰岛素。

（一）呼吸窘迫综合征

由于缺乏适当类型的表面活性物质而导致新生儿呼吸窘迫综合征（respiratory distress syndrome, RDS）。其发病率与孕龄和出生时体重成反比。大多数情况下，妊娠 35 周，才能分泌足够的肺表面活性物质。然而，足月新生儿约有 5% 诊断为呼吸窘迫综合征。

1.发病机制　表面活性物质，由肺泡 Ⅱ 型细胞分泌，具有保持肺泡稳定性、降低肺泡表面张力的作用。表面活性物质缺乏，肺泡塌陷，功能残气量减少，导致肺内血液右向左分流、低氧血症和代谢性酸中毒。

2.症状和体征　胎儿出生后数分钟，呼吸窘迫综合征的症状通常会变得很明显。临床可见呼吸急促、呻吟、肋间及肋下凹陷和鼻翼扇动。呻吟声是新生儿在努力将塌陷的肺泡开放。发绀和呼吸困难逐渐加重。在有足够可用的肺泡表面活性物质之前，治疗包括给予更高分压的氧和能使气道扩张的压力。如果呼吸窘迫综合征未经治疗，将会出现呼吸暂停和呼吸不规则，是呼吸衰竭的表现。如果没有适当的治疗，将相继发生低血压、低体温、呼吸 - 代谢混合性酸中毒、水肿、肠梗阻以及少尿等。临床表现、X 线胸片和血气分析有助于呼吸窘迫综合征的诊断。典型的

表 27-9　早产儿分类

按出生体重分类[1]	出生体重（g）	估计胎龄（周）
低出生体重	1500 ～ 2499	31 ～ 35
极低出生体重	1000 ～ 1499	26 ～ 30
超低出生体重	＜ 1000	＜ 26

[1]极低体重新生儿和超低体重新生儿被称为"袖珍早产儿"

表 27-10　早产儿和婴儿的年龄术语

名词	定义
胎龄（GA）	末次月经的第一天到出生的周数
实足年龄（CA）	自出生以来的周数或月数
孕后年龄	GA+CA 的周数或月数
矫正胎后年龄	CA-(40-GA) 的周数或月数

肺部X线片可见弥漫性均匀一致的细颗粒网状影和支气管充气征。血气分析结果可见进行性低氧血症、高碳酸血症和代谢性酸中毒。

3. 治疗 新生儿治疗可以应用表面活性物质,生后在产房立即给予,也可以在之后作为抢救治疗手段。现在常用的表面活性物质包括不同类型的天然制剂和人工合成制剂。表面活性物质增加肺顺应性和呼气末肺泡稳定性,降低了患儿对于高浓度氧气吸入、机械通气和高通气压力的需求。不幸的是,它并不能减少之后慢性肺疾病和支气管肺发育不良的发生率。除了肺泡表面活性物质的应用,新生儿呼吸窘迫综合征的治疗还包括在产房经鼻持续气道正压治疗(continuous positive airway pressure, CPAP),减少肺容积损伤和表面活性物质的使用以及气管插管和机械通气的需求。如果CPAP治疗无效,新生儿则行气管插管和给予表面活性物质。在一些成功运用CPAP技术的医疗中心,虽然减少了表面活性物质的使用,但是,从长期效果来看,对于慢性肺疾病发病率的影响还是未知的。

4. 麻醉管理 呼吸窘迫综合征的患儿,麻醉期间动脉血氧分压应维持在术前水平。动脉穿刺置管(最好是在导管前动脉)对于手术过程中评估氧合,避免高氧症(因为这些早产儿容易发生视网膜损伤),预防呼吸和代谢性酸中毒很有帮助。不过,患儿可能已经有一个脐动脉导管,在这种情况下,为了简化程序,脐动脉导管用于监测已经足够了。在接受机械通气治疗过程中,如果患儿突然出现心肺功能失代偿,应考虑是否存在继发于气压伤后的气胸,这是一个很常见的风险。新生儿血细胞比容应维持在0.40以上,利于组织氧气供应。应避免水分过量,万一发生低血压,在应用晶体液之前,给予小剂量的胶体液如5%的白蛋白(10 ~ 20ml/kg的增量)。大多数情况下术后需要行机械通气,但如果拔管,应进行术后监测,预防呼吸暂停和心动过缓。

(二)支气管肺发育不良

支气管肺发育不良(bronchopulmonary dysplasia, BPD)是婴儿期的一种慢性肺疾病。正如之前提到的,虽然新生儿RDS治疗中广泛应用肺泡表面活性物质,但早产儿童慢性肺疾病的发病率并没有因此而降低。

1. 发病机制 支气管肺发育不良的发病机制很复杂,到目前为止仍然知之甚少。尽管如此,其原因可能是多方面的,包括在产前和产后阶段正常肺(肺泡)发育受阻。

用肺泡表面活性物质治疗的新生儿,其临床表现各不相同。在肺泡表面活性物质尚未使用的时代,患儿肺损伤情况多变;与之不同的是,肺泡表面活性物质使用后,肺损伤更均匀。未使用肺泡表面活性物质时,患儿可见平滑肌增生、气道损伤和气道高反应性、交界区过度膨胀、肺不张和纤维化;而新型支气管肺发育不良患儿则不存在这些表现。虽然他们不会出现与典型支气管肺发育不良患儿出现的同等程度的呼吸窘迫,但这些患儿仍可见氧合下降、气体交换障碍和由于呼吸做功增加而引起的氧耗增加。

在妊娠24 ~ 26周肺发育小管期出生的早产儿容易发展为支气管肺发育不良。尽管新型支气管肺发育不良的临床表现和影像学表现可能不同,但是与典型的支气管肺发育不良有相似的病因,包括机械通气和氧疗导致细胞损伤和炎症反应。其他可能引起支气管肺发育不良的风险因素(表27-11)。

2. 症状和体征 临床诊断支气管肺发育不良应符合以下条件:在妊娠36周出生,出生体重低于1500g,需要持续吸入氧气超过28d(维持$PaO_2 > 50mmHg$)。肺部X线片表现是一个逐渐变化的过程,从伴有支气管透明征和间质性肺气肿的几乎完全浑浊的表现,到小圆形透亮区与不

表27-11 支气管肺发育不良发病因素

早产相关因素
正压通气
吸入氧浓度过高
炎症(单独或与其他感染有关)
肺水肿(由于动脉导管开放或输液过多)
肺气体渗漏
营养不良
气道高反应性
肾上腺皮质功能不全
其他因素
胎粪吸入性肺炎
新生儿肺炎
充血性心力衰竭

规则密度影相交替的海绵样表现。患有支气管肺发育不良的患儿，肺功能障碍在1岁以内最明显。轻度支气管肺发育不良的婴儿可能没有症状，但气道高反应可能持续存在。

3. 治疗　维持充分氧合（$PaO_2 > 55mmHg$ 和 $SpO_2 > 0.94$），必须预防或治疗肺源性心脏病、促进肺组织生长和肺血管床重塑。用支气管扩张药治疗反应性气道收缩。应用利尿药治疗间质液体潴留和肺水肿，改善气体交换。

4. 麻醉管理　支气管肺发育不良患儿术前评估应该专注于近期任何呼吸功能失代偿和所需的干预。正在进行的药物治疗（支气管扩张药、利尿药）和基础血氧饱和度为重症支气管肺发育不良患儿和患儿的临床稳定性提供了有价值的线索。麻醉过程中，麻醉药物的选择很重要，气道的管理更重要。有机械通气病史的小儿，因为可能存在声门下狭窄，在选择气管插管型号时，应备有比同龄患儿小一号的气管导管。支气管肺发育不良患儿，长期插管后可能出现气管和支气管软化后遗症。因为气道高反应性和支气管痉挛发生的风险增加，应确保在气道建立之前达到外科手术需要的麻醉水平。患有或曾经患有支气管肺发育不良的患儿，应假定为有反应性气道疾病，予以类似哮喘患者一样的治疗。通常，气道峰压升高反映了肺顺应性降低。应给予充足的氧气，以维持动脉血氧分压在 $50 \sim 70mmHg$。因为使用呋塞米治疗而导致代谢性碱中毒患者，可能出现二氧化碳代偿性升高。应谨慎输液，避免肺水肿。

（三）喉软骨软化症和支气管软化症

喉软骨软化症是先天性或后天性喉软骨结构过度软化，特别是会厌和杓状软骨。喉软骨软化症可能是由于喉部肌肉缺乏神经支配引起，也可能由于喉软骨被压迫导致喉软骨硬度不够，因此，在吸气或呼气时，喉部结构塌陷。在新生儿和小婴儿期持续性喉喘鸣的患儿中，喉软骨软化症者超过70%。3岁之前因喉喘鸣而就医的患儿中，先天性原因导致的约占85%。大多数情况下，除了喉软骨软化症，先天性声带麻痹是先天性喉喘鸣婴儿最常见的原因，约占10%。

支气管软化症见于有新生儿ICU长期住院病史的患儿。危险因素包括长时间的机械通气、营养不良、并发感染和阻碍正常生长发育的其他

原因。受累患儿出生以后，因主气道软骨变薄弱，这些气道部分或完全塌陷是支气管软化症的婴幼儿一般也伴有支气管肺发育不良的某种症状。如果这两种情况同时出现，将导致严重的呼吸困难。当婴儿出现用力呼吸，更高的吸气负压力引起受累的气道进一步塌陷，导致严重的呼吸窘迫。任何轻微的呼吸道病毒感染都可能使病情恶化，需住院治疗。随着时间的推移和营养改善，喉软骨软化症和支气管软化症一般都能愈合。

（四）早产儿视网膜病变

早产儿视网膜病变（retinopathy of prematurity, ROP）以前被称为晶体后纤维组织增生，是一种多因素性视网膜血管增殖性病变，几乎只发生在视网膜血管发育不成熟的早产儿。在美国，它是导致儿童失明的第二大原因。视网膜病变的风险与出生时体重和胎龄成反比。70%的早产儿视网膜病变发生于体重低于1000g的新生儿，但幸运的是，多数情况下，可自然消退。出生后最初几周是最易发生早产儿视网膜病变的时期。

1. 发病机制　最常被引用的原因就是暴露于高张力的氧条件下，从而引起视网膜毛细血管发育受损。早产儿视网膜病变的发展大致分为两个阶段。第一阶段，氧毒性导致未成熟的视网膜正常血管发育受到抑制；第二阶段，视网膜生长发育引起代谢增加，而血管缺乏又导致视网膜相对缺氧。因此，视网膜异常新生血管形成，并延伸到玻璃体，继而视网膜和玻璃体纤维组织反应性增生。到妊娠44周时，视网膜血管发育完全后胎儿患早产儿视网膜病变的风险几乎可以忽略不计。

2. 症状和体征　早产儿视网膜病变按疾病的严重程度分为5期。第1期病情最轻，仅表现为在视网膜有血管区和周边无血管区之间出现一条清晰的细分界线。第5期最严重，视网膜完全剥离。

早产儿视网膜病变相关的危险因素并非十分明确。高氧是一个重要的危险因素，但仅仅氧气还不足以引起早产儿视网膜病变，那些从未接受氧气治疗的患儿中也有发病记录。吸入氧浓度、持续时间、时机和氧浓度的波动，都可能在早产儿视网膜病变发展中发挥作用。然而，早产儿视网膜不成熟无疑是最大的危险因素。其他早

已被认定为早产儿视网膜病变的危险因素包括败血症、先天性感染、先天性心脏病、机械通气、呼吸窘迫综合征、输血、血管内溶血、缺氧、高和低碳酸血症、窒息和维生素E缺乏症。80%～90%的急性早产儿视网膜病变病例，没有经过治疗就可以慢慢恢复，很少或根本没有残留影响或视力残疾。而患有早产儿视网膜病变的婴儿，在以后的生活中发生眼科问题的风险更高，包括视网膜裂孔、视网膜剥离、近视、斜视、弱视和青光眼。

3.治疗 早产儿视网膜病变的主要治疗方法包括经巩膜视网膜冷冻治疗或激光光凝。目标是破坏视网膜周围无血管区，减缓或逆转异常血管生长，以减少视网膜剥离的危险。对于那些重症早产儿视网膜病变患儿，激光治疗降低视网膜剥离和失明的可能性只有约25%。牺牲周边视力的基础上保存中央视力。对于那些对激光或冷冻治疗没有反应的婴儿，为了减轻瘢痕引起的视网膜牵拉，使视网膜可以松弛和重新附着，则可选择手术治疗。对于纤维血管瘢痕组织牵拉引起轻度视网膜剥离的婴儿，可以使用巩膜卡子。

4.麻醉管理 氧中毒是公认的早产儿视网膜病变主要危险因素。早产儿视网膜病变患儿的麻醉处理比较棘手，对于这些易感患儿，一方面要最大限度的给他们吸氧防止动脉低氧血症，另一方面却需要竭力减少供氧。低氧饱和度对于早产儿视网膜病变是有益的，然而，对于其他未成熟器官（如中枢神经系统）则可能产生潜在的不良影响。目前，关于需接受手术的早产儿的最佳血氧饱和度，还没有建立一个明确的指南。也没有公开证据表明对于大于妊娠32周患儿，高血氧饱和度会增加ROP的风险。然而，根据孕龄来辅助吸氧可能有不同的意义，因为正如前面所描述的，不同的孕龄合并不同阶段的早产儿视网膜病变。在第一阶段，高氧饱和度促进对视网膜正常血管生长的抑制作用，从而增加发展为早产儿视网膜病变的风险，并使病情恶化。然而，在第二阶段，由于缺氧导致视网膜异常新生血管形成，往往优先选择高氧饱和度。一个阻止早产儿视网膜病的多中心对照试验显示，辅助供氧使脉搏血氧饱和度在0.96～0.99，并没有使已经存在的早产儿视网膜病变恶化，也没有让疾病的严重程度得到改善。必须承认，这些研究包括患儿主要是已经进入第二阶段的患儿，更高的血氧饱和度可能有潜在的保护作用。

由于这些婴儿术中最佳的血氧饱和度尚未确定，对那些还没有出现早产儿视网膜病变的早产儿，特别是那些小于妊娠32周的早产儿，应审慎限制氧气的补充。必须权衡利弊，对于那些需要吸入高浓度吸氧来保持心血管稳定和神经功能的患者，可以给予吸氧。尽管应避免高氧症，但动脉低氧血症可能更有害，甚至危及生命。接受周边视网膜消融术的婴儿，在手术过程中以及术后1～3d，呼吸暂停和心动过缓的发病率增高。

（五）早产儿呼吸暂停

正如呼吸窘迫综合征是新生儿肺发育不成熟的结果，早产儿呼吸暂停（apnea of prematurity，AOP）是新生儿脑干呼吸控制中枢发育未成熟所致。早产儿呼吸暂停的严重程度与胎龄成反比。

1.症状和体征 患儿表现为原发性（或中枢性）呼吸暂停或阻塞性呼吸暂停，原发性呼吸暂停即只是缺乏呼吸动力，而没有任何的梗阻存在。阻塞性呼吸暂停的早产儿，一方面保持呼吸道开放的机制不成熟，另一方面检测阻塞造成的后遗症状（高碳酸血症、低氧血症），从而引起呼吸兴奋和纠正阻塞的机制不成熟。有时也可见到中枢性和阻塞性呼吸暂停同时出现的混合性呼吸暂停。与无早产儿呼吸暂停的婴儿相比，患儿对二氧化碳的反应降低。早产儿呼吸暂停的临床诊断标准也有所不同。诊断标准为呼吸停止时间超过15～20s，或同时伴有心率<80/min，或呼吸暂停同时伴有血氧饱和度显著下降。

2.治疗 当早产儿呼吸暂停的其他病因，如感染或中枢神经系统疾病被去除后，开始治疗早产儿呼吸暂停。某些情况下早产儿呼吸暂停是由于血细胞比容降低引起的，输注浓缩红细胞就可以解决。其他非药物治疗包括经鼻CPAP治疗，如果病情非常严重，可以行机械通气。用于治疗早产儿呼吸暂停的药物主要是甲基黄嘌呤。这些中枢兴奋药实际上增加了呼吸中枢对二氧化碳敏感性。甲基黄嘌呤类药物主要包括茶碱、咖啡因和枸橼酸咖啡因。

（六）麻醉后呼吸暂停

麻醉后呼吸暂停与早产儿呼吸暂停有许多相似之处。根据早产儿的矫正孕后年龄，有早产儿呼吸暂停风险的早产儿，发展为麻醉后呼吸暂停的风险也增加。麻醉后呼吸暂停多见于早产的婴儿（其中早产的定义为出生时胎龄＜孕37周）。发病率与孕后年龄呈负相关。最重要的危险因素之一就是血细胞比容＜0.30。足月的小于胎龄儿麻醉后呼吸暂停的风险没有增加。一般来说，患儿孕后年龄＜52～60周，术后发生呼吸暂停的风险增加，因此，术后12h内最好进行监护观察。单纯区域麻醉技术、不复合镇静药物和阿片类药物，似乎减少了早产儿术后发生呼吸暂停的危险，但这些数据还不足以反驳术后12h必须进行呼吸监护的观点，因此，这些患儿术后仍需要脉搏血氧饱和度监测和呼吸暂停监护。

（七）低血糖

低血糖是新生儿最常见的代谢性疾病。糖原储备不足、糖原异生缺乏是新生儿易于发生低血糖的重要因素。小于胎龄的婴儿，症状性低血糖的发生率最高。由于母体因素或新生儿自身因素如，早产、内分泌或代谢紊乱等（表27-12），可能导致婴儿出现低血糖。

1. 症状和体征　迄今为止，还没有研究指出导致新生儿中枢神经系统损伤的绝对血糖浓度或低血糖的持续时间。然而，众所周知，血糖水平在出生后24h内很少低于1.9～2.2mmol/L（35～40mg/dl），或24h之后低于2.5mmol/L（45mg/dl）。足月儿在生后72h内，当血糖浓度低于1.7～2.2mmol/L（30～40mg/dl）时，72h后低于2.2mmol/L（40mg/dl时），通常会观察到低血糖所致的中枢神经系统或全身性症状，如神经过敏、癫痫发作、呼吸暂停、嗜睡，或花斑、脸色苍白。将所有新生儿血糖浓度维持在高于2.2mmol/L（40mg/dl），是较明智的做法。

许多新生儿当血糖水平位于或略低于正常范围下限时无临床症状。轻度低血糖的临床症状很轻微和非特异性，对于高危的新生儿必须保持高度的警觉性。低血糖持续超过出生后1周的情况较少见。其最常见的原因是先天性高胰岛素血症，内分泌不足，或其他糖类、氨基酸或脂肪酸代谢紊乱。

新生儿无症状的暂时性低血糖预后较好。有症状的婴儿，特别是低出生体重儿，持续性高胰岛素血症的低血糖和母亲为糖尿病患者的婴儿，对于随后正常智力发育的预后应更谨慎。

表27-12　新生儿低血糖的病因

母体因素
产时应用葡萄糖
药物治疗
β肾上腺素受体阻滞药（特布他林、利托君、普萘洛尔）
口服降糖药
水杨酸盐类
母亲糖尿病/妊娠糖尿病
新生儿因素
糖原储备衰竭
窒息
围生期应激
葡萄糖利用增加（代谢需求）
脓毒症
红细胞增多症
低温
呼吸窘迫综合征
充血性心力衰竭（发绀型先天性心脏病）
糖原储备有限
宫内生长发育迟缓
早产
高胰岛素血症/内分泌紊乱
糖尿病母亲的婴儿
胎儿成红细胞增多症、胎儿水肿
胰岛素瘤
Beckwith-Wiedemann综合征
全垂体功能减退
糖原分解、糖异生或代用燃料的利用减少
先天性代谢紊乱
肾上腺功能减退

2. 治疗　伴有除了癫痫样发作以外其他低血糖症状的婴儿，给予10%葡萄糖注射液2ml/kg（200mg/kg）静脉注射。伴有惊厥的婴儿，10%葡萄糖4ml/kg静脉推注。在给予首次剂量后，静脉输注10%葡萄糖注射液8mg/（kg·min），将血糖维持在2.2～2.8mmol/L（40～50mg/dl）以上。

3. 麻醉管理　出生不到48h的新生儿、早产儿或小于胎龄的婴儿和母亲为糖尿病患者的婴儿，术中发生低血糖的风险很大。在成年人中，低血糖并非总是有临床症状，并且，低血糖的表现会因为麻醉药品的应用而进一步减弱。这也提示对于有低血糖风险的新生儿，术中监测血糖浓度是非常必要的。维持液可以用5%葡萄糖注射液和0.9%生理盐水4ml/(kg·h)或10%葡萄糖注射液2～3ml/(kg·h)以防止术中低血糖。新生儿围术期输注含葡萄糖的液体可能发生高血糖［血糖≥8.3mmol/L(150mg/dl)］。因此，液体不足、血液和"第三间隙"液体丢失，应给予不含葡萄糖的液体。当血糖浓度超过6.9mmol/L(125mg/dl)，可以导致渗透性利尿，随后脱水和释放胰岛素，从而导致反弹性低血糖。此外，新生儿高渗状态，尤其是极低出生体重早产儿，易发生脑室出血。

（八）低钙血症

有低血钙风险的新生儿包括出生时低体重儿和早产儿，特别是宫内发育迟缓的婴幼儿，患有胰岛素依赖型糖尿病的婴儿以及与产程延长、难产有关的出生时窒息的婴儿。晚期新生儿低钙血症通常发生在出生后5～10d，是由于摄入的牛奶中含有高浓度的磷。这种情况不会发生在母乳喂养的婴儿，因为母乳的磷含量较低。

新生儿发生低钙血症有很多种原因，在多数情况下钙离子浓度下降，但是血钙总量正常。新生儿低钙血症的危险因素包括母体的因素和新生儿自身的因素。母体因素的包括应用抗惊厥药、抗酸药和维生素D缺乏。新生儿内在的因素包括甲状旁腺激素异常、吸收不良、低镁血症、摄入不足和输注含枸橼酸盐的血液制品时钙补充不足。新生儿低钙血症的其他重要原因包括母亲高钙血症和DiGeorge综合征。

1. 症状和体征　低钙血症的临床表现包括易激惹、神经过敏、惊厥和嗜睡。低钙性抽搐的典型症状却较少见到。麻醉状态下，低钙血症表现为低血压和心功能受抑制。新生儿肌纤维膜钙储备很少。细胞外钙对于判断心肌收缩力年长的儿童和成年人具有更重要的意义。当新生儿出现无明显原因的低血压时，可静脉给予钙剂进行治疗。

低钙血症的实验室定义取决于各个机构正常值的具体范围。不管如何，要同时评价血清总钙浓度和离子钙浓度。

2. 治疗　低钙血症的处理包括纠正低钙血症、低镁血症和其他任何的酸碱代谢失衡。在新生儿ICU和手术室，静脉滴注钙剂是纠正新生儿低钙血症最有效的方法。纠正低钙血症所需钙剂的剂量应根据元素钙的含量而定。首次剂量为10～20mg/kg钙。10%葡萄糖酸钙注射液含9mg/ml的钙，氯化钙注射液含27.2mg/ml的钙。这些剂量能增加离子钙水平、升高血压和增强心肌收缩力。

静脉滴注钙剂过快，可引起心动过缓，甚至心搏骤停。钙剂应在5～10min内给予，并同时检测心电图。钙剂从外周静脉导管渗出血管外，可产生严重后果，如组织脱落和坏死。如果是通过脐静脉给予钙剂，则应确认导管位于下腔静脉内，且离右心房不能太近，否则如果离心脏太近会导致心律失常。当同时给予碳酸氢盐或磷时，在静脉输液管道和小静脉内可能形成沉淀。

3. 麻醉管理　围术期代谢紊乱，比如过度通气和应用碳酸氢钠引起的碱中毒，通过使钙与白蛋白结合，从而降低了钙离子浓度，引起低钙血症。在输注白蛋白和枸橼酸血液制品时，也可能发生低钙血症，术中快速输注枸橼酸盐可能会因为钙离子螯合枸橼酸钠而引发低血钙。柠檬酸引起的低钙血症导致血压降低，可以通过在输注的血液中加入葡萄糖酸钙注射液（1～2mg/ml，IV）来尽量减少其发生。

三、新生儿外科疾病

（一）先天性膈疝

先天性膈疝（congenital diaphragmatic hernia, CDH）是膈膜缺损导致不同程度的腹部内脏进入胸腔。先天性膈疝的发病率为1：2500～1：3000。先天性膈疝可能是一个孤立的疾病，也可能并发其他畸形或症状，如Beckwith-Wiedemann综合征、CHARGE［眼缺损（coloboma）、心脏畸形（heart defedts）、后鼻孔闭锁（atresia of the choanae）、生长和（或）发育迟缓（retardation）、外生殖器畸形（genitalanomalies）和耳畸形（ear anomalies）］、各种三体染色体异常（如21或18三体综合征）。

1. 发病机制　先天性膈疝是妊娠早期横膈关闭不全。先天性膈疝的特点是在宫内生长期，腹部内脏进入胸腔压迫肺，导致肺部发育不良。先天性膈疝常伴随双侧肺发育不良、肺高压和气道反应性增高。除了肺压缩的影响，还可能有潜在的主气管分支异常，导致肺发育不全。最常见的严重先天性膈疝是左后外侧胸腹裂孔型（Bochdalek 孔），约占 75%。其余发生在 Bochdalek 孔的右后外侧、Morgagni 孔前和食管周围。

2. 症状和体征　先天性膈疝产前诊断率从 1985 年的 10% 增加到了目前的将近 60%。临床常见心脏移位和充满液体的胃肠道进入胸腔。胃和小肠最多见。如果超声可见扩张的胃或肝左叶进入胸腔，提示预后较差。然而，产前超声检查假阴性率很高。可以通过产前超声检查结果估算出产后肺容积，对于估计预后有很大意义。出生时，新生儿表现为发绀、呼吸困难和明显的右位心。体格检查可见呼吸音减弱、心音遥远或心音右移和胸部听诊可闻及肠鸣音。因为腹腔内容物减少，新生儿可见舟状腹。胸部 X 线片显示胸部可见透亮的肠段充气影（或许可见部分肝），纵隔向对侧移位。

患儿可有严重的低氧血症，动脉低氧血症反映血流通过动脉导管从右向左分流，是持续性胎儿血液循环存在的表现。肺血管阻力增加，进一步加重了动脉低氧血症、高碳酸血症和酸中毒，使动脉导管难以关闭而胎儿循环模式依然存在。

3. 治疗　对于重症先天性膈疝的新生儿，从产房就应该开始相应的处理。如果患儿自主呼吸很弱，立即行气管插管机械通气支持呼吸，放置胃管行胃肠减压。这些干预措施可以防止胃肠道进一步膨胀扩张和腹腔内容物疝入胸腔对肺进一步的压迫。过去的观念认为先天性膈疝是外科急症，近期观点则主张在手术修补之前，尽可能的将新生儿心肺功能状态调整到医学上相对稳定的状态（纠正缺氧和酸中毒，达到心血管系统的稳定）。

与具体手术时间相比，更重要的是新生儿病情的稳定。术前目标是通过吸氧将血氧饱和度维持在 0.90 以上并纠正代谢性酸中毒。输注晶体液和血制品，维持血容量和红细胞含量。充分镇静尽量减少肺血管阻力的增加。可能需要多巴胺和米力农来维持血流动力学的稳定。围术期机械通气时，将 $PaCO_2$ 尽量维持在可接受的高碳酸血症范围内来减少呼吸机相关性肺损伤。手术应该推迟 5 ~ 15d，直到肺血管阻力下降、可以保持低吸气峰压通气模式和较低的吸入氧浓度分数（FiO_2）。如果肺动脉高压持续存在

或复发，可以吸入一氧化氮或使用高频振荡通气（high-frequency oscillatory ventilation，HFOV）。也可以考虑体外膜肺（extracorporeal membrane oxygenation，ECMO）。这些方法对于逆转肺动脉高压的效果不确切。虽然一氧化氮已成功用于胎粪吸入性肺炎或先天性心脏病的患儿，但对于治疗新生儿先天性膈疝肺血管阻力增高，其效果尚未被证实。

对于先天性膈疝临床症状恶化的新生儿，ECMO 和 HFOV 已在不同的医疗中心应用，这两种措施的生存率几乎相同（分别为 53% 和 55%）。一些医疗中心对持续性导管前性低氧血症采用正性肌力药和通气支持（包括高频振荡通气和吸入一氧化氮），如仍不缓解，ECMO 被视为抢救治疗的措施。ECMO 治疗的风险包括手术或胸导管置入部位出血、颅内出血、败血症和体外循环并发症如凝血和血栓。HFOV 还可能会导致更高的发病率。温和的机械通气、镇静和心血管药物支持和 HFOV 或 ECMO 等措施，在提高先天性膈疝患儿生存率方面的作用并不明显。

4. 麻醉管理　如果还没有建立机械通气，先天性膈疝新生儿在预先吸入氧气后，可以选择清醒气管插管或快诱导气管插管。危重新生儿快诱导气管插管麻醉用药包括丙泊酚或阿片类药物和氯琥珀胆碱。根据新生儿心血管状态决定诱导用药剂量。根据患儿临床状态决定是否应用阿托品。除了常规的监护设备外，放置两个脉搏血氧仪（导管前和导管后）来监测分流程度。动脉导管前插管（右桡动脉）用于监测血压、血气、pH 和其他血液参数。应避免在下肢开放静脉通路，因为由于下腔静脉受疝压迫，静脉回流可能会受到限制而减少。

麻醉诱导和维持可以选用阿片类药物和去极化肌松药，如果可以耐受还可以用低浓度吸入麻醉药。因氧化亚氮能弥散入胸腔内的肠管，导致肠管扩张，使功能正常的肺组织进一步受压，应尽量避免应用。在动脉血氧合允许的情况下，可以在氧气内加入空气稀释氧气浓度，直到达到理想的氧气浓度。

微创技术修复先天性膈疝在临床应用越来越普遍，但是切开修补仍然是首选方法。先天性膈疝患儿，几乎都有肺功能障碍，这种病理生理条件使新生儿对于胸腔镜和单肺通气的耐受能力受

到了限制。胸腔镜的主要优势就是手术创口更小和术后疼痛更轻。然而，胸腔镜手术往往时间很长，对于心肺功能的损害可能更高于开放式手术，因而对麻醉医师来说很具挑战性。例如，二氧化碳气腹可引起高碳酸血症和呼吸性酸中毒，需要间歇性放气来进行通气。膈疝还纳术可以通过经胸切口完成，但多数通常还是经左肋下腹部切口完成。因为经腹部切口容易矫正肠旋转不良。根据不同的缺损尺寸，可以用修复材料来关闭膈膜。术中机械通气期间，应监测气道压力，保持气道压低于 25 ～ 30cmH$_2$O，尽量减少气胸的危险。如果出现原因不明的肺顺应性下降、低氧血症或血压突然下降，表明可能发生了气胸。同时必须避免低温，低温有关的并发症包括肺血管阻力增加造成的右向左分流。低温也使耗氧量增加，可导致供氧不足及酸中毒，进一步增加肺血管收缩、加重血氧饱和度恶化。

将疝入胸腔的腹腔内容物还纳入腹腔后，不要试图扩张发育不良的肺，因为肺扩张的可能性不大，而且气道正压过高，还会使健侧肺或发育相对正常的肺受损。除了肺发育不全，这些新生儿还可能伴腹腔发育不良，过紧的腹部外科缝合增加腹内压，导致膈肌向头侧移位，功能残气量减少和下腔静脉受压。为预防缺损较大的婴儿外科手术关闭时腹壁太紧，通常需要人工造一个腹疝（以后通过手术修复），用皮肤关闭或放置硅橡胶袋。在麻醉诱导时，脉搏血氧仪放于下肢，能预防腹部隔室综合征和循环系统影响。

在一些医疗机构，先天性膈疝手术也可在新生儿重症监护病房进行，以避免运送和通气参数突然变化引起的应激反应。如果手术在新生儿重症监护病房进行，在没有传统的麻醉机和（或）患儿处于非常规通气模式或用体外膜肺氧合进行生命支持的状态下，应静脉给予大剂量阿片类药物和肌松药。如果新生儿正在应用 ECMO，与ECMO灌注师和负责术后管理的新生儿医生及时沟通麻醉计划是非常重要的。

5.术后管理 新生儿先天性膈疝术后管理是一项重大挑战。这些新生儿的预后最终取决于肺发育不良的程度。不幸的是，除了给这些患儿提供充足的营养和氧气，希望肺能慢慢发育成熟外，目前还没有其他有效治疗肺部发育不全的方法。

尽可能缩短通气支持时间。新生儿应用压力通气模式，以低压和最低FiO$_2$进行通气支持。镇静和镇痛使患儿可以耐受插管和机械通气。一些医疗中心使用硬膜外镇痛来减少阿片类药物引起的胸壁强直和呼吸抑制。

从长远看，先天性膈疝的患儿面临着一系列的挑战。许多先天性膈疝的患儿术后发生胃食管反流，尤其多见于缺损较大和需要合成补片修补的患儿。先天性膈疝的幸存儿常可见发育迟缓、行为问题、听力障碍和其他神经问题。此外，这些患儿常可出现胸壁畸形和脊柱侧弯。有可能发生复发疝，多见于大缺损用补片修补的部位。因为先天性膈疝的幸存儿在新生儿ICU常需要多项有创监测和经历多次外科手术，系统化、长期且多学科的后续治疗至关重要。

（二）食管闭锁及气管食管瘘

食管闭锁（esophageal atresia, EA）是食管最常见的先天性畸形，新生儿的发病率约1：4000（图27-1）。超过90%的患儿伴有气管食管瘘（tracheoesophageal fistula, TEF）。食管闭锁最常见的亚型是食管上端闭锁，远端形成气管食管瘘（C型），占这些畸形的90%。这种食管闭锁/气管食管瘘畸形瘘口连接到气管隆突后方附近。

在不同的亚型，25%或更多的患儿伴有其他先天性畸形，最常见的是VATER [脊椎缺陷（vertebral defects）、肛门闭锁（imperforate anus）、气管食管瘘（tracheoesophageal fistula）、心脏、桡骨和肾发育不良（renaldysplasia）] / VACTERL（VATER，但包括心脏和肢体畸形（cardiac and limb anomalies）]。此外，食管闭锁/气管食管瘘在某些染色体异常的患儿中也很多见，如13，18和21三体综合征。大约有20%的食管闭锁的新生儿并存有心血管系统畸形（室间隔缺损、法洛四联症、主动脉缩窄、房间隔缺损），30% ～ 40%为早产儿。没有伴随其他缺陷的食管闭锁的新生儿成活率接近100%。食管闭锁/气管食管瘘患儿的病死率与出生体重和并存的心脏畸形有关。出生体重 > 1500g且无其他心脏畸形的患儿存活率超过95%，而那些出生体重 < 1500g和并存心脏畸形的患儿存活率只有50%。

1.症状和体征 产前，如果产妇有羊水过多病史，应高度怀疑食管闭锁。但是，新生儿出生

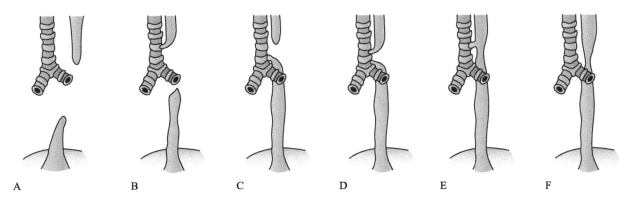

图27-1　气管和食管先天性畸形总分类

A.食管闭锁（EA）无瘘；B.食管闭锁伴近端瘘；C.食管闭锁伴远端瘘；D.食管闭锁伴近端和远端瘘；E.气管食管瘘无食管闭锁；F.食管狭窄

（已得到 Holzman RS, Mancuso TJ, Polaner DM 的允许. A Practical Approach to Pediatric Anesthesia. 1st ed. Philadelphia, PA: Lippincott Williams & Wilkins, 2008:387, Fig 18.5.）

后，如果不能放置胃管或者喂奶过程中出现呛咳、哽噎、发绀，通常可迅速做出诊断。胸腹部X线平片可见鼻胃管卷曲在食管凹陷处，如果并存气管食管瘘，可见到胃部有异常气体。与之相反，单纯食管闭锁时，腹部无气体，呈舟状腹。不伴食管闭锁的单纯气管食管瘘患儿，容易延迟诊断，直到患儿发生反复肺炎和难治性支气管痉挛时，才引起医生注意。

2.治疗　初步治疗措施包括保持气道通畅，防止分泌物误吸。停止喂养，给予静脉输液。新生儿置于头高位，以尽量减少胃内分泌物通过瘘管反流。连续吸引食管近端咽部分泌物，防止误吸。由于气管插管后有造成胃部扩张的风险，可导致胃破裂，所以应尽可能避免气管插管。巨大胃扩张可以影响呼吸和静脉回流，导致心搏骤停。胃扩张可能危及生命，所以在胃部塌陷之前应行单侧肺通气。

不做胃造口的食管一期吻合术是常规的手术方式。紧急手术是修复食管气管瘘。然而，食管闭锁的新生儿，尤其是早产儿，可能会伴有重大畸形或严重的肺部疾病，因此应对这些新生儿可能并发的畸形进行全面评估，特别是对先天性心脏病的评估。如果新生儿的状态不够稳定，不能行食管一期吻合术，可以选择局麻下行胃造口术的阶段性手术方式。可以推迟到新生儿病情已有改善后再行气管食管瘘修复术。

3.麻醉管理　保留自主呼吸下清醒气管插管，将气管插管置于适当的位置，可以减小由于正压通气，气体通过瘘管进入胃部引起胃扩张造成损害的风险。然而，清醒插管对于一个体质较好的婴儿来说，可能会有一定难度，造成损伤。新生儿如果选用吸入麻醉药进行诱导，可以无需应用肌松药进行气管插管，同时保留自主呼吸。如果选择静脉麻醉诱导，必须注意通气，尽量降低气道峰压和减小胃扩张，特别是当没有胃造口的情况下。将气管导管置于适当的位置是关键，通常位于瘘口和隆突之间。气管插管位于隆突之上是非常重要的，因为开胸期间右肺是压缩的。不小心把气管插管置于右主支气管内，血氧会急剧下降，尤其是在外科手术压缩肺时。可以先将气管内导管轻轻地放入右主支气管，然后慢慢撤回直到听诊双侧呼吸音存在。另外，一旦完成气管插管，外科医师可以用硬质支气管镜清晰地确认解剖。确定瘘管后，通常位于隆突附近，Fogarty导管可以从支气管镜腔外通过瘘口进入胃。将Fogarty导管气囊膨胀后，拉回到胃壁部并固定在该位置，在开始正压通气前与肺隔离。

食管闭锁/气管食管瘘矫治术麻醉方法的选择，取决于新生儿的生理状态。如果新生儿有足够的水分，通常对低流量吸入麻醉药复合空气/氧气/阿片类药物有良好的耐受性。在确认气道安全和通气良好后，可以给予非去极化肌松药。除了常规的监测，外周动脉置管连续监测全身血压的同时，还可以测量动脉血气和酸碱度。脉搏血氧仪对于监测动脉血氧的急剧变化是非常有用的。由于脉搏血氧饱和度和呼气末二氧化碳监测已经成常规，所以很少再在心前区放置听诊器。然而，在这些情况下，在左侧腋窝放置听诊器对于发现气管插管是否误入右侧主支气管很有帮助。气管食管瘘结扎术和一期食管吻合术，通常通过右侧开胸完成。手术过程中，压缩肺可能会影响通气，气管手术操作可能会导致气道阻塞。外科医生和麻醉医师之间必须及时沟通和交流。为了改善血氧和通气，应间断性地松开牵引的肺和气管。术中，分泌物和血液积聚，也可引起呼吸道阻塞，应频繁进行气管吸引。有时，气管导管可能被血块完全闭塞，无法通过吸引去除，此时需要立即更换导管。

术中非显性失水和第三间隙液体丢失，应给予晶体液6～8ml/(kg·h)。术中失血，给予5%白蛋白和浓缩红细胞，维持血细胞比容＞0.35。应用加温毯和充气加温装置，同时吸入气体和输入液体进行加温处理，能减少术中低温的风险。

手术结束时，足月儿最好能够在手术室内拔管，但通常情况下是不可能的。如果行单纯气管食管瘘结扎的足月儿，术中一切顺利，术后立即拔管是最好的选择。在宫内，气管由于受食管膨大部分压迫可能发生气管软化，导致上呼吸道部分梗阻。胃内分泌物吸入可能导致化学性肺炎或肺炎。以上因素和一些其他因素，如手术时间长和硬支气管镜检查可能造成的气管损伤，这些因素都可能影响术后是否需要继续机械通气的决定。静脉输注阿片类药物或区域镇痛技术都已被用于术后镇痛。

（三）脐膨出和腹裂

脐膨出和腹裂是先天性前腹壁缺损，其共同特点是部分内脏疝出腹腔外，是最常见的腹壁缺损。然而，他们又有明显不同（表27-13）大约95%的病例在妊娠的最初几周可以通过超声检查出来。提前在宫内做出诊断，使那些高危产妇可以选择在一个在拥有产科、外科、麻醉科和新生儿护理资源的医疗中心有计划的分娩。

1.症状和体征

（1）脐膨出：脐膨出表现为腹腔内脏通过脐带基部脱出腹腔外。腹壁缺损＞4cm的为脐膨出，＜4cm的被称为脐疝。腹部内容物包裹在由内部的腹膜和外部的羊膜形成的囊中，无皮肤覆盖。活产婴儿肠疝入脐带的发病率约为1：5000，而肝和肠共同疝入脐带内的发病率为1：10 000，其中男性居多。脐膨出合并其他先天性异常的发病率为75%，其中包括先天性心脏病、21-三体性染色体综合征和Beckwith-Wiedemann综合征（脐膨出、内脏肥大、巨大儿、巨舌症和低血糖）。约33%的脐膨出患儿为早产儿。早产儿与心脏缺陷是脐膨出新生儿死亡的主要原因，占30%。

（2）腹裂：腹裂表现为腹部内脏通过前腹壁的小缺损（通常＜5cm）穿出腹壁外。腹壁裂口可位于脐旁左侧或右侧，绝大多数位于右侧。与脐膨出不同，脱出的腹部内脏没有疝囊覆盖。肠管暴露在宫腔内没有覆盖物保护，结果导致肠管粗大和肥厚，并经常覆盖有炎性包衣。腹裂很少合并其他先天性异常。但是，腹裂患儿早产的发生率高于脐膨出的新生儿。

通过口胃管或鼻胃管进行胃肠减压，可以降低反流、吸入性肺炎和肠管进一步扩张的风险。等渗溶液进行液体治疗的同时给予广谱抗生素，快速补充液体不足和持续性丢失的液体[150～300ml/(kg·d)]。这些患儿容易发生大量蛋白质丢失和第三间隙液体积聚。为了维持正常的胶体渗透压，输注液体中含蛋白的液体（5%白蛋白）应占大约25%。如果没有这样积极的液体复苏，紧接着可能就会发生严重的低血容量和代谢性酸中毒。放置导尿管监测尿量，争取达到1～2ml/(kg·h)。

2.治疗 腹裂需要紧急手术修复。肠管越早复位，肠壁水肿和纤维蛋白积聚的程度越轻，越容易一期修补。患儿出生后立即将躯体和暴露的肠管放入塑料袋中，降低由于肠管大面积暴露而造成的水分蒸发和热量损失。虽然脐膨出也需要紧急修补手术，但由于容易并发心脏异常，术前应做心脏评估。往往并不是所有的患儿都能行

表27-13 脐膨出和腹裂比较

特征	脐膨出	腹裂
发病率	1：(3000～10 000)	1：30 000
性别分布	男＞女	男＝女
早产	30%	60%
部位	在脐带内	脐周围（通常位于脐右侧）
并发畸形	5%～70%（心血管畸形20%）	很少

一期修补术。分期整复修补术成效显著，并且避免了由于内脏复位致腹内压增高可能引起的并发症。一期修补时，如果腹部太紧，可能会导致呼吸功能受损、静脉回流减少和循环功能障碍。心排血量和器官灌注严重减少，可导致酸中毒、无尿和肠坏死。如果下半身静脉回流受损，也可见下肢充血和发绀。如果不能一期修补，脱出的内脏应用人造袋覆盖，经过数天至1周，脱出的内脏逐渐还纳入腹腔。

3. 麻醉管理　脐膨出和腹裂手术麻醉管理主要包括注意保温和继续补液。经过胃肠减压和预吸氧后，快诱导对于气道来说是最安全的。阿片类药物和静脉催眠药的使用应以新生儿的临床情况为基础。气管内插管应该允许机械通气时吸气峰压＞20cmH$_2$O。一期修补患儿术后需要高PIP（peak inspiratory pressures）的通气支持。修补较大缺损时，术中及术后初期阶段需要最大程度的肌松。麻醉维持用芬太尼或舒芬太尼等阿片类药物或吸入麻醉药，但应避免低血压。尽量避免应用氧化亚氮，因为其有可能弥散到肠管内，干扰脱出的肠管回到腹腔内。

必须牢记，患儿的腹腔发育不完善，手术腹部闭合太紧可导致下腔静脉受压，膈肌活动减少，腹部脏器灌注受损和肺顺应性降低。监测气道压力，有助于观察由于腹部缝合过紧造成的肺顺应性的变化。如果吸气压力＞25～30cmH$_2$O或膀胱或胃内压力＞20cmH$_2$O，不推荐一期修补。虽然测量各种压力可以帮助确定是否需要关闭腹部，对新生儿情况进行临床评估也同等重要。通气参数或氧需情况的任何变化都必须及时和外科医师沟通，这将影响到是否做一期修补关闭腹部的决策。通气压力高或FiO$_2$过高提示应推迟关腹。

如果腹内压过高，需要拆除筋膜缝合线，只缝合皮肤或添加假体关闭，例如Silo罩或硅橡胶Silo。Silo袋由硅胶或Teflon（聚四氟乙烯）网组成，缝合于缺损部位的筋膜上。覆盖缺损部位所用的合成材料和将器官放入腹腔的具体技术，每个医疗中心各不相同。Silo袋放置完成后，腹腔外的内脏将逐步回纳入腹腔。这些逐步回纳的过程可以在新生儿ICU完成，不需要麻醉。待内脏基本回纳入腹腔后，患儿进手术室行手术完全关闭腹腔。

术后ICU护理建议直接监测动脉血气有助于指导液体治疗和管理机械通气。补液量少于修补前或放置Silo袋前，但仍然多于基本维持量。

（四）先天性巨结肠

Hirschsprung病或先天性无神经节巨结肠症，是足月新生儿低位肠梗阻最常见原因。活产婴儿发病率约为1：5000，多见于男性。

1. 症状和体征　先天性巨结肠症在刚出生时就可能很明显，80%的患儿在新生儿期被发现。受累的新生儿胎便排出延迟、易激惹、发育迟缓和腹胀。年长的患儿临床表现可见便秘、大便失禁和腹泻。直肠活检可明确诊断。先天性巨结肠症的病理学特征包括神经节细胞缺如和乙酰胆碱酯酶染色阳性的神经纤维束过度增生。

2. 治疗　手术方式多种多样，随着时间的推移历经了多次改良，他们包括Swenson，Soave，Boley和Duhamel手术。一期拖出型根治术是先天性巨结肠患儿目前首选的治疗方法，将受累肠管切除，有正常神经支配的肠管重新吻合。然而，严重小肠结肠炎的患儿或近端结肠显著扩张妨碍拖出型根治操作的，应行结肠造口减压术。腹腔镜辅助巨结肠手术越来越受欢迎，并且已经取得了良好的效果。

受累的新生儿可发生部分或完全性肠梗阻，需要早期手术减压。患儿应禁食，给予静脉补液。如果患儿并发小肠结肠炎和（或）全身性感染，须用抗生素，有时甚至需要正性肌力药。先天性巨结肠症患儿手术治疗的效果相当好。大多数患儿可以控制排便。然而，非手术治疗的患儿或获得性神经节细胞缺失症、严重狭窄、肠功能紊乱和肠管神经元发育不良的患儿可能需要再次手术。

3. 麻醉管理　择期手术，可以选择吸入或静脉麻醉诱导。行急诊手术的患儿，如合并小肠结肠炎，应当警惕饱胃的存在。麻醉维持可选择空气、氧气、吸入性麻醉药以及肌松药联合应用。手术时间可能很长，要特别注意体位。肛门直肠脱出手术，包括腹部和会阴切口，患儿需截石位。静脉导管应放置在上肢，因为下肢可能在外科手术区域中。术中失血通常不多，但第三间隙液体丢失可能会很大。患儿可能需要先静脉给予10～20ml/kg负荷剂量的晶体液，来补偿由于术前肠道准备和禁食而造成的液体不足。

开腹手术的患儿，硬膜外麻醉通常能提供良好的术中和术后镇痛。手术结束后常规拔管。如果不使用区域阻滞麻醉，术后镇痛唯一的方法就是静脉给予阿片类药物。术后液体需要量在第一个24h常常大于维持液量。

（五）肛门直肠畸形

新生儿肛门直肠畸形的发生率在为1∶5000。肛门直肠畸形包括一系列畸形，其中大部分涉及低位肠管和生殖泌尿结构之间的瘘。许多患儿可见其他泌尿生殖系统畸形。只有少数患儿特别是在患有唐氏综合征的患儿中发生单纯的肛门闭锁而没有瘘。肛门闭锁也常常合并VACTERL。有高达50%的肛门直肠畸形患儿有可能合并脊髓及脊椎畸形。脊髓栓系是最常见的脊柱畸形，约占25%。大约有1/3的肛门闭锁患儿存在心血管异常。最常见的心脏异常是房间隔缺损和动脉导管未闭，其次是法洛四联症和室间隔缺损。

1. 症状和体征 会阴检查可发现肛门直肠畸形。新生儿出生后24～48h可能无胎粪排出。男性肛门闭锁畸形通常需要紧急手术（结肠造瘘术）来解除梗阻，而女性常通过直肠阴道瘘（直肠前庭瘘）排出粪便。直肠尿道瘘在男性常见，即使在行减压手术后，仍需要预防性应用抗生素预防尿路感染，直到瘘管完全修复。

受累的新生儿无论是部分还是完全性肠梗阻，都需要解压。这些患儿需禁食，静脉给予液体或补充营养（肠外营养和脂类）。如果患儿同时存在瘘，也有可能伴有尿路梗阻或相关系统感染。

2. 治疗 高位型的初步治疗是结肠造口术，后期行后矢状入路肛门成形术，包括将直肠放置于骨盆肌肉内和分离并闭合直肠尿道瘘或直肠阴道瘘。低位型如会阴瘘，可在新生儿期就行修复术，而不用保守的结肠造口术。大多数会阴瘘和直肠闭锁的患儿，在进行修复手术后，自主排尿排便正常。更严重的骶骨畸形，常伴有不同程度的排便排尿失禁。

3. 麻醉管理 结肠造口减压术或一期修复患儿的麻醉诱导，应与肠梗阻患儿麻醉诱导一样。尤其是对腹胀特别严重的患儿，常采用快诱导麻醉。通常是1～12个月后行最终肛肠重建术。所有的缺损都可以通过后矢状入路肛门直肠成形术来修复，但有些患儿仍需要开腹来游离高位直肠或阴道。因为手术时间很长，所以要特别注意体位的摆放。整个过程都需要肌肉电刺激，以确定肌肉的结构，并确定新肛门前部和后部的界限，所以尽量避免应用神经肌肉阻断药。通常有中等量的失血和第三间隙液体丢失。静脉输液通路应放置在上肢，因为手术固定体位可能妨碍静脉回流或使静脉给药受限。

患者通常在手术结束时拔管。术后可以用阿片类药物镇痛，但是对于新生儿和小婴儿应密切监测生命体征。

（六）幽门狭窄

幽门狭窄是一种常见的胃肠道畸形，常在生后6个月内被发现。此病为多基因遗传模式，发病率约为1∶300，以男性居多，大约为女性的4倍，尤其是第一胎多见，且白种人婴儿多见，是婴儿胃输出口梗阻的常见原因。幽门环肌特发性肥厚，幽门管受压狭窄。幽门狭窄通常是一个独立疾病，只有不到10%的患儿并发其他畸形。

1. 症状和体征 幽门狭窄是幽门环肌增厚，伴逐渐加重的胃输出口梗阻。幽门狭窄一般表现为餐后喷射性呕吐，出现于出生后2～5周。然而，症状早者可在生后第1周，晚可至出生后5个月才出现。有些患儿可能会出现黄疸。持续性呕吐导致胃液进行性丢失，胃液中包有含钠、钾、氯和氢离子，典型的患儿可发生低氯低钾性代谢性碱中毒。持续性呕吐导致血容量减少，相对于保护血浆pH来说，肾通过保钠排钾，优先保护细胞外液。由最初碱性尿变成酸性，而这反常性的酸性尿更加重了已存在的代谢性碱中毒。一般根据皮肤弹性、黏膜、前囟和静息状态下的生命体征来评估脱水的严重程度。体液和电解质丢失越严重，血清氯离子浓度越低。可以通过剑突下触诊橄榄状肿块来明确诊断，虽然这对于苦苦挣扎的婴儿来说可能很难做到。腹部超声检查对于检测幽门肥厚既敏感又特异。

2. 治疗 最初的治疗方法是补充血容量，纠正电解质和酸碱平衡紊乱。严重脱水的患儿，应先给予20ml/kg的等渗氯化钠溶液扩大血管内容量。进一步的容量复苏可以用0.45%氯化钠注射液加1.5倍的5%葡萄糖注射液维持来预防。如需要，当尿量充足后补液时可以加入氯化钾10～40mmol/L。液体复苏应以血浆电解质浓度为指导，这对于评估幽门狭窄患儿脱水、碱中毒和代谢紊乱的程度至关重要。术前经过12～48h

的液体治疗，纠正脱水和电解质紊乱后，可以进行手术。一旦补液充分、电解质紊乱得以纠正，这种情况即被认为是急症和矫正手术，任何时间都可以行幽门环肌切开术来尽量减少住院时间。

3. 麻醉管理　幽门狭窄的患儿应视为饱胃。胃输出口梗阻的患儿有一定的胃液误吸入肺内的风险。幸运的是，为确诊患儿进行上消化道钡剂造影 X 线检查的较少，如果有的话，大多数情况下也没有增加误吸的风险。麻醉诱导前应放置胃管尽可能的完全排空胃部。通常，用吸引管通过多个途径来完成。可以通过清醒气管插管或用催眠药和氯琥珀胆碱行快诱导气管插管，来确保气道安全。可以在麻醉诱导前给予阿托品，或当患儿出现心动过缓时保证阿托品随时可用。麻醉维持可以选择吸入麻醉药，或低浓度吸入药复合瑞芬太尼持续输注。因为暴露手术术野所需，术中可能要给予肌松药。气管插管后，胃管重新插入，手术过程中留在原位，以便术中使空气可以充入胃中，当幽门环肌切开后，检查幽门黏膜的完整性。气管插管后可给予对乙酰氨基酚栓剂，或静脉给予对乙酰氨基酚。一般不需要长效阿片类药物。

传统的开腹 Ramstedt 幽门环肌切开术对于技术熟练的小儿外科医师来说操作简单，可以彻底解决问题。手术死亡率＜0.5%。在大多数医学中心，腹腔镜手术已占据主导地位。这项技术虽然手术时间相对较长，但手术留下的瘢痕较小，且患儿可以更快的恢复全肠内营养。切口部位行局部浸润麻醉可以提供充分的术后镇痛。

患儿术后只要可以满足一般拔管的标准，就可以拔管。然而，幽门狭窄患儿术后往往发生呼吸抑制，可能与血浆 pH 持续超出正常范围，脑脊液（cerebrospinal fluid，CSF）碱化有关。应用瑞芬太尼可能减少术后呼吸暂停的发病率。幽门狭窄矫正手术术后 2～3h，偶尔会发生低血糖，可能是由于肝糖原储备不足和没有静脉补充葡萄糖的原因。术后患儿应密切监测几个小时。根据外科医师的需要和手术方式的不同，患儿通常在术后 8h 左右开始喂养，术后 24h 出院。

（七）坏死性小肠结肠炎

坏死性小肠结肠炎（necrotizing enterocolitis，NEC）的特征是不同程度的黏膜或肠道透壁坏死，最常涉及回肠末端和近端结肠。是新生儿最常见的外科急症，其围生期发病率和病死率都很高。总的发病率为 1%～3%，其中 90% 为早产儿。发病率和病死率与胎龄和出生体重呈负相关。其中孕龄＜32 周，体重＜1500g 的新生儿风险最大。肠穿孔的患儿，病死率高达 30%～50%。

1. 症状和体征　早期的症状和体征往往是非特异性的，包括反复发作的呼吸暂停、嗜睡、体温不稳定和血糖不稳定。如果不进行治疗（也常常发生于快速治疗之后），患儿随之出现心血管系统异常。坏死性小肠结肠炎特征性的症状是腹胀，喂养后胃内高残留，血性或黏液样腹泻。继发于弥漫性腹膜炎和低血容量的代谢性酸中毒很常见。常见中性粒细胞和血小板减少症，可能与革兰阴性败血症和内毒素引起的血小板聚集有关。临床表现结合 X 线腹平片结果，可以诊断坏死性小肠结肠炎。肠壁积气（空气在肠壁）、门静脉积气或腹腔游离气体也可以诊断新生儿坏死性小肠结肠炎。气腹提示肠穿孔。然而，穿孔而腹膜腔中没有游离气体的情况也很常见。

2. 治疗　新生儿坏死性小肠结肠炎内科治疗通常很有效，包括禁食、胃肠减压、静脉输液和抗生素治疗。然而，坏死性小肠结肠炎的早产儿恢复肠内喂养是有压力的，因为早产并发症的恢复需要充足的营养。如果腹胀导致缺氧和高碳酸血症，通常需要机械通气。低血压时给予晶体液和血液制品。多巴胺可用于提高心排血量和肠灌注。如果有脐动脉导管，应拔出，以避免损害肠系膜血流。有时会在新生儿 ICU 放置经皮腹腔引流（没有镇静或全身麻醉）。内科治疗无效的患儿，可行手术治疗，其中包括肠穿孔、败血症（腹膜炎）和进行性代谢性酸中毒提示肠坏死时。多达 50% 的患儿需要手术治疗。进手术室的患儿出现严重的循环系统紊乱。坏死性小肠结肠炎的病死率很高，尤其是内科治疗失败的患儿，其病死率可达 25%。有些患儿可能需要重复肠切除，这些患儿容易患短肠综合征和长期肠外营养的相关并发症，如导管引起的感染、败血症和全肠外营养胆汁淤积。

3. 麻醉管理　危重新生儿的术中管理相对于全身麻醉管理来说往往更是一个努力复苏的过程。坏死性小肠结肠炎的新生儿通常血容量不足，麻醉诱导前需要大量晶体和胶体液复苏。往往需要输注血液和血小板。充分的液体复苏监测是至关重要的。在外周动脉放置动脉导管能够连续测量全身血压和监测动脉血气、血细胞比容、pH和电解质水平。足够的静脉通路很重要。如果计划术后静脉营养，在手术开始前放置中心静脉导管将为其提供最佳通路（虽然由于导管直径小和导管长度长的原因，无法快速输液和输血）。必须注意早产儿快速输液可能会导致颅内出血或动脉导管重新开放。

患儿术前通常需要机械通气。如果在到达手术室前尚未插管，应警惕饱胃的存在和意识到患儿血管容量衰竭及血管收缩性可能已经受损的情况。在诱导和置入喉镜前，应预充吸氧并给予阿托品。因为可能遇到高腹内压和肺顺应性降低，所以在选择气管内导管时，应允许通气时PIP >20cmH$_2$O。新生儿ICU的呼吸机相对于手术室的普通呼吸机通常能给予这些小患儿更有效的通气。应该考虑邀请新生儿ICU团队（新生儿医生、新生儿护士和新生儿呼吸治疗师）来帮助转运患儿和进行术中管理。麻醉维持一般仅限于使用可耐受的短效静脉阿片类药物（芬太尼）、肌松药，根据需要补充血管内容量。维持足够心排血量和肠灌注可能会需要收缩性血管活性药，如多巴胺。大量的第三间隙液体丢失，需要积极的容量复苏。液体与手术室应适当加温，以维持体温在正常范围。因为腹胀和并存的RDS，术后新生儿通常必须肺部机械通气。

即使是最小程度的心血管不稳定和液体补充不足，让患儿在有安全和保护性气道的情况下转运会更安全，直到确认患儿在新生儿病房病情稳定。考虑到菌血症的风险，不推荐应用椎管内镇痛。术后镇痛通常应用阿片类药物，在新生儿病房通常采用连续输注。

（八）胆道闭锁

胆道闭锁的特点是肝外胆道系统闭塞或中断，结果导致胆汁流出受阻。它在欧洲和北美的总发病率为1∶16 000个存活的出生婴儿，在东亚国家和中国台湾发病率更高（如中国台湾1∶5000）。10%～15%的胆道闭锁患儿常并发其他异常，如肠旋转不良、内脏转位和多脾。

1. 症状和体征　胆道闭锁的典型表现为在出生后的最初几周持续性黄疸，伴有尿色加深和无胆汁大便。肝大和脾大都可以见到，但是后者通常是晚期的表现。任何足月儿如果黄疸时间超过14d，都应评估可能存在的胆道疾病。值得注意的是，结合胆红素升高多发生在胆道闭锁，而非结合胆红素增高多见于生理性黄疸或母乳性黄疸。然而如果严重的胆道闭锁胆汁未经结合就溢入循环系统，则可出现结合胆红素和非结合胆红素同时升高。如果未经治疗，胆汁梗阻导致肝硬化，患儿多在2岁左右死亡。初期的诊断评估包括实验室检查（胆红素水平、转氨酶水平、肝合成功能检测和γ-谷氨酰转移酶水平）和超声检查。偶尔行内镜逆行胰胆管造影，甚至磁共振胰胆管造影，但鉴于这两个设备的大小和利用率，一般只局限于大的治疗中心。肝活组织检查结果可以确诊。

早期识别和早期诊断至关重要，因为手术治疗的成功率很大程度上取决于早期恢复胆道通畅。

2. 治疗　Kasai手术（肝门空肠吻合术）和肝移植是治疗胆道闭锁的基石。肝门空肠吻合术包括肝门周围纤维块切除，暴露微小胆管，使胆汁有可能顺利排出。如果在出生后8周内实施手术，则效果最好。空肠Roux回路汇集暴露的微小胆管排出的正常胆汁，再排入肠道。虽然Kasai肝门空肠吻合术后，黄疸可以完全消退，肝代谢和合成功能恢复，但可能出现肝胆管长期渐进性炎症，导致胆道梗阻复发。正因为如此，有相当数量的患儿在术后初期临床症状改善后出现肝疾病的症状和体征。胆管炎是Kasai手术后另一个常见的并发症。

肝移植是胆道闭锁的一种可治愈的方法，同时也是Kasai手术失败患儿最后的治疗手段。事实上，2岁以内的胆道闭锁是患儿行肝移植术的最常见适应证。

3. 麻醉管理　术前评估和纠正凝血功能非常重要。手术前1～2d给予维生素K。应进行凝血功能检查、全血细胞计数和电解质检查，如有异常则应提前矫正。大多数患儿在到达手术室前都已经建立有效的静脉通路，应用静脉麻醉诱导技术，给予适当剂量的镇静催眠药和非去极化肌松药，以便于气管内插管。如果患儿存在腹水，则应行快诱导麻醉。患儿如果没有建立足够的静脉通路，则应行中心静脉置管。放置外周动脉导管，以便于随时监测血流动力学变化和重复血气采样，来指导临床麻醉。麻醉维持可以采用低浓度吸入麻醉药复合阿片类药物和肌松药。应当避免应用氧化亚氮。患儿术中注意保温，对于这些大面积暴露的长时间手术来说，做好保温工作是极具挑战性的。术中适量的失血通常是可以预计的，但是常常伴有严重的蒸发失水。值得注意的是，肝移植时可能出现严重失血。读者可以参考第13章肝移植麻醉管理的讨论部分。如果手术操作过程中压迫下腔静脉可能出现严重的低血压。麻醉医师和外科医师之间保持敏锐的观察和密切的沟通至关重要。

患儿术后应送入ICU进行监护。医生会根据病人不同的手术情况进行相应的处理。如果患儿失血和蒸发失液较少，血流动力学稳定，可以考虑早期拔管。在许多情况下，术后机械通气是很适合的。机械通气的患儿，可以通过静脉给予适量的阿片类药物达到良好的术后镇痛。没有凝血功能障碍的患儿在手术结束后可以行硬膜外置管。

（九）先天性肺叶气肿和先天性肺囊性腺瘤样畸形

1. 先天性肺叶气肿　是指生后正常肺叶之外的部分过度膨胀，压迫周围相邻的正常肺单位导致肺不张。如果病程继续发展，还可能导致纵隔摆动和静脉回流受阻。先天性肺叶气肿是导致新生儿呼吸窘迫的一种罕见病因。支气管在吸气时允许空气吸入，但在呼气时则限制空气排出，导致空气滞留和肺泡过度膨胀。

先天性肺叶气肿病理学原因包括由于支持软骨发育不全导致支气管塌陷、支气管狭窄、黏液栓塞、阻塞性囊肿和支气管血管受压。最常见于左肺上叶（40%～50%），其次为右肺中叶（30%～40%），然后为右肺上叶（20%）。后天性肺叶气肿可能是由与支气管肺发育不良治疗有关的气压伤引起的。这些病例中右下肺叶受累很常见，与气管插管的位置有关。先天性肺叶气肿的患儿先天性心脏病的发病率增高，特别是室间隔缺损和动脉导管未闭。先天性肺叶肺气肿约25%的患儿在出生时就可以做出诊断，50%的患儿在出生后1个月内可以做出诊断。

其临床表现可从轻度呼吸急促和喘息到严重的呼吸困难和发绀。X线胸片显示模糊的支气管血管纹理和受累肺叶跨过中线形成疝。气胸或先天性肺囊肿肺部则没有这些纹理。有症状的、进展性的先天性肺叶气肿患儿，可以行病变肺叶切除术。远期预后一般都很好。

2. 先天性肺囊性腺瘤样畸形　临床表现取决于病灶的大小。先天性肺囊性腺瘤样畸形是与支气管相连的囊腔先天性发育异常，可因空气滞留而过度膨胀。由于相邻正常的肺组织受压迫，80%的患儿在新生儿期就表现为呼吸窘迫。从这个意义上说，其与前面描述的先天性肺叶气肿在病理生理学上是相似的。

先天性肺囊性腺瘤样畸形在结构上与细支气管相似，但是没有肺泡、支气管腺体或软骨。临床表现包括呼吸急促、鼾声、使用辅助呼吸肌呼吸和发绀。有多个囊性腺瘤样畸形的患儿，影像学表现与先天性膈疝患儿相似。病灶较小的婴儿一般不会主动就医，仅在胸片检查评估肺炎时被发现。治疗方法为手术切除受累肺叶。预后取决于剩余肺组织的数量和健康程度，因为由于宫内压迫可能导致肺发育不良。

3. 麻醉管理　围术期辅助吸氧，尽量避免正压通气。呼吸窘迫的婴儿应禁食，尽量减少窒息和误吸的风险。

先天性肺叶气肿或先天性囊性腺瘤样畸形的婴儿麻醉诱导时建议使用吸入麻醉药，因为麻醉诱导是围术期最关键的阶段。婴儿挣扎或悲痛时会哭闹，从而增加肺内闭合气体量。另外，开胸前肺部任何正压通气，都可能导致肺气肿肺叶突发严重扩张（由于球瓣效应导致气体进入，但不能呼出）而破裂，纵隔移位和心搏骤停。因此，最佳的麻醉方法就是用七氟烷缓慢平稳的吸入诱导，辅助吸氧时尽可能的不用正压通气。然而，婴儿在深麻醉状态下常出现呼吸暂停，需要一定压力的正压通气。鉴于这个原因，建议气管插管不给肌肉松弛药，用最小的气道正压维持自主呼吸。避免使用氧化亚氮，因为它扩散到病变肺叶，可造成肺叶进一步的扩张。在麻醉诱导时外科医生应在场，当突然出现心肺失代偿时需紧急开胸。如果诱导顺利，肺气肿肺叶和腺瘤样畸形没有过度扩张，全身麻醉可以辅以局部麻醉，直到打开胸廓，病理肺叶或囊肿切除。放置外周动脉导管，在手术肺压缩时监测血流动力学变化，便于重复血气采样。

在摆放体位时（通常采取侧卧位，同侧手臂

置于头上），一定要特别注意避免神经和其他组织受压引起损伤。如果行胸腔镜手术，必须进行单肺通气。这些小患儿的肺隔离可以通过支气管内插管或放置支气管堵塞器（最小的支气管堵塞器型号是2F，可以通过最小内径为3.5mm或4.0mm的气管内导管放置，也可以放置在气管内导管外面）来实现。一旦异常肺切除后，婴儿可以应用肌松药，进行机械通气。如果婴儿病情突然恶化，可能需要紧急穿刺放气或开胸手术，来减轻受累肺叶的压力。

因为先天性肺叶气肿的患儿其余肺组织是正常的，很多患儿在切除病变肺叶后情况迅速改善。先天性囊性腺瘤样畸形的患儿因为剩余肺组织可能发育不良也可能正常，所以患儿术后转归多不确定。一般来说，手术结束后患儿可以安全拔管，但是术后肺不张很常见。术后立即转送至ICU密切监护患儿。术后镇痛可以采用硬膜外镇痛技术或静脉间断给予阿片类药物。但是，只有专业技术人员才能进行胸段硬膜外导管置入。

四、中枢神经系统疾病

（一）脑瘫

脑瘫是一个通用的术语，用来描述一种以运动和姿势异常为特征的非进行性紊乱。尽管它的病因可能不同，但是他们都发生在正在发育的大脑，表现为由于异常导致的运动功能障碍。因此，发生在3岁到成年之间的脑损伤，表现为与脑瘫类似或相同的临床体征者，并不能称之为脑瘫。脑瘫是非进行性中枢神经系统损伤，也称为静止性脑病，临床表现在小儿一生中可能并不相同。另外，感觉、知觉、行为和电活动异常（癫痫发作）也很常见。

1. 症状和体征　脑瘫可以根据肌张力高低、受累肢体和存在的运动异常来分类。例如，痉挛性四肢瘫痪是指所有4个肢体运动功能受损的基线痉挛状态；痉挛性双侧瘫痪是指双上肢或双下肢伴运动功能障碍的痉挛性静息张力。同时存在痉挛性单瘫、三肢瘫和偏瘫。如果以运动障碍（异常运动）为主，则常用运动障碍性脑瘫。具体的运动异常包括手足徐动症（慢，扭动）、舞蹈手足徐动症（快，有节奏的动作与手足徐动交替）或肌张力障碍。以小脑功能障碍为主并不常见，归为共济失调型脑瘫。

痉挛型脑瘫最为常见。患儿起初表现为肌张力减弱（通常是从6个月至1年），后期表现为痉挛。真正的低张力脑瘫很少见。动作迟缓很普遍，通常伴有其他方面的延迟（精细运动技能、语言和社交）。智力范围从正常到严重受损。

躯干张力常受到影响，导致脊柱弯曲畸形，如脊柱侧弯。患儿由于咽部肌肉张力低下和频繁发生的胃食管反流，出现反复发作的吸入性肺炎。痉挛导致严重挛缩，常需药物治疗（巴氯芬、丹曲林、A型肉毒毒素注射）和手术干预。偶尔行选择性脊神经后根切断术来降低由于下行性抑制输入减少而导致的反射活动活化。

癫痫发作很常见，有些小儿虽然没有癫痫发作，为了治疗痉挛或行为问题，仍给予抗癫痫药物。

诊断主要根据对患儿产前、围生期、出生后及产程的全面调查并结合临床表现。影像学诊断，包括颅脑超声（新生儿）、CT和MRI，对于确定有关的结构异常有帮助。

2. 麻醉管理　脑瘫患儿可能行各种简单或复杂的外科手术。例如，因为脑积水而行脑室腹腔分流术、因为口腔问题行牙齿修复、重度反流行Nissen胃底折叠术、脊柱侧弯行后路脊柱融合术、挛缩行跟腱切断术。因为每个患儿都可能伴有呼吸道、胃肠道和神经行为异常，所以没有一种最佳的麻醉计划。

几乎所有的麻醉方法都可用于脑瘫患儿。因为脑瘫和恶性高热没有相关性，所以可以使用挥发性麻醉药。氯琥珀胆碱并不是禁忌，但应谨慎使用。一般来说，脑瘫患儿需要较低的MAC值，较同龄健康儿童需要更长的苏醒时间。一个原因可能是脑瘫患儿固有的大脑异常，另一个原因可能是许多用于治疗脑瘫各种并发症的药物都有镇静作用。

因咽部肌张力降低和反复胃食管反流，为了减少误吸的发生，气管插管的条件放宽，即使是进行简单的手术操作。这些病人普遍存在神经肌肉阻滞恢复时间延长，肌松药的应用和管理要谨慎。因为严重挛缩，体位摆放通常很困难，所有手术团队的成员围术期都要时刻警惕骨组织和软组织的压迫损伤。必须承认癫痫患者所用药物（如抗癫痫发作的细胞色素P-450诱导药）和有些麻醉药（依托咪酯、氯胺酮）之间存在药物相互作用。病人必须等神经肌肉阻滞彻底恢复、麻醉药物残留最少时拔管。特别是对于那些发育障碍的患儿，因为这些患儿更容易发生镇静相关的通气不足。

术后疼痛管理必须精心计划和协调，因为交流障碍很常见，患儿可能无法说出相关并发症。治疗肌肉痉挛引起的疼痛时，地西泮是重要的辅助药物。区域阻滞麻醉或连续硬膜外阻滞镇痛是比较理想的方法，因为他们能提供优良的镇痛效果，同时可以减少使用药物时的呼吸抑制作用。

（二）脑积水

脑积水是脑脊液积聚过多引起颅内压增高导致脑室扩张。这与脑实质减少（脑室周围白质萎缩）导致的脑室被脑脊液被动充盈是完全不同的。脑积水脑脊液的积聚是由于脑脊液的产生和吸收不平衡造成的。脑积水的原因很多，可以是先天的也可以是后天的。

1. 发病机制　脑脊液的产生过多、循环受损和吸收障碍都可以导致脑积水（表27-14）。脑脊液由位于侧脑室、第三脑室和第四脑室的脑室脉络丛产生，少量由室管膜上皮和毛细血管产生。侧脑室脉络丛产生的脑脊液经室间孔流至第三脑室，与第三脑室脉络丛产生的脑脊液一起，经中脑水管流入第四脑室，再汇合第四脑室脉络丛产生的脑脊液一起经第四脑室正中孔和两个外侧

孔流入蛛网膜下隙，然后脑脊液再沿此隙流向大脑背面的蛛网膜下隙，经蛛网膜粒渗透到硬脑膜窦内，回流入血液中。前面提到的正常脑脊液产生、循环和吸收环节中的任何紊乱都将会导致脑脊液积聚、颅内压增高和脑室扩张。虽然脑积水的特点是脑室扩张，但是通常在脑室体积明显改变前已经出现颅内压的显著增高。

除脑室系统内脉络丛乳头状瘤以外，由于脑脊液产生导致的脑积水很少见。先天性脑积水最常见的原因是循环受损或由于结构畸形导致的流通阻塞，如中脑导水管狭窄、肿瘤、畸形（Chiari畸形、Dandy-Walker畸形）和创伤相关缺陷。先天性脑积水最常见的遗传原因是由于中脑导水管狭窄导致的X-连锁性脑积水，常伴有其他中枢神经系统结构异常和特征性拇指内收。由于脑脊液吸收障碍引起的脑积水很少见，主要见于中枢神经系统感染引起蛛网膜绒毛炎症。宫内TORCHES感染（弓形虫、风疹、巨细胞病毒、单纯疱疹和梅毒感染）都是典型例子。

2. 症状和体征　脑积水分为急性、亚急性或慢性。临床表现与脑脊液积聚的速度和中枢神经系统的顺应性有关。一般情况下，其症状都是非特异性的，并且与发病原因没有关联。如果脑积水发生在颅缝闭合之前（18～24个月的年龄）颅内压可由颅内空间的扩大而减轻，一旦颅缝闭合，中枢神经系统的顺应性减低导致颅内压急剧升高。

新生儿和婴儿脑积水常表现为头颅骨板分离头颅增大。前囟饱满或凸出，由于静脉压增高头皮静脉突出。婴儿也可因为脑积水压迫中脑，导致眼球不能上视，即所谓的日落眼。其他中枢神经系统实质受压的症状包括第三和第六神经麻痹、视盘水肿、高血压、心动过缓、呼吸紊乱、内分泌异常和水电解质平衡紊乱。由于脑膜和脑血管受牵拉，导致头痛伴恶心呕吐。婴儿随着颅内压增高从烦躁不安逐渐变得迟钝嗜睡。严重的脑积水致使运动皮层受牵拉，导致痉挛。颅内压继续上升，超出了脑室室管膜扩张极限，导致脑实质水肿坏死，脑白质萎缩（脑室周围白质软化）。

任何伴有头部增大的新生儿和婴儿都应接受脑积水筛查。连续头围测量是监测脑积水进展的一个简单而有效的方法。大多数婴儿如果头围缓

表27-14　脑积水的病因

CSF产生过多
脉络丛乳头状瘤
CSF循环受阻
脑室系统内梗阻
侧脑室（前房、体部、室间孔）
第三脑室
中脑导水管（先天性狭窄、占位病变）
第四脑室（Dandy-Walker畸形）
蛛网膜下腔内梗阻
大脑基底池（Chiari I畸形、感染）
隆突
CSF吸收减少
蛛网膜绒毛病理过程（炎症）
硬脑膜静脉窦梗阻（血栓、肿瘤、感染）
颅外静脉窦阻塞（软骨发育不全）

CSF.脑脊液

慢稳定的增长，都可以非手术治疗，除非出现临床症状。如果头围快速增长，即使相对无症状，通常也需要手术干预。明确诊断需要做影像学检查（新生儿行头部超声，婴儿和较大的儿童做CT和MRI）。

3.治疗　药物治疗主要包括利尿药（呋塞米和乙酰唑胺，减少脑脊液产生），这在儿童中应用仍有争议。也有尝试行腰椎穿刺治疗，但仅仅是暂时措施，并不能显著减少后期对于分流手术的需要。脑积水颅内和脑室内出血，在一些中心行纤溶处理，但还没有证明其弊大于益。

大多数脑积水患儿需要手术治疗，手术方式主要为脑室分流和脑室镜下第三脑室造口术（endoscopic third ventriculostomy，ETV）。前者由一个单向阀并联系统组成，导管一端放入侧脑室，另一端放入右心房（脑室-心耳分流术）或腹腔内（脑室-腹腔分流术）。分流故障（失败率约40%）常发生在导管置入后的第1年，多由于感染或机械故障。

行ETV时，脑室镜通过钻孔进入侧脑室和第三脑室，在第三脑室的底部造口。将脑脊液引流至第三脑室下方的脚间池。有时也同时行脉络丛切除术，以减少脑脊液的产生。ETV治疗1岁以上的儿童是最成功的。最后，任何结构原因导致的脑积水，如肿瘤或Chiari畸形，也必须给予治疗。

4.麻醉管理　脑积水患儿麻醉最需要注意与脑积水有关的症状和颅内压增高的程度。体位的改变（头低位或头部屈曲）、行为改变（哭闹）和生理的变化（高碳酸血症）都会影响颅内压。鉴于此，患儿应置于头高位，并尽可能少的变换体位。通过用药达到在患儿镇静和减少通气不足之间保持微妙的平衡。仔细的术前评估，包括病史、临床症状和体格检查，常能为患儿颅内压增高的严重程度和它对神经系统状态的影响提供很多有用信息。具体来说，注意精神状态（嗜睡、困倦）以及患儿可能有的局灶性神经病变是很重要的。

临床或影像学检查没有严重颅内高压的患儿可以吸入诱导。挥发性麻醉药是有效的脑血管扩张药，通过增加脑血流量，升高颅内压。诱导前过度通气可以减轻这一效应，但是这对大多数小儿来说，都不是一个容易完成或可行的任务。颅内压显著升高的患儿通常都处于嗜睡状态，因此更便于清醒建立静脉通路。除了氯胺酮之外，几乎全部的静脉麻醉药都能减少脑血容量，减低颅内压。相对于挥发性麻醉药，静脉麻醉药常能更好地维持脑灌注压。禁忌应用氯胺酮，因为它能促使颅内压突然升高和快速神经代谢失调。右美托咪定是α_2受体激动药，它的神经生理效应目前还不明确。研究显示，它能降低脑血容量和脑血流量，对脑代谢率的影响最小。

必要时可以使用氯琥珀胆碱。虽然它可以增加脑血流量和颅内压，但是它的影响是暂时的，且可以通过术前给予"脱束化"剂量的去极化肌松药来减弱。

颅内压正常的患儿应保持血二氧化碳在正常水平。然而，轻度的低碳酸血症可以预防颅内压进一步增高，严重的低碳酸血症则可能导致脑缺血。

大多数行脑室分流术或ETV患儿，一般不需要有创血压监测。但是有创血压监测可以指导麻醉管理和优化脑灌注压，特别是如果已经放置颅内压监测了（脑灌注压＝平均动脉压-颅内压）。

最后，体位改变可能导致严重后果。头部极端的体位（屈曲、横向旋转）可以进一步加重结构异常（Chiari畸形）和损害静脉回流，导致颅内压升高。

（三）脑血管畸形

小儿脑血管畸形并不常见。然而，脑血管畸形是小儿脑卒中和颅内出血的一个重要原因，有着显著的发病率和病死率。脑卒中，通常被认为只局限于成年人，目前已列为小儿死亡的十大原因之一。动静脉畸形、海绵状畸形和动脉瘤等血管畸形是出血性脑卒中最重要的原因，占小儿脑卒中病例的近50%。脑血管动脉病，如烟雾病，最近成为公认的小儿缺血性脑卒中的一个主要原因。

麻醉管理：脑血管畸形小儿围术期管理最重要的目标就是最大限度地减少颅内出血和预防脑缺血。对烟雾病患儿，进行全面的术前评估，特别是神经系统的状态，这是非常重要的，任何缺损都应引起注意。获得小儿在清醒和睡眠状态的基础血压同样很重要，可以确定患儿术中能接受的最低血压。小儿不能长时间禁食，因为脱水会导致脑缺血。因此，术前要谨慎禁水以减少麻醉诱导时的低血压。关于术前焦虑的建议是必须避免焦虑或哭闹导致的过度换气，因为低碳酸血症会导致脑血管收缩，进一步损害脑灌注。如果还没有建立静脉通路，只要尽量减少动脉血压的波动，可以进行缓慢吸入诱导。尽快进行动脉穿刺，连续监测动脉血压。在整个手术过程中，动脉血压都必须保持在患儿血压基线范围内。设置通气参数保持二氧化碳值在正常范围内。低碳酸血症是有害的，因为它将引起脑血管收缩；高碳酸血症也应避免，因为正常的血管舒张可能从受累的血管窃血。为了检测手术操作可能引起的缺血，常需术中脑电图。麻醉水平或药物应用的任何改变都应通知手术团队，以免将麻醉引起的生命体征的变化曲解为术中缺血。在手术完成后，患儿仍然有脑缺血的风险。因为旁路手术完成后，新的侧支循环的建立需要几个月的时间。直

接搭桥手术虽然可以立即建立血流，但存在再灌注损伤的风险，可能导致脑水肿。鉴于这个原因，需要适当的术后镇痛来避免极端严重的血流动力学变化。

同样的原则适用于动静脉畸形须行手术的患儿，他们也面临缺血的风险。此外，因为畸形的血管壁变薄甚至呈动脉瘤样扩张，避免围术期高血压减少出血或血管破裂的风险也很重要。动静脉畸形剥离或切除过程可能发生突然出血，因此，必须建立粗静脉通路和提前准备好血液制品。如果条件允许，应尽快拔管，进行神经系统检查。

（四）脊柱裂

脊柱裂是最常见的神经管缺陷，其特征为脊柱上面存在裂口（图27-2）。该缺陷是一个或多个椎体后弓融合异常的结果。裂口可以有正常外观的皮肤覆盖，从而形成没有相关神经结构受

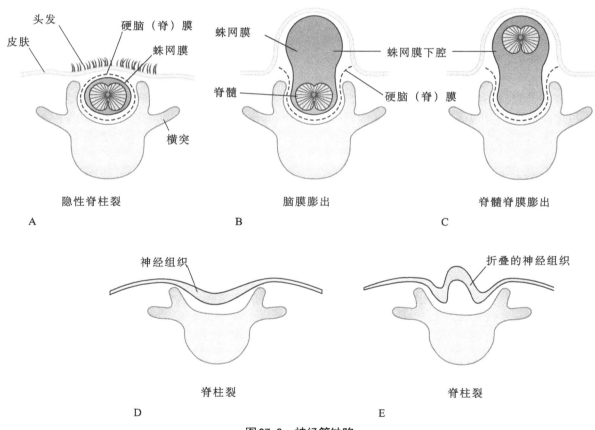

图27-2 神经管缺陷

A.隐性脊柱裂——仅有骨缺损，由皮肤或皮肤和毛发覆盖；B.脑膜膨出——膨出物仅含脑脊液（没有神经组织）；C.脊髓脊膜膨出——膨出物含脑脊液和神经组织。D和E.脊柱裂——其特征是开放性神经管缺陷

（已得到 Holzman RS, Mancuso TJ, Polaner DM的允许 . A Practical Approach to Pediatric Anesthesia. 1st ed. Philadelphia, PA: Lippincott Williams & Wilkins, 2008:203, Fig 12.7.）

累的隐性缺陷（隐性脊柱裂）。脑膜可以通过脊柱裂脱出，形成一个充满脑脊液的囊（脑脊膜膨出），可以有或没有皮肤覆盖。更多时候，脊髓和脊膜通过脊柱裂膨出（脊髓脊膜膨出症）形成缺陷，缺少皮肤覆盖或可见硬膜覆盖。总之，脊柱裂位居先天性缺陷发生率的第2位。

1. 发病机制 通常，神经外胚层内陷和关闭形成最初的神经管，随后大脑、脊髓、脊柱和上面覆盖的皮肤都由此衍生而来。这一事件通常在怀孕28d时完成，任何上述元素的异常都会导致结构或融合异常，最终导致神经管闭合不全。神经管缺陷的确切原因还不清楚。多年来，多个致畸物和维生素缺乏牵连其中。已经被确立的最明确的因果关系就是叶酸缺乏症和脊髓脊膜膨出有直接的关系。然而，叶酸可以预防脊髓脊膜膨出的确切机制尚不清楚。丙戊酸和卡马西平也与神经管缺陷密切相关。丙戊酸致畸的一种可能解释为它是一个众所周知的叶酸拮抗药。

2. 症状体征 根据所受累的组织不同和缺损的严重程度，其临床表现会有很大差异。隐性脊柱裂，顾名思义，由于正常皮肤覆盖其上，且轻度的脊柱裂通常不会引起神经功能缺损，因此常常被偶然发现。然而，大多数情况下，缺损部位的皮肤上面有一些异常表现，如小凹、一撮毛、皮肤窦道、血管瘤或脂肪瘤，它的存在提醒临床医生可能有潜在的脊柱或脊髓异常（如脊髓拴系）。

出生前，脑膜膨出通常是由胎儿超声检查做出诊断；出生时，多是由于发现脊髓肿块而做出诊断。根据定义，只有脑膜受到影响，而无神经组织受累。鉴于此，这些患儿一般没有神经缺损，导致远期神经系统后遗症的风险并不大。一旦发现脑膜膨出，应迅速进行修复手术，以防膨出囊的损伤、感染和脑脊液漏。尽管神经并无受累，但是在脑膜膨出囊内可能有神经根受纤维束卡压的可能。因此，当外科手术进行囊结扎时，有可能导致神经损伤。

脊髓脊膜膨出是最常见的脊柱裂类型，其中脊髓的一部分被挤压到疝出的脑膜囊内。通常，椎管呈八字形敞开，脊髓终止于膨出的囊内，即所谓的神经板。脊髓脊膜膨出的患儿常有不同程度的运动和感觉障碍，同时伴有肠和膀胱功能障碍。出生时脊髓和脊神经的任何损伤通常都是不可逆的。严重情况下，患儿可能在出生时就截瘫和必须依靠轮椅生活。90%出生时就伴有脊髓脊膜膨出的患儿也同时存在Chiari Ⅱ畸形（亦称Arnold-Chiari畸形），小脑蚓部、第四脑室和延髓向下凸出，并越过枕骨大孔嵌入椎管内。脑积水和其他大脑发育异常也很常见。此外，脊髓脊膜膨出的患儿心脏、食管、肠、肾、泌尿生殖系统和骨科异常的发病率也很高。

3. 治疗 患儿出生时需要精心护理以防囊破裂和脊髓损伤。如果椎管是暴露的，脊髓脊膜膨出则需要湿海绵覆盖，避免神经组织干燥。手术通常在出生后24～48h进行。如果存在脑积水，可能也需要手术干预。最近的研究比较了出生前和出生后行脊髓脊膜膨出修补术的患儿，表明产前修复可以降低分流手术需求，出生后12个月的病死率更低，还可以改善远期精神和运动功能。然而，只有一些中心开展产前外科，有许多排除标准，与早产和产妇的发病率相关。大多数脊髓脊膜膨出的小儿都伴有终身运动和感觉神经功能障碍，以及大小便失禁。

4. 麻醉管理 小儿开放性脊柱损伤围术期护理最关键的就是体位（脑脊膜膨出和脊髓脊膜膨出）。为了避免囊和神经损伤，患儿需要俯卧位或侧卧位，特别是对于脊髓脊膜膨出的患儿。在某些情况下，为了避免缺损部位受压，可能需要用软卷或环状凝胶来抬高患儿，使患儿仰卧位进行气管插管。然而，有些患儿缺损太大，仰卧位风险太大，麻醉医师必须做好侧卧位困难插管的准备。无论诱导时哪种体位，患儿手术修复时一直是俯卧位。因此，必须注意避免压迫眼睛、臂丛神经和腹部缺陷，例如膀胱外翻，以及由此产生的下腔静脉回流障碍。

脊髓脊膜膨出的患儿常伴有其他先天性异常，需要进行全面的术前评估，确定具体的麻醉风险。虽然脊髓脊膜膨出的患儿几乎都伴有Arnold-Chiari畸形，但临床可见的颅内压显著增高还是很罕见的。尽管如此，在麻醉管理时也必须考虑到这一点。因为可能存在脑干受压，呼吸功能不全和呼吸暂停在围术期管理也同样重要。因此，必须等患儿自主呼吸恢复、通气充足后才拔管。

术中常用神经电生理监测来指导外科修复。因此，做好麻醉计划减少信号干扰是至关重要的。所有患儿都应注意乳胶预防措施，因为这些患儿一生中反复接触乳胶制品，常导致严重的乳胶过敏。最后，脊髓脊膜膨出修复术，特别是在大面积缺损需要进行广泛皮肤剥离来关闭缺损部位的患儿，常伴有术中大量失血和蒸发失液，必须在术前建立好足够的静脉通路。

（五）颅缝早闭

颅缝早闭是指一条或多条颅缝过早融合。出生时，颅骨由浮动的骨板组成，生后大脑的快速增长需要颅内空间按比例增加。这些骨板由4条主要的颅缝分开：①两额骨之间的缝隙为额缝；②两顶骨之间的缝隙为矢状缝；③顶骨与额骨之间的缝隙为冠状缝；④枕骨与顶骨之间的缝隙为人字缝（图27-3）。在颅缝早闭的病例中矢状缝早闭占50%以上。颅缝早闭可以包括一条或多条骨缝。单条颅缝早闭通常是一条骨缝。多条颅缝早闭常伴随其他颅底颅缝异常，正如在Apert或Crouzon综合征中所见到的。

1. 发病机制　颅缝早闭可以是原发性的也可以是继发性的。原发性颅缝早闭是由内在骨骼化异常导致一条或多条颅缝过早融合。继发性颅缝早闭为大脑发育不良或脑萎缩，正常颅骨的生长是由于脑组织的生长产生的向外力，将颅骨缝撑开。大脑发育不良导致所有颅缝都过早闭合，头颅外形与正常儿一样匀称，但形状狭小。另一方面，单条颅缝的过早闭合或不平衡闭合，形成不同的头颅畸形（表27-15）。由于脑组织的生长在一个方向上受限，因此脑组织只能沿着不受限制的颅缝生长，通常在垂直于受影响的轴线的方向。例如，矢状缝过早闭合阻止侧面大脑发育。因此，大脑只能向前后方向生长，导致长头畸形或舟状头畸形。原发性颅缝早闭的确切机制目前还不清楚，但主要理论包括硬脑膜异常附着防止骨板分离和异常成骨细胞活动加速骨融合。

2. 症状和体征　在出生时或大脑快速生长发育的前2年（大脑的发育到2岁时，已经达到成年人大脑的75%；其余的发生在2—18岁）颅缝早闭通常很明显。大脑生长发育颅骨不能相应的扩大，导致颅内压增高。然而，继发性颅缝早闭颅内压增高并不常见，因为继发性颅缝早闭大脑发育很少或根本没有发育。一条或两条颅缝早闭也很少伴随颅内压增高，因为大脑仍然可以向至少一个其他方向生长。多条颅缝过早闭合常导致

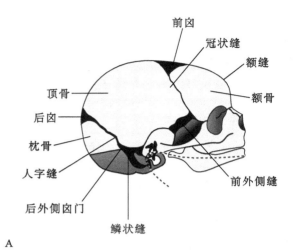

A

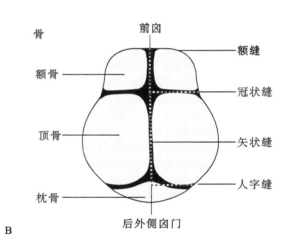

B

图 27-3　颅缝和囟门

（已得到Holzman RS, Mancuso TJ, Polaner DM的允许. A Practical Approach to Pediatric Anesthesia. 1st ed. Philadelphia, PA: Lippincott Williams & Wilkins, 2008:225, Fig 14.2.）

颅内压增高，儿童可出现嗜睡、恶心、呕吐和视盘水肿。

头的形状取决于所涉及的颅缝。舟状头前面讨论过，其他头部形状异常的例子包括短头畸形（由于冠状缝早闭导致的头部变短、变宽）、斜头畸形（冠状缝和人字缝闭合不平衡导致的头部扭曲）、三角头畸形（额缝早闭导致的前额变尖，头呈三角形）。三叶草头颅畸形，也称为kleeblattschädel，是颅缝早闭最严重的类型，此型除了额缝和鳞缝，其余颅缝均融合在一起。

大多数只有一条或两条骨缝受累的非症状性颅缝早闭病例中，颅骨畸形带来的只有整形问题而没有生理后遗症问题。然而，身体畸形如果不及时治疗，可以产生不利于孩子心理和社会发展

表27-15 颅缝早闭根据受累颅缝的不同的分类

受累颅缝	形态	颅内压增高	精神发育迟滞
矢状缝（40%）	舟状头（双顶径减少和前后径增加）	不常见	不常见
冠状缝			
单侧冠状缝（15%）	前面斜头畸形（显著颅面不对称，偏向一侧）	不常见	不常见
双侧冠状缝（20%）	短头畸形（颅骨前后径短和双顶径增加）	常见	常见
额缝（4%）	三角头畸形（前额部尖的窄三角形头颅）	不常见	不常见
人字形（5%）			
双向性	短头畸形	常见	常见
单向性	斜头畸形	不常见	不常见
多条颅缝			
多条颅缝（矢状缝和冠状缝最常见）	尖头畸形（高圆锥和尖顶样头颅）	常见	常见
三叶草形头颅（除了额骨和鳞状骨之外的全部颅骨）	分叶状颅	常见	常见
全部（10%）	小头畸形	常见	常见

的影响。多条颅缝早闭常常伴有不同程度的智力落后及脑积水。

3.治疗　根据不同的畸形，外科修复可以用内镜来完成（部分颅骨切除术），或可能涉及广泛的颅骨重建。后者通常需要神经外科专家和颅面整形外科专家之间的通力合作，并且需要较长的手术时间和恢复时间。修复时间取决于外科手术，有的需要3~6个月，有的需要8~12个月。不管怎样，手术矫正最好在出生后1年内完成，利用这个年龄头颅的可塑性，优化再骨化的潜力，以减少神经损伤的风险，因为这个年龄阶段神经可塑性最大。在脑组织快速发育的前2年，早期干预对于为大脑的快速发育提供充分的空间是非常必要的。

4.麻醉管理　全面的术前评估是非常必要的，尤其要注意可能存在的颅内高压以及并存的其他疾病。必须清楚其他器官系统的异常（如先天性心脏病）。颅缝早闭综合征也常可见其他颅面畸形（面中部和下颌骨发育不良），使得气道管理非常具有挑战性。鉴于这个原因，在麻醉诱导前要提前准备好可以处理可能存在的困难气道的设备。当有相关问题时，必须调整麻醉计划，以避免颅内压升高。

气管内插管后控制通气，保持血碳酸氢钠值在正常范围内，除非低碳酸血症是为了减少原有的颅内高压。建立粗静脉通路是必要的，同时，

通过动脉导管实时监测动脉血压。后者还可以反复采集血标本。即使行部分颅骨切除术，仍然可以发生失血过多。在开放性颅骨重建术时，大量失血很常见（大多数情况下可高达1/2到1个血容量）。切皮前必须准备好血液制品（最好是已经在手术室）。因为进行颅骨修复术的患儿多是小婴儿，用来减少血液丢失的技术（急性等容性血液稀释）和最小化接触异体血技术（自体血液回输技术）是不可行的。细胞回收在小婴儿是可行的，因为相关血细胞回收器的规格（最小到25ml）现在是可用的。使用抗纤溶药物如氨基己酸、氨甲环酸可以有效减少术中出血，降低总输液量。然而，尚缺乏有关颅缝早闭群体的大规模的临床研究。

其他术中主要关注的问题是低体温、低血容量（大面积长时间暴露）和静脉空气栓塞。一些麻醉医师在发生大量空气栓塞时选择放置中心静脉导管来从右心房排出空气。然而，婴儿使用的小型号导管并不能使空气快速排出。经胸多普勒超声在检测空气栓塞时的敏感性较高，可以在血流动力学没有明显改变前做出诊断。对于所有开放性颅脑重建术的患儿是一种非常有价值的工具。应当避免应用氧化亚氮。

尽可能多的将婴儿的身体覆以暖风毯，来减少由于身体大面积的暴露、手术时间长、输入大量冷的液体和血液复苏导致的低体温。显著的眼

睑和面部水肿可能无法术后立即拔管。如果水肿仅局限于脸的上部，除非伴有颅颌面畸形，大多数婴儿可以考虑在手术室里拔管。除非健康的接受内镜修补的婴儿，患儿通常需要术后进入ICU护理。

五、颅面畸形

（一）唇腭裂

口面裂是一组不同种类组织的相似缺陷，表现为唇裂、唇腭裂及腭裂。这些缺陷可单独出现，或与先天性综合征相关。

1.发病机制　通常认为，唇裂是由于妊娠早期鼻中隔和腭突融合异常造成的。两侧均可出现上唇中央及侧方连接处缺损。唇裂可局限于上唇，或延伸至牙槽嵴。

腭裂源于腭突部分或完全不能正常附着和融合。正常情况下，这一过程在妊娠8～12周时出现。完全性腭裂提示悬雍垂、软腭、硬腭同时受累。某些腭裂，硬腭的缺损可被一层黏膜组织覆盖，这层黏膜可向后延伸，并部分覆盖软腭，这种缺损称为黏膜下腭裂。

2.症状和体征　患口面裂的新生儿应当立即进行评估并及早转诊至颅面专科医师处。由于存在这种缺陷（特别是合并颅面其他畸形），小儿误吸及气道梗阻的危险性增加。由于裂隙不能产生足够的吸吮负压，通常存在喂养困难。因此，唇裂腭裂患儿常难以存活。推荐多学科医师（内科医师、牙医、营养专家、语音治疗师）组成的团队来关注小儿发育不同阶段的躯体及精神状况。

由于腭肌附着异常影响中耳引流，腭裂与中耳炎发病率高有关，这些小儿行鼓膜切开置管术的阈值一般较低。

3.治疗　唇裂修复术通常可于出生后6～12周进行，而腭裂修复可晚至9～14个月。多数情况下手术修复的时间和顺序（一期修复和分期修复）有赖于外科医师的喜好。腭裂修复的时限以防止进一步语言异常和减少面部畸形生长（如果修复过早即可出现）为佳。

即使腭裂完全修复，腭咽闭合功能不全仍可持续存在。发音时腭咽括约肌或软腭与咽侧壁、后壁形成腭咽闭合腔，防止气体从鼻孔流出。腭咽闭合功能不全可导致鼻音过重，发音时气体经

鼻异常流出，某些辅音发音错误。年长儿可通过咽部成形术治疗腭咽闭合功能不全。

4.麻醉管理　唇裂或腭裂患儿通常行标准吸入麻醉诱导，直接喉镜气管内插管。同时存在唇腭裂或综合征性口面裂预示着可能存在困难插管，必须提前做好困难气道的准备。如果采用喉罩通气道辅助插管，置入喉罩通气道时必须小心以防损伤已经修复的腭裂。

手术时应用预成型的经口RAE气管导管，此型导管低而稳固，更适合Dingman-Dott开口器。由于时常发生手术操作引起的意外拔管，应密切注意以确保气管内导管的安全。唇腭裂修复术也常在增加意外拔管风险的体位（如Rose体位，患者的头部被拉至手术台边缘并置于外科医师的膝上）下进行。

开口器压迫可引起严重的舌、腭、咽部组织水肿，阻碍术后即刻拔管。某些情况下，对于已知困难气道或预期存在拔管困难的患者，由外科医师置入鼻咽通气道可提供帮助。

进行镇痛时必须要权衡呼吸抑制的危险性。应考虑经静脉注射或直肠给予对乙酰氨基酚及区域麻醉（眶下神经阻滞）。

（二）下颌骨发育不良

下颌骨发育不良是一种常见的先天畸形。其表现各异，取决于疾病的原因及是否合并其他颅面骨骼、软组织畸形。可能原因为外源性宫内发育受限或内源性生长紊乱。多数情况下是并存综合征的一部分，而非综合征性而单独存在的缺陷很少见。先天性下颌骨发育不良的一般特点为下颌空间受限，结果导致舌后坠（舌向后方下垂），进而引起气道受累。下面讨论几种以下颌骨发育不良为主要特点的先天性疾病。

1.Pierre Robin序列　旧称Pierre Robin综合征，由3种先天性口面畸形组成：小颌畸形（下颌骨小）或缩颌（下颌骨后移）、舌后坠、腭裂（几乎存在于所有病例中）。现在称为序列比综合征更合适，因为后者用来描述单一病因（如染色体缺失）同时产生多种缺陷的器官形成异常。在Pierre Robin序列中，几种事件顺序发生，一种缺陷导致另一种缺陷的出现。普遍接受的理论认为，Pierre Robin序列的病因为机械性受限所致。下颌骨发育不良被认为是起始事件，或源于躯体宫内受压或源于内源性遗传性生长缺陷。遗传型

可能为常染色体隐性遗传及 X 联锁遗传。Pierre Robin 序列可为综合征性或非综合征性。与 Pierre Robin 序列有关的一些先天疾病包括：Stickler 综合征、腭心面综合征、半侧颜面短小和胎儿酒精综合征。

受累新生儿有不同程度的气道梗阻，通常伴有喂养困难和胃食管反流。干预的主要目的在于恢复开放气道，也应处理其他可单独引起喂养困难的疾病。治疗气道梗阻可采取单纯侧卧位或俯卧位、舌唇粘连、提下颌，甚至气管造口术。特别是在非综合征患者中，气道梗阻程度随下颌骨的生长而减轻，但大多数患者仍需早期手术干预处理舌后坠。

2.半面短小　是常见先天性面部畸形的一种，仅次于唇裂和腭裂，为面部非对称性疾病，累及单侧骨骼、肌肉及软组织结构。半面短小通常影响面部下 1/2，引起颧骨 - 上颌骨 - 下颌骨复合体显著发育不良，耳、颞下颌关节、眼眶和颈椎变异性损害。Goldenhar 综合征（眼耳脊椎综合征，oculoauriculovertebral syndrome，OAV）是综合征性半面短小最严重的形式，特点为眼部组织缺损、脊椎异常、面部不对称。除了明显的结构异常，骨化侵及神经可导致神经缺陷，如耳聋。为了更好地将疾病的临床表现进行分类，有些专家主张采用类似 OMENS［眼睛 / 眼眶异常（ocular anomaly orbital）、下颌骨发育不良（mandibular hypoplasia）、耳异常（ear anomaly）、神经受损（nerve involvement）、软组织缺陷（soft tissue deficiency）］的分级体系，因为这样能为制定更有针对性的治疗计划留有余地。半面短小的确切原因还没确定，普遍认为与第一鳃弓发育异常有关，可能与第二鳃弓发育异常也有关。

3.Treacher Collins 综合征　也称下颌骨颜面发育不良（骨化或骨形成缺陷），是一种罕见的颅面畸形。这种综合征为常染色体显性遗传，表现型各异。存在双侧对称性第一及第二咽弓、咽沟、咽囊结构发育不良，导致眶下缘、颧骨、颜面中部骨骼、下颌骨发育不良，耳畸形及腭裂（见于 30% 患者）。Treacher-Collins 综合征的面部特征为睑裂下斜、颧骨小或缺如、正常大小的鼻子在发育不良的面部背景下显得略大、耳郭畸形、副耳、外耳道异常、缩颌，偶可存在后鼻孔闭锁。如果能及时认识并处理耳聋，通常不累及智力。少部分 Treacher-Collins 综合征患者可并存先天性心脏病。

当务之急需反复考虑气道保护。出生后即需行气管造口术以重建开放气道，吞咽困难者可导致发育不良，经常需要早期行胃造口术以保证喂养。Treacher-Collins 综合征患儿在儿童期及青春期通常需多次行颅面及牙齿矫形术。

4.麻醉管理　下颌骨发育不良的患者围术期关注的焦点主要与气道管理有关，详细的术前评估可提示大部分患者都存在的并存疾病。

下颌骨发育不良（特别是 Treacher-Collins 综合征和半面短小）患者不仅存在插管困难，而且也几乎不可能行面罩通气，因此全身麻醉诱导后行气管内插管并不总是可行的。当能够安全行麻醉诱导时，在确保气道安全之前维持自主呼吸是极其重要的。舌后坠是梗阻的主要原因，用手法将舌向前拖出是有帮助的。喉罩通气道能有效辅助通气，可作为插管导管。如今，插管型喉罩通气道（如 Air-Q）有儿童型号，适合大多数新生儿和婴幼儿。不管是否应用刀型喉镜片，行直接喉镜检查通常会遇到困难，必须及早准备可视声带的替代方法如传统纤维内镜、可视喉镜、光学喉镜以便应用。有些下颌骨发育不良的手术需要经鼻气管插管。

谨慎使用有呼吸抑制作用的药物。尽可能考虑应用辅助镇痛药，如右美托咪定、氯胺酮、对乙酰氨基酚和局部镇痛。拔管时机的选择，即使不比初期气道管理更重要，但至少与后者同样重要，因为可能存在明显的术后水肿及原位牵引装置，这些会使急救时面罩通气和气管内插管异常困难或失败。有些患儿在出现较好拔管条件前应保持几天插管状态。

（三）面中部发育不良

面中部发育不良导致眼眶、颧骨、上颌发育不良，而下颌骨发育不良综合征患者存在下半面部发育不良。面中部生长缺陷产生特征性的眼距增宽（器官间距过远）且常突眼、鼻梁扁平及下颌前突明显等凹陷面容。除非存在明显突眼（易引起角膜结膜炎）、咬合不正、阻塞性睡眠呼吸暂停，单独轻型面中部发育不良不需要治疗。综合征型面中部发育不良常与多种其他先天畸形有关，如颅缝早闭、并指和先天性心脏病。公认的软骨发育不良（侏儒症）的特点为面中部发育不良。

1.Apert综合征　为罕见遗传病（常染色体显性遗传），特点为尖颅并指畸形。颅骨、面中部、手足骨骼及软组织受累，结果导致颅缝早闭、颜面中部发育不良、对称性肢体并指（趾）畸形伴皮肤及骨性融合。塔型颅（颅骨呈塔状）、器官间距过远、低位耳也是其主要特点。偶可出现后鼻孔闭锁、气管狭窄、颈椎融合、先天性心脏病、泌尿生殖系统异常。颅骨过早闭合引起的颅内压（intracranial pressure，ICP）增高是发育迟缓的重要原因。

Apert综合征的患者由于鼻咽、口咽容积小，大多数存在某种程度的气道梗阻，在后鼻孔闭锁和（或）气管狭窄的患者尤为明显。常发生阻塞性睡眠呼吸暂停，必须及早解决以避免发展为肺心病。眼部不适包括眼球突出和突眼征，易引起角膜损失、弱视、斜视和视神经萎缩。

2.Crouzon综合征　与Apert综合征有许多共同的临床特征，但内脏及四肢异常罕见，也被称作颅面成骨不全（面部及颅骨畸形）。它是常染色体显性遗传病，特点是颅缝早闭、面中部发育不良、下颌前突、眼眶过浅伴眼距增宽和突眼。由于冠状缝常常过早融合，通常可出现短头畸形（头小而宽）。精神发育迟缓不是Crouzon综合征固有的一部分，但可由于ICP增高及听力受损而出现。由于耳道异常（闭锁或狭窄），通常出现传导性耳聋。气道梗阻问题与Apert综合征患者相似。值得注意的是，约有5%Crouzon综合征者可出现黑棘皮病。

3.麻醉管理　通常，面中部发育不良的患者来手术室行面中部前移术、腺样体扁桃体切除术，如果存在颅缝早闭，需行颅顶重建术。为建立开放气道，一些患者可能需要尽早行气管造口术。对于评价气道梗阻程度及是否存在并存疾病，全面的术前评估很重要。

由于存在下颌骨发育不良，行面罩通气和气管内插管可能极其困难，特别是存在颈椎疾病的患者，其颈部伸展受限。必须做好可能存在困难气道的准备，这一点在任何预期气道存在挑战的情况下都应进行。

考虑到患者存在特征性突眼，必须特别注意保护眼睛以避免角膜和压迫性眼睛损伤。有头

痛、呕吐、嗜睡病史的应高度怀疑ICP增高，麻醉计划应适当调整。最后，Apert综合征患者由于合并严重的并指畸形，静脉通路的建立可能极其困难。

六、上呼吸道疾病

（一）急性会厌炎（声门上炎）

急性会厌炎，也称声门上炎，是会厌及声门上附近的感染，可危及生命。具体地说，是这些结构中复层鳞状上皮的蜂窝织炎，包括会厌舌面、杓状会厌皱襞和杓状肌，悬雍垂偶可受累。声门下结构如会厌喉面通常很少累及。

1.发病机制　急性会厌炎源于细菌直接侵袭声门上结构的上皮层，导致快速进展且严重的感染。致病微生物可以是细菌、病毒、真菌。多数情况下，致病菌主要存在于鼻咽后部。另外，细菌性感染在健康儿童中最常见。过去，B型流感嗜血杆菌（Haemophilus influenzae type b，Hib）曾经是主要致病菌，占75%以上的比例。20世纪80年代后期，大范围免疫接种Hib的习惯使会厌炎的发生率显著下降。现在，所有<5岁的儿童，推荐免疫接种Hib，首次剂量在2个月大时给予。然而，由于一些Hib疫苗的非细胞成分，完全接受Hib免疫的患儿仍可出现会厌炎。疫苗接种后，主要致病菌包括流感嗜血杆菌、A组链球菌、肺炎球菌和葡萄球菌。免疫抑制患者，也应考虑非典型致病菌，如念珠菌属、Ⅰ型单纯疱疹病毒、水痘带状疱疹病毒和副流感病毒。

2.症状和体征　以往2—6岁儿童高发会厌炎，尽管这种趋势主要反应的是免疫接种Hib以前的时期。婴儿、年长儿也可发生会厌炎，偶有成年人发病。急性会厌炎的经典临床表现为中毒性病容，焦虑不安的儿童有高热及所谓"4D"症状：吞咽困难（dysphagia）、发音困难（dysphonia）、呼吸困难（dyspnea）、流涎（drooling）。通常，父母叙述患儿有严重咽喉痛伴声音低沉、突发高热的病史。尽管极少数患儿出现喘鸣样咳嗽，但通常无上呼吸道感染的典型症状，如流鼻涕、咳嗽。喘鸣样咳嗽使临床现象更易混淆，与喉气管支气管炎（本质不同的感染性疾病）的鉴别诊断更加困难（表27-16）。患儿通常呈端坐体位，双臂支撑躯干前倾，颈过伸，下颌前推以尽力吸气。吸气性喘鸣为晚期特征，

表24-16 急性会厌炎和喉气管支气管炎的临床特点

参数	急性会厌炎	喉气管支气管炎
受累年龄	2—6岁	＜2岁
发病率	占喘鸣患儿的5%	占喘鸣患儿的80%
病原体	细菌	病毒
发病	24h内迅速进展	24～72h逐渐发病
症状和体征	"4D"症状（吞咽困难、发音困难、呼吸困难、流涎）、高热、端坐体位	吸气性喘鸣、犬吠样咳嗽、流涕、中度发热（很少＞39℃）
细胞计数	中性粒细胞增加	淋巴细胞增加
颈部侧位X线片	会厌肿胀（拇指征）	声门下狭窄（尖塔征）
治疗	吸氧，全身麻醉下行紧急气管内插管或气管造口术，液体治疗，抗生素、皮质类固醇药物（？）	吸氧，消旋肾上腺素气雾剂，湿化气道，液体治疗，皮质类固醇药物，严重气道梗阻时行气管内插管

警示医师即将出现完全性上呼吸道阻塞。实际上，急性会厌炎的疾病进程快速急剧恶化，初期症状出现6～12h即可致命。关于是否应用影像学进行诊断临床医师持有不同意见，颈部侧位片通常显示拇指征，代表阴影由肿胀的会厌阻塞气道引起。因为这是一种快速致死性疾病，诊断主要依据临床表现。

急性会厌炎最常见且最危险的并发症为气道梗阻，因此，需要迅速诊断及控制气道。会厌炎的其他并发症包括会厌脓肿、继发感染（肺炎、宫颈腺炎、脑膜炎和菌血症导致远处感染如化脓性关节炎）及坏死性会厌炎。

3.麻醉管理 急性会厌炎的麻醉管理主要为控制气道，需要由小儿麻醉医师、小儿重症监护医师和耳鼻喉科医师组成的团队集体完成。使患儿保持端坐呼吸位。任何可能诱发恐惧、焦虑的操作如建立静脉通路应推迟至气道保护措施明确建立之后。患儿需迅速转移至手术室，同时着手准备氧气、脉搏氧测量法及其他复苏用具，包括药物和插管设备。转移过程中，患儿应当由具有熟练气道管理技术的医师陪伴，必须立即可拿到气管插管用具及可能紧急行环甲膜切开术的气管造口针。因为气道口径肯定会减小，必须准备比根据患儿年龄预测的小1～2号的有管芯的气管内导管。

患儿坐位行吸入麻醉诱导。最重要的安全操作方法为诱导平稳，维持自主呼吸。麻醉诱导使喉部软组织塌陷，采用适当的持续正压通气（10～15cmH$_2$O）能帮助减轻由此引起的气道口

径进一步减小。患儿充分麻醉后，可建立静脉通路，然后用直接喉镜经口行气管内插管。必须证实压力为25cmH$_2$O或以下时气管内导管周围漏气以防止再次损伤气管。

术后强制进ICU观察室。拔管时机应根据临床症状和体征（发热、中性粒细胞增多症减轻、气管内导管周围漏气增多）缓解程度，这需要通过直视或可弯曲的光导纤维喉镜反复检查声门上结构证实。多数情况下，可在开始适当治疗（抗生素，用或不用糖皮质激素）24～48h拔管。

（二）喉喘鸣（喉气管炎及喉气管支气管炎）

喉喘鸣为声门下结构常见感染性疾病，包括但不仅仅限于喉和气管。因为损伤程度存在差异，喉喘鸣一词已用来概括描述各种上呼吸道疾病，包括喉炎、喉气管炎、喉气管支气管炎、细菌性气管炎和痉挛性喉喘鸣。由于两者临床上通常难以区分，此处探讨的喉喘鸣是指喉气管炎和喉气管支气管炎（除了喉、气管，支气管也受累）。

喉喘鸣主要为病毒感染声门下结构，而急性会厌炎主要为细菌感染声门上结构。吸入的病原体初时感染鼻、咽黏膜上皮细胞，然后最终蔓延至喉及气管。声门下结构的黏膜和黏膜下层细胞浸润引起水肿及炎症反应，最显著处为环状软骨环，因为这个部位是小儿气管最狭窄处。由于相对质地较硬且无弹性的软骨环结构导管包绕炎症部位，存在内部狭窄伴早期气流阻塞。纤维蛋白渗出、伪膜形成进一步加重气道狭窄。

副流感病毒家族（多数为1型）占大多数，

其他重要的病毒包括呼吸道合胞病毒、流感病毒 A 型和 B 型，而人肺炎病毒、冠状病毒、鼻病毒少见，麻疹暴发时甚至可见麻疹病毒。少数病例归因于细菌，支原体肺炎为主要原因。金黄色葡萄球菌、产脓链球菌、肺炎链球菌通常可引起继发细菌感染，导致出现更严重的喉气管支气管炎，甚至喉气管支气管肺炎。

1. 症状和体征　与急性会厌炎快速进展相比较，喉喘鸣始于上呼吸道感染的症状，逐渐发病，数天或 1 周以后进展为上呼吸道阻塞症状。小儿喉喘鸣发生在 6 个月至 3 岁，发病高峰在 2 岁。患儿通常有几日流鼻涕、咳嗽、咽痛、低热病史，然后进展为明显的犬吠样或海豹样咳嗽，伴声音嘶哑和吸气性喘鸣。症状仰卧位加重，因此，患儿喉喘鸣发作时最好保持坐位或直立抱起。

诊断依据临床，不必行放射学及实验室确诊试验。正位 X 线胸片可见典型尖塔征，提示声门下区域存在很长一段狭窄。然而，放射学阳性发现不能确定诊断，通常与临床严重程度也无很好的相关性。吸气性喘鸣是决定疾病严重程度的关键因素。尽管在诊断喉喘鸣时，不必确定致病原，但这些试验对于制定适当的患者隔离方法和可能开始抗病毒治疗（特别是怀疑流行性感冒时）方面很有帮助。

2. 治疗　以疾病严重程度为指导，根据一系列临床参数，包括喘鸣、吸气、收缩、发绀和意识水平。在 20 世纪，大多以雾化治疗（湿化空气治疗）为处理喉喘鸣的基础，但如今很大程度上已废弃而采用甾类化合物治疗。现在所有专家推荐常规给予糖皮质激素治疗喉喘鸣，多被引用的方案为：①单次剂量地塞米松（0.6mg/kg 口服或肌内注射）；②布地奈德喷雾（2mg 溶于 4ml 注射用水）。对于单次还是多次给予地塞米松更具优点、地塞米松确切需要量是 0.15mg/kg 还是 0.6mg/kg，仍存有争议。不论如何，糖皮质激素治疗已经成为门诊喉喘鸣患者唯一最重要的治疗方法，并显著降低了住院率。严重喉喘鸣患者应该采用肾上腺素（2.25% 消旋肾上腺素 0.5ml 加 4.5ml 生理盐水或者 L- 肾上腺素在 5ml 生理盐水中稀释至 1 ∶ 1000）雾化吸入治疗。即使治疗计划可能已完成，患儿在最后一次雾化吸入肾上腺素之后，也应观察 2 ～ 4h，以防止阻塞症状

再次出现。雾化吸入肾上腺素通常需要重复多次，使气管内插管的可能性降至最低。

除非广泛远端播散至下气道，喉喘鸣常为自限性感染，大约持续 72h。然而，罕见病例（＜ 1%）可发生威胁生命的气道梗阻，需要气管内插管。与急性会厌炎相同的是，考虑到预期的声门下狭窄，喉喘鸣患儿插管时选用的气管内导管应比根据其年龄估计的小。拔管时间要根据喉喘鸣症状缓解程度及相关并发症（如下呼吸道细菌双重感染）的治疗情况而定。值得注意的是，反复出现喉喘鸣的小儿应评估是否伴有隐藏疾病，如声门下狭窄、喉裂、喉软骨软化病。

3. 麻醉管理　如同存在任何呼吸道疾病的患儿一样，喉喘鸣患者气管内插管应在可控制的环境下（如手术室，备好所有必需药品及抢救装置）进行，麻醉诱导方法与所述急性会厌炎患儿类似。

（三）插管后喉水肿

插管后喉水肿，也称为插管后喉喘鸣（不要与感染性喉喘鸣相混淆），它不管年龄大小，是所有气管内插管患儿都可能出现的并发症。其最常见于儿科患者问题的讨论中，因为婴儿和小儿气管绝对直径更小，进展为临床症状明显的插管后喉水肿发生率最高。尽管存在许多诱发因素（表 27-17），但插管后喉水肿为医源性疾病，直接源于气管内插管。

1. 发病机制　大部分插管后喉水肿的病例由于应用了大小不合适的气管内导管。如同所有其他活体组织一样，气管黏膜需要灌注。25cmH_2O

表 27-17　插管后喉水肿相关因素

年龄＜ 4 岁
气管插管与喉部接触紧密，压力等于或＜ 25cmH_2O 听不到漏气
插管损伤或反复插管
长期插管
气管内导管套囊过度充气
气管插管时麻醉深度不足
插管时头部复位
感染史或插管后喉喘鸣
颈部或呼吸道手术
上呼吸道感染
21- 三体

以上的压力可以减少气管黏膜灌注，当压力超过30cmH₂O出现气管黏膜缺血，也可以出现严重后果，如气管深部溃疡形成、气管破裂。1—4岁小儿插管后喉水肿的发生率最高。严实的气管内导管产生的压力引起气管黏膜缺血性损伤，导致声门下呼吸道水肿和狭窄，水肿偶可发生在声门水平。尽管与感染性喉喘鸣本质不同，但插管后喉喘鸣具有与之相似的病生理改变及呼吸道口径减小这一相同后果。

2. 症状和体征　插管后喉水肿通常发生在拔管后30～60min，特点为出现犬吠样或哮吼样咳嗽、声音嘶哑、喘鸣。随严重程度增加，可观察到出现鼻翼扇动、呼吸性回陷、低氧血症、发绀、意识水平降低。治疗的目的是减轻呼吸道水肿。使患儿保持安静也很重要，因为哭闹会使症状进一步恶化。轻度插管后喘鸣，用冷的湿化空气雾化治疗会有帮助。通常，需要反复雾化吸入肾上腺素收缩黏膜血管，帮助消肿。同感染性喉喘鸣，雾化吸入消旋肾上腺素的推荐剂量为2.25%溶液0.5ml，稀释至3～5ml的生理盐水中。最后一次应用雾化吸入肾上腺素治疗后必须观察4h，以免阻塞症状再次出现。重症患者可尝试应用氦氧混合气体。已广泛使用地塞米松治疗及预防插管后喉水肿，但必须牢记地塞米松起效慢（4～6h才可达最大效应）。通常24h之内症状缓解，持续且反复发生呼吸窘迫的患者需入院进一步观察和治疗。

3. 麻醉管理　插管后喉水肿最重要的麻醉相关问题是预防。尽管习惯上推荐<8岁的儿童应用不带套囊的气管内导管，为防止大量漏气，可能需要反复喉镜操作来更换大号的不带套囊导管，这可能引起更多的喉部创伤。另一方面，应用带气囊的气管内导管可使套囊充气过度，这也可引起气管黏膜损伤。尽管还未发表关于气管内导管套囊压力监测的共识或指南，应当考虑采用压力计直接准确判断套囊压力，特别是儿科患者。不管是否应用带套囊的还是不带套囊的气管内导管，必须证明气道压力≤25cmH₂O时管周漏气，以防气管黏膜灌注受损。

（四）声门下狭窄

声门下狭窄为声门下呼吸道先天或者获得性狭窄，是喉部狭窄最常见类型，其他为声门上及声门狭窄。具体来说，声门下狭窄指环状软骨环水平处的狭窄，将其定义为足月儿管腔直径<4mm，早产儿<3mm。多数情况是由创伤引起的获得性声门下狭窄。

1. 发病机制　先天性声门下狭窄存在于一系列疾病，由胚胎形成时喉腔再通异常导致。再通缺陷也能引起喉闭锁、喉狭窄及喉蹼。先天性声门下狭窄分为膜型和软骨型。前者由声门下区域纤维软组织增厚组成，通常为环形缺陷。软骨型是环状软骨增厚或畸形的结果。最简单的形式是仅改变环的形状（如前层或后层不均匀增大或椭圆形）而几乎没有生理性狭窄。

获得性声门下狭窄通常由插管相关性创伤引起，包括不适当应用大号气管内导管产生的压迫性坏死及插管时直接损伤喉部结构。其他可能引起声门下狭窄的因素包括早产儿、插管时间、气管内导管移动和增加局部炎症反应的并存疾病（胃食管反流病、全身性感染和低氧血症）。

2. 症状和体征　根据狭窄严重程度不同，临床表现不一，表现为喘鸣至气道完全阻塞。轻度先天性声门下狭窄开始临床表现不明显，仅当患儿出现反复喉喘鸣后才能诊断。多次尝试成功拔管失败后的新生儿和婴儿要考虑到声门下狭窄。

根据内镜检查结果诊断声门下狭窄。狭窄程度与应用不同型号的气管内导管压力<20cmH₂O时检测出漏气的能力具有很好的相关性。根据严重程度，声门下狭窄分为4级：Ⅰ级提示管腔阻塞<50%；Ⅱ级阻塞50%～70%；Ⅲ级阻塞71%～91%；Ⅳ级看不见管腔。先天性声门狭窄的诊断为排除性诊断，仅在缺乏创伤和其他后天因素的情况下方能诊断。

3. 治疗　一般情况下，Ⅰ级、Ⅱ级声门下狭窄不需要手术治疗，仅应用药物治疗即可（抗炎药和血管收缩药，如糖皮质激素和肾上腺喷雾）。Ⅲ级和Ⅳ级声门下狭窄需要一种或多种形式的手术治疗。除了分级，临床症状最终指导手术干预的必要性。反复发作的胃食管反流病也必须得到处理。

少数重度声门下狭窄需要内镜下注射甾类药物、多次扩张、二氧化碳激光消融（局部应用或不用丝裂霉素C）。多数重度声门下狭窄需要开放性手术治疗，这些手术包括环状软骨前分离、用软骨移植行喉气管成型术（喉气管重建术）和气管切开术。

4.麻醉管理　因为大多数获得性声门下狭窄是由插管相关性创伤引起，每次插管时必须高度警惕并小心，特别是婴儿和幼儿插管。必须证明压力≤25cmH₂O时气管内导管周围漏气，以使压迫性缺血和气管黏膜坏死的危险降至最低。应用带套囊的气管内导管时，气囊充气压力应保持低于25cmH₂O（预计最大安全值），这用市场上能买到的压力计能容易且精确测出。

对于通过手术来改善声门下狭窄的患者，可考虑应用关于呼吸道手术的标准麻醉方法，特别要强调的是应用激光和电灼的环境中有气道燃烧的危险。同所有气道手术一样，麻醉医师与外科医师密切沟通很重要。

开放性气道重建术，术后管理与实际手术同样重要。当狭窄得到修复、软骨移植使管腔增粗，手术部位的气管内导管可作为支架（通常比根据年龄估算的粗）。患者体动极其危险，可使缝线断裂或出现意外拔管，导致完全性气道闭塞。为防止患者体动，需要充分镇静，多次追加肌肉松弛药。

（五）异物吸入

非喉、气管、支气管通路的外来某物体或物质吸入并嵌入喉至远端支气管及其以下任何位置形成异物吸入。

1.发病机制　常见的小儿吸入物体包括花生（西方国家占所有吸入异物的55%）、种子、爆米花、其他食物颗粒、玩具小配件和金属物质。通常，吸入物体的大小和形状决定滞留水平。尽管嵌入气道近端的物体可引起完全性呼吸道阻塞甚至因窒息而死亡，更小或更接近流线型的物体可移动至远端呼吸道，引起轻度或更细微的症状和体征。吸入的异物除了造成生理性呼吸道阻塞之外，还可引起继发性化学或炎症反应及阻塞后感染。50%以上的异物位于右侧主支气管，然后依次为右叶细支气管、左侧细支气管、气管或隆突、喉及双侧病变。

2.症状和体征　异物吸入的患者绝大多数以1—3岁小儿为主。此年龄阶段恰巧是典型的好奇心强的学步期儿童智力和身体发育阶段，他们通过经口途径探索环境，有运动能力发现物体，具有良好的动作技能将这些物体放入口中。年长儿及十几岁的少年合并神经系统疾病及药物滥用更易出现异物吸入。

支气管误吸的症状和体征包括咳嗽、喘息、呼吸困难、进入患侧的空气减少。喉或气管异物吸入表现为症状明显或即将发生的呼吸衰竭，伴有严重的呼吸困难、喘鸣、发绀及精神状态改变，与病死率增加有关。总之，所有异物吸入的儿童，不足60%存在典型三联征（咳嗽、喘息、呼吸音减低）。有记录的呛咳史高度提示异物吸入，但由于这是早期症状，通常在突发事件发生后仅持续数秒至数分钟，所以可能被忽略。呼吸道异物长期存留，临床表现更加隐匿，通常被误诊为上呼吸道感染、哮喘、肺炎和不明确的呼吸道畸形。当物体不透射线时，异物吸入的诊断可根据X线平片很容易确定。然而，大部分吸入的物体（如坚果、其他食物成分）可透过射线，X线照片上不明显，除非结合病史及临床表现并有证据提示误吸（如阻塞后肺不张、浸润或实变或有空气潴留）。

3.治疗　由于硬支气管镜允许呼吸道控制、视野最佳、可用各种各样的钳子取出异物，因此，它是异物吸入诊断及治疗可以选择的方法。如果最初受累的患侧仍被物体和或炎症阻塞，异物移位或破碎进入对侧支气管可能成为致死性并发症。当不能取出异物时，有时需要将其推入远端部位来尽可能多地恢复通气。很少情况下需要行胸廓切开术取出异物。

4.麻醉管理　对异物吸入患者的安全性来说，最重要的是麻醉医师与外科医师之间灵活处理和密切沟通。没有麻醉方法的金标准，是否保留自主呼吸或一开始即行控制通气的争论仍然存在。最好记住每个患儿需要根据症状的严重程度、吸入异物的部位采用个性化的麻醉方法。因此，制定麻醉计划时必须全面采集病史、进行详尽的体格检查及回顾X线平片。例如，吸入异物的部位和相关发现如空气潴留可提醒麻醉医师避免突然改变体位（右主支气管异物可向近端移位引起完全性呼吸道阻塞），避免应用一氧化二氮（空气潴留及肺气肿区域可快速膨胀）。紧急或急症行支气管镜检比维持NPO状态更重要。

通常首选吸入麻醉诱导保留自主呼吸，因为正压通气可能将异物用力推入更加危险的位置。呼吸道相对稳定的患者可接受静脉诱导。麻醉诱导后应尽早采用丙泊酚、瑞芬太尼，如果可能的话应用右美托咪定，或这些药物联合应用行全凭静脉麻醉以提供不间断麻醉。利多卡因（2%～4%）行喉、气管局部麻醉，最大量可达3mg/kg，这对预防喉痉挛和内镜操作反应非常有用。支气管镜检查时如果发生明显的迷走神经刺激，应备好抗胆碱能类药物如阿托品（10～20μg/kg静脉注射）、格隆溴铵（3～5μg/kg静脉注射）。当支气管镜通过声门时，应立即在侧孔连接麻醉回路以提供充足的氧气并辅助自主呼吸或在需要时温柔地行手法通气。需要密切关注患者呼吸运动全过程，这些情况下应用心前区听诊器评估呼吸动度及质量是非常重要的。

在明确异物的性质和部位之前，维持自主呼吸是有利的。有时在取出吸入的物体时，需要用肌肉松弛药以防止体动。当异物与支气管镜及钳子作为一个整体一起移动通过声门时，这样做尤为正确。任何源于浅麻醉或没有应用肌肉松弛药引起的突发体动可导致异物过早从钳子处脱落。考虑到可以确切控制呼吸道及利于气管、食管吸引，支气管镜检结束后常常给患儿插管。一旦满足适当标准，通常立即拔管。尽管少见，但可并发气胸，如果病情迅速恶化，应考虑发生气胸。

预防性应用地塞米松（0.4～1.0mg/kg，最大量20mg）以减轻声门下水肿。治疗术后喉鸣需用肾上腺素雾化吸入。有时临床症状提示支气管镜检后需行胸部X线片检查。

（六）喉乳头瘤病

喉乳头瘤病是小儿声音嘶哑、气道梗阻最常见的原因之一，也称作复发性呼吸道乳头瘤病（疣）。是由人乳头瘤病毒（human papilloma virus，HPV）6型、11型引起的喉、气管良性肿瘤。

1.发病机制　有学者认为，喉乳头瘤病发生在经阴道分娩时，口呼吸系统接触HPV的结果。成人HPV暴露很少发展为喉、气管疣，喉乳头瘤病通常也不认为是性传播疾病，因此，其病因尚不完全清楚。HPV感染靶位（皮肤、肛门生殖器、口、呼吸道黏膜）上皮细胞层，形成良性增殖，边界清楚。喉乳头瘤病最常见的受累部位为喉，但也可出现远端播散至气管及肺。

2.症状和体征　6个月至10岁小儿就诊时可有上呼吸道疾病的症状。发音困难或声音质量的改变（或婴儿哭声的改变）通常是首个也是最突出的症状，如果不治疗，病变持续生长可导致喘鸣、呼吸困难及气道梗阻。尽管小儿和成年人病变组织学、病理学相似，但两组人群临床病程十分不同。主要区别为小儿疣状病变的高度复发性、通常在儿童期需要多次手术切除；成年人仅需几次手术即可完全切除。尽管小儿喉乳头瘤病为侵袭性"良性"疾病，青春期有静止趋势。恶变少见，但年长儿可出现（远端播种可转变成呼吸道鳞细胞癌）。

3.治疗　手术切除是目前喉乳头瘤病的治疗标准。尽管手术时不是切除所有可见疣，但必须切除任何引起症状或临床上显著的病变。已尝试应用辅助抗病毒药物治疗（如西多福韦），但研究仍在进行中。用支撑显微喉镜行二氧化碳激光消融为常用的手术方法。手术必须由经验丰富的医师进行，以减少结痂、纤维化及潜在喉蹼形成。喉微吸割钻（鼻内镜的改良装置）广泛用于治疗多种呼吸道病变，包括青年型喉乳头瘤病。有学者主张将其用于二氧化碳激光消融术，因为它用起来更精确，且有报道显示具有术后声音质量好、恢复快、两次手术之间无症状期延长的优点。

极少患者出现大的阻塞性病变，必须行气管切开术恢复气道通气。然而，由于可以诱发疾病的远端播散，尽可能避免行气管切开术。

4.麻醉管理　支撑显微喉镜呼吸道手术是小儿麻醉最具挑战性的病例中的一种，需要耳鼻喉科医师与麻醉医师密切配合。必须密切关注呼吸道，因为患者通常以90°远离麻醉工作站，被免提喉镜支撑（此装置使双筒显微镜手术干预成为可能）。手术时习惯插稍小号的气管内导管已成为标准方法，然而气管内插管也可引起诸多方面的问题。在激光手术中，气管导管作为燃料促进燃烧，因此必须采用改良装置，如改为金属、橡胶或外层为硅树脂的导管裹以可反光的金属箔，以降低呼吸道燃烧的危险。此外，气管内导管的存在影响视野及病变部位的切除。为解决这些问题，采用不插管而保留或不保留自主呼吸的通气技术越来越普及。

小儿行全身麻醉时通常采用吸入诱导，目的是建立静脉通路并尽早维持稳定的全凭静脉麻醉水平。为进一步降低对手术刺激的反应，可根据体重计算利多卡因用量行局部麻醉，最好通过喷雾装置给药使药物均匀分布。在明确病变的性质和部位之前应保持自主呼吸。有时需要用肌肉松弛药麻痹声带，以满足声带处病变的精细操作。即使应用不插管技术，多数小儿手术结束后也需要插管，清醒后再拔管。

（七）喉裂

喉裂为一组罕见的先天性疾病，在喉气管后壁和邻近食管分离过程中发生，结果导致喉、气管及食管之间存在不同程度的交通。尽管罕见，喉裂为小儿慢性呼吸系统疾病的重要隐匿性病因。喉裂发生率为活产新生儿的1/10 000～1/20 000，男性稍多（男女比率为5∶3）。

1.发病机制　胚胎时期，气管和食管有共同的管腔，直到气管食管隔膜将两者分离。隔膜发育缺陷或管腔不完全分裂可导致各种缺陷，包括喉裂、气管食管瘘和食管闭锁。喉裂根据受累水平分级为Ⅰ型（真声带皱襞上方杓状软骨间缺陷）至Ⅳ型（缺损延伸至胸部气管后壁，隆突可能受累）（图27-4）。

2.症状和体征　喉裂严重程度决定临床表现出现的时间及特点，喘鸣、窒息及反流为典型表现。有些小儿存在反复发作的哮吼或吸入性肺炎，持续数年仍未诊断喉裂，应高度怀疑。存在喉裂的小儿都应考虑喂养困难的病史和呼吸系统疾病。

显微喉镜检查仍为诊断喉裂的金标准。症状及喉裂缺损范围决定手术修复的类型和时间。较小喉裂通常采用微创外科（支撑纤维喉镜检查、机器人外科）修复。严重喉裂患者（如累及胸部气管）需行胸骨正中切开术或者侧咽切开术及右侧胸廓切开术使术野暴露最佳。

所有喉裂患者应当彻底检查气管支气管树及食管，以除外其他相关畸形。

3.麻醉管理　如要保持声带及周围结构的自主运动，内镜检查最好采用全身麻醉下保留自主呼吸的方法。不插管手术也能为所关注的区域提供良好视野，因为有些缺损不易察觉，很容易被原位的气管内导管掩盖。当然，麻醉技术最终取决于患者安全考虑，对喉乳头瘤病所涉及的麻醉问题，也适用于此处。喉裂修复术后，患儿通常转入儿科ICU，以便术后监测及管理。

（八）巨舌症

巨舌症为舌头真正增大，需与舌后坠相鉴别，后者舌头大小正常，在异常缩小的口腔内引起阻塞症状。巨舌症可为局部增大或整个舌头增大。

1.症状和体征　根据舌头增大程度，患儿吞咽、呼吸、说话能力受损程度不同。味觉功能也可受累引起厌食。此外，周围结构受影响可致面部、牙齿问题，如突颌、咬合畸形、错位咬合及颞下颌关节疼痛。

流涎、言语障碍、生长迟缓、喘鸣均为巨舌症的症状，其中呼吸道梗阻为最严重的后果，轻度患者仅需语言障碍矫正治疗。手术缩小的目的是恢复正常功能，如咀嚼、吞咽、牙齿咬合及恢

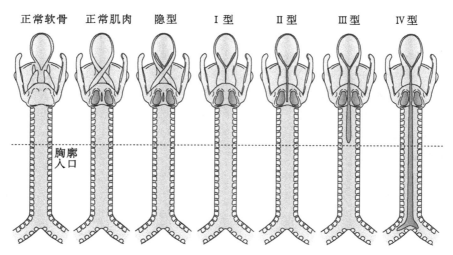

图27-4　喉裂：各种病变的分级

（已得到Holzman RS,Mancuso TJ,Polaner DM.的允许．A Practical Approach to Pediatric Anesthesia.1st ed. Philadelphia,PA：Lippincott Williams&Wilkins, 2008:264，Fig14.28.）

复气道通畅。

2.麻醉管理 巨舌症患儿手术时必须做好困难气道的准备。某些情况下，可在气管插管后进行麻醉诱导，因为舌头增大且相对固定在原位，如在病情进展中的Hurler综合征中所见一样。适当生长发育阶段的小儿，手术可在局部麻醉下完成，应尝试给予最小剂量的镇静药以避免呼吸道梗阻。维持自主呼吸很重要，直到明确建立气道。

（九）腺样体扁桃体肥大和睡眠呼吸障碍

腺样体扁桃体肥大是小儿打鼾最常见的原因，打鼾实际与阻塞性低通气和阻塞性呼吸暂停不一定相关。睡眠呼吸障碍反映了一系列夜间气流受限性问题，其范围包括无关紧要的生理性打鼾至完全阻塞性睡眠呼吸暂停。

1.发病机制 小儿咽部空间横断面最小处位于软腭喉区域，扁桃体和腺样体在此区域重叠。一组或两组淋巴样组织全部肥大可导致气道管径如预期般降低，结果出现阻力增加和（或）气流阻塞。然而，肥大程度并不一定可预测阻塞症状的严重程度或与其相关。有些小儿扁桃体和腺样体很大，但罕有或没有睡眠呼吸障碍的临床症状，然而也发现存在严重阻塞症状的患儿扁桃体和腺样体大小相对正常。这些情况清楚表明，气流阻塞也依赖于周围组织的张力和容量。因此，由于存在共存疾病，如肥胖、颅面畸形及神经肌肉功能紊乱，必须考虑并了解每个患儿的病生理特点。阻塞是否只因为腺样体扁桃体肥大，或源于周围组织额外萎陷，患儿必须增加呼吸做功以保持气流。管腔内负压增加可对抗小儿气道结构的顺应性，通过Bernoulli效应导致气道萎陷、气流中断。外周和中枢神经肌肉系统对呼吸功能的调节异常也可导致出现睡眠呼吸障碍和阻塞性症状。

2.症状和体征 腺样体扁桃体肥大的小儿及青少年有一系列症状，包括张口呼吸、打鼾和阻塞性睡眠障碍的症状。小儿常有非特异性行为异常，如多动症、不能学习，而患阻塞性睡眠呼吸暂停的成年人常报道出现日间嗜睡。父母可告知有长期流鼻涕、过敏性鼻炎、食欲下降的病史。患儿体检提示可闻及张口呼吸音、唇干、讲话时低沉鼻音及所谓的腺样体面容（面部伸长或呈长圆形、张口、迷路或冷漠表情）。

根据数字量表将扁桃体肥大分为0～4级。0级表示扁桃体大小正常，位于扁桃体陷窝内。4级表明肥大的扁桃体至少阻塞口咽侧面空间的75%。可弯曲内镜和侧位X线片有助于诊断腺样体肥大，尽管大多数情况下是手术时查看腺样体做出的临床诊断。腺样体位于鼻咽中线，紧邻咽鼓管开口处。因此，腺样体肥大通常与慢性中耳积液、中耳炎、鼻窦炎有关。

仅凭病史和体格检查不能很好鉴别单纯打鼾和阻塞性睡眠呼吸暂停。根据病史估计的打鼾症状和体格检查看到的腺样体扁桃体大小。对于评价患儿出现睡眠呼吸障碍具有相对较低的阳性和阴性预测值，多导睡眠监测仍为诊断阻塞性睡眠呼吸暂停的金标准。儿科患者通常监测的呼吸参数包括气流、呼吸动度和氧饱和度（通过脉搏氧测定法），也应监测呼气末二氧化碳浓度、脑电位（通过脑电图）、下颌肌电位（通过肌电图）和下肢动度。

阻塞性睡眠呼吸暂停通常定义为持续呼吸运动而气流中断至少2次或10s。低通气定义为虽有呼吸运动但气流至少降低50%2次，或氧饱和度降低超过0.30。整个睡眠过程中计算呼吸暂停和呼吸暂停-低通气指数（按事件发生数除以睡眠小时数）。理想做法为，对所有怀疑有睡眠呼吸暂停的小儿，都应做多导睡眠监测，但年龄较小为其限制性因素。

3.治疗 由于未经治疗的阻塞性睡眠呼吸暂停有神经认知、炎症及心血管后遗症，确诊及治疗睡眠呼吸障碍尤为重要。目前如果并存阻塞性睡眠呼吸暂停的诱发因素，有时即使腺样体扁桃体无明显肥大，也选择腺样体扁桃体切除术治疗。一般情况下，腺样体扁桃体切除可有效缓解阻塞症状，明显改善生活质量。尽管这是小儿外科最常见手术之一（仅次于鼓膜切开术），手术技术也有很多进展，但腺样体扁桃体切除术并不是没有危险，出血、喉痉挛、呕吐、疼痛和脱水为常见术后并发症。

4.麻醉管理 腺样体扁桃体肥大及阻塞性睡眠障碍不是术前应用抗焦虑药物的禁忌证，在所有情况下，药物干预后都应密切监测患儿。除非已有静脉通路，全身麻醉诱导通常采用吸入七氟烷和氧气，可用或不用一氧化二氮。估计可能出现快速气道梗阻，应及时备好各种型号的口腔通气道。通常需要适当正压通气以对抗上呼吸道肌张力下降的作用。带套囊的气管内导管比不带套囊的导管更好，因其可使出现血液误吸的概率降至最低，应确定压力≤25cmH$_2$O时出现漏气并监测气囊压力。阿片类药物的选择不如选择合适药物剂量重要，有症状或睡眠测试记录有阻塞性睡眠呼吸暂停的小儿，给予小剂量阿片类药物可使苏醒延迟和术后上呼吸道阻塞的危险降至最低。应用非甾体抗炎药仍存有争议，每个医疗中心各不相同。在美国的医疗中心，对乙酰氨基酚静脉注射制剂较易获取，给予此药没有出血危险，无呼吸抑制作用，可成为重要的镇痛辅助药。已经证明，大剂量地塞米松静脉注射（可达1mg/kg，最大量为25mg）可减轻术后水肿及恶心呕吐。多数腺样体扁桃体切除术不会引起大量出血，但失血量很难估计，通常要比估计量大。必须适当补液。大量出血较为罕见，这在手术过程中颈动脉血管撕裂时可能会出现。

（十）上呼吸道感染

麻醉管理：轻度活动性或近期上呼吸道感染（upper respiratory infections，URIs）的小儿择期手术推迟1～2周，症状严重（如刺激性咳嗽）的患儿推迟4～6周，这一习惯做法或许太保守，通常不太可能实现。URI高发季节，要想找到一个完全"健康"的时间段（4～6周）很困难，因为大多数小儿不是处于感冒活动期，就是处于上一次感冒的恢复期。

必须考虑手术的紧急性及手术类型。即使重度URI，急症手术也必须进行。手术类型也是一个重要的考虑因素，因为某些手术（如鼓膜切开术、腺样体扁桃体切除术）可帮助缓解慢性URI样症状。其实，来做这类手术的很多儿童存在慢性症状，与URI很难鉴别。通常，与父母详细面谈对于比较患儿目前健康状况与基本情况很有帮助。一般情况下，如果患儿出现高热、哮吼样咳嗽、全身乏力、下呼吸道感染的症状，应推迟择期手术。

研究显示，与气管内插管全身麻醉相比，采用面罩或喉罩通气道更可取，因为后者术中、术后出现呼吸系统并发症的发生率低。适当情况下也可考虑应用区域麻醉，如果需要插管，只有在深麻醉下可以置入气管。由于URI活动期或近期URI插管后喉水肿发生率较高，应考虑用比预期小的气管内导管，预防性应用地塞米松可减少插管后喘鸣。

七、泌尿生殖系统疾病

（一）膀胱输尿管反流

膀胱输尿管反流（vesico ureteric reflux，VUR）是尿液从膀胱异常反流至上尿道（包括输尿管、肾），可为单侧或双侧，是小儿最常见的泌尿系统疾病。胎儿期输尿管积水及肾积水提示存在VUR。

1.症状和体征　大多数小儿存在发热性尿道感染（urinary tract infection，UTI）。根据某些化验检查提示存在胎儿期泌尿系疾病或有明显家族史，可发现一些患儿患有VUR。反复UTI，男孩首次出现UTI，<5岁小儿伴发热性UTI及患明显肾疾病的小儿需评估VUR。

VUR诊断通常根据排尿期膀胱尿道造影的结果，这对大多数小儿来说相对容易进行。这项操作包括尿道置管注射对比剂，有些小儿置管时需要镇静甚至全身麻醉。根据对比反流结果可诊断VUR，按严重程度可分为5级（表27-18）。Ⅰ级、Ⅱ级为轻度，Ⅲ级为中度，Ⅳ级、Ⅴ级为重度。原发性、继发性VUR治疗方法不同，也受反流严重程度不同的影响。大部分轻度VUR的小儿（80%）5岁时会自然缓解，中度VUR也可出现自然缓解，但缓解率不同：就诊年龄早、单侧疾病预后好，而就诊年龄晚、双侧疾病自然缓解率低。多数重度VUR（Ⅴ级）患者不经外科干预罕有缓解。

表27-18　膀胱输尿管反流分级

分级	描述
1	尿液只反流至输尿管
2	尿液反流至输尿管、肾盂、肾盏
3	尿液反流至输尿管、集合管系统 输尿管轻度扩张，肾盂、肾盏轻度变钝
4	尿液反流至输尿管、集合管系统 输尿管、肾盂中度扩张，肾盏中度变钝
5	尿液反流至输尿管、集合管系统 肾盂重度扩张，输尿管扭曲，肾盏重度变钝

（改编自Holzman RS. Urogenital system. In: Holzman RS,Mancuso TJ,Polaner DM. A Practical Approach to Pediatric Anesthesia. 1st ed.Philadelphia,PA: Lippincott Williams&Wilkins, 2008:449.）

2.治疗　旨在预防性应用抗生素以防止UTI，恢复输尿管膀胱连接部功能或缓解膀胱下游梗阻。反流未经治疗可引起反流性肾病，增加肾盂肾炎和肾纤维化的风险。VUR常见手术方法为输尿管再植术和输尿管膀胱吻合术。将受累输尿管复位并在膀胱壁重新打开通道，以合适的长度/直径比形成新的输尿管膀胱连接部。注射多糖凝胶（Deflux填充剂）操作创伤性小，可试用于VUR严重程度较轻的患者，直到其自然缓解确实需要进行手术干预。

3.麻醉管理　多数VUR患儿其他方面健康，行全身麻醉没有问题。重度VUR和（或）合并肾脏畸形的患者，应检查基础肾指数以评估肾功能。进展型VUR可伴随慢性肾疾病的症状，包括高血压。

VUR患儿经常来手术室行反复膀胱镜检，可出现异常焦虑。采取温和的方法、术前联合应用适当的抗焦虑药对大多数患儿会有所帮助。

一般情况下，膀胱镜检手术时间短，但必须保持相对较深的麻醉水平，使尿道刺激时发生喉痉挛的风险降至最小。必须予以特殊关注以确保气道装置的安全，因为膀胱镜检时患儿通常被移至手术台最远端。

再植术推荐行骶管或腰部硬膜外镇痛来治疗切口周围疼痛和术后膀胱痉挛。

（二）后尿道瓣膜

后尿道瓣膜为男孩膀胱出口梗阻的常见原因。后尿道畸形形成阻塞膜导致不同程度的尿路梗阻。尿液阻塞能引起膀胱、输尿管和肾损害。

1.症状和体征　通常除非轻度阻塞，产前评估巨输尿管症和肾积水时，可通过生前超声检查诊断后尿道瓣膜。也可存在肺功能不全。迟发症状包括排尿困难、尿流异常、遗尿症、UTI和腹部肿物（表现为膀胱明显膨胀）。膀胱肥大引起膀胱内压异常，更易出现VUR。偶尔，首次表现出来的问题是肾衰竭伴相关尿毒症症状。大约1/3后尿道瓣膜的患者进展为终末期肾病，需要终身肾替代治疗或肾移植。

通常，膀胱出口阻塞需要生后立即置入导尿管处理。出生后的最初几天即能切开阻塞瓣膜。如果尿道太细不能容纳必要的手术器械，需要行直接经皮膀胱或经皮尿道尿路改道手术。

2.麻醉管理　后尿道瓣膜患儿来行多种不同的外科手术治疗，从单纯瓣膜切开到肾移植。麻醉管理必须要适应每个不同个体，尤其是在存在进展性肾功能不全的情况下，特别要关注液体和电解质管理。

（三）隐睾

隐睾（睾丸隐藏或模糊不清）是先天性阴囊一侧或双侧睾丸缺如，由睾丸下降不完全引起。与正常下降侧相比，未下降侧睾丸恶变风险增加。此外，通常合并疝气，伴随出现肠嵌顿和肠绞窄的风险，不育和睾丸扭转的危险也增加。

1.症状和体征　不能触及睾丸或可触及异常位置（如腹股沟管处）的睾丸则可诊断为隐睾。体格检查必须在温暖的环境中进行，以防止寒冷诱发的睾丸回缩会干扰临床表现。不可触及的睾丸仅占全部隐睾的1/5，40%睾丸位于腹腔内，另外40%位于腹股沟高位，其余显示萎缩或先天缺如。大多数可触及的未下降睾丸在婴儿期会自然下降，但9个月以后很少继续下降。

2.治疗　所有隐睾患者都需要行睾丸固定术治疗，手术包括识别、松解、将位置异常的睾丸固定至阴囊。睾丸固定术可采取经腹股沟、腹股沟上或腹腔镜的方法进行。睾丸位于腹腔内位置较高、睾丸血管短的患者，可能需要二期手术，为初期血管后侧枝血管形成留出时间，然后松解并将睾丸固定至阴囊。

3.麻醉管理　除非患儿有合并症，罕有其他特殊麻醉学需要关注的问题。手术牵拉和处理精索、睾丸时可见强烈的迷走反应，所有腹腔镜手术气腹时也可出现迷走反射。术后恶心呕吐发生率高，因此，应常规给予预防性应用抗呕吐药物治疗。强烈推荐合适的患儿行骶管镇痛。

（四）尿道下裂

尿道下裂是尿道异位开口于阴茎腹侧面（下面）的先天性疾病。异常尿道口可出现在任何位置，从阴茎头至阴茎干，甚至下至阴囊和会阴处。尿道下裂累及阴茎头，也称为冠状沟型尿道下裂，最最常见，占50%。尿道下裂常出现阴茎下弯（阴茎异常腹侧弯曲）。

目前认为该缺陷是妊娠早期事件，但确切机制仍在研究中。可能与遗传和环境因素共同作用有关。远端和冠状沟型尿道下裂大多会引起美观问题，而更靠近端的病变可影响排尿和生育能力。尿道下裂的治疗方法为手术修复，大部分患者可一期完成。近端尿道口需要行多次成形术，通常需要包皮植皮术，并发的阴茎下弯畸形可同时矫正。多数外科医师在小儿4～18个月行尿道下裂修复术，使患儿在具有充分的生殖器意识之前手术，以使心理影响降至最低。

尿道下裂通常单独存在，大多数小儿没有特殊需要关注的麻醉学相关健康状况。最好采用全身麻醉辅助骶管镇痛的麻醉方法。

八、整形外科及肌骨骼系统疾病

（一）马蹄足（马蹄内翻足）

马蹄足是一种常见的先天性足畸形，由跟距骨-舟骨复合体排列不齐造成，结果并发①过度跖屈；②前足内侧倾斜；③足底朝向内侧，30%～50%双侧受累。

1.症状和体征 生后马蹄足明显，有些病例生前即可诊断。所有患者有不同程度的腓肠肌萎缩，也可伴随出现胫骨腓骨缩短。

非手术治疗位置性马蹄足包括绷带捆绑和石膏固定。尽管有些病例排列正常，但复发率很高。通常需要行Achilles跟腱切断术（切断或松解Achilles跟腱）。Ponseti法是治疗马蹄足最普遍的方法，包括最初每周牵引和打石膏（5～10次），然后行经皮Achilles跟腱切断术，长腿在足外展和背屈的情况下打石膏，最后，带支架治疗3～5年。僵直性马蹄足畸形通常需要创伤性更大的手术重新排列，如胫骨前肌腱转移。预后取决于缺陷的严重程度和是否存在潜在的结构和（或）染色体异常。

2.麻醉管理 对于单独存在的马蹄足和那些与遗传或先天性疾病有关的马蹄足，麻醉需要考虑的问题不同，最明显的问题是麻醉对神经肌肉完整性受损患者的潜在影响。必须考虑到肺内误吸、肌肉无力时间延长、苏醒延迟的危险。某些手术需要患者俯卧位进行，俯卧位需要特殊的预防措施，以防止俯卧位相关性损伤。患者必须保持足够的麻醉深度，有时需用神经肌肉阻滞药，以允许充分牵拉和打石膏。对创伤性手术，强烈推荐行持续硬膜外麻醉（有些情况下复合区域麻醉），因为术后常有明显疼痛。

（二）股骨头骨骺滑脱症

股骨头骨骺滑脱症（slipped capital femoral epiphysis，SCFE）文字上意思为股骨颈上方股骨端帽滑动（epi意为"上"，physis意为"生长板"），是由生长板骨折造成。这是一种青春期疾病，青春期骨生长迅速，生长板不稳定性容易增加。因为早熟和幼时肥胖，越来越多的病例在较早年龄出现。

1.症状和体征 SCFE通常在10—16岁发病，男孩比女孩多见，肥胖为危险因素。与SCFE风险增加和发病年龄提前有关的疾病包括唐氏综合征、内分泌疾病（甲状腺功能低下、性早熟、垂体瘤）和肾性骨营养不良。

患者可有腹股沟、大腿和膝关节疼痛，受累髋关节经常保持外旋体位。可能影响步态及承重能力。即使仅存在单侧症状，20%患者双侧受累。<10岁、>16岁或身材矮小的患者应当评估潜在病因。根据体格检查及X线平片发现进行诊断。治疗包括手术钉住生长板以防止进一步移位。

2.麻醉管理 多数情况下，SCFE行急症手术治疗以防止进一步移位和伴随的血管损伤危险。提示存在饱胃时，必须注意预防措施，特别是肥胖患者。除非存在并存疾病，罕有其他特殊麻醉学需要关注的问题。

（三）Blount病

Blount病是近端胫骨生长板关节生长异常性疾病，引起膝内翻畸形（弓形腿），导致腿长度不等和关节不稳定。鉴别Blount病与其他原因引起的膝内翻（如生理性膝内翻见于<2岁的小儿、佝偻病）很重要。

1.症状和体征 Blount病有两种形式：婴儿型和青少年型。婴儿型特点为3岁之前发病，通常为双侧（80%），青少年型可以为单侧或双侧。危险因素包括走路早、非洲血统和肥胖。除了显著弓状畸形，体格检查常提示有胫骨近端内侧非痛性突出。影像学为主要诊断方法。

2.治疗 婴儿型通常采用非手术治疗修复，即矫正架。如果这种情况不予治疗，可能需要手术重新排列。青少年型通常需要手术治疗。半骺骨干固定术，作为生长引导性手术而更好理解，包括将螺钉置入缺陷对侧生长板，以限制持续外凸生长及弯曲。胫骨截骨术是一种更具创伤性的手术，用来矫正严重畸形和生长突增期后发病的患者。此手术可出现严重并发症，包括骨折不愈合、神经血管损伤和间隔综合征。

3.麻醉管理 截骨术预期会有明显的术后疼痛，然而外科医师通常反对行局部和神经轴索镇痛，以避免掩盖神经损伤和间隔综合征症状。应当实施计划周密的术中和术后镇痛方案，通常与急性疼痛管理团队协商。如同SCFE人群，患Blount病的青少年通常肥胖，必须注意（可能存在相关的胃排空延迟和限制性呼吸功能障碍）要采取适当的麻醉性预防措施。

（四）发育性髋关节发育不良

发育性髋关节发育不良（developmental dysplasia of the hip，DDH）指由于关节松弛及髋臼发育不良（形状异常）引起髋关节生长异常，导致关节不稳定及脱位。也称为髋关节发育不良和先天性髋关节脱位，而后者称法不准确，因为DDH可发生在出生前至骨骼成熟的任何阶段。

1.症状和体征 其他方面健康的新生儿可有DDH，通常由于年龄小，韧带松弛和髋臼发育不成熟引起。因此，50%以上病例在出生后第1周内缓解，而近90%于2个月时缓解。Barlow（后向压力使髋关节内收）和Ortolani（大转子前向压力使髋关节外展）手法可用来诊断及监测DDH，两者分别用来检测脱位和复位，腿长不等和臀褶不对称也可提示可能存在DDH。5个月之前，主要的诊断方法为超声波检查，5个月时骨化充分，可允许行放射线检查。年长儿很少做关节造影。

未经治疗的髋关节不稳定可导致反复慢性脱位、邻近肌肉肌腱挛缩和早期髋关节骨性关节炎。与结缔组织病和神经肌肉功能失调（如Ehlers-Danlos综合征、脑瘫）有关的DDH治疗尤为困难。

2.治疗 其他方面健康的DDH婴儿用矫正架（Pavlik支架）和肢体石膏（人字形石膏）治疗，这两种方法都是外展装置，目的是使股骨头在髋关节窝内保持稳定。2岁以后发病的DDH通常需要行切开复位术，其余DDH甚至需要行骨盆和股骨截骨术以使关节结构重塑。不幸的是，慢性脱位和与神经肌肉功能紊乱有关的DDH一般不能手术修复。

3.麻醉管理 打人字石膏时，婴儿通常被抬高到木制框架上。必须予以特别关注，以保证通气装置安全，防止患儿从木架上意外跌落。此外，出现由人字石膏引起的呼吸功能损害时必须

与外科医师进行沟通以修正石膏。标准DDH相关手术的其他特殊麻醉问题较少。

（五）胸廓发育不良综合征

胸廓发育不良综合征是出生后胸廓不能为肺生长及呼吸功能提供支持。虽然病因多样，但均属于胸椎畸形。肋骨畸形（肋骨融合、肋骨缺如）可单独存在，或合并脊椎畸形（椎骨缩短、脊柱旋转畸形），导致单侧或双侧缺陷。不管发病原因如何，均可引起限制性肺疾病。胸廓发育不良综合征最常见的原因为先天性和神经肌肉型脊柱侧弯，其他重要原因包括与胸廓变短、变窄有关的综合征（如Jarcho-Levin综合征和Jurne综合征）及先天性肋骨缺如引起的连枷胸。

1.发病机制 胸腔结构（胸骨、肋骨和脊椎）发育直接影响肺生长，因为两者发育过程密切相关。幼儿期确实如此，因为肺生长最快阶段出现在出生后前3年。此后，肺泡发育大约持续至8岁，肺继续生长（尽管发育更慢）直到骨骼成熟。胸内空间的质量和数量对正常肺发育都很重要。研究显示，出生后前5年胸段脊椎生长最快（0—5岁每年生长1.4cm；5—10岁每年生长0.6cm，10—18岁每年生长1.2cm），因此，这一年龄阶段是整个肺和胸部脊椎发育最重要的阶段。限制性肺功能障碍源于肺发育不全、灌注缺陷、肋骨力学受损。有证据显示，与健康人群相比，胸廓发育不良综合征患者大多始终存在肺不张基线水平增高。与肺和胸壁顺应性增高相比，小儿胸廓发育不良综合征可见肺和胸壁顺应性降低（僵硬）。

2.症状和体征 与胸廓发育不良综合征有关的进行性限制性肺功能障碍导致慢性呼吸衰竭，早期表现为间歇性夜间高碳酸血症和低氧血症。用力呼气不足使肺不张增加、气道清除下降，可出现周期性下呼吸道感染，特别是在合并神经肌肉无力的情况下。肺和胸腔力学效能低，也使小儿代谢需求增加，容易出现营养不良。如果胸廓发育不良综合征不予治疗，可出现心血管后遗症，如肺动脉高压和肺心病。

肺灌注扫描阳性发现和脊椎结构畸形的测量（如Cobb三角）与肺功能紊乱相关性差。然而，幼儿不能参加自愿肺功能检测，如肺活量测定法及体积描记法。因此，为减轻慢性呼吸衰竭，根据临床发现必须尽早开始内科非手术治疗。治疗

包括非创伤性通气和体位引流时行胸部拍击，进展型低通气需要行气管造口术。

3.治疗　手术治疗的目的是纠正骨骼畸形。采取的确切治疗方法取决于就诊年龄、畸形的严重程度和基础病因。脊椎畸形的最后治疗方法为脊椎融合术，然而融合术阻碍脊椎正常生长。可设计行非融合术，以稳固脊柱畸形、保护幼儿脊椎生长，直到过一段时间以后可行融合术。

垂直扩张钛肋骨假体修复术（the vertical expandable prosthetic titanium rib，VEPTR）为非融合脊椎手术（图27-5），适用于同时累及胸廓的胸椎畸形。手术于骨骼发育不成熟（<5岁最理想）的患儿中进行，以帮助胸廓正常生长，希望将来肺生长发育和呼吸功能正常。手术开始先行开放性胸廓扩张造口术，术中分离肋骨，然后扩张胸廓，如果有必要，先天性肋骨融合也需分离。然后，将垂直扩张性钛棒置入至健康骨结构之上、受累区域之下（肋骨至肋骨远端、肋骨至脊椎、肋骨至骨盆）以保持胸腔扩张。小儿生长发育期定期复查延长钛棒长度，对肺力学及功能的即刻和长期影响还有待观察。

4.麻醉管理　限制性肺功能不全的患者行广

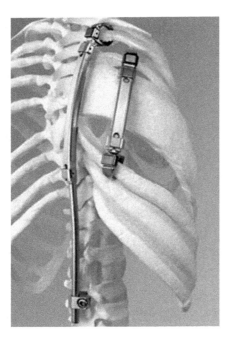

图27-5　钛肋骨假体装置

（已得到 Holzman RS, Mancuso TJ, Polaner DM 的允许. A Practical Approach to Pediatric Anesthesia. 1st ed. Philadelphia, PA: Lippincott Williams & Wilkins, 2008:488, Fig 23.16.）

泛脊椎融合术的相关麻醉问题也适用于此，第21章对此已进行了大量讨论。必须全面评估患者术前呼吸功能，有需要时也应采用超声心动图评估患儿心功能。对相关畸形的了解也很重要，需特别关注的是神经系统的基础状况。因为多数患者呼吸功能已经受累，如果存在急性上呼吸道疾病，手术应推迟。就像脊椎后融合，VEPTR手术患者也需要俯卧位进行，所以也必须采用防止这种体位相关性损伤的标准预防措施。通常不需要输血。

首次行VEPTR手术的患者，无论用或不用机械通气，都需要术后ICU护理。一般情况下，放置VEPTR脊椎操作极小，然而早期评估术后神经系统功能很重要。随后的VEPTR延长术通常很短，不需要进入术后ICU处理。

（六）幼年特发性关节炎

幼年特发性关节炎涉及幼年型关节炎所有类型，包括以前被认为的幼年型类风湿关节炎和其他不明原因的关节炎性皮疹。幼年特发性关节与幼年型类风湿关节炎不同，前者包含特发性疾病，而后者有明确的类风湿病因。幼年特发性关节炎是小儿最常见的自身免疫病，其定义为关节疼痛、僵硬、肿胀持续超过6周，首次发病年龄<16岁。

1.症状和体征　幼年特发性关节炎分为3种：全身型、多关节型、少关节型。后两种类型大多影响女孩。

少关节型幼年特发性关节炎约占50%，2岁为高发期。发病6个月后，4个或少于4个关节受累，通常累及膝关节，3/4患者抗核抗体试验阳性（antinuclear antibodies，ANAs）。一般临床进程较另外两组类型轻，关节损害少见。

多关节型幼年特发性关节炎是指发病6个月后4个以上关节受累，占30%～40%，3岁为高发期，通常累及双手小关节。这些患者不足一半ANAs阳性，而仅10%类风湿因子阳性，偶可出现皮下结节中度全身症状。

全身型（以前称为Still病），占10%～15%，临床表现为对称性多关节炎、间断发热、红斑疹、血液系统疾病（如白细胞增多、血小板减少、淋巴结肿大）和肝脾大。所有关节均可受累（包括手、髋及肩关节），常累及颈椎、颞下颌关节。其他全身并发症包括葡萄膜炎、胸膜炎、心包炎。可在16岁之后发病，此时称为成年人发作型Still病。全身与关节症状的进展并不总是同时出现，有些患儿皮疹可持续数年、高热而关节炎几乎无进展。最重要的并发症为严重生长发育迟缓、骨质疏松和巨噬细胞活化综合征，后者的特点为持续高热、消耗性凝血障碍，引起自发性淤血和出血，最终导致休克。

2. **麻醉管理** 幼年特发性关节炎患儿最重要的麻醉问题之一为可能存在困难气道。颞下颌关节炎通常限制张口，小颌畸形（关节生长发育迟缓）可使之加剧。此外，可同时有颈椎受累，限制颈部活动度，进而使气道管理复杂化。必须评估患儿是否存在影响围术期心肺功能的全身并发症（如胸膜炎和心包炎），以便进行适当的麻醉调整。最后，必须考虑治疗幼年特发性关节炎的药物（如改善病情的抗风湿药和糖皮质激素）对躯体产生的影响，如免疫抑制。

九、小儿恶性肿瘤

（一）Wilms瘤

Wilms瘤或肾母细胞瘤，是小儿最常见的肾肿瘤，也是小儿最常见的腹部恶性肿瘤。总之，其发病率在小儿肿瘤中占第4位。绝大多数患者单侧发病，仅有6%双侧肾受累。新生儿和成年人少见。

1. **发病机制** Wilms瘤可作为综合征的一部分出现，也可为散发病例，或为家族性。有学者认为是源于肾原始胚胎细胞（也称为后肾胚芽细胞或肾源性残余）持续存在。肾源性残余随后自行退化，仅在1%正常新生儿肾中可见。相比而言，35%单侧肾Wilms瘤和几乎100%双侧肾Wilms瘤都有肾源性残余持续存在。有学者认为，几种肿瘤抑制基因的功能缺失对该病有一定的作用，对家族性Wilms瘤更是如此。

2. **症状和体征** 此病高发年龄为1—3岁，95%以上的病例10岁之前诊断。最常见的阳性体征为疼痛性或无痛性腹部肿块。其他症状和体征包括发热、贫血、高血压和血尿。相关先天性综合征包括WAGR综合征（Wilms瘤、无虹膜或虹膜发育不全和黄斑发育不全、泌尿生殖系统畸形、精神发育迟缓或智力障碍），Beckwith-Wiedemann综合征和Denys-Drash综合征（进行性肾疾病、男性假两性畸形和Wilms瘤三联征）。

其他容易产生Wilms瘤的先天畸形是Perlman综合征（胎儿巨人症）、Sotos综合征（脑性巨人症）和单侧偏身肥大。

Wilms瘤的特点为被假囊包裹，用力触诊时可破裂，表现为腹部肿物快速增大。大体检查可显示囊性、出血和坏死区。肺为最常见的转移部位，尽管相关呼吸系统疾病少见。局部侵袭不常见，转移性疾病通常通过淋巴和血行通道播散。40%患者肿瘤侵及肾静脉，侵及下腔静脉和右心房少见。8%患者合并获得性von Willebrand病。预后取决于肿瘤分期（Ⅰ～Ⅴ期），组织学特征不好（间变），提示生存率低。应用目前的治疗方法，组织学特征好的肿瘤患者5年生存率可达90%以上，治愈率为80%～90%。组织学特征不好的肿瘤患者平均生存率为50%。诊断通常先行影像学研究，以评估原发肿瘤和转移性疾病。

根据国家Wilms瘤研究组的治疗策略，在辅助或新辅助化疗开始前应先行分期手术，使治疗良性疾病的风险降至最低。而且，需要改变分期手术前开始化疗的方法，通过采用不同的方法（手术切除、替代性化疗和放射治疗），了解哪种会成为最佳治疗方案。在可行的情况下（界限清楚或相对局限的单侧疾病），肿瘤分期手术时也应行根治性肾切除术。手术时最重要的是要特别注意避免肿瘤溢出。

3. **麻醉管理** 来行Wilms瘤分期手术和（或）切除术的患者，由于腹胀误吸风险增加，因此，应留意饱胃的预防措施。已知肺转移和腔静脉广泛受累的患者，必须确定心肺状况。后者手术切除时可出现突发大量出血。因此，假使夹闭下腔静脉，应至少保证一条膈上粗静脉。因为标准方案包含多柔比星，化疗患者应做特殊检查评估术前心功能。即使双侧疾病，严重肾功能不全也很少见。尽管如此，也应行标准实验室检查来评估肾功能、电解质平衡和细胞计数。

尽管因为疾病负担多数手术为开放切口，有些外科医师采用腹腔镜方法。持续硬膜外镇痛可提供良好的术后疼痛控制。

（二）肝母细胞瘤

肝母细胞瘤为常见小儿肝恶性肿瘤，尽管一般情况下小儿肝肿瘤并不常见。这是一种婴儿和幼儿疾病，青少年和成年人极少发病。

1.发病机制　肝母细胞瘤源于不成熟的肝前体细胞，表现为类似正常肝结构（胆管、成熟肝细胞）的成分。肝硬化不常见。肝母细胞瘤患者可观察到特定基因突变，如11号染色体异常和肿瘤抑制基因APC缺失（腺瘤性结肠息肉病），也与个别先天性疾病有关。肿瘤通常为单灶性，与左叶相比，右叶受累常见。

2.症状和体征　平均就诊年龄为1岁，小儿绝大多数肝母细胞瘤＜3岁。男性好发，男女比例为1.7∶1，白种人儿童受累概率为非裔美国儿童的5倍。出生体重低（＜2500g）的早产儿发展为肝母细胞瘤的危险明显增加。几种先天性和遗传性疾病可以观察到发生率更高，包括Beckwith-Wiedemann综合征、偏身肥大和家族性腺瘤性息肉病。

肝母细胞瘤最常表现为无症状性腹部肿物，疾病进展期可出现厌食。某些肝母细胞瘤分泌β人绒促性素，引起阴茎和睾丸增大。大约10%肝母细胞瘤患儿就诊时已有肿瘤转移性疾病，肺为最常见的转移部位。

肝母细胞瘤最重要的实验室检测指标为α胎蛋白，尽管其对这种疾病并无特异性。定期监测α胎蛋白对于评估疾病进展和治疗反应很重要。确诊有赖于组织活检。

预后取决于组织学特点（间变预后不好）和能否完全切除肿瘤。化疗已成为成功治疗计划的重要组成部分。顺铂和多柔比星是对抗肝母细胞瘤最有作用的药物。诊断后可行完全切除的病变辅助化疗，生存率接近100%。对于不能切除、对手术和药物治疗无反应的病变和疾病，肝移植已经成为重要的治疗方法。

3.麻醉管理　肝母细胞瘤患者体格可相对健康或可急性起病，因此，其特殊的麻醉技术可能有所不同。除了常规术前评估，也应进行特殊调查以评价肝合成和代谢功能。特别是必须确定凝血状况，术前储备适当的血液成分，因为肝切除术与显著出血有关。用蒽环类药物为基础的化疗策略，应评估患者术前心功能。

肝手术血流动力学干扰很大，强烈推荐行有创动脉血压监测。此外，应建立粗静脉通路，最好置于膈上静脉循环。中心静脉置管可用来监测中心静脉压力、给予血管活性药物和不断采集血样。考虑到术野大面积暴露、可能应用大量液体和血液成分进行复苏，低体温是需要重点考虑的问题。除非术前存在凝血功能异常，可考虑采用连续硬膜外镇痛。

（三）神经母细胞瘤

神经母细胞瘤指的是一组交感神经系统（sympathetic nervous system，SNS）恶性肿瘤。神经母细胞瘤是小儿最常见的颅外实体瘤，也是婴儿最常见的肿瘤。总体来说，它是小儿第三大常见肿瘤，位于白血病和颅内肿瘤之后。临床表现和临床病程极度不一。

1.发病机制　如同许多其他类型肿瘤一样，神经母细胞瘤发展的确切机制和诱发因素还不明了。神经母细胞瘤源于SNS原始神经节细胞。因为这些原始细胞保持分化潜能，神经母细胞瘤可表现为一系列肿瘤细胞类型，从未分化的小圆细胞（神经母细胞瘤）到成熟神经节（成神经节细胞瘤）。遗传和环境因素共同作用可能引起产前和围生期暴发突变，最终导致神经母细胞瘤形成。

2.症状和体征　神经母细胞瘤特点为肿瘤位置和临床表现很广泛。这些肿瘤可发生在存在SNS的任何位置。最常好发于肾上腺（占40%），然后为腹部、胸部、颈部和盆腔交感神经节。某些肿瘤可自行消退，临床表现相对较好，而广泛转移及对治疗产生耐药性的疾病表现为进行性恶化。常见转移部位包括骨髓、骨皮质、淋巴结、眼眶、硬脑膜和肝。与Wilms瘤和肝母细胞瘤相比，肺转移不常见。50%患者就诊时已有转移性疾病。

2/3的神经母细胞瘤有腹内原发肿瘤，最常表现为腹部肿块、疼痛和腹胀。常见骨皮质、骨髓转移引起的骨痛为另一常见症状。眼眶受累表现为眶周瘀斑（浣熊眼）和眼球突出，小婴儿不能用语言描述其他不适，这可能为首个可察觉的临床症状。源于脊旁神经节的肿瘤侵及神经根，引起脊髓压迫。眼球阵挛-肌阵挛-共济失调为副肿瘤综合征，见于2%神经母细胞瘤患者。这些患儿表现为不自主的眼球随意运动（眼球阵挛）、肌阵挛，即使肿瘤得到根治性治疗后，这些症状仍可持续存在。神经母细胞瘤的一个亚型称为4S期，可见于＜6个月的小婴儿，其由小的原发肿瘤和局限于肝和皮肤（皮下结节）的转移性疾病组成，这种类型的神经母细胞瘤预后较好。最后，神经母细胞瘤细胞能主动合成儿茶酚胺，可累积并分泌其代谢产物，测量尿液分泌的这些物质（高香草酸和香草扁桃酸）可监测疾病的活动度。

诊断性评估应先行各种形式的影像学检查，可显示钙化的肿物，有助于鉴别神经母细胞瘤和Wilms瘤的非钙化性病变。治疗开始前必须行组织学诊断，明显的原发肿瘤可行活检，如果存在骨髓转移可进行骨髓穿刺。

了解以组织学特征、发病年龄（越小越好）为基础的危险程度分级和病变范围，有助于制定个体化的治疗方案，包括手术切除、化疗和偶尔应用放射治疗。不管年龄和分级，神经母细胞瘤公认的预后因素为MYCN状态：原癌基因N-Myc扩增提示预后差。局灶性神经母细胞瘤（Ⅰ期）通常仅行手术切除即可治愈。

3.麻醉管理 麻醉需要关注的问题取决于临床表现和手术计划，范围从单纯骨髓活检到颅骨切开术行硬膜外病变活检。肿瘤的位置、大小、代谢活性对特殊的麻醉管理有指导意义，包括动脉置管、快速输液用的静脉置管和持续神经轴索镇痛用的硬膜外置管。接受蒽环类药物化疗的患者术前应评估心功能。除非操作肿瘤时引起儿茶酚胺释放，术中高血压不常见。

（四）尤因肉瘤

尤因肉瘤是小儿和青少年最常见的原发恶性骨肿瘤，其次为骨肉瘤。它是尤因肉瘤家族的一部分，后者具有共同的神经外胚层源性，包括外周原发神经外胚层瘤、骨外尤因肉瘤、非典型性尤因肉瘤和Askin瘤（胸壁恶性小圆细胞瘤）。这些都是分化程度不同的小圆细胞肿瘤，尤因肉瘤表现为肿瘤谱中分化最差的肿瘤。

1.发病机制 自从20世纪20年代James Ewing首次描述，尤因肉瘤的病因和组织病理学特点一直存有争议。尽管尤因肉瘤家族的肿瘤来源相同，导致尤因肉瘤病变的确切细胞分型尚不清楚。已经确定的是尤因肉瘤家族的所有肿瘤通常存在22号染色体EWS基因与11号染色体相互易位，或可用t（22；11）表示。

2.症状和体征 尤因肉瘤主要见于青少年。然而，约30%患者＜10岁，而另外10%发生在二十几岁。此病白种人好发，而黑种人（在美国和非洲都如此）和亚洲人少见。通常病变累及扁

骨和长骨，最常累及下肢长骨，然后为骨盆和上肢骨。也可累及软组织。最常见的临床症状为局限性疼痛，通常可触及肿块。很小的创伤即可引起疼痛，通常活动后加重、夜间加重。15%病例可见病理性骨折。与骨肉瘤相比，全身症状如发热、食欲缺乏不常见，如果出现全身症状可能存在转移性疾病。

就诊时20%～25%患者有临床上可以察觉的转移性疾病。然而人们认为多数病例从开始即有微小转移，最常见的转移部位为肺、骨和骨髓。

根据组织活检可明确诊断。考虑到容易累及骨髓，专家推荐骨髓穿刺和活检（至少单侧）为初期诊断检查的常规部分。放射线平片、正电子放射断层造CT影及MRI对于诊断疾病类型都有帮助。

3.治疗 新辅助化疗已明显提高总体生存率。即使非转移性疾病，手术切除后也应给予多柔比星、异环磷酰胺、依托泊苷和长春新碱、环磷酰胺交替使用，进行强化化疗。也可应用放射治疗，特别是对不能切除和肿瘤切除后边缘阳性的疾病。目前正在研究将造血干细胞移植作为累及骨和骨髓的转移性疾病的辅助治疗措施。

决定尤因肉瘤最重要的预后因素为是否存在转移，局限性病灶的患者5年生存率大约为70%，而临床可察觉到转移的患者约为30%。

4.麻醉管理 尤因肉瘤患者围术期最应当考虑的问题为是疼痛控制。患者通常术前就有明显的疾病相关性疼痛，术后又存在切口周围痛。强烈推荐局部和神经轴索镇痛。尤因肉瘤与其他特殊的先天性疾病无关，所以很少有患者存在明显的并存疾病。对接受蒽环类药物化疗的患者所述的同一原则也适用于此。

（五）中枢神经系统肿瘤

所有中枢神经系统（central nervous system，CNS）原发恶性肿瘤为小儿和青少年第二大常见肿瘤（位于白血病之后）。CNS恶性肿瘤在所有小儿肿瘤中发病率最高，尽管治疗方法已有进展，总体病死率接近50%，婴儿和幼儿发生率最高。

原发脑肿瘤有超过100种的组织学亚型，但仅有少数几种亚型占疾病的大多数：星形细胞瘤、髓母细胞瘤（原发神经外胚层肿瘤）、室管

膜细胞瘤和颅咽管瘤。肿瘤可发生在CNS任何部位，肿瘤位置主要由肿瘤分型和就诊年龄决定。<1岁通常为幕上肿瘤，这种肿瘤也是青少年最常见的肿瘤，1—10岁幕下肿瘤占优势。

1. 症状和体征　临床表现取决于肿瘤部位、肿瘤对ICP的影响和患者年龄。阻碍正常CSF流动的肿瘤可导致ICP增高和脑水肿，小儿可表现为行为或个性改变，可主诉头疼及恶心呕吐，颅缝未闭的小儿可见头围增加。典型的例子为幕下中线肿瘤，这些病变由于肿瘤部位也能引起视觉障碍，如眼球震颤、复视、视物模糊。幕上肿瘤一般引起广泛的感觉运动功能缺陷、语言障碍（失语症）和癫痫。由于前、后垂体功能失调，蝶鞍上和第三脑室区域的肿瘤通常导致神经内分泌异常。脑干肿瘤与颅神经麻痹有关，偶尔可出现上运动神经元缺陷（反射亢进）。最后，脊髓肿瘤可引起后背疼痛、运动和或感觉缺失，可能存在肠和膀胱功能障碍。

考虑到发病率和病死率极高，必须迅速做出诊断。神经影像学检查对诊断和制订手术计划都很重要，MRI仍为金标准，中线和蝶鞍上病变也需要额外的实验室检查评估神经内分泌功能紊乱。

（1）星形细胞瘤：星形细胞瘤大约占CNS肿瘤的40%，可出现在CNS的任何部位。总体来讲，星形细胞瘤一般组织学分级低，临床进展缓慢。最常见亚型为青少年毛细胞型星形细胞瘤，通常累及小脑。如果手术能够完全切除，总体生存率为80%～100%。侵袭性亚型如间变型星形细胞瘤和多形性成胶质细胞瘤小儿罕见，多见于成年人。

（2）髓母细胞瘤：髓母细胞瘤属于原始神经外胚层肿瘤家族，不要与外周原始神经外胚层肿瘤相混淆，前文已描述，后者是Ewing家族肿瘤的一部分。原始神经外胚层肿瘤占CNS肿瘤的25%，大部分为髓母细胞瘤。所有原始神经外胚层肿瘤组织学分级高，临床沿神经轴转移活性高。髓母细胞瘤为小脑肿瘤，男孩比女孩更易受累，发病高峰为5—7岁。大约30%患者就诊时可见弥漫性软脑膜病，常见与ICP增加和小脑功能失调（共济失调）有关的症状和体征。多模式的治疗方法为标准疗法。

（3）室管膜细胞瘤：室管膜细胞瘤源于脑室系统的室管膜内层，占小儿CNS的10%，大部分位于颅后窝。手术为主要治疗方法，如果不辅助放疗和化疗很少治愈。多模式治疗的总生存率约为40%，局部复发较常见。

（4）颅咽管瘤：颅咽管瘤是最常见的颅内非神经胶质源性肿瘤。它们是上皮来源的肿瘤，源于Rathke囊残体，几乎所有均位于蝶鞍上区域。可认为颅咽管瘤为良性肿瘤，尽管其恶变已有报道。然而这些良性肿瘤与显著的病态有关，因为其解剖学邻近重要结构，如下丘脑、垂体、视交叉、脑室系统和颈动脉。即使完成了治疗性手术切除，患儿通常仍遗留严重的神经内分泌和视觉并发症。颅咽管瘤的现代治疗方法包括手术、放射治疗、短距离放射治疗和化疗。肿瘤复发为其最重要和常见的并发症之一。

（5）脉络膜丛瘤：尽管一般情况下，脉络膜丛瘤小儿少见，但它是婴儿最常见的CNS肿瘤。临床症状与ICP增加（由脉络膜丛生长异常、CSF过量引起）有关。几乎100%脉络膜丛乳头瘤手术切除可以治愈，脉络膜丛癌预后差（生存率为40%）。

2. 麻醉管理　小儿CNS肿瘤麻醉关注点分为两类：一类与ICP增加有关；另一类与神经内分泌功能紊乱有关，特别那些是影响围术期水和电解质管理的。详尽的术前评估必须明确上述并发症的表现及严重程度、评估患者全身健康和神经状态。

前文已描述ICP增加的患者管理，读者可到前面讨论的脑积水处查阅。一般情况下，麻醉管理的目的是限制ICP进一步增高，保持脑灌注。因为常将头抬高到高于心脏水平（即使已不用传统"坐位颅骨切开术"的体位），所以必须认识到有静脉空气栓塞的危险，心前区多普勒显像是监测静脉空气栓塞的敏感方法。

在CNS肿瘤（特别是颅咽管瘤）引起的神经内分泌功能紊乱中，尿崩症为围术期最重要的并发症。尿崩症的诊断依据为：在产生大量稀释尿（特征性比重<1.005）的前提下，血浆钠浓度增加（>145mg/dl）。患者可能已存在尿崩症，术中必须继续术前治疗（输注血管加压素），以2/3的维持速率输注等张液体。必须补充失血量和蒸发引起的体液丢失量。通常血管加压素开始剂量为0.5mU/(kg·h)，然后每次增加0.5mU/

(kg·h)，直到尿液渗透压是血浆渗透压的2倍，或者采用滴定法，使尿量保持＜2ml/(kg·h)。也可应用去氨加压素（DDAVP），单次给药量为静脉注射0.5～4μg，持续8～12h，因为它的药效不是通过滴注给药就很容易的表现出来，因此不如血管加压素常用。尿崩症也可术后发病，通常在手术后46h。术中发作尿崩症并不常见，术中应用甘露醇可使尿崩症的处理更加复杂。整个围术期阶段必须严格监测尿量、尿和血浆渗透压、血浆钠浓度。

CNS肿瘤切除与大量失血有关，特别是如果存在重要血管结构如矢状窦受累。所有颅骨切开肿瘤切除的患者都应行动脉血压监测。如果必须输血，则应提前处理好血型及交叉配血的血样和必需的血液成分。

在某些医疗中心，CNS肿瘤切除的现代方法包括围术期应用MRI影像，以帮助指导切除范围。肿瘤切除后在手术室内立刻行MRI扫描的患者，仍处在全身麻醉的状态下。必须留心严格的MRI防护，防止对患者和手术室相关人员的损伤。必须密切关注以确保气管内导管的安全，各种静脉和动脉置管防止移位。

十、前纵隔肿物

引起小儿前纵隔肿物的原因很多，包括肿瘤性和非肿瘤性疾病。肿瘤性前纵隔肿物中，大多数为淋巴瘤（非Hodgkin病和Hodgkin病）。其他包括淋巴管瘤（囊状水瘤）、生殖细胞肿瘤（畸胎瘤）和神经源性肿瘤（神经母细胞瘤）。不管发病原因如何，由于压迫邻近结构，前纵隔肿物可引起严重的心脏呼吸后果。

（一）症状和体征

前纵隔肿物临床表现的严重程度取决于肿物的大小，更重要的是，与肿物是否侵犯邻近重要结构（如气管、心脏和大血管）有关。临床表现常与放射学结果不一致，有些儿童出现压迫性心脏呼吸系统症状，影像学却缺乏受压证据，而那些影像学研究上证明肿物压迫的却无症状。

压迫气管支气管树可导致不同程度的呼吸系统损害。患者可出现呼吸急促、喘息、反复发作性肺炎、阻塞性肺气肿和肺不张。直到随后的影像学研究偶然发现纵隔肿物之前，有些儿童仍被错误地认为患有哮喘。因为病理生理学机制不同，纵隔肿物引起的哮喘样症状对常规支气管扩张药治疗无反应。在所有呼吸系统症状中，端坐呼吸更能提示可能存在气道阻塞。

压迫心脏和或大血管可引起心血管系统的症状和体征。压迫心脏可引起限制性心包疾病，这是由于肿瘤直接压迫心肌或由反应性心包积液间接而引起。可出现心脏压塞的症状和体征，包括Beck三联征（颈静脉压增加、低血压、心音遥远）、心动过速、呼吸急促和呼吸困难。与呼吸系统疾病相同，仰卧位时心血管症状加重。上腔静脉受压减少了躯体上半部的静脉回流，导致上身水肿（此为上腔静脉综合征的特征）。上腔静脉综合征的其他特征包括面部及眶周水肿、呼吸短促、颈静脉充盈、头痛和视力障碍。

多种影像学研究对于评价前纵隔肿物很有帮助，包括X线平片、CT和MRI。超声心动图可记述肿物对心脏和邻近大血管的动力学作用，仰卧位和直立位获得的呼吸容量环能有效评估肿物对呼吸动力学的影响。不幸的是，大多数幼儿不能配合进行此项试验。

根据组织活检可以明确诊断，但幼儿行此操作时如果无镇静或全身麻醉并不容易完成。因为前纵隔肿物产生固定及动态的呼吸循环系统压迫症状，给予镇静及麻醉药物可降低肌张力及胸内负压，导致灾难性后果。有些患者肿物巨大，可预先用糖皮质激素或放射治疗使肿物缩小，然后在镇静或麻醉状态下进行活检。然而，这些活检前治疗可影响将来进行组织学评估的正确性，因此，对未来治疗计划的有效性会产生不利影响。

（二）麻醉管理

患前纵隔肿物的小儿围术期管理最重要的是，应关注到可能丧失对气道的控制。必须对患儿呼吸状况行详细的术前评估，特别是必须找到有关这些疾病的细节，如呼吸急促、喘鸣，以及可以改善或加重这些症状的操作。应当避免可以加重症状的体位改变（如直立位改为平卧位），即使这样干扰了手术操作的最佳体位。相反，必须保持可以使呼吸症状最小的体位。必须回顾术前放射学研究，以描述肿物可能压迫的部位和程度。术前影像学发现气管横断面降低50%者，意味着全麻诱导时可出现呼吸系统并发症。

当情况允许时（如年长儿、外周病变的活检，如颈部、锁骨上淋巴结），应当考虑在局部麻醉下（伴或不伴轻度镇静）行组织活检术，这可能是合理的。如果需要深度镇静或全身麻醉，必须保留自主呼吸，因为气道开放全部依赖于胸内负压。仔细滴定吸入的挥发性药物和静脉注射氯胺酮和（或）右美托咪定 [$1 \sim 3\mu g/(kg \cdot h)$，用或不用负荷剂量$1\mu g/kg$，10min内给予] 已成功应用于麻醉维持并保留自主呼吸的患儿。应避免应用一氧化二氮，以最大限度的提供充足的氧气，防止组织活检时可能出现的气胸气体快速扩张。滴注小剂量氯胺酮和（或）右美托咪定，这两种药物均没有呼吸抑制作用，都可产生舒适镇静的作用，使患儿也能耐受深部组织活检。然而，没有一项麻醉技术可确保气道开放。因此，气道萎陷时必须确保有能力行硬支气管镜检，包括获得器械和有经验的支气管镜检查医师的能力。单独插管不能使气道重新开放，因为肿物可能压迫气管导管远端的气管支气管树。

因为小儿清醒焦虑状态下几乎不能保持血流动力学稳定，全麻诱导时也可出现心血管系统迅速恶化。不注意体位的改变可使肿物直接压迫心血管结构，导致心室输出量和静脉回流受损。由于其拟交感作用，氯胺酮是很好的选择，可以帮助维持稳定的血流动力学参数，然而必须认识到它有直接心肌抑制作用。必须建立适当的下肢静脉通路，因为即使无上腔静脉综合征，上部的大血管仍可受压。

如果出现心脏呼吸功能失代偿，应将患儿转至侧卧位或俯卧位，以帮助缓解肿物产生的压迫症状。应立即准备另外一张床或担架，特别是年长儿，以帮助更容易快速变为俯卧位。

尽管患前纵隔肿物的小儿处在围术期发病率和病死率明显的危险中，但因为对预后因素的认识、采取了合适的麻醉方法，实际围术期并发症的发生率非常低。一般情况下，围术期并发症大多发生在术前存在压迫症状的患者中。最近的研究显示，最能预测麻醉并发症的临床和诊断性放射学发现包括端坐呼吸、上身水肿、大血管受压和主支气管受压，有胸腔积液和气管受压也为危险因素。

考虑到存在气管支气管软化倾向，麻醉后出现气道受累的可能性增加。在患者能被转移至亚急性监护环境之前，需要在麻醉后恢复室或ICU密切监测。

十一、唐氏综合征

唐氏综合征是最常见的染色体疾病，每700 ～ 800个活产儿中可出现1例。大龄母亲显著增加染色体畸变的风险。唐氏综合征，也称为21三体，其也可发生21号染色体的嵌合和易位。唐氏综合征患者有特征性的异常面容，与其他健康同龄人相比，许多健康问题（表27-19）的发病率增加。这些健康问题有的是先天性的，有的生后逐渐出现。尽管近些年来唐氏综合征患者总体预期寿命已明显提高，但唐氏综合征患者的预期寿命仍比健康个体的预期寿命短。

（一）症状和体征

通常在出生时或出生后不久，通过一些特征性的异常面容，人们即可认出唐氏综合征。这些异常包括上斜睑褶、内眦赘皮褶、鼻梁扁平、枕部平坦、短头畸形、手短宽有掌纹（断掌）和肌张力减低。染色体组型分析可以确诊，几乎所有器官系统的先天畸形都与唐氏综合征有关。

唐氏综合征是智力障碍的常见原因。几乎所有受累小儿都存在某种程度的精神发育迟缓。尽管也能发生重度精神发育迟缓，但大多数仅轻度或中度受累。唐氏综合征个体也有早发痴呆样症状和阿尔茨海默病的倾向，癫痫比普通人群发生频率高。眼病如先天性早发白内障、斜视、眼球震颤、屈光不正等很常见。

由于软组织缺陷（量过多且张力低）和骨骼畸形（面中部发育不良、腭弓高、小颌畸形），唐氏综合征患者发生阻塞性睡眠呼吸暂停的危险增加。而且，张力差、巨舌症进一步加重上呼吸道阻塞。多数唐氏综合征儿童可观察到舌突出，一般情况下，声门下气道直径变小，微小损害即可导致临床出现明显的声门下狭窄。

唐氏综合征患者大约50%患有先天性心脏病。心内膜垫缺损最常见（房室间隔缺损），占40% ～ 50%，然后为室间隔缺损、继发孔型房间隔缺损、持续动脉导管未闭、法洛四联症和其他异常（血管环），可以为单处缺损或多发缺损。

也常见胃肠功能异常，包括胃食管反流、肠闭锁、肛门直肠畸形和Hirschsprung病。在肌骨骼方面，唐氏综合征患者张力减低、关节过伸，也常见骨盆发育不良，寰枢椎不稳定可能成为对神经系统功能最严重的影响。寰椎（颈1即

表27-19　与唐氏综合征有关的临床发现

一般情况
　出生体重低
　体格短小
中枢神经系统
　精神发育迟缓
　癫痫
　斜视
　肌张力减低
气道和呼吸系统
　腭弓高且狭窄
　巨舌症
　小颌畸形
　声门下狭窄
　上呼吸道阻塞
　插管后喉鸣和呼吸道感染的易感性增加
　阻塞性睡眠呼吸暂停
心血管系统
　先天性心脏病
　肺动脉高压的易感性增加
　对阿托品敏感
　七氟烷诱导出现心动过缓
胃肠道系统
　十二指肠梗阻
　胃食管反流
　Hirschsprung 病
肌骨骼系统
　寰枢椎不稳定
　关节伸展过度/具有柔韧性
　骨盆发育不良
免疫和血液系统功能
　免疫缺陷
　白血病（急性淋巴细胞性白血病、急性髓细胞性白血病）
　新生儿红细胞增多症
内分泌系统
　甲状腺功能紊乱
　循环中儿茶酚胺水平低

（改编自 Maxwell LG, Goodwin SR, Mancuso TJ, et al. Systemic disorders//Davis PJ, Cladis FP, Motoyama EK, eds. Smith's Anesthesia for Infants and Children. 8th ed. Philadelphia, PA: Mosby, 2011:1173.）

C_1）和枢椎（颈2即C_2）关节半脱位可引起脊髓压迫，结果导致感觉运动功能缺陷及肠、膀胱失控。根据目前美国儿科学会的推荐，处理唐氏综合征患者时，在其3—5岁应行寰枢椎不稳定放射学筛查。小儿寰枢椎不稳定可以无症状，脊髓压迫的症状包括后背疼、斜颈、步态异常。肠和膀胱功能紊乱及轻瘫综合征需要立即手术，以固定寰枢椎关节。

常见甲状腺激素功能紊乱，甲状腺功能低下比甲状腺功能亢进更常见。内分泌异常在唐氏综合征患者肥胖症倾向中发挥重要作用，现也证明这些患者代谢率低。最后，唐氏综合征小儿血液系统异常（如新生儿红细胞增多症）发生率高，他们患白血病的概率增加10～20倍。

（二）麻醉管理

唐氏综合征患儿围术期需特别关注几种临床表现和相关先天畸形。必须进行全面的术前评估，重要集中在心脏、呼吸和神经系统状态。大多数患者无症状，寰枢椎不稳定表现不明显。父母可能被问及颈部疼痛、头倾斜和异常步态的症状，提示存在寰枢椎半脱位。大婴儿和学步期儿童可见头控制力差、颈部运动范围被动受限和上运动神经元功能紊乱的症状体征（僵直、反射亢进、阵挛）。应检查已有的颈部放射学报告，如果存在临床或放射学半脱位证据（寰齿后间距＞4～5mm），应推迟择期手术，咨询神经外科以求进一步处理。即使不存在明显的寰枢椎不稳定，应使颈部操作幅度最小，特别是行喉镜检查时。

巨舌症使这些小儿在麻醉诱导时容易出现快速气道阻塞和低氧血症，可能存在的小颌畸形、面中部发育不良可使这一情况更加复杂。要一直备好口腔通气道，以帮助气道重新开放。由于其声门下气道的直径绝对狭小，这些患儿出现插管后喘鸣的危险性也增加。因此，唐氏综合征患者应插入比根据年龄估算的更小的气管内导管。同所有小儿一样，必须证明压力等于或＜25cmH$_2$O时可出现漏气。

不管是否并存先天性心脏病，50%唐氏综合征患者吸入七氟烷诱导时可出现明显的心动过缓。目前推测这些儿童存在心肌超微结构缺陷，更易出现传导异常。应当立即备好抗胆碱能药物（阿托品、格隆溴铵），根据体重给予适当剂量。偶可发现对阿托品的敏感性增加，表现为瞳孔扩大和心动过速。

必须清楚认识到并存的先天性心脏病。原本

存在的血流模式指导麻醉管理，目的在于维持肺循环和体循环的平衡。一般情况下，与没有21三体的同龄人相比，唐氏综合征患者行心脏手术围术期病死率增加。

考虑到阻塞性睡眠呼吸暂停和肥胖症发生率高，在术后阶段，必须密切观察患者是否存在阻塞症状和通气不足。

十二、恶性高热

恶性高热（malignant hyperthermia，MH）是一种肌肉代谢亢进、潜在致命的遗传病，当接触挥发性麻醉药和氯琥珀胆碱时发生。它有多种遗传形式，包括常染色体显性遗传、常染色体隐性遗传及尚未分的类型。外显率及表现型多变，受累个体对诱发剂敏感性不同，临床表现的严重程度也不同。小儿MH总发病率估计为1/3000～1/15 000，应用挥发性麻醉药和氯琥珀胆碱时发病率增加。尽管已报道幼儿和老年MH病例，但多数情况下在30岁之前发病。

猪模型为深刻理解MH病生理提供了很多帮助。除了传统MH，猪对非麻醉应激源如发热及人为处理（猪应激综合征）也表现出MH样症状。所有对MH敏感的各种类型的猪，其兰尼碱受体基因（ryanodine receptor gene，RYR1）存在一特异性点突变，同样的点突变仅在少数MH易感人群中出现。已证明人类易感家族存在RYR1基因（位于19号染色体）的多个其他位点突变。此外，其他肌膜蛋白如二氢吡啶受体异常与MH有关。这解释了人类MH多样性的本质特点。

（一）发病机制

正常肌肉收缩取决于细胞内（肌浆）钙（Ca^{2+}）的增加。当细胞膜去极化时，Ca^{2+}通过二氢吡啶和兰尼碱受体（两者皆为电压门控离子通道）从肌浆网释放至肌质。钙与肌钙蛋白相互作用使肌动蛋白和肌球蛋白发生交联，肌肉收缩。RYR1基因MH相关突变降低Ca^{2+}释放的受体阈值。此外，受累RYR1受体具有抗负反馈机制（Ca^{2+}及mg^{2+}水平增加）的特性，此机制正常情况下可降低Ca^{2+}的传导性。接触诱发剂可使Ca^{2+}在膜更低水平的去极化状态下过度释放。

细胞内Ca^{2+}调控所有步骤都要消耗三磷腺苷（adenosine triphosphate，ATP）。Ca^{2+}从肌钙蛋白解偶联（肌肉松弛）需要ATP；细胞内Ca^{2+}移动，包括回到肌浆网、线粒体及排出至细胞外，都需要ATP。因此，最初过量释放的Ca^{2+}通过异常兰尼碱受体触发级联反应，同样消耗大量ATP，随后出现代谢亢进。

（二）症状和体征

人类MH是异质性疾病，因此临床表现大不相同。有些易感个体可应用多种诱发性麻醉药不会出现明显问题，而有些个体对微量吸入麻醉药会发生严重反应。发病时间也不同：有的接触诱发剂后立即发生反应，而有的直到术后才出现MH症状和体征。

MH早期临床症状和体征无特异性，仅表现出代谢亢进状态。此状态也可见于甲状腺危象、暴发性脓毒症和嗜铬细胞瘤（表27-20）。因此，诊断需要具备高度可疑指标并应考虑到每个患

表27-20　恶性高热（MH）的鉴别诊断

诊断	鉴别特征
甲状腺功能亢进症	通常存在特征性的症状和体检发现，血气异常逐渐增加
脓毒症	通常无高碳酸血症，可存在严重乳酸酸中毒
嗜铬细胞瘤	与MH相似，但血压明显波动
转移性类癌	同嗜铬细胞瘤
可卡因中毒	发热、强直、横纹肌溶解症，与恶性抗精神病药综合征相似
热休克	与MH相似，但患者在手术室外发病
咬肌痉挛	可发展为MH，伴或不伴全身抽搐
恶性抗精神病药综合征	与MH相似，通常与应用抗抑郁药有关
血清源性综合征	与MH和恶性抗精神病药综合征相似，与应用情绪兴奋药有关

（改编自Bissonnette B, Ryan JF. Temperature regulation: normal and abnormal (malignant hyperthermia)//Coté CJ, Todres ID, Goudsouzian NG, et al, eds. A Practice of Anesthesia for Infants and Children. 3rd ed. Philadelphia, PA: Saunders, 2001:621.）

者的特殊情况（如接触诱发剂、共存疾病、家族史）。

酸血症（不能得到改善，即使分钟通气量代偿性增加）和咬肌痉挛（表27-21）。通常，二氧化碳吸附剂快速消耗，吸收罐明显变热。心电图可见心律失常，T波高尖，提示进行性高钾血症。接触诱发剂15min内出现中心温度增加，而显著高热则为晚期症状。实验室检查提示混合性呼吸及代谢性酸中毒（乳酸酸中毒）、动脉低氧血症和高钾血症。因为MH为骨骼肌代谢亢进疾病，晚期临床表现更具有肌肉病变的病理特点，但不能作为确诊依据。咬肌痉挛可进展为全身肌肉强直伴横纹肌溶解症。有学者认为此阶段MH为暴发性，实验室检查患者通常出现黑尿、肌红蛋白尿、血浆肌酸激酶（creatinine kinase，CK）水平增加（特点为超过20 000U/L）。最终，躯体支持过度氧化代谢的能力耗尽，心血管系统随即崩溃。严重高热也与弥散性血管内凝血有关。

MH诊断以临床表现为根据，确诊需要组织活检，对标本行咖啡因-氟烷骨骼肌收缩试验。然而，咖啡因-氟烷骨骼肌收缩试验特异性仅约为80%，因此，阴性结果并不能完全排除MH。MH临床表现具有非特异性，大多数患者没有明显的家族易感性病史，必须持续保持警惕，以求早期发现、迅速治疗。采用丹曲林治疗已将总病死率由70%降至＜5%。

1.咬肌痉挛　通常是可能出现MH的第一线索。然而，短暂性下颌强直为应用氯琥珀胆碱的正常反应。有几个易混淆词汇用来描述咬肌痉挛，包括牙关紧闭、咬肌强直。一般将牙关紧闭定义为仍能允许张口插管的咬肌痉挛，而咬肌强直定义为完全不能张口的咬肌痉挛。无论如何，咬肌痉挛值得立即关注，因为小儿出现咬肌痉挛50%与MH易感性有关，30%与MH真正发作有关。关于是否继续行择期手术、一旦发生咬肌痉挛选择哪种麻醉技术的争论一直存在。令人担忧的体征包括咬肌痉挛持续存在或加重、同时出现代谢亢进的临床表现，这些情况下，应中断择期手术。如果出现轻度咬肌痉挛和（或）短暂发作，且单独出现咬肌痉挛，择期手术可以继续进行，但由于可能出现肌红蛋白尿，应充分静脉补水，以维持尿量至少为2～3ml/(kg·h)。单独咬肌痉挛可见血浆CK显著升高，因此，术后必须监测其是否消退。这些情况下，是否应当立即停止应用挥发性麻醉药，有经验的麻醉医师持有不同观点。然而，在目前现有的器械和药物下，很容易改用一种非诱发MH的麻醉技术，因此，很难证明继续采用以挥发性药物为基础的麻醉方法是有道理的。

2.麻醉诱发的横纹肌溶解症　肌营养不良蛋

表27-21　恶性高热的临床特征

阶段	临床体征	监测参数的改变	生物化学改变
早期	咬肌痉挛		
	呼吸急促	分钟通气量增加	
	碱石灰迅速消耗	呼气末CO_2增加	$PaCO_2$增加
	碱石灰罐温度增加		
	心动过速		酸中毒
	心率不规则	心律失常，T波高尖	高钾血症
中期	触摸患者感觉温暖	核心体温增加	
	发绀	氧饱和度降低	
	手术部位血色变暗		
	心率不规则	心律失常，T波高尖	高钾血症
晚期	全身性骨骼肌强直		血浆肌酸激酶水平增加
	出血时间延长		
	黑尿		肌红蛋白尿
	心率不规则	心律失常，T波高尖，QRS波增宽，室性心律失常	高钾血症

（改编自Hopkins PM. Malignant hyperthermia: advances in clinical management and diagnosis. Br J Anaesth. 2000;85(1):118-128.）

白病（Duchenne和Bicker肌营养不良）一直与可能增加的MH易感性有关。现已证明这些患者MH易感性并不增加。然而当接触同样的诱发剂时，他们可出现MH样症状。特别是这些患者可发展为麻醉诱发的横纹肌溶解症，通常与之伴随同样的高代谢体征（MH常见）。肌营养不良蛋白病不是由于兰尼碱受体异常，而是因为肌营养不良蛋白-糖蛋白复合体缺乏导致肌细胞膜（肌纤维膜）不稳定和通透性增加，引起细胞内Ca^{2+}水平增加。肌纤维膜不稳定使膜易于破坏，导致钾大量释放。因此，急性发作的高钾血症性心搏骤停（在高代谢体征没有出现之前）为麻醉诱发的横纹肌溶解症的首个、无MH特征的表现。丹曲林在治疗麻醉诱发的横纹肌溶解症中的作用仍然未知，但它可能几乎没有效果，因为它没有膜稳定作用。尽管只有一小部分肌营养不良蛋白病患者可以发展为麻醉诱发的横纹肌溶解症，但考虑到可能出现威胁生命的后果，推荐采用非诱发性麻醉方法。

（三）治疗

已知唯一拮抗MH的药物为丹曲林，其他治疗包括支持性和复苏性措施（表27-22）。人们认为，丹曲林是通过兰尼碱受体通道抑制Ca^{2+}的传导性。最近的研究显示，当膜去极化时，丹曲林阻止外部Ca^{2+}进入肌浆。不管机制如何，丹曲林阻止了细胞内Ca^{2+}水平进一步升高。丹曲林最常见的不良反应为肌无力和静脉刺激。

一旦怀疑急性MH发作，立即停止应用所有诱发剂，用100%氧气以最大气流量冲洗麻醉机。必须迅速给予丹曲林，起始剂量2.5mg/kg，偶尔需要累积量超过10mg/kg来控制高代谢体征和后果。准备丹曲林溶液是一项烦琐的工作，必须立即寻求额外帮助，这一点怎么强调都不为过。丹曲林粉末必须用无菌蒸馏水来稀释。每小瓶含有20mg丹曲林和3g甘露醇，必须与60ml蒸馏水混合。2008年以后生产的丹曲林新剂型溶解起来更容易，但这或多或少是消耗时间的过程，特别是病情面临急剧恶化的临床情况下。必须通知外科医师立即停止或尽可能快速完成手术。在任何情况下都不能再次应用挥发性药物和氯琥珀胆碱。

采取支持性和复苏性措施，目的是针对代谢亢进的后果。开始用100%氧气过度通气以代偿二氧化碳产量增加和氧耗量增加。开始给予室温液体，积极补水，可能的话用药物利尿（呋塞米、甘露醇），维持尿量至少为2ml/(kg·h)，以使肌红蛋白尿对肾的损害降至最低。计算给药剂量时必须记住丹曲林溶液含有甘露醇。主动采用体表降温和冷生理盐水灌洗胃、膀胱体腔降温，行动脉置管持续监测患者血流动力学参数和采集血样。代谢紊乱时，如代谢性酸中毒和高钾血症，应联合应用碳酸氢钠、常规的胰岛素和葡萄糖（可使钾进入细胞内）、β受体激动药和氯化钙治疗，特别是心电图显示存在高钾血症（T波高尖、QRS综合波增宽）时，以防止进展为高钾血症性心搏骤停。因为钙通道阻滞剂可以加重高钾血症，所以禁用。

急性MH发作得到控制后，患者必须继续在ICU中护理。25%患者可复发，肌肉发达的体型、

表27-22　恶性高热的治疗

主要治疗
立即停用吸入麻醉药
立即寻求帮助
静脉注射丹曲林，首次单次注射量为2.5mg/kg
每隔5～10min重复用药直到症状得到控制（最大剂量很少超过10mg/kg）
防止再次发作（每6小时静脉注射丹曲林1mg/kg，持续用药72h）
对症治疗
尽快放弃或结束手术
100%氧气、流量＞10L/min使肺过度通气
开始主动降温（每10分钟静脉注射冰盐水15ml/kg，胃和膀胱冰盐水灌洗，体表降温）
纠正代谢性酸中毒（静脉注射碳酸氢钠1～2mmol/kg）
治疗高钾血症（静脉注射氯化钙5～10mg/kg或正规胰岛素0.15U/kg溶入50%葡萄糖注射液1ml/kg）
维持尿量（水化，静脉注射甘露醇[1]0.25g/kg，呋塞米1mg/kg）
治疗心脏节律障碍（根据小儿进一步生命支持指南，静脉注射普鲁卡因胺15mg/kg，利多卡因2mg/kg）
外周动脉置管和中心静脉置管
每隔15min检查血气浓度，直到异常得以纠正
在重症监护室监护

IV.静脉注射

[1]每20mg一瓶的丹曲林含有3g甘露醇

体温升高、接触诱发剂与MH发作之间的潜伏期延长为危险因素。复发通常发生在初次发作后几个小时之内，但也有报道晚期出现（初次发作后36h）。因此，最后一次MH体征出现后48～72h应继续丹曲林治疗（1mg/kg，每隔6h1次）。丹曲林也可持续静脉输注 [0.1～0.3mg/(kg·h)]。发展为弥散性血管内凝血为不祥之兆，通常可在致命性MH中出现，处理MH整个过程应跟踪实验室凝血检测结果。

所有临床MH、麻醉诱发的代谢亢进体征和明显咬肌痉挛患者，应当行咖啡因-氟烷骨骼肌收缩试验。必须采集至少1g肌肉以获得满意的试验结果，行此试验应排除一些幼儿，因为他们体型小。应劝告患者直系家族成员行肌肉和遗传学检测（表27-23），所有可疑MH和明显咬肌痉挛的病例应上报北美恶性高热登记处（888-274-7899）。

（四）麻醉管理

第一步也是最重要的一步是识别MH患者。最理想的是能够识别所有可疑MH患者，因此，能够避免应用诱发剂。这样既不可能，也不可行，特别是儿科患者，他们绝大多数都是第一次接受麻醉。尤其是收养的儿童，许多情况下家族史不明确。术前血浆CK水平通常不能预测（有些基线CK水平升高的患者不是MH可疑患者，有些人术前血浆CK含量正常却可进展为MH）。目前仅有少数疾病与MH明显相关，包括中央轴突症、King-Denborough综合征和Evans肌病。

这些疾病都很少见，且临床本质有明确定义。值得注意的是，有一罕见的MH易感患者亚人群对非麻醉性诱发因素如剧烈运动、发热和焦虑会有反应，可发展为MH，如同猪中出现猪应激综合征。

术前不必预防性应用丹曲林。既往有重度MH病史的患者，继续预防性应用丹曲林（麻醉诱导前15～30min静脉注射2～4mg/kg）。除了肌无力和静脉刺激，丹曲林的其他不良反应包括恶心、视物模糊和腹泻。因此，应在有监测的环境中给药，特别是对存在潜在神经肌肉和（或）呼吸功能紊乱的患者。

小儿术前应给予足量的抗焦虑药。除了咪达唑仑，应考虑辅助应用氯胺酮（如果联合应用咪达唑仑，氯胺酮的剂量为4～5mg/kg，如果单独应用氯胺酮，剂量则为9～10mg/kg），可使镇静作用最大化，同时能保留自主呼吸。估计需行静脉置管的患者，可在置管部位应用局部麻醉药 [利多卡因加丙胺卡因（EMLA），4%利多卡因（ELA-Max）] 使清醒时置管更为容易。

一旦发现或怀疑有MH易感性，必须实施非诱发性麻醉技术（表27-24），包括清除诱发剂和全面准备麻醉机，使挥发性药物的微量残留降至最小。如果可能的话，应当用从没接触过挥发性麻醉药的预防MH的专用麻醉机。否则，麻醉工作站必须用高流量氧气冲刷，每个型号推荐冲刷时间不同，从20～100min以上。目前的型号大多数有大量的内部气流环路，需要氧气冲刷

表27-23　恶性高热（MH）或咬肌痉挛患者随诊

1. 患者有医学警示腕带；必须认为患者及其一级亲属有MH易感性
2. 将患者移交至美国恶性高热协会（MHAUS；http://www.mhaus.org）。MHAUS可将患者转诊至MH诊断中心
3. 回顾家族史的麻醉不利事件或有遗传性肌病的相关提示
4. 考虑评估颞下颌关节疾病
5. 考虑神经科会诊，评估潜在的肌强直性疾病
6. 重度横纹肌溶解症患者，考虑评估肌营养不良蛋白病（Duchenne或Becker肌营养不良）或遗传代谢性疾病（如肉毒碱酯酰转移酶Ⅱ缺乏或McArdle病）

表27-24　不诱发恶性高热的药物

巴比妥类

丙泊酚

依托咪酯

苯二氮䓬类

阿片类

氟哌利多

一氧化二氮

非去极化肌肉松弛药

抗胆碱酯酶药

抗胆碱能药

拟交感药

局部麻醉药（酯类和酰胺类）

α_2 受体激动药（可乐定、右美托咪定）

更长时间，将残留的挥发性麻醉药降至临床不明显的水平。应当更换外在部分如麻醉回路、通气囊、二氧化碳吸收罐，移除蒸发器。丹曲林和其他复苏性药物必须备好以便使用。围术期团队整体应注意到患者情况，并接受鉴别和治疗MH的训练。术前的剩余时间为表达麻醉关注点和描述一旦发生MH时明确的治疗计划提供了理想的机会。

应用一氧化二氮和氧气使术前用药未能充分镇静的小儿静脉置管更加容易。肌内注射诱导（如氯胺酮4～5mg/kg）对于那些异常不合作和好斗的小儿是可供选择的另一种方法。麻醉维持主要依赖于静脉催眠药，用或不用一氧化二氮；如有必要可用非去极化肌肉松弛药。右美托咪定在辅助镇静和镇痛上是有帮助的。如果可能，也可以用局部麻醉（酯类和酰胺类药物都是安全的）或区域麻醉。通常要满足美国麻醉医师协会要求的标准监测（脉搏氧测量法、呼气末二氧化碳测量、心电图、无创血压监测和体温监测），不必行其他有创监测如外周动脉置管和中心静脉置管，除非患者病情或手术过程有其他特殊的原因。

如果非诱发性麻醉技术实施1h之内患者没有MH临床体征，以后也不可能发生MH。所有患者术后必须至少监测1h（最好4h）。如果达到常规出院标准，可以出院回家。

这些麻醉需要关注的问题也适用于做肌肉活检行咖啡因-氟烷骨骼肌收缩试验的患者。

十三、要点

- 儿科患者与呼吸道有关的特点为头、舌相对较大，喉头位置高（更偏于头侧），声带隆突距离短（足月儿为4mm），环状软骨为呼吸道最狭窄部位。

- 小儿静息状态下耗氧率为成年人的2倍，每千克体重功能残气量与成年人相似，肺及胸壁顺应性高。小儿不只是因为舌大容易发生上呼吸道梗阻，全麻诱导时也存在低氧血症快速发作的危险。

- 新生儿出生时肺血管阻力高，数天至数月可降到成年人水平，但肺血管系统的反应性可维持相对较长时间。出生时动脉导管和卵圆孔只是功能性关闭，肺血管阻力增加、高碳酸血症、低氧血症导致胎儿循环恢复，动脉导管和卵圆孔可重新开放。

- 新生儿、婴儿心肌发育不成熟，使收缩储备和弹性储备受限，导致每搏量相对固定。心排血量的多少和体循环血压的高低取决于心率的快慢。

- 2～3个月时出现生理性贫血，血细胞比容可低至0.29～0.31。如果预料到术中可能出现明显血液丢失，此年龄组小儿术前行全血细胞计数是很明智的。

- 新生儿通过非寒战性棕色脂肪代谢产热，低体温引起的应激反应导致氧耗量增加，因此，出现低氧血症的风险也随之增加。

- 由于早产和麻醉后有呼吸暂停的风险，孕后年龄＜60周的早产儿应当整夜观察以防止出现呼吸暂停。

- 给药、液体量及通气参数应以小儿体重为指导。根据每千克体重计算单次注射量，提前准备药物及液体是有帮助的，特别是在紧急及无法预料的临床情况下。估计血容量及最大容许血液丢失量也应根据每千克体重，这对于指导输血治疗是有帮助的。

- 七氟烷MAC值随年龄发生变化：出生至6个月为3.2%；6个月至12岁为2.5%。小儿七氟烷清醒MAC（能阻止自主反射、控制感知意识的浓度）为0.2～0.3MAC。

- 保留自主呼吸通常是呼吸道疾病和颅面畸形小儿呼吸道管理成功的关键，外科医师与麻醉医师保持密切沟通也很重要。

- 必须证明压力≤25cmH$_2$O或更低时气管内导管漏气，以降低气管黏膜损伤的危险。用合适大小的带套囊的气管内导管时，也应监测套囊压力，使其保持≤25cmH$_2$O。

- 先天异常可独立存在或作为综合征的一部分，其他先天畸形如先天性心脏病、肾缺陷也常见，所有器官系统通常要按顺序进行简洁但全面的术前评估。

- 对于估计术中会大量失血的手术（如颅缝早闭、脊椎后融合手术），应当考虑应用抗纤维蛋白溶解药（氨基己酸、氨甲环酸）治疗。患有综合征疾病的小儿出血危险增加。

- CNS疾病可合并ICP增高、感觉运动缺陷、内分泌紊乱、脑干功能失调，必须采取适当的麻醉预防措施，蝶鞍上病变的患者监测尿崩症特别重要。

- 前纵隔肿物面临很大的麻醉挑战，必须维持自主呼吸（胸内负压），必须备好急救措施（如硬支气管镜、俯卧位）。

- 唐氏综合征患者寰枢椎不稳定，所以颈部操作应保持最小动度。约50%唐氏综合征患者七氟烷吸入诱导时可出现严重心动过缓。

- MH和麻醉诱发的横纹肌溶解症本质不同，但临床表现相似。丹曲林治疗MH有效，但用于治疗麻醉诱发的横纹肌溶解症无效。仅中央轴突症、King-Denborough综合征和Evans肌病与MH易感性明确相关。

（章艳君　樊莹　译　刘金柱　校）

参 考 文 献

[1] Baraldi E, Filippone M. Chronic lung disease after premature birth. N Engl J Med, 2007,357:1946-1955.

[2] Chen ML, Guo L, Smith L, et al. High or low oxygen saturation and severe retinopathy of prematurity: a meta-analysis. Pediatrics, 2010,125:e1483-e1492.

[3] Cherry JD. Croup. N Engl J Med, 2011,358:384-391.

[4] Feld LG, Mattoo TK. Urinary tract infections and vesicoureteral reflux in infants and children. Pediatr Rev, 2010,31:451-463.

[5] Hartley JL, Davenport M, Kelly DA. Biliary atresia. Lancet, 2009,374:1704-1713.

[6] Jenkins IA, Saunders M. Infections of the airway. Paediatr Anaesth, 2009,19(suppl 1):118-130.

[7] Kim TW, Nemergut ME. Preparation of modern anesthesia workstations for malignant hyperthermia-susceptible patients: a review of past and present practice. Anesthesiology, 2010,114:205-212.

[8] Kleinman ME, de Caen AR, Chameides L, et al. Part 10: pediatric basic and advanced life support: 2010 international consensus on cardiopulmonary resuscitation and emergency cardiovascular care science with treatment recommendations. Circulation, 2010,122:S466-S515.

[9] Kraemer FW, Stricker PA, Gurnaney HG, et al. Bradycardia during induction of anesthesia with sevoflurane in children with Down syndrome. Anesth Analg, 2010,111:1163-1259.

[10] Mayer OH. Management of thoracic insufficiency syndrome. Curr Opin Pediatr. 2009;21:333-343.

[11] Neu JN, Walker WA. Necrotizing enterocolitis. N Engl J Med, 2011,364:255-264.

[12] Stricker PA, Gurnaney HG, Litman RS. Anesthetic management of children with an anterior mediastinal mass. J Clin Anesth, 2010,22:159-163.

[13] Vlastos IM. Hajiioannou. Diagnosis and treatment of childhood snoring. Eur J Pediatr, 2010,169:261-267.

第28章

老年病

一、公共健康和人口老龄化

20世纪随着出生率降低以及人类平均寿命延长，世界人口的平均年龄正逐渐增高，预计至2050年，全球人口平均寿命将再增10年（表28-1）。老年人数量日趋增长，这便需要公共健康与社会服务提供保障。在发达国家，老年人人均健康医疗的花销比中青年人的花销高3～5倍。慢性疾病或多或少影响老年人，使其生存能力和生活质量下降。生存期的延长在某方面反应出公共健康保障的作用，然而就未来相关的诸多方面，包括面对治疗以及护理慢性疾病、机体创伤和残疾患者所需承担的经济负担等，公共健康部门目前就必须着力实施应对未来挑战的措施。

美国2010年65岁及65岁以上老人4700万人，占美国人口17%。预计至2030年美国老年人口可达到约8000万，而且80岁以上老年人的数量也可能从2000年的930万增至1950万。至2030年美国老年人将占美国人口20%，因此，医疗和社会保障费用占国内生产总值比例将由目前8.4%升高至11.2%（图28-1）。

美国老年人的健康水平正在逐步提高，但是仍然有一部分人群存在伤残或处于慢性疾病状态，幸好近几十年上述人群所占比例已明显下降；2000年人口调查报告65岁及65岁以上、身存残障的老年人约1400万（图28-2）。在美国，每年需要接受外科治疗的患者约2500万，其中1/3占全国人口17%的65岁以上老年人，每年健康医疗经费约1400亿美元，其中一半用于上述老年人。美国人口老龄化将导致外科医疗服务需求显著增加，如果设定各年龄分组人均外科医疗服务需求量不变，那么外科医疗机构的工作量将增多，不同专业增幅不一。

随着老年患者医疗服务需求的增加，麻醉医师有责任采取相应对策并确保医疗服务质量。与其他人群相比，老年人生理功能下降、慢性疾病和发病风险日渐增高，威胁着老年人的健康，围

表28-1 美国不同出生阶段人群的平均寿命

时期	综合年龄（岁）	男性年龄（岁）	女性年龄（岁）
1950—1955	68.9	66.1	72.0
1955—1960	69.7	66.6	72.9
1960—1965	70.0	66.8	73.5
1965—1970	70.4	66.8	74.1
1970—1975	71.5	67.8	75.4
1975—1980	73.3	69.5	77.2
1980—1985	74.3	70.8	77.9
1985—1990	75.0	71.5	78.4
1990—1995	75.7	72.4	78.9
1995—2000	77.6	75.2	79.8
2000—2005	78.3	75.8	80.6
2005—2010	79.2	76.9	81.4
2010—2015	79.9	77.7	82.1
2015—2020	80.5	78.3	82.7
2020—2025	81.0	78.7	83.2
2025—2030	81.4	79.1	83.7
2030—2035	81.9	79.5	84.3
2035—2040	82.4	79.9	84.8
2040—2045	82.8	80.4	85.3
2045—2050	83.3	80.8	85.8

（数据来自 United Nations. World population prospects: the 2008 revision. www.unpopulation.org. Accessed January 18, 2012.）

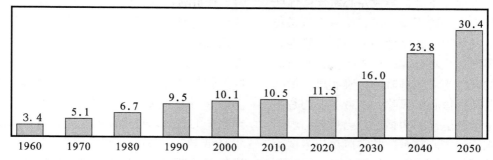

双亲赡养比例：1960—2050年
（85岁及85岁以上老年人数量/每百位50—64岁人口数量）

图28-1 越来越多的老年人寿命延长，而他们常合并多种慢性疾病和（或）存在身体残疾，使对其进行照顾和护理的50岁和60岁年龄阶段的亲属人数也随之增多
（数据来自 the U.S. Bureau of the Census.）

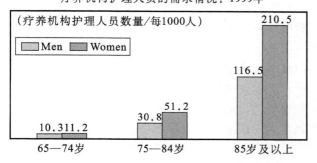

65岁及65岁以上老人（不同年龄阶段、不同性别）疗养机构护理人员的需求情况：1999年

图28-2 老年群体护理需求量增加
（数据来自 Centers for Disease Control and Prevention, National Center for Health Statistics.）

术期麻醉管理需要引起关注。本章节将针对老年生理学变化及老年人常见疾病逐一进行介绍。

了解老年人生理学变化，是医师提供高品质医疗服务的首要条件。应注重麻醉前患者监护及评估工作，充分考虑合并症与择期手术麻醉间的相互关系。

二、老年生理学

1.神经系统 随年龄增长神经元逐渐减少，与此同时，脑血流和去甲肾上腺素、多巴胺等神经递质的产生也同样减少，然而神经元数目的减少与脑功能总体水平并无直接比例关系，这是因为人类在进入老年阶段前神经元之间具有大量的网状连接。灰质较白质更易发生萎缩，脑脊髓出现代偿性血流增加。老年人神经系统衰退后的临床表现存在较大个体差异，一般表现为神经系统功能下降，导致认知功能、运动功能、感觉功能受损和出现其他异常行为。某些与年龄相关的、可以导致脑功能下降或神经系统退化的疾病，例如Parkinson病和Alzheimer病等，常常选择性损伤某些脑细胞或脑组织，关于其发病的细胞学和分子生物学机制还需要进行更深入的研究。多数中枢神经系统病变随年龄增长而逐渐发生；包括脑动脉粥样硬化、Parkinson病、抑郁、痴呆、Alzheimer病和谵妄。

老年人自主神经系统功能也同样衰退，副交感神经功能降低，交感神经活性相对提高，但总体而言，老年人对β肾上腺素反应性下降，导致体温调节障碍、压力传感器敏感性降低和脱水的出现。低体温、发热、直立性低血压和晕厥是老年人的常见问题，而糖尿病引起的自主神经功能紊乱可加重上述病情。

必须引起注意的是，老年患者麻醉药物应用需酌情减量，例如，吸入麻醉药物的最低肺泡有效浓度将降低，此外，由于肝肾衰退，所以其药物代谢速度减慢。无论采取何种麻醉方式，老年患者术后认知功能障碍的发生率均有所增高。

2.心血管系统 "70岁是50岁的重新开始"，这是当今的一句流行语。在现实生活中，许多老年人依然积极参与体力活动或体育运动，他们看起来比实际年龄显得年轻，当然，心血管功能状态的个人差异还是存在的。因此，根据患者不同实际情况，医师应合理恰当的制订心功能评估方案。

老年人在静息状态时心排血量降低、每搏输出量显著减少是否与其年龄因素相关，目前还存在争议，但老年人运动耐力（最大心率、每搏输出量和心排血量）明显降低是显而易见的。随年龄增长血管弹性逐渐下降，导致左心室代偿性肥大和高血压的出现，血压慢性增高使压力传感器敏感性降低，冠状动脉硬化性心脏病和瓣膜性心脏病的发病率增高。对合并严重心律失常和充血性心力衰竭的老年患者实施麻醉，确实风险增高难度加大。医师评估心脏风险时，最重要的是了解患者日常生活及运动耐力情况。当患者出现运动耐力受限或不典型胸痛时，常常应用应激试验以判断病因是否为心源性。如果存在多个心脏危险因素，建议进行特异性更高、更为精准的负荷超声心动及心导管检查，判断心脏病情严重程度。

3.呼吸系统　组织器官逐步退化是老年人呼吸系统改变的主要原因，咳嗽、吞咽等保护性反射减弱。长期微量误吸使肠内微生物进入下呼吸道，导致出现慢性肺内炎症和肺泡表面积减少，与此同时，吸烟者、农业劳动者和工业劳动者由于长期接触有毒有害物质，所以可能会加重病情。

总体而言，老年人对高碳酸血症和低氧血症的生理反应减弱。由于胸壁弹性降低及通过狭窄气道的湍流增多，致使老年人呼吸能力下降且做功增加。呼吸做功增加与呼吸肌作用减弱形成矛盾且逐渐加剧，导致老年人在日常生活中、严重者甚至在静息时可发生呼吸急促，肺功能检查用力肺活量与第一秒用力呼气量逐渐降低。肺泡等肺内薄壁组织弹性减弱，下呼吸道有效通气受限，发生气体潴留使闭合容量及残气量增加。20岁年轻人残气量占肺总量的20%，而70岁老年人能够达到40%。

通气时气体分布不均以及肺灌注减少，导致肺氧合作用和二氧化碳排出作用减弱，通气-血流比值失调最常见的两种类型是无效腔样通气（通气相对增多、灌注相对减少）和肺内分流（灌注相对增多、通气相对减少）。无效腔样通气使有效通气减少，首先表现为分钟通气量增加，以达到相当的肺泡通气并保持动脉血二氧化碳水平。而肺内分流能够影响动脉血氧分压，肺动脉未经氧合的血液依次通过肺内通气不足区域、肺静脉、心脏后到达外周动脉，经外周动脉获得动脉血氧分压，20岁年轻人平均动脉血氧分压为95mmHg，而80岁老年人可降至70mmHg甚至更低。

4.肝、胃肠道及肾　老年人内脏系统的改变主要为组织萎缩、血管弹性降低和脏器功能障碍等，使肝合成及代谢能力减弱、肾血流和清除率降低、胃肠动力下降以及括约肌松弛等。在出现临床表现和具备明确实验室检查异常之前，这些改变在大部分老年人中长期渐进性演变。老年人肝细胞数量显著减少，但通常能够维持基本生理功能。肾萎缩使80岁老年人的肾小球数量减少至原先的50%，与年轻人相比，肾小球滤过率每年降低1%～1.5%。肌酐清除率也是随着年龄增长而逐渐减少，但由于骨骼肌数量减少以及肌酐生成减少，所以血肌酐浓度通常保持在正常水平。老年危重患者术后急性肾衰竭病死率极高，故应该严密观察及确保患者术后尿量（每小时＞0.5ml/kg），积极预防肾功能障碍的发生。作为麻醉医师要详细了解和分析能够导致器官功能障碍的所有因素，也许这些因素看似并非具有重要临床意义，但事实上在术前应激阶段，它们却可以成为重大相关风险。

老年人药效学及药动学发生多种变化，例如脂溶性药物分布容积升高，除此之外，老年人药物血浆容积减少、血浆蛋白结合率下降、肝内结合速度减慢以及肾药物清除率降低，这些情况均能够影响老年人临床药物应用（表28-2）。

5.内分泌系统　与其他薄壁组织器官类似，老年人内分泌腺体逐渐萎缩，激素生成减少导致内分泌功能障碍，例如维持血糖稳定能力下降。老年人胰岛素、甲状腺素、生长激素、肾活素、醛固酮和睾酮通常缺乏，因此出现糖尿病、甲状腺功能低下、阳萎和骨质疏松，常伴有慢性电解质紊乱。30岁以后，基础代谢率每年下降约1%。

6.血液系统、肿瘤和免疫功能　与健康年轻人相比，老年人骨髓和淋巴结内各种细胞的产生均下降。贫血导致携氧能力降低，当患者合并冠状动脉性心脏病时，症状尤为明显。

细胞免疫障碍（白细胞减少、淋巴细胞减少）致使老年人易患感染性疾病，包括常见的社区获得性感染和并不常见的结核病及带状疱疹。

表28-2　不同年龄组药物$T_{1/2}\beta$（清除半衰期）的差异比

药物	中青年	老年
芬太尼	250min	925min
咪达唑仑	2.8h	4.3h
维库溴铵	16min	45min

年龄增长是肿瘤发生的高危因素，20岁前肿瘤发生率＜2%，而65岁后发生率超过25%。另外，老年人产生自身抗体、罹患自身免疫性疾病的风险也同样升高。

三、老年相关综合征

虽然实足年龄并不能完全准确的指示生物学年龄，但是随着年龄增长，机体生理功能终究不可避免的发生衰退，引起普遍的、类似的病理改变。老年人某些综合征发生率提高，于是要求麻醉医师必须熟悉相关内容。

（一）骨质疏松症

面对老年患者时，骨骼肌系统老化现象是术前最初并易于发现的变化，主要表现为骨骼肌（瘦体重）减少以及脂肪含量增加。骨质疏松的特点是骨骼微结构退化、骨密度降低，导致骨脆性增加并易于发生骨折。患者在发生骨折之前往往缺乏明显临床症状，尽管他们也许已经注意到身高降低和渐进性脊柱后凸的情况，但这通常无法引起足够重视，事实上这是骨质疏松使脊椎压缩所导致的结果。就骨质疏松症而言，疾病预防是关键环节（图28-3）。

在美国，约1000万人存在骨质疏松，另有1400万～1800万人存在骨质减少，每年因骨质疏松而发生骨折的患者约150万人，超过3.7万人死于骨折后并发症。50%髋关节骨折的女性

患者在疗养院接受康复治疗，而且所有患者中14%的人将在疗养院中度过至少1年的时间。白种人，尤其是具有北欧血统的白种人以及亚洲人发生骨质疏松的风险增高。70岁及70岁以上老年人骨质疏松的发病率最高，除人口种族因素以外，雌激素缺乏、男性功能减退、吸烟、嗜酒、钙缺乏、肿瘤、肢体制动以及长期应用皮质类固醇药物等均为骨质疏松发生的危险因素。

作为骨质疏松的评估手段，X线检查不及骨矿物质密度检查精确。然而，对具有临床症状的患者而言，放射线检查还是必要的，利于鉴别骨质减少和骨折。

规律合理的负重锻炼以及钙、维生素D的充足摄入是预防骨质疏松的重要方法。激素替代疗法是绝经后妇女治疗的有效措施，静脉或鼻饲给予降钙素可治疗肿瘤性骨溶解。

（二）骨关节炎

骨关节炎是最为常见的关节疾病，仅在美国就有至少2000万名患者。65岁以上老年人行放射线检查，将有50%以上具有骨关节炎的影像表现，然而他们却并无临床症状。随年龄增长，骨关节炎发病率升高。中年人男性和女性发病率相当，但进入老年阶段后，女性发病率较男性增高，除年龄和性别因素之外，肥胖、关节创伤、感染以及神经肌肉代谢和功能障碍也是骨关节炎发生的危险因素。

骨关节炎最初的病理学异常是关节软骨骨化，病变也同样累及关节周围组织以及邻近骨骼，好发于负重关节，比如膝关节、髋关节、颈椎关节、腰椎关节和足的关节。疼痛和功能障碍是导致关节慢性运动障碍、残疾和肢体不健全的主要原因。实验室检查通常并无特异性异常，诊断需要借助临床表现和影像学检查（图28-4）。

除药物干预外，骨关节炎治疗还包括患者宣教、控制体重、理疗、工作疗法和降低关节受重等，应用对乙酰氨基酚和非甾体类抗炎药物可助于缓解患者症状，当出现肌肉痉挛时可酌情选择性应用某些肌肉松弛药，严重疼痛的患者可考虑给予糖皮质激素关节腔注射、应用麻醉性镇痛药和实施关节成形术进行治疗。

医师应注意患者病损关节不适以及活动能力下降的症状，而对于麻醉医师而言，在置入喉罩或进行气管内插管时尤其要关注患者颈椎的活动

正常骨骼   骨质疏松症

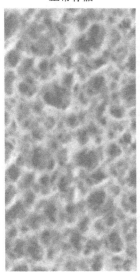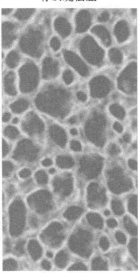

图28-3 对比正常骨骼（左）和发生骨质疏松的骨骼（右）
随年龄增长，骨骼正常结构缺失，骨脆性增加

性及稳定性，例如颈椎骨关节炎可能会影响声门显露。行颈部X线检查可以观察颈椎的曲度和伸展情况，指导麻醉医师采取最为安全的气管内插管手段以避免损伤颈椎和颈部脊髓。

（三）Parkinson病

为达到最佳治疗效果，面对Parkinson病患者在围术期应注意多方面问题，故本部分内容将逐步进行介绍。Parkinson病是由于锥体外系功能障碍所引起，是最常见的神经退行性疾病之一，尽管其病因目前尚未明确，但人们一直认为这是与遗传因素、环境因素和感染相关的神经退行性改变。年龄是持续存在的独立危险因素，65岁以上人群约3%患有Parkinson病，而85岁以上人群至少50%具有Parkinson病的相关症状。

Parkinson病是以某种神经元选择性渐进性缺失为特征的疾病，例如基底神经节黑质多巴胺能神经元变性缺失（图28-5），当80%多巴胺能神经元活性丧失，患者便出现临床症状，多巴胺抑制作用与乙酰胆碱兴奋作用失衡，导致丘脑过度抑制，出现典型的僵直、静止性震颤和运动迟缓三联症。上述典型症状并非只存在于Parkinson病，也可见在其他Parkinson综合征。

目前尚无特异性检查能够明确诊断Parkinson病；也就是说Parkinson病的诊断依据主要还是根据临床表现。Parkinson病的治疗目的是使患者能够正常进行日常生活，主要采取药物治疗，应用左旋多巴或多巴胺受体激动药，然而近些年来开始大力倡导外科手段治疗Parkinson病，例如被称为丘脑底核脑深部刺激和胚胎中脑黑质脑内移植的外科方法，可改善某些患者的治疗效果。

当Parkinson病患者需要麻醉管理时，要密切关注围术期呼吸功能，并积极预防发生误吸。患者应该尽量规律如常的继续服用治疗药物，如治疗Parkinson病缓解症状的药物，而所有可能促发或加重Parkinson病的药物均应避免接触，例如吩噻嗪、丁酰苯（氟哌利多）和甲氧氯普胺。当发生药物诱发的锥体外系症状或需要镇静时，有报道认为苯海拉明是有效的。患者通常还合并自主神经功能紊乱，所以术中应该持续监测血流动力学指标。

（四）痴呆

智力下降是痴呆的早期征象，由于每个人智力水平的基础值不一，所以在判断老年人痴呆情况时所关注的智力水平也存在巨大差异。每位病情缓慢进展的痴呆患者，都可能出现认知、行为或健康状况的突然改变。对于痴呆患者而言，精神状况往往能够反映机体健康情况，故当患者突发精神改变时，需要关注其是否出现其他问题（表28-3）。大宗流行病学调查发现，认知功能下降的老年人其寿命将减少，发病间歇期缩短常预示患者更早死亡。在痴呆治疗过程中，也许最为重要的任务是要与其他不常见因素引起的可逆性

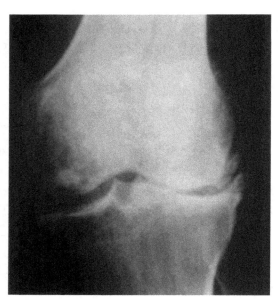

图28-4   膝骨关节炎关节软骨骨化的典型表现

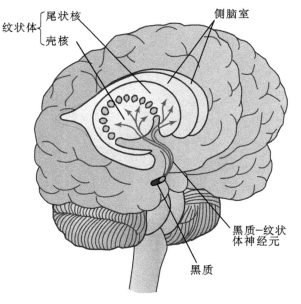

图28-5   Parkinson病患者基底神经节多巴胺能神经元缺失

痴呆进行鉴别，例如慢性药物中毒、维生素缺乏、硬膜下血肿、重度抑郁症、正常压力脑积水和甲状腺功能减退等引起的痴呆。

无奈的是，造成痴呆的大部分疾病是无法治愈的，例如Alzheimer病等中枢神经系统退行性疾病和常见的多发脑梗死等，然而这并不意味着痴呆症状无法治疗和改善，合理应用药物可以缓解某些特异性症状，例如行为异常和睡眠障碍等，并能预防智力水平继续降低和神经元的进一步退行性改变。治疗方法主要包括补充维生素E，应用非甾体类抗炎药物、雌激素替代疗法和应用胆碱酯酶抑制药等。

麻醉医师在对智力水平下降的老年人进行麻醉管理时困难重重，术前沟通需要了解患者及其家庭的总体情况、掌握相关的医学资料，尤其要获取真实可靠的信息，治疗过程中医患双方达成一致。当患者术后智力水平可能发生改变时，术前明确和记录智力的基础情况变得尤为重要，如怀疑患者术后可能发生病情急性恶化，建议邀请其神经内科医师会诊协助治疗。

四、老年患者麻醉策略

100年前，年龄达到50岁被视为手术禁忌证。如今随着医学科学的进步、麻醉和医学技术的发展以及人口年龄的增长，相当一部分老年人可以考虑进行大部分常规或高风险手术，而年龄已经不再是决定能否手术的唯一因素。老年人群为非同质总体，不能简单归为单一群组，其实际年龄和生物年龄常存在差异。年龄增长的生理性改变并不增加老年人围术期并发症发生率及病死率，但老年人常合并多种疾病，影响脏器功能，应激时可能影响尤为明显。生物年龄是生理年龄、疾病状态、器官功能水平和基因条件的共同呈现，是判断老年患者手术承受情况和围术期风险的重要因素。麻醉医师必须掌握老年人的生理学理论知识，发现患者潜在问题，制订安全的麻醉管理策略，并能够有效预防围术期并发症。

（一）手术死亡率和发病率

老年患者手术量是其他人群的4倍，而老年患者美国麻醉医师协会（ASA）分级常常可达到3级或更高等级。事实上，从退伍军人事务部国家级外科质量改进项目等大型前瞻性研究中发现，年龄超过70岁且ASA分级达到3级或更高等级的患者占所有患者的2/3。尽管慢性阻塞性肺疾患、糖尿病、冠心病、高血压病和肾衰竭等疾病并不仅仅出现于老年患者，但上述疾病在老年人群中的发病率确实高于其他人群。从上述那些调查中可以发现，70岁以上老年患者中患糖尿病者占22%；患缺血性心脏病者占20%；患营养不良者占17%；患肾疾病者占16%；患脑血管疾病者占14%；患肺疾病者占8%。这些疾病以及肿瘤等其他疾病的存在，导致老年人需要进行

表28-3　几种中枢神经系统疾病的对比

诊断	特点	症状	疾病进程
痴呆	记忆缺失	定向力障碍 烦躁不安	起病缓 渐进性、慢性
谵妄	意识不清 注意力下降	定向力障碍 幻视 烦躁不安 感情淡漠 退缩 记忆力和注意力缺失	急性 纠正潜在疾病后大部分患者的症状可得到缓解
精神病	现实验证障碍	社会交往障碍 感情淡漠	起病缓 具有前驱症状 病情慢性加重
抑郁症	悲伤 对生活丧失兴趣和热情	失眠、食欲下降 注意力无法集中 体能缺乏 感觉无望和缺少存在价值 自杀倾向	单一或反复发作 慢性

手术的可能性增高。老年患者逐渐增多，使临床麻醉医师面对前所未有的大量老年患者，这些人群常常合并至少一种，或者两种甚至多种严重疾病，这势必影响围术期的麻醉管理。

脏器储备功能是指在生理应激的情况下，脏器保持机体稳定状态的能力。年龄造成的生理改变不利于老年患者对抗手术或创伤等应激反应，老年人储备功能受限，在应激原的影响下容易导致机体功能紊乱，与其他人群相比，老年患者即便是受到轻微损伤，也可能带来较为严重的休克、呼吸衰竭和体温调节障碍等。储备功能降低且合并其他疾病对患者围术期预后不利，影响病死率和发病率。面对多器官受损和储备功能降低的患者而言，再微小的临床病情都可能引起棘手问题，关注麻醉管理细节对于高龄患者同样重要。

围术期并发症大多发生在术后，而并非在手术进行中，甚至可能会在麻醉复苏室内发病。围术期心肌梗死、心律失常、心搏骤停、再次置入气管内插管、损伤相关疾病、急性肾功能损害、脑卒中、长期机械通气、败血症和不能预知的重症监护室（ICU）转入的发生率随年龄段增长呈直线上升趋势，80岁及80岁以上老年患者并发症发生率是60岁患者并发症发生率的至少2～3倍，60岁以上老年患者，其30d病死率随年龄段增长呈指数上升，死亡危险因素包括患者年龄超过80岁、男性、低蛋白血症、日常活动受限、机体重要功能状态异常、ASA分级达3级或更高等级和进行急症手术等。ASA分级在2级以上的患者，ASA分级每增加一级，其30d病死率比值比将增高3倍。研究发现，ASA分级达到3级或更高等级以及进行急症手术，是围术期病死和并发症发生的最首要危险因素。

尽管术后1年内手术相关事件的追踪调查并不充分，但也不难发现术后患者自理能力和生活质量均有所下降。与未进行手术的患者相比，手术患者术后1年病死率升高。

（二）术前评估

2008年ASA实践建议中介绍了关于术前检查的内容，需要注意的是，对老年患者仅进行无针对性的常规检查无益于改善医疗管理效果，应该根据手术类型、合并症及其症状、既往病史和体格检查选择术前检查项目。近期未进行心电图

（ECG）检查的老年患者，术前必须进行心电图检查，另外，了解术前血红蛋白水平和血细胞比容同样也是必要的。麻醉术前评估最关键的是，要充分了解患者病史，进行全面详细的体格检查以判断患者系统功能状态，患者术前功能状态是患者术后功能状态的最佳预判因素。麻醉医师对老年患者进行术前访视可能要比对其他患者更耗费时间，也更困难，许多老年患者对潜在的重要症状并未引起重视，这是由于他们错误认为某些疾病只是因衰老而出现的正常反应而已。轻微痴呆、认知功能受损、听力及视力的下降使老年患者的病史采集变得极其困难，患者真实的功能状态和健康状况常需要借助其配偶、其他家庭成员、护理人员和密友等提供。术前确认患者日常活动能力，计算代谢当量（METs）通常能够充分评估患者系统功能状态。

此外，术前评估还需要注意患者心肺功能、肝肾功能、营养状况和糖尿病控制情况。围术期发生心血管事件的高危因素有不稳定型冠状动脉综合征、充血性心力衰竭、严重心律失常、严重的瓣膜性心脏病，尤其是主动脉瓣狭窄。存在上述疾病的患者，应及时就诊于心脏科医师。无法承受4METs活动的患者和存在3个或更多个冠心病危险因素的患者，在接受中风险或高风险手术前，都应进行全面的心脏检查。一般而言，心功能良好、ECG正常或稳定、症状稳定、近2年心脏检查或近5年心脏治疗良好且症状稳定的患者无需进一步检查。

呼吸系统评估包括全面了解病史、体格检查和胸部X线检查等。对已知肺部疾病的患者而言，近期如果未进行呼吸功能测定，则术前应进行呼吸功能检查。面对存在肺疾病症状和既往并未系统诊治肺疾病的患者，应建议其就诊内科医师或呼吸科医师。呼吸系统事件是最常见的术后并发症，老年患者术后低氧血症发生率为20%～60%，促发因素主要包括喉保护性反射减退、机体对低氧及高碳酸状态反应性降低、呼吸肌松弛、通气-血流比值失调和药物导致低通气等。术后肺内感染也较易发生，患者一旦出现术后肺内感染，30d病死率可到达20%或更高，其危险因素包括术后患者无法活动如常、近6个月内体重减轻10%或更多、脑卒中病史、感觉器官受损、每日饮酒2次或以上、长期应用糖皮

质激素、吸烟和潜在肺疾病等。

急性肾衰竭占患者术后病死原因的1/5，老年人群存在肾功能受损的发生率较高，所以术前应关注其电解质情况和血肌酐水平，判断术后发生急性肾衰竭的风险，尤其是接受体外循环、主动脉瘤手术、术中可能出现大量体液流失或大量失血时。

患者存在肝疾病或既往进行过可能影响肝功能的手术时，术前应进行肝功能检查。与检查血清转氨酶水平相比，进行凝血酶原时间、国际标准化比值和血清白蛋白水平检查能更好的评估肝合成功能。

糖尿病是术后生存质量降低的独立危险因素，血糖控制不佳[血糖水平＞11.1mmol/L（200mg/dl）]时，可增高呼吸事件、损伤预后不佳、感染、心脑血管事件和自主神经功能紊乱的发生率，导致患者出现低血压和尿潴留。如果病情允许，术前数周内应将血糖控制在良好水平，使血清葡萄糖水平稳定维持于6.7～10mmol/L（120～180mg/dl）。

营养不良是患者术后30d病死率和1年病死率的独立危险因素，同样也影响术后并发症发生率和患者自理能力。老年人群营养不良发生率为15%～26%，而在某些特定人群中其发生率可能更高，例如社会经济地位较低的老年人，他们往往还合并多种严重慢性疾病，情绪低落，常常在无社会支持下独自生活（被封闭于房间内）。简单的检查方法是进行血清白蛋白浓度测定，血清白蛋白水平＜30g/L合并低胆固醇血症和低体重指数时，提示患者存在营养不良和（或）维生素缺乏。

（三）老年人药动学和药效学

目前尚无研究依据能够证明哪种吸入麻醉药物或静脉麻醉药物是老年患者麻醉诱导期和维持期的最佳用药，然而却存在某些药物由于它们的药动学和药效学特性，使之成为较好选择。年龄增长致生理改变的影响之一就是药动学和药效学的变化，影响老年人药物分布、代谢和清除等。一般而言，药物血浆浓度与分布容积（V_d）呈负相关。与年轻患者相比，老年患者体内总液体量减少，使亲水性药物V_d变小，血浆药物浓度增高。相反，老年人脂肪组织增多，脂肪与肌肉的比例较年轻者增高，导致亲脂性药物V_d增高，

致使药物堆积和持续作用时间延长，明显影响肝代谢和肾清除作用。随年龄增长，血液中白蛋白和α_1酸性糖蛋白等重要的药物结合蛋白减少，且存在质变，降低与药物的结合力，使药物游离成分增多及药物作用增强。例如丙泊酚，大部分与蛋白结合，白蛋白轻微降低就可导致丙泊酚游离成分大幅增多和作用增强。老年患者应用与蛋白结合的药物时，其负荷量和维持剂量要减小。

存在心脏疾病的老年患者心排血量减少，使静脉麻醉药起效时间延长，但吸入麻醉药起效时间缩短。对于心功能不良的老年患者而言，短时间内重复给予静脉麻醉药或高浓度吸入麻醉药吸入可致患者心血管虚脱。因为老年患者药动学改变，所以肌松药在老年患者体内的药理学发生改变，肌肉组织血供和心排量减少使肌松药起效慢，肝肾代谢和清除能力降低使肌松药作用时间延长，但非肝肾途径代谢的肌松药清除时间并不发生改变。另外，老年患者可能同时服用多种药物，这也促使药物不良反应的发生。

药物作用不仅依赖于作用部位的药物浓度，还与靶器官受体的数量和功能活性有关，老年患者对药物的敏感性可能升高，可能降低，预期的药物影响也可能发生改变。随年龄增长，吸入麻醉药MAC值逐渐降低，40岁后患者年龄每增加10岁，MAC值降低约4%（图28-6）。年龄增长使γ-氨基丁酸A型受体的数量和亚单位结构发生改变，可能是老年患者对某些静脉麻醉药和吸入麻醉药敏感性增高的原因。苯二氮䓬类药物容易导致老年患者出现心血管不良事件和呼吸抑制，且患者恢复过程也较丙泊酚等短效药物慢。苯二氮䓬类药物偶尔可能导致老年患者出现某些异常表现，例如烦躁、情绪激动和多动等，症状可以被小剂量氟马西尼逆转，但并不影响苯二氮䓬类药物的抗焦虑和遗忘作用。老年患者应用大部分麻醉药时都容易产生明显的呼吸抑制和心血管抑制，所以药物剂量需要减量，80岁患者的药物剂量约为20岁患者剂量的1/2。总而言之需要牢记的是，老年患者用药量减少，但发生不良反应的风险却增高，尤其在应用具有潜在心血管不良反应的药物时，尽量采用"少量起始缓慢持续"的用药方法。

（四）麻醉管理计划

为老年患者制订麻醉计划需要考虑诸多细

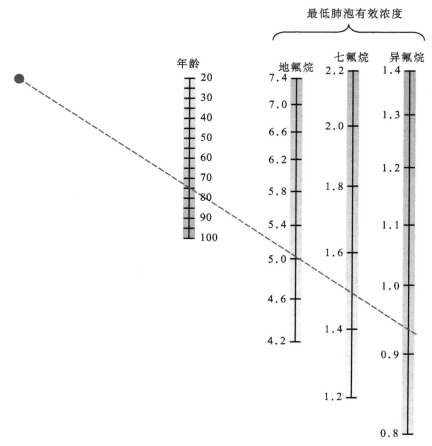

图28-6 年龄与最低肺泡有效浓度（MAC）的关系图

图中自起始点划出的直线列出不同年龄下地氟烷（Des）、七氟烷（Sev）和异氟烷（Iso）的 MAC 值，连接起始点和年龄点的直线与药物浓度刻度相交处的数值为该药物的 MAC 值，例如图示中标出75岁患者吸入麻醉药的 MAC 值，MAC 值除以3可得到清醒 MAC 值（患者对"睁眼"等口头指令能够做出反应的最低肺泡有效浓度）

（摘自 Rivera R, Antognini J. Perioperative drug therapy in elderly patients. Anesthesiology, 2009,110[5]:1176-1181.）

节，从大量回顾性研究和前瞻性研究中，并未发现全身麻醉和区域麻醉或神经阻滞麻醉对老年患者术后转归情况影响的差异，除区域麻醉能够降低患者深静脉血栓发生率之外，其他事件发病率及病死率在不同麻醉方法中未存在具有意义的差异，也有证据显示区域麻醉能够减少某些手术患者术中失血量。最终制订麻醉计划时，要考虑到患者意愿、麻醉医师经验、患者 ASA 分级和择期手术本身的情况等。

围术期应该使用 ASA 推荐的标准化监护设备，高龄并非为经食管超声和肺动脉插管等有创操作的标准，选择应用有创监护前要考虑到其利弊、术中大量失血或大量体液转移的可能性、患者合并症病情与 ASA 分级、择期手术本身情况等。

老年人皮肤弹性下降，皮肤和软组织血流灌注量减少，皮肤损伤或发生溃疡的风险增高，此外，骨关节炎和骨质疏松症也容易造成组织损伤，骨骼突出部位必须放置软垫加以保护。

由于口渴感觉敏感性降低、肾保钠保水能力减退和频繁应用利尿药，所以老年人通常处于脱水状态。左心功能减低以及 β 肾上腺素受体反应性下降，导致老年患者在有效血容量不足时易于出现低血压，而在血容量过多时又易于发生充血性心力衰竭。全身麻醉诱导前，要对患者进行系统的血流动力学评估。

围术期应监测患者体温，降低发生低体温的风险，术中体温流失过多可导致麻醉药清除减慢和术后苏醒延迟。术后低体温的初期表现为寒战，使机体耗氧量增高，对于存在冠心病和其他严重心血管疾病的患者而言，要尽量避免低体温的发生。

指导急性疼痛治疗的基本原则也同样适用于老年人群，然而在寻求最佳术后镇痛方法时则势必更为困难，因为最佳疗效伴随着最危险的药物副作用。老年人普遍存在缺血性心脏疾病和肺功能受损，于是他们对镇痛不足的生理学反应更为敏感，也更容易出现镇痛药物不良反应。简而言之，老年患者术后疼痛发生率减低的观念是错误的，文化制约和对药物成瘾的恐惧使患者并不表达疼痛的症状，而患者痴呆、谵妄、听力和视力下降又导致临床医师难以对其疼痛情况进行评估。事实上，术后镇痛不佳可促进术后谵妄的发生，简单易行的疼痛评分方法和给药方案才是控制术后疼痛的最有效措施。

五、术后谵妄和术后认知功能障碍

术后谵妄和术后认知功能障碍并非为老年患者所特有的，但其发生率在老年患者中确实较高，术后谵妄和术后认知功能障碍虽然是两种疾病，但两者存在关联，都不利于患者术后转归，使术后病死率升高。谵妄以意识障碍为特点；对周围环境的意识减弱；注意力不能集中；认知功能障碍包括定向力和记忆力损伤；心理和社会行为异常；可出现幻觉（表28-4）。术后谵妄与高龄相关，术后1～3d高发，有时患者术后最初意识清醒，但稍后出现意识障碍，并伴发其他相关症状。

几乎每种急性疾病或慢性疾病急性恶化时都可能发生谵妄（表28-5），住院患者10%～30%可出现谵妄，据报道，老年患者术后谵妄发生率为10%～15%，危险人群中的发生率可能更高。发生谵妄的危险因素包括患者年龄超过70岁、既往痴呆、术前应用麻醉药或苯二氮䓬类药物、酗酒、既往术后谵妄病史、视力下降、合并严重疾病、某些类型损伤（如髋部骨折）、血清尿素氮升高等。明确谵妄促发因素，包括制动情况、营养不良、近24～48h应用3种或更多种新药物进行治疗尿管、电解质和液体紊乱等。与谵妄相关的围术期特有因素包括术中大量失血、血制品输注、镇痛不足和术后血细胞比容低于0.30等。有趣的是，无论全身麻醉还是区域麻醉，老年患者术后谵妄的发生率相同。

术后谵妄的致病机制目前尚不明确，手术应激和炎症反应假说被普遍认可，白细胞迁移至中枢神经系统在术后谵妄的病理生理变化中起到重要作用。大部分术后谵妄患者可恢复如常，但这并不意味着已治愈。住院患者发生谵妄时，并发症的发生率可升高至10倍，因此，患者将面临更长住院时间，更多住院费用以及护理需求的增加，且术后1年病死率也增高。

预防术后谵妄要着眼于对影响因素的干预，激发患者认知，加强营养和液体治疗，增加锻炼，对睡眠障碍的患者进行非药物治疗等。术后谵妄一旦发生，需要对其及时进行诊断和治疗，包括对脱水、感染、低体温、乙醇和药物戒断等症状的治疗，优化环境和给予足量镇痛也同样重要。对情绪极其激动的个别患者而言，应使用药物控制临床症状，不仅利于患者安全，也利于护理人员进行治疗。氟哌啶醇是迅速控制谵妄症状的首选，可口服、静脉给药或肌内注射，应用氯丙嗪和苯二氮䓬类药物治疗效果不一，喹硫平可有效预防和治疗ICU谵妄的发生。为避免过度镇静，应用上述任何药物时都应该给予严密监护。

表28-4 谵妄的诊断标准

诊断谵妄时患者必须具备以下特点

- 意识不清（如环境辨认不清），注意力无法集中和维持
- 认知改变（如遗忘、定向力障碍、言语混乱），或感知障碍加重，或逐步发展为痴呆
- 病情进展快（通常数小时至数天），1d之内病情可出现波动
- 结合病史、体格检查和实验室检查，往往可发现意识障碍是由某种全身性疾病状态所直接导致

表28-5 谵妄的促发因素

药物应用（尤其是药物应用初期及调整药物剂量时）

电解质紊乱及生理状态紊乱（如低钠血症、低氧血症）

药物剂量不足（停药）

感染（尤其是泌尿系统感染及呼吸系统感染）

感知缺失（失明、耳聋、黑暗、环境改变）

颅脑损伤（脑卒中、出血、脑膜炎、癫痫）

尿潴留和粪便嵌塞

心脏病（心肌梗死、心律失常、心力衰竭）

严重情绪激动的谵妄患者只有在经过常规治疗无效时，才考虑给予身体制动。

术后认知功能障碍的特点是患者术后认知水平持续性恶化，需要根据患者术前、出院时和出院后3个月的神经心理测验对比进行诊断。大部分认知功能受损患者的病情轻微或在术后3个月内能够改善，然而，病情严重者明显影响其生存质量、机体整体功能和术后病死率，有些患者将无法从事工作，丧失自理能力。

众所周知，心脏手术与术后认知功能障碍存在相关性，但非心脏手术术后出现认知功能障碍的原因和流行病学情况却尚不明确，对其病理生理学了解甚少，也无法判断是否由麻醉引起。对术后认知功能障碍的诊断，需要借助患者术前及术后的神经心理测验对比。术后认知功能障碍的定义和诊断难以界定，缺乏测验标准，测验时机不明，无患者入选和排除标准，对患者临床症状情况判断未达成一致。在术后认知功能障碍的相关研究中，存在脑血管疾病等高危患者被剔除。某些病情可能会对跟踪研究产生不利影响，由于合并多种疾病，老年患者可能在研究过程期间死亡，而有些认知功能减低的老年患者洞察力下降，不再继续寻求疾病解决方法，最终使跟踪研究失败，事实上，参与跟踪研究可能性最小的患者恰恰是病情最为严重的患者。对出院患者进行测验，发现患者出现记忆力损伤、行动能力损伤、记忆力和行动能力同时受损的情况相当，而出院后3个月的患者更多地表现为记忆力轻微受损。大部分仅出现记忆力或行动能力损害的患者，其病情轻微，而记忆力和行动能力均受损的患者，其病情似乎更为严重些。有趣的是，仅存在记忆力受损的患者调查研究脱落率较低，而存在行动能力受损的患者跟踪研究前脱落率可增高3倍。

高龄是术后认知功能障碍的高危因素，无论在出院时还是在出院后3个月，老年患者术后认知功能障碍发生率都为中年患者或年轻患者发生率的2倍或更高，其他危险因素还包括低文化水平、脑血管意外病史和基础日常活动能力较低等。也有证据表明，长时间麻醉能够促进术后认知功能障碍的发生。患者术前存在痴呆，尤其是被忽视的轻微痴呆，患者术后认知功能障碍的发生率较高。

无法判断术后认知功能障碍是由全身麻醉引起，还是因为本身存在的疾病被突显所导致。许多假说试图解释全身麻醉引起术后认知功能障碍的种种可能原因，例如钙稳态破坏直接导致神经毒性，β淀粉样肽生成增多造成内源性神经退行性疾病，手术导致系统性炎症介质释放激发神经炎症，神经系统干细胞增殖与分化受到抑制等。

至今，尚无吸入麻醉药常规应用时对人类产生神经毒性的相关数据。进一步研究需要着眼于麻醉药应用和术后认知功能障碍发生率及严重程度的相关性，在此类研究完成前，目前仍无法判定哪种药物建议使用，而哪种药物需要尽量避免应用。麻醉管理的目标是在满足良好手术条件下，保证患者舒适而安全。在没有大量临床依据佐证的情况下，不能妄自否认全身麻醉的良好益处。

六、老年患者麻醉以及姑息治疗的伦理学争议

成年患者在进行治疗时，医师所要遵循的伦理学原则基本上是一致的，而普遍存在的争议主要包括院内或手术室内患者的自主权、代理人治疗决定权以及不复苏状态的相关问题。关于治疗的最终决策还是由患者本人负责，将原则问题合法具体化，患者应充分知情，了解权限并自愿做出决定（表28-6）。痴呆患者则需要接受智能评估，确认智力水平并判断其是否具备决策能力，如果患者智能水平过低，则应根据生前遗嘱意愿或代理律师意见选择患者代理人，倘若没有相关文件可依，则根据法律规定指派代理人。

手术室内发生心脏事件的病因、预后以及复苏成功率均显著不同。无论患者置身何处，其临终治疗的知情同意（或知情拒绝）权也要遵循一致的伦理学原则，遵守法律制度，阐明手术室或麻醉恢复室内患者不复苏状态的决定原则和治疗方针。而对于那些需要进行高风险手术的患者而言，建议医师应该综合掌握和讨论患者所表达的

表28-6　知情同意书的基本要素

患者充分知情
了解权限
自愿做出决定

意愿。

在已建立的医学文书当中，针对临终老年患者、肿瘤患者以及多种原因所导致疼痛或不适患者的文书已占有相当一部分的比例。姑息治疗已经受到更多的认识和关注，尤其是在工业发达的老龄化社会，它是指针对那些对治愈性治疗失去反应的患者，对其进行完全的、涵盖所有合理方法的治疗和护理手段（表28-7）。该治疗方法需要运用多学科的医学知识，控制疼痛并缓解相关症状，并对心理、社会和精神需求予以重视，为患者及其家庭提高生活质量。在治疗当中，麻醉医师药物应用及规范的疼痛管理至为重要，这是姑息治疗成功的关键环节。

七、小结

衰老是一个多因素、涵盖多个方面的生理学进程，机体大部分器官及系统功能将渐进性减退，导致适应能力降低。衰老并非一种疾病，然而它又确实可以使某些病变的发生率升高。就老年患者而言，并不存在着"完美的麻醉药物"。关注老年人生理学改变，了解药物对其药动学和药效学的变化，有助于老年患者麻醉中最佳药物的选择和应用。老年人的生理学改变使他们变得脆弱且敏感，这便需要医师在围术期对其投入更多的关注，包括临终患者在内，治疗不仅要延长他们的生存寿命，还要保证他们良好的生活质量。

八、要点

• 随着人口平均年龄的增长，旨在达到围术期最佳麻醉管理，麻醉医师需要对年龄相关因素投入更多的重视。

• 衰老并非是一种疾病，然而它确实可以导致老年人某些疾病发生率增高。

• 实际年龄与生物学年龄并不一定保持一致，在某些个体中可能存在巨大差异。

表28-7 世界卫生组织对姑息治疗的定义

正视生命，将死亡视为正常的过程
不加速死亡也不推迟死亡
缓解疼痛和其他令人痛苦的症状
将心理治疗和精神治疗相结合
患者临终前，对患者及其家属的支持治疗

• 面对老年患者时，需要根据他们的生理学变化，详细了解病史并对其相关细节进行综合评估，以提供最佳的医学管理。

（田 婧 译 于泳浩 校）

参 考 文 献

[1] Bekker A, Lee C, de Santi S, et al. Does mild cognitive impairment increase the risk of developing postoperative cognitive dysfunction?. Am J Surg, 2010,199:782-788.

[2] Bettelli G. Anaesthesia for the elderly outpatient: preoperative assessment and evaluation, anaesthetic technique and postoperative pain management. Curr Opin Anesthesiol, 2010,23:726-731.

[3] Bittner EA, Zhongkong X. Brief review: anesthetic neurotoxicity in the elderly, cognitive dysfunction and Alzheimer's disease. Can J Anaesth, 2010,58:216-223.

[4] Fabbri LM, Luppi F, Beghe B. Update in chronic obstructive pulmonary disease 2005. Am J Respir Crit Care Med, 2006,173:1056-1065.

[5] Fleisher LA, et al. ACC/AHA 2007 guidelines on perioperative cardiovascular evaluation and care for noncardiac surgery: a report of the American College of Cardiology and the American Heart Association Task Force on Practice Guidelines (Writing Committee to Revise the 2002 Guidelines on Perioperative Cardiovascular Evaluation Guidelines for Noncardiac Surgery): developed in collaboration with the American Society of Echocardiography, American Society of Nuclear Cardiology, Heart Rhythm Society, Society of Cardiovascular Anesthesiologists, Society for Cardiovascular Angiography and Interventions, Society for Vascular Medicine and Biology, and Society for Vascular Surgery. Circulation, 2007,116:e418-e499.

[6] Hamel MB, Henderson MG, Khuri SF, et al. Surgical outcomes for patients aged 80 and older: morbidity and mortality from major noncardiac surgery. J Am Geriatr Soc, 2005,53:424-429.

[7] Monk TG, Weldon BC, Garvan CW, et al. Predictors of cognitive dysfunction after major noncardiac surgery. Anesthesiology, 2008(108):18-30.

[8] Silverstein JH, Steinmetz J, Reichenberg A, et al. Postoperative cognitive dysfunction in patients with preoperative cognitive impairment. Which domains are most vulnerable?. Anesthesiology, 2007(106):431-435.

[9] Story DA, Leslie K, Myles PS, et al. Complications and mortality in older surgical patients in Australia and New Zealand (the REASON study): a multicentre, prospective, observational study. Anaesthesia, 2010(65):1022-1030.

[10] Tang J, Eckenhoff MF, Eckenhoff RG. Anesthesia and the old brain. Anesth Analg, 2010(110):421-426.